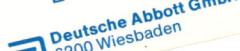

Konservative Therapie arterieller Durchblutungsstörungen
Conservative Therapy of Arterial Occlusive Disease

Herausgegeben von / Edited by
G. Trübestein, Bonn

Internationales Symposium über die konservative Therapie arterieller Durchblutungsstörungen
Bonn, 23. – 25. Mai 1984

International Symposium on Conservative Therapy of Arterial Occlusive Disease
Bonn, May 23 – 25, 1984

257 Abbildungen
in 329 Einzeldarstellungen
169 Tabellen

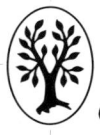

Georg Thieme Verlag Stuttgart · New York 1986

Professor Dr. Gustav Trübestein
Medizinische Poliklinik der Universität Bonn
Wilhelmstraße 35-37
D-5300 Bonn 1

CIP-Kurztitelaufnahme der Deutschen Bibliothek

Konservative Therapie arterieller Durchblutungsstörungen
= Conservative therapy of arterial occlusive disease
hrsg. von G. Trübestein. – 1. Aufl. – Stuttgart : New York :
Thieme, 1986.
   ISBN 3-13-688101-X
NE: Trübestein, Gustav [Hrsg.]; PT

1. Auflage 1986

„Wichtiger Hinweis:
Medizin als Wissenschaft ist ständig in Fluß. Forschung und klinische Erfahrung erweitern unsere Kenntnisse, insbesondere was Behandlung und medikamentöse Therapie anbelangt. Autoren, Herausgeber und Verlag haben größte Mühe darauf verwandt, daß die angegebene Dosierung und Applikation genau dem Wissensstand bei Fertigstellung des Werkes entspricht. Dennoch ist jeder Leser aufgefordert, die Beipackzettel der verwendeten Präparate zu prüfen, um in eigener Verantwortung festzustellen, ob die dort gegebene Empfehlung für Dosierungen oder Beachtung von Kontraindikationen gegenüber der Angabe in diesem Buch abweicht. Dies ist besonders wichtig bei neu auf den Markt gebrachten oder bei selten verwendeten Präparaten."

Geschützte Warennamen (Warenzeichen) werden *nicht* besonders kenntlich gemacht. Aus dem Fehlen eines solchen Hinweises kann also nicht geschlossen werden, daß es sich um einen freien Warennamen handelt.
Alle Rechte, insbesondere das Recht der Vervielfältigung und Verbreitung sowie der Übersetzung, vorbehalten. Kein Teil des Werkes darf in irgendeiner Form (durch Fotokopie, Mikrofilm oder ein anderes Verfahren) ohne schriftliche Genehmigung des Verlages reproduziert oder unter Verwendung elektronischer Systeme verarbeitet, vervielfältigt oder verbreitet werden.

©1986, Georg Thieme Verlag, Rüdigerstr. 14, Postfach 732, D-7000 Stuttgart 1 – Satz und Druck: Pfälzische Verlagsanstalt GmbH, Landau – Printed in Germany

ISBN 3-13-688101-X

Inhaltsverzeichnis

Hämodynamik der peripheren Zirkulation und Untersuchungsmethoden
Dynamics of Peripheral Circulation and Methods for Investigation

J. T. Shepherd, P. M. Vanhoutte: Regulation of the Circulation to Skin and Muscle in the Limbs 3

K. Meßmer, M. Intaglietta: Die physiologische Bedeutung der arteriolären Vasomotion 10

H. Hess: Ist Arteriosklerose rückbildungsfähig? 16

H.-P. Bruch, S. Franke, G. Leppert, M. Hörl: Die Impedanzmessung bei arterieller Verschlußkrankheit – ein Verfahren zur Kontrolle konservativer Maßnahmen 20

I. Ohta, J. Matsubara, S. Shionoya: Noninvasive Evaluation for the Therapeutic Effect Using Thallium-201 in the Ischaemic Foot 25

R. Jelnes, K. H. Tønnesen: Forefoot Nocturnal Blood Flow 29

H. E. Schmitt: Arteriographie beim akuten Verschluß 31

M. Cahovan: Zur Beurteilung therapeutischer Wirksamkeit von Pharmaka bei Claudicatio intermittens 34

U. Maass, J. P. Gerdes, R. Grote, K. Alexander: Zur Methodik in der angiologisch-therapeutisch-klinischen Forschung. Intraindividueller Vergleich von Stoffwechseluntersuchungen 38

A. Scheffler, H. Rieger: Acidosis-caused Reduction in Erythrocyte "Fluidity" – Artifact or Approach for Effecting Therapeutical Measures? 43

W. J. Ziegler: Erfahrungen mit den Gehstrecken-Parametern bei PAVK-Patienten in kontrollierten klinischen Therapiestudien 50

U. Maass, M. Cachovan: Einfluß eines Intervalltrainings auf Gehstrecke, kardiopulmonale Parameter und periphere Durchblutung bei Patienten mit Claudicatio intermittens 54

A. M. Ehrly: Überlegungen zur Quantifizierung von Wirkungen und Wirksamkeit einer medikamentösen Therapie der chronischen arteriellen Verschlußkrankheit 61

B. Fagrell: Are Vasodilator Substances Really Bad for Patients with Ischaemic Leg Symptoms? 64

L. K. Widmer, L. Biland: Zur Prüfung der klinischen Wirksamkeit vasoaktiver Medikamente bei arterieller Verschlußkrankheit (PAVK) 68

Vasoaktive Substanzen bei arterieller Verschlußkrankheit
Vasoactive Durgs in Arterial Occlusive Disease

G. Trübestein, R. Trübestein, K. Balzer, H. Bisler, N. Klüken, H. Müller-Wiefel, B. Unkel, W. Ziegler: Buflomedil bei arterieller Verschlußkrankheit 75

H. Bisler: Buflomedil-Infusionen bei Claudicatio der arteriellen Verschlußkrankheit ... 82

H. Bisler, H. Montag: Die intravenöse Buflomedil-Therapie bei arterieller Verschluß-krankheit im Stadium IV ... 87

C. Le Devehat, A. Lemoine, M. Ramet: Haemorheological Effects of Buflomedil in Diabetic Angiopathy ... 92

B. Angelkort, P. Spürk: Zur klinischen Bedeutung der Blutfluidität bei chronischer peripherer arterieller Verschlußkrankheit ... 96

T. Di Perri, M. Guerrini, O. Carandente: Pharmacological Effects and Therapeutic Results with Pentoxifylline (PXF) Treatment in Peripheral Obstructive Arterial Disease (POAD) ... 100

L. Deleers, F. Roekaerts: Trental 400 in the Treatment of Intermittent Claudication. Results of a 9-month Placebo-controlled Administration ... 104

T. Reich, B. C. Cutler, Y. Lee, J. M. Porter, F. A. Reichle, J. T. Scogin, D. Strandness: Non-operative Treatment of Arterial Occlusive Disease: Beneficial Effect of Pentoxifylline, a Hemorheologic Agent ... 109

A. Strano, G. Davi, G. Avellone, S. Novo, A. Pinto: Doubleblind, Crossover Study of the Clinical Efficacy and the Haemorheological Effects of Pentoxifylline in Patients with Occlusive Arterial Disease of the Lower Limbs ... 113

L. Urai, E. Maklary, I. Kolonics, L. Novák: Evaluation of the Haemorheological Therapy (Trental) in Peripheral Occlusive Arterial Disease ... 115

V. Djukić, D. Dugalić, M. Milićević, Ž. Maksimoivić, P. Peško, Dj. Radak: Medical Management of Chronic Tissue Ischaemia – an Eight-Year Experience ... 118

Th. Schmitz-Rixen, R. Schmidt, S. Horsch: Untersuchung der klinischen Wirksamkeit von Bencyclan bei Patienten mit peripheren Durchblutungsstörungen des Stadiums II nach Fontaine – kontrollierte Doppelblindstudie ... 122

F. De Clerck, W. Loots, A. Nevelsteen: Platelet-mediated Inhibition of Peripheral Collateral Circulation in the Cat: Correction by Ketanserin, a Selective 5-HT$_2$-receptor Antagonist ... 126

T. Burema, A. Rens, R. A. E. Wirtz: The Measurement of the Effects of a Single Dose of Ketanserin 30 mg i.v. on the Peripheral Circulation in Patients with Intermittent Claudication ... 131

J. De Cree: Oral Treatment with Ketanserin in Intermittent Claudication ... 135

H. Bounameaux, J. Van den Ende, H. Hellemans, R. Verhaeghe: Acute and Chronic Effect of Ketanserin in Patients with Leg Ischemia ... 140

E. Bieder, D. Conen, W. Zimmermann, O. Bertel, U. C. Dubach: Die Beeinflußbarkeit der diabetischen Mikroangiopathie mit einem neuen Serotonin-Antagonisten (Ketanserin) ... 143

A. Moesker, F. P. Boersma, H. W. Scheijgrond, W. Cortvriendt: Treatment of Chronic Sympathic Dystrophy with Ketanserin ... 148

A. Staehelin, G. A. Staehelin, J. Sturzenegger: Erfahrungen mit Calcitonin bei der Behandlung der peripheren arteriellen Verschlußkrankheit ... 153

K. E. Loose: Was leistet die intraarterielle Pharmakotherapie in den sogenannten aussichtslosen Fällen der Stadien III und IV? ... 157

H. Rieger, B. Reinecke: Früh- und Spätergebnisse konservativer Therapie bei Patienten mit peripheren arteriellen Durchblutungsstörungen im klinischen Stadium IV ... 161

Vasoaktive Substanzen bei arterieller Verschlußkrankheit
Vasoactive Drugs in Arterial Occlusive Disease

G. Trübestein, R. Trübestein, H. Böhme, H. Heidrich, F. Heinrich, H. Hirche, U. Maass, H. Mörl, G. Rudofsky: Naftidrofuryl bei arterieller Verschlußkrankheit. Ergebnisse einer multizentrischen, kontrollierten Studie bei oraler Gabe 173

H. M. Becker, O. Elert, R. Häring, P. C. Maurer, D. Raithel, M. Sperling, U. Stockmann, L. W. Storz, H. Hirche: Über den Einfluß einer Infusionsbehandlung mit Naftidrofuryl auf die Claudicatio intermittens 179

H. U. Janka, H. Mehnert: Thrombozytenfunktion unter oraler Naftidorfuryl-Therapie 183

V. Hossmann, H. Auel, K. Schrör: Plazebokontrollierte cross-over-Studie über die Wirkung von Iloprost (ZK 36 374) auf fortgeschrittene Stadien der arteriellen Verschlußkrankheit 186

T. Ohta, J. Matsubara, S. Shionoya: Prediction of the Therapeutic Effect using Prostacyclin in the Ischaemic Foot 192

K. H. Tønnesen, J. Bülow, R. Jelnes: Treatment of Intermittent Claudication by a New Prostaglandin Synthesis Inhibitor (Indobufen) – a Double Blind Controlled Trial 197

A. Creutzig, D. Dau, K. Alexander: Erste Erfahrungen mit einer intermittierenden intraarteriellen Kurzinfusionsbehandlung mit Prostaglandin E_1 (PGE_1) bei Patienten mit arterieller Verschlußkrankheit 199

J. D. Gruss, H. Vargas-Montano, D. Bartels, H. W. Simmenroth, T. Sakurai, G. Schäfer: On the Use of Prostaglandins in Arterial Occlusive Diseases 203

B. Urbanyi, G. Spillner, A. Santana, V. Schlosser: Klinische Applikation der Hämodilution in der Gefäßchirurgie 209

H. Kiesewetter, J. Blume, R. P. Franke, H. Radtke, B. Bulling, F. Jung, M. Gerhards: Hämorheologische Therapie für Patienten mit peripherer arterieller Verschlußkrankheit 213

D. Völker, J. Franke: Einfluß von Penbutolol und Propranolol auf die arterielle Durchblutung bei Patienten mit peripheren Durchblutungsstörungen 218

Lj. Šimić, L. Pirnat: Die Anwendung von Hyperbaricum-Oxigen bei der Behandlung ischämischer Veränderungen von arteriosklerotischer Genesis 221

G. Chaldakov, V. Vankov: Antifibrotic Approach in the Therapy of Arterial Occlusive Diseases: New Considerations 224

Vasoaktive Substanzen bei akralen Durchblutungsstörungen
Vasoactive Drugs in Acral Flow Disorders

M. J. H. M. Jacobs, H. A. J. Lemmens: Differentiation in Vasospastic and Ischaemic Hand Phenomena by Capillary Microscopy and Haemorheology 229

M. Aylward: Vasoactive Drugs in Raynaud's Disease: Comparative Kinetics and Pharmacodynamics 233

M. J. H. M. Jacobs, H. A. J. Lemmens: Microcirculatory Changes in Patients with Primary Raynaud's Phenomenon after Treatment with Buflomedil 238

A. Kriessmann, L. Häusler: Einfluß von Naftidrofuryl auf die Vasokonstriktorenaktivität bei primärem Raynaud-Syndrom 242

H. J. C. M. Van de Wal, P. F. F. Wijn, S. H. Skotnicki: Quantitative Study of the Effects of Ketanserin in Patients with Raynaud's Phenomenon 245

M. H. Weber, G. Janning, J. Schrader, H. Kaiser, F. Scheler: 1-Year Follow up Study of Two Patients with Acral Flow Disorders on Ketanserin, a New Selective 5-HT_2-Receptor Antagonist 250

M. Fischer, H. Falck, B. Reinhold, M. Török, K. Alexander: Effects of Topical Nitroglycerin Ointment on Finger Blood Flow in Raynaud's Phenomenon. Results of a Double-Blind Controlled Trial 254

Defibrinogenisierende Enzyme und Hämodilution
Defibrinogenating Enzymes and Hemodilution

A. M. Ehrly: Zur defibrinogenierenden Therapie der chronisch arteriellen Verschlußerkrankung mit Ancrod 259

E. Ernst, A. Matrai: Defibrinogenation as Haemorheological Therapy in Peripheral Vascular Disease 262

K. Held, M. Laufer: Therapeutische Defibrinierung mit Schlangengiften als „Ultima ratio" bei fortgeschrittener aVK 265

H. Forst, Y. Fujita, Th. Weiss, K. Meßmer: Effekte von Hämodilution und vasoaktiven Pharmaka bei chronischer experimenteller arterieller Verschlußkrankheit 268

H. Kiesewetter, J. Blume, H. Radtke, F. Jung, M. Gerhards, B. Bulling, R. P. Franke: Vergleichende Untersuchung zur klinischen Wirksamkeit von Dextran 40 und HAES 40-Lösungen als Volumenersatzmittel bei isovolämischer Hämodilutionstherapie über sechszehn Tage 273

G. Rudofsky, P. Meyer: Die Hämatokritabhängigkeit der arteriellen Durchblutung in kritischen Kreislaufsituationen 277

Vasoaktive Substanzen bei zerebralen Durchblutungsstörungen
Vasoactive Drugs and Hemorheological Treatment in Cerebrovascular Disease

D. Neuerburg-Heusler, M. Schulte, F. J. Roth, K. F. R. Neufang, P. Impekoven. Vertebrobasiläre Insuffizienz: Kann die Doppler-Sonographie der A. vertebralis am Mastoid die Diagnose stützen? 285

S. Biedert, R. Winter, Th. Staudacher, H. Betz, R. Reuther: Evaluation of Basilar Artery Occlusion by Doppler Sonography 290

M. Hennerici, W. Rautenberg, R. Struck: Spontanverlauf asymptomatischer Gefäßprozesse der extrakraniellen Hirnarterien – Zwischenergebnis einer prospektiven Langzeitstudie 294

U. Gottstein: Therapie zerebraler Durchblutungsstörungen mit vasoaktiven Substanzen oder Hämodilution? 299

E. Ott, H. Valetitsch, E. Körner, H. Lechner: Visko-elastische Profile bei zerebrovaskulärer Insuffizienz 304

E. Ott, H. Valetitsch, E. Körner, F. Fazekas, W. Krenn, H. Lechner: Hämorheologische Therapieformen der zerebrovaskulären Insuffizienz 307

A. Hartmann: Alteration of Reduced Cerebral Blood Flow by Rheological Active Substances 311

K. Koppenhagen: Zerebrale Radionuclid-Perfusionsbestimmungen nach Trental 400 im Akutversuch 315

N. Körber, R. Schneider, H. Kiesewetter, F. Jung, S. Wolf, M. Brockmann: Retinale Durchblutungsparameter vor und nach Pentoxifyllin (Trental 400)-Therapie bei lakunären zerebralen Insulten 318

R. Schneider, N. Körber, M. Brockmann, H. Kiesewetter: The Haemorheological Treatment of Lacunar Strokes: Studies with Pentoxifylline (Trental 400) 321

A. Catano, H. Ducarne: Naftidrofuryl in Cerebral Vascular Accidents of Thrombotic Origin. The Results of a Controlled Study Using the Oral Form 325

B. Cohn, S. Wilcox: Praxilene in Treatment of Senile Dementia 330

H.-J. Wilhelm, C. Recktenwald: Hörsturz – mit und ohne Vestibularisausfall 334

Vl. Hudolin, V. Hodek-Demarin, Vi. Hudolin, V. Thaller, R. Negovetić, S. Sakoman, V. Posavec: The Treatment of Cerebrovascular Disease our Experiences in 749 Cases of Stroke 339

T. Abe, I. Naito: Study on Thrombolytic Therapy with Lysyl Plasminogen in Patients with Cerebral Thrombosis 343

E. Herskovits, A. Famulari, L. Tamaroff, A. M. Gonzáles, A. Vazquez, R. Domínguez, H. Fraiman, J. Vila: Preventive Treatment of Cerebral Transient Ischaemia: Comparative Randomised Trial of Pentoxifylline Versus Conventional Antiaggregants 352

J. Kaliman, R. Pacher, E. Mannheimer, M. Deutsch: Langzeitergebnisse der chirurgischen und konservativen Therapie bei Patienten mit extrakraniellen Carotis interna-Stenosen 355

Fibrinolytische Therapie bei arterieller Verschlußkrankheit
Fibrinolytic Therapy in Arterial Occlusive Disease

G. Trübestein, M. Ludwig, M. Wilgalis: Erfahrungen mit der Streptokinase-Therapie bei arteriellen Stenosen und arteriellen Verschlüssen 363

M. Martin, B. J. O. Fiebach, Ch. Riedel: Systematik und Therapieergebnisse im Rahmen einer kombinierten ultrahohen Streptokinase-(UHSK)-PTA-Behandlung chronischer Femoralis- und Iliaca-Obstruktionen 368

H. Ehringer, R. Ahmadi, U. Konecny, L. Marosi, E. Minar: Systemic Thrombolysis with Urokinase (UK) in Peripheral Arterial Occlusive Disease (PAOD) 372

M. Tesi, G. F. Bronchi, A. Carini: Urokinase Treatment of Special Forms of Chronic Atherosclerotic Arteriopathy of the Lower Limbs: Chronic Evolutive Arteriopathy . 378

R. Schreiber, G. Schumacher, K. Bühlmeyer: Fibrinolytische Behandlung arterieller Verschlüsse nach retrograder Katheterisierung im Kindesalter 382

F. Heuss, M. Fischer, P. Hopmeier, H. Lorber, D. Thrubert, H. Denck, F. Olbert: Ergebnisse von systemischer Streptokinasetherapie nach Reverschlüssen im aorto-iliaco-femoralen Bereich: Langzeitstudie 387

N. Klüken: Akute Digitalarterienverschlüsse. Ergebnisse medikamentöser Therapie . 393

U. Konecny, H. Ehringer, L. Marosi, E. Minar, R. Ahmadi:
Complications of Thrombolysis with Streptokinase (SK) or Urokinase (UK) in Peripheral Arterial Occlusive Disease (PAOD) 396

U. Rühlmann, T. Canellas-Waldenfels, H. Müller-Wiefel:
Der dringliche Gefäßeingriff nach Fibrinolyse und Angioplastie im Becken-Bein-Bereich – eine retrospektive Studie aus chirurgischer Sicht 401

W. Haarmann: Pharmakologische Untersuchung mit TPA in Humanplasma 406

Lokale fibrinolytische Therapie
Intra-arterial Fibrinolytic Therapy

H. Hess: Lokale fibrinolytische Therapie bei arteriellen Durchblutungsstörungen der Extremitäten 413

K. Hasler, K. Mathias, M. Geiger, J. Klink: Lokale Fibrinolyse mit Streptokinase .. 418

E. Minar, R. A. Ahmadi, H. Ehringer, L. Marosi, R. Schöfl, M. Czembirek, H. Czembirek: Local Low-Dose Thrombolytic Therapy of Peripheral Arterial Occlusive Disease 421

V. Videčnik, M. Šurlan, D. Keber: Effectiveness and Safety of Various dosage Regimens of Streptokinase During Catheter lysis of Peripheral Arterial Occlusive Disease 427

J. F. Vitoux, M. Roncato, J. M. Pernes, J. N. Fiessinger, M. Aiach, M. D. Vandenbroek, J. C. Gaux: Treatment of Acute Peripheral Arterial and Graft Thromboses with Intra-Arterial Infusion of Urokinase and Lys-Plasminogen 430

E. Pilger, J. Lammer, E. Justich, S. Sailer, H. Bertuch:
Ergebnisse nach selektiver Katheterlyse und konsekutiver perkutaner transluminaler Angioplastie bei segmentalen und langstreckigen arteriellen Verschlüssen 433

P. v. Bilderling, H. Stiegler, A. Mietaschk, H. Ingrisch, H. Hess: Langzeitergebnisse lokaler niedrig dosierter Thrombolyse arterieller Embolien (der unteren Extremitäten) 436

H. Böhme, S. Heil: Klinische Erfahrungen mit der intermittierenden intraarteriellen Infusion von Urokinase im Stadium III und IV der peripheren arteriellen Verschlußkrankheit 442

P. Depuydt, B. van Kerschaver: Management of Acute Severe Ischaemia of the Lower Limb by Combination of Surgical Disobstruction and Regional Arterial Streptokinase Perfusion 446

H. Zeumer, R. Hündgen, E. B. Ringelstein: Local Intraarterial Fibrinolytic Therapy within the Brain Supplying Arteries 449

J. Timmermann, M. v. Buttlar, J. Frölich: Digital Control of Arterial Streptokinase Therapy 453

Angioplastie bei arterieller Verschlußkrankheit
Angioplasty in Arterial Occlusive Disease

A. Bollinger, E. Schneider, K. Jäger, M. J. Piquerez: Die Angioplastie (PTA) aus der Sicht des Angiologen 457

U. Stockmann: Dilatation oder Rekonstruktion aus gefäßchirurgischer Sicht 461

Ph. Hendrickx, G. Luska, F. Gantino, A. Cveutzig: Die digitale Subtraktionsangiographie (DSA) zur Verlaufskontrolle der perkutanen transluminalen Angioplastie (PTA) 463

K. Lackner, Th. Harder: Einsatz der digitalen Subtraktionsangiographie bei der Angioplastie 466

P. J. Breslau, M. van Soest, B. Janevski, P. J. G. Jörning: Haemodynamic Evaluation of Transluminal Iliac Artery Balloon Dilatation 471

A. Mietaschk, H. Ingrisch, H. Hess, Ch. Thiele, A. Markl, K. W. Frey: Positive und negative Ergebnisse der perkutanen transluminalen Angioplastik (PTA) mit Dilatationskatheter in den Stadien II a und II b der chronisch arteriellen Verschlußkrankheit 474

H. Loose, J. Holdsworth, J. Chamberlain, G. Prous: Angioplasty in Severe late P. V. D. 479

R. Rückner, W. Krings, F.-J. Roth: Änderung des Potenzverhaltens nach perkutaner transluminaler Angioplastie (PTA) der aorto-iliakalen Strombahn 481

W. Krings, F.-J. Roth: Die Angioplastie bei Rezidiven nach gefäßchirurgischen Eingriffen 486

H.-M. Carl, R. Spyra, R. Kühn, F. Heinrich: Früh- und Spätergebnisse der PTA in Abhängigkeit vom Run-Off 492

F. Olbert, H. Mendel, N. Muzika: Perkutane transluminale Dilatation. Langzeitergebnisse erzielt mit dem Olbert-Katheter-System 495

E. Löhr, P. Birkner: PTA of Renal Arteries. A Therapeutical Principle for Treatment of Renal Hypertension 499

R. Hündgen, H. Zeumer, W. Hacke, E. B. Ringelstein: Percutaneous Transluminal Angioplasty of the Supraaortal Vessels, especially in Stenoses at the Orifice of the Vertebral Artery 501

H. Wassmann, L. Solymosi: Angioplastie und Endarterektomie bei langstreckigen Karotisstenosen 505

Prophylaxe und Beeinflussung der arteriellen Verschlußkrankheit
Prophylaxis in Arterial Occlusive Disease

L. K. Widmer, L. Biland, A. Delley: Risikoprofil und Morbidität bzw. Mortalität bei peripher arterieller Verschlußkrankheit 513

J. Linhart: Long-Term Control of Patients with Ischaemic Disease of the Lower Extremities 516

K. H. Vogelberg, K. Grimm, E. Maucy: Triglyceridreiche Lipoproteine bei insulinpflichtigen Diabetikern mit peripherer arterieller Verschlußkrankheit 519

H. M. Mehdorn, S. Hickler, W. Grote, V. Reinhardt: Atherosklerotische Gefäßwandveränderungen im Modell der mikrochirurgischen arteriovenösen Anastomose – Entstehung und medikamentöse Beeinflussung 525

L. Biland, K. K. Widmer, E. Zemp: Langzeitantikoagulation bei PAVK – provisorische Richtlinien 530

R. Zundl, F. R. Matthias, H. Scheld: Spätergebnisse nach operativer Korrektur von arteriellen Verschlüssen der Becken-Bein-Etage und ihre Beziehung zur postoperativen Antikoagulation 533

R. Karnik, H. Niessner, I. Pabinger, J. Slany: Distale Extremitätennekrose als Kumarinnebenwirkung bei Protein-C-Mangel 540

A. Bollinger, A. Leu, E. Schneider, U. Brunner: Sekundäre Prophylaxe nach femoropoplitealer Endarteriektomie (EA) durch Thrombozytenfunktionshemmer 542

A. Mietaschk, H. Hess: Der Verlauf einer peripheren arteriellen Verschlußkrankheit unter dem Einfluß von Thrombozytenaggreationshemmern unter besonderer Berücksichtigung von Risikofaktoren 544

M. A. Lucas: Prevention of Post-Operative Thrombosis in Peripheral Arteriopathies. Pentoxifylline vs. Conventional Antiaggregants: A Six-Month Randomised Follow-up Study 548

R. E. Scharf, C. Aul, Th. Königshausen, W. Schneider: Verhalten der Plättchensekretion bei Mikrozirkulationsstörungen am Beispiel der thrombotisch-thrombozytopenischen Purpura (TTP) 553

C. Pratesi, L. Rega, A. Frullini, A. Alessi Innocenti, D. Bertini: The Choice between Medical and Surgical Therapy during Evolutive Poussee of a Chronic Arteriopathy and in Acute Ischaemia 556

A. C. Benhamou, Y. Gruel, J. Barsotti, L. Castellani, M. Marchand, C. Guerois, M. H. Leclerc, B. Delahousse, P. Griguer, J. Leroy: The White Clot Syndrome or Heparin-associated Thrombocytopenia and Thrombosis (WCS or HATT) (26 Cases) 560

K. Müller, F. Huber, L. Biland, L. K. Widmer: Rehabilitation beim Beinamputierten – Möglichkeiten und Grenzen 564

Autorenverzeichnis 566

Sachverzeichnis 573

Namenverzeichnis 591

VORWORT

Nach den intensiven Bemühungen der letzten 20 Jahre um die konservative Therapie arterieller Durchblutungsstörungen und die teilweise kontrovers geführten Diskussionen um die medikamentöse Therapie schien es angezeigt, den heutigen Stand der konservativen Therapie auf einem internationalen Symposium darzustellen und die anstehenden Fragen zu diskutieren.

Zahlreiche randomisierte und kontrollierte Untersuchungen mit vasoaktiven Substanzen bei Patienten mit arterieller Verschlußkrankheit sind in den letzten Jahren durchgeführt worden und haben diese Form der Therapie transparenter werden lassen. Das Interesse hat sich hierbei von der Makrozirkulation auf die Mikrozirkulation verlagert. Neue Ergebnisse sind auch auf dem Gebiet der Hämorheologie gewonnen worden. Die fibrinolytische Therapie ist zu einer Standardtherapie geworden und die lokale Fibrinolyse hat klinisch an Bedeutung gewonnen. Erste Ergebnisse mit dem Gewebeaktivator (Tissue-Plasminogen-Activator) liegen nunmehr vor. Das Dilatationsverfahren, das Anfang der 70er Jahre von *Charles Dotter* in die Therapie der arteriellen Verschlußkrankheit eingeführt worden war, hat durch die Entwicklung eines neuen Dilatationskatheters eine wesentliche Bereicherung und größere Verbreitung erfahren. Heute zählt die Angioplastie zu den anerkannten Methoden in der Behandlung der arteriellen Verschlußkrankheit.

Es ist gelungen, im Rahmen dieses internationalen Symposiums über die konservative Therapie arterieller Durchblutungsstörungen nach einführenden Vorträgen über die Hämodynamik der peripheren Zirkulation und die Untersuchungsmethoden, sämtliche Gebiete schwerpunktmäßig zu behandeln.

So wurde der Einsatz vasoaktiver Substanzen bei arterieller Verschlußkrankheit wie auch bei zerebralen Durchblutungsstörungen von berufenen Autoren dargestellt. Die Ergebnisse der Therapie mit defibrinogenisierenden Enzymen und der Hämodilution wurden vorgetragen und eingehend diskutiert. Die systemische und die lokale fibrinolytische Therapie wurden von mehreren Arbeitsgruppen dargestellt. Die Bedeutung der einzelnen Fibrinolytika wurde herausgestellt und die Ergebnisse mit unterschiedlichen Dosierungsschemata, insbesondere auch mit der ultrahohen Kurzzeitlyse mit Streptokinase gezeigt. Anhand großer Zahlen wurden die Ergebnisse der Angioplastie bei arterieller Verschlußkrankheit dargestellt und die Indikation für eine Angioplastie herausgearbeitet, beziehungsweise abgegrenzt. Abschließend wurde auf die Prophylaxe und die Beeinflussung der arteriellen Verschlußkrankheit anhand der nunmehr vorliegenden prospektiven Untersuchungen eingegangen.

Es ist gelungen, anhand der in diesem Band vorliegenden Referate einen guten Überblick über das gesamte Gebiet der konservativen Therapie arterieller Durchblutungsstörungen zu geben, gesicherte Erkenntnisse herauszuarbeiten und neue Perspektiven aufzuzeigen.

Professor Dr. G. Trübestein

PREFACE

The past two decades have seen intensive research efforts in the therapy of arterial occlusive disease and, at times, controversial discussions concerning its pharmacotherapy. It now seems appropriate to present the state of therapy today at an international symposium and to discuss the outstanding questions in specialist circles.

Numerous randomized and controlled studies with vasoactive agents in patients with arterial occlusive disease have been performed and have helped to clarify this form of treatment. The focus of attention has changed from macrocirculation to microcirculation. Knowledge has been gained in the field of hemorheology. Fibrinolytic therapy is now a standard form of treatment and the catheterlysis has gained in importance. Initial results from the clinical use of tissue plasminogen activator have been published and appear promising.

Percutaneous dilatation – introduced in the early 1970s by *Charles Dotter* for the treatment of arterial occlusive disease – has been improved by the development of a new balloon-tipped catheter. Today, angioplasty is an established method of treatment in arterial occlusive disease.

This International Symposium on Conservative Therapy of Arterial Occlusive Disease has been structured to accomodate all topics according to priority after introductory presentations on hemodynamics of the peripheral circulation and methods of investigation. Well-known authors have described and discussed the use of vasoactive drugs in arterial occlusive disease as well as in cerebral disorders. Results of treatment with defibrinogenating enzymes and hemodilution have been presented as well as the results of studies on intravenous and local fibrinolytic therapy. The importance of fibrinolytic agents such as streptokinase and urokinase in clinical practice has been presented, with results of different dosage regimen, particularly emphasizing ultra short-time streptokinase therapy. Based on data from a large number of patients, the results of angioplasty in chronic arterial occlusive disease have also been featured, and the indications established. Finally a number of prospective studies have examined the importance of prophylaxis in arterial occlusive disease.

The contributions in this book represent an effort to provide a comprehensive survey on conservative therapy of arterial occlusive disease. In addition to a review of the state of the art of conservative therapy, it also offers new solutions.

Professor Dr. G. Trübestein

Hämodynamik der peripheren Zirkulation und Untersuchungsmethoden

Dynamics of Peripheral Circulation and Methods for Investigation

Regulation of the Circulation to Skin and Muscle in the Limbs

J. T. Shepherd, P. M. Vanhoutte

Mayo Clinic and Foundation Rochester, Minnesota, USA

1. *Normal function.* The resistance vessels in the skin and those in the skeletal muscles have different functions. While both tissues require an adequate blood flow to met their metabolic requirements, this constitutes only a minor part of the blood supply to the skin. By contrast, in the muscles, large increases in flow become necessary during exercise to satisfy their metabolic needs. In terms of the homeostatic control of the cardiovascular system, the primary function of the nerves to the skin vessels is to alter the blood flow in accordance with temperature requirements of the body core, while the resistance vessels in muscles contribute mainly to the reflex regulation of arterial blood pressure.

1.1 Neuroeffector junction. The caliber of the resistance blood vessels, and hence the blood flow to the organs and tissues of the body, can be altered by local chemical and physical factors, by autonomic nerves (in particular the sympathetic noradrenergic fibers) and by circulating vasoactive substances. The interaction between these events takes place at the neuroeffector junction (Fig. 1). The outcome of this interaction determines, in large measure, the degree of contraction or relaxation of the vascular smooth muscle. Norepinephrine is released by an exocytotic process from the adrenergic nerve terminals, when the cardiovascular reflexes alter the activity of the centers in the brain that govern sympath-

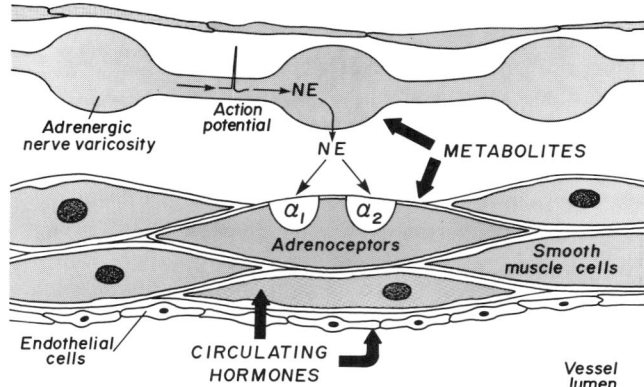

Fig. 1 Neuroeffector junction in skin or muscle resistance vessels. The sympathetic nervous system causes contraction of the smooth muscle by the release of norepinephrine acting on alpha-adrenoceptors. Products of local metabolism can affect the smooth muscle cells directly, or indirectly by altering the amount of norepinephrine released from the adrenergic nerve varicosities.
Circulating hormones act directly on the smooth muscle, on receptors on the sympathetic nerve endings to alter the output of the neurotransmitter, or on endothelial cells to cause them to release vasoactive substances which change the degree of contraction or relaxation of the underlying smooth muscle cells.

etic nervous function. However, various local events can alter the amount of transmitter released by the adrenergic terminals for a given activity of the nerves. In addition to the metabolic factors such as increased osmolality, potassium and hydrogen ions which reduce the output of norepinephrine, numerous receptors are present which when activated diminish the release of the adrenergic transmitter. These include receptors for norepinephrine itself and for 5-hydroxytryptamine (serotonin), histamine, acetylcholine and adenosine. Other substances, particularly angiotensin II and epinephrine act on receptors on the nerve endings to increase the output of neurotransmitter, as do cardiac glycosides.

1.2 Regulation of resistance vessels in the skin. (Fig. 2): When the activity of the thermoregulatory centers in the hypothalamus increases, the norepinephrine released from the sympathetic nerves in the skin acts on alpha-adrenoceptors on the smooth muscle cells to cause their contraction.

Local cold augments nervously induced vasoconstriction, or opposes nervously induced vasodilatation. This is because cold augments the affinity for the neurotransmitter of a pharmacologically defined subtype of postjunctional (postsynaptic) alpha-adrenoceptors, called $alpha_2$-adrenoceptors. Thus, local cold causes vasoconstriction despite the fact that it reduces the output of norepinephrine from the nerve terminals. The action of cold is not limited solely to alpha-adrenoceptors; other receptors in the smooth muscle such as those for 5-hydroxytryptamine also increase their affinity when exposed to lower temperatures (Fig. 3). Thus, when platelets aggregate in cutaneous vessels and release vasoactive substances, including 5-hydroxytryptamine and thromboxane A_2, local cooling may augment the contraction which they cause. This might be important for example during cold-induced vasospastic episodes in patients with *Raynaud's* disease.

Local warming causes an increase in skin blood flow. In recent studies we have shown that the effect of warming, just like that of cooling, involves specifically the $alpha_2$-adrenoceptors of the cutaneous

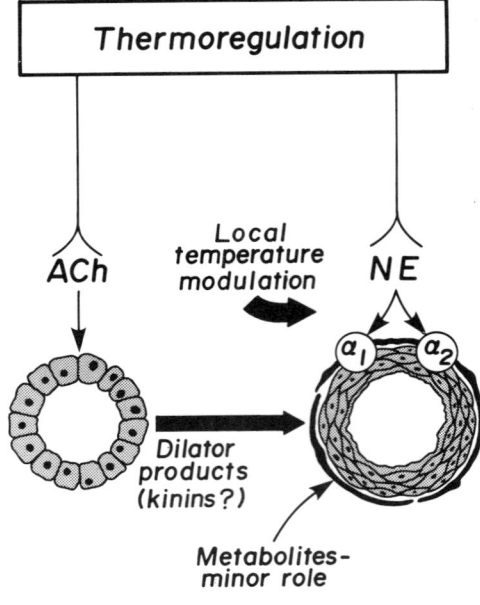

Fig. 2 Resistance vessels in skin. Since the skin blood vessels require little flow to meet their metabolic needs they are primarily governed by the thermoregulatory mechanisms. Changes in temperature in cells of the hypothalamus alter the output of norepinephrine from the sympathetic nerves to cause contraction or relaxation of the smooth muscle of the cutaneous vessels. In a warm environment the release of acetylcholine from the nerves to the sweat glands causes the formation of a dilator product(s). In addition the local temperature modulates the adrenergic neuroeffector interaction.

blood vessels (Fig. 4). If an agonist is used which activates specifically the $alpha_1$-adrenoceptor on the smooth muscle, changing the temperature from 37 to 41° C causes a further contraction. By contrast, if the $alpha_2$-adrenoceptor is activated by specific agonists, changing the temperature from 37 to 41° C causes relaxation. As the $alpha_2$-adrenoceptors predominate in the smooth muscle facing the adrenergic varicosities, the net effect of warming is to reduce the response to sympathetic nerve stimulation.

Thus, local cooling and warming cause contraction and relaxation by increasing

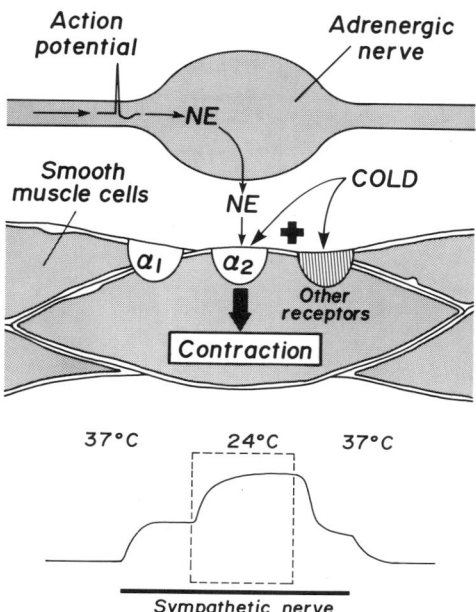

Fig. 3 The effect of cold on the sympathetic neuroeffector junction in cutaneous vessels. The norepinephrine that is released in response to a decrease in hypothalamic temperature acts primarily on the alpha$_2$-adrenoceptors to cause contraction of underlying smooth muscle. Local cold aids the contraction by increasing the affinity of the alpha$_2$-adrenoceptor for the agonist norepinephrine. Cold also augments the afinity of other receptors such as those for 5-hydroxytryptamine (serotonin). The lower half of the figure shows an experiment in which the sympathetic nerves to an isolated cutaneous blood vessel were stimulated, to cause contraction of the smooth muscle. When the temperature of the surrounding fluid was decreased from 37 to 24° C while maintaining the same frequency of nerve stimulation, there was a marked augmentation of the contraction.

and decreasing, respectively the affinity of postjunctional alpha$_2$-adrenoceptors for norepinephrine. It would be of interest to study the distribution of alpha$_1$ and alpha$_2$-adrenoceptors in subjects with hereditary cold and warm extremities, and in patients with vasospastic disorders of the digital vessels.

1.3 Regulation of resistance vessels in skeletal muscles. (Fig. **5**): These vessels are controlled primarily by the metabolites which are formed during contraction of the skeletal muscles and increase the blood flow in proportion to the metabolic requirements of the tissues. Which particular metabolite(s) is responsible for the exercise hyperemia is still uncertain. Indeed, there is evidence that the metabolic changes which initiate the increase in blood flow to active muscles may not be the same as those which sustain it during prolonged exercise. The metabolites also reduce the release of

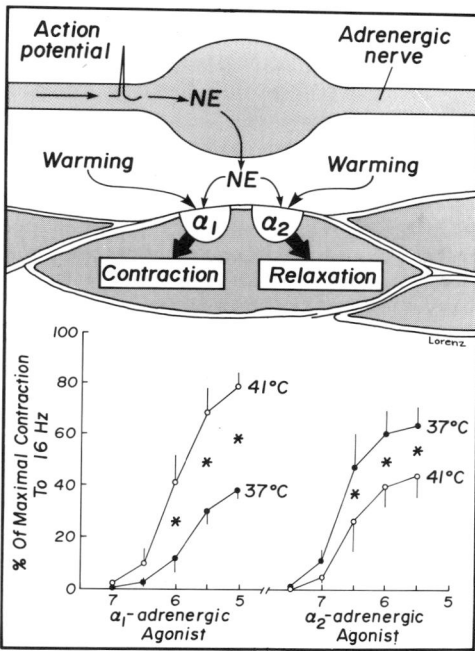

Fig. 4 Effect of warming on the sympathetic neuroeffector junction in the skin. In normal subjects local heating causes dilatation of cutaneous vessels. This is due to the fact that the released norepinephrine acts primarily on postjunctional alpha$_2$-adrenoceptors, and that warming decreases the affinity of these receptors. If for any reason the alpha-$_1$-adrenoceptors predominate over the alpha$_2$-subtype, then warming augments the contraction of the smooth muscle instead of causing relaxation. This is illustrated in the lower half of the figure where in the presence of an alpha$_1$-adrenergic agonist warming causes further contraction, whereas in the presence of an alpha$_2$-adrenergic receptor agonist it causes relaxation. (Data from Cooke J. P., Shepherd J. T. and Vanhoutte P. M. The effect of warming on adrenergic neurotransmission in canine cutaneous veins. Circ. Res. 54:541–553, 1984).

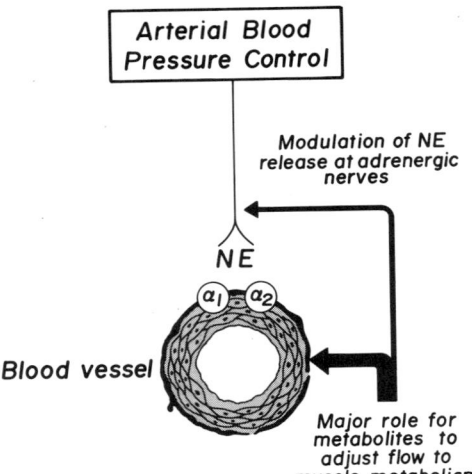

Fig. 5 Regulation of resistance vessels in skeletal muscles. Metabolites play the major role in increasing the blood flow in accordance with metabolic needs during muscular exercise. These metabolites act on sympathetic nerve endings where they decrease the amount of neurotransmitter released which facilitates the dilatation due to their direct inhibitory effect on the myogenic activity of the smooth muscle. Because the muscles of the body constitute about 40 % of the body mass they play an important role in the regulation of total systemic vascular resistance and through this in the regulation of arterial blood pressure.

norepinephrine from the adrenergic nerves to the active muscles and this facilitates the dilatation.

Since the skeletal muscles of the body constitute about 40 % of the body mass, they contribute significantly to the total systemic vascular resistance, and hence to the regulation of arterial blood pressure. As a matter of fact the contribution of the resistance vessels of skeletal muscles in the control of the arterial blood pressure equals that of the renal and splanchnic vascular beds.

2. Consequences of atherosclerosis obliterans. It is not surprising that intermittant claudication is the early sign of atherosclerosis of the limb vessels since even a gentle stroll requires about a six to ten times increase in blood flow to the skeletal muscles above the resting level. Examination of the blood flow through the calf immediately after exercise in patients with mild and severe claudication shows two distinct patterns. In those with mild claudication the blood flow immediately after exercise is much reduced below that in normal subjects and slowly, rather than rapidly, returns to the control level. In patients with severe claudication, the immediate post-exercise flow may be at or below the resting level, and gradually increases over the subsequent 10 or 15 minutes to peak at two or three times the resting level, and then very slowly subsides. This illustrates the importance of the "steal phenomenon" in which the proximal part of the limb gets the limited amount of available blood before the more distal parts are satisfied. When one examines the foot blood flow immediately after exercise in these patients with severe claudication, it drops to zero, to recover only when the requirements of the calf are satisfied. This accounts for the absence of the pedal pulses after exercise. The steal of blood toward the muscles helps to explain the frequent occurrence of necrotic lesions in the more distal parts of the skin. The reduction in blood flow to the skin due to the mechanical obstruction is facilitated by the lower temperature of the limb with atherosclerosis, which tends to augment the constriction of the skin blood vessels.

Many factors contribute to the deprivation of flow in limbs with obstructive vascular disease. The primary factor is the degree of mechanical occlusion caused by the atherosclerotic lesion(s), which determines the pressure drop across it. If this is significant and the peripheral arterioles dilate distal to the lesion(s), the distending pressure may decrease to the extent that critical closure of the distal vessels occurs.

At the site of the lesion(s), whether in systemic, coronary or cerebral arteries, the endothelium may have an important role in determining the outcome. When the endothelium is intact and functioning, together with the underlying smooth muscle, it produces prostacyclin which inhibits platelet aggregation. When the endothelium is absent or damaged, platelets aggregate and release vasoactive substances such as serotonin and adenosine diphosphate. These

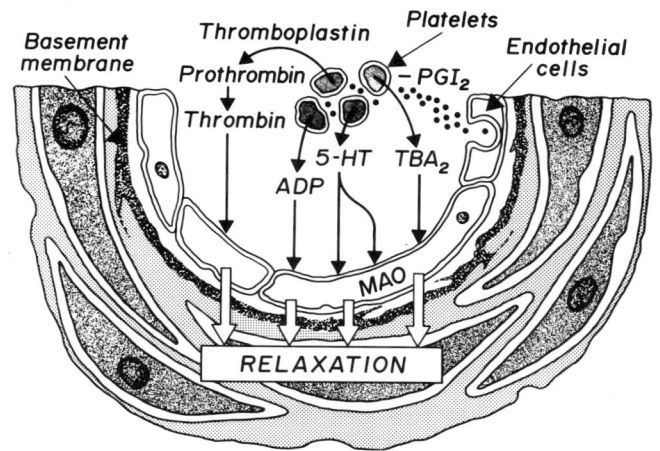

Fig. 6 Role of the normal endothelium in causing relaxation of the underlying smooth muscle when exposed to substances circulating in the blood, released from aggregating platelets or formed in the coagulation process. ADP = adenosine diphosphate; 5-HT = serotonin; TBA_2 = thromboxane A_2; PGI_2 = prostacyclin; MAO = monoamine oxidase.

substances normally cause the release from the endothelium of a substance(s), whose nature is still undetermined, but which causes marked relaxation of the smooth muscle in the media of the blood vessels. The aggregation of platelets set in motion the coagulation process leading to release of thrombin; in the presence of a normal endothelium thrombin also acts on the endothelium to produce an inhibitory signal for the smooth muscle (Fig. 6). However, if the endothelium is absent the stage is set for contraction (by serotonin and thromboxane A_2, released from the platelets) of the underlying muscle, which will aggravate the stenosis. If anoxia supervenes it prevents any endothelium still intact from releasing its inhibitory material, which further aggravates the vasoconstriction. Thus, any artery whose endothelium is damaged is particularly prone to constriction due to the direct effect of these agents (Fig. 7). Of interest is the fact that the arteries and veins may respond differently to certain substances with which the endothelium comes in contact. For example, thrombin which causes endothelium-dependent relaxation of systemic arteries, causes endothelium-dependent contraction of systemic veins.

Fig. 8 depicts the sequence of events which may follow the mechanical obstruction of a major artery. It emphasizes that the flow depends on the ability of the collateral vessels to bypass the obstruction and to deliver sufficient blood for the metabolism of

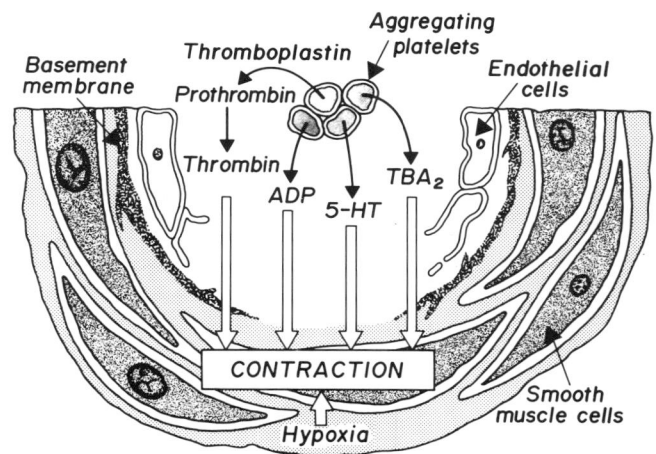

Fig. 7 Response of blood vessels with damaged endothelium to intravascular substances. Substances from aggregating platelets such as adenosine diphosphate (ADP), serotonin (5-HT), thromboxane A_2 (TBA_2), and products of blood coagulation cause contraction of the underlying smooth muscle when the endothelium is no longer present. Hypoxia augments the contraction caused by these substances.

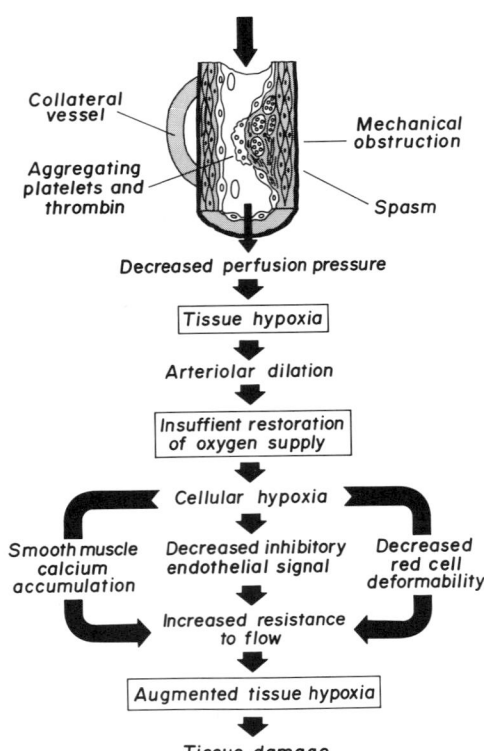

Fig. 8 Consequences of mechanical obstruction of the main artery by the artherosclerotic process. Restoration of flow if the obstruction is complete depends upon the ability of the collateral vessels to supply the distal tissues with blood. Aggregating platelets and thrombin at the site of the lesion not only contribute to the mechanical obstruction but by releasing vasoactive materials may lead to spasm of the underlying smooth muscle. As a consequence there is a decrease in perfusion pressure and tissue hypoxia which normally leads to dilatation of the distal arterioles. If this dilatation is insufficient to restore the oxygen supply, cellular hypoxia and tissue damage follows.

the tissues. Unfortunately, because of the high resistance through these vessels, the ability to do so is limited. Spasm may cause a further decrease in blood flow, and in perfusion pressure distal to the lesion. If the resultant dilatation of the resistance vessels is insufficient to compensate and restore the oxygen supply to the tissues, tissue hypoxia follows. This leads to (a) a decrease in the ability of the endothelium to produce vasodilator substance(s); (b) accumulation of calcium in the vascular smooth muscle, leading to constriction of the blood vessels; and (c) reduction in red blood cell deformability with a resultant increased viscosity. These combine to augment peripheral resistance and further reduce blood flow thus causing greater tissue hypoxia and tissue damage.

3. *Principles of treatment of occlusive vascular disease.* While an increase in driving pressure by raising the arterial pressure is a theoretical possibility, in practice this has little therapeutic use. Surgical bypass, if this is possible, is the method of choice (Fig. 9). Angioplasty may have advantages in certain patients where this procedure can be accomplished. The use of thrombolytic agents has much potential. Prevention of platelet aggregation and of spasm of the vascular smooth muscle seems logical. Facilitating dilatation of the hypoxic arterioles distal to the lesion, protecting of tissue cells and reducing the blood viscosity all merit consideration.

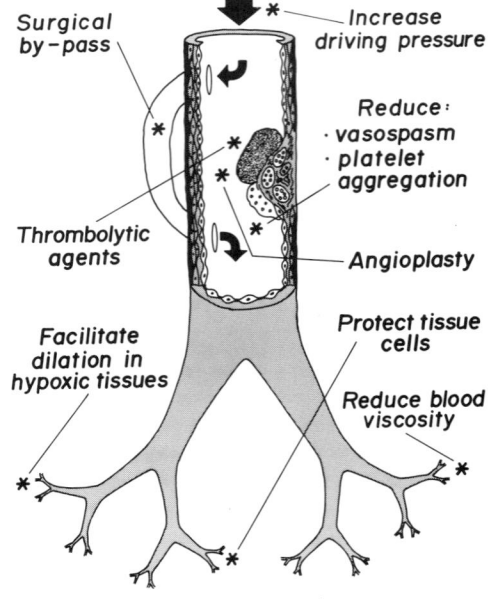

Fig. 9 Principles of treatment in patients with atherosclerosis obliterans.

References

(1) Roddie, I. C.: Circulation to skin and adipose tissue. Handbook of Physiology. Sect. 2. The Cardiovascular System. Vol III. Peripheral Circulation and Organ Blood Flow. Eds. Shepherd, J. T. and Abboud, F. M. 285–318, 1983. American Physiological Society, Bethesda.

(2) Shepherd, J. T.: Circulation to skeletal muscle. Handbook of Physiology. Sec. 2. The Cardiovascular System. Vol III. Peripheral Circulation and Organ Blood Flow. Eds. Shepherd, J. T., Abboud, F. M. 319–370, 1983. American Physiological Society, Bethesda.

(3) Shepherd, J. T.: Physiology of the Circulation in Human Limbs in Health and Disease. W. B. Sanders CO. Philadelphia and London 1963. 416 pp.

(4) Shepherd, J. T.: Regulation of blood flow to human limbs. International Angiology 3 (1984): 31–46.

(5) Shepherd, J. T., P. M. Vanhoutte: The Human Cardiovascular System: Facts and Concepts. Raven Press, 1979.

(6) Vanhoutte, P. M., T. J. Verbeuren, C. R. Webb: Local Modulation of adrenergic neuroeffector interaction in the blood vessel wall. Physiological Reviews. 61, 1981, 151–247.

(7) Vanhoutte, P. M.: Are there haemorheological reasons for using drugs acting on vascular smooth muscle? Clinical Hemorheology, 2, (1982), 299–303.

(8) Vanhoutte, P. M.: Hypoxia, tissue perfusion, and the potential role of vasodilator drugs. Pharmacologic Approach to the Treatment of Limb Ischemia. Symposia on Frontiers of Pharmacology 3, (1983), 97–102.

(9) Vanhoutte, P. M., R. A. Cohen: The elusory role of serotonin in vascular function and disease. Biochemical Pharmacology 32 (24), (1983), 3671–3674.

(10) Vanhoutte, P. M., T. J. Rimele: Role of the endothelium in the control of vascular smooth muscle function. J. Physiol., Paris 78, (1982–1983), 681–686.

Die physiologische Bedeutung der arteriolären Vasomotion

K. Meßmer, M. Intaglietta*

Abteilung für Experimentelle Chirurgie, Chirurgisches Zentrum Universität Heidelberg, Bundesrepublik Deutschland

* AMES-Bioengineering University of California, San Diego, La Jolla, USA

Unter Vasomotion versteht man die spontane rhythmische Konstriktion und Dilatation kleiner Blutgefäße oder Blutgefäßsegmente. Dieses Phänomen wurde erstmals von *Huizinga* an Arteriolen der Schwimmhaut curarisierter Frösche beobachtet, bei denen Durchmesseränderungen mit einer Frequenz von 0,5 – 2/min bis zu 50 % des Ausgangsdurchmessers auftraten (7). Bei späteren vitalmikroskopischen Beobachtungen von Gefäßnetzwerken wurden zwar immer wieder spontan rhythmische Durchmesseränderungen kleinster Arterien und Arteriolen festgestellt, das Phänomen wurde jedoch meist als sporadisch auftretende Änderung der Gefäßlichtung ohne eigene Bedeutung für die Durchströmung und die Funktion der Endstrombahn aufgefaßt.

Funktion der Mikrozirkulation

Die Funktion der Mikrozirkulation besteht in der Versorgung kleinster Gewebeeinheiten mit Sauerstoff und Substraten, sowie im Abtransport der Metabolite aus dem Zellstoffwechsel. Die terminale Strombahn ist durch eine hohe Variabilität, vorgegeben durch die statistische Verteilung der segmentalen Gefäßdurchmesser, Gefäßlängen und Abstände der Gefäße untereinander charakterisiert. Bei konstantem Einstrom in dieses statische terminale Gefäßbett wären, aufgrund der vorgegebenen *Strukturheterogenität*, Zonen unterschiedlichster Blutversorgung mit der Gefahr der lokalen Minderversorgung und Hypoxie zu erwarten. Eine ausreichende Versorgung sämtlicher Gewebsareale ist bei der Gefäßgeometrie der Endstrombahn nur dadurch möglich, daß Mechanismen vorhanden sind, die eine Umverteilung des Blutes innerhalb der Endstrombahn ermöglichen, mit dem Effekt, daß in periodischen Zeitabständen alle Gewebsbezirke alternierend, aber ausreichend perfundiert werden.

Durchströmung von Einzelkapillaren

In vitalmikroskopischen Untersuchungen war immer wieder das zeitabhänig unterschiedliche Durchströmungsmuster der Mikrogefäße bis hin zur Umkehr der Strömungsrichtung beobachtet worden. *Arfors* et al. (1) und *Johnson* und *Wayland* (12) haben in ihren wegweisenden quantitativen Untersuchungen der Kapillardurchblutung festgestellt, daß benachbarte Kapillaren entweder das gleiche oder aber ein völlig differentes Durchströmungsmuster aufweisen können. Die Präsenz identischer, rhythmischer Änderungen der Strömungsgeschwindigkeit in benachbarten Kapillaren wurde als Folge rhythmischer Durchblutungsschwankungen in der stromaufwärts gelegenen, speisenden Arteriole erklärt, da die Kapillaren selbst aufgrund des Fehlens glatter Muskulatur zu spontanen, periodischen Durchmesseränderungen nicht in der Lage sind.

Systematische Untersuchungen der arteriolären Vasomotion

Die Fortschritte auf dem Gebiet der Vitalmikroskopie und die Entwicklung geeigneter Modelle haben in den letzten Jahren eine systematische Untersuchung der arteriolären Vasomotion ermöglicht. Entscheidend war die Entwicklung der sogenannten Hautkammerpräparation am wachen Hamster (*Endrich* et al., (4)) sowie der Musculus tenuissimus-Präparation am Kaninchen (*Tangelder* et al. (17)). Durch Anwendung des Image-Shearing-Verfahrens zur fortlaufenden Registrierung der Durchmesseränderungen der kleinen arteriellen Gefäße konnten die Charakteristika der Vasomotion in beiden Modellen beschrieben werden (8, 17). Die Spontanrhythmik der kleinen arteriellen Gefäße wird durch Anästhetika, Exposition und Traumatisierung des Gewebes bei der Präparation stark beeinflußt bzw. ausgelöscht; dies ist wahrscheinlich die Ursache dafür, daß dieses Phänomen der Mikroangiodynamik bislang nur sporadisch beobachtet worden ist (11). Bei Einhaltung strenger Kriterien bei der Präparation der Hautkammer kann am wachen Hamster arterioläre Vasomotion mit Fortleitung der Kontraktion bis zu den präkapillären Gefäßabschnitten regelmäßig nachgewiesen werden (2, 5, 6, 8, 9). Sie wird jedoch durch alle gebräuchlichen intravenösen und volatilen Anästhetika stark vermindert bzw. ausgelöscht (2, 6, 11). Unter Narkosebedingungen kann arterioläre Vasomotion lediglich bei Urethan-anästhesierten Kaninchen am Musculus tenuissimus regelmäßig untersucht werden (17). Prinzipiell sind jedoch, soweit bisher bekannt, die Arteriolen aller der Vitalmikroskopie zugänglichen Organe zur Vasomotion befähigt (6).

Die Charakteristik der Vasomotion ist definiert durch die Frequenz und die Amplitude der Änderung des Gefäßdurchmessers. Wie Abbildung **1** erkennen läßt, liegt die Frequenz bei kleinen Arterien mit Durchmessern von 70 – 100 um bei 1 – 2/min, die Amplitude beträgt 10 – 20 % des Ausgangsdurchmessers. Mit Abnahme des Gefäßdurchmessers nimmt die Frequenz der Vasomotion zu, gleichzeitig erhöht sich auch die Amplitude. Bei kleinsten Arteriolen mit Gefäßdurchmessern von 8 – 10 um kann innerhalb des Vasomotionszyklus das Lumen völlig verschlossen werden, d. h. die Amplitude beträgt 100 %. *Intaglietta* (8,

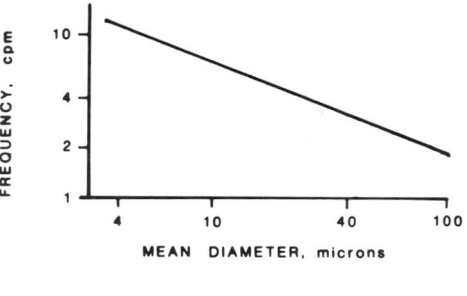

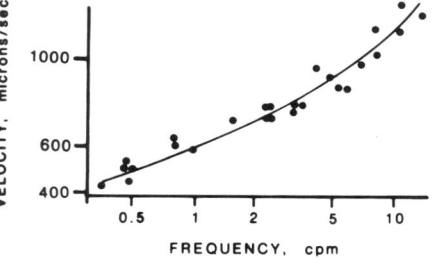

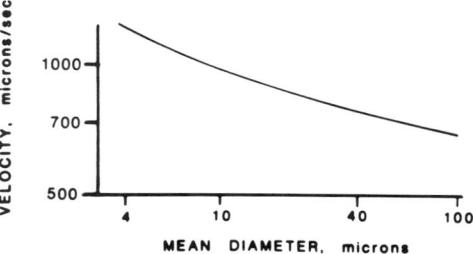

Abb. **1** Ausbreitung der Vasomotion innerhalb der Mikrozirkulation. Das obere Bild zeigt die Frequenz der Vasomotion in Abhängigkeit vom mittleren Gefäßdurchmesser; im mittleren Bild ist die Geschwindigkeit der Ausbreitung der Vasomotion als Funktion der Frequenz graphisch dargestellt. Das untere Bild zeigt, daß die Geschwindigkeit der Ausbreitung der Vasomotion mit abnehmendem Gefäßdurchmesser ansteigt.
(aus *Intaglietta* Prog. appl. Microcirc. 3 (1983) 83 – 94)

9) hat nachgewiesen, daß Ausgangspunkt der Vasomotion in erster Linie Gefäßverzweigungen sind; die Vasomotion pflanzt sich als Kontraktionswelle, deren Geschwindigkeit mit Abnahme des Gefäßdurchmessers zunimmt, fort (Abb. **1, 2**). Da solche Kontraktionswellen sowohl von proximal als auch von distal gelegenen Gefäßverzweigungen ausgehen können, finden sich innerhalb des Gefäßnetzwerkes Interferenzen zwischen unterschiedlichen

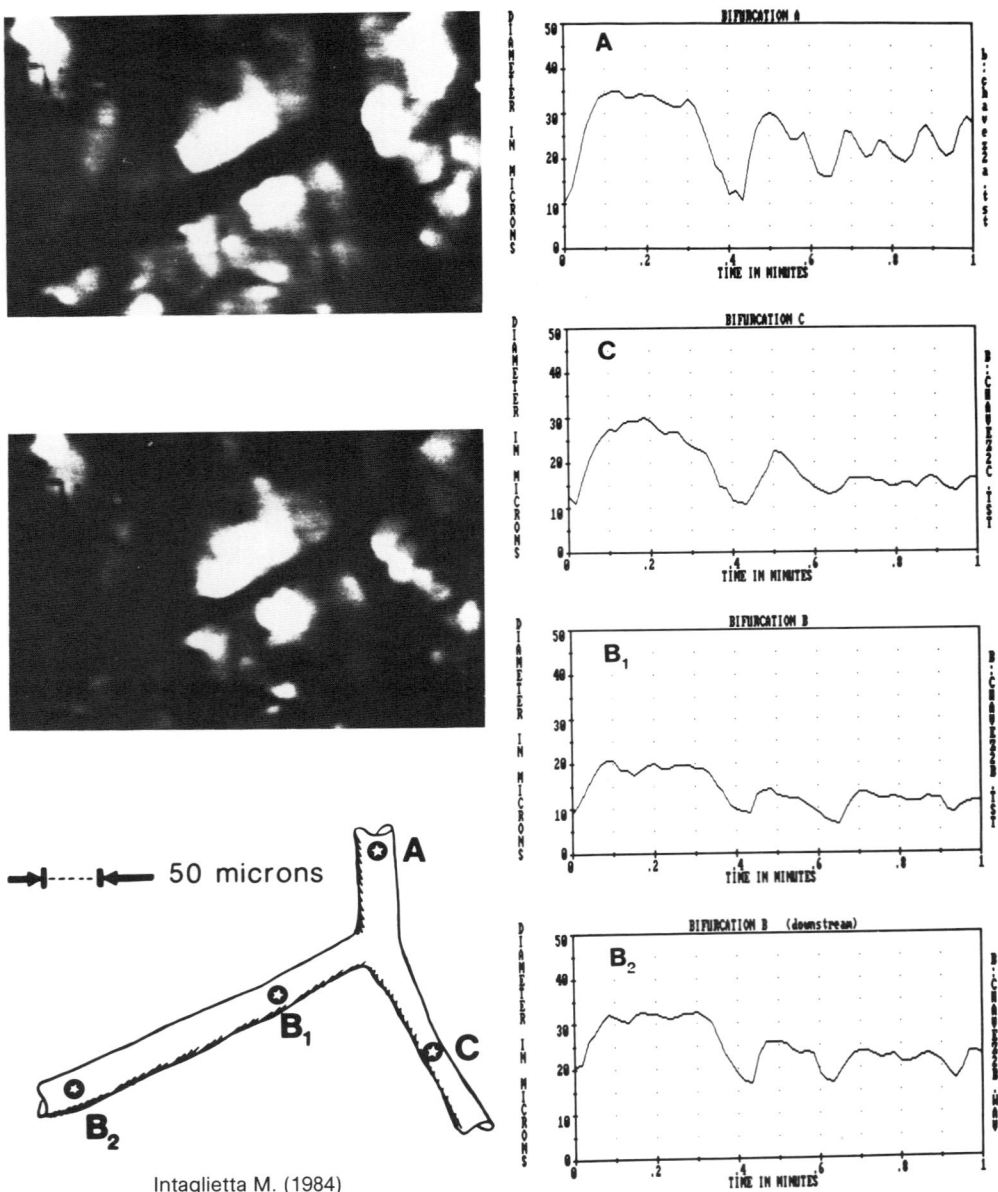

Intaglietta M. (1984)

Abb. 2 Verhalten der Vasomotionsmuster an einer arteriolären Verzweigung. Die beiden vitalmikroskopischen Bilder demonstrieren die Änderung des Gefäßdurchmessers am Punkt B1.
Die Kurven stellen die aktuellen Änderungen des arteriolären Durchmessers der Segmente A, B1, B2 und C der untersuchten Bifurkation dar. Beachte die Unterschiedlichkeit in der Rhythmik und Amplitude der Durchmesseränderung.
(aus *Intaglietta* 1985)

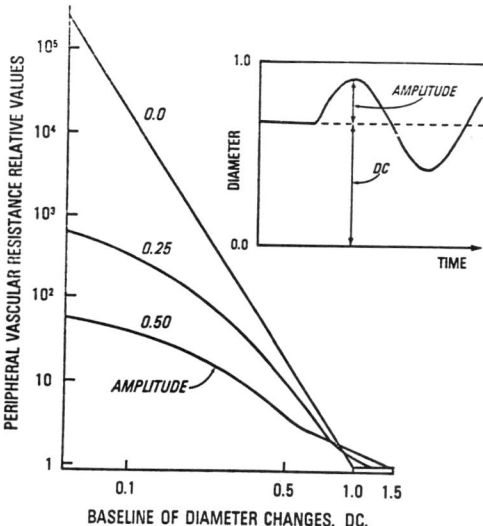

Abb. 3 Relativer Gefäßwiderstand in Abhängigkeit vom mittleren Gefäßdurchmesser (DC), beide angegeben als Bruchteile des maximalen Gefäßdurchmessers (Diameter = 1,0). Der mittlere Durchmesser, der in dem Diagramm rechts oben als DC bezeichnet ist, entspricht dem basalen Gefäßtonus. Beachte den unterschiedlich steilen Anstieg des peripheren Gefäßwiderstandes bei Änderung der Amplitude.
(aus *Funk, Endrich, Messmer, Intagietta*, Int. J. Microcirc.: Clin. Exp. 2 (1983) 11–25.

Kontraktionswellen, was auch erklärt, weshalb die periodischen Schwankungen des Durchmessers einzelner Gefäße oder Gefäßsegmente nicht harmonisch sind, sondern als definierte, regelmäßige Oszillationen mit scheinbar zufälligen Änderungen der Gefäßdurchmesser abwechseln (9). Aufgrund der Tatsache, daß die Frequenzen der Durchmesseroszillationen weder synchron noch harmonisch korreliert und auch von der Herzfrequenz, dem Rhythmus der großen Blutdruckwellen und von der Atemfrequenz völlig unabhängig sind, kann ein zentraler Koordinationsmechanismus der Vasomotion ausgeschlossen weren (6, 8, 9). Es handelt sich vielmehr um ein lokales Phänomen, das von der glatten Gefäßmuskulatur ausgeht (14); diese Auffassung war bereits 1854 von *Schiff* vertreten worden, der in der Vasomotion ein „akzessorisches Herz" in der Kreislaufperipherie sah (15).

Folgen der Vasomotion

Die periodische Änderung der Gefäßdurchmesser der Arteriolen bis hin zum völligen Verschluß der Gefäßlichtung hat im Bereich der Endstrombahn drastische Folgen: Vasomotion impliziert nämlich periodische Änderungen der lokalen strömungswirksamen Druckgradienten und der Strömungsgeschwindigkeit des Blutes bis zum momentanen Strömungstillstand. Dies bedeutet periodische Änderungen der Flußraten, des lokalen Hämatokrit und damit der lokalen Sauerstofftransportkapazität sowie der Fluidität des Blutes und des transkapillären Flüssigkeitsaustausches (9, 10). Wird die Vasomotion durch Stimuli, wie Gewebehypoxie, Narkotika oder hämorrhagische Hypotonie völlig unterbunden, so resultiert eine homogene Durchströmung der Kapillaren mit der Gefahr der lokalen Unterversorgung.

Funk et al. (5) haben den Einfluß der Vasomotion auf den Widerstand der Gefäße untersucht und gezeigt, daß dieser bei Abnahme der Amplitude der Vasomotion drastisch ansteigt und bei deren komplettem Ausfall (Amplitude 0) die höchsten Werte erreicht (Abb. 3). Der Verlust der Vasomotion führt somit sowohl zu einer Steigerung des peripheren Gefäßwiderstandes und damit zur Verringerung des Blutzustromes als auch gleichzeitig zu einer Änderung der Blutverteilung innerhalb der Mikrozirkulation (16). Aufgrund des Wegfalls der periodischen, steilen Gradienten der Strömungsgeschwindigkeit resultiert eine Abnahme der Fluidität des Blutes (16) und eine Beeinträchtigung des transkapillären Flüssigkeitsaustausches (10). Die bei lang dauernder Anästhesie beobachteten Gewebsödeme könnten daher Folge der narkosebedingten Ausschaltung der Vasomotion sein.

Für die Qualität der lokalen Sauerstoffversorgung kommt der Vasomotion dadurch besondere Bedeutung zu, daß sie temporär eine lokalisierte Hämodilution erzeugt, wodurch der lokal verfügbare Druckgradient für den Transport und die Verteilung der Erythrozyten innerhalb der Mikrogefäße optimal genützt werden kann (9, 11, 16).

Langfristiger Ausfall bzw. Verlust der Vasomotion, z. B. bei Gewebshypoxie infolge arterieller Durchblutungsstörungen verschlechtert die Gewebeversorgung, weil nunmehr – bei bereits völliger Ausnutzung der Dilatationskapazität der großen Gefäße – auch der *lokale Mechanismus* zur Verbesserung der Gewebsversorgung, nämlich über die Umverteilung des Blutes in der Endstrombahn, verlorengeht. In dieser Situation, d. h. bei peripheren arteriellen Durchblutungsstörungen könnte durch die pharmakologische Restitution der Vasomotion, d. h. über den Weg der lokalrhythmischen Konstriktion und Dilatation der Arteriolen eine Neuverteilung der Durchströmung dem Ziel der alternierenden Versorgung der Kapillaren mit Erythrozyten erreicht werden (9).

Pathologische Änderungen der arteriolären Vasomotion bieten möglicherweise den Schlüssel zum Verständnis von Störungen der Regulation des Blutdrucks, der Organdurchblutung und der Durchblutungsverteilung in den Organen selbst. Wie unterschiedlich allein die Frequenz der Vasomotion bei Gesunden und Kranken sein kann, haben *Davis* et al. (3) aufgrund ihrer kapillarmikroskopischen Studien am Nagelfalz bereits vor Jahren mitgeteilt.

Die Untersuchung der sogenannten vasoaktiven Pharmaka auf ihre Fähigkeit, die Charakteristika der Vasomotion zu beeinflussen bzw. eine normale Vasomotion wiederherzustellen und damit die Mikroangiodyamik zu normalisieren, erscheint besonders interessant und notwendig.

Zusammenfassung

Spontane Vasomotion, d. h. die quasi-periodische Kontraktion und Dilatation kleiner Arterien und Arteriolen ist ein generelles Phänomen der normalen Mikroangiodynamik. Systematische Untersuchungen in den letzten Jahren haben ergeben, daß die Vasomotionscharakteristika (Amplitude, Frequenz und Ausbreitungsgeschwindigkeit) vom Ausgangsdurchmesser des Gefäßes bestimmt und durch verschiedene Stimuli wie Hypoxie, Hypotonie und Narkose gestört oder eliminiert werden können. Die Vasomotion bewirkt periodische Änderungen der lokalen Durckgradienten, der Flußraten, des lokalen Hämatokrit und der Blutfluidität. Ausfall der Vasomotion hat eine inhomogene Kapillardurchströmung, Anstieg des Strömungswiderstandes sowie aufgrund verminderter Flüssigkeitsreabsorption Gewebsödem zur Folge. Bei ischämischen Erkrankungen und weitgehend dilatierten Widerstandsgefäßen ist von der Wiederherstellung der Vasomotion, d. h. durch Induktion rhythmischer Konstriktion der Arteriolen eine Verbesserung der Durchblutung und des transkapillären Austausches zu erwarten.

Literatur

(1) Arfors, K. E., D. Bergvist, M. Intaglietta, B. Westergren: Measurement of blood flow velocity in the microcirculation, Upps. J. Med. Sci. 80 (1975) 27–33

(2) Colantuoni, A., S. Bertuglia, M. Intaglietta: Effects of anesthesia on the spontaneous activity of the microvasculature, Int. J. Microcirc.: Clin. Exp. 3 (1984) 13–28

(3) Davis, E., S. Ben-Hador, J. Landau: Vasomotion in health and disease, Bibl. anat. 4 (1964) 195–200, Karger Basel/New York

(4) Endrich, B., K. Asaishi, A. Götz, K. Messmer: Technical report: A new chamber technique for microvascular studies in unanaesthetized hamsters, Res. Exp. Med. 177 (1980) 125–134

(5) Funk, W., B. Endrich, K. Messmer, M. Intaglietta: Spontaneous arteriolar vasomotion as a determinant of peripheral vascular resistance, Int. J. Microcirc.: Clin. Exp. 2 (1983) 11–25

(6) Funk, W., M. Intaglietta: Spontaneous arteriolar vasomotion, Prog. appl. Microcirc. 3 (1983) 66–82, Karger, Basel

(7) Huizinga, D.: Untersuchungen über die Innervation der Gefäße in der Schwimmhaut des Frosches, Pflügers Arch. ges. Physiol. 11 (1875) 207–221

(8) Intaglietta, M.: Wave-like characteristics of vasomotion, Prog. appl. Microcirc. 3 (1983) 83−94, Karger, Basel

(9) Intaglietta, M.: Spontane arterioläre Vasomotion, 5−14 in: Angiodynamik und Angiopathie, K. Messmer, ed., W. Zuckschwerdt Verlag, München, 1985

(10) Intaglietta, M., J. F. Gross: Vasomotion, tissue fluid flow and the formation of lymph, Int. J. Microcirc.: Clin. Exp. 1 (1982) 55−66

(11) Intaglietta, M., K. Messmer: Editorial: Microangiodynamics, peripheral vascular resistance and the normal microcirculation, Int. J. Microcirc.: Clin. Exp. 2 (1983) 3−10

(12) Johnson, P. C., H. Wayland: Regulation of blood flow in single capillaries, Am. J. Physiol. 212 (1967) 1405−1415

(13) Jones, T. W.: Discovery that the veins of the bat's wing are endowed with rhythmical contractility and that onward flow of blood is accelerated by each contraction, Phil. Trans. R. Soc. 142 (1852) 131−136

(14) Mulvany, M. J.: Functional characteristics of vascular smooth muscle, Prog. appl. Microcirc. 3 (1983) 4−18, Karger, Basel

(15) Schiff: Ein accessorisches Arterienherz beim Kaninchen, Arch. Physiol. Heilk. XIII (1854) Leipzig 523−527

(16) Schmid-Schönbein, H., B. Klitzman, P. C. Johnson: Vasomotion and blood rheology: maintenance of blood fluidity in the microvessels by rhythmic vasomotion. Bib. anat. 20 (1980) 138−143

(17) Tangelder, G. J. D. W. Slaaf, R. S. Reneman: Skeletal muscle microcirculation and changes in transmural and perfusion pressure, Prog. appl. Microcirc. 5 (1984) 93−108, Karger, Basel

Ist Arteriosklerose rückbildungsfähig?

H. Hess

Medizinische Universitäts-Poliklinik, München, Bundesrepublik Deutschland

Wer den Rückweg finden will, muß den Hinweg kennen. Wir haben deshalb zuerst zu fragen, was die Gründe dafür sind, daß eine gesunde Arterie arteriosklerotische Veränderungen erfährt, bis hin zu segmentalen hochgradigen Einengungen und zu ihrem kompletten Verschluß. Dieser Weg läßt sich nicht auf dem Sektionstisch zurückverfolgen, von dem her Jahrzehnte ausschließlich Arterioskleroseforschung betrieben wurde. Weil auf dem Sektionstisch kein Blut mehr fließt, wurde lange Zeit nicht berücksichtigt, daß Gefäßwand und strömendes Blut eine Funktionseinheit sind, in der beide Partner existentiell aufeinander angewiesen sind. Es ist eine Leistung der Gefäßwand, daß das Blut flüssig bleibt, und es ist eine Leistung des strömenden Blutes, daß die Gefäßwände intakt bleiben und im Fall einer Verletzung derselben ihre Integrität wiederhergestellt wird. Auf seiten des Blutes sind dafür drei Systeme von entscheidender Bedeutung: Die Systeme der Thrombozyten, der Gerinnung und der Fibrinolyse. Alle drei sind im strömenden Blut in inaktiven Zuständen gegenwärtig. Empfindlich reagierende Wechselwirkungen zwischen Gefäßwand und strömendem Blut erhalten diesen labilen Ruhezustand, den wir Gefäßwand – Bluthomöostase nennen.
Nur im strömenden Blut liegen die Blutplättchen in ihrer ellipsoiden Ruheform vor, in der sie keine Tendenz haben, miteinander zu aggregieren oder an der intakten Innenwand der Gefäße zu haften. Die Stabilität der Thromobzyten wird u. a. durch das Prostaglandinsystem gewährleistet. Die Zahl der physiologischen Mediatoren der Thrombozyten ist groß. Physiologische Aufgabe der Thrombozyten ist es u. a. die Reparatur einer lädierten Gefäß-

wand einzuleiten. Thrombozyten sind die stets gegenwärtige Funkstreife, die durch subendothelial freiwerdendes Kollagen alarmiert wird. Jeder Gefäßwanddefekt wird so in Bruchteilen einer Sekunde selektiv erst durch Thrombozyten abgedeckt, die in fortschreitender Metamorphose den Defekt wie eine Tapete bedecken. Die Kraft des strömenden Blutes formt diese Tapete und spült überschießende Abscheidungen und Gerinnsel ab. Die Fähigkeit, Defekte zu reparieren, geht so weit, daß strömendes Blut eine poröse Dacronprothese, die als Transplantat Verwendung findet, innerhalb von Minuten abdichtet und innerhalb weniger Tage eine quasi körpereigene Arterie daraus aufbaut. Und diese Arterie kann wie jede andere Arterie auch arteriosklerotische Veränderungen erfahren.
Ein so empfindliches System wie die Blutplättchen reagiert natürlich wie ihr Pendant, die Funkstreife, auch auf Fehlalarm. Solche Fehlalarme gehen offenbar von allen jenen Reizen und Noxen aus, die mit der Entstehung der obliterierenden Angiopathien etwas zu tun haben. In rasterelektronenmikroskopischen Untersuchungen am Kaninchen und am Miniaturschwein konnte von unserer Arbeitsgruppe gezeigt werden, daß so unterschiedliche Reize, wie lokale Kälte oder Noradrenalineinwirkung, Cholesterinfütterung, Hypertonie, Streptozotocin-induzierter Diabetes mellitus und inhalierendes Rauchen immer und vor allen anderen sichtbaren Veränderungen zu Thrombozytenadhäsionen auf anscheinend auch morphologisch intakten Innenflächen von Arterien führen. Die Läsion der Gefäßwand, die als Conditio sine qua non für das Zustandekommen von Thrombozytenadhäsionen gefordert wird,

kann anscheinend allein auch in einer biochemischen Veränderung der Gefäßwand mit Störung der die Thrombozyten stabilisierenden oder in Stimulierung eines der die Thrombozyten labilisierenden Systeme in der Gefäßwand oder im Thrombozyten bestehen. Die für die Entstehung einer obliterierenden Arteriopathie verdächtigten pathogenen Reize führen anscheinend alle zu einer Störung der Gefäßwand-Bluthomöostase und dadurch zuerst zu Adhäsion von Thrombozyten auf der Gefäßinnenwand. Diese Thrombozyten bringen eine ganze Menge ihrer Inhaltsstoffe auf und in die Gefäßwand. Von besonderer Bedeutung dabei ist der von *Russel Ross* entdeckte Wachstumsfaktor, der zur Proliferation glatter Muskelzellen und damit anscheinend erst zum Vollbild der Arteriosklerose und wahrscheinlich auch der Thrombangiitis obliterans führt. Die essentielle Bedeutung dieses thrombozytenabhängigen Faktors für die Entstehung einer typischen Arteriosklerose konnten *Fuster* u. Mitarb. an Schweinen mit hereditärer von *Willebrand-Jürgens*-Krankheit demonstrieren. Diese zeigten, daß Fette in der Gefäßwand allein noch keine Arteriosklerose machen, und deshalb sind auch die Fettstreifen beim Säugling keine Vorstufe einer obliterierenden Arteriosklerose. In unserer Sicht werden Thrombozyten eher durch pathologische Blutfettwerte instabil als durch Lipide, die in der Gefäßwand abgelagert sind. Weil der größere Teil der Patienten mit obliterierender Arteriopathie gar keine Fettstoffwechselstörung hat, kann eine solche höchstens eine fakultative Bedeutung für die Entstehung einer obliterierenden Arteriopathie haben und keine Schlüsselfunktion. Diese kommt unseres Ermessens den Thrombozyten zu. Erst die vom Thrombozyten an und in die Gefäßwand gebrachten Stoffe – Wachstumsfaktor, Permeabilitätsfaktor u. a. – setzen die Prozesse in der Gefäßwand in Gang, die zu obliterierender Arteriosklerose und Thrombangiitis obliterans führen. Für die Frage der Rückbildungsfähigkeit einer obliterierenden Arteriopathie in statu nascendi ist wichtig zu wissen, daß die Untersuchungen von Baumgartner gezeigt haben, daß die Proliferation glatter Muskelzellen erst nach einer Latenzzeit von 3 – 4 Tagen zustande kommt. Thrombozyten bringen auch den Plättchenfaktor 3 mit, der für die Aktivierung der Gerinnung verantwortlich ist.

Wenn nur einzelne Thrombozyten adhärent werden, können diese offenbar in die Gefäßwand rasch integriert werden, noch bevor andere Reaktionen in Gang kommen. Werden aber größere Thrombozytenabscheidungen nicht rasch genug durch den Blutstrom abgeräumt oder integriert, dann kommt es durch das Wirksamwerden von Plättchenfaktor 3 zur Aktivierung der Gerinnungsfaktoren, die u. a. auch an den Thrombozyten adsorbiert sind und dadurch zur Entwicklung einer Mikroparietalthrombose, die im Angiogramm noch nicht sichtbar sein muß. Aus dieser kann sich dann eine Makroparietalthrombose, die jetzt im Angiogramm sichtbar wird, entwickeln und mehr oder weniger rasch auch ein kompletter segmentaler Verschluß.

Alle diese Vorgänge sind zunächst nicht Komplikationen arteriosklerotischer Gefäßwandaufbrüche oder einer „itis" bei Thrombangiitis obliterans, sondern vorgängige essentielle Bestandteile der Morphogenese der obliterierenden Arteriopathien. Und wenn diese Krankheiten fortschreiten, dann schreiten sie, wenigstens soweit es sich um die Zunahme von Strombahneinengungen und Verschlüsse größerer Arterien handelt, weniger durch die Vorgänge in der Gefäßwand fort, als durch die Entstehung neuer Abscheidungs- und Gerinnungsthromben auf der Gefäßwand. Diese können dann entweder als Komplikationen auf einer arteriosklerotischen Gefäßwandläsion entstehen oder provoziert sein durch die gleichen Reize, die die Angiopathie initiiert haben.

Der oft über Jahrzehnte gehende langsame Verlauf einer generalisierten obliterierenden Arteriopathie und das völlige Sistieren der Progredienz einer Thrombangiitis obliterans, wenn die auslösende Noxe nicht mehr wirkt, sprechen dafür, daß der Organismus in der Lage ist, auf jedem Niveau der Veränderungen durch eine Angiopathie Gefäßwand-Bluthomöostase aufrecht zu erhalten, wenn sie nur nicht durch Fortwir-

ken pathogener Reize immer wieder gestört wird.
Der Organismus kann aber noch mehr. Er kann auf intravasale Gerinnsel mit spontaner Aktivierung seines fibrinolytischen Potentials reagieren. Spontanlyse kommt bei Embolien in gesunden Arterien in nahezu 20 % der Fälle vor; bei Arteriosklerose sind dagegen Spontanlysen größerer Thrombosen eine Seltenheit, werden aber auch gelegentlich beobachtet.
Fibrinolytisches Potential kann aber therapeutisch aktiviert werden. Mit Hilfe von systemischer oder lokaler thrombolytischer Behandlung kann heute das Material stenosierender und obliterierender Gefäßveränderungen, soweit es noch lysierfähiges Fibrin enthält, ganz oder teilweise in normal strömendes Blut zurückverwandelt werden.
Wenn es richtig ist, daß das intravasale Gerinnsel primär und die Reaktion der Gefäßwand im Sinne einer Thrombangiitis obliterans oder einer Arteriosklerose sekundär erst mit einer Latenz von einigen Tagen eintritt, dann müßte eine Angiopathie in statu nascendi durch Auflösung der primären Gerinnsel vor dem Auftreten einer Gefäßwandreaktion ad integrum heilbar sein. Daß dies so ist, konnte an zwei Patienten des eigenen Krankengutes, die 24 Stunden nach Beginn einer Thrombangiitis obliterans zur systemischen thrombolytischen Behandlung kamen, demonstriert werden. Es kam zu einer kompletten Wiederherstellung der Strombahn mit glatt konturierten normal weiten Gefäßen. In jahrelanger Nachbeobachtung kam es allein durch das Weglassen der auslösenden Noxen zu keinem Rezidiv mehr.
Während Patienten in statu nascendi ihrer Angiopathie nur selten schon in unsere Behandlung kommen, kommen viele im Zustand der Progredienz einer Angiopathie. Ein neuer Schub einer obliterierenden Arteriopathie ist immer ein frisches Gerinnsel an der Gefäßwand, das, solange es lysierfähiges Material enthält, einer thrombolytischen Therapie zugänglich ist, was an einer Reihe von Verläufen solcher Behandlungen demonstriert werden kann.
In rasterelektronenmikroskopischen Aufnahmen läßt sich die Rückbildung stenosierenden und obliterierenden Materials dieser Angiopathien im normal strömenden Blut demonstrieren. Schließlich zeigen rasterelektronenmikroskopische Aufnahmen der Innenwand vorher verschlossener Gefäße teils Reste inkorporierten Gerinnselmaterials teils eine völlig normale Gefäßinnenwand.
Aus der hier entwickelten Morphogenese der obliterierenden Arteriopathien lassen sich Konzepte für eine wirksame Primär- und Sekundärprophylaxe dieser Erkrankungen ableiten.
Wenn die Risikofaktoren im Sinne ursächlicher Faktoren wirken und diese primär eine Störung der Gefäßwand-Bluthomöostase hervorrufen, ist Beseitigung oder wenigstens Verminderung dieser Noxen ein prophylaktisches Prinzip. Insoweit inhalierendes Rauchen im Individualfall die einzige Noxe ist, sistiert die Progredienz der Erkrankung, wenn diese Noxe vollständig wegfällt. Daß auch eine Verminderung pathologischer Fettwerte zu einer Verlangsamung der Progredienz einer Angiopathie führt, konnte erst in den letzten Wochen in einer englischen und einer amerikanischen Studie demonstriert werden. Daß Thrombozytenfunktionshemmung wirksames Prinzip zur Prophylaxe der Progredienz einer Gefäßerkrankung ist, konnte in einer eigenen hier vorgetragenen Studie klinisch erwiesen werden. Sowohl für die Kombination von Acetylsalicylsäure mit Dipyridamol (Asasantin) als auch für den ganz anders wirkenden Thrombozytenfunktionshemmer Ticlopedin konnte angiographisch ein statistisch signifikanter prophylaktischer Effekt in Doppelblindstudien gegen Plazebo nachgewiesen werden.
Schlußfolgerungen:
Wenn man unter Arteriosklerose – und gleiches gilt für die Thrombangiitis obliterans – nicht nur jenen Spätzustand der Wand der Arterie versteht, wie ihn der Pathologe auf dem Sektionstisch sieht, sondern die Arteriosklerose als eine Krankheit auffaßt, die im Laufe ihrer oft Jahrzehnte gehenden Morphogenese sowohl im Beginn als auch in ihrer Progredienz im wesentlichen in einer Störung der Gefäßwand-Bluthomöostase mit der Folge von

Abscheidungs- und Gerinnungsprozessen auf der Gefäßwand besteht, und wenn man anerkennt, daß die Arteriosklerose erst zur manifesten Krankheit wird, wenn hämodynamisch wirksame Strombahnhindernisse auftreten, die so gut wie immer Blutgerinnsel sind, dann muß man die Frage nach der Rückbildungsfähigkeit mit ja beantworten.

Wir können heute in die Dynamik des Entstehens und Fortschreitens der obliterierenden Arteriopathien eingreifen und den Film der Morphogenese der Gefäßveränderungen durch Medikamente rückwärts laufen lassen, in wenigen günstigen Fällen bis zu seinem Anfang, an dem wir wieder ein völlig gesundes Gefäß haben; in vielen Fällen aber können wir diesen Film um ein ganz entscheidendes Stück zurückdrehen. Arteriosklerose in der Progredienz kann durch Rückverwandlung von strombahneinengendem und verschließendem Material in normal fließendes Blut auf ein wesentlich geringeres Niveau der Gefäßveränderungen zurückgebildet werden, auf dem der Patient die Krankheit gar nicht mehr oder wenigstens wesentlich weniger empfindet und wir können durch eine individuelle Sekundärprophylaxe ihre Progredienz verlangsamen oder sogar verhindern. Schließlich könnten wir durch eine weltweite Primärprophylaxe die Todeskrankheit Nummer eins, die obliterierende Arteriosklerose, wie ehedem den Tod an Infektionskrankheiten ganz wesentlich reduzieren.

Die Impedanzmessung bei arterieller Verschlußkrankheit – ein Verfahren zur Kontrolle konservativer Maßnahmen

H.-P. Bruch, S. Franke, G. Leppert, M. Hörl

Chirurgische Universitätsklinik Würzburg, Bundesrepublik Deutschland

Einleitung

Die stürmische Entwicklung der Mikrotechnik in den letzten Jahren blieb nicht ohne Auswirkungen auf die Gefäßchirurgie. Die sequentiellen femorokruralen und -pedalen Bypassverfahren gestatten es, einen großen Teil der durch AVK im Stadium III und IV vital gefährdeten Extremitäten zu erhalten.
Der Gruppe operabler Patienten steht jedoch ein Patientenkollektiv gegenüber, das aus technischen Gründen oder wegen des reduzierten Allgemeinzustandes nicht chirurgisch zu versorgen ist. Das Leiden dieser Patienten kann durch Maßnahmen der zweiten Präferenz, d. h. durch konservative Maßnahmen gemindert werden. Diese Maßnahmen zielen darauf ab, den arteriellen Einstrom medikamentös zu verbessern, der Gewebsischämie entgegenzuwirken und Kollateralen zu trainieren.
Die Objektivierung des Therapieerfolges durch die Veränderung klinisch faßbarer Parameter ist in den meisten Fällen erst nach längerer Zeit möglich. Ziel der vorliegenden Studie war es daher, eine empfindliche Meßmethode zu entwickeln die es gestattet, „Responder" und „Nonresponder" frühzeitig zu selektionieren und den dauerhaften Therapieerfolg zu dokumentieren (1, 2, 11).

Methodik

Es wurden 40 Patienten mit einer arteriellen Verschlußerkrankung im Stadium III und IV untersucht. Zwischen Rauchern und Nichtrauchern und Diabetikern wurde nicht differenziert. Die Patienten wurden täglich unter standardisierten Bedingungen über 12 Stunden infundiert. Zu Beginn der Behandlung erhielten sie 1 000 mg Naftidrofuryl. Die Dosis wurde bis 2 500 mg so lange gesteigert, bis ein maximaler therapeutischer Effekt nachweisbar war. Zusätzlich wurden 500 ml Dextran 40 über mindestens eine Woche verabreicht. Die Messungen erfolgten in zweitägigen Abständen vor, während und 3 Stunden nach der Infusionsbehandlung. Als Meßeinrichtung diente ein neuentwickeltes Impedanzmeßgerät der Firma *Diefenbach* (Frankfurt) (Abb. 1). Das Meßgerät erlaubt die Wiedergabe von EKG, Z_o, dz/dt und zwei weiteren beliebig zu wählenden Signalen, wobei jeweils zwei verschiedene Größen gleichzeitig auf dem Leuchtschirm eines eingebauten Oszilloskopes dargestellt werden. Die Verstärkung des eingegangenen Signals kann von 0 bis maximal 20fach stufenlos reguliert und auf einem Zweikanalthermoschreiber registriert werden. Ein- und ausschaltbare Filter dienen zur Unterdrückung von 50 Hz „Brummeinstreuungen". Zusätzlich ist ein Frequenzfilter eingebaut, das allgemeine Störsignale wie das Muskelzittern unterdrückt. Mit Hilfe einer Teilertaste können sehr hohe Eingangspegel verkleinert werden.
Die pulssynchronen Impedanzänderungen pro Zeiteinheit lassen direkte Rückschlüsse auf das Blutvolumen zu, das eine Meßstrecke pro Zeiteinheit passiert (6, 7, 9, 10) (Abb. 2). Ergänzt wurden die Messungen durch Fragen zum subjektiven Wohlbefinden der Patienten (Schmerz, Stealphänomene, Medikamentennebenwirkungen).

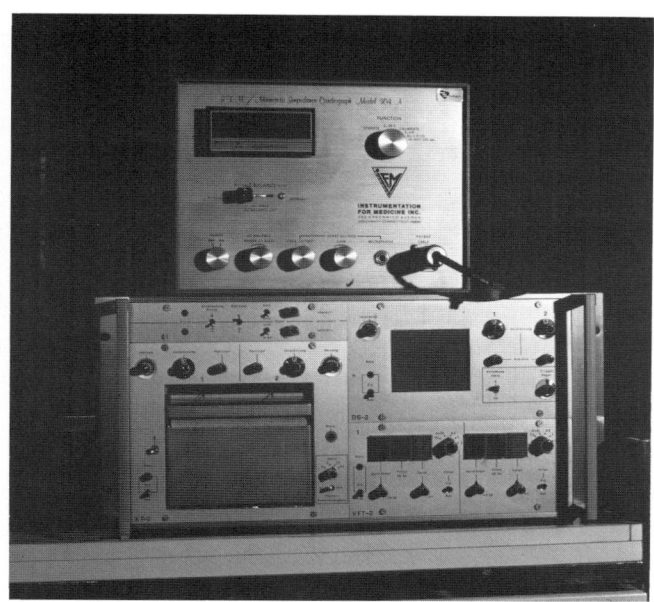

Abb. 1 Geräteanordnung

Ergebnisse

Bei den 40 Patienten wurden insgesamt 346 Impedanzmessungen durchgeführt, der arterielle Zustrom zur unteren Extremität konnte in 8 Fällen durch konservative Maßnahmen nicht gebessert werden. Die Patienten wurden deswegen in der Studie nicht berücksichtigt. 32 Patienten zeigten meßbare Reaktionen, belegt durch impedanz-oszillographische Kurven und deren mathematische Auswertung. Die Durchblutung einer unteren Extremität im Stadium III bzw. IV lag bezogen auf die Durchblutung eines gesunden Beines bei 24,8 ± 8,31 %. Alle Patienten zeigten während der Infusion einen deutlichen Anstieg der Impedanzwerte dz/dt entsprechend einer wesentlich verbesserten Durchblutung. Bezogen auf den Ausgangswert der einzelnen Extremität nahm die Durchblutung unter der Infusion um 66,4 ± 14,2 % zu. Vergleicht man die erreichten Maximalwerte der Durchblutung aller behandelten Patienten mit der mittleren Durchblutung einer gesunden unteren Extremität ergibt

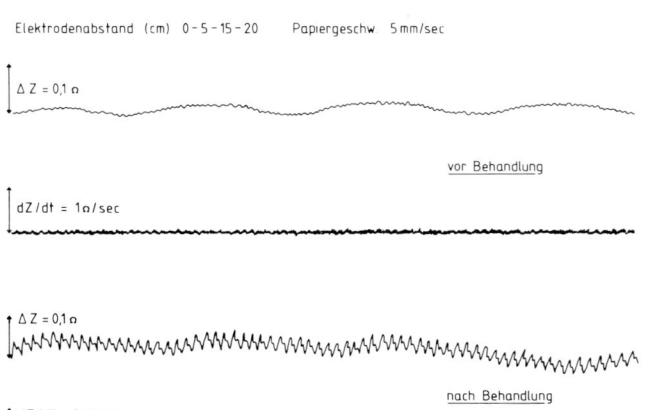

Abb. 2 Meßsignal

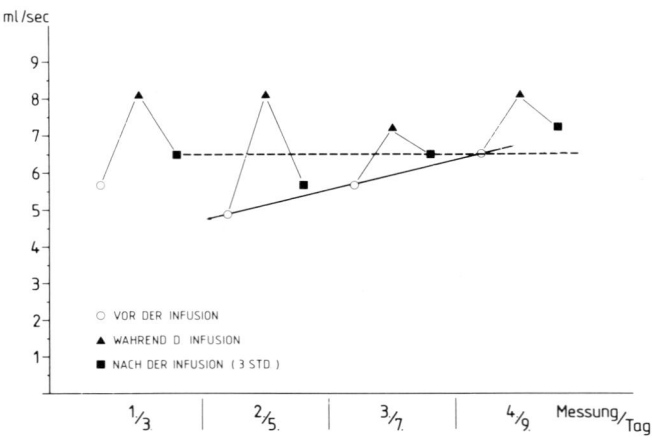

Abb. 3 Durchflußvolumen am Unterschenkel eines Responders mit Kollateralentraining (1 500 mg Naftidrofuryl pro 12 Stunden)

sich eine Durchblutungszunahme auf 39,5 ± 10,6 % (Abb. 3).
3 Stunden nach Beendigung der Infusion nahm die Durchblutung im Durchschnitt auf 22,3 ± 2,3 % bezogen auf eine gesunde untere Extremität ab. Damit lagen die Blutflußvolumina der jeweils letzten Messungen bei den Patienten meist höher als die Ausgangswerte. Daraus ließe sich zunächst der Schluß ziehen, daß die Therapie sofort zu einer wesentlichen Verbesserung der Durchströmung geführt hatte. Vergleicht man jedoch die Ausgangswerte der Durchflußmessungen an verschiedenen Tagen, d. h. nach vollständiger Elemination der vasoaktiven Substanz, so fällt auf, daß die Durchblutung bis zum nächsten Morgen das Ausgangsniveau wieder erreicht hat. Nur in wenigen Fällen (n = 7) war auch eine Verbesserung der Durchblutung nach Beendigung der Therapie anzunehmen. Hier wurde ein Anstieg der Durchblutungsausgangswerte zwischen zwei Meßtagen von 10 und mehr Prozent vermerkt (Abb. 3).
Die zusätzliche Applikation von Dextran 40 veränderte den globalen Einstrom in die untere Extremität nicht signifikant. Ergebnisse einer weiteren Meßserie beweisen jedoch, daß das Durchflußvolumen im Bereich der Zehen um bis zu 100 % ansteigt.* Die Ergebnisse konservativer Maßnahmen waren im untersuchten Kollektiv mit einem Durchschnittsalter von 62,4 Jahren geschlechtsunabhängig. Parallel zur gemessenen Verbesserung des arteriellen Einstromes in die untere Extremität wurden auch die klinischen Parameter positiv beeinflußt. 90 % der Patienten gaben an, subjektiv eine wesentliche Verbesserung gleichbedeutend mit weitgehender Schmerzfreiheit in Ruhe zu verspüren. Bei 71 % verlängerte sich die Gehstrecke um mehr als 20 m. Nebenwirkungen der medikamentösen Therapie wie Inappetenz, Übelkeit, Darmträgheit, Stealphänomen, wurden in immerhin 63 % der Fälle beobachtet.

Diskussion

Vorrangiges Ziel jeder konservativen Therapie muß es sein, den arteriellen Zustrom, die rheologischen Eigenschaften des Blutes und die periphere Blutverteilung positiv zu beeinflussen. Besondere Schwierigkeiten bereitet dabei eine objektive Beurteilung des Therapieerfolges und der Routinebedingungen. Aus diesem Grunde wird die Therapie mit vasoaktiven Pharmaka häufig mit dem Argument abgelehnt, diese würden über Steal- bzw. Borrowing-Lending-Phänomene zu einer unerwünschten Umverteilung verfügbarer Blutvolumina führen. Wie mit Hilfe der Impedanzmethode gezeigt werden konnte, treffen diese Argumente für die sogenannten Nonresponder zu, die im vorliegenden Fall subtotale bzw. totale schlecht kollateralisierte Stenosen der Beckenstrombahn aufwiesen. Speziell potente vasoaktive Substanzen vom Typ des Naftidrofuryl sind jedoch geeignet über eine Weitstellung peripherer Gefäße den poststenotischen Druckgradienten abzusenken und unter den Bedingungen eines guten zentralen Einstromes gleichzeitig vorhandene Reservekapazitäten vorangeschalteter Leitungsgefäße auszuschöpfen. Diese Tatsache konnte von *Weidinger* und den verschiedenen multizentrischen Studien klinisch nachgewiesen werden. Die kritische Kollateralenfunktion wurde von *Heidrich* venenverschlußpletysmographisch genau definiert (12).

Borzykowski konnte zeigen, daß die periphere Sauerstoffspannung unter günstigen Voraussetzungen nach der Therapie mit vasoaktiven Substanzen um über 30 % ansteigt. Nonresponder unterliegen zusätzlich zur Umverteilung jedoch den negativen Auswirkungen des Bernouilli'schen Gesetzes in der Peripherie. Nach diesem Gesetz ist das Produkt aus Frontal- und Lateraldruck konstant. Wird das von der Sklerose kaum betroffene periphere Gefäßbett ohne Verbesserung des Einstromes maximal weitgestellt besteht die Gefahr, daß der kritische Verschlußdruck unterschritten wird und die Gefäße kollabieren (5). Zusätzlich verabreichte rheologisch aktive Substanzen vom Typ des Dextran 40 oder der Hydroxyäthylstärke können die negativen Auswirkungen die sich als Konsequenz dieser Gesetzmäßigkeiten ergeben mindern jedoch nicht aufheben.

Im Rahmen einer vorangegangenen Versuchsserie konnte bewiesen werden, daß auch sklerotische menschliche Arterien in Abhängigkeit vom Grad der Sklerose, pharmakologisch stimulierbar sind (3, 4).

Die im In-vitro-Experiment erzielten Ergebnisse werden durch die klinische Studie bestätigt. In der Gruppe der Responder steigt der arterielle Einstrom in die peripheren Anteile der Extremität um über 60 % bezogen auf den Ausgangswert. Die gemessenen Durchflußraten sind reproduzierbar und die Schwankungen von Messung zu Messung liegen unter 10 %. Der therapeutische Effekt der vasoaktiven Substanzen zeigt zu Anfang eine enge Korrelation zur Halbwertzeit der eingesetzten Medikamente, wie dies in neuester Zeit für die kurzlebigen Prostaglandine bewiesen wurde*. Ein bleibendes ausreichendes Kollateralentraining binnen kurzer Zeit – im vorliegenden Falle bei 7 Patienten zu erzielen – kann nur in Einzelfällen erwartet werden. Neuere Untersuchungen zeigen, daß dazu ein Zeitraum von 3 bis 4 Wochen minimal nötig ist*. Die Verbesserung der Gehstrecke und die Verminderung der subjektiven Beschwerden sprechen jedoch für eine zunehmende Steigerung des arteriellen Einstromes in die Peripherie. Die Impedanzmessung empfiehlt sich damit als einfache, genau reproduzierbare und empfindliche Methode, um diskrete Flußänderungen im Rahmen konservativer angiologischer Maßnahmen zu kontrollieren. Die Möglichkeiten, die eine moderne rechnergestütze Impedanzmeßeinheit zur Planung operativer Maßnahmen und zur Kontrolle des operativen Erfolges bietet, werden derzeit geprüft.

---

* Bruch, H.-P.: unveröffentlichte Ergebnisse.

Literatur

(1) Becker, H. M., O. Elert, R. Häring, P. C. Maurer, D. Raithel, M. Sperling, U. Stockmann, L. W. Storz, H. Hirche: Wirksamkeitsnachweis von Dusodril-Pi bei arterieller Verschlußkrankheit. Die Medizinische Welt 30 (1979) 1602–1606

(2) Borzykowski, J., B. Krahenbuhl: Perkutane Messung der Sauerstoffspannung am Fuß zur Verlaufskontrolle der Arterienverschlußkrankheit der unteren Extremitäten. Vasa 10 (1981) 1–3

(3) Bruch, H.-P., E. Schmidt, R. Laven, M. Sperling, P. Kujath, N. Gubisch: Biomechanische und histologische Untersuchungen zur Funktion menschlicher Arterienwand nach TEA. Vasa 7 (1978) 377–382

(4) Bruch, H.-P., E. Schmidt, J. Wolter: Untersuchungen zur quantitativen und qualitativen

Wirksamkeit von Naftidrofuryl an sklerotisch veränderten menschlichen Arterien. Angio 1 (1981) 53

(5) Bruch,H.-P., A. Rothhammer, U. Lanz, A. Markert: Zur Pathogenese und Therapie des Rigor kleiner menschlicher Gefäße. Handchirurgie 15 (1983) Suppl. 84–86

(6) Bruch, H.-P., A. Kroiss, U. Lanz, E. Schmidt, B. Straus:Kontinuierliches postoperatives Monitoring der Durchblutung mit Hilfe der Impedanzmessung. Handchirurgie 15 (1983) Suppl. 79–83

(7) Hill, D. W., S. N. Mohapatra: The current status of arterinal impedance technique for monitoring of the cardiac output and limb blood flow. Monogr 23–27 Peter Pereg London 1977

(8) Hörl, M.: Unveröffentlichte Ergebnisse

(9) James, S. T., Bergan, J. J. Bergan: Application of new techniques in blood flow meassurement in patients with peripheral vascular problems. Surg. A 6 (1974) 363–391

(10) Walter, van de J. A., G. B. Dove, B. C. Mount, L. A. Linton: Application of bioelectric impedance to the measurement of arterial flow. J. Surg. Res. 15 (1973) 22–29

(11) Weidinger, P.: Funktionelle Ergebnisse nach oraler Dusodril-Therapie bei obliterierender Arteriopathie der unteren Extremitäten. Die Medizinische Welt 34, (1983) 531–534

(12) Trübestein, G., H. Böhme, H. Heidrich, F. Heinrich, H. Hirche, U. Maass, H. Mörl, G. Rudofsky: Naftidrofuryl bei der chronischen arteriellen Verschlußkrankheit – Ergebnisse einer kontrollierten Studie mit oraler Applikation. Dtsch. med. Wschr. 109 (1984) 745–750

Noninvasive Evaluation for the Therapeutic Effect Using Thallium-201 in the Ischaemic Foot

I. Ohta, J. Matsubara, S. Shionoya

Department of Surgery, Nagoya University Branch Hospital, Nagoya, Japan

Introduction

A variety of diagnostic techniques, including arteriography, oscillometry, plethysmography and ultrasound, have provided useful information for the diagnosis and documentation of the severity of the disease in the lower extremity. However, little success has been achieved in the acral region. The evaluation of subtle haemodynamic changes induced by therapeutic intervention has been quite difficult because of technical limitations in this area. The present study aimed at the quantitation of perfusion haemodynamics and of therapeutic effects in the foot.

Materials

Seventy-seven feet were examined and were divided into four groups (group I: 18 normal feet, group II: 24 feet with claudication, group III: 31 feet with rest pain or ischaemic ulcers, group IV: 4 with diabetic ulcers with peripheral pulses). Of the 77 feet studied, 24 were examined before and after the therapeutic intervention. All these feet had ischaemic ulcers in the toe. 11 feet underwent surgical treatments (5 with arterial reconstruction, 4 with lumbar sympathectomy) and 15 feet were managed only with medical treatments.

Methods

The patient was in supine position, and a scintillation camera was placed under the both feet. A pressure cuff was applied to each distal leg. After 3 minutes flow obstruction a bolus of 3 mCi of thallium-201 (^{201}Tl) was rapidly infected intravenously. Immediate distribution of perfusion in the foot was recorded for 15 minutes. The redistribution of perfusion was recorded after 3 hours interval. Mean of the uptake counts per unit area for particular region of interest was calculated.

For the quantitative evaluation of the circulatory condition in the two regions (in the toe and in the foot), the distribution index was defined as the ratio of the mean of uptake counts in the immediate distribution to those in the redistribution. Furthermore, we attempted to assess the therapeutic effects using this parameter. The effect index was defined as the ratio of distribution index after treatment to that before treatment.

Results

The values of the distribution index correlated significantly with the severity of the tissue ischaemia. In the cases with diabetic ulcer, the value of the distribution index was remarkably high, probably because of reactive hyperaemia induced by accompanying infection of by abnormalities in cellular permeability (Fig. 1).

The values of the effect index of the different treatment was evaluated. It was suggested that arterial reconstruction can produce a significant haemodynamic improvement in the entire foot and lumbar sympathectomy can produce a significant improvement in the toes, whereas a statistically significant circulatory change cannot be obtained by the medical treatment (Fig. 2). Comparing the effect index with the healing tendency of the ischaemic ulcer, it correlated well the clinical course of the ulcer. If the value of the effect index was more than 1.0, 18 of 20 ischaemic ulcers were improved and two were

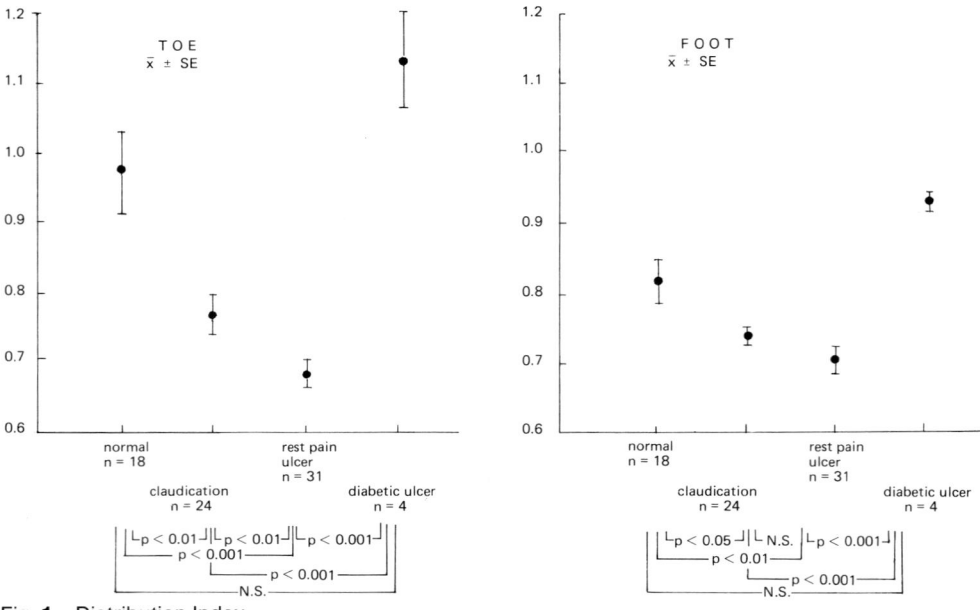

Fig. 1 Distribution Index

$$D.I. = \frac{\text{Uptake Count of the Immediate Phase}}{\text{Uptake Count of the Delayed Phase}}$$

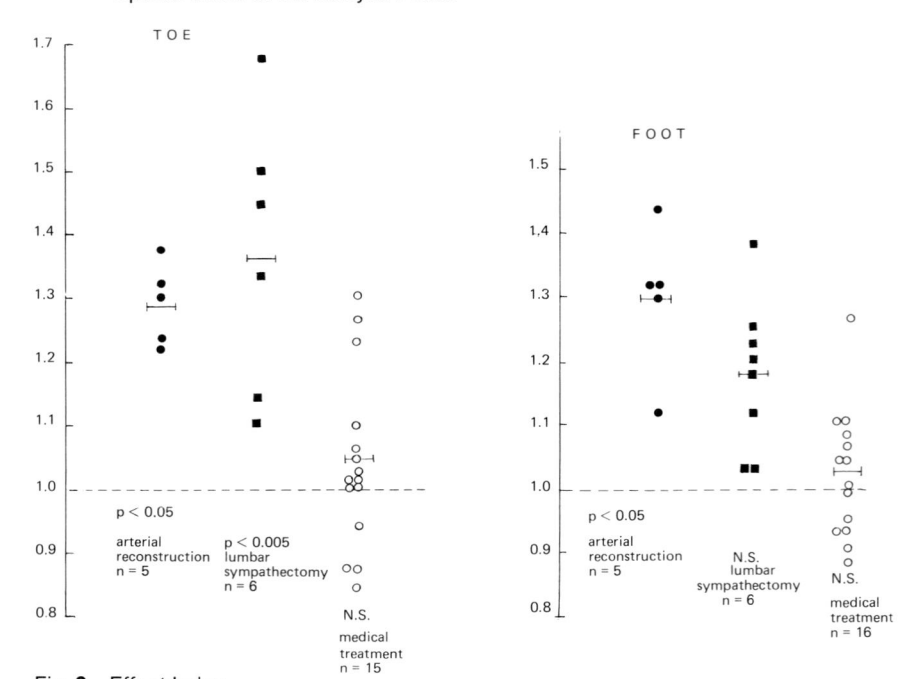

Fig. 2 Effect Index

$$E.I. = \frac{\text{Distribution Index after Treatment}}{\text{Distribution Index before Treatment}}$$

Tab. 1 Results with Surgical Treatment

Case	Disease	Treatment	Effect Index of Toe	Result
1	ASO	F – P Bypass	1.37	▲
2	ASO	F – F, F – P Bypass	1.32	▲
3	ASO	F – P Bypass	1.30	▲
4	ASO	Ax – F Bypass	1.23	▲
5	TAO	F – P Bypass	1.22	▲
6	TAO	Lumbar Sympathectomy	1.67	▲
7	TAO	Lumbar Sympathectomy	1.49	▲
8	TAO	Lumbar Sympathectomy	1.44	▲
9	TAO	Lumbar Sympathectomy	1.33	—
10	ASO	Lumbar Sympathectomy	1.14	▲
11	TAO	Lumbar Sympathectomy	1.11	—

▲: excellently improved
▲: improved

Results with Medical Treatment

Case	Disease	Treatment	Length of Treatment	Effect Index of Toe	Result
1	TAO	P G I$_2$ i.v.	4 wk.	1.30	▲
2	TAO	P G I$_2$ i.a.	2	1.27	▲
3	TAO	P G I$_2$ i.a.	2	1.23	▲
4	TAO	P G I$_2$ i.v.	3	1.11	▲
5	TAO	Batroxobin i.v.	3	1.07	▲
6	ASO, DM	insulin	5	1.05	▲
7	TAO	P G I$_2$ · α-cyclodextrin-dethrate i.v.	4	1.03	▲
8	TAO	P G I$_2$ i.v.	3	1.02	▲
9	ASO	P G E$_1$ i.a.	3	1.02	♦
10	TAO	P G I$_2$ · α-cyclodextrin-dethrate i.v.	4	1.01	▲
11	Acrocyanosis	Trimetazidine Hydrochloride per OS	5	1.01	♦
12	TAO	Batroxobin i.v.	2	0.95	♦
13	TAO	P G I$_2$ i.v.	3	0.88	▼
14	Acrocyanosis	Trimetazidine Hydrochloride per OS	5	0.88	♦
15	ASO	P G I$_2$ i.v.	3	0.85	♦

▲: improved
♦: uncanged
▼: worsened

unchanged, whereas all ulcers with that less than 1.0 became clinically worse or remained unchanged (Tab. 1).

Discussion

Since the first introduction of thallium-201 (^{201}Tl) by Lebowitz, the kinetic behaviour of ^{201}Tl and its clinical utility has been reported. It has been noted that following intravenous administration of ^{201}Tl, the immediate distribution in the skin and skeletal muscle closely depends upon the regional blood flow. It has been suggested that delayed accumulation of thallium occurs in underperfused tissue, where it will require longer to reach its peak level than in normally perfused tissue. Besides, the thallium level in the underperfused tissue will subsequently rise to that in normal tissue. Therefore, the evaluation of the serial images after stress or at rest could provide valuable information for detecting the ischaemic regions and for distinguishing the degree of ischaemia. In this study, the distribution index proved to have a significant asociation with the severity of the disease especially in the toes. The assessment of the outcome of the therapeutic measures is one of the major aims of noninvasive methods. Sometimes we noticed a discrepancy between the degree of clinical improvement and perfusion data obtain by other methods. This is the case especially in the acral region following, for example, lumbar sympathectomy or medical treatment. The method described above not only assesses the healing ability of the ischaemic ulcers, but also provides a mean to assess the effectiveness of various therapeutic measures.

Summary

Arterial insufficiency of the foot was examined by radioisotope study with intravenous administration of thallium-201. The distribution index was a reliable indicator to estimate the degree of ischaemia and the effect index is of use to evaluate subtle therapeutic effect particularly following lumbar sympathectomy and medical treatment, which are sometimes difficult to evaluate by other noninvasive methods.

Forefoot Nocturnal Blood Flow

R. Jelnes, K. H. Tønnesen

Department of Clinical Physiology/Nuclearmedicine Bispebjerg Hospital, Copenhagen NV, Denmark

The pathophysiology of ischaemic rest pain in the foot is badly understood. Measurements under laboratory conditions during day-hours of ankle and toe systolic blood pressures and forefoot blood flow evaluated by plethysmography showed great overlapping when comparing patients with ischaemic rest pain and intermittent claudication. It is, however, during the night hours the patients with ischaemic rest pain experience their symptoms.

Methods

Recently, a method for continuous registration of 133-xenon washout from a local depot in the subcutaneous tissue in the forefoot was described (1). Using portable CdTe detectors connected to a memory component allowed for continuous, ambulatory registration of washout of 133-xenon. 1 µCi 133-xenon was injected superficially in the subcutaneous tissue in the first metatarsal space on the dorsal side of the foot, thus allowing for atraumatic labelling of the underlying fatty tissue. Due to the close relationship between the radioactive source and the detector, correction for diffusion had to be performed (1). Local blood flow was calculated by multiplying the corrected rate constant, obtained from the washout curve, by the tissue-to-blood partition coefficient of xenon. The tissue-to-blood partition coefficient for xenon was assumed to remain constant during the period of investigation. An average of 7.5 ml g^{-1} was chosen (2).

Results

The dynamic changes in local blood flow in the subcutaneous tissue in the forefoot in patients with normal circualtion and in patients with different degrees of arterial insufficiency are illustrated in Fig. 1.

During dayhours no significant difference in forefoot blood flow could be demonstrated between the three groups of patients. During night hours great changes took place. Normal circulation doubled the local blood flow, whereas patients with ischaemic rest pain had a halving of local blood flow, when rest pain was experienced. No systemic changes occurred in local blood flow from day to night in claudicants. Comparing the local blood flow on the second day to that on the first day,

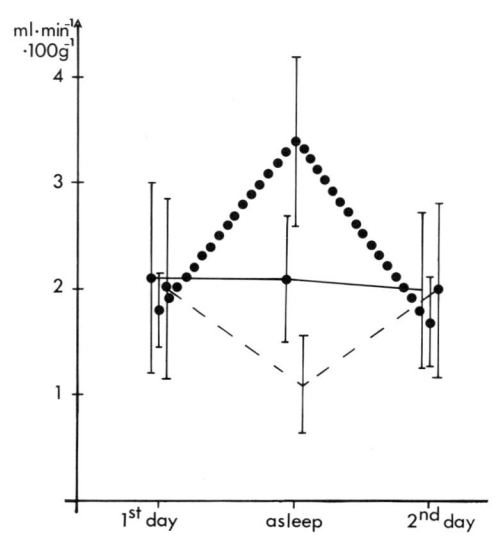

Fig. 1 Changes in local blood flow over 24 hours in the subcutaneous tissue in the forefoot. Dotted line indicates normal circulations (n = 10), fully drawn line indicates patients with intermittent claudication (n = 23) and dashed line patients with ischaemic rest pain (n = 13). Results are given as mean ±1 SD.

no significant differences could be shown (3).

Discussion

The changes in local blood flow in normal circulation may be explained by positional changes as described by Henriksen (4). The halving seen in patients with ischaemic rest pain may be ascribed to the well-known fall in systemic blood pressure seen whilst asleep. Claudicants, on the whole, seem to be able to autoregulate the local blood flow, thereby keeping the blood flow constant in spite of changes in perfusion pressure. Further studies are in progress.

References

(1) Jelnes, R., J. Bülow: Evaluation of a method for determination of the subcutaneous blood flow in the forefoot continuously over 24 hours. Scand. J. Clin. Lab. Invest. 44 (1984) 85 – 90

(2) Jelnes, R., L. B. Rasmussen, J. H. Eickhoff: Direct determination of the tissue-to-blood partition coefficient for Xenon in human subcutaneous adipose tissue. Scand. J. Clin. Lab. Invest. 44 (1984) 643 – 647

(3) Jelnes, R., K. H. Tønnesen: Nocturnal foot blood flow in patients with arterial insufficiency. Clin. Sci. 67 (1984) 89 – 95.

(4) Henriksen, O.: Local Sympathetic Reflex Mechanism in Regulation of Blood Flow in Human Subcutaneous Adipose Tissue. Thesis, Acta Physiol. Scand., suppl. 450, 1977, 1 – 48

Arteriographie beim akuten Verschluß

H. E. Schmitt

Universitätsinstitut für medizinische Radiologie, Kantonsspital Basel, Schweiz

Es besteht Einigkeit darüber, daß der Verschluß von Extremitätenarterien mit nichtinvasiven Methoden ausreichend nachgewiesen werden kann. Wenn jedoch der Entscheid für oder gegen eine der heute verfügbaren Behandlungsmethoden wie Embolektomie, lokale oder systemische Lyse, bzw.Antikoagulation gefällt werden muß, ist die Kenntnis über den Zustand des gesamten Gefäßsystems, die Ein- und Ausflußbahn und die Art des Verschlusses wegleitend. Diese Information liefert nach wie vor am umfassendsten die Arteriographie. Sie wird gerade beim akuten Verschluß wieder vermehrt durchgeführt, da sich mit steigender Lebenserwartung das Krankengut geändert hat. Überwogen früher die jungen Patienten mit Verschlüssen in primär intakten Arterien, so sind es heute Embolien und Thrombosen in atheromatösen Gefäßen. Die angiographische Technik, das Kathetermaterial und die Kontrastmittel wurden wesentlich verbessert. Die digitale Subtraktionsangiographie hat bei bestimmten Indikationen neue Möglichkeiten eröffnet. Ob aber die Arteriographie beim akuten Verschluß eingesetzt wird, hängt von ihrer jederzeitigen Verfügbarkeit und dem Informationsgehalt der Bilder ab.

Zur Untersuchungstechnik mag folgender Hinweis nützlich sein: Die A. femoralis ist nach wie vor der klassische Zugang für die Katheterarteriographie. Ist dieser Weg aus pathologisch-anatomischen Gründen aber nicht gangbar, wird heute noch vielfach auf die translumbale Aortographie ausgewichen. Diese Untersuchungsmethode aus den Anfangszeiten der Angiographie ist jedoch mit einem Anästhesierisiko verbunden und macht eine fibrinolytische Therapie unmöglich. Sie kann, besonders beim antikoagulierten Patienten, zu paraaortalen Blutungen führen, bleibt auf die Darstellung der Gefäße distal der Punktionsstelle beschränkt und ist wegen der Bauchlage, besonders für ältere Patienten in Schmerzsituationen, unangenehm. Der elegantere Zugang mit der Seldingermethode über die linke A. brachialis hat zwei Nachteile: 1. Aus anatomischen Gründen haben Katheter die Tendenz aus der A. subclavia in die aszendierende Aorta einzugleiten. 2. Zur Kathetermanipulation sind Drehbewegungen erforderlich, durch die es zu Intimaläsionen an der Einführungsstelle mit nachfolgender Thrombose kommen kann.

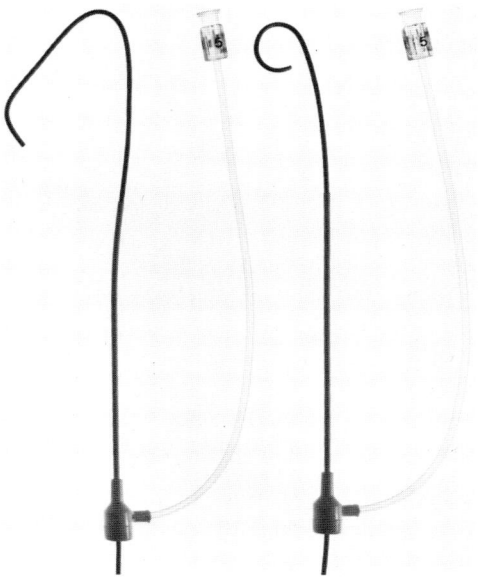

Abb. 1 Technik der transbrachialen Aortographie:
a) Katheterschleuse mit linkem Judkins-Katheter zum Einleiten des Führungsdrahtes in die Aorta descendens.
b) Pigtailkatheter in der Schleuse

LI. JUDKINS KATHETER

PIGTAIL KATHETER

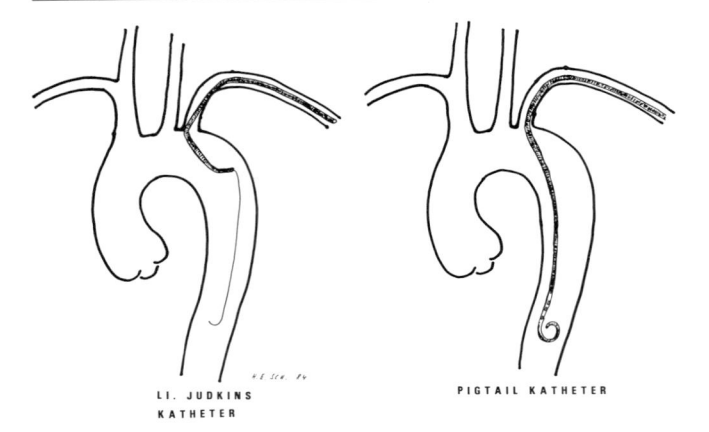

Abb. 2 a) Linker Judkins-Koronarkatheter mit Spitze zur Aortenhinterwand und Führungsdraht in der Aorta descendens.
b) Eingewechselter Pigtailkatheter in situ.

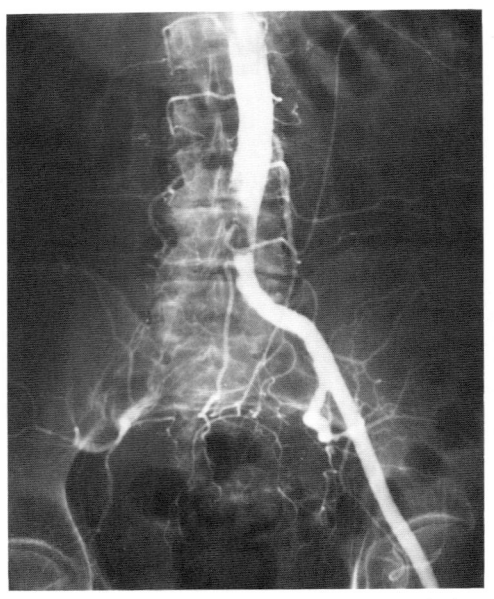

Abb. 3 Reitender Aortenbifurkationsembolus. Transbrachiales Aortogramm.

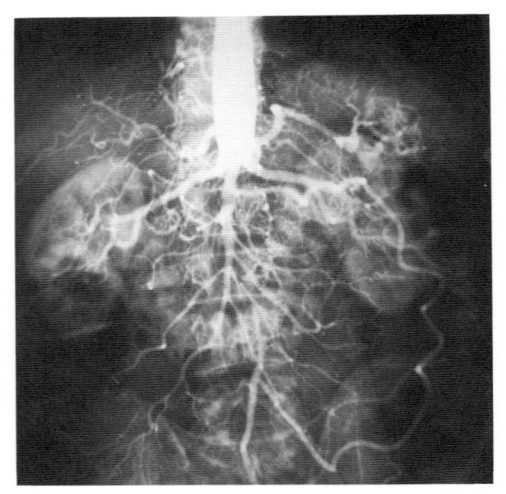

Abb. 4 Akuter infrarenaler Aortenverschluß. Transbrachiales Aortogramm (erfolgreiche Thrombektomie).

Einführungsschwierigkeiten und lokales Thromboserisiko werden durch folgende Technik umgangen: (Abb. 1, 2). Der Zugang erfolgt über die linke A. brachialis, die nach Lokalanästhesie medial der Bizepssehne mit einer Seldingernadel punktiert wird. Über einen 2 Meter langen, teflonbeschichteten Führungsdraht mit J-förmiger Spitze wird eine Katheterschleuse F 5 mit seitlichem Spülansatz (Cordis) eingeführt. Durch sie wird ein linker Judkins-Koronarkatheter F 5 bis zum Abgang der A. subclavia vorgeschoben. Er wird so gedreht, daß seine Spitze zur Aortenhinterwand zeigt. Hierdurch gelingt es mit großer Regelmäßigkeit, den Führungsdraht in die deszendierende Aorta zu leiten und über ihn den zur Arteriographie geeigneten Pigtailkatheter einzuwechseln. Wichtig ist, daß die Schleuse während der ganzen Untersuchung mit heparinisierter physiologischer Kochsalzlösung unter Druck gespült wird (5 000 E Heparin auf 1 000 ml physiologischer Kochsalzlösung, mindestens 60 Tropfen/min). Die sonst häufige lokale Thrombose der A. brachialis kann so vermieden werden. Falls erforderlich, ist es möglich, den Katheter auch in die aszendierende Aorta vorzuschieben. Diese Methode erlaubt die Untersuchung der gesamten Aorta ohne Anästhesierisiko mit schneller Katheterplazierung und gut kontrollierbarer Punktionsstelle. Sie hat sich zur Darstellung von Aortenverschlüssen und Aneurysmen besonders bewährt (Abb. 3, 4).

Die digitale Videosubtraktionsangiographie hat den Vorteil der intravenösen Kontrastmittelinjektion. Dem stehen jedoch, abgesehen von der schlechteren Bildqualität, erhebliche Nachteile gegenüber. Für jede Etage (Aorta, Becken, Oberschenkel, Unterschenkel) ist eine getrennte Kontrastmittelinjektion von 40 ml erforderlich. Bewegungsartefakte stören. Ein Bauchkompressorium ist in Schmerzsituationen schwer erträglich und bei Verdacht auf Aneurysma nicht gestattet. Zur Kontrolle gefäßchirurgischer Eingriffe oder nach Angioplastie, bzw. lokaler Lyse, ist die digitale Subtraktionsangiographie dagegen sehr geeignet.

Zur Beurteilung therapeutischer Wirksamkeit von Pharmaka bei Claudicatio intermittens

M. Cachovan

Abteilung für Angiologie, Herz-Kreislauf-Klinik Bevensen, Bad Bevensen, Bundesrepublik Deutschland

Es ist üblich, die ischämiebedingte Einschränkung der Gehfähigkeit bei Claudicatio intermittens als sog. schmerzfreie bzw. maximale Gehstrecke zu definieren und diese als Erfolgsparameter zur Beurteilung therapeutischer Wirksamkeit im Stadium II der peripheren arteriellen Verschlußkrankheit (AVK) heranzuziehen (1, 2, 3).

Dies kann jedoch zu erheblichen Interpretationsschwierigkeiten führen, denn aus methodischer Sicht kann die alleinige Messung der Gehstrecke die postokklusive Leistungsbreite nur dann wiedergeben, wenn das Körpergewicht konstant und die Gehgeschwindigkeit in einem individuell optimalen Bereich bleibt (4).

Das natürliche Gehen ist eine biologische Leistung, die physikalisch als Kraft mal Weg durch Zeit definiert ist. Das bedeutet, daß bei der Messung der Gehleistung (L) nach der Formel

$$L = KG \times \frac{Weg}{Zeit} \times \sin \alpha$$

folgende Parameter in die Rechnung eingehen: Körpergewicht in kg (KG); Weg in m als Produkt aus Schrittlänge × Schrittzahl; Zeit in s als Gehdauer und sinus des Neigungswinkels der zu gehenden Wegstrecke als Hubhöhe. Der Ausdruck Weg/Zeit entspricht der Gehgeschwindigkeit in km/h.

Aus dieser Beziehung ergeben sich für das praktische Testverfahren folgende Konsequenzen:

1. Bei der Beurteilung der tatsächlich erbrachten physikalischen Leistung kommt dem aktuellen Körpergewicht eine entscheidende Bedeutung zu. Nur unter der Mitberücksichtigung des Körpergewichtes kann zwischen einer gewichtsabnahmebedingten und einer echten Leistungsverbesserung differenziert werden.
2. Das Verhältnis Schrittlänge/Schrittfrequenz, d. h. die Gehgeschwindigkeit, liegt physiologisch in einem individuellen Optimalbereich. Wird dieser unter- oder überschritten, hat dies eine artefizielle Beeinflussung der Gehleistung zur Folge (4).
3. Da definitionsmäßig Muskelarbeit = gehobenes Gewicht mal Hubhöhe bedeutet, sind Methoden, die auf Messung der Gehleistungsfähigkeit auf ebener Erde beruhen unbrauchbar, da die erbrachte Leistung, zumindest rechnerisch gesehen, Null wird.

Folglich muß von einer Methode, die für die Beurteilung eines therapeutischen Effektes angewandt werden soll, verlangt werden, daß sie den oben erwähnten physikalischen Voraussetzungen Rechnung trägt.

Hierzu eignet sich am besten die Laufbandergometrie und als Parameter die tatsächlich erbrachte phsikalische Leistung bei 4°–8° Laufbandsteigung und einer den Gehgewohnheiten des Patienten angepaßten Gehgeschwindigkeit.

Methodik

Bei 23 Patienten mit angiographisch gesicherten Femoralarterienverschlüssen und Symptomen von Claudicatio intermittens wurde im Doppelblindversuch die Wirksamkeit der Kombination eines Pharmakons mit Intervalltraining gegen Plazebo

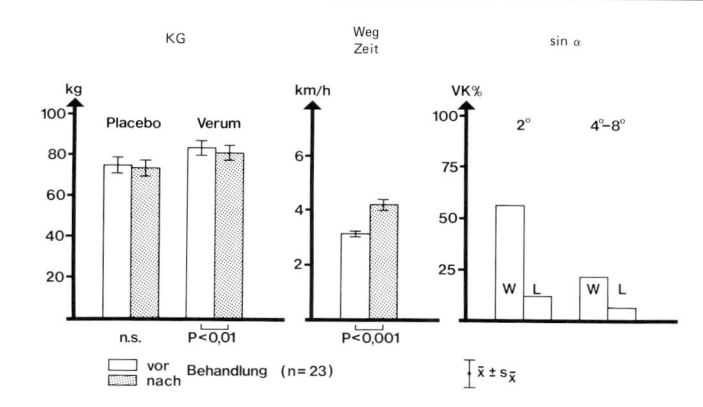

Abb. 1 Veränderungen des Körpergewichtes (KG) und der Gehgeschwindigkeit (Weg/Zeit) nach 10wöchiger Behandlung. Einfluß der Belastung bei 2° und 4°−8° auf das Meßergebnis (W = Weg; L = Leistung; VK % = Variabilitätskoeffizient der Wiederholungsmessungen).

mit Intervalltraining laufbandergometrisch überprüft.
Zur Gewöhnung an das Laufband gingen zunächst alle Patienten an 3 aufeinanderfolgenden Tagen bei 3 km/h und 2° Laufbandsteigung für die Dauer von 1 min. Dann erfolgte die Eingangsuntersuchung bei einer individuellen Gegeschwindigkeit und 4° Laufbandsteigung. Als Abbruchkriterium galt schmerzbedingtes Beenden der Lauftätigkeit.
Im wöchentlichen Abstand wurde die Gehleistung kontrolliert, wobei nach Verlängerung der Gehzeit über 5 min. eine Steigung der Gehgeschwindigkeit um 0,5 km/h erfolgte. Hatte der Patient 5 km/h erreicht, so wurde jeweils um 1° die Laufbandsteigung von 4° bis 8° erhöht. Bei jeder Testung am Laufband wurden die Patienten gewogen.

Ergebnisse

1. *Körpergewicht, Gehgeschwindigkeit, Laufbandsteigung (Abb. 1)*

Verlängerung der Gehstrecke durch Gewichtsabnahme und umgekehrt kann einen therapeutischen Effekt vortäuschen. Durch das unveränderte Körpergewicht in der Plazebogruppe und signifikante Gewichtsabnahme in der Verumgruppe wird die Überlegenheit der Verumgruppe, wenn beurteilt nur nach der alleinigen Zunahme der Gehstrecke, in Frage gestellt.

Die Gehgeschwindigkeit ist eine individuell variable Größe, die darüber hinaus trainierbar ist und die, wie dargestellt, nach einer Behandlung, hier um 35 %, steigen kann. Sie muß daher stets den individuellen Gehgewohnheiten des Patienten angepaßt werden, um artefizielle Einflüsse zu vermeiden.
Die gewählte Laufbandsteigung wirkt sich maßgeblich auf die Genauigkeit der Meßergebnisse aus. Während bei 2° Laufbandsteigung der Variabilitätsquotient der Wiederholungsmessungen nur für die Leistung im zuverlässigen Bereich liegt (11,5 %), ist der methodische Fehler bei 4°−8° Laufbandsteigung mit 22 % für die Wegstrecke akzeptabel und mit 6,9 % für die Leistung am besten.

2. *Vergleich Plazebo gegen Verum (Abb. 2)*

Um eine differenzierte und individuelle Beurteilung der therapeutischen Wirksamkeit in der Plazebo- und Verumgruppe vornehmen zu können, wurden die jeweiligen Gehleistungen in der 1., 5. und 10. Woche als Funktion der Eingangsleistung in der nullten Woche dargestellt und als lineare Regression berechnet. Der Steilheitsunterschied zwischen der Regressionsgeraden für die Plazebo- und Verumgruppe wurde statistisch geprüft.
Es zeigt sich, daß in der Plazebogruppe eine Besserung erst ab 5. Behandlungswoche zustande kommt und betrifft vor allem Patienten mit hohen Leistungswerten zu Behandlungsbeginn. 5 von 11 haben sich verbessert, 5 sind gleichgeblieben und 1 hat sich verschlechtert.
In der Verumgruppe dagegen ließ sich eine Besserungstendenz bereits ab 1. Behand-

Leistung 4°–8° (mkg/sec)

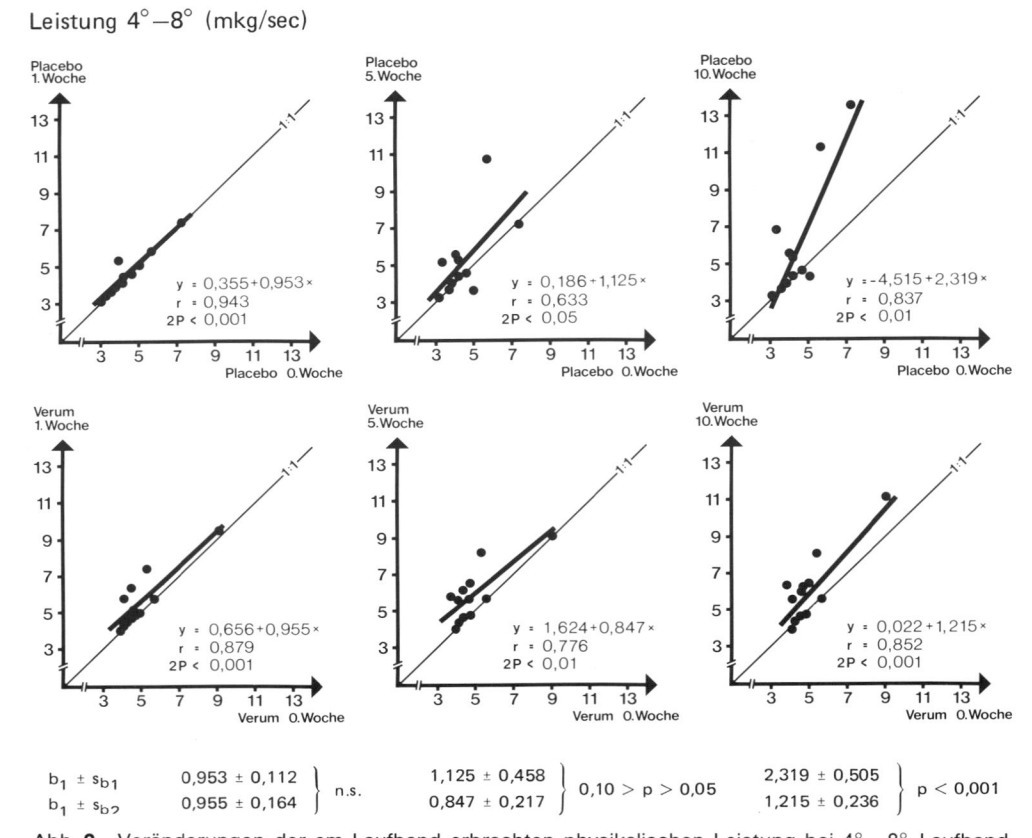

Placebo 1. Woche

$y = 0{,}355 + 0{,}953 \times$
$r = 0{,}943$
$2P < 0{,}001$

Placebo 5. Woche

$y = 0{,}186 + 1{,}125 \times$
$r = 0{,}633$
$2P < 0{,}05$

Placebo 10. Woche

$y = -4{,}515 + 2{,}319 \times$
$r = 0{,}837$
$2P < 0{,}01$

Verum 1. Woche

$y = 0{,}656 + 0{,}955 \times$
$r = 0{,}879$
$2P < 0{,}001$

Verum 5. Woche

$y = 1{,}624 + 0{,}847 \times$
$r = 0{,}776$
$2P < 0{,}01$

Verum 10. Woche

$y = 0{,}022 + 1{,}215 \times$
$r = 0{,}852$
$2P < 0{,}001$

$b_1 \pm s_{b_1}$	$0{,}953 \pm 0{,}112$	n.s.	$1{,}125 \pm 0{,}458$	$0{,}10 > p > 0{,}05$	$2{,}319 \pm 0{,}505$	$p < 0{,}001$
$b_1 \pm s_{b_2}$	$0{,}955 \pm 0{,}164$		$0{,}847 \pm 0{,}217$		$1{,}215 \pm 0{,}236$	

Abb. 2 Veränderungen der am Laufband erbrachten physikalischen Leistung bei 4° – 8° Laufbandsteigung während (Ordinate: 1. Woche, 5. Woche) und nach Behandlung (Ordinate: 10. Woche) in Abhängigkeit von der jeweiligen Ausgangsleistung (Abszisse: 0. Woche).
Regressionskoeffizienten und Standardabweichungen mit Signifikanzen für den Vergleich von zwei Regressionskoeffizienten (Plazebo gegen Verum).

lungswoche erkennen, sie betrifft zunächst den niedrigen und mittleren Leistungsbereich und später auch die höheren Leistungen. Es kommt hier im Gegensatz zur Plazebogruppe mehr zu einer Parallelverschiebung der Regressionsgeraden oberhalb der 1:1 Identitätslinie. 7 von 12 haben sich verbessert, 5 sind gleichgeblieben, keiner hat sich verschlechtert.

Das Leistungsvermögen beider Gruppen, beurteilt nach dem Verlauf der Regressionsgeraden, weicht ab 5. Woche voneinander signifikant ab. Dies ist auf die qualitativ und quantitativ unterschiedlichen Therapieeffekte in den beiden Gruppen zurückzuführen.

Schlußfolgerungen

1. Die alleinige Bestimmung der Gehstrecke ist für die exakte Beurteilung der postokklusiven Leistungsfähigkeit des AVK-Patienten unzureichend. Sie muß durch Messung der tatsächlich erbrachten physikalischen Leistung ergänzt werden.

2. Als zuverlässigste Methode für die quantitative Beurteilung einer therapeutischen Wirksamkeit bei Claudicatio intermittens gilt die laufbandergometrisch bestimmte physikalische Leistung bei individueller Gehgeschwindigkeit und Laufbandsteigung von 4° – 8°.

Literatur

(1) Porter, J. M., B. S. Cutler et al.: Pentoxifylline efficacy in the treatment of intermittent claudication: Multicenter controlled doubleblind trial with objective assessment of chronic occlusive arterial disease patients. Amer. Heart J. 104 (1982) 66.

(2) Trübestein, G., K. Balzer et al.: Buflomedil bei arterieller Verschlußkrankheit; Ergebnisse einer kontrollierten Studie. Dtsch. med. Wschr. 107 (1982) 1957

(3) Maass, U., H. G. Amberger et al.: Naftidrofuryl (Dusodril®) bei arterieller Verschlußkrankheit. Kontrollierte multizentrische Doppelblindstudie mit oraler Applikation. Dtsch. med. Wschr. 109 (1982) 745.

4. Gemeinsame Jahrestagung der Angiologischen Gesellschaften der Bundesrepublik Deutschland, der Schweiz und Österreichs, Wien, 14. 10. 1983.

(4) Cachovan, M., U. Maass: Vergleichende Untersuchungen zur Beurteilung der Gehstrecke bei Claudicatio intermittens. In: Zerebrale Ischämie, Mahler, F. u. Nachbur, B., (Hrsg.), Hans Huber, Bern 1984.

Zur Methodik in der angiologisch-therapeutisch-klinischen Forschung. Intraindividueller Vergleich von Stoffwechseluntersuchungen

U. Maass, J. P. Gerdes, R. Grote, K. Alexander

Abteilung für Angiologie, Fachklinik Der Fürstenhof, Bad Wildungen
Abteilung für Angiologie und Abteilung für Diagnostische Radiologie der Medizinischen Hochschule Hannover, Bundesrepublik Deutschland

Die Verhaltenheit in der Methodik angiologisch-therapeutisch-klinischer Forschung liegt teilweise darin begründet, daß neben noch nicht zufriedenstellenden Einblicken in das pathophysiologische Geschehen bei Durchblutungsstörungen auch erhebliche methodische Unzulänglichkeiten bestehen, die oft zu fehlenden oder nicht übereinstimmenden Beziehungen zwischen Hämodynamik und Stoffwechsel einerseits und der Wirkung als auch der Wirksamkeit aktueller Behandlungsmaßnahmen andererseits führen.

Aus diesem Grunde war es unerläßlich, einen methodischen Ansatz zu suchen, in dem sowohl die klinisch-funktionellen als auch die meßtechnisch-experimentellen Parameter sich vereinen lassen. Da Stoffwechseluntersuchungen unter laufbandergometrischer Belastung bei Verschlußkranken möglich wurden, ist dieser methodische Ansatz geeignet, in strengem zeitlichen Zusammenhang sowohl eine klinisch-funktionelle als auch meßtechnisch experimentelle Beurteilung von therapeutischen Effekten vorzunehmen.

Bei chronischen Erkrankungen tritt methodischerseits erschwerend hinzu, daß die Voraussetzungen der Annäherung an eine Homogenität im interindividuellen Vergleich nicht erfüllt werden können. Denn die Vielfältigkeit der möglichen Reaktionen und die Verschiedenheit der individuellen Gegebenheiten sowie interkurrente Erkrankungen machen sich erst recht beim chronisch kranken Menschen bemerkbar und führen zwangsläufig zu einer Inhomogenität, so daß man sich um besondere Ausgleichsmaßnahmen zum Zwecke einer gleichmäßigen Verteilung bemühen muß. Der intraindividuelle Vergleich ist bezüglich der Wirkung als auch der Wirksamkeit von therapeutischen Maßnahmen dem interindividuellen Vergleich unbedingt vorzuziehen.

Ziel dieser Untersuchung ist es, einen methodischen Ansatz aufzuzeigen, mit dem sich Stoffwechseländerungen unter laufbandergometrischer Belastung im intraindividuellen Vergleich analysieren lassen und mit dem pharmakologische Wirkungen und Trainingseffekte mit ausreichender Sensitivität geprüft werden können.

Patientengut und Methodik

Untersucht wurden 12 männliche Verschlußkranke im Alter von 41–63 Jahren ($\bar{x}$ = 54 Jahren). 9 Patienten hatten eine einseitige arterielle Verschlußkrankheit vom Oberschenkeltyp, ein Patient eine einseitige arterielle Verschlußkrankheit vom Beckentyp im Stadium II und zwei Patienten eine Stenose der A. iliaca communis. Die Diagnose einer einseitigen arteriellen Verschlußkrankheit wurde angiographisch durch eine beidseitige Extremitätenangio-

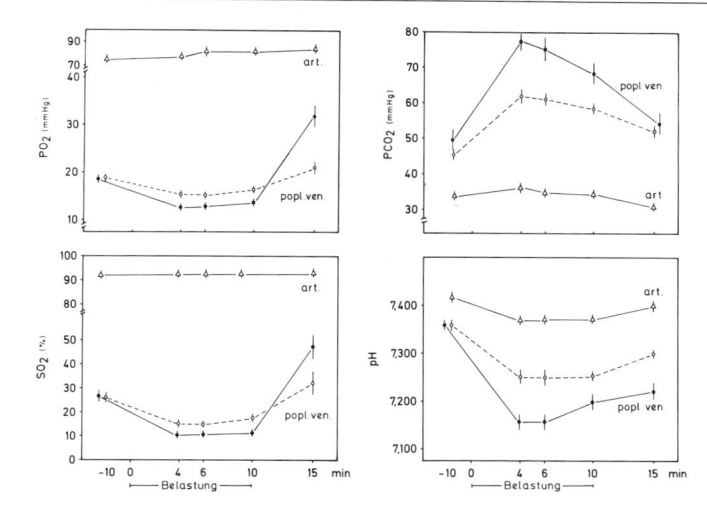

Abb. 1 Verhalten des Sauerstoffdruckes (PO$_2$), des Kohlensäuredruckes (PCO$_2$), der Sauerstoffsättigung (SO$_2$) und der Wasserstoffionenkonzentration (pH) in Ruhe, unter laufbandergometrischer Belastung und in der Erholungsphase bei zwölf Patienten mit AVK (○ gefäßgesunde bzw. ● durchblutungsgestörte Extremität)

graphie gesichert. Die ergometrische Belastung wurde auf dem Laufband durchgeführt. Laufbandgeschwindigkeit und Steigung wurden der individuellen Gehstrecke angepaßt. Die maximale Gehstrecke betrug im Mittel 627 ± 28 m, die erreichte Leistung 335 ± 36 kpm · min^{-1}. Die Belastungsdauer betrug im Mittel 10 Minuten. In Ruhe, unter Belastung und nach Belastung wurde simultan aus den in den Vv. popliteae liegenden Kathetern und einem in der A. radialis liegenden Katheter Blut zur Bestimmung von Lactat, Pyruvat (3, 4) und Blutgasen entnommen. Lactat-Pyruvat-Quotient und Sauerstoffextraktion wurden berechnet.

Ergebnisse

Unter laufbandergometrischer Belastung kommt es zu statistisch nachweisbaren Änderungen des Sauerstoffdrucks (PO$_2$) und der Wasserstoffionenkonzentration (pH) im arteriellen Blut (Abb. 1). Die Änderungen des Kohlensäuredrucks (PCO$_2$) sind unter Belastung nicht signifikant, während der Abfall des PCO$_2$ in der Erholungsphase auf 31,1 mm Hg gegenüber dem Ausgangswert von 33,9 mm Hg signifikant ist. Der arterielle PO$_2$ liegt in der Erholung signifikant über dem Ruhewert. Zwischen dem Ruhe- und Erholungswert des art. pH bestehen keine Unterschiede. Die arterielle Sauerstoffsättigung zeigt während des gesamten Versuchsablaufs keine Abweichung.

Vergleicht man die popliteavenösen PO$_2$-, PCO$_2$-, pH-Werte und die Sauerstoffsättigung (SO$_2$) zwischen gesunden und kranken Extremitäten (Abb. 1), so liegen unter Ruhebedingungen keine signifikanten Unterschiede vor. Unter laufbandergometrischer Arbeit erfolgt die Abnahme des PO$_2$, pH und der SO$_2$ in der durchblutungsgestörten Extremität ausgeprägter als in der gesunden. In gleichem Maße nimmt der PCO$_2$ unter Belastung in der kranken Extremität stärker zu als in der gesunden (p < 0,001).

Analysiert man die individuellen Änderungen der Sauerstoffextraktion, so läßt sich feststellen, daß die Sauerstoffextraktion sich zwischen gesunder und kranker Extremität bei einer Stenose der A. iliaca communis und bei kurzstreckigem Verschluß der A. femoralis nicht unterscheiden. Der Patient mit einem Beckenarterienverschluß weist die höchste O$_2$-Extraktion unter Belastung auf.

Unter Ruhebedingungen beträgt die popliteavenöse Lactatkonzentration in der gesunden Extremität im Mittel 0,79 ± 0,07 mmol · l^{-1} bzw. in der kranken Extremität 0,83 ± 0,06 mmol · l^{-1}. Die Die Pyruvatkonzentrationen betragen im gesunden Bein im Mittel 0,04 ± mmol · l^{-1} bzw. 0,05 ± 0,003 mmol · l^{-1} im kranken Bein. Der Lactat-Pyruvat-Quotient

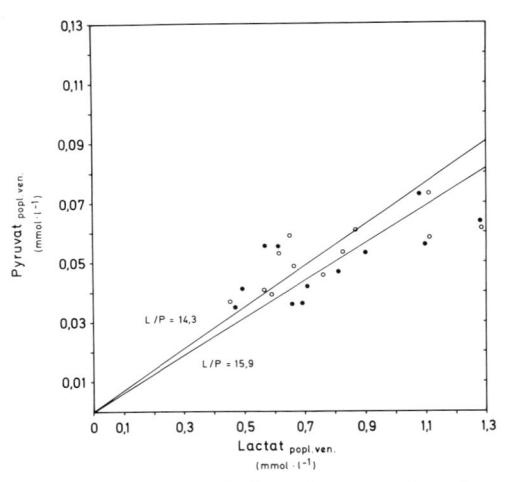

Abb. 2 Pyruvat- und Lactatkonzentration im popliteavenösen Blut unter Ruhebedingungen (Stehen), (Symbole wie in Abb. 1)

beträgt im Mittel 14,3 im gesunden Bein bzw. 15,9 in der kranken Extremität ($p < 0,05$) (Abb. 2).
In der gesunden Extremität nimmt die popliteavenöse Lactatkonzentration im Mittel um 497%, der Pyruvatgehalt um 325% zu, während in der durchblutungsgestörten Extremität der Lactatgehalt im Mittel um 772% und der Pyruvatgehalt um 260% zunimmt. Der resultierende Lactat-Pyruvat Quotient zeigt somit in der kranken Extremität eine stärkere Zunahme unter Belastung als in der gesunden (Abb. 3). Der Lactat-Pyruvat-Quotient beträgt nach Belastungsende im popliteavenösen Blut der gesunden Extremität im Mittel 14,3 bzw. 26,3 in der kranken Extremität.

Abb. 4 zeigt das Verhalten des popliteavenösen Lactat-Pyruvat-Quotienten in Abhängigkeit vom Sauerstoffextraktionskoeffizienten. Hieraus wird deutlich, daß in Ruhe sowohl für die gesunde als auch für die kranke Extremität eine erhebliche Sauerstoffausschöpfung in einem Bereich von $0,60 - 0,83$ vorliegt. Unter laufbandergometrischer Belastung kommt es mit zunehmender Sauerstoffausschöpfung zu einem exponentiellen Anstieg des Lactat-Pyruvat-Quotienten. Die aus beiden Stichproben ermittelten Regressionskoeffizienten unterscheiden sich signifikant ($p < 0,001$).

Diskussion

Wir haben den intraindividuellen Vergleich bei Verschlußkranken gewählt, um die unter laufbandergometrischen Bedingungen ablaufenden Stoffwechseländerungen in der kranken und gesunden Extremität zu analysieren. Die laufbandergometrische Belastung stellt einerseits eine physiologische Belastungsform bei Verschlußkranken dar und führt andererseits gegenüber fahrrad- und hebelergometrischen Belastungen im Liegen zu einer stärkeren aeroben Belastung. Die Belastung auf dem Laufband erfolgt zirkulatorisch und metabolisch in einer vom liegenden Patienten differenten Ausgangslage, indem bereits

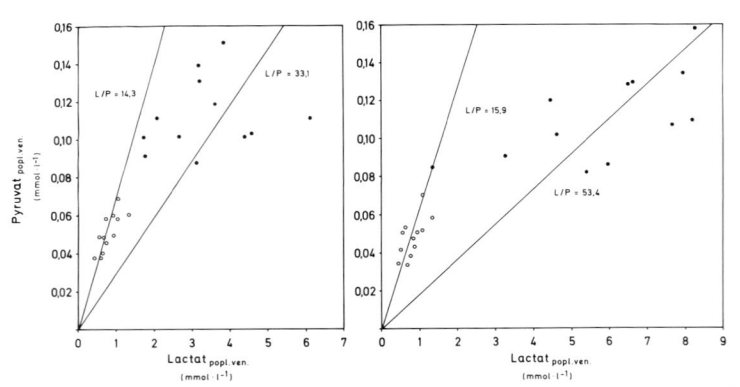

Abb. 3 Kinetik der Pyruvat- und Lactatkonzentration im poplitea-venösen Blut unter laufbandergometrischer Belastung (Symbole wie in Abb. 1)

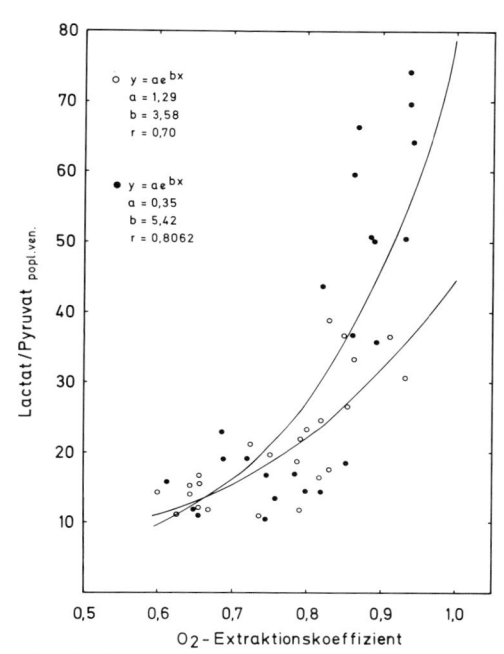

Abb. 4 Beziehung zwischen popliteavenösem Lactat-Pyruvat-Quotienten und O_2-Extraktionskoeffizienten in Ruhe und unter Belastung (Symbole wie in Abb. 1)

Plot axes: Lactat/Pyruvat popl. ven. (y) vs. O_2-Extraktionskoeffizient (x)

Fit parameters:
○ $y = a e^{bx}$, $a = 1{,}29$, $b = 3{,}58$, $r = 0{,}70$
● $y = a e^{bx}$, $a = 0{,}35$, $b = 5{,}42$, $r = 0{,}8062$

im Stehen bei physiologisch gedrosselter Durchblutung (1) auf eine stärkere Sauerstoffextraktion zurückgegriffen wird und die Glykolyse infolge der „Haltearbeit' ebenfalls zunimmt.

Um unter laufbandergometrischer Belastung eine sichere Abgrenzung pathologischer, durch die arterielle Verschlußkrankheit bedingter Veränderungen des Stoffwechsels von physiologischen Umstellungen des Metabolismus vornehmen zu können, wurde erstmals bei streng einseitiger arterieller Verschlußkrankheit intraindividuell im Seitenvergleich popliteavenöses Blut entnommen. Dieser methodische Ansatz ist deshalb vorteilhaft, da im geschlossenen Kreislaufsystem unter Belastung arterielle Substratkonzentrationsverschiebungen auftreten, die beim Vergleich gesunder und kranker Extremitäten trotz identischer Belastungsintensität unterschiedlich sein können. Somit ergeben sich bei der Interpretation der popliteavenös gewonnenen Parameter keine Schwierigkeiten, lokal bedingte Stoffwechseländerungen von dem durch im interindividuellen Vergleich möglicherweise differenten arteriellen Substratangebot abzugrenzen. Dieser Schwierigkeit ist man im intraindividuellen Vergleich mit identischem arteriellen Substratangebot enthoben. Gleichzeitig dient dieser Versuchsansatz auch der Überprüfung der Validität der bisher verwendeten Stoffwechselparameter. Ferner ist der intraindividuelle dem interindividuellen Vergleich überlegen, weil die rein zufällig auftretenden Schwankungen der Merkmale bei einzelnen Individuen geringer sind als die Größe der Schwankungen zwischen verschiedenen Individuen. Der intraindividuelle Vergleich bietet eine vielversprechende Alternative zu kontrollierten Studien. Hieraus lassen sich die Forderung und Empfehlung ableiten, den intraindividuellen Vergleich dort anzuwenden, wo er durchführbar ist (5).

Wir haben im intraindividuellen Vergleich nachweisen können, daß nicht nur der Lactat-Pyruvat-Quotient eine gewisse Berechtigung für die Objektivierung pathophysiologischer Adaptationen sowie auch zur Beurteilung therapeutischer Effekte hat, sondern auch die Bestimmung der Sauerstoffextraktion bzw. des Sauerstoff-Extraktionskoeffizienten. Wie unsere Untersuchungen gezeigt haben, gibt die Sauerstoffextraktion wichtige Hinweise auf die Stoffwechselsituation in der perfusionslimitierten Extremität. Mit Hilfe dieses Parameters ist unter dosierter Ergometerbelastung die körpereigene Kompensation in Abhängigkeit von der Lokalisation und Ausdehnung der Verschlüsse erfaßbar. Aus der weitaus stärkeren Zunahme des Lactats in den durchblutungsgestörten Extremitäten gegenüber den gefäßgesunden und bei nicht signifikant unterschiedlichen Pyruvatkonzentrationen resultiert ein statistisch signifikanter Anstieg des Lactat-Pyruvat-Quotienten. Das Ausmaß dieses Anstiegs zeigt, daß eine wesentliche Beeinträchtigung der Zellatmung nur in den durchblutungsgestörten Extremitäten vorliegt. Die Intensivierung der anaeroben Glykolyse hat zur Folge, daß die Zunahme des Lactats zu einer lokalen Azidose führt, die in einer statistisch signifikanten

Abnahme des pH-Wertes im popliteavenösen Blut zum Ausdruck kommt. Besonders bemerkenswert ist die Tatsache, daß unter laufbandergometrischer Belastung keine signifikanten Unterschiede zwischen popliteavenösem Lactat-Pyruvat-Quotienten der gesunden Extremität und dem arteriellen Lactat-Pyruvat-Quotienten finden. Somit läßt sich der popliteavenöse Lactat-Pyruvat-Quotient einerseits als Parameter für die Objektivierung metabolischer Veränderungen unter Belastung in der perfusionslimitierten Extremität verwenden und andererseits gleichzeitig auch seine Bedeutung in der Beurteilung therapeutischer Effekte aufzeigen.

Es gilt als unabdingbare Voraussetzung für die Beurteilung von Therapiestudien, eine Kontrolle als Vergleich mitzuführen. Um Vergleiche durchführen zu können, muß eine Vergleichbarkeit vorliegen, die sich auf die Gleichheit der Strukturmerkmale, auf die Gleichheit der Beobachtung und auf die Regiegleichheit bezieht (2). Diese drei Kriterien werden im intraindividuellen Versuchsansatz erfüllt. Gerade die Wiederholung von Messungen und Beobachtungen unter den gleichen Bedingungen gibt im intraindividuellen Vergleich Auskunft über die Größe des Meßfehlers, die Variation innerhalb eines bestimmten Merkmales und auch über die Variation zwischen einzelnen Perioden.

Zusammenfassung

Stoffwechseluntersuchungen unter laufbandergometrischer Belastung ermöglichen die Analyse der spontanen und reaktiven Vorgänge in den perfusionslimitierten Extremitäten bei Verschlußkranken. Derartige Untersuchungen wurden durch distal plazierte Venenkatheter, deren Spitze möglichst nahe der perfusionslimitierten Muskelregion liegt, ermöglicht. Bei 12 Patienten mit einseitiger Verschlußlokalisation wurden die gesunde und kranke Extremität angiographiert. Unter einer laufbandergometrischen Belastung wurde vor, während und nach der Belastung simultan aus den in den Vv. popliteae liegenden Kathetern und einem in der A. radialis liegenden Katheter Blut zur Bestimmung von Lactat, Pyruvat und Blutgasen entnommen. Lactat-Pyruvat-Quotient, Sauerstoffsättigung und Sauerstoffextraktion wurden berechnet.

Mit diesem neuen methodischen Ansatz glauben wir eine Versuchsanordnung mit einer krankheitsspezifischen Belastungsform gefunden zu haben, die eine quantitative Beurteilung der Kompensation bei arterieller Verschlußkrankheit ermöglicht und auch zu verwertbaren objektiven Parametern bei der Beurteilung therapeutischer Effekte der arteriellen Verschlußkrankheit beitragen kann. Der methodische Ansatz der vorliegenden Arbeit berechtigt zu der Annahme, daß pharmakodynamische Wirkungen und Trainingseffekte bei Verschlußkranken mit ausreichender Sensitivität und Präzision geprüft werden können, wobei wir dem intraindividuellen Vergleich bezüglich der Wirkung als auch der Wirksamkeit von therapeutischen Maßnahmen den absoluten Vorzug geben.

Literatur

(1) Amery, A., H. Bossaerth, M. Deruyttere, L. Vanderlinden, M. Verstraete: Influence of body posture on leg blood flow Scand. J. Clin. Lab. Invest., Suppl. 128 (1973) 29

(2) Biefang, S., W. Köpcke, M. A. Schreiber: Manual für die Planung und Durchführung von Therapiestudien. Springer, Berlin–Heidelberg–New York 1979

(3) Czok, R., W. Lamprecht: Pyruvat, Phosphoenolpyruvat und D-Glycerat-2-Phosphat. In: Bergmeyer, H. U.: Methoden der enzymatischen Analyse. Verlag Chemie, Weinheim 1970

(4) Hohorst, H. J.: L−(+) Lactat, Bestimmung mit Lactatdehydrogenase und NAD. In: Bergmeyer, H. U.: Methoden der enzymatischen Analyse. Verlag Chemie, Weinheim 1970

(5) Martini, P., G. Oberhoffer, E. Welte: Methodenlehre der therapeutisch-klinischen Forschung. Springer, Berlin–Heidelberg–New York 1968

Acidosis-caused Reduction in Erythrocyte "Fluidity" – Artifact or Approach for Effecting Therapeutical Measures?

A. Scheffler, H. Rieger

Research Group for Experimental Angiology and Clinical Hemorheology of the LVA Rheinprovinz and the RWTH Aachen
Aggertal Klinik, Clinic for Vascular Diseases, Engelskirchen, Federal Republic of Germany

Introduction – Clinical Motivation

During the last decade several reports were published on a reduced erythrocyte "filterability" in patients with peripheral vascular disease. Because this parameter is usually believed to be an in-vitro measure of the in-vivo erythrocyte "deformability", these observations – although not generally accepted – led to the assumption that an impaired erythrocyte "fluidity" may play an important rôle within the pathophysiology of vascular disorders (6). The flow behaviour of single red blood cells e. g. their "fluidity", depends in principle on flow forces and vascular morphology (extrinsic factors) as well as on their "inborn deformability" (intrinsic factor). The latter is mainly determined by surface area-to-volume ratio, internal viscosity, and membrane elasticity (1, 3, 17). In the course of numerous in-vitro studies it has been found that various physicochemical, plasmatic, and pharmacological agents are able to alter erythrocyte "filterability" or "deformability". In consequence, an in-vitro "deformability" test designated to deliver biologically relevant results should incorporate flow dynamical and physicochemical boundary conditions suspected to be associated with the clinical situation in-vivo. Several authors described an impairment of flow properties of whole blood or erythrocyte suspensions induced by acidosis (11, 13, 15, 16). On the other hand side, severe imbalances in the acid-base status characterised by lowered pH values and elevated CO_2 partial pressures as well as lactate concentrations were found in popliteal venous blood of patients suffering from intermittent claudication after treadmill exercise (10). Furthermore, filtration experiments performed on whole blood withdrawn from femoral artery and vein before and after muscular effort of the legs revealed an enhanced arterio-venous reduction in "filterability" in vascular patients when compared to healthy volunteers (5, 8, 14).

These findings seem to contribute to the hypothesis that a reduced arterio-venous pressure gradient as typical for peripheral vascular disease may cause a vicious circle within the microcirculation: reduced shear stresses – reduced blood fluidity due to erythrocyte aggregation etc. – reduced tissue perfusion – accumulation of metabolic compounds – impairment of erythrocyte flow properties, activation of coagulation phenomena, etc. – further reduction of blood fluidity – further reduction of tissue perfusion – etc. (Fig. 1) (6, 14).

Therefore we attempted to design a filtration model for the in-vitro evaluation of erythrocyte "deformability" under angiologically relevant boundary conditions. The results expressed in terms of a filterability index should contain information concerning the probability that a maldistribution, e. g. a failure in dynamic haematocrit control, might occur in-vivo due to a milieu-induced loss of erythrocyte "fluidity". In consequence, experimental parameters to be varied individually in-vitro in order to simulate the in-vivo situation are filtration pressures, filter pore sizes, and physico-chemical factors. To make the first approach we measured mean "filterability" of erythrocytes suspended in acidotic media through microsieves of different pore diameters while applying rather low pressures.

Methods and Materials – An "Angiological" Filtration Approach

Filtration experiments (Fig. 2) were performed under non-stationary flow conditions using the Filtrometer MF4 (Myrenne GmbH, Roetgen, FRG) which to our knowledge is the only commercially available apparatus to date admitting application of desired low pressure differences across filters ranging from 0 to 30 mm H_2O (5, 12). Additionally, the Filtrometer MF4 was provided with a new software package,

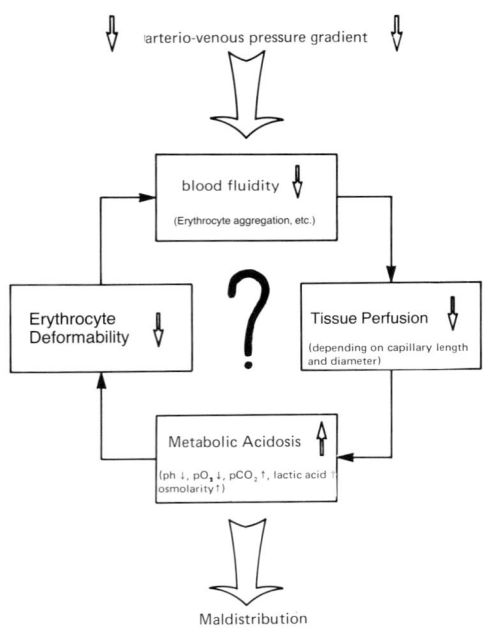

Fig. 1 Hypothetical vicious circle within the microcirculation assumed to result in a local failure of dynamic haematocrit control. The pathophysiological process is believed to be evoked by a critical drop in arterio-venous pressure gradient. Here, the possible importance of a metabolically-induced reduction in erythrocyte deformability is stressed out.

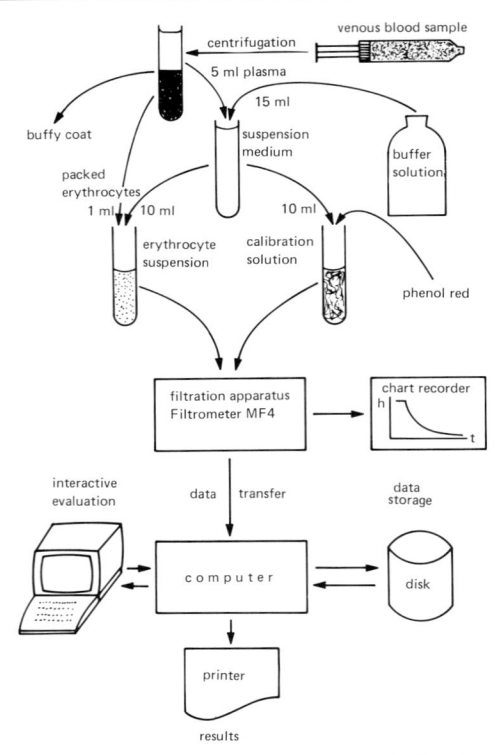

Fig. 2 Schematic drawing of applied filtration procedure showing preparation of venous blood samples, measurement of erythrocyte suspensions and calibration solutions, and processing of filtration data.

thus achieving independent utilisation of the four channels, freely programmable data sampling rates and measuring times, data storage and output to a chart recorder, and data transfer to a connected host computer for further mathematical evaluation. Suspension media and erythrocyte supensions were filtered through four metal sieves made from nickel (Myrenne GmbH) previously selected according to their mean pore diameters of approx. 4 μm, 5 μm, 6.5 μm, and 8 μm. Filters were cleaned by ultrasonic means. Buffer solutions contained 145 Na^+, 5 K^+, 2 Ca^{2+}, 1 Mg^{2+}, 101 Cl^-, 25 SO_4^{2-}, 3 HPO_4^{2-}/$H_2PO_4^-$, and 5 glucose (all in mmol/l). Albumin (2 g/l) was added to prevent changes in erythrocyte shapes. Osmolarity was adjusted to 300 mosmol/l using mannitol.

All blood samples were withdrawn from the brachial vein of one single healthy donor into plastic syringes and anticoagulated with 15 I.E./ml heparin. Centrifuging was performed immediately after collection at 3000 g over 10 minutes. Thereafter buffy coats were removed by gentle aspiration. 5 ml of plasma were diluted with 15 ml of buffer solution to act as suspension medium. Finally, 1 ml of packed erythrocytes was added to 10 ml of suspension medium resulting in a "haematocrit" of about 0.08. Preparing erythrocyte suspensions in this manner minimises interfering phenomena like erythrocyte aggregation or filter clogging by leukocytes. The remaining 10 ml of suspension medium were coloured with phenol red and thus made applicable for hydrodynamical calibration of the filtration instrumentation.

Required acidic pH values were achieved by acidifying either erythrocyte suspensions directly or suspension media prior to addition of erythrocytes with 0.1 N HCl. Experiments were performed at pH 7 and pH 7.4. All measurements on suspensions were done at room temperature and were completed within one hour after blood withdrawal.

Pressure-flow curves were computed for suspension media by applying several numerical methods to the original data including smoothing by spline functions, interpolation, and differentiation. Finally, "filterability" indices were calculated by dividing erythrocyte suspension flows by those of suspension medium alone. Results are presented in form of mean values together with standard errors of mean.

Results – Artifacts caused by pH Adjustment

Striking differences were found concerning the acidosis-induced effects on erythrocyte suspension "filterability" entirely depending on the way of pH adjustment. "Rough" titration, e. g. manipulating the pH of the *erythrocyte suspension,* led to pronounced reductions in filtration rates essentially influenced by the amount of acid added, rather than by the actual pH itself. Even at physiological pH levels of 7.4 a significantly impaired "filterability" could be observed after such a small volume as 100 µl of 0.1 N HCl had been pipetted into 10 ml of suspension. Furthermore, filtration properties of suspensions titrated "roughly" varied with filter pore size, and hence were indeed characterised by an "in-vitro maldistribution": While flow rates were almost "normal" in pore diameters of 8 µm they dropped progressively until a complete cessation occurred in those of 6.5 µm, 5 µm, and 4 µm, respectively (Fig. 3a).

In contrast, after "soft" titration, e. g. manipulating the pH of the *suspension medium* prior to adding erythrocytes, acidosis seemed to improve "filterability" especially at rather low filtration pressures. Erythrocytes suspensions incubated at pH 7 showed a nearly Newtonian flow behaviour. Relative flow rates measured under these circumstances remained completely unaffected by pore size (Fig. 3a). However, they exhibited some day-to-day variability of about 12 %, thus admitting reasonable evaluation of pH-modified filterability indices only by comparing blood samples of the same day (Fig. 3b). Data of five paired experiments are presented in Tab. 1. In general, after "rough" titration "mean filterability" at maximum filtration pressure was less than 25 % of the control value.

Discussion – Speculations

So far, unless concentrated acid had been directly added to an erythrocyte suspension, we did not observe any "acidosis-caused reduction in erythrocyte filterability" as has been described by others (2, 11, 13, 16). From our own experiments we got the impression that their results could be at least partially distorted by artifacts due to a careless technique of pH-adjustment. A review of the publications regarding pH effects on erythrocyte properties shows a rather complex pattern (4, 7, 9, 15, 18). In principle, irreversible structural damage occurring at pH values below 4.5 have to be distinguished from reversible morphological changes induced by a fall in pH from 7.4. to 6.5. The latter are generally characterised by a small increase in mean

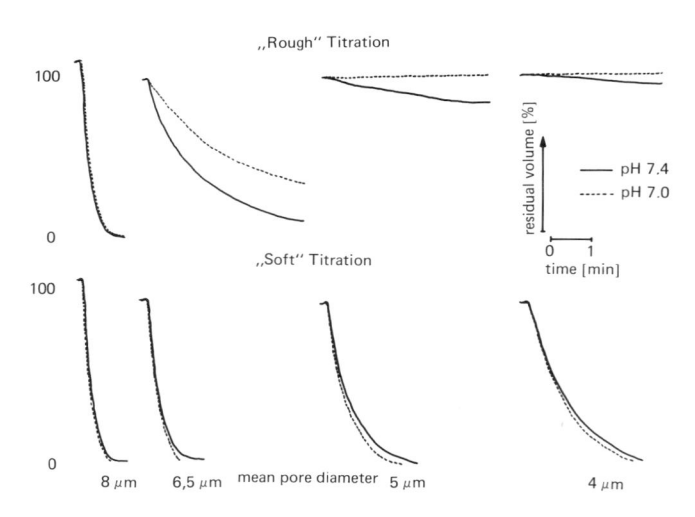

Fig. 3a Characteristic registrations of Residual volume to be filtered versus Time. A high degree of filterability corresponds to a steep decline from 100 % to 0 % of residual volume. Filtration curves were redrawn from original recordings (magnification ×0.5). Upper traces were obtained after "rough" titration of desired pH-values. Note that even at pH 7.4 filterability is markedly reduced when compared to control due to addition of a small amount of concentrated acid. In contrast, lower traces exhibit "normal" filterability at pH 7 as well as at pH 7.4. In these cases "soft" titration was performed.

cellular volume (MCV) in the order of about 10 % per unit of pH decrease. Two opposite effects on determinants of red cell "deformability" are evoked. On the one hand side the surface area-to-volume ratio is reduced, but on the other hand the internal viscosity is lowered mainly by diluting intracellular haemoglobin. In contrast, pipetting concentrated acid to a suspension will locally and temporarily lead to very low pH levels which in turn may produce small subpopulations of irreversibly "stiffened" cells. Since filtration experiments are highly sensitive to clogging by fractions less than 0.01 % of cells unable to pass the filter pores, this mechanism might be an explanation for the previously cited "impairment of erythrocyte fluidity in acidosis" in-vitro. Additionally, all these studies were performed under high shear stresses that do not occur in peripheral vascular disease.

Several investigations have elucidated that even slight changes in mean cellular volume of only 5 to 10 % are capable of markedly changing erythrocyte filtration properties (5, 13). Due to the diverging effects of varying cellular water content on

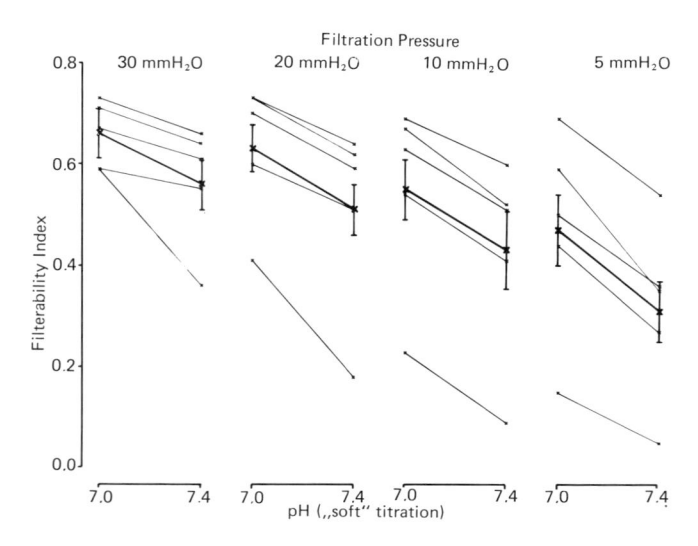

Fig. 3b Changes in mean filterability induced by a fall in pH from pH 7.4 to pH 7.0 observed at different filtration pressures. Results of single experiments (mean values of four simultaneous measurements) are shown together with calculated mean values and standard errors of mean. Note that acidosis seems to improve filtration properties. (Corresponding data are presented in Tab. 1.)

Tab. 1 Filterability indices after „soft" titration evaluated for different filtration pressures. Data are mean values together with standard errors of mean calculated from four simultaneous registrations.

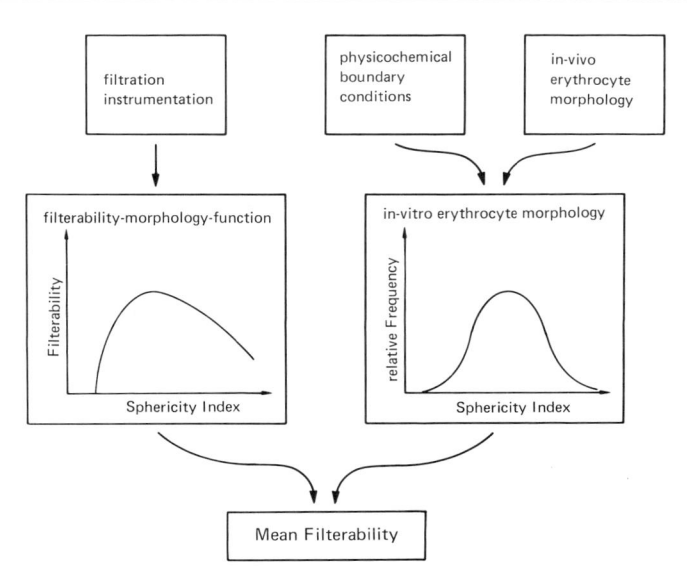

Pressure		30 mm H$_2$O		20 mm H$_2$O		10 mm H$_2$O		5 mm H$_2$O	
No.	pH	7.4	7.0	7.4	7.0	7.4	7.0	7.4	7.0
1		0.66 +/− 0.02	0.73 +/− 0.03	0.62 +/− 0.03	0.73 +/− 0.03	0.51 +/− 0.06	0.63 +/− 0.04	0.36 +/− 0.07	0.5 +/− 0.09
2		0.55 +/− 0.03	0.59 +/− 0.04	0.51 +/− 0.05	0.6 +/− 0.04	0.41 +/− 0.07	0.54 +/− 0.04	0.27 +/− 0.07	0.44 +/− 0.05
3		0.61 +/− 0.04	0.67 +/− 0.04	0.59 +/− 0.05	0.7 +/− 0.02	0.52 +/− 0.06	0.67 +/− 0.01	0.35 +/− 0.07	0.59 +/− 0.03
4		0.36 +/− 0.08	0.59 +/− 0.06	0.18 +/− 0.09	0.41 +/− 0.12	0.09 +/− 0.07	0.23 +/− 0.12	0.05 +/− 0.05	0.15 +/− 0.10
5		0.64 +/− 0.03	0.71 +/− 0.06	0.64 +/− 0.02	0.73 +/− 0.04	0.6 +/− 0.02	0.69 +/− 0.04	0.54 +/− 0.03	0.69 +/− 0.02
$\bar{X}$ +/− $S_{\bar{x}}$		0.56 +/− 0.05	0.66 +/− 0.05	0.51 +/− 0.05	0.63 +/− 0.06	0.43 +/− 0.06	0.55 +/− 0.06	0.31 +/− 0.06	0.47 +/− 0.07

Fig. 4 Influence of erythrocyte morphology expressed as relative excess in surface area related to a sphere of equal volume (sphericity index) on mean filterability. In-vitro, morphological properties are predetermined by those occurring in-vivo and can be modified by several physicochemical factors (pH, osmolarity, drugs, etc.). On the other hand side for each filtration instrumentation an optimum in filterability occurs depending on filtration pressure and pore size distribution as well as on red cell morphology and internal viscosity. Both filterability-sphericity index function and sphericity-index distribution determine mean filterability. However, in practice interpretation becomes rather complicated due to interfering of side effects, e. g. filter clogging by leukocytes, etc.

erythrocyte "deformability", a so-called critical volume can be found in-vitro which is characterised by an optimal "filterability" and has been reported to correlate with MCV values measured in original venous blood samples (13). It further depends on available membrane surface area as well as on filter pore geometry. In all, the so-called "sphericity index" defined as excess in surface area related to a sphere of equal volume must be considered as a most important variable (see Fig. 4). Unfortunately, suspension media widely used in filtration experiments are suspect of changing erythrocyte volume due to ionic shifts which should occur, e. g. when bicarbonate is replaced by chloride (9). Furthermore, oxygen as well as carbon dioxide partial pressures may play an important rôle in volume control according to physiological properties inherent in erythrocyte function (15). In consequence, the filtration technique described above should be modified to establish future applicability of suspension media containing a physiological HCO_3^-/CO_2-buffer system. Meanwhile, gas-supplied and temperature-controlled chambers are in development.

At the present time we cannot state whether an "acidosis-caused improvement of erythrocyte filterability" really exists as suggested by our data. Furthermore, apart from the still unclarified clinical importance of an "impaired erythrocyte deformability" in-vitro or in-vivo, it should be borne in mind that experiments performed in animals failed to demonstrate a marked circulatory response even to extreme acidosis (1). Finally, we are thoroughly convinced that to date there are no undisputable arguments in favour of attempting pharmacological treatment of an "acidosis-caused reduction in erythrocyte fluidity".

Acknowledgment

This work was supported by the Verein zur Bekämpfung von Gefäßkrankheiten e. V.

References

(1) Braasch, D.: Red cell deformability and capillary blood flow. Physiol. Rev. 51 (1971) 679

(2) Buchan, P. C.: Evaluation and modification of whole blood filtration in the measurement of erythrocyte deformability in pregnancy and the newborn. Brit. J. Haematol. 45 (1980) 97

(3) Chien, S.: Determinants of blood viscosity and red cell deformability. Scand. J. clin. Lab. Invest. 41, Suppl. 156 (1981) 7

(4) Da Silva, P. P.: Translational mobility of the membrane intercalated particles of human erythrocyte ghosts. pH-dependent, reversible aggregation. J. Cell Biol. 53 (1972) 777

(5) Dormandy, J. A. (ed.): Red cell deformability and filterability. Martinus Nijhoff Publishers. Boston–Den Haag–Dordrecht–Lancaster, 1983

(6) Dormandy, J. A.: Red cell deformability. Eur. Neurol. 22 (1983) Suppl. 1, 23

(7) Funder, J., J. O. Wieth: Chloride and hydrogen ion distribution between human red cells and plasma. Acta physiol. scand. 68 (1966) 234

(8) Guerrini, M., A. Acciavatti, M. Materazzi, C. Rossi, C. Del Bigo, S. Forconi, T. Di Perri: Protective effects of buflomedil against exercise-induced reductions in regional erythrocyte deformability of patients with peripheral arterial diseases. J. Int. Med. Res. 10 (1982) 387

(9) Legge, D. G., K. Shortman: The effect of pH on the volume, density and shape of erythrocytes and thymic lymphocytes. Brit. J. Haematol. 14 (1968) 323

(10) Maass, U., K. Alexander: Effect of treadmill exercise on blood gases and acid-base balance in patients with intermittent claudication. Z. Kardiol. 72 (1983) 537

(11) Muphy, J. R.: The influence of pH and temperature on some physical properties of normal erythrocytes and erythrocytes from patients with hereditary spherocytosis. J. Lab. Clin. Med. 69 (1967) 758

(12) Mussler, K., P. Teitel: The Filtrometer. An automatic electronic instrumentation for investigation of the flow behaviour of red blood cells at low shear stresses. Biorheol. 16 (1979) 506

(13) Norton, J. M., N. D. Barker, P. W. Rand: Effect of red cell geometry, internal viscosity, and pH on erythrocyte filterability. Proc. Soc. Exp. Biol. Med. 166 (1981) 449

(14) Perego, M. A., G. Sergio, M. Espureo, P. Giunti, A. Francisci, F. La Penna, F. Artale: Regional haemorheological effects induced by muscular effort in peripheral occlusive arterial disease. Minerva Cardioangiol. 29 (1981) 375

(15) Rand, P. W., W. H. Austin, E. Lacombe, N. Barker: pH and blood viscosity. J. Appl. Physiol. 25 (1968) 550

(16) Schmid-Schönbein, H., J. Weiss, H. Ludwig: A simple method for measuring red cell deformability in models of the microcirculation. Blut 26 (1973) 369

(17) Schmid-Schönbein, H., P. Gaethgens: What is red cell deformability? Scand. J. clin. Lab. Invest. 41, (1981) Suppl. 156, 13

(18) Smith, B. D., P. L. La Celle: Parallel decrease of erythrocyte deformability and spectrin solubility at low pH. Blood 53 (1979) 15

Erfahrungen mit den Gehstrecken-Parametern bei PAVK-Patienten in kontrollierten klinischen Therapiestudien

W. J. Ziegler

Institut für Forschungsplanung und Forschungsmethodik Riehen/Basel, Schweiz

Zielparameter Gehvermögen

Laufbandergometrische Gehstreckenmessungen dienen in kontrollierten Studien dem klinischen Nachweis der Wirksamkeit therapeutischer Maßnahmen gegen die Claudicatio intermittens der PAVK im Stadium II nach Fontaine. Dem liegt die Vorstellung zugrunde, daß sich die pathophysiologisch bedingten klinischen Symptome der Verschlußkrankheit am treffendsten im Gehvermögen äußern und das Gehvermögen wiederum am sichersten durch eine Gehstreckenleistung zu bestimmen ist.
Standardisierte Gehstreckenmessungen haben sich so in mehr oder weniger verbindlichen Richtlinien für die Wirksamkeitsprüfung von Arzneimitteln niedergeschlagen oder gelten im deutschen und angloamerikanischen Raum unter Experten als Wirksamkeitskriterium für Arzneimittel-Zulassungsempfehlungen.
In mehreren kontrollierten klinischen Prüfungen haben wir trotz standardisierter Bedingungen immer wieder zahlreiche Ausreißer und hohe Variationen der Gehstreckenmeßwerte beobachtet und uns gefragt, was denn die Qualität der Gehstrecken-Messungen ausmacht. In welcher Beziehung stehen die beiden Gehstreckenparameter (Tab. 1), die initiale schmerzfreie Gehstrecke und die darüber hinaus erreichbare Gesamtgehstrecke und wie ist diese Beziehung zueinander zu interpretieren?

Beobachtungen (Beispiel 1)

Wir betrachten das Bild einer klinischen Prüfung, in die an einer LVA-Rehaklinik

Tab. 1 Standardisierte Laufband-Ergometrie

- *Patientengut*
  PAVK-Patienten (im Stadium II nach Fontaine) mit eingeschränktem Gehvermögen, jedoch ohne Ruheschmerzen und unauffällig bezüglich Lungen-Herz-Kreislauf- und Stoffwechsel-Risiken; sonstige zu berücksichtigende Einflüsse:
  – Alter und Beweglichkeit (Übergewicht)
  – Lokalisation der Verschlüsse/Stenosen
  – Ein-/Beidseitigkeit der Befunde

- *Durchführung*
  – Patient, ausgeruht, in leichter Kleidung und mit Turnschuhen; die Hände mit lockerem Griff am Holm, nur zur Sicherung, nicht zum Abstützen
  – Schrittzahl ca. 120 pro Minute
  – Steigung zwischen 6° und 12° sowie Bandgeschwindigkeit zwischen 3 und 6 km/h, größenordnungsmäßig 100–200 Watt Leistung entsprechend.

- *Meßgrößen*
  – *Schmerzfreie Gehstrecke*
    bis zum Einsetzen von Belastungsschmerzen der Beinmuskulatur (Ziehen/Reißen ähnlich Muskelkater).
  – *Gesamt-Gehstrecke*
    über die schmerzfreie Gehstrecke hinaus bis zum Einsetzen von Muskelkrämpfen.

40 Patienten mit chronischer arterieller Verschlußkrankheit aufgenommen werden sollten: Patienten im Stadium II, zwischen 40 und 70 Jahre alt, mit Claudicatio-Anamnese von ½ bis 5 Jahre und angiographisch gesicherten Verschlüssen und Stenosen der Becken- oder Oberschenkelarterien, mit hinreichend reproduzierbarer

schmerzfreier Gehstrecke von spontan weniger als 150 m auf dem Laufbandergometer (Neigung 12,5° und Geschwindigkeit 4 km/Std).
Die Gehstrecken-Meßpunkte stellten sich in Form einer wenig schlüssigen Korrelation dar. Allerdings fielen bei der betreffenden ersten Untersuchung einzelne Patienten auf, die wegen ihrer Vorbehandlung (d. h. z. B. dem Gebrauch von Schmerzmitteln) oder wegen begleitender Risiken (d. h. z. B. wegen Herzkreislauf-Komplikationen) fraglich geeignet waren; es fielen aber auch Patienten auf, die sich trotz stark eingeschränkter schmerzfreier Gehstrecken selbst zu einer unverhältnismäßig ausgedehnten Gesamtgehstrecke motivierten und ein Patient, der an einer nachweisbaren Minderung seiner Beschwerden nicht interessiert war, weil er um die Anerkennung seiner Invalidenrente fürchtete.

So war es für uns nach den Erfahrungen früherer Studien nicht erstaunlich, daß von den 40 Patienten 13 Fälle wieder ausgeschieden werden mußten, um die fragliche Beziehung zwischen den Gehstreckenparametern studieren zu können.

Modellbetrachtung

Zunächst stellten wir fest, daß sich die Messpunkte der Gehstrecke (Abb. 1) logischerweise gegen einen Bereich abgrenzen, in dem die Gesamtgehstrecken geringer wären als die schmerzfreie Strecke. Wir sahen außerdem ein, daß eine Beziehung zwischen den Gehstreckenparametern nicht linear sein kann: Begrenzungen im (unbestimmten) Nullpunkt beider Parameter und der Gesamtgehstrecke führten unter modellhaften Annahmen zu einer logarithmischen Regressionslinie, deren Schnittpunkt mit der Begrenzungsgerade $G = E$ (für das definitionsgemäße Erkrankungsstadium II nach Fontaine) eine grobe Schätzung der maximalen schmerzfreien Gehstrecke bedeuten kann.
Wie sehen nun die Erfahrungen mit den Gehstreckenmessungen im erwähnten Beispiel aus?
Die Patienten der Studie wurden nämlich einer vierwöchigen intensiven physikalischen Therapie unterzogen, mit 30 bis 60 Minuten Wassergymnastik am Morgen, vormittags 45 Minuten Radfahren auf einem Fahrrad-Ergometer unter ca. 25 Watt Belastung und nach dem Mittag 1 Stunde Gehtraining unter standardisierten Bedingungen und krankengymnastischer Aufsicht (120 Schritte/Minute). *Zusätzlich* wurden in dieser Studie unter statistisch kontrollierten Bedingungen (d. h. zufallsmäßiger Zuordnung von Patient und Medikation sowie doppelblinde Durchführung) *tägliche Kurzinfusionen* von 200 mg Verum bzw. Plazebo angewendet.
Unter diesen Bedingungen ergaben sich allein schon für die Plazebogruppe markante Erhöhungen der schmerzfreien Gehstrecke auf annähernd 200 % und der Gesamtgehstrecke auf über 150 %.

Überprüfung (Beispiel 2)

In Ermangelung einer umfangreicheren Studie unter gleichen Bedingungen mit intensiver physikalischer Therapie überprüften wir unsere Überlegungen an einer früheren multizentrischen, kontrollierten klinischen Prüfung von Buflomedil versus

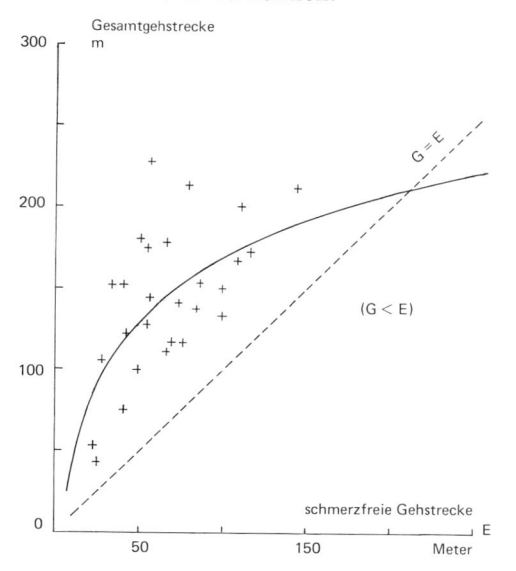

Abb. 1 Hypothetische Modellfunktion der Gehstrecken – Parameter, abgeleitet aus den Gehstreckenmessungen mit PAVK-Patienten (Stadium II) zu Beginn einer kontrollierten Therapiestudie.

Plazebo. Auch dort führten die Überlegungen der Regressionsanalyse für die laufbandergometrisch standardisierten Gehstreckenmessungen (Abb. 2) und die damit verbundene Homogenitätsprüfung des Patientengutes notwendigerweise zum Ausschluß mehrerer Behandlungsfälle von der Wirksamkeitsprüfung
- weil einzelne Patienten vom Verdacht der heimlich zusätzlichen Einnahme von Schmerzmitteln nicht freizusprechen waren,
- weil andere Patienten bei Auftreten der Belastungsschmerzen in einen geschickten Stelzengang verfielen, um die muskuläre Anstrengung zu vermindern,
- weil wieder andere Patienten entweder mit Willensstärke und Selbstüberwindung das Training überdurchschnittlich forcierten oder absichtlich nicht mitmachten
- und weil einzelne Patienten im Laufe der Verbesserung ihrer Gehleistungen an die Grenzen ihrer Belastbarkeit hinsichtlich Herzkreislauf, Lunge oder Stoffwechsel stießen.

Bei solchen Behandlungsfällen, die im Verlaufe einer klinisch kontrollierten Therapiestudie trotz sorgfältig beachteter Patienten-Auswahlkriterien auftreten, sprechen wir im Unterschied zu Drop-outs von Drop-in-Fällen.

Was sind die Schlußfolgerungen?

Aus den Beobachtungen nicht nur der angeführten Beispiele, sondern aus dem Verlauf zahlreicher kontrollierter klinischer Therapiestudien postulieren wir,
- die Beziehungen zwischen den individuellen Werten der schmerzfreien und gesamten Gehstreckenleistungen intensiver zu kontrollieren,
- dabei die Charakteristik der Beschwerden besser zu berücksichtigen und
- Kardiopulmonal- und auch stoffwechselbedingte Komplikationen stärker zu beachten
  - einmal bei der Auswahl der Patienten in kontrollierte Therapiestudien
  - und nochmals – selbstverständlich unter Doppelblind-Bedingungen – bei der Auswertung der Gehstreckenmessungen.

Drop-in-Raten bis zu einem Drittel der in die Prüfung aufgenommenen Patienten scheinen im Indikationsbereich PAVK Stadium II nicht selten.
Eine verbesserte Standardisierung der Laufband-Gehstreckentests sollte sich wahrscheinlich nach den vom Körpergewicht stark beeinflußten individuellen Leistungen ausrichten.
Bei Patienten mit kardial bedingten Leistungseinschränkungen steht zudem die Klärung aus, wie die laufbandergometrischen Leistungen zu begrenzen sind.

Zusammenfassung

Der Evaluation klinisch wirksamer Therapien peripherarterieller Verschlußkranker im Stadium II nach Fontaine dienen Messungen der schmerzfreien und der gesamthaft erreichbaren Gehstrecken. An praktischen Beispielen werden die Einflüsse auf diese Gehstreckenmessungen demonstriert. Schlußfolgernd wird postuliert, die Beziehungen zwischen den schmerzfreien und gesamten Gehstreckenleistungen zu kontrollieren, die Charakteristik der Beschwerden zu berücksichtigen und kardio-pulmo-

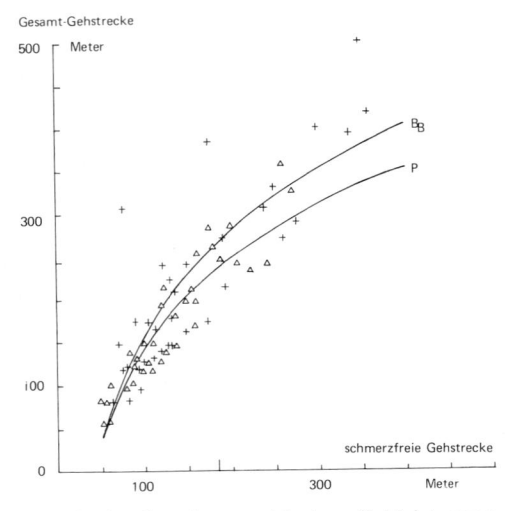

Abb. 2 Laufbandergometrische Gehleistungen von PAVK-Patienten (Stadium II) in einer kontrollierten klinischen Prüfung nach 8 Wochen Behandlung mit täglich 600 mg Buflomedil (B+) bzw. mit Placebo (P △) p. o.

nale sowie stoffwechsel-bedingte Komplikationen zu beachten, um sogenannte Drop-in-Fälle von den Therapievergleichen ausscheiden zu können.

Literatur

(1) Widmer, L. K. et al.: Richtlinien zur Prüfung der therapeutischen Wirksamkeit peripher vasoaktiver Medikamente bei arterieller Durchblutungsstörung. Schweiz. Ärztezeitung 62 (1981) 1455.

(2) Maass, U., K. Alexander, B. Schneider, M. Török: Reproduzierbarkeit laufbandergometrischer Untersuchungen zur Bestimmung der beschwerdefreien Gehstrecke bei Patienten mit arterieller Verschlußkrankheit. VASA 9 (1980) 182.

(3) Alexander, K.: Diagnostik der chronischen peripheren arteriellen Verschlußkrankheit. Dtsch. med. Wschr. 105 (1980) 1237.

(4) Trübestein, G.: Clinical Trials with Vasoactive Drugs in Chronic Arterial Occlusive Disease; Problems and Results. Proc. Microcirculation and Ischemic Vascular Diseases – Clinical and Therapeutic Approaches. BMI 1981.

(5) Trübestein, G., K. Balzer, H. Bisler, N. Klüken, Y. Mahfoud, H. Müller-Wiefel, B. Unkel, W. Ziegler: Buflomedil bei arterieller Verschlußkrankheit. Ergebnisse einer kontrollierten Studie. Dtsch. med. Wschr. 107 (1982) 1957.

Einfluß eines Intervalltrainings auf Gehstrecke, kardiopulmonale Parameter und periphere Durchblutung bei Patienten mit Claudicatio intermittens

U. Maass, M. Cachovan

Abteilung für Angiologie am Zentrum Innere Medizin und Dermatologie der Medizinischen Hochschule Hannover, Bundesrepublik Deutschland

Eine regelmäßig durchgeführte intensive körperliche Arbeit kann zu einer bedeutenden Steigerung der Ausdauer führen, wobei diese Anpassungsreaktion von der Art der Muskelarbeit abhängt. Eine kontinuierliche Belastung ist bei Verschlußkranken aufgrund der vorliegenden Claudicatio intermittens nicht möglich. Das Intervalltraining, das aus vielen Einzelbelastungen über kurze Strecken mit Pausen besteht, führt zu einer Steigerung der Ausdauer, die durch Adaptation des kardiovaskulären Systems, der Skelettmuskulatur und des autonomen Nevensystems ermöglicht wird (1–13). Die gesteigerte Ausdauer der trainierten Muskulatur setzt somit umfangreiche adaptative Veränderungen voraus, deren genauere Analyse einen ebenso differenzierten methodischen Ansatz erfordert. In einem ersten Schritt war deshalb zu klären, welches Ausmaß die Zunahme der maximalen Gehstrecke während eines zehnwöchigen ambulaten Heimtrainings unter Berücksichtigung standardisierter laufbandergometrischer Bedingungen annimmt, ob und gegebenenfalls welche hämodynamischen und ventilatorischen Umstellungen auftreten.

Methodik

1. Patientengut

30 Patienten mit arterieller Verschlußkrankheit im Stadium II nach Fontaine nahmen an dem Intervalltraining teil. Das Alter der Patienten lag zwischen 47 und 70 Jahren, im Mittel 57,8 Jahre. Die Anamnesedauer lag zwischen vier Monaten und acht Jahren. In 16 Fällen bestand eine einseitige und in 14 Fällen eine doppelseitige Verschlußkrankheit vom Oberschenkeltyp. In allen Fällen handelte es sich um eine obliterierende Arteriosklerose. Keiner der Patienten stand unter einer Therapie mit Dikumarol oder Thrombozytenaggregationshemmern. Als Einschlußkriterium galt die unter laufbandergometrischer Belastung bestimmte Gehstrecke bei einer Geschwindigkeit von 3 km/h und 0° zwischen 100 und 400 m.

2. Trainingsablauf

Ein einstündiges tägliches Gehtraining war zu absolvieren. Als tägliche Intervall-Gehstrecke wurden 90 % der auf dem Laufband erreichten Wegstrecke vorgegeben. Es wurde eine Schrittfrequenz von etwa 88 Schritten pro Minute empfohlen. Die maximale Gehstrecke wurde wöchentlich bei allen Patienten auf dem Laufband kontrolliert. Das Training wurde ambulant durchgeführt und dauerte zehn Wochen.

3. Meßgrößen

Um das Ausmaß der Intensität der Belastung während des Intervalltrainings auf die Gehstrecke zu prüfen, wurden drei Belastungen bei unterschiedlichen Laufbandgeschwindigkeiten und Steigungen vorgenommen. Die erste Belastung erfolgte bei einer Laufbandgeschwindigkeit von 3 km/h und 0° Steigung sowie einer Schrittfrequenz von 88/min. Die zweite Belastung erfolgte nach einer zwanzigminütigen Pause bei 5 km/h und 3° Steigung sowie einer Schrittfrequenz von 108/min. Nach einer weiteren Pause folgte eine dritte Belastung bei 5 km/h und 6° Steigung und einer Schrittfrequenz von gleichfalls 108/min.

Zur Bestimmung des Herzzeitvolumens (HZV) wurde die Methode der Impedanzkardiographie nach Kubicek (14) verwendet. Die Messung des HZV erfolgte am ruhenden, liegenden Patienten und direkt nach ergometrischer Belastung. Das Schlagvolumen (SV) wurde nach der von Kubicek (14) angegebenen Formel berechnet. Die Herzfrequenz wurde aus dem EKG ermittelt.

Sauerstoffaufnahme (VO_2), Atemminutenvolumen (AMV) und respiratorischer Quotient (RQ) wurden in Ruhe, während und nach laufbandergometrischer Belastung kontinuierlich im on line-Verfahren (Ergopneumotest, Fa. *Jaeger*, Würzburg) ermittelt.

Für die Bestimmung der Wadendurchblutung in Ruhe und während der reaktiven Hyperämie wurde die Venenverschluß-Segmentplethysmographie mit luftgefüllten Manschetten benutzt (Vasoskript, Fa. *Boucke*, Tübingen). Die Bestimmung der Durchblutung nach Arbeit erfolgte nach isolierter Wadenbelastung am Ergometer.

Der arterielle Blutdruck (RR) wurde am Arm auskultatorisch nach *Riva Rocci*-Methode bestimmt. Der systolische Knöcheldruck wurde über der A. radialis posterior mit Doppler-Ultraschall gemessen.

Ergebnisse

1. Gehstrecke

In Abb. 1 ist die laufbandergometrisch bestimmte maximale Gehstrecke über einen Zeitraum von elf Wochen dargestellt. Eine wesentliche Zunahme der Gehstrecke konnte ab der 8. Woche nicht mehr erreicht werden. Nach dem Training kam es zu einer Zunahme der Gehstrecke von 182,9 ±16,0 m auf 441,2 ±49,9 m nach dem Training bei einer Laufbandgeschwindigkeit von 5 km/h und 3° Steigung bzw. von 145,9 ±9,8 m auf 337,7 ±34,6 m bei einer Laufbandgeschwindigkeit von 5 km/h und 6° Steigung ($p < 0,001$). Nach dem Training hatten 24 Patienten ein walking through erreicht. Für das Erreichen des walking through ist der sprunghafte Anstieg von 275 ±24 m vor dem Training auf eine unbeschränkte Meterzahl bei einer Laufbandgeschwindigkeit von 3 km/h und 0° Steigung typisch. Betrachtet man die Gehstrecke der sechs Patienten, die kein walking through erreichten, so läßt sich

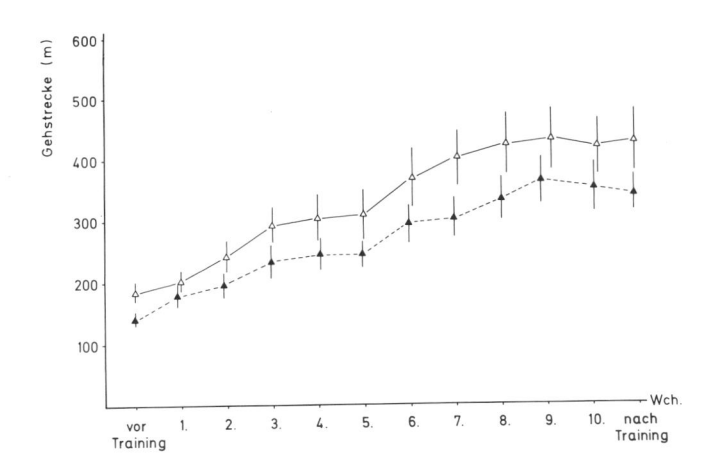

Abb. 1 Verlauf der maximalen Gehstrecke vor, während und nach einem zehnwöchigen Gehtraining mit einer Laufbandgeschwindigkeit von 5 km/h, 3° Steigung (△) und 5 km/h, 6° Steigung (▲) bei 30 Patienten mit arterieller Verschlußkrankheit

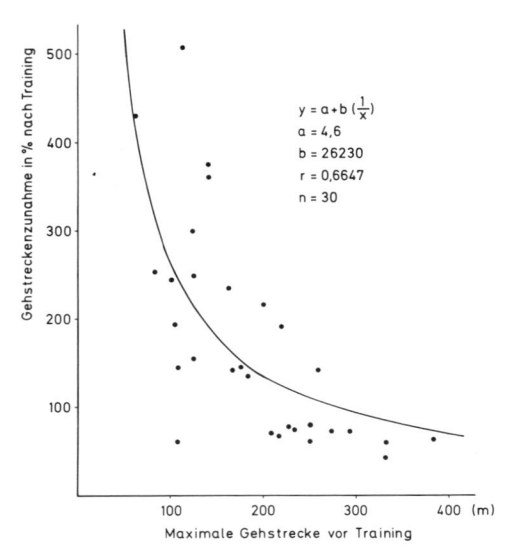

Abb. 2 Beziehung zwischen der Gehstreckenzunahme nach dem Training und der maximalen Gehstrecke (5 km/h, 3° Steigung) vor dem Training

feststellen, daß ihre Gehstrecke vor dem Training 218 ± 42 m betrug und nach dem Training 436 ± 77 m. Eine Beziehung zwischen der prozentualen Gehstreckenzunahme nach dem Training und der maximalen Gehstrecke vor dem Training stellt sich in einer Kurve mit hyperbolischem Verlauf dar. Je höher die Ausgangslage des einzelnen Patienten ist, desto geringer fällt der mögliche relative Gehstreckenzuwachs aus (Abb. 2).

2. Kardiopulmonale Parameter

Die Herzfrequenz in Ruhe und unter ergometrischer Belastung (5 km/h, 3°) ist während und nach dem Training gegenüber der Ausgangssituation signifikant niedriger. Ebenso besteht ein signifikanter Unterschied für das Schlagvolumen während und nach dem Training unter Belastung (5 km/h, 3°) gegenüber der Ausgangslage. Die Sauerstoffaufnahme in Ruhe wurde durch das Intervalltraining nicht beeinflußt. Unter der laufbandergometrischen Belastung bei einer Laubandgeschwindigkeit von 3 km/h und 0° Steigung zeigte sich für die Sauerstoffaufnahme und das Atemminutenvolumen während der Trainingsperiode kein Unterschied. Dagegen konnten bei einer Belastung mit einer Laufbandgeschwindigkeit von 5 km/h und 3° Steigung nach dem Training sowohl eine höhere Sauerstoffaufnahme als auch größere Atemminutenvolumina erzielt werden. Auch bei einer Laufbandgeschwindigkeit von 5 km/h und 6° Laufbandsteigung kam es zu signifikanten Unterschieden der Herzfrequenz, Sauerstoffaufnahme und Atemminutenvolumen, während das Schlagvolumen bei dieser maximalen Belastung keine Änderung gegenüber der Vortrainingsperiode zeigte. Vergleicht man bei dieser Belastungsintensität die Sauerstoffaufnahme und das Atemminutenvolumen bei identischen Gehzeiten vor und nach dem Training, so läßt sich kein Trainingseffekt im Sinne einer reduzierten Sauerstoffaufnahme nachweisen.

Systolischer und diastolischer Blutdruck sowie systolischer Knöcheldruck weisen während des gesamten Trainingsabschnitts keine signifikanten Unterschiede auf, während die Druckdifferenz ($\triangle$ p) zwischen Arm- und Knöchelarterie nach dem zehnwöchigen Training eine signifikante Deviation aufweist. Zwischen der Gehstrecke nach dem Training und der Druckdifferenz ($\triangle$ p) nach Training konnte eine signifikante Korrelation hergestellt werden (Abb. 3).

3. Periphere Durchblutung

Die Wadendurchblutung zeigte keine signifikante Abnahme nach dem Training, während der Maximalwert (pf) der Reaktivdurchblutung mit 41 % signifikant abnahme (Abb. 4). Analysiert man das Verhalten der reaktiven Hyperämie vor und nach Training, so läßt sich ein exponentieller Zusammenhang herstellen. Während die Durchblutung unter Arbeit sowohl beim first flow als auch beim peak flow keine signifikante Änderung während und nach dem Training zeigte, ist die Durchblutung unter ischämischer Arbeit nach Training weitaus niedriger als vor dem Training.

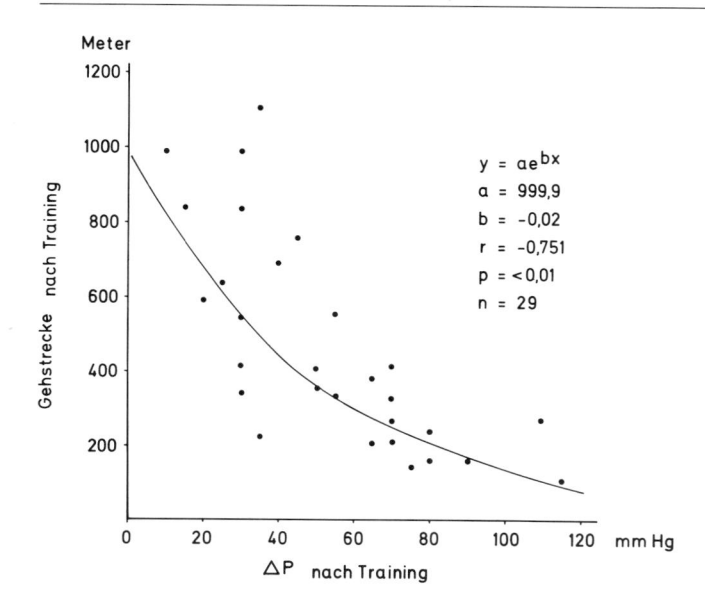

Abb. 3 Beziehung zwischen systolischer Druckdifferenz ($\triangle$ p = Arm- – Knöcheldruck) und der Gehstrecke (5 km/h, 3° Steigung) nach dem Training bei 29 Verschlußkranken

$y = ae^{bx}$
$a = 999{,}9$
$b = -0{,}02$
$r = -0{,}751$
$p = <0{,}01$
$n = 29$

Diskussion

1. Gehstrecke

Die Zunahme des zurückgelegten Weges während und nach dem Training beruht bei konstanter Laufbandgeschwindigkeit auf einer proportionalen Verlängerung der Gehdauer. Die konstante Laufbandgeschwindigkeit hat gegenüber der der individuellen Leistungsfähigkeit angepaßten, variablen Laufbandgeschwindigeit den großen Vorteil, daß das Verhältnis Arbeit/Zeit sich während eines Trainings nicht ändert. Der bisher übliche Begriff der Gehleistung hat aus diesem Grunde keine Berechtigung mehr; umso mehr als das therapeutische Ziel eher in einer Erhöhung der Ausdauer als der Leistung im physikalischen Sinn zu suchen ist.

Unsere Untersuchungen haben die sport-

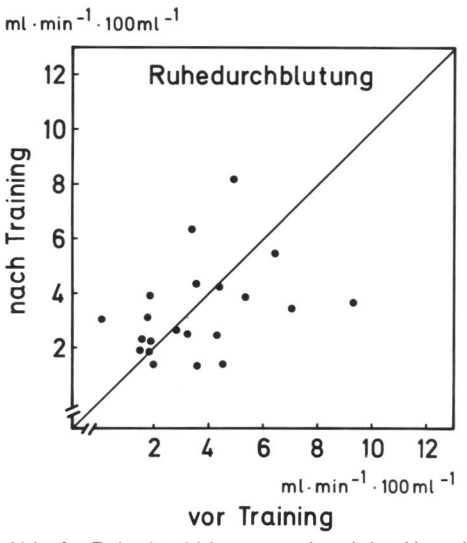

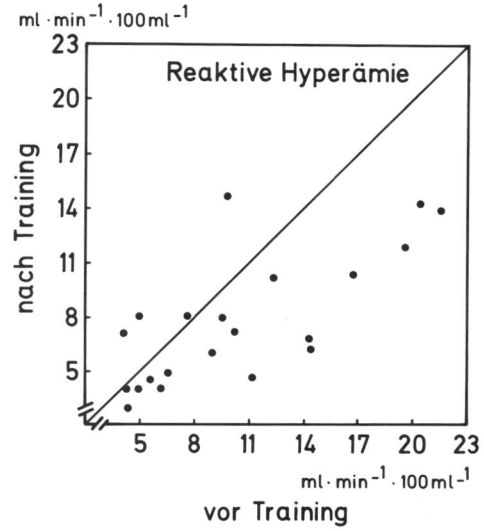

Abb. 4 Ruhedurchblutung und reaktive Hyperämie (Venenverschlußplethysmographie) vor und nach Training bei 21 Verschlußkranken

medizinischen Erfahrungen bestätigen können, daß meßbare Trainingseffekte auch bei Verschlußkranken schon nach zwei bis drei Wochen zu erzielen sind (9). Wir konnten ferner aufzeigen, daß sich eine prozentuale Gehstreckenzunahme bei gleicher Trainingsqualität hyperbolisch zum Vortrainingszustand verhält. Diese Aussage ist unter Berücksichtigung der gewählten Einschlußkriterien für die Praxis von Bedeutung, da sich der Gehstreckenzuwachs des einzelnen aus der vorher bestimmten maximalen Gehstrecke abschätzen läßt.

2. *Kardiopulmonale Parameter*

Während bei Normalpersonen und Sportlern mit der Arbeit in Intervallform eine größere Arbeitssumme als mit kontinuierlicher Arbeit (1, 15) erreicht wird, und bei kontinuierlicher Arbeit die lokale Ermüdung, bei Intervallarbeit dagegen die allgemeine Ermüdung leistungsbegrenzend ist, tritt bei Verschlußkranken während Intervalltraining zunächst eine lokale Ermüdung auf und später mit Zunahme der Gehstrecke wird die Ausdauer durch ein nicht mehr weiteres kardiopulmonales Training limitiert. Ein wesentlicher Teil der Auswirkungen eines Intervalltrainings wird primär von der Körperperipherie her bedingt, weil das kardiopulmonale System in zweiter Linie erst die Aufgabe hat, den Bedürfnissen der Peripherie zu entsprechen. Die Abnahme der Herzfrequenz unter Belastung kann nach dem Training bei unseren Patienten als Beweis für die Effektivität des Trainingsprogramms herangezogen werden. Da Sauerstoffaufnahme, Atemminutenvolumen und Schlagvolumen bei identischer Belastungsintensität keine trainingsbedingten Adaptationen zeigen, ist die Reduktion der Herzfrequenz durch periphere Faktoren bedingt (17, 18). Die Abnahme der Herzfrequenz resultiert auch aus einem geringeren Blutbedarf des trainierten Muskels infolge einer besseren Sauerstoffutilisation (3, 4, 16, 19) und kann nicht auf eine Zunahme des Wirkungsgrades nach dem Training zurückgeführt werden, da die gemessene Sauerstoffaufnahme bei identischen Belastungen keine signifikante Änderung zeigt. Die zunächst frühe Entwicklung einer Claudicatio intermittens begrenzt die Möglichkeit einer Stimulation von zentralen hämodynamischen Parametern durch Muskeltraining mit den unteren Extremitäten.

3. *Periphere Durchblutung*

Die Zunahme der Ausdauer bei Verschlußkranken ist offenbar durch lokale Anpassungsmechanismen bedingt, die sowohl auf hämodynamischem als auch metabolischem Wege erfolgen. Aufgrund der von uns vorgenommenen Durchblutungsmessungen können wir die bekannte Tatsache bestätigen, daß der Trainingseffekt nicht in einer Zunahme, sondern in einer Abnahme der reaktiven Hyperämie nach arterieller Drosselung sowie auch der Hyperämie nach Arbeit besteht. Diese Befunde deuten auf eine verringerte Sauerstoffschuld in der Wadenmuskulatur nach Intervalltraining hin. Die Abnahme der Durchblutung nach Training wird einmal damit erklärt, daß eine veränderte intramuskuläre Blutverteilung vorliegt mit nachfolgendem höheren Wirkungsgrad der Muskeldurchblutung (2, 16) und ferner, daß eine Umstellung des Muskelmetabolismus mit Verbesserung der Adaptation auf zellulärer Ebene erfolgt (2, 7, 11–13, 15). Aus der gleichbleibenden Sauerstoffaufnahme und verminderten Durchblutung nach dem Training können wir die Vermutung aussprechen, daß Patienten mit arterieller Verschlußkrankheit nach dem Training eine Zunahme der Sauerstoffextraktion zeigen, was Zetterquist experimentell bewiesen hat (20).

Zusammenfassung

Bei 30 Patienten mit arterieller Verschlußkrankheit vom Oberschenkeltyp im Stadium II wurden während eines Intervalltrainings die maximale Gehstrecke, Sauerstoffaufnahme, Schlagvolumen, Herzfrequenz, Blutdruck, systolischer Knöcheldruck und Wadendurchblutung venenverschlußplethysmographisch bestimmt. Die Gehstrecke auf dem Laufband wurde unter verschiedenen Laufbandgeschwindigkeiten und Steigungen bestimmt. Bei 24 Patienten erfolgte nach dem Training ein walking through bei einer Laufbandgeschwindigkeit von 3 km/h und 0° Steigung. Die Zunahme der maximalen Gehstrecke betrug auf dem Lauband bei 3° Steigung 140 % und bei 6° Steigung 132 % nach dem Training. Meßbare Trainingseffekte bezüglich der Zunahme der Gehstrecke ließen sich schon nach zwei bis drei Wochen erreichen. Sauerstoffaufnahme und Atemminutenvolumen wiesen bei identischen Belastungen vor und nach Training keine Änderung auf. Dagegen konnten nach dem Training infolge der Zunahme der maximalen Arbeit auch eine Steigerung der Sauerstoffaufnahme von 22 % verzeichnet werden. Die Reaktivdurchblutung der Wade nahm nach Training signifikant ab und ebenso auch die unter Belastung bestimmte Herzfrequenz. Die Abnahme der Herzfrequenz ist bei gleichbleibender Sauerstoffaufnahme durch periphere Faktoren bedingt. Die Abnahme der Durchblutung wird auf eine verbesserte intramuskuläre Blutverteilung zurückgeführt.

Literatur

(1) Åstrand, P. O., K. Rodahl: Textbook of work physiology. Mc Graw-Hill, New York 1970

(2) Buchwalsky, R., G. Blümchen, P. Harnasch, J. Barmeyer, G. Hoffmann: Körperliches Training und periphere arterielle Verschlußkrankheit. Z. Allgemeinmedizin 48 (1972) 647

(3) Cachovan, M., H. de Marées, G. Kunitsch: Einfluß von Intervalltraining auf die Leistungsfähigkeit und periphere Durchblutung bei Patienten mit Claudicatio intermittens. Z. Kardiol. 65 (1976) 54

(4) Caesar, K., P. Jeschke: Trainingseinflüsse auf die Kreislaufperipherie. Internist 8 (1970) 283

(5) Dahllöf, A.-G., P. Björntorp, J. Holm, T. Scherstén: Metabolic activity of skeletal muscle in patients with peripheral arterial insufficiency. Effect of physical training. Europ. J. Clin. Invest. 4 (1974) 9

(6) Gollnick, P. D., R. B. Armstrong, B. Saltin, C. W. Saubert, W. L. Sembrowich, R. E. Shepherd: Effect of training on enzyme activity and fiber composition of human skeletal muscle. J. Appl. Physiol. 34 (1973) 107

(7) Hickson, R. C., W. W. Heusner, W. D. van Huss: Skeletal muscle enzyme alterations after sprint and endurance training. J. Appl. Physiol. 40 (1976) 868

(8) Hollmann, W., H. Liesen: Über den Trainingseinfluß auf kardio-pulmonale und metabolische Parameter des älteren Menschen. Sportarzt und Sportmedizin 7 (1973) 145

(9) Hollmann, W.: Sport und körperliches Training als Mittel der Präventivmedizin in der Kardiologie. In: Hollmann, W.: Zentrale Themen der Sportmedizin. Springer, Berlin, Heidelberg, New York (1977) 7

(10) Holloszy, J. O.: Adaptations of muscular tissue to training. Prog. Cardiovasc. Dis. 6 (1976) 445

(11) Holm, J., P. Björntorp, T. Scherstén: Metabolic activity in human skeletal muscle. Effect of peripheral arterial insufficiency. Europ. J. Clin. Invest. 2 (1972) 321

(12) Holm, J., A.-G. Dahllöf, P. Björntorp, T. Scherstén: Enzyme studies in muscle of patients with intermittent claudication. Effect of training. J. Clin. Lab. Invest. (Suppl. 128) 31 (1973) 201

(13) Keul, J., G. Haralambie: Die chronischen Effekte körperlichen Trainings auf den Stoffwechsel. Verh. Dtsch. Ges. Kreislaufforschg. 37 (1971) 101

(14) Kubicek, W. G., J. N. Karnegis, R. P. Patterson, D. A. Witsoe, R. H. Mattison: Development and evaluation of an impedance cardiac output system. Aerosp. Med. 37 (1966) 1208

(15) Schilt, U., H. Howald, G. Schönholzer: Biochemische Auswirkungen kontinuierlicher und diskontinuierlicher Muskelarbeit (Intervallarbeit). Schweiz. Z. Sportmedizin 1 (1973) 5

(16) Schroeder, W.: Der Einfluß körperlichen Trainings auf die Durchblutung der Skelettmuskulatur. In: Köhler, M., Schoop, W. (Hrsg.): Metabolische und hämodynamische Trainingseffekte bei normaler und gestörter Muskeldurchblutung. Huber, Bern, Stuttgart, Wien 1973

(17) Stegemann, J., Th. Kenner: A theory on heart rate control by muscular metabolic receptors. Arch. Kreislaufforschg. 64 (1971) 185

(18) Stegemann, J.: Herz und Kreislauf im Sport. In: Hollmann, W.: Zentrale Themen der Sportmedizin. Springer, Berlin, Heidelberg, New York (1977) 53

(19) Varnauskas, E., P. Björntorp, M. Fahlen, J. Prerovsky, J. Sternberg: Effects of physical training on exercise blood flow and enzymatic activity in skeletal muscle. Cardiovasc. Res. 4 (1970) 418

(20) Zetterquist, S.: The effect of active training on the nutritive blood flow in exercising ischemic legs. Scand. J. Clin. Lab. Invest. 25 (1970) 101

Überlegungen zur Quantifizierung von Wirkungen und Wirksamkeit einer medikamentösen Therapie der chronischen arteriellen Verschlußkrankheit

A. M. Ehrly

Abteilung für Angiologie im Zentrum der Inneren Medizin des Universitätsklinikums Frankfurt am Main, Bundesrepublik Deutschland

Langwierige Diskussionen auf angiologischen Kongressen und Symposien, in Gremien des Bundesgesundheitsamtes und bei der Food and Drug Administration zeigen, wie schwierig es ist, klinische Wirksamkeit sogenannter durchblutungsfördernder Pharmaka exakt zu belegen. Bevor ich die Möglichkeit zur Quantifizierung von Medikamenteneffekten bespreche, sollten einige wichtige Begriffe klargestellt werden. Wir müssen unterscheiden zwischen Wirkungen (effects), die im Rahmen einer Therapie von Durchblutungsstörungen mit verschiedenen Methoden erhoben werden und klinischer Wirksamkeit (efficacy), z. B. Verschwinden des Ruheschmerzes. Die klinische Wirksamkeit ist also der eigentliche Prüfstein therapeutischer Maßnahmen und fragt nur sekundär nach den dabei meßbaren Wirkungen oder nach den Wirkungsmechanismen. Der Begriff der ‚klinisch relevanten Wirkung' hingegen will besagen, daß im Verlaufe einer Therapie Meßparameter erhoben werden können, die rational mit der klinischen Wirksamkeit in Verbindung gebracht werden können. Das klinische Ziel einer Therapie der chronisch arteriellen Verschlußerkrankung ist die Rückbildung der Symptomatik bzw. die Symptomfreiheit überhaupt. Bei der chronischen Verlaufsform der arteriellen Verschlußerkrankung kann allerdings nicht wie vergleichsweise bei der Therapie einer Pneumonie mit Antibiotika auch mit einer morphologischen restitutio ad integrum gerechnet werden.
Bei der chronisch arteriellen Verschlußerkrankung werden Präparate angeboten, deren Berechtigung zum therapeutischen Einsatz meist zunächst aufgrund von Einzelbeobachtungen, dann durch offene klinische Studien und schließlich durch kontrollierte klinische Studien dokumentiert werden. Tierversuche spielen praktisch keine Rolle. Die im Verlauf der Prüfung der Wirksamkeit erhobenen klinischen Parameter sind – wie im Falle der Claudicatio intermittens oder beim Stadium II – subjektive, d. h. Schmerzparameter, die zwangsläufig einen Unsicherheitsfaktor bei der Beurteilung beinhalten. Anhand prospektiver Studien wird mit geeignetem Design versucht, diesen Faktor zu eliminieren. Darüberhinaus versucht man, die Frage der klinischen Wirksamkeit durch Untersuchungen zum Wirkungsmechanismus zu untermauern. So werden von vielen auf dem Markt befindlichen vasoaktiven Präparaten Daten über hämorheologische Wirkungen vorgelegt. Schließlich werden am Menschen meßtechnische Befund erhoben, die zur Kategorie der oben definierten Wirkungen gehören, wie z. B. das Verhalten des Stromzeitvolumens, des peripheren Druckes mittels Doppler-Sonographie und des Gewebesauerstoffdruckes, um nur einige zu nennen. Kommt man auf den Terminus der „klinisch relevanten Wirkungen" zurück, dann sind zweifelsfrei diejenigen Meßmethoden am aussagekräftigsten und am besten mit der klinischen Wirksamkeit zu korrelieren, deren Parameter sich direkt im ischämischen bzw. hypoxischen Gewebe erfassen lassen.
Einige Methoden, die früher einen sehr hohen Stellenwert besaßen, wie die Messung

der Gesamtdurchblutung mittels Plethysmographie und der Nachweis einer gut ausgebildeten kollateralen Versorgung, haben – bedingt durch geänderte pathophysiologische Vorstellungen – an Wertigkeit eingebüßt. Eine weitere Schwierigkeit besteht darin, daß bei vielen experimentellen oder klinisch-praktischen Aussagen zur Wertigkeit durchblutungsfördernder Medikamente wesentliche pathologisch-anatomische Voraussetzungen für die Vergleichbarkeit außer acht gelassen werden, z. B. Sitz und Ausmaß der Okklusion wie auch die Frage, ob bevorzugt die Haut oder die Muskulatur ischämisch ist. Viele Fehlermöglichkeiten entstehen auch durch die vierlerorts noch übliche Vorstellung, daß die Stadieneinteilung nach Fontaine gleichzeitig eine chronologische Richtschnur für den Ablauf der Erkrankung darstellen muß.

Ein „relativ" objektiver Parameter wäre die Amputationshäufigkeit. Bei dem multifaktoriellen Geschehen und bei der sehr langen Untersuchungszeit ist es natürlich nahezu unmöglich, prospektive Studien auf diesem Parameter allein aufzubauen. Subjektive Angaben, wie eine Verlängerung der schmerzfreien Gehstrecke sind nicht nur von der individuellen Empfindlichkeit der Patienten abhängig. Das Auftreten eines Wärmegefühls in der unteren Extremität, z. B. nach Injektion hyperosmolarer Lösungen spielt psychologisch eine große Rolle und verleitet den Patienten dazu, diesen Effekt auch als therapeutisch günstig für das Verschwinden des Ruheschmerzes oder die Abheilung von Ulzera anzunehmen.

In diesem Zusammenhang muß auch die Aussagekraft von Doppelblindstudien angesprochen werden. Von vielen Präparaten gibt es statistisch sachgemäß angelegte Studien verschiedener Gruppen, die hinsichtlich der Methodik vergleichbar sind, die aber differente Ergebnisse aufweisen. Auch multizentrisch angelegte Studien dieser Art können das Problem nicht prinzipiell aus der Welt schaffen. Es sei daran erinnert, daß auch auf Grund von Doppelblindstudien vor mehr als 20 Jahren die therapeutische Wirksamkeit von Vasodilatatoren bei der Claudicatio intermittens bestätigt wurde, wovon heute niemand mehr spricht. Wären diese Produkte in der Tat so hervorragend gewesen, hätten sie noch heute ihren Platz in der Therapie.

Das therapeutische Ziel bei der arteriellen Verschlußerkrankung muß aus pathologischer Sicht die Verbesserung der Gewebeversorgung und die Verbesserung der Entsorgung, d. h. eine Verbesserung der nutritiven Durchblutung sein. Sieht man von lumeneröffnenden Maßnahmen ab, so ist dies heute nur über eine Verbesserung der nutritiven Perfusion im Bereich der Mikrozirkulation zu erreichen, wie immer auch der Wirkungsmechanismus der Substanzen sein mag. Die Situation ist natürlich bei Ischämie/Hypoxie der Muskulatur eines Patienten mit Claudicatio intermittens schon aus anatomischen Gründen anders als bei den Symptomen der cutanen Mangeldurchblutung. Während bei der Claudicatio intermittens z. B. durch Messung des Gewebesauerstoffdruckes – jetzt auch vor und nach fußergometrischer Belastung – oder durch Untersuchung der Stoffwechselsituation direkt im ischämischen Muskelgewebe objektive Kriterien für die Wirkung von Pharmaka erhalten werden können, ist dies bei der Haut ungleich viel schwieriger. Dies gilt sowohl für den Ruheschmerz als auch für das Stadium IV. Hier liegt es sehr nahe, daß versucht worden ist, anstelle der klinischen Wirksamkeit Wirkungen zu messen mittels Thermographie, Plethysmographie und in neuerer Zeit durch Messungen des $tcpO_2$ mit auf der Haut aufgelegten angeheizten Elektroden. Die Aussagekraft solcher Wirkungsparameter ist sicherlich wesentlich geringer als direkte Messungen in der Muskulatur bei Claudicatio intermittens. Bekanntlich gibt es Patienten mit kühlen und blassen Füßen, bei denen die o. g. Meßwerte ausgesprochen pathologisch ausfallen, die aber noch keine Ruheschmerzen haben. Im Gegensatz dazu kann bei der Mikroangiopathie die Durchblutungsgröße der Haut sogar höher als normal sein.

Es gibt eine weitere Anzahl von Faktoren, die gerade beim Stadium IV den Nachweis der Wirksamkeit so erschwert, so z. B. die lange Verlaufszeit mit der Möglichkeit spontaner Veränderungen. Zum Teil sind

es auch ethische Gründe, die es schwierig machen, vergleichende Studien z. B. gegen Placebo zu erstellen.
Eine ganz andere Frage ist, ob die bei einer adäquat angelegten und durchgeführten kontrollierten Studie resultierenden statistisch signifikanten Verbesserungen eines klinischen Parameters auch im Einzelfall klinische Relevanz für den Patienten besitzen. Dies muß nicht zwangsläufig sein, insbesondere dann nicht, wenn eine Verbesserung der schmerzfreien Gehstrecke von 150 m auf 250 m unter Umständen auch mit nicht zu vernachlässigenden Nebenwirkungen erkauft werden muß. Es darf darüberhinaus nicht verschwiegen werden, daß es Präparate geben kann, die in Einzelfällen eine hervorragende klinische Wirksamkeit besitzen, was aber infolge einer mangelhaften Ansprechbarkeit bei anderen Patienten (Non-Responder) nicht zu einer statistischen Absicherung der Wirksamkeit an einem größeren Kollektiv führt. Es stellt sich daher die Frage, ob es gerechtfertigt ist, dem Patienten ein solches Präparat vorzuenthalten, nur weil die Richtlinien zur Zulassung des Präparates eine statistische Absicherung der Wirksamkeit – und sei sie auch klinisch wenig sinnvoll – fordert.
Zusammenfassend kann gesagt werden, daß bei der chronisch arteriellen Verschlußerkrankung große methodologische und z. T. auch ethische Schwierigkeiten bestehen, kontrollierte Studien zur klinischen Wirksamkeit durchzuführen. Es gibt nur wenig objektive klinische Parameter und die betreffen in der Mehrzahl die Bestimmung von Wirkungen und nicht die klinische Wirksamkeit. Während es heute möglich ist, in der Muskulatur direkte und relevante Parameter zu messen, die eine bessere Versorgung des Gewebes aufzeigen, ist die Situation im Falle der Haut ungleich schwieriger. Untersuchungen, die den Wirkungsmechanismus von Präparaten zum Ziel haben, sind aus meiner Sicht hier nur Indizien, aber keine Beweise für Wirkungen oder Wirksamkeit. Es muß nach neuen Wegen gesucht werden, insbesondere bei der Mangeldurchblutung der Haut, um eine Quantifikation relevanter objektiver Parameter zu erhalten.

Diese insgesamt eher kritische Bilanz der Möglichkeiten der Quantifizierung von Wirkungen und Wirksamkeit soll nicht entmutigen, sondern stimulieren, neue Meßmethoden zu entwickeln, die es hinkünftig ermöglichen sollen, zumindest einen Teil der offenen Fragen zu klären. Wir sollten uns dabei auch nicht von aktuellen gesundheitspolitischen Strömungen und Meinungen beirren lassen.

Literatur

Ehrly, A. M.: Kontrolle therapeutischer Effekte im Bereich der Mikrozirkulation bei peripheren angiologischen Erkrankungen. In: Therapiekontrolle in der Angiologie, Hrsg. R. Hild, G. Spann, S. 338, Verlag G. Witzstrock, Baden-Baden, 1979

Ehrly, A. M.: Objektivierung von Wirkungen rheologisch-aktiver Medikamente zur Therapie der chronisch-arteriellen Verschlußkrankheit. In: Mikrozirkulation und Blutrheologie. Therapie der peripheren arteriellen Verschlußkrankheit, Hrsg. H. Müller-Wiefel, S. 217–219, Verlag G. Witzstrock, Baden-Baden, 1980

Ehrly, A. M.: Welchen Stellenwert haben Gesamtblutviskosität, Erythrozytenverformbarkeit und Erythrozytenaggregation? Dtsch. Med. Wschr. *106* (1981) 35–37

Are Vasodilator Substances Really Bad for Patients with Ischaemic Leg Symptoms?

B. Fagrell

Karolinska Institutet at Department of Medicine, Danderyd Hospital, Danderyd, Sweden

The English clinician Gillespie showed already in 1959 that vasodilators given to patients with arterial obliterative diseases (AOD) in the legs could *reduce* the total blood flow of the affected leg (11). The blood flow in the foot and calf was measured plethysmographically with the subject in supine position. Four different vasodilators were tested. It was shown that the foot blood flow of *normal* subjects increased by a mean of 154% while the muscle blood flow remained unchanged. In the patients, the foot blood flow of the affected leg increased in one-third of the patients only whereas it was unchanged or *decreased* in two-thirds.

Since then similar results have been presented in several publications (2, 12, 21). Consequently, it can be stated that vasodilator agents may increase the total blood flow distal to the obstruction in some patients with peripheral AOD but in many cases a *decrease* of the total arterial circulation can be recorded. The reason for this negative effect on the total blood flow in the diseased limb has been said to be that a vasodilator produces a generalised dilatation of all blood vessels in the body, so that the "normal" vessels dilate more than the "arteriosclerotic" ones. Consequently, more blood is directed into areas that are "not diseased" whereas less blood enters the ischaemic tissue; a "steal phenomenon" has been brought about. This phenomenon has also been called the "vasodilatory paradox".

The following conclusion was drawn from the results achieved: If the total blood flow in the ischaemic region is reduced, the *nutritional* circulation of that area must also deteriorate, with negative consequences for tissue nutrition. However, this last statement has been accepted without any investigation being performed to prove it. In spite of this the conclusions drawn have had vast impact on the attitude to vasodilating agents in many European countries. In Sweden, for example, the Food and Drug Administration prohibited pharmaceutical companies to state that peripheral AOD is an indication for the use of vasodilators in clinical practice.

Where and how should the effects of vasoactive substances be studied?

The purpose of administering vasodilator or other vasoactive substances to patients with peripheral AOD is to improve the nutritional circulation of an ischaemic tissue (5–10). For evaluating such an effect of the substance, it must be studied in "the target organ" itself, i. e. the nutritional vascular bed of the ischaemic area. So far, however, almost all studies have been concerned with the macrocirculatory state of the entire extremity or part of the extremity (11, 12, 16, 17, 18). Severe arteriosclerosis of the major vessels of a leg will, of course, mostly also result in a reduction of tissue microcirculation. However, some patients may have an arterial occlusion without any clinical symptoms. On the other hand, there are also patients where ischaemic skin necrosis develops in e. g. a toe without any measurable disturbance of the macrocirculation of the area. This is not uncommon in diabetic patients (14). Consequently, it may be concluded that ischaemic symptoms occur in AOD patients only if the *nutritional circulation* of the tissue has been reduced below the minimal level required for satisfying the metabolic need of the tissue at a certain moment. The cause for the ischaemia may be macrocirculatory (3), microcirculatory (10), rheologic (5) or metabolic (6).

If only macrocirculatory methods are used for evaluating the effect of vasoactive substances it may consequently be impossible to record a potential improvement of the *nutritional* circulation of an ischaemic area. There may be two reasons for this. Firstly, the macrocirculatory improvement may be so small that it is not detectable by the method used but will be overshadowed by the error of the method. Secondly, the substance given may improve only the microcirculation of the ischaemic area, and hence no improvement of the macrocirculation can be recorded.

Claudication and vasodilation

Several studies have been performed where the effect of vasodilators on muscle blood flow and walking distance have been investigated in patients with intermittent claudication (2, 4, 11, 12, 16–19). In almost all of these studies the muscle blood flow has been measured with the patient in the supine position and with the lower legs approximately at heart level. An increased blood flow has been recorded in a few studies only, and, as mentioned before, in some patients there has even been a decrease in blood flow. However, claudicants do not have any symptoms at rest and consequently the value of flow measurements in the horisontal position is of limited value. During walking-tests no marked improvement has been noticed after vasodilator substances. However, in a recently published study by *Diehm* et al (4) it was found that ethanol, given orally to patients with AOD, significantly improved blood flow in the ischaemic legs both at rest ($p < 0.05$) and during reactive hyperaemia ($p < 0.01$). After alcohol the painful walking distance also increased significantly ($p < 0.01$) from 139 m to 488 m. This last effect might, of course, not necessarily be due to an improved blood flow but rather to the action of alcohol as a pain reliever. However, the study is most certainly interesting, since the blood flow also improved significantly.

During the last few years new vasoactive substances with combined vasodilator and other vasoactive properties have shown positive results in patients with claudication (16, 20). In a double-blind, multicentre study one such drug, buflomedil, increased both the pain-free and maximal walking distance as compared to placebo (20). However, the resting blood flow did not show any significant improvement.

How should one explain the positive effects recorded? For a long time it has been stated that muscular ischaemia during walking in itself produces maximal vasodilatation in the ischaemic muscle of claudicants. By adding a vasodilator no further improvement of the blood flow would be expected. However, there are studies indicating that pharmaceutical agents may further enhance the blood flow in an ischaemic area (4). The blood reaching the muscle may be redistributed into nutritional capillaries instead of passing through non-nutritional vessels (6). Other factors like improved rheology (5) and increased oxygen delivery capacity (6) most probably also play an important role for the positive effect recorded.

Skin ischaemia and vasodilation

Skin necrosis and gangrene develop most often in the acral regions of the extremity in patients with AOD. In these parts more than 90 % of the total blood flow regularly goes through non-nutritional, themoregulatory vessels bypassing the nutritional skin capillaries (3). Only a small portion of the blood (< 10 %) goes through the skin capillaries. In patients with rest pain and gangrene vital capillary microscopy often reveals that no blood cells enter the capillaries, not even with the patient in a sitting position. In spite of this the skin may be red in colour and the total blood flow of the area almost normal (10)! The reason for this discrepancy is that the blood goes through the low-resistant arterio-venous anastomoses bypassing the high-resistant precapillary arterioles and the capillaries (9, 10).

During recent years it has been shown that patients with ischaemic skin lesions can benefit from vasodilating procedures (7, 8). Sympathectomy (13), prostaglandins (15) and other vasodilating agents (9, 10) may improve the circulation in ischaemic skin areas in spite of no recorded improvement of the macrocirculation of the region. In a double-blind study with the new vasoactive substance, buflomedil, a significant improvement of the blood filling and morphology of the nutritional skin capillaries in the ischaemic toes was seen by vital capillary microscopy. The macrocirculation evaluated by the systolic blood pressure measurement of the ankle did not improve at all (8).

The positive effect noticed has most probably been achieved by a transformation of blood from non-nutritional vascular beds of the area into the nutritional capillaries (8, 9, 10). Such a transformation of blood can never be recorded by any macrocirculatory methods used in clinical practice today. As has been mentioned earlier, they are too insensitive for detecting small changes in the nutritional circulation. Methods evaluating the circulation directly in nutritional vessels of the ischaemic area have to be used (10). One of the most reliable methods for this purpose is vital capillary microscopy (10). By using an ordinary light stereo-microscope and incident light it is possible to directly study the nutritional papillary capillaries of the skin. The method has been found to be excellent for predicting the risk of skin necrosis developing in patients with AOD (10). It has also been shown in several studies by this method that the blood filling and flow in the nutritional capillaries of ischaemic skin areas can be significantly improved by vasodilation procedures without any improvement of the total circulation of the area (7, 8, 15).

Supported by the above mentioned facts it may be time to reevaluate the *clinical* importance of the wellknown "vasodilatory paradox". The total circulation of the ischaemic limb may sometimes decrease by vasodilating procedures, especially when measured with the patient in supine position. However, the conclusion cannot be drawn that the nutritional circulation of the ischaemic tissue will also diminish. As has been pointed out earlier, transformation of blood from non-nutritional to nutritional blood vessels may induce an improvement in the viability of the ischaemic tissue without an increased total flow. For drawing conclusions on the positive effect of vasoactive drugs on the ischaemic symptoms of patients with AOD, the effect must be measured in the "target organ", i. e. the nutritional vascular bed of the ischaemic tissue. The time has come when conclusions regarding the effect of vasodilator substances should not be drawn via measurement of blood flow "in the main rivers" but instead by measuring how much blood actually reaches the "small creeks out in the fields"!

References

(1) Algotsson, A., A. Westin, F. Lund: Vasodilatatorparadoxen – hur vanlig är den? – gäller den i alla lägen? Opuscula Medica 2 (1982) 46 – 9 (Abstract in English)

(2) Coffman, J. D., J. A. Mannick: Failure of vasodilator drugs in arteriosclerosis obliterans. Ann Intern Med 76 (1972) 35 – 9

(3) Conrad M. C.: Functional anatomy of the circulation to the lower extremities. Chicago: Year Book Medical Publishers Inc. 1971

(4) Diehm, C., H. Mörl, U. Müller-Bühl, G. Schettler: Akute Effekte von Alkohol auf die periphere Durchblutung bei Normalpersonen und Patienten mit peripherer Verschlußkrankheit. VASA 12 (1983) 166 – 71

(5) Dormandy J. A.: Treatment of peripheral circulatory insufficiency: problems in evaluating a new approach. Br. J. clin. Pharmac. 15 (1983) 103S – 106S

(6) Ehrly, A. M.: New pathophysiological concept of ischaemic disease: Microcirculatory blood maldistribution (MBM). Bibl Anat (Basel). Basel: S. Karger. (1981) 456 – 60

(7) Fagrell, B.: The effect of pyridinolcarbamate on skin microcirculation in patients with skin

necrosis – a double-blind study. VASA 5 (1976) 366 – 72

(8) Fagrell, B., L. Hermansson: Wirkung von Buflomedil auf die Mikrozirkulation der Haut bei Patienten mit schwerer Hautischämie. In: Messmer, K., Fagrell, B., (Hrsg.) Mikrozirkulation und arterielle Verschlußkrankheiten. Basel: S. Karger. (1981) 187 – 92

(9) Fagrell, B.: Das klinische Vorkommen von Mikrozirkulationsstörungen. Messmer, K., Fagrell, B., (Hrsg.) Mikrozirkulation und arterielle Verschlußkrankheiten. Basel: S. Karger (1981) 83 – 87

(10) Fagrell, B.: The skin microcirculation and the pathogenesis of ischaemic necrosis and gangrene. Scand. J. Clin. Lab. Invest. 37 (1977) 473 – 6

(11) Gillespie, J. A.: The case against vasodilator drugs in occlusive vascular disease of the legs. Lancet 2 (1959) 995 – 7

(12) Gillespie, J. A.: An evaluation of vasodilator drugs in occlusive vascular disease by measurement. Angiology 17 (1966) 280 – 8

(13) Fagrell, B., D. McInerney, H. Johansson et al.: The effect of lumbal sympathetic block on the nutritional circulation of ischaemic skin areas in patients with rest pain and gangrene. In: New Development in Angiology, Plenum Co. (1984) 1123-26

(14) Lithner, F., N. Törnblom: Gangrene localized to the lower limbs in diabetics. Acta Med. Scand. 208 (1980) 313 – 20

(15) Lundberg, G., J. Östergren, A. Olsson, B. Fagrell: PGE_1 treatment of severe ischaemia in patients with peripheral arterial insufficiency – the effect on skin microcirculation (Abstract). Proceedings of the XIII World Congress of the International Union of Angiology. Rochester 1983

(16) Porter, J. M., G. M. Bauer: Pharmacologic treatment of intermittend claudication. Surgery 92 (1982) 966 – 71

(17) Reich, T.: Cyclandelate: Effect on circulatory measurements and exercise tolerance in chronic arterial insufficiency of the lower limbs. J. Am. Geriatr. Soc. 25 (1977) 202 – 205

(18) Siggaard-Andersen, J., F. Bonde-Petersen, J. Ulrich: Treatment of arterial insufficiency in the lower limbs by Hydergin. A double-blind, cross-over examination studied by plethysmography. Angiology 22 (1971) 311 – 19

(19) Smith, R. S., D. J. Warren: Effect of nicotinic acid and dipyridamole on tissue blood flow in peripheral vascular disease. Pharmatherap. 2 (1981) 616 – 19

(20) Trübestein, G., K. Balzer, H. Bisler et al.: Buflomedil bei arterieller Verschlußkrankheit. Ergebnisse einer kontrollierten Studie. Dtsch. med. Wschr. 107 (1982) 1957 – 61

(21) Verstraete, M.: Peripheral vasodilator drugs: A misnomer. Drugs 19 (1980) 81 – 3

Zur Prüfung der klinischen Wirksamkeit vasoaktiver Medikamente bei arterieller Verschlußkrankheit (PAVK)

L. K. Widmer, L. Biland

Abteilung für Angiologie, Departement für Innere Medizin, Basel, Schweiz

1977 wurde eine Gruppe von Rheologen, klinischen Pharmakologen und Angiologen von der eidg. Arzneimittelkommission beauftragt, Richtlinien zur Prüfung der klinischen Wirksamkeit vasoaktiver Medikamente bei PAVK auszuarbeiten. Die Kommission setzte sich zum Ziel, die grundsätzlichen, allgemein gehaltenen Anforderungen der IKS-Vorschriften* für die Prüfung vasoaktiver Medikamente zu konkretisieren. Damit sollten die Prüfung dieser Medikamente erleichtert sowie dem zur Zulassung von Medikamenten zuständigen Gremium und nicht zuletzt dem praktizierenden Arzt bei der Wahl eines wirksamen Medikamentes Entscheidungshilfen geboten werden. Die in der Folge erarbeiteten Richtlinien wurden auf „feasibility" geprüft und der Schweiz. Ges. für Angiologie sowie den Herstellern zur Vernehmlassung unterbreitet. Die anschließend publizierte Fassung (2, 3) wurde als provisorisch bezeichnet, da man beabsichtigte, sie später allenfalls neuen Gegebenheiten anzupassen.

Fragestellung

Da eine Anpassung derzeit zur Diskussion steht, analysierte unsere Basler Gruppe 6 einschlägige Studien. Im Folgenden wird anhand von zwei den Richtlinien weitgehend entsprechenden Arbeiten geprüft, ob sie Schlüsse auf eine klinisch relevante Wirksamkeit gestatten.

---

* In der Schweiz geltende Vorschriften zur „Registrierung" von Heilmitteln (1).

Erreichtes

Wie Tab. 1a zeigt, entsprechen die Studien in vielen Punkten den Richtlinien. Das klar definierte *Studienziel* – die Verlängerung der Gehstrecke – wird durch kontrollierte, doppelblinde Untersuchung größerer Kollektive angestrebt. Einschlußkriterien sind definiert und garantieren eine gewisse Homogenität von Verum- und Placebo-Gruppe. Zweckmäßig wäre noch die Nennung von *Ausschlußkriterien* für Krankheiten, die gelegentlich zu claudicatio-ähnlichen Beschwerden führen, z. B. das Syndrom des engen Spinalkanals etc. Befriedi-

Tab. **1a** Studienanlagen

Parameter	Studie A	Studie B
Ziel	+	+
Anlage		
Run-in	+	+
Doppelblind	+	+
Dauer (Wochen)	24	12
Anzahl Patienten	82	93
Untersuchungen	4	4
Zentren	7	4
Ein - Ausschlußkriterien		
Steady State (I)	3	2
Charakterisierung		
demographisch	+	+
KV Begleitkrankheiten	+	+
Schwere-Schwellungsgefühl	+	0
Doppler/VVP	+	+
Aortogramm	0	(+)
vorangehende Behandlung	+	0
Vergleichbarkeit Verum/Plazebo	+	+
Stratifizierbarkeit	0	0

gend sind die Angaben über Vorbehandlung, „steady state" und Begleitmedikation.
Charakterisiert werden die Kollektive durch Alter, Größe, Gewicht, Risikofaktoren, Doppler-Druckwerte, in Studie B z. T. auch durch aortographische Befunde. Diese Daten werden meist lediglich zur Prüfung der Vergleichbarkeit von Verum- und Plazebogruppe verwendet, nicht aber zu einer Stratifizierung, die zeigen könnte, ob ein gegebenes Medikament bei einem gegebenen Verschlußtyp wirksam, bei einem anderen aber unwirksam ist.
Die *Erfolgsparameter* werden klar dargestellt. Bei vergleichbarer Ausgangssituation verlängert sich die Gehstrecke der Plazebogruppe um rund 20 %, jene der Verumgruppe um rund 100 %, wobei allerdings ein Variationskoeffizient von etwa 50 % erreicht wird. In der Studie A wurden auch die für PAVK uncharakteristischen Beinbeschwerden (Schwellungs-, Schweregefühl) mitberücksichtigt. Dies erlaubt – mit geringem Mehraufwand – (a) die Vergleichbarkeit zu untermauern und (b) einen zusätzlichen Erfolgsparameter zu prüfen.
Das Kapitel *„Nebenwirkungen"*, Prüfstein der Sorgfalt, befriedigt weitgehend. Nebenwirkungen werden verbalisiert erfragt, nebensächliche von solchen, die zum Abbruch der Therapie führten, getrennt. Daß auch das Plazebo in bis zu 30 %, z. T. sogar häufiger als das Verum, zu Nebenwirkungen führt, spiegelt wohl die heutzutage Medikamenten gegenüber bestehende Skepsis wider.

Erstrebenswertes

Weniger zu befriedigen vermögen die Darstellung der Resultate und die Aussagen über die praktische Relevanz (Tab. 1b, 1c).
Darstellung der Ergebnisse: Im allgemeinen haben die Studienteilnehmer sehr unterschiedliche Gehstrecken, so daß beim Mitteln Variationskoeffizienten bis zu 50 % resultieren. Bei dieser Sachlage werden gelegentlich Unterschiede durch den „trend to the mean" verwischt; beispielsweise eine erhebliche Verbesserung der Gehstrecke bei 13 von 20 Patienten mit Femoralisverschluß durch fehlende Besserung bei 7 Patienten mit Beckenverschluß. Die wirkliche Situation käme besser zur Darstellung, wenn nicht nur Mittelwert und Streuung angegeben würden, sondern auch die Anzahl der Patienten, die das „walking through" erreicht bzw. ihre Gehstrecke mindestens verdoppelt.
Leider ermöglichen die Studien keinen *Vergleich der Wirksamkeit*, weil die Gehfähigkeit in jeder Studie mit einer anderen Geschwindigkeit und Neigung geprüft wurde: vom Spaziergänger- bis zum flotten

Tab. 1b Darstellung von Wirkungen und Nebenwirkungen

Parameter	Studie A P V	Studie B P V
Erfolgsparameter		
relative Gehdistanz	117 111	103 116
	143 160	142 229
absolute Gehdistanz	181 173	142 145
	217 227	203 287
Variationskoeffizient %	?	50
Prüfbedingung Gehstrecke:		
km	2,4	5
Neigung	7°	15°
„Intra-Patient"-Reproduzierbarkeit	0	0
Nebenwirkungen		
verbalisiert	+	+
monovarat	+	+
synoptisch	+	0
total %	39 55	16 31
Abbruch	20 18	5 3
Compliance		
Blutspiegel	0	0
Eff. Dosierung	+	0

P = Plazebo, V = Verum

Tab. 1c Aussagen zur praktischen Relevanz der Ergebnisse

Parameter	Studie A	Studie B
Praktische Relevanz		
Beurteilung Pat./Arzt	+	+
Darstellung Untergruppen		
kurze Gehstrecke	0	0
mittlere	0	0
versch. Verschlußtypen	0	0
versch. Zentren	+	+

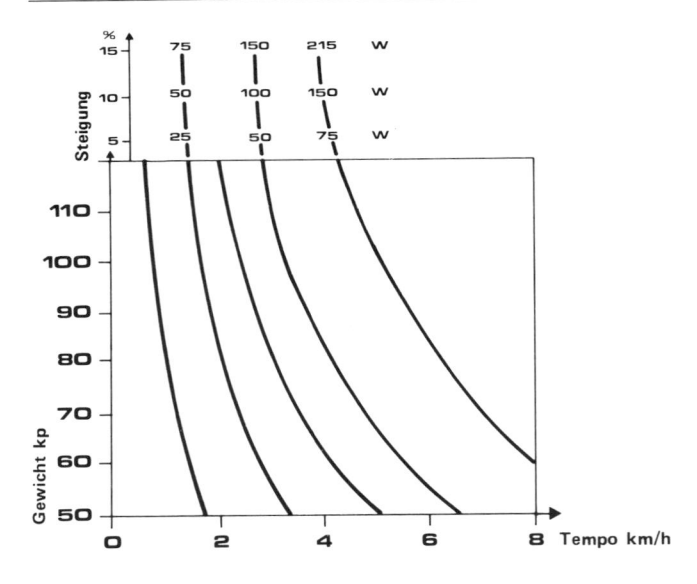

Abb. 1 Physikalische Leistung bei Gehprobe in Abhängigkeit von Tempo, Steigung, Körpergewicht. Je nach Geschwindigkeit und Neigung des Rollbandes hat der Patient bei der Prüfung der Gehfähigkeit eine sehr unterschiedliche Leistung (Arbeit/Zeiteinheit) zu erbringen, die außerdem noch je nach Körpergewicht erheblich variiert.

Marsch-Tempo*. Dabei wird dem Patienten der Studie B eine 5fach, und je nach Körpergewicht noch höhere Leistung abverlangt als jenem der Studie A. Eine Standardisierung tut not, wie die von Cachovan kürzlich publizierten, wohlfundierten Daten über die Beziehung zwischen Testbedingung und Leistung zeigen (4). Zudem dürfte „in praxi" bei langsamem Tempo tatsächlich die durch Claudicatio mehr oder weniger begrenzte Gehfähigkeit, bei forciertem Tempo aber eher die „Fitness" limitierend sein.

Zur *praktischen Relevanz:* Ob eine Steigerung der Gehfähigkeit von 173 auf 227 m (Studie A) praktisch relevant ist, liegt im Ermessen des Arztes bzw. letztlich des gehbehinderten Patienten, der auf einer Strecke von 4 km bei Studienende statt 23mal nurmehr 18mal anhalten muß.

Vasoaktives Medikament ja oder nein? Die Antwort auf die Frage, ob das vasoaktive Medikament bei einem gegebenen PAVK-Patienten eingesetzt werden soll oder nicht, würde erleichtert durch zusätzliche Angaben über Untergruppen, z. B.:

– mit unterschiedlicher Ausgangs-Gehstrecke,
– mit unterschiedlicher Verschlußlokalisation,
– die den „walking-through"-Punkt, bzw. die durch andere Leiden vorgegebene maximale Gehstrecke erreichen.

Zusammenfassung

Die vorliegenden Studien entsprechen den Anforderungen, die von wissenschaftlicher Seite an sie gestellt werden: Sie definieren das Studienziel, charakterisieren Studienanlage und Kollektive, garantieren eine gewisse Homogenität von Verum- und Plazebogruppe, belegen die Steigerung der Gehstrecke und dokumentieren Nebenwirkungen. Die praktische Relevanz allfällig statistisch signifikanter Ergebnisse müßte jedoch besser ausgewiesen werden: Die üblichen Mittelwerte sollten durch Angaben über „walking through" sowie über allfällige von Patient oder Arzt als relevant empfundene Steigerung der Gehfähigkeit ergänzt werden. Zudem würde eine standardisierte Prüfung der Gehfähigkeit die Transparenz erhöhen, den Quervergleich ermöglichen und dem Arzt die Wahl des besten Medikamentes erleichtern.

---

* 3 km/Std. auf ebenem Gelände bis 5 km/Std. bei 15 Grad Steigung.

Literatur

(1) Spezialitätenliste der zur Rezeptur für die Krankenkassen empfohlenen pharmazeutischen Spezialitäten und konfektionierten Arzneimittel. Hrsg. Bundesamt für Sozialversicherung Bern, 1984

(2) Widmer, L. K., K. Adank, J. P. Barras, L. Biland, A. Bollinger, R. Galeazzi, R. Kämpf, P. Mirimanoff, J. L. Schelling: Provisorische Richtlinien zur Prüfung der therapeutischen Wirksamkeit peripher vasoaktiver Medikamente bei arterieller Durchblutungsstörung. VASA, 10 (1981) 337 – 341

(3) Widmer, L. K., K. Adank, J. P. Barras, L. Biland, A. Bollinger, R. Galeazzi, R. Kämpf, P. Mirimanoff, J. L. Schelling: Directives provisoires pour l'évaluation de l'efficacité thérapeutique des médicaments vasoactifs dans les troubles de la vascularisation artérielle périphérique. Sw. Ärztezeitung 62 (1981) 1867 – 70

(4) Cachovan: Kongreßmitteilung Bonn, 1984

Vasoaktive Substanzen bei arterieller Verschlußkrankheit
Vasoactive Drugs in Arterial Occlusive Disease

5 km / 10° Steigung

Sibelium
Bencyclan
Trental

Buflomedil bei arterieller Verschlußkrankheit

Ergebnisse einer kontrollierten, multizentrischen Studie und einer offenen Langzeitstudie über 12 Monate

G. Trübestein*, R. Trübestein*, K. Balzer, H. Bisler, N. Klüken, H. Müller-Wiefel, B. Unkel, W. Ziegler

Medizinische Universitäts-Poliklinik Bonn*, Evangelisches Krankenhaus Mülheim/Ruhr, Knappschaftskrankenhaus Bottrop, Abteilung für Angiologie der Universitätsklinik Essen, Johannes-Hospital Duisburg, Marienhospital Gelsenkirchen, Bundesrepublik Deutschland. Institut für Forschungsplanung Bettingen/Basel, Schweiz

Buflomedil* ist eine gefäßaktive Substanz, die zur Behandlung peripherer Durchblutungsstörungen eingesetzt wird. Buflomedil führt zu einer Zunahme der Erythrozytenverformbarkeit (1), zu einer Verminderung des Sauerstoffverbrauchs im Falle eines kritisch reduzierten Sauerstoffangebots in der Muskelzelle (2), zu einer Zunahme der Durchblutung der Kollateralgefäße (5, 7, 8) und zu einer Hemmung der Thrombozytenaggregation (9).

Um die klinische Bedeutung dieser Befunde zu prüfen, wurde eine kontrollierte, multizentrische Studie mit Buflomedil an 93 Patienten mit arterieller Verschlußkrankheit im Stadium II nach Fontaine durchgeführt, an der 6 Zentren in der Bundesrepublik Deutschland teilnahmen.

Studienanlage

Die Studie wurde als randomisierte, doppelblind und Plazebo kontrollierte Studie angelegt. In die Studie wurden Patienten mit arterieller Verschlußkrankheit aufgenommen, deren Claudicatio intermittens bestand. Nach einer Auswaschphase von 4 Wochen, während der alle Patienten Plazebo (2/1/1 Tabletten) erhielten und jede andere vasoaktive oder rheologisch wirksame Substanz abgesetzt wurde, erhielten die Patienten anschließend entsprechend der Randomisierung Buflomedil (2/1/1 Tabletten/Tag) oder Plazebo (2/1/1 Tabletten pro Tag) über 12 Wochen. Kontrolluntersuchungen wurden nach 28, 56, 84 und nach 112 (+/−3) Tagen durchgeführt. Die Buflomedil-Dosis betrugt 600 mg/die).

Einschlußkriterien

Es wurden Patienten beiderlei Geschlechts, 50 – 70 Jahre alt, mit einem Verschluß der Arteria (A.) femoralis oder der A. iliaca, der durch klinische und indirekte Methoden oder durch Angiographie gesichert worden war, in die Studie aufgenommen. Die Dauer der bestehenden Claudicatio intermittens durfte nicht unter 6 Monaten oder über 5 Jahren liegen. Die schmerzfreie Gehstrecke auf dem Laufband bei einer Geschwindigkeit von 5 km/h und einer Steigung von 10° mußte zwischen 50 und 400 m liegen. Patienten mit einem über der A. tibialis posterior gemessenen Ultraschall-Doppler-Druck unter 70 mmHg oder mit einer unter 3 ml/100 ml Gewebe/min liegenden Ruhedurchblutung wurden nicht in die Studie aufgenommen.

Ein weiteres Einschlußkriterium für die nach 4wöchiger Auswaschphase beginnende Therapiephase war, daß die mittlere schmerzfreie Gehstrecke um nicht mehr als 30 % von dem Mittelwert der schmerzfreien Gehstrecke zu Beginn der Auswaschphase abweichen durfte.

---

* Buflomedil ist als Bufedil® (Deutsche Abbott Wiesbaden) im Handel

Ausschlußkriterien

Ausschlußkriterien waren Angina pectoris, myokardiale Insuffizienz, respiratorische Insuffizienz, begleitende Arthropathie, schwere Lebererkrankung, schwere Nierenerkrankung und pathologische Laborbefunde. Patienten mit entzündlichen Gefäßerkrankungen wie Endangiitis obliterans oder diabetischer Mikroangiopathie mit oder ohne Nekrosen wurden nicht in die Studie aufgenommen. Desgleichen wurden Patienten, die unter einem ärztlich kontrollierten, kontinuierlichen physikalischen Gefäßtraining standen, nicht in die Studie aufgenommen. Betablocker und andere vasoaktive oder rheologisch wirksame Substanzen wurden während der Auswaschphase abgesetzt.

Wirksamkeitsparameter

Subjektive Parameter waren die bei den Kontrolluntersuchungen angegebene Gehfähigkeit außerhalb der Klinik nach einem 5-Punkte-System (unverändert, schlechter, sehr viel schlechter, besser, sehr viel besser) sowie die Intensität der Schmerzempfindung beim Gehen nach einem 3 Punkte-System (schwach, mäßig, stark). Der entscheidende klinische Parameter war die auf dem Laufband gemessene Gehstrecke bei 5 km/h und 10° Steigung. Die Messung der Gehstrecke wurde mit einem 30minütigen Intervall zweimal durchgeführt. Bestimmt wurde die schmerzfreie Gehstrecke und die gesamte Gehstrecke. Ein objektiver Parameter war die Ultraschall-Doppler-Druckmessung über der A. tibialis posterior in Ruhe und unmittelbar nach Belastung mit 40x Zehenstand.

Es wurden eingehende klinisch-chemische Untersuchungen vor Therapiebeginn und nach Therapieende durchgeführt.

Um die Medikamenteneinnahme zu überprüfen, wurden die verbliebenen Tabletten gezählt. Die Nebenwirkungen wurden regelmäßig registriert.

Bei der statistischen Auswertung wurde jeder Patient auf Ein- und Ausschlußkriterien überprüft und die beiden Gruppen auf ihre Vergleichbarkeit geprüft. Als statistische Verfahren wurden parameterfreie Hypothesentests eingesetzt, d. h. Median- und Vierfeldertests. Das Signifikanzniveau lag bei 0.05.

Patienten

113 Patienten wurden nach mündlicher Zustimmung in die Studie aufgenommen; 20 Patienten waren ‚Drop out' Fälle, davon 8 Patienten in der Plazebogruppe und 12 Patienten in der Buflomedilgruppe. 3 Patienten in der Plazebogruppe und ein Patient in der Buflomedilgruppe hatten die Medikamente wegen ausbleibender Besserung abgesetzt; die übrigen 16 Patienten mußten wegen interkurrierender Erkrankungen oder wegen Nicht-Einhaltens der Kontrolluntersuchungen von der Studie ausgeschlossen werden. Von den verbleibenden 93 Patienten waren 46 in der Plazebogruppe und 47 Patienten in der Buflomedilgruppe. In der Plazebogruppe hatten 10 Patienten Verschlüsse der A. iliaca und 41 Patienten Verschlüsse der A. femoralis, von diesen hatten 8 Patienten sowohl Verschlüsse der A. iliaca als auch der A. femoralis. Von 3 Patienten fehlten die Angaben auf dem Auswertungsbogen.

In der Buflomedilgruppe hatten 14 Patienten Verschlüsse der A. iliaca und 41 Patienten Verschlüsse der A. femoralis; von diesen hatten 9 Patienten sowohl Verschlüsse der A. iliaca als auch der A. femoralis. Von einem Patienten fehlten die Angaben auf dem Auswertungsbogen (Tab. 1).

Tab. 1 Verschlußlokalisationen bei den Patientengruppen

Verschlüsse	Placebo (n = 46)	Buflomedil (n = 47)
A. iliaca	10	14
A. femoralis	41	41
Doppelnennungen: A. iliaca und A. femoralis	8	9
keine Angaben	3	1

Das anamnestisch erfragte mittlere Alter der Verschlüsse lag in der Plazebogruppe bei 3 Jahren und in der Verumgruppe bei 3,1 Jahren. Bei den meisten Patienten bestand die Claudicatio intermittens 1 – 2 Jahre (Tab. 2).

Tab. 2 Dauer der Claudicatio intermittens der beiden Patientengruppen

Claudicatio-Dauer (Jahre)	Plazebo (n = 46)	Buflomedil (n = 47)
1	24	21
2	12	15
3	2	5
4	4	3
5	4	3

Der häufigste Risikofaktor war das Nikotin, danach kamen die Hypertonie, der Diabetes mellitus und die Hyperlipoproteinämie. Eine statistische Analyse der Gehstrecken der beiden Gruppen bei der ersten Kontrolluntersuchung und eine Analyse der Gehstrecken in jeder Gruppe zwischen der ersten und zweiten Kontrolluntersuchung bei Eintritt in die Therapiephase ergab keine signifikanten Unterschiede zwischen den Gruppen.

Ergebnisse

Subjektiv besserte sich unter Buflomedil das Gehvermögen (5-Punkte-System) und die Intensität der Schmerzempfindung (3-Punkte-System) ließ nach (Abb. 1).
Die schmerzfreie Gehstrecke im standardisierten Gehstreckentest nahm in beiden Gruppen signifikant zu: In der Plazebogruppe von 102,7 m bei der ersten Untersuchung auf 141,9 m bei der fünften Untersuchung und in der Buflomedilgruppe von 114,7 m bei der ersten Untersuchung auf 229 m bei der fünften Untersuchung. Die Unterschiede zwischen der Buflomedil-Gruppe und der Plazebogruppe nach 12 Wochen sind hochsignifikant (p < 0.001) (Abb. 2).
Die gesamte Gehstrecke im standardisierten Gehstreckentest nahm ebenfalls in beiden Gruppen signifikant zu: In der Plazebogruppe von 142,5 m bei der ersten

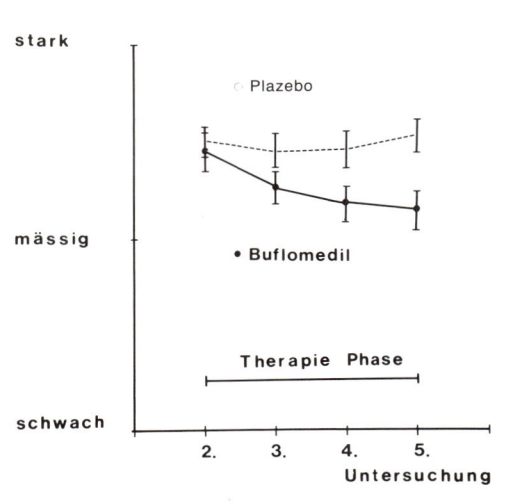

Abb. 1 Angaben der Patienten über Schmerzen nach körperlicher Anstrengung während der 12wöchigen Therapiephase (Buflomedil Gruppe: 47, Plazebogruppe 46). Mittelwerte, Standardfehler.

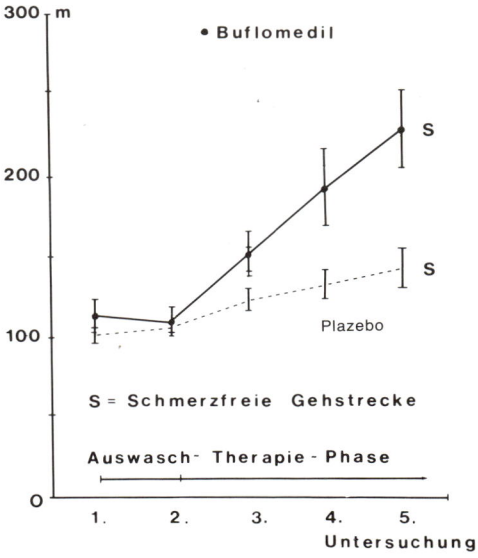

Abb. 2 Verhalten der schmerzfreien Gehstrecke während der 4wöchigen Auswaschphase und der 12wöchigen Therapiephase (Buflomedilgruppe: 47, Plazebogruppe 46). Mittelwerte, Standardfehler.

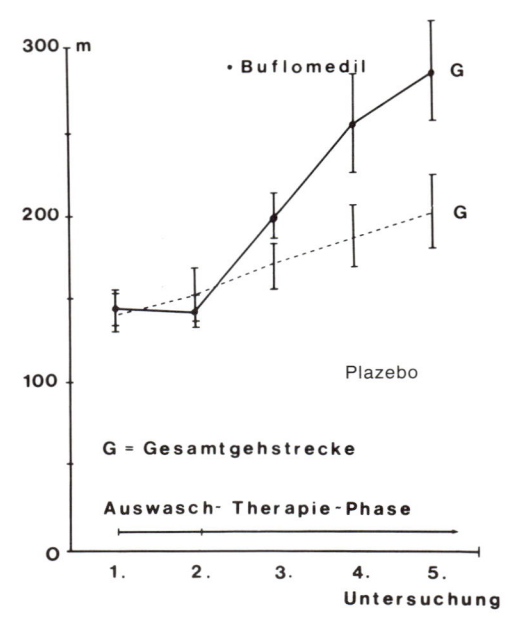

Abb. 3 Verhalten der gesamten Gehstrecke während der 4wöchigen Auswaschphase und der 12wöchigen Therapiephase (Buflomedil Gruppe: 47, Plazebo Gruppe: 46). Mittelwerte, Standardfehler.

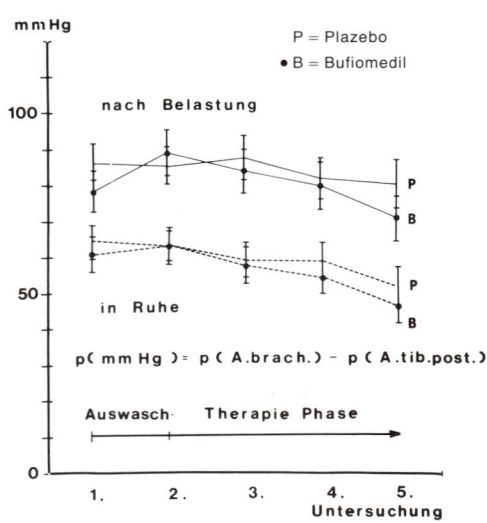

Abb. 4 Verhalten der über der A. tibialis posterior gemessenen Druckwerte in Korrelation zu den am Arm gemessenen systolischen Druckwerten (Buflomedil Gruppe: 47, Plazebo Gruppe: 46). Mittelwerte, Standardfehler.

Untersuchung auf 203,1 m bei der fünften Untersuchung, in der Buflomedilgruppe von 145,2 m bei der ersten Untersuchung auf 286,5 m bei der fünften Untersuchung. Die Unterschiede zwischen der Buflomedil- und der Plazebogruppe sind hochsignifikant ($p < 0.01$) (Abb. 3).
Die Ergebnisse der Ultraschall-Doppler-Messungen über der A. tibialis posterior in Relation zu dem über der A. brachialis gemessenen Blutdruck zeigen folgendes Bild. Unter Ruhebedingungen fiel in der Plazebogruppe der Mittelwert der Druckdifferenz (A. brachialis − A. tibialis posterior) von 64,1 mmHg bei der ersten Untersuchung auf 51,5 mmHg bei der fünften Untersuchung und in der Buflomedil-Gruppe von 60,6 mmHg bei der ersten Untersuchung auf 46,5 mmHg bei der fünften Untersuchung (Abb. 4).
Unmittelbar nach Belastung (40x Zehenstand) fiel in der Plazebogruppe der Mittelwert der Druckdifferenz (A. brachialis − A. tibialis posterior) von 86,2 mmHg bei der ersten Untersuchung auf 79,8 mmHg bei der fünften Untersuchung und in der Buflomedilgruppe von 78,1 mmHg bei der ersten Untersuchung auf 70,5 mmHg bei der fünften Untersuchung.

Nebenwirkungen

Über gastrointestinale Störungen, Kopfschmerzen, Schwindel und Übelkeit wurde in beiden Patientengruppen vereinzelt berichtet. Diese Nebenwirkungen waren in der Buflomedilgruppe geringgradig stärker vertreten.
Die klinisch chemischen Untersuchungen zeigten keine signifikanten Änderungen in beiden Gruppen.

II. Teil der Studie

In dem zweiten Teil der Studie wurden 56 Patienten, die bereits im ersten Teil der Studie teilgenommen hatten, nach der Plazebo Phase über 12 Monate mit Buflomedil in gleicher Dosierung von 600 mg/die (2/1/1 Tbl./die) behandelt. Ein Teil dieser

Patienten aus der ersten Studie hatte nach der 4wöchigen Auswasch-(Plazebo)Phase für 12 Wochen Plazebo eingenommen. Als Ausgangswert der schmerzfreien und der gesamten Gehstrecke für den zweiten Teil der Studie wurden die Gehstreckenmessungen nach insgesamt 16wöchiger Plazebogabe genommen. Der andere Teil dieser Patienten aus der ersten Studie hatte nach der 4wöchigen Auswasch-(Plazebo)Phase über 12 Wochen Buflomedil eingenommen. Als Ausgangswert der schmerzfreien und der gesamten Gehstrecke für den zweiten Teil der Studie wurde die Gehstreckenmessungen nach der 4wöchigen Auswasch-(Plazebo)Phase genommen. Bei diesen Patienten wurde die Buflomediltherapie nach Ende des ersten Teils der Studie anschließend noch über 9 Monate fortgesetzt.

Die Gehstreckenmessungen erfolgten wiederum 2mal in einem 30minütigen Intervall auf dem Laufband bei einer Geschwindigkeit von 5 km/h und einer Steigung von 10°.

Die Ultraschall-Doppler-Druckmessungen über der A. tibialis posterior und der A. dorsalis pedis erfolgten in Ruhe und nach Belastung (40mal Zehenstand), wobei jeweils zuvor der Blutdruck am Arm nach Riva-Rocci gemessen worden war.

Nebenwirkungen wurden regelmäßig registriert. Die Kontrolluntersuchungen erfolgten monatlich.

Die Auswertung der Ergebnisse erfolgte im wesentlichen statistisch deskriptiv, ergänzt durch die Überprüfung der Häufigkeiten intraindividuell festzustellender Änderungen der Gehstreckenleistungen und Blutdruckverhältnissen nach 3, 6 und 12 Monaten Behandlung.

Ergebnisse

Die Ergebnisse zeigen, daß die Gehstrecken unter Buflomedil über 12 Monate signifikant zunahmen. Die schmerzfreie Gehstrecke nahm im Mittel von 123,5 m bei Behandlungsbeginn um 75 % auf 215,5 m nach 1 Jahr zu. Die gesamte Gehstrecke nahm im Mittel von 178,9 m um 107 % auf 370,8 m zu (Abb. 5).

Die Häufigkeit der Gehstreckenverlängerung (erste und zweite Messung der schmerzfreien und der gesamten Gehstrecke) erwiesen sich nach 3, 6 und 12 Monaten Behandlung alle mit Überschreitungswahrscheinlichkeiten $p < 0.001$ statistisch hochsignifikant.

Die Druckdifferenzen (A. brachialis – A. tibialis posterior) sanken vor Belastung von 54,4 mmHg um 50 % stetig auf 27,2 mmHg im Mittel, parallel dazu nach Belastung von 78,8 mmHg um 35 % auf 51,3 mmHg ab (Abb. 6).

Die Druckdifferenzen (A. brachialis – A. dorsalis pedis) sanken vor Belastung von 82,9 mmHg um 48 % stetig auf 42,9 mmHg im Mittel, parallel dazu nach Belastung von 107 mmHg um 43 % auf 61,4 mmHg ab.

Die regelmäßig abgefragten Patienten gaben nur in wenigen Einzelfällen Unver-

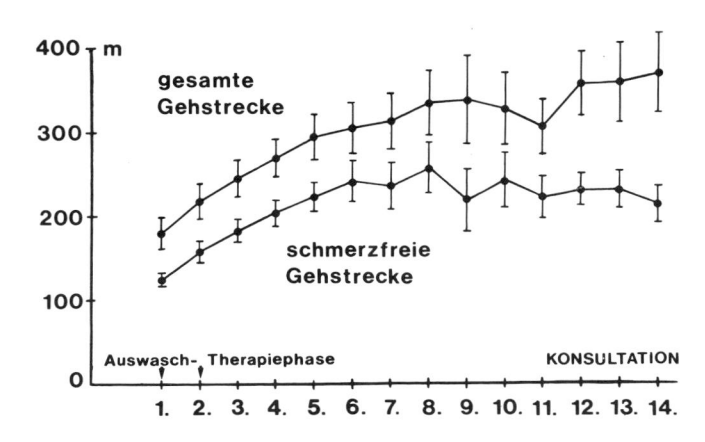

Abb. 5 Verhalten der schmerzfreien und der gesamten Gehstrecke während der 12monatigen Therapiephase mit Buflomedil (n=56). Mittelwerte, Standardfehler.

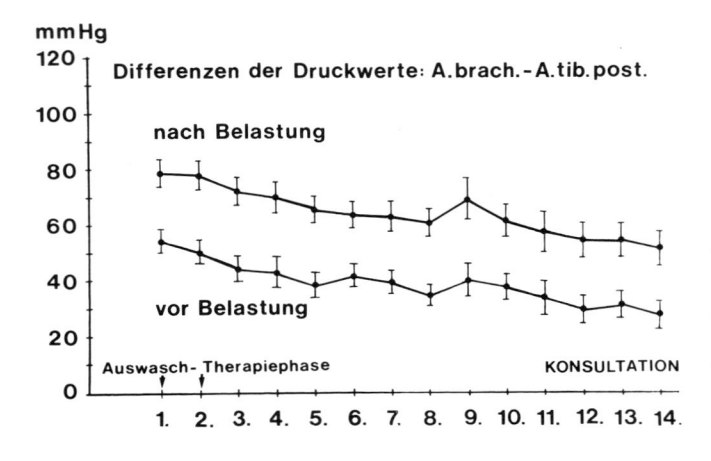

Abb. 6 Verhalten der über der A. tibialis posterior gemessenen Druckwerte in Korrelation zu den am Arm gemessenen systolischen Druckwerten während der 12monatigen Therapiephase mit Buflomedil (n = 56)

träglichkeiten oder leichte Nebenwirkungen an.

Zusammenfassung

Die hier vorgestellte kontrollierte, multizentrische Studie an 93 Patienten mit arterieller Verschlußkrankheit im Stadium II nach Fontaine über 4 Monate (Teil I) hat gezeigt, daß die schmerzfreie und die gesamte Gehstrecke unter Buflomedil signifikant und auch klinisch relevant zunahm. Diese Befunde bestätigen die Ergebnisse anderer, teils unkontrollierter, teils kontrollierter Studien (3, 4, 6).

Die nachfolgende offene, multizentrische Studie an 56 Patienten mit arterieller Verschlußkrankheit im Stadium II nach Fontaine über 12 Monate hat gezeigt, daß die schmerzfreie Gehstrecke kontinuierlich über 8 Monate zunahm und die gesamte Gehstrecke kontinuierlich über 12 Monate zunahm. Die Zunahme der Gehstrecken war hochsignifikant.

Die Ergebnisse sprechen dafür, daß Buflomedil in der gewählten, oral verabreichten Dosierung von 600 mg/die, die Gehstrecke der Patienten mit arterieller Verschlußkrankheit im Stadium II nach Fontaine nachhaltig bessert.

Literatur

(1) Dormandy, J. A., Ernest, E.: Effects of buflomedil on erythrocyte deformability. Angiology 714–716, 1981

(2) Endrich, B., Schosser, R., Beyer, J. et al: Einfluß von Buflomedil auf den Gesamt-O_2-Verbrauch, die regionale Durchblutung und den Gewebs-pO_2. In: Messmer, K., Fagrell, B. (Hrsg.) Mikrozirkulation und Arterielle Verschlußkrankheiten, Karger, Basel 1981, 154–159

(3) Gouin, G.: Etude du LL 1656 dans le traitement des escarres. Sciences Médicales 3–5, 1976

(4) Gournay, J.: Résultats d'une étude clinique en double aveugle du Buflomedil dans le traitement de l'artérite des membres inférieurs. Sciences Médicales 441–448, 1976

(5) Grellet, J.: Mise en evidence par arteriographie de l'action vasodilatatrice du LL 1656 injecté par voie veineuse. Médicine Interne 436–440, 1976

(6) Rosas, G., Cerdeyra, C., Lucas, M. A. et al: Comparison of safety and efficacy of buflomedil and naftidrofuryl in the treatment of intermittent claudication. Angiology 291–297, 1981

(7) Sunder-Plassmann, L., Endrich, B., v. Heslar, F., Messmer, K.: Effects of Buflomedil on microcirculation and collateral resistance in experimental arterial occlusive disease. Eur. Surg. Res. 13 (Supp I): 42, 1981

(8) Sunder-Plassmann, L.: Veränderungen in der Mikrozirkulation bei arterieller Verschlußkrankheit: Möglichkeiten der therapeutischen Beeinflussung. In: Trübestein, G. (Hrsg.): Arterielle Verschlußkrankheit und tiefe Venenthrombose. Thieme, Stuttgart 1984, 86 – 93

(9) Wurzinger, L. J.: Wirkungen von Buflomedil auf die spontane und auf die adrenalininduzierte Plättchenaggregation in vitro und nach intravenöser Verabreichung unter Heparin-Antikoagulation. In: Messmer, K., Fagrell, B. (Hrsg.): Mikrozirkulation und Arterielle Verschlußkrankheiten, Karger, Basel 1981, 77 – 82

Buflomedil-Infusionen bei Claudicatio der arteriellen Verschlußkrankheit

H. Bisler

Gefäßchirurgische Abteilung des Knappschafts-Krankenhauses Bottrop, Bundesrepublik Deutschland

Bisherige Untersuchungen von Buflomedil haben gezeigt, daß es unter dieser Substanz zu einer deutlichen Verbesserung der Sauerstoffversorgung im Bereich der gestörten Endstrombahn kommt. Darüber hinaus wird die Thrombozytenaggregation gehemmt und eine pathologische Erythrozyten-Flexibilität normalisiert. In experimentellen Untersuchungen wurden Hinweise auf einen zellprotektiven Effekt von Buflomedil bei vermindertem Sauerstoffangebot gefunden.

Dem Kliniker stellt sich die Frage, ob und inwieweit eine klinisch erfahrbare Wirkung dieser Eigenschaften von Buflomedil bei Patienten mit einer chronisch arteriellen Verschlußkrankheit der unteren Extremitäten eintritt und zu klinisch quantifizierbaren Effekten führt. Aus diesem Grunde wurde in einer Zwei-Phasen-Studie mit intravenöser und späterer oraler Applikation Buflomedil gegen Plazebo bei 38 Patienten mit chronischer arterieller Verschlußkrankheit der unteren Extremitäten im Stadium II nach *Fontaine* geprüft.

Zu diesem Test wurden nur solche männliche und weibliche Patienten im Alter von 40 bis 70 Jahren in die Studie einbezogen, deren Gehbeschwerden bereits 1 bis 3 Jahre bestanden und die noch kein Gehtraining absolvierten. Die schmerzfreie Gehstrecke auf dem Laufband durfte im Stadium IIa maximal 400 m betragen, im Stadium IIb 100 m nicht überschreiten.

Nicht aufgenommen wurden Patienten mit einer Erkrankung der Leber, der Nieren oder des Zentralnervensystems. Es durfte weder eine Arzneimittelallergie bekannt sein, noch eine Hypo- oder Hypertonie vorliegen, ebensowenig eine Herzrhythmusstörung oder ein Myokardinfarkt in den letzten 6 Monaten. Auch eine dekompensierte Herzinsuffizienz oder eine respiratorische Insuffizienz oder arthrotische Erkrankungen des Beckens und der Beine waren Ausschlußkriterien. Laborwerte durften nicht mehr als 20 % von der Norm abweichen.

Die Risikofaktoren der Patienten wurden eruiert. Jedoch wurde in keiner Weise Einfluß auf die Lebensgewohnheiten ausgeübt. Medikamente mit angenommenen oder erwiesenen pharmakokinetischen Eigenschaften einer Vasoaktivität waren verboten, jedoch wurde die Therapie mit Digitalispräparaten, Antihypertensiva oder lipidsenkenden Medikamenten fortgesetzt. Die Diagnose wurde bei jedem einzelnen Patienten durch die klinische Untersuchung, die elektronische Oszillographie, die Ultraschall-Doppler-Druckmessung und eine Arteriographie gesichert.

Die Prüfung von Buflomedil erfolgte in einer randomisierten Doppelblindstudie. Nach einer Auswaschphase von 4 Wochen wurden die Patienten zunächst während einer zweiwöchigen stationären Behandlung mit intravenösen Kurzinfusionen therapiert. Es wurde zweimal 100 mg/Tag Bufedil in physiologischer Kochsalzlösung gegeben. Während der oralen Behandlung in weiteren 8 Wochen wurden 600 mg Bufedil/Tag entsprechend 2-1-1 Tabl. zu 150 mg nach den Mahlzeiten eingenommen.

Nach der vierwöchigen Auswaschphase erfolgte eine nochmalige Kontrolle der Ein- und Ausschlußkriterien. Weitere Kontrollen erfolgten nach 2, nach 6 und nach 10 Wochen. Es wurde auf dem Laufbandergometer bei 5 km/h und einer Steigung von 10° die schmerzfreie Gehstrecke sowie die Gesamtgehstrecke ermittelt. Darüber hinaus erfolgte die Ermittlung der Druck-

differenz zwischen der A. brachialis und der A. dorsalis pedis oder A. tibialis posterior mit der Doppler-Druckmessung. Mit der Venenverschlußplethysmographie wurde die Ruhedurchblutung und die reaktive Hyperämie nach dreiminütiger arterieller Occlusion erfaßt. Zusätzlich erfolgen Laboruntersuchungen.
Zur statistischen Auswertung wurde die Vergleichbarkeit der Behandlungsgruppen mit Hilfe des Mediantests auf einem Level von 0,05 getestet. Die numerischen Meßergebnisse wurden nach einem Verlaufskurven-Chi (2)-Verfahren von Mantel-Haenszel analysiert. Es resultierte ein Kollektiv von 38 Patienten, 18 davon in der Plazebogruppe und 20 in der Verumgruppe. In der Plazebogruppe waren 13 Männer und 5 Frauen, in der Verumgruppe 17 Männer und 3 Frauen. Die Claudicatio wurde in der Plazebogruppe einmal im Oberschenkel, 15 mal im Unterschenkel und 2 mal in beiden Etagen angegeben. In der Verumgruppe wurden die Schmerzen 17 mal im Unterschenkel und 3 mal in beiden Etagen empfunden (Tab. 1 u. 2).
Die Vergleichbarkeit der Behandlungsgruppen hat sich bezüglich Alter, Geschlecht, Dauer der Claudicatio und auch der Schmerzlokalisation als hinreichend gut erwiesen.
Die eindruckvollste Beobachtung machten wir bei der standardisierten Gehstreckenmessung. Nach der 14tägigen stationären intravenösen Behandlungsphase mit 2 × 100 mg Buflomedil/Tg. gelangte die Ver-

Tab. 1 Geschlechtsverteilung

	Plazebo	Verum	Sa.
Männer	13	17	30
Frauen	5	3	8

Tab. 2 Schmerzlokalisation

	Plazebo	Verum	Sa.
Oberschenkel	1	0	1
Unterschenkel	15	17	32
O' u. U'-schenkel	2	3	5

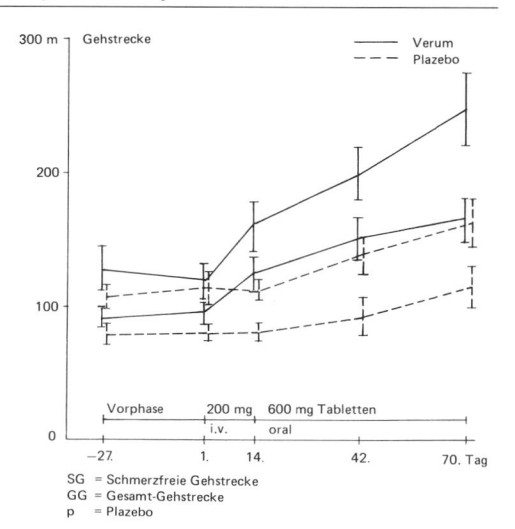

Abb. 1 Verlaufskurven der Mittelwerte der Gesamtgehstrecke (GG) und der schmerzfreien Gehstrecke (SG) nach zweiwöchiger i. v. Applikation von 2 × 100 mg pro die Buflomedil sowie nach 8wöchiger oraler Verabreichung von 600 mg pro die Buflomedil gegen Plazebo bei 38 Patienten mit chronischer arterieller Verschlußkrankheit im Stadium II nach Fontaine auf dem Laufbandergometer.

umgruppe gegenüber der Plazebogruppe zu statistisch signifikant erhöhten Gehstreckenleistungen. Dies gilt sowohl für die schmerzfreie als auch für die Gesamtgehstrecke (Abb. 1). Die mittlere schmerzfreie Gehstrecke der Plazebogruppe betrug vor der Behandlung 81,9 m (Standardfehler 7,35), nach 14 Tagen der Behandlung 82,6 m (Standardfehler 7,7). In der Verumgruppe dagegen stieg die schmerzfreie Gehstrecke von anfänglich 96,8 m (9,55) auf 125,6 m (13,00).
Die Gesamtgehstrecke der Plazebogruppe sank von 115,1 m (13,04) auf 113,7 m (8,30), dagegen stieg sie bei der Verumgruppe von 121,2 m (12,70) an auf 160,8 m (19,79).
Dies bedeutet eine relative Änderung der Gehstreckenwerte nach bereits 14 Tagen einer intravenösen Behandlung für die schmerzfreie Gehstrecke in der Plazebogruppe um 1 %, in der Verumgruppe um 30 %, für die Gesamtgehstrecke in der Plazebogruppe um − 1%, in der Verumgruppe um 33% (Abb. 2).

Tab. 4 Gesamtgehstrecke am 70. Tag (Ende der oralen Applikation).

	Tag	Mittelwert (Meter)	Standardfehler
Plazebo	−27	107,7	11,00
	1	115,1	13,04
	14	113,7	8,30
	42	141,0	14,32
	70	163,8	19,20
Verum	−27	128,1	17,26
	1	121,2	12,70
	14	160,8	19,79
	42	201,5	20,74
	70	250,1	27,64

Abb. 2 Relative Veränderung der Laufbandgehleistung nach zweiwöchiger i. v. Applikation von 2 × 100 mg pro die Buflomedil gegen Placebo bei 38 Patienten.

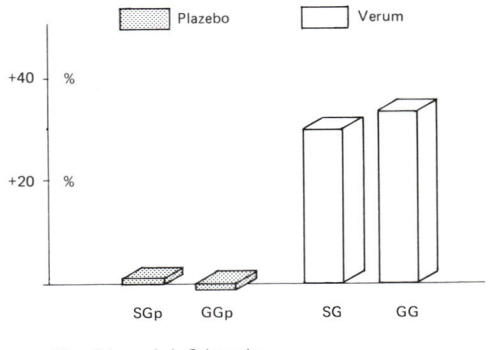

SG = Schmerzfreie Gehstrecke
GG = Gesamt-Gehstrecke
p = Plazebo

Über die nächsten 8 Wochen bis zum 70. Tag wurde die Behandlung mit Tabletten fortgesetzt. Die schmerzfreie Gehstrecke stieg danach in der Plazebogruppe auf 116,4 m (15,70), in der Verumgruppe auf 167,2 m (18,30).
Die Gesamtgehstrecke stieg in der Plazebogruppe auf 163,8 m (19,20), in der Verumgruppe dagegen auf 250,1 m (27,64) an (Tab. 3 u. 4).
Die Druckdifferenzmessung mit der Ultraschall-Doppler-Methode zeigte bei der Behandlung keine Signifikanz, ebenso verhielten sich auch die Initial- und Maximalwerte der Venenverschlußplethysmographie.

Die Peak flow time dagegen wies nach der intravenösen Phase eine statistisch signifikante Kürzung auf. Dieser Effekt ist jedoch im weiteren Verlauf der Behandlung nicht mehr gesehen worden. Es ist nicht auszuschließen, daß eine causale Verknüpfung mit der stationären Behandlung oder i. v. Applikation besteht. Eine Erklärung kann nicht gegeben werden.
Nach Nebenwirkungen während der Behandlung wurde gezielt gefragt. Es ergab sich in beiden Gruppen kein Unterschied. In der Plazebogruppe wurde in den letzten Wochen zweimal Übelkeit, einmal Schwindel und einmal Müdigkeit angegeben, in der Verumgruppe dreimal Schwindel, einmal Müdigkeit und einmal Magendrücken nach Tabletteneinnahme (Tab. 5).

Tab. 5 Nebenwirkungen n = 38

	Plazebo				Verum			
Untersuchungstag	1.	14.	42.	70.	1.	14.	42.	70.
Übelkeit	0	0	1	1	0	0	0	0
Schwindel	0	0	1	0	1	1	1	1
Müdigkeit	0	0	0	1	1	0	0	0
Magendrücken	0	0	0	0	0	0	0	1

Tab. 3 Schmerzfreie Gehstrecke am 70. Tag (Ende der oralen Applikation)

	Tag	Mittelwert (Meter)	Standardfehler
Plazebo	−27	79,9	8,28
	1	81,9	7,35
	14	82,6	7,77
	42	94,8	14,64
	70	116,4	15,70
Verum	−27	92,2	7,95
	1	96,8	9,55
	14	125,6	13,00
	42	152,5	15,76
	70	167,2	18,30

Diskussion

Eine überzeugende Wirkung einer konservativen Behandlung wird am ehesten in der Wiederherstellung einer ausgefallenen oder geminderten Organfunktion erkannt. Der Nachweis konservativ-therapeutischer

Wirkungen an den unteren Extremitäten bei einer chronischen arteriellen Verschlußkrankheit ist schwierig zu erbringen. Die Gehstreckenmessung erscheint zur Überprüfung von Leistungsverbesserungen noch am sinnvollsten, weil sie sich direkt auf die Organfunktion bezieht und am objektivsten, wenn sie mit dem Laufbandergometer durchgeführt wird. Zur Wiederherstellung und Verbesserung der Gehleistung der Beine wurde im Feld relativer gefäßchirurgischer Indikationen Bufedil bei Patienten mit einer arteriellen chronischen Verschlußkrankheit im Stadium II eingesetzt. Hierdurch konnte schon nach 14tägiger i. v. Applikation eine hochsignifikante Gehstreckenverlängerung erreicht werden.

Dieser Effekt wurde in einer sich anschließenden 8wöchigen oralen Therapie fortgesetzt. Zwar läßt die gewählte sequentielle und parallele Anordnung der Untersuchung keinen Vergleich zwischen der stationären und ambulanten Phase zu, dennoch kann descriptiv aus den Verlaufsergebnissen abgeleitet werden, daß mit der intravenösen Verabreichung von 2 × 2 Ampullen Buflomedil vermutlich schneller ein Effekt erreicht wird als mit der oralen Therapieform. Die Vermutung wird dadurch bestärkt, daß die orale Applikationsphase ohne vorausgehende Wash-out-Periode an die 2wöchige i. v. Applikation anschloß, daß also ein carry-over-Effekt in der Phase oraler Applikation diese nur begünstigt haben könnte.

Den Gefäßchirurgen überrascht es nicht sehr, daß – anders als nach Gefäßrekonstruktionen – die Ultraschall-Doppler-Druckmessung keine parallellaufenden Signifikanzen hervorgebracht hat, liegt doch einerseits der Wirkungsbereich des Vasoaktivums im peripheren Kapillarbereich und bleiben doch andererseits kalkharte Stenosen und Verschlüsse als Verursacher der Druckgradienten in den Transportgefäßen weiter bestehen.

Es bleibt festzustellen, daß mit dem Vasoaktivum Buflomedil bei intravenöser wie bei oraler Applikation im Stadium II nach Fontaine eine deutliche Verbesserung der Gehleistung bei Patienten mit chronischer arterieller Verschlußkrankheit erreicht werden konnte. Nebenwirkungen wurden in gleicher Weise in der Plazebo- sowie in der Verumgruppe gesehen. Ein wesentlicher Erfolg der Buflomedilbehandlung trat bereits nach 14 Tagen ein. Die i. v. Applikation scheint zu einem schnelleren Effekt zu führen als die orale Gabe.

Literatur

(1) Bollinger, A.; Funktionelle Angiologie. Georg Thieme Verlag Stuttgart 1979

(2) Dormandy, J. A., E. Ernest; Effects of Buflomedil on Erythrocyte Deformability. Angiology 32 (1981) 714

(3) Endrich, B., R. Schosser, J. Beyer, E. Martin, K. Messmer; Einfluß von Buflomedil auf den Gesamt-O_2-Verbrauch, die regionale Durchblutung und den Gewebs-pO_2. In: Mikrozirkulation und arterielle Verschlußkrankheiten (Hrsg.: K. Messmer, B. Fagrell). Karger Basel (1981) 154

(4) Fagrell, B., J. L. Hermansson; Wirkung von Buflomedil auf die Mikrozirkulation der Haut bei Patienten mit schwerer Hautischämie. In: Mikrozirkulation und arterielle Verschlußkrankheiten (Hrsg.: K. Messmer, B. Fagrell). Karger Basel (1981) 187

(5) Gundert-Remy, U., E. Weber, G. Lam, W. L. Chion, W. Mann, G. H. Aynilian; The Clinical Pharmacokinetics of Buflomedil in Normal Subjects After Intravenons and Oral Administration. Eur. J. Clin.Pharmacol 20 (1981) 459

(6) Mantel, L., W. Haenszel; Statistical aspects of the analysis of data from retrospective studies of disease. J. National Cancer Institute 22 (1959) 719

(7) Rey, E., G. Barrier, Ph. d'Athis, D. de Lauture, M. O. Richard, J. P. Lirzin, C. Sureau, G. Olive; Pharmakokinetik von Buflomedil nach intravenöser und nach oraler Verabreichung. In: Mikrozirkulation und arterielle Verschlußkrankheiten (Hrsg.: K. Messmer, B. Fagrell). Karger, Basel (1981) 175

(8) Sunder-Plassmann, L., B. Endrich, F. v. Hes-

ler, K. Messmer;Resistance of Collateral Vessels in Experimental Occlusive Disease: Dilation versus Dilution. II International Congress on Microcirculation and Ischemic Vascular Diseases, Rio de Janeiro 1981. Proceedings: BMI New York (1982), 427

(9) Wurzinger, L. J.; Wirkungen von Buflomedil auf die spontane und auf die adrenalin-induzierte Plättchenaggregation in vitro und nach intravenöser Verabreichung unter Heparin-Antikoagulation. In: Mikrozirkulation und arterielle Verschlußkrankheiten (Hrsg.: K. Messmer, B. Fagrell). Karger Basel (1981), 77

Die intravenöse Buflomedil-Therapie bei arterieller Verschlußkrankheit im Stadium IV

H. Bisler, H. Montag

Gefäßchirurgische Abteilung des Knappschaftskrankenhauses Bottrop, Bundesrepublik Deutschland

Nachdem wir über viele Monate die Gelegenheit hatten, die Wirkung von Buflomedil vor allem in der i.v. Applikation in Stad. II zu beurteilen, lag der Gedanke nahe, diesen Wirkstoff auch bei Patienten in höheren Stadien der arteriellen Verschlußkrankheit einzusetzen, wenn eine Gefäßrekonstruktion oder eine Gefäßdilatation nicht mehr angezeigt war. So haben wir bisher bei 10 Patienten im Stadium IVa oder b eine intravenöse Therapie mit Buflomedil in Kurzinfusionen durchgeführt. Die Auswahl der Patienten erfolgte nach den bereits vorgetragenen Kriterien, zwei der 10 Patienten hatten als Besonderheit einen Diabetes mellitus, 8 dagegen nicht. Die arteriellen Ulzerationen bestanden schon längere Zeit und sind teilweise auch schon konservativ ambulant andernorts behandelt worden. Zur Ausschaltung einer venösen Ulzeration wurde zusätzlich zur Angiographie eine Phlebographie der betroffenen Extremität durchgeführt. Es wurde darauf geachtet, daß eine regelrechte Ulzeration vorlag und nicht eine Hautläsion im Sinne einer Komplikation eines Stadium II.

Zur Überprüfung des Therapieeffektes wurde ebenfalls die Venenverschlußplethysmographie sowie die Doppler-Druckmessung herangezogen, darüber hinaus aber auch die Ulcusvermessung und die Fotographie. Neben der intravenösen Applikation von Kurzinfusionen mit 200 mg Bufedil/Tg. erfolgte eine lokale Behandlung der Ulzeration mit Antibiotika.

Wir hatten bisher folgende Ergebnisse (Abb. 1):

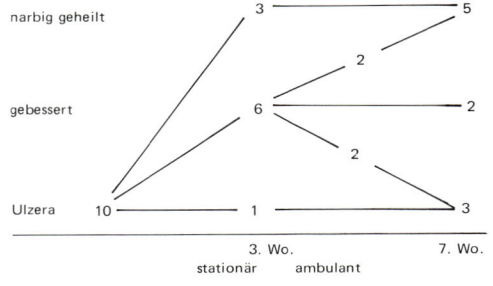

Abb. 1 Heilungserfolge und -mißerfolge bei Patienten mit arterieller Verschlußkrankheit im Stadium IVa oder b nach primärer stationärer Behandlung mit Bufedil-Kurzinfusionen (200 mg/die).

Von den 10 Ulzerationen konnten innerhalb der ersten 3 Wochen mit intravenöser Applikation 3 Ulzerationen vollkommen zur Abheilung gebracht werden. 6 Ulzerationen waren im Begriff der Abheilung mit deutlicher Verkleinerung, Wundgrundreinigung und Granulationsbildung. Lediglich eine Ulzeration zeigte überhaupt keine Heilungstendenz. Nach Fortsetzung der konservativen Therapie über weitere 4 Wochen mit oraler Applikation von Buflomedil zeigten die Extremitäten mit abgeheilter Ulzeration keine neuen Komplikationen, zwei weitere in Heilungstendenz begriffene Ulzerationen heilten vollkommen ab, zwei mit Heilungstendenz waren nach dieser Zeit immer noch nicht ganz verheilt, zwei Ulzerationen vergrößerten sich wesentlich und erreichten wieder ihr Ausgangsstadium. Die unbeeinflußte Ulzeration zeigte auch nach dieser Zeit keine Heilungstendenz.

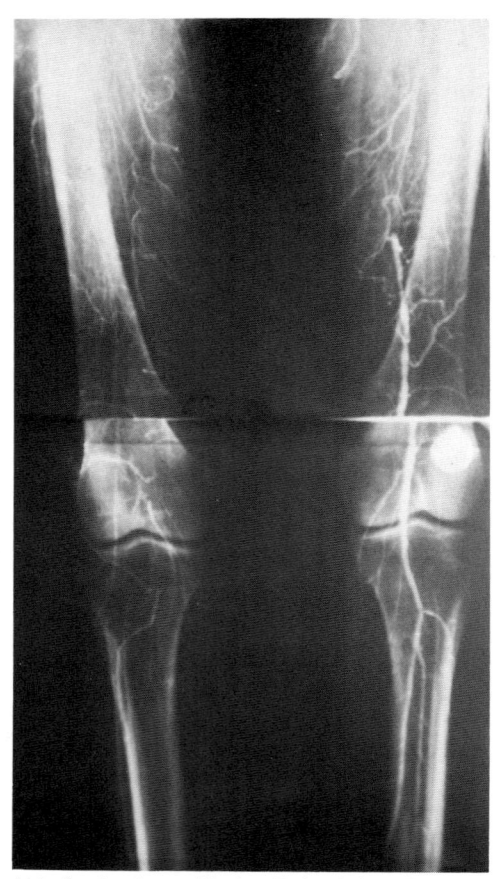

Abb. 2 Angiographischer Befund einer Patientin mit bislang therapieresistenten kleinen Ulzera am rechten Großzehenballen und an der rechten Ferse.

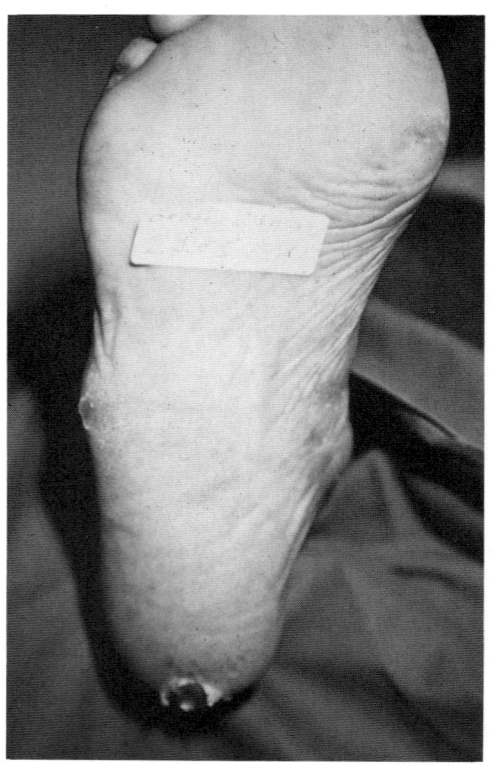

Abb. 3

Die Doppler-Druckmessung sowie die Venenverschlußplethysmographie brachten wie bei unseren früheren Erfahrungen keine signifikante Veränderung. Die Gehstreckenleistung wurde nicht gemessen.
In den Abb. 2–5 wird ein Fall mit guter Abheilungstendenz demonstriert. Die Patientin klagte über Ulzerationen am Großzehenballen und an der Ferse rechts, die Schmerzen verursachten und seit mehreren Wochen der konservativen Behandlung keine Besserung aufwiesen. Die Angiographie weist am rechten Bein keine sichere Anschlußmöglichkeit im Unterschenkelsegment mehr auf, so daß die konservative Therapie mit Bufedil-Kurzinfusionen vorgezogen wurde. Nach 3 Wochen stationärer Behandlung waren die kleinen Ulzera soweit abgeheilt, daß lediglich ein trockener Schorf übrig blieb. Nach weiteren 4 Wochen oraler Therapie war die Abheilung abgeschlossen.
Die übrigen positiven Verläufe ähneln diesem Beispiel.
Eine Therapie dieser Art im Stadium IV erlaubt aus ethischen Gründen keine Plazeboreihe. Die bisherigen Erfahrungen bei noch sehr kleinen Ulzera zeigen jedoch durchaus einen positiven Therapieeffekt auf. Im Vergleich zu den Untersuchungen im Stadium II fällt auf, daß die intravenöse Applikation von Buflomedil auch hier zu einem schnellen Heilungseintritt geführt hat, der sich deutlich von den Ergebnissen der oralen Therapie unterscheidet. Besonders interessant erscheinen uns die beiden Fälle, in denen nach Beendigung der stationären intravenösen Applikation eine deutliche Verschlechterung der

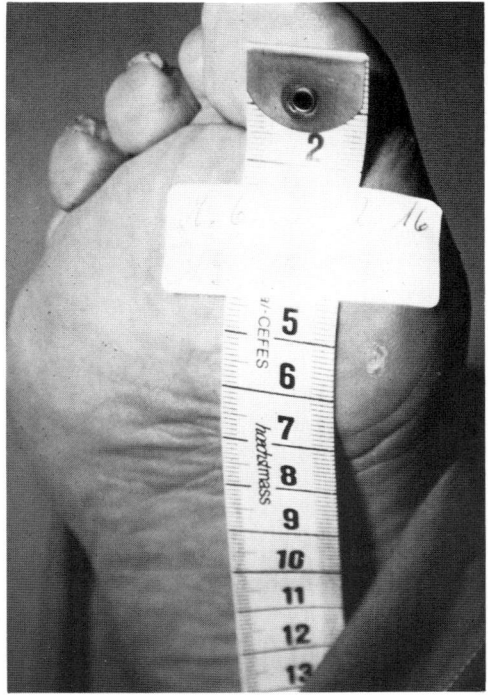

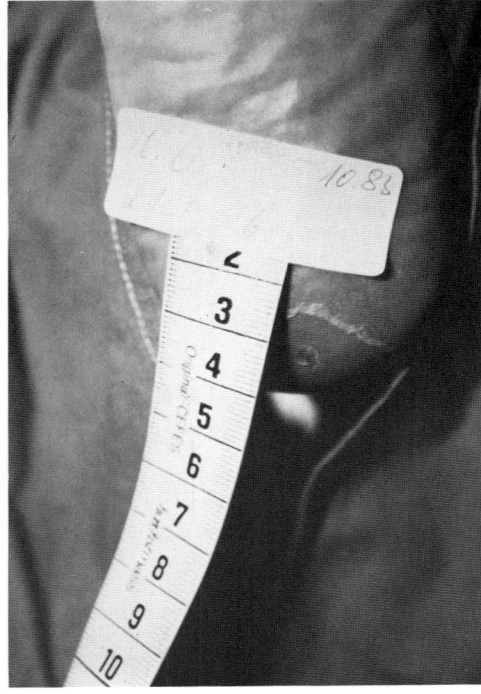

Abb. 4 **Abb. 5**

Abb. 3—5 Primäre Größe der Ulzeration am Großzehenballen und an der Ferse rechts, Befund nach Behandlung mit Bufedil-Kurzinfusionen und fortgesetzter oraler Therapie mit Bufedil am Ende der 7. Woche.

Befunde eingetreten ist. Es kann sich hier um Unterschiede in der Bioverfügbarkeit des Medikamentes handeln oder anders ausgedrückt, um Grenzbereiche der Dosierung, die unterschritten worden sind. Dasselbe würde auch für die Fälle gelten, bei denen die Heilungstendenz stagnierte. Andererseits muß bei solchen Heilungsverläufen im Stadium IV auch der Faktor Bettruhe diskutiert werden. Es handelte sich bei allen Patienten um Ulcerationen mit sekundärer Infektion durch Staphylococcus aureus oder Proteusbakterien. Die Ausschaltung orthostatischer Belastung des Gewebes mag sich im Heilungsverlauf positiv ausgedrückt haben. Wir wissen aber auch aus dem klinischen Alltag, daß die Abheilung des Ulcus arteriosum allein durch Bettruhe in seltenen Fällen zum Erfolg führt. Es sei daher der Schluß zur Diskussion gestellt, daß die intravenöse Applikation von Buflomedil in ausreichend hoher Dosis auch bei der arteriellen Verschlußkrankheit im Stadium IV eine positive Wirkung in der arteriellen Endstrombahn bewirkt.

Die Indikation zu dieser konservativen Therapieform ist allerdings erst gegeben, wenn ein aktiveres Vorgehen durch Rekonstruktion, Dilatation oder Lyse ausscheidet, denn Patienten im Stadium IV sind als Notfälle zu behandeln mit dem Ziel, eine Amputation abzuwehren, Schmerzen zu beseitigen, Ulcerationen zu heilen und die Gehleistung zu steigern.

Doppelblindstudie über die Wirksamkeit von Buflomedil an 40 Patienten mit arterieller Verschlußkrankheit im Stadium II B

N. Zinnagl

Konservativ-angiologische Station der Landeskrankenanstalten Salzburg, Österreich

Als Therapie der Wahl bei art. Verschlußkrankheit Stadium II nach Fontaine gilt heute das Gehtraining. Dagegen ist die medikamentöse Therapie umstritten. Insbesondere gefäßerweiternde Mittel sind nahezu obsolet. Dagegen werden Medikamente eingesetzt, die eine Verbesserung der Fließeigenschaften des Blutes und eine Änderung des Muskelstoffwechsels bewirken.
Eine solche Substanz ist Buflomedil mit der Formel (Abb. 1). Eine Monosubstanz, die in Österreich noch nicht erhältlich ist. In der Bundesrepublik ist sie seit ca. 1 Jahr im Handel. Bisherige Arbeiten haben gezeigt, daß Buflomedil
1. die Thrombozytenaggregation hemmt,
2. die Erythrozytenverformbarkeit steigert,
3. eine restliche gefäßerweiternde Wirkung besitzt und
4. wahrscheinlich den Sauerstoffbedarf der Muskulatur bei vermindertem Angebot reduzieren kann.

Von 1979 bis Anfang 1981 wurde diese Substanz an meiner Station an insgesamt 47 Patienten im Stadium IIB erprobt. Nach 7 Ausfällen verblieben 40 Patienten im Programm, so daß eine randomisierte, kontrollierte Doppelblindstudie Buflomedil versus Plazebo sich auf diese 40 Patienten stützt. Es handelt sich um 25 Männer und 15 Frauen. Die Geschlechtsaufteilung bei Plazebo und Verum sehen Sie an diesem Dia. Die Altersverteilung auf dem nächsten. An Verschlußtypen lagen 4 Iliakaverschlüsse vor, die restlichen Pat. hatten Femoralis superficialis-Verschlüsse. In 29 Fällen waren diese Verschlüsse bds. feststellbar, bei 4 Pat. kamen noch Unterschenkelverschlüsse hinzu.

Die Studie wurde in folgender Weise vorgenommen:
Nach einer 2wöchigen Auswaschphase, in der sämtliche gefäßaktive Pharmaka abgesetzt wurden, kamen die Pat. zur ersten Untersuchung. Dabei wurde die Anamnese, ein internistischer Status incl. EKG, ein Thorax-Röntgen, sowie die gesamte Blutchemie und der Harnstatus erhoben. An angiologischen Befunden führten wir die Pulstastung, die pneumatische Oszillographie, die Perfusions-Doppler-Untersuchung, die Venenverschlußplethysmographie in Hinsicht auf reaktive Hyperämie und Peakflowtime sowie die Achillessehnenreflexzeit durch. Ausgeschlossen wurden Pat. mit nachweisbarer kardialer

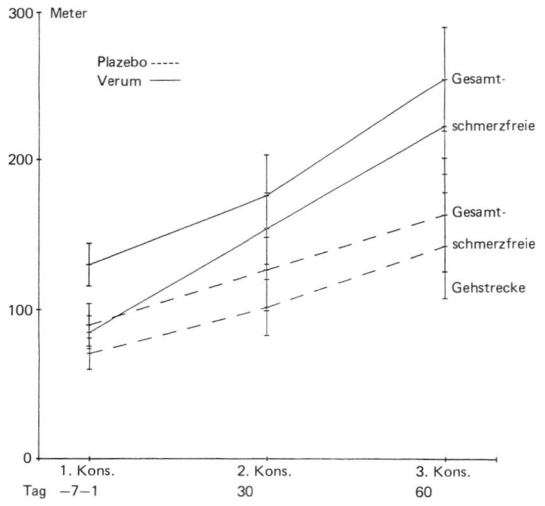

Abb. 1 Gehstecken

Tab. 1 Alters- und Geschlechtsverteilung der Patienten

1.1 **Alter**

Alters-klassen	Plazebo-gruppe	Verum-gruppe
bis 50 Jahre	0	2
51 - 64	6	6
über 65	14	12
keine Ang.	0	0
zusammen	20	20

1.2 **Geschlecht**

	Plazebo-gruppe	Verum-gruppe
Männer	13	12
Frauen	7	8
keine Ang.	0	0
zusammen	20	20

Insuffizienz, mit Herzinfarkt in der Vorgeschichte, mit Leber- oder Nierenschäden, sowie einem Perfusionsdruck-Wert von unter 70 mmHg. Alle Probanden hatten eine Gehstrecke von deutlich unter 150 m auf dem Laufband bei einer Gehgeschwindigkeit von 4 km/h bei 10 % Steigung. Keiner der Probanden hatte ein gezieltes Gehtraining vor der Behandlung durchgeführt, auch während der Behandlung wurde ein solches nicht angeraten.
Die Pat. wurden nun angehalten, über den Tag verteilt insgesamt 4 Tbl. des Prüfpräparates einzunehmen. Nach 30 bzw. 60 Tagen erfolgte die Nachuntersuchung. Diese erstreckte sich neuerdings auf einen internistischen Status jedoch ohne EKG oder Thorax-Röntgen, sowie auf alle angeführten angiologischen Parameter. Außerdem fragten wir nach Nebenwirkungen oder Unverträglichkeitserscheinungen.

Zum Ergebnis:
Die statistische Auswertung ergab signifikante Unterschiede zwischen Verum und Plazebo nur in Hinsicht auf die Gehstrecke. In beiden Kollektiven war die Gehstrecke angestiegen, jedoch unter Verum signifikant höher als unter dem Plazebo. Die Tatsache, daß anscheinend die Verum-Patienten eine bessere Ausgangslage aufwiesen als die Plazebo-Pat., spielt nach den Aussagen des Statistikers keine Rolle. Gut korreliert mit diesen Parametern die subj. Angabe der Pat. über die Intensität und die Dauer des Gehschmerzes, die unter den Verum-Patienten signifikant gegenüber den Plazebo-Patienten zurückging. Alle übrigen angiologischen Parameter verhielten sich uncharakteristisch. Eine Signifikanz konnte für keinen erzielt werden. Auch hinsichtlich der Blutchemie kam es zu keinerlei signifikanten Veränderungen. Wir beobachteten keine Allergien oder Unverträglichkeitserscheinungen. An geringen Nebenwirkungen traten Magenbeschwerden, Obstipation und Kopfschmerz bei insgesamt 6 Probanden auf. Erstaunlicherweise waren darunter 4 Plazebo-Patienten und nur 2 Verum-Patienten.
Übereinstimmend mit einer etwas später durchgeführten multizentrischen Studie aus Deutschland mit Buflomedil haben wir die Substanz als geeignet für eine medikamentöse Therapie des Stadiums IIB gefunden, wobei die Verlängerung der Gehstrecke der verwertbare Parameter war.

Haemorheological Effects of Buflomedil in Diabetic Angiopathy

C. Le Devehat, A. Lemoine, M. Ramet

Centre de Diabétologie et des Maladies de la Nutrition, Centre Hospitalier de Nevers, Pougues-Les-Eaux, France

Introduction

Since 1975 numerous pharmacodynamic and clinical studies have established that Buflomedil has a favourable hemodynamic effect on the microcirculation and, in consequence, can lead to an increase in oxygen uptake; furthermore, it acts on the components of the blood. The work of Messmer (1.2) based on measurements of the partial pressure of oxygen in ischemic areas before and after treatment, has shown that Buflomedil improves oxygenation in the pericapillary tissues. This is due in part to the action of the drug on the distal arterioles, specifically on the precapillary sphincters, and in part to possible effects on rheologic factors and the metabolism of the erythrocytes. Since the capacity of the erythrocyte to deform is a major physiologic determinant of oxygen transport, particularly in the capillaries (3), the oxygenation of the tissues is directly affected by both the physical and the metabolic behavior of the red blood cells. The restoration to normal of these rheologic and metabolic properties of the erythrocyte represents a new approch to arterial disease, not only to its treatment but also to its physiopathology.

The objectives of the present study were to determine the rheologic effect of Buflomedil on the blood, and to investigate its therapeutic value paying particular attention to its effects on red cell filterability and the metabolic changes in the erythrocytes of diabetic patients suffering from chronic peripheral arterial disease of the legs.

Material and methods

The study group consisted of 47 diabetic patients, none of whom was being treated with insulin, who suffered from chronic peripheral arterial disease of the legs. They all showed a variety of rheologic abnormalities: reduction in red cell filterability, a significant fall in erythrocyte adenosine triphosphate (ATP) levels and an abnormal elevation in the levels of red cell 2,3-diphosphoglycerate (2,3-DPG). They were treated for 9 days with intravenous infusions of 400 mg Buflomedil daily; each infusion was given over a period of $3-4$ hours. On day 10 treatment was changed to Buflomedil by mouth – 450 mg daily in three divided doses. This was continued for a minimum of 3 months.

The red cell levels of 2,3-DPG and ATP and red cell filterability were measured before the start of the infusions, after each infusion, and then on days 30 and 90 of treatment.

The control group consisted of 20 subjects, 10 men and 10 women, aged between 20 and 40 years, non-smokers of normal body weight, with no personal or family history of diabetes mellitus, and free from any arterial disease. None was receiving any form of drug treatment.

Red cell filterability was determined by the method of Reid et al (4) in whole blood, using similar filters with 5 µm pores. The results were expressed in terms of flow: I/TFS × 10 (3) (TFS = filtration time in seconds for 1 ml whole blood). ATP (in µmol/l) was measured by the *Boehringer*

ultraviolet spectrophotomethic method (5). Erythrocyte 2,3-DPG (in µmol/g haemoglobin) was measured by the method of *Michal*, modified by *Boehringer* (6).
The only semi-clinical investigation we performed was to measure the segmental perfusion pressure at the ankle by Doppler ultrasound. The results were expressed as a pressure index arrived at by dividing the perfusion pressure at the ankle by the perfusion pressure in the arm.
Statistical analysis was carried out using Student's "t" test.

Results

Red Cell Filterability

Before treatment the reduction in red cell filterability below control values was highly significant. From day 1 of administration of Buflomedil the improvement was significant ($p = 0.001$) and, indeed, had returned to normal as early as day 2 of intravenous treatment. Normal values were also recorded on days 30 and 90 when Buflomedil treatment had been continued by mouth (Tab. 1).

Erythrocyte Adenosine Triphosphate

The response of the red cell ATP paralleled that of the red cell filterability, a finding which is in agreement with that of Nakao (7). The deformability of the erythrocyte is an active process that depends on its content of ATP – indispensable as the substrate for the main enzymatic pathways of the cell and for the maintenance of its discoid shape. As in the case of the red cell filterabily, the ATP content of the red cells was restored to normal from day 2 of treatment, and remained so on days 30 and 90 (Table 1).

Erythrocyte 2,3-diphosphoglycerate

The increase in the red cell content of 2,3-DPG is explicable as a compensatory metabolic phenomenon. Although the dissociation of oxyhemoglobin depends on a number of factors, 2-3-DPG is an essential element. Thus in states of acute or chronic hypoxia red cell 2,3-DPG is increased, the affinity of hemoglobin for oxygen falls, and oxygen is more readily released to the tissues.
Before treatment all patients had high levels of 2,3-DPG compared to control values. These increased from day 1 of treatment, the increase reaching statistical significance on days 9 and 90 (Tab. 1).

Perfusion Pressure

The index of perfusion pressure at the ankle showed significant improvement

Tab. 1 Red cell filterability and red cell levels of adenosine triphosphate and 2,3-diphosphoglycerate in the 47 diabetics. The significance of the changes from the control values (in 20 normal subjects) is indicated.

	Red cell filterability (L/TFS x 10^3 ± SEM)	P value (t test)	Red cell adenosine triphosphate levels (µmol/l ± SEM)	P value (t test)	Red cell 2,3-diphosphoglycerate levels (µmol/l Hb)	P value (t test)
Controls	22.6 ± 1.56		469.65 ± 19.98		11.6 ± 0.68	
Before treatment	17.1 ± 1.20		373.14 ± 22.23		13.42 ± 0.62	
Day 1	20.3 ± 1.53	0.001	438.86 ± 21.90	0.001	13.85 ± 0.62	NS
Day 2	22.14 ± 1.57	0.001	464.4 ± 21.64	0.001	13.79 ± 0.65	NS
Day 3	24.43 ± 1.90	0.001	489.42 ± 23.35	0.001	14.14 ± 0.59	NS
Day 8	24.5 ± 1.55	0.001	483.3 ± 21.19	0.001	14.1 ± 0.50	NS
Day 9	26.01 ± 1.81	0.001	501.06 ± 21.77	0.001	14.38 ± 0.53	0.02
Day 30	24.61 ± 1.51	0.001	478.89 ± 18.92	0.001	13.88 ± 0.50	NS
Day 90	24.48 ± 1.46	0.001	478.25 ± 15.70	0.001	14.33 ± 0.58	0.05

NS = not significant

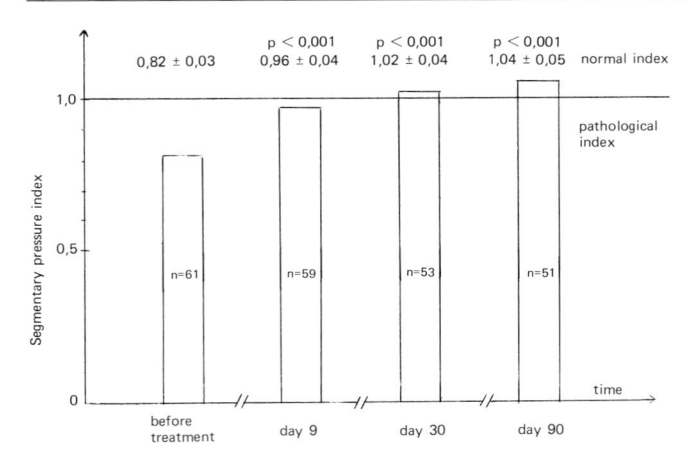

Fig. 1 Effect of Buflomedil on the segmental perfusion index at the ankle. A normal index is unity or above, a pathologic index is below unity. The indices ± SEM at each measurment are given together with the level of statistical significance of the improvement.

after 9 days' treatment with Buflomedil intravenously. This index remained at normal values on days 30 and 90 when treatment was by mouth (Fig. 1).

Discussion

Oxygenation of the tissues is directly influenced by the physical and metabolic behavior of the erythrocytes, which can be studied by measuring red cell filterability and the levels of red cell ATP and 2,3-DPG, respectively.

In diabetics, changes in these three parameters have an adverse effect on oxygen transport and are related to the clinical progress of macroangiopathy.

In previous studies (3), we found a significant positive correlation in normal subjects between the levels of erythrocyte 2,3-DPG and red cell filaterability. This correlation was negative in diabetic patients with macroangiopathy, the metabolic and rheologic abnormalities indicating hypoxic states of varying degrees of severity.

A study of the relationships between 2,3-DPG and red cell filterability shows a negative correlation before treatment ($r = -0.52$, $p < 0.01$). On days 9, 30 and 90 of treatment with Buflomedil, the correlation has become positive and similar to that in normal subjects (Fig. 2 and 3).

Thus, the administration of Buflomedil intravenously and by mouth first increases and then rapidly restores to normal the red cell filterability and the level of erythrocyte ATP. The persistence of high levels of red cell 2,3-DPG under treatment suggests that the finding of *Endrich* et al (1) of an improvement in the partial pressure of oxygen in ischemic areas could be attributable to this cause.

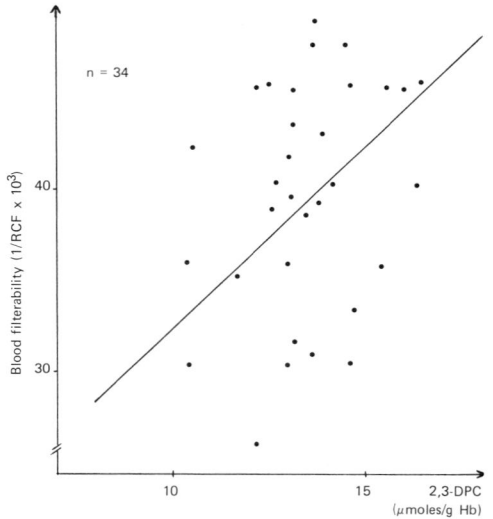

Fig. 2 Correlation between red cell levels of 2,3-diphosphoglycerate and red cell filterability in the 34 control subjects.

We conclude that the partial pressure of oxygen in ischemic tissue is improved by the administration of Buflomedil as a result of enhanced oxygen transport by the erythrocyte and of reduced affinity of hemoglobin for oxygen due to the high levels

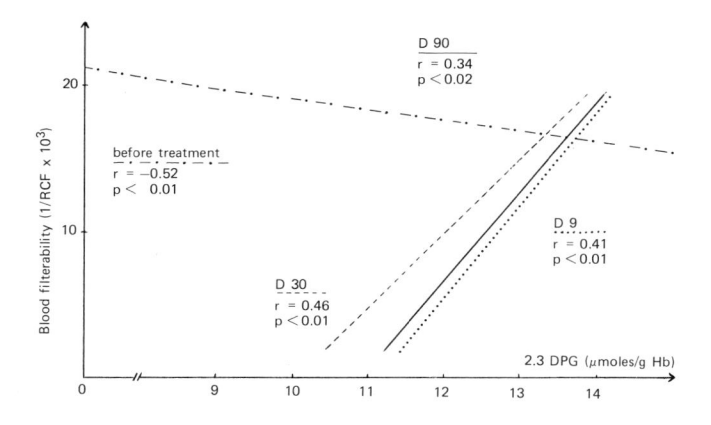

Fig. 3 Correlation between red cell 2,3-diphosphoglycerate and blood filterability (diabetics with angiopathy before and after 9, 30, 90 days of treatment with Buflomedil I.V. and per os).

of 2,3-DPG within the red cell. These hemorheologic properties add to the value of Buflomedil as a vasoactive agent in the treatment of arterial disease.

Abstract

Changes in red cell filterability and in levels of adenosine triphosphate and 2,3-diphosphoglycerate within the erythrocyte are related to the clinical process of arterial disease in diabetics. We investigated the effect of Buflomedil on these parameters in 47 diabetic patients suffering from chronic peripheral arterial diseases of the legs. Buflomedil was given in a daily dose of 400 mg intravenously for 9 days followed by 450 mg daily to a total treatment period of 90 days. The red cell filterability and erythrocyte adenosine triphosphate levels rapidly reverted to normal levels and remained normal at days 9, 30 and 90. Levels of red cell 2,3-diphosphoglycerate were increased from the first day of treatment. These improvements in hemorheologic values were paralleled by clinical improvement as indicated by the rise in segmental perfusion pressure at the ankle.

These findings are relevant not only to the treatment of peripheral arterial disease, but also to its pathophysiology at both macro and microcirculatory levels.

References

(1) Endrich, B., R. Schosser, J. Beyer et al.: Influence of Buflomedil on total O_2-consumption, regional blood flow and tissue PO_2. Proceedings of the Congress on Microcirculation and Ischemic Vascular Disease. Advances in Diagnosis and Therapy, Munich, West-Germany, Nov. 28–29 (1980). Academy Communications Inc. 233–242.

(2) Sunder-Plassmann, L., K. Messmer, HM. Becker: Tissue PO_2 and transcutaneous PO_2 as guidelines in experimental and clinical drug evaluation. Angiology 32, (1981), 686–698.

(3) Le Devehat, C., B. Cirette, A. Lemoine et al.: Filtrabilité sanguine et 2,3-diphosphoglycérate érythrocyte chez le sujet diabétique. Angéiologie 32, (1980), 317–324.

(4) Reid, HL., AJ. Barnes, PJ. Lock et al.: A simple method for measuring erythrocyte deformability. J. Clin. Path. 29, (1976), 855–858.

(5) Bücher, Th.: Biochem., Biophys. Acta (Amts), 1, (1947), 292.

(6) Michal, G. Methods of enzymatic analysis. Bergmeyer H. U.: éd. Verlag Chemie, Weinheim and Acad., Press, N. Y., (1974), 1433.

(7) Nakao, M., K. Hoshino, T. Nakao: Erythrocyte membrane microviscosity in diabetes. Horm. Metab. Res., 11, (1981), 97–102.

Zur klinischen Bedeutung der Blutfluidität bei chronischer peripherer arterieller Verschlußkrankheit

B. Angelkort, P. Spürk

Medizinische Klinik Nord der Städtischen Kliniken Dortmund, Bundesrepublik Deutschland

Die chronische arterielle periphere Verschlußkrankheit geht regelmäßig mit pathologisch veränderter Blutrheologie einher (1, 2, 3). Das Ausmaß der Fluiditätsverschlechterung wird dabei vom verbleibenden Perfusionsdruck und von den Fließeigenschaften des Blutes selbst bestimmt, welche wiederum vom Hämatokrit, der Aggregationskapazität und Flexibilität der Erythrozyten, der Leukozytenfluidität und der Höhe der Plasmaviskosität abhängen (10). Neuere Untersuchungen lassen vermuten, daß die Gehleistung bei Patienten mit fortgeschrittener Verschlußkrankheit wesentlich von den Fließeigenschaften des Blutes bestimmt wird (2). Eine Minderung der Vollblutviskosität durch Hämodilution führt im fortgeschrittenen Krankheitsstadium zu einer Zunahme der Muskeldurchblutung (2), bei hoher Viskosität kann trotz ausreichender Druckgradienten in den Transportgefäßen die periphere Durchblutung so stark gestört sein, daß Claudicatio intermittens auftritt (9).
Ziel der vorliegenden Studie ist es, bei unbehandelten Patienten mit chronischer arterieller Verschlußkrankheit wichtige Veränderungen der Fließeigenschaft des Blutes darzustellen und zu zeigen, inwieweit Beziehungen zwischen nachweisbaren rheologischen Veränderungen und dem Schweregrad der Erkrankung sowie der schmerzfreien Gehstrecke bestehen.

Methoden:
Blutfließeigenschaften:
  Vollblutfiltration:
  Mikroporenfilter-System,   5 Micrometer
  Nuclepore-Filter, Δp 20 cm H_2O

(EDTA, Leukozyten und Thrombozyten normal)
Plasmaviskosität:
  Kapillarviskosimeter (Kiesewetter/Myrenne)
  Fibrinogen: Clauss (Testkitt Behringwerke)
Klinische Bezugsparameter:
  Schmerzfreie, kontrollierte Gehstrecke: 120 Schritte/Minute.
  Krankheitsstadium nach Fontaine.

Ergebnisse und Diskussion

Bei chronischer arterieller Verschlußkrankheit findet sich unabhängig vom Krankheitsstadium konstant eine Abnahme der Blutfluidität, wobei sowohl die Fließfähigkeit der Erythrozyten als auch die Plasmaviskosität verschlechtert sind (1, 2, 3,).
In Querschnittsuntersuchungen wurde gezeigt, daß die Blutfluidität, gemessen an der Filtrabilität durch Mikroporenfilter-Systeme, mit dem Fortschreiten der Verschlußkrankheit abnimmt (9).
Im untersuchten Krankengut mit unbehandelter peripherer Verschlußkrankheit sind die Fließeigenschaften des Blutes eindeutig pathologisch verändert.
Die Filtrabilität ist im Vergleich zu gefäßgesunden Normalpersonen verlangsamt. Das Ausmaß der Fluiditätsverminderung nimmt in den Krankheitsstadien IIa, IIb und III nach *Fontaine* zu. Es besteht eine umgekehrte Beziehung zwischen Blutfluidität und Gehstrecke (Abb. 1).
Die Plasmaviskosität ist im Vergleich zu Normalpatienten signifikant erhöht. Ein

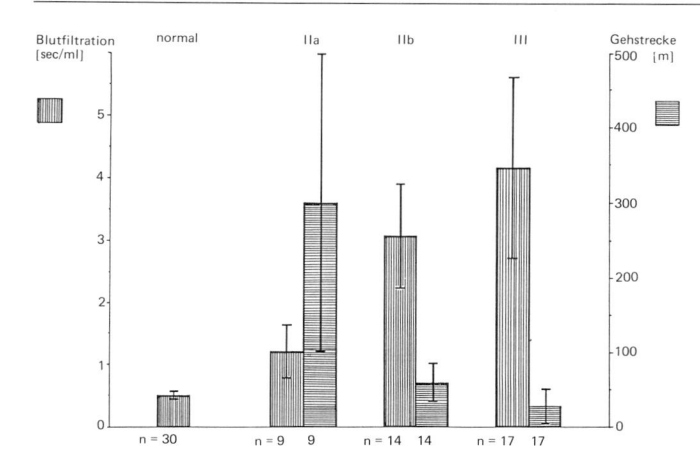

Abb. 1 Vollblutfiltrabilität in Abhängigkeit vom Krankheitsstadium nach Fontaine und der Gehstrecke

Unterschied innerhalb der Krankheitsstadien ergibt sich dabei jedoch nicht.
Die Höhe der Plasmaviskosität richtet sich innerhalb der Krankheitsstadien IIa–III nach der Fibrinogenkonzentration. Zwischen Plasmaviskosität und Fibrinogenkonzentration besteht eine lineare Korrelation (Abb. 2).
Fibrinogenkonzentration und Plasmaviskosität zeigen keine Beziehung zur Gehstrecke.
Die Verschlechterung der Fließeigenschaften des Blutes, gemessen anhand der Vollblutfiltration, steht in den Krankheitsstadien IIa–III nach Fontaine nicht in direkter Beziehung zur Fibrinogenkonzentration. Die Filtrabilität des Blutes nimmt in den Krankheitsstadien IIa–III kontinuierlich ab, die Fibrinogenspiegel sind in den Krankheitsstadien IIa–III gleichermaßen deutlich erhöht. Die Filtrabilität des Blutes steht in direkter Korrelation zur Gehstrecke. Sie wird exponentiell schlechter, wenn die Gehstrecke unter 150 m abfällt (Abb. 3).
Orale Behandlung mit 1.600 mg Pentoxifyllin (4 × 1 Tbl. Trental (R) 400) führt zu einer Verbesserung der Blutfiltration und der Gehleistung. Das Ausmaß der Verbesserung von Gehstrecke und Filtrabilität des Blutes scheinen miteinander zu korrelieren ($r = 0{,}56$, $p < 0{,}05$) (Abb. 4).
Die Ergebnisse bestätigen frühere Befunde über eine deutliche Beeinträchtigung der Blutfluidität bei chronischer arterieller Verschlußkrankheit (9). Die Blutfiltrabilität erweist sich als klinisch aussagekräftiger Parameter zur Beurteilung der Fließeigen-

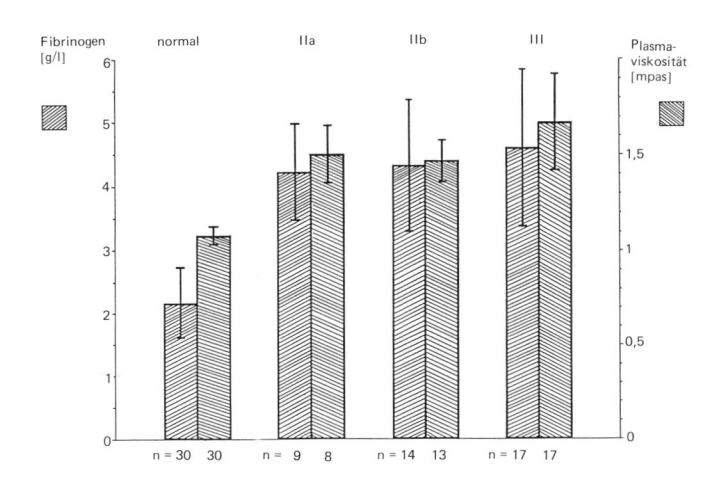

Abb. 2 Fibrinogen Konzentration und Plasmaviskosität in Abhängigkeit vom Krankheitsstadium nach Fontaine

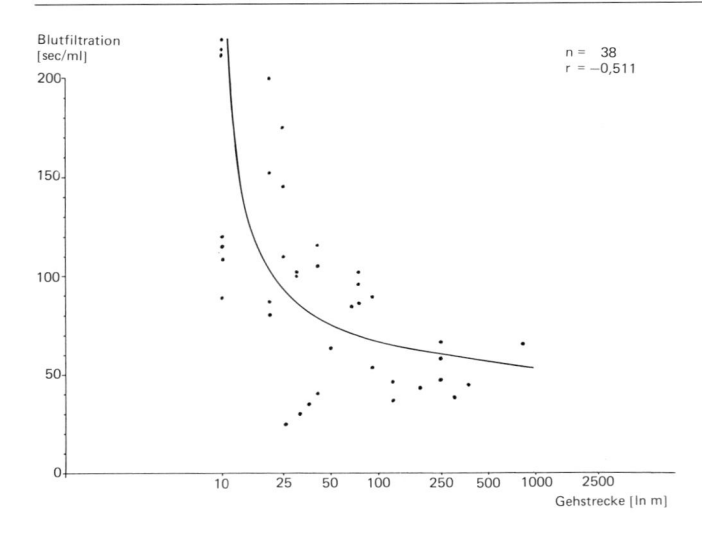

Abb. 3 Beziehung zwischen Blutfiltrabilität und Gehstrecke

schaften des Blutes. Sie scheint die bei fortgeschrittener arterieller Verschlußkrankheit auftretenden mikrohämorheologischen Veränderungen richtig wiederzugeben: Die Vollblut-Filtrationsrate im Mikroporenfilter-System ist in Abhängigkeit vom Krankheitsstadium und der Gehstrecke pathologisch verändert. Die Plasmakonzentrationen von Cholesterin und Triglyceriden haben dabei im untersuchten Krankengut innerhalb der Krankheitsstadien IIa – III nach Fontaine keinen Einfluß auf die Filtrabilität des Blutes (5). Cholesterin und Triglyceride waren innerhalb der Gruppen IIa – III nicht signifikant voneinander verschieden:

	IIa	IIb	III
Cholesterin	216,4 ± 35,4	241,8 34,0	222,6 46,8
Triglyceride	157,6 ± 29,4	177,9 58,0	141,2 70,0

Die Plasmaviskosität ist bei chronischer arterieller Verschlußkrankheit signifikant erhöht, scheint aber zumindest in den Krankheitsstadien IIa – III nach Fontaine keine Beziehung zur klinischen Symptomatik zu haben. Plasmaviskositätssteigerungen treten bereits im frühen Krankheitsstadium auf und werden wahrscheinlich in erster Linie durch erhöhte Fibrinogenkon-

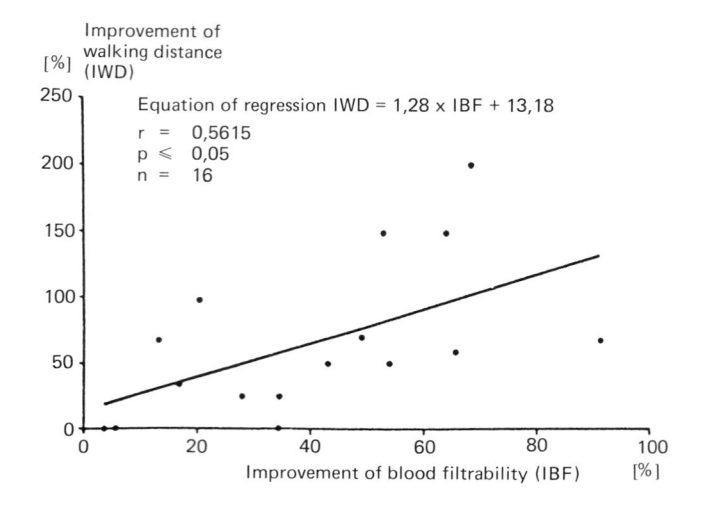

Abb. 4 Prozentuale Verbesserung der Gehstrecke in Beziehung zur Verbesserung der Vollblutfiltrabilität unter oraler Therapie mit 1.600 mg Pentoxifyllin/Tag (6 Wochen)

zentrationen hervorgerufen. Die vorgelegten Befunde erklären zumindest teilweise negative klinische Ergebnisse kontrollierter Studien zum Einfluß fibrinogensenkender Enzyme hinsichtlich der Gehleistung bei Patienten mit chronischer arterieller Verschlußkrankheit (6, 7).

Die Beeinträchtigung der Blutfiltrabilität im Mikroporenfilter-System in Abhängigkeit vom Krankheitsstadium nach Fontaine und der kontrollierten Gehstrecke belegt die Bedeutung der Fließeigenschaften des Blutes für die Muskeldurchblutung. Die enge Beziehung zwischen Blutfluidität und Gehleistung deckt sich mit Befunden über eine Abhängigkeit der Muskeldurchblutung, gemessen anhand der reaktiven Hyperämie mit Hilfe der ^{133}Xenon-Clearance, vom verbleibenden Perfusionsdruck unter Hämodilution und nach Verabreichung von hämorheologisch wirksamen Medikamenten (2). Eine Verbesserung der Fließeigenschaften des Blutes, gemessen an der Filtrabilität im Mikroporenfilter-System, durch Pentoxifyllin ist durch kontrollierte Studien (4) ebenso belegt wie die Steigerung der Gehleistung (8).

Die Ergebnisse der vorliegenden Studie unterstreichen die Bedeutung verschlechterter Fließeigenschaften des Blutes als limitierenden Faktor für die Gehleistung und unterstreichen die Richtigkeit der Verbesserung der Blutrheologie als therapeutisches Prinzip bei peripherer Verschlußkrankheit im fortgeschrittenen Krankheitsstadium.

Literatur

(1) Angelkort B., H. Kiesewetter: Scand. J. Clin. Lab. Invest. 41. (1981). Suppl. 156

(2) Angelkort B.: Vasc. Med. 1 (1983), 150

(3) Dintenfass L.: Rheology of blood in diagnostic and preventive medicine, Butterworth (1976), London-Boston

(4) Gaillard S. et al.: Ann. Med. 105 (1979), 150

(5) Leonhardt H., H. R. Arntz: Rheol. Acta 16 (1977), 368

(6) Lowe G. D. O. et al.: Angiology 31 (1980)

(7) Martin M. et al.: Thrombosis Research, USA 9 (1976), 47

(8) Müller R.: J. Med. 10 (1979), 307

(9) Reed H. L., J. A. Dormandy, A. J. Barnes: Lancet I (1976), 966

(10) Schmid-Schönbein H., H. Rieger, T. Fischer: Angiology 31 (1980), 30

Pharmacological Effects and Therapeutic Results with Pentoxifylline (PXF) Treatment in Peripheral Obstructive Arterial Disease (POAD)

T. Di Perri*, M. Guerrini*, O. Carandente**

* Istituto di Patologia Speciale Medica e Metodologia Clinica dell'Università di Siena, Italia.
** Cattedra di Clinica Medica Generale e Terapia Medica, Dipartimento di Scienze e Tecnologie Biomediche, Ospedale San Raffaele, Università di Milano, Italia.

Peripheral Obstructive Arterial Disease (POAD) is a chronic circulatory disorder due to arteriosclerotic stenosis or occlusion of the larger arteries of the leg. POAD is usually progressive with a slow progression rate but its clinical onset is rather delayed as compared with the start of a vessel wall lesion. The clinical condition is dependent on the degree of ischaemia. In turn, the appearance of ischaemia is dependent on metabolic needs. This is the physiological explication of the exercise dependent leg pain which is the first sign of POAD. The walking test is the marker to measure the progression of the circulatory-metabolic imbalance since the pain free distance decreases as long as the circulatory reserve decreases. Successively, the appearance of rest pain and trophic lesions indicate the late stages of the disease which lead to gangrene. The possibility of medical treatment of the disease in the first stages is still debated. The possibility to change the evolution of the arteriosclerotic lesions seems far from any controlled evidence. An effort was made to investigate the physiology of the disease in order to understand the natural ways by which the organism counteracts the progression of the ischaemic process and it was assumed that the most evident compensatory mechanism works by the developement of a microcirculatory network to by-pass the arterial occlusive lesion. There was a general agreement in the efficacy of this compensatory mechanism which was the target of specific investigation.
The first positive result of such a study was the knowledge that controlled exercise is followed by an improvement of the disease as shown by an increase of walking dependent pain free distance. The amount of such improvement is limited but is enough to recommend exercise as the first prescription in the treatment of the disease. The second step was to assay the pharmacological possibility to improve the circulatory-metabolic imbalance in POAD patients. The clinical and physiological changes marking POAD were used as criteria to evaluate the results of pharmacological treatment. From the clinical point of view the walking dependent pain free distance was considered the unique sign; useful to indicate the efficacy of drug treatment after a controlled period of physical treatment with controlled exercise (2, 4). From the pathophysiological point of view several data were recently collected either in vivo or in vitro timing the progression of the disease with measurable changes of circulatory and blood functions. As for the circulation, a defect of nutritive flow in affected limbs was registered measuring the postischaemic hyperaemia which was reduced, showing a direct correlation with the progression of the disease (6, 9, 12). As for the blood, it was shown that a rheological disorder mainly due to erythrocyte rigidity was present in POAD patients (3, 8). The higher the degree of ischaemia, the higher the degree of blood hyperviscosity. At the same time, an increase of the beta thromboglobulin level in plasma, due to its secretion from alpha granules of the platelet, was usually detected (5). The last find-

ing was considered as a marker of in vivo platelet activation (1). Moreover, lately, several studies indicate that the fibrinolytic system is also impaired showing a delay and a lower level of its activation. In this field, study is in progress but in our POAD patients the changes of the fibrinolytic system are usually controlled together with haemodynamic, rheologic, and platelet changes either as periodic markers of the disease itself or as a hypothetical control of experimental therapeutic assay together with clinical conditions (1, 7).

In the last five years our interest in the therapy of POAD patients was focused on pentoxifylline (PXF) a xanthin derived drug proposed for a lot of pharmacological activities which could be useful according to the above mentioned hypothesis of a self-correcting mechanism localized at the microcirculatory level. In the first period of our investigations several clinical pharmacological activities of PXF in POAD patients were achieved:

1) Haemodynamic properties. Without interfering with general haemodynamics PXF either with a single dose or after a prolonged treatment induces an increase of postischaemic blood flow in the diseased leg thus supporting the interpretation of an increase of nutritive blood flow (11).
2) Rheologic activity. Either in vitro or in vivo PXF induces a rapid trend to normalization of blood hyperviscosity. Its activity appears particularly strong in the reduction of erythrocyte rigidity. After these findings PXF is generally known as one of the most important "rheologic" drugs (11).
3) Activity on platelet functions. After the demonstration of an in vitro anti-aggregating power probably due to phosphodiesterase inhibition (10, 13), it was registered that in vivo PXF is able to decrease the increased level of beta thromboglobulin in POAD patients either at rest or after exercise (7).
4) Activity on plasmatic systems. It was recently shown that in vivo PXF stimulates the fibrinolytic system especially when it appears impaired by a mechanism not yet completely known (7).

All these data came about from physiological areas showing changes in the above described processes, in the sense that each pharmacological activity of the drug corresponds to the idea of a pharmacological connection with the modified physiological process. The fact that a unique molecule showed an apparent multidirectional activity with haemodynamic, rheologic, platelet, and plasmatic changes suggested the opportunity to assay its therapeutic efficacy by a controlled study using scientific methods.

Effects on walking distance in patients with POAD-In a double blind placebo controlled study we have been able to demonstrate that continuous and prolonged treatment with pentoxifylline (PXF) in POAD patients is followed by a significant and relevant increase in walking distance (4). Twenty-four POAD patients (19 males and 5 females) aged between 40 and 71 years and classified in *Fontaine* stage II were admitted to PXF treatment. Arteriography disclosed bilateral iliac occlusion in 10 patients, iliac and femoral artery occlusion in 7 patients and iliac or femoral artery occlusion in the remaining subjects. Patients were divided into 2 groups of 12 subjects. The first group was treated placebo for 8 weeks, followed by a 2-week wash-out period and finally with PXF (400 mg × 3 daily, Trental 400tds) for another 8 weeks. The second group, in contrast, was treated with pentoxifylline for 8 weeks, followed by a 2 week wash-out period and then with placebo for 8 weeks. (Tab. 1)

At the beginning and at the end of each period, the absolute walking distance was measured on a level terrain at a metronome controlled speed of 120 steps/min. The mean of 3 claudication distance tests was taken as the final value. All patients started at a claudication that was the end-point of a previous prolonged daily exercise rehabilitation program, since it is known that an improvement in physical and circulatory performance can be obtained with this self limiting procedure. The results were analysed by Student's t-test for unpaired data and by two way analysis of variance.

Tab. 1 Sex and age of the patients included in the double blind trial and walking performance before and after the treatment periods

	No.	Sex	Age	Walking distance (m) Basal	8th week	Wash out	Walking distance (m) 10th week	18th week
				Placebo			Pentoxifylline	
	1	m	63	180	200		210	460
	6	m	71	210	250		240	310
	8	m	68	120	100		110	160
	9	m	50	300	280		290	345
	11	m	48	400	440		400	680
	16	m	40	280	300		300	540
Group I	18	m	68	130	140		110	150
	20	f	55	250	260		300	420
	21	m	58	200	200		185	280
	22	f	60	175	155		160	360
	23	m	61	120	105		110	210
	24	f	70	140	150		130	200
				Pentoxifylline			Placebo	
	2	m	61	170	250		240	280
	3	m	56	220	350		380	440
	4	m	70	150	330		340	300
	5	m	63	280	390		410	420
	7	f	51	380	600		570	550
	10	m	43	300	480		440	450
	12	m	40	150	275		310	300
	13	m	58	220	300		250	280
	14	m	50	240	380		400	370
	15	f	64	150	240		250	290
	17	m	58	240	410		390	430
	19	m	70	180	310		350	300

The recorded findings were of clinical relevance since walking distance increased in a statistically significant manner ($p < 1\%$) (Tab. 1). The increase in walking distance recorded after 8 weeks in those patients who received pentoxifylline during the first phase did not change after wash-out and placebo. This finding is rather surprising. The persistance of the functional improvement obtained after 8 weeks of pentoxifylline treatment raises several questions as to the pharmacological action of this compound.

Given the extent and significance of these findings and given that walking distance is considered to be a good indicator of functional status, it must be concluded that pentoxifylline is able to influence the clinical course of these patients and that it can be recommended for pharmacological strategy in long term treatment programs.

Summary

The ischaemic phase of POAD shows a reduction in nutritious blood flow and an impairment of blood rheology resulting from a decrease in erythrocyte deformability and increase in whole blood viscosity, hematocrit and plasma viscosity. In clinical pharmacological investigations, PXF either administered as i. v. infusion acutely or chronically p. o., increased calf blood flow and decreased whole blood viscosity by improving red cell deformability. PXF exhibited an antiplatelet activity by counteracting the "muscular exercise induced" increase in plasma B-thromboglobulin levels in POAD patients and in control subjects. PXF also showed a fibrinolytic action confirming its antithrombotic activity. In 10 POAD patients, the single i. v. infusion of 400 mg of PXF improved fibrinolytic activity, by decreasing euglobulin lysis time, as well as plasmatic concentration of fibrinogen, plasminogen, alpha-2-macroglobulin, alpha-1-antitrypsin and alpha-2-antiplasmin. To evaluate the therapeutic efficacy of PXF, a double blind cross over clinical study in 24 POAD outpatients stage II *Fontaine's* was performed. 1200 mg PXF daily p. o. or placebo were administered for two periods of 8 weeks with two wash-out weeks. The study showed superior increase of walking performance with PXF compared to placebo. In conclusion, the pharmacological studies support the "rationale" for the clinical use of PXF in the POAD and the clinical trial demonstrated the ability of the drug to modify the natural course of the ischaemic disease, especially by the long term treatment.

References

(1) Angelkort B.: Significance of antithrombotic effect in drug therapy of the chronic arterial occlusive disease, La Ricerca Clin. Lab., XI (1981), Suppl. 215.

(2) Bollinger K., Ch. Frei: Double blind study of pentoxifylline against placebo in patients with intermittent claudication. Pharmatherapeutica 1 (1977): 557.

(3) Di Perri T.: Rheological factors in circulatory disorders, Angiology 30 (1979), 480.

(4) Di Perri T., M. Guerrini: Placebo controlled double blind study with pentoxifylline of walking performance in patients with intermittent claudication. Angiology 34 (1983): 40.

(5) Di Perri T., et al: Emoreologia e trombosi. In: "Recenti acquisizioni in tema di terapia antipiastrinica" 7, ed. by Masson Italia. Milano, 1983.

(6) Di Perri T., S. Forconi, M. Guerrini, S. Pecchi, R. Cappelli, F. Bruni: The postischemic hyperaemia: a strain gauge plethysmographic study in normal subjects and in vascular disease patients. In: Hemodynamique des Membres, Puel D., Boccalon A., Enjalbert Eds., Toulouse, France, (1979), pp. 159.

(7) Di Perri T., O. Caradente, A. Vittoria, M. Guerrini, G. L. Messa: Studies of the clinical pharmacology and therapeutic efficacy of pentoxifylline in peripheral obstructive arterial disease, Angiology; in press.

(8) Ehrly A.M.: Clinical implications of altered flexibility of erythrocytes in patients with intermittent claudication. Vascular Medicine 1 (1983): 175.

(9) Forconi S., A. Jagenau, M. Guerrini et al.: Strain gauge plethysmography in the study of the circulation of the limbs. Angiology 30 (1979): 487.

(10) Hayashi S., H. Ozawa: Cyclic 3,5-nucleotide phosphodiesterase (PDE) and the inhibitory effect of BL 191 on PDE in rat brain and heart. Chem. & Pharm. Bull. 23 (1974): 587.

(11) Guerrini M. et al: Azione della pentossifillina sull'iperviscosità ematica e sulla emodinamica periferica in pazienti affetti da arteriopatia obliterante periferica. La Ric. Clin. Lab. XI.: (Suppl. 1) (1981), 265.

(12) Loots W., C. Hermans, C. Harig et al.: Comparison of plethysmographically measurable variables in dogs and in patients with vascular disorders. V. International Congress on Thromboembolism, Bologna, 1978.

(13) Weithmann K.U.: Reduced platelet aggregation by effects of pentoxifylline on vascular prostacyclin isomerase and platelet cyclic AMP. Gen. Pharmac. 14 (1983): 161.

Trental 400 in the Treatment of Intermittent Claudication. Results of a 9-month Placebo-controlled Administration

L. Deleers, F. Roekaerts

Berchem/Antwerpen and Hasselt, Belgium

Introduction

The objective and subjective symptoms occurring during chronic arterial occlusive diseases, at first under effort only, later already at rest, signal ischaemia in the limb muscle tissue due to insufficient perfusion (6, 13). Improvement can be obtained by restoring blood supply to the ischaemic regions by vascular surgery or conservative measures. Drug treatment occupies a great share of the latter. Improvement of the flow properties of blood aiming at decrease of blood viscosity and fibrinogen concentration, as well as better red cell deformability appears to be an essential point of approach for an effective form of conservative drug therapy in intermittent claudication due to a chronic arterial disease (2, 7, 14, 16). Numerous investigators have reported that pentoxifylline, a methylated xanthine, exerts a favourable effect on the flow properties of blood by enhancing impaired red cell deformability through reducing hyperviscosity, decreasing fibrinogen levels and by inhibiting platelet aggregation, resulting in an improved muscle tissue oxygenation (4, 7, 8, 9, 10, 15). Beneficial clinical effects of the drug on intermittent claudication have been published (1, 3, 5, 12). These findings prompted us to conduct first a double-blind randomized placebo-controlled cross-over trial (reported elsewhere) with a placebo run-in of 3 months followed by two treatment periods of 6 months including 20 patients in stage II to III after Fontaine who were studied regarding the effect of Trental 400 on intermittent claudication. Whereas the walking distance did not change in the run-in period there was a distinct mean improvement of painfree walking ability with Trental 400 by 124 %, placebo by 28 %, the effect of Trental being significantly ($p < 0.05$) superior to placebo.

The outcome of this trial instigated us to conduct another 9-month controlled study with Trental 400 versus placebo in a homogenous group of 16 patients suffering from intermittent claudication due to chronic arterial disorders of the lower extremities, the results of which are presented in this paper.

Patients and methods

In order to obtain objective results this study was performed on a randomised double-blind placebo-controlled parallel-group design. The 6-month controlled period was preceded by a 3-month run-in period intended as a wash-out period for all vasoactive or hemorheologically active compounds.

All patients included were in-patients of a nursing home for elderly people and had to respond to a number of inclusion criteria, especially their baseline maximum walking performance had not to exceed 500 m, in order to obtain homogenous groups. Accordingly they were afflicted with intermittent claudication ranging from 80 to 360 m due to a peripheral obliterative arterial disease in stage II or III according to *Fontaine*'s classification. All patients presented also absent or diminished pulses in the legs.

Criteria for exclusion listed advanced venous disorders, other conditions which could alter the walking performances, severe evolutive diseases able to affect the circulatory status. Patients with skin or gangrenous ulcers at the legs were also disregarded. Patients who had undergone leg surgery or lumbar sympathectomy, and patients with major psychiatric disorders were barred from participation, as were those with severely impaired renal or hepatic function, severe gastrointestinal disorders or hypersensitivity to methylxanthines.

Study drugs were identical coated tablets containing either 400 mg of pentoxifylline, or placebo. They were identical in form, colour and taste. During the run-in period, all patients received one placebo tablet t. i. d., during the controlled period they received t. i. d. one tablet of Trental 400 or one placebo tablet respectively.

The efficacy was evaluated objectively by measuring painfree and maximum walking distances and times. The assessment of these parameters was performed at monthly intervals and always on the same day for all included patients. The walking tests were carried out under standardized conditions: always in the same hall, on a level floor and at a constant walking speed controlled by means of a metronome.

Effect on subjective symptoms was evaluated by questioning the patients regarding rest pain, muscular cramps, paraesthesias, sensation of heaviness in the legs and restless legs.

All 16 patients were taking various medications for their associated concomitant diseases and pathological conditions. These drugs were authorized per protocol, all vasoactive, platelet anti-aggregation or hemorheologically active drugs other than study medications having been discontinued on final selection for the trial. Food, daily activities and habits of the patients did not change during the observation period and no special physical training was introduced.

Statistical methods

Statistical analysis of all continuous variables was performed by calculating mean values and standard deviations. Demographic data were analysed by Student's t-test, whereas subjective pain variables and frequency distributions were calculated and analysed by *Fisher's* exact test. A split-plot model (ANOVA) was used for the analysis of the efficacy variables and vital signs. The statistical tests were two-tailed and the results declared as significantly different if $p < 0.05$.

Results

At baseline, both groups were comparable, as shown in Tab. 1. During the 3-month run-in period, walking performances and subjective parameters frequency did not change significantly. At the start of the controlled period, both treatment groups were comparable for walking and pain parameters.

The analysis of variance of the walking parameters during the controlled period showed a significant treatment effect and a significant interaction between treatment and time ($p < 0.05$). Walking capacity parameters show that the treatment resulted in a continuous significant increase in favour of pentoxifylline. A significant time effect was observed in the pentoxifylline group only ($p < 0.05$).

After 6 months Trental 400 administration claudication distance and absolute walking

Tab. 1 Demographic data

Parameter	Trental 400 group	Placebo group
n	8	8
Males	1	2
Females	7	6
Age (years*)	70.5 ± 1.8	71.4 ± 1.3
Body weight (kg*)	73.5 ± 3.4	73.4 ± 4.0
Duration of intermittent claudication (years*)	4.0 ± 0.7	3.9 ± 0.6
Diabetes mellitus	3	4
Stabilized hypertension	3	4
Stabilized CVD	3	3
Mild coronary disorder	2	2
Pulmonary disease	1	1
Muscle-skeletal disease	4	2
Smokers	1	3

* $\bar{X} \pm SEM$

distance increased by 138 % and 121 % respectively, whereas under placebo a consistant decrease by 25 % and 15 % respectively was recorded. An increase of painfree walking capacity over 50 % was obtained in 6 out of 8 patients under pentoxifylline and in 0 out of 8 patients under placebo, the respective numbers for the maximum walking distance being 5 out of 8 (Trental 400) and 0 out of 8 (placebo).

Fig. 1 exhibits the graphical depiction of the treatment course in respect of the claudication distance and the maximum walking distance. The walking time parameters behaved similarly. From the 2nd month of treatment onwards, the therapeutic activity of Trental 400 reached a statistically significant level and a clinically relevant beneficial improvement of the intermittent claudication; this effect persisted until the end of the 6-month study period.

With regards to the subjective pain symptoms, there was a significant difference ($p < 0.05$) between the two treatments in favour of pentoxifylline for the change of the following signs by shift from more pronounced severity to slight intensity: rest pain, muscular cramps and paraesthesias. Of 31 subjective items present at the commencement of the controlled period 11 remained unaltered under pentoxifylline, whereas under placebo 31 out of 33 initially present pain items were still present at the end of the study.

The parallelism between the clinical results for both walking performances and pain parameters supports the clinical value of Trental 400 in the treatment of peripheral

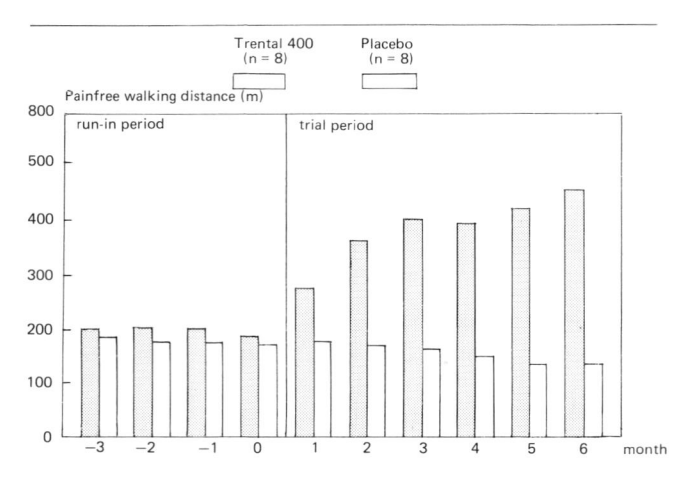

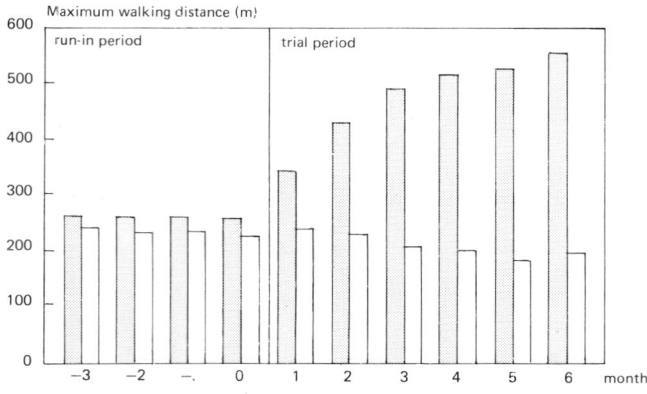

Fig. 1 Double-blind long-term study in 16 patients with peripheral vascular occlusive disease. Painfree and maximum walking distance course.

occlusive arterial disorders. These results are in agreement with findings of other investigators confirming beneficial effects of pentoxifylline (1, 3, 5, 11, 12, 17).

Clinical adverse effects have been reported in 2 patients under placebo, whereas 3 patients under pentoxifylline reported heat or prickling sensation in the legs. In none of the patients, study drug treatment had to be interrupted prematurely.

Throughout the whole study duration, arterial systemic blood pressures and pulse rate varied within clinically appropriate range; some minor variations were observed as a result of seasonal factors and/or concomitant drug therapies. None of these fluctuations can be considered as study drug related.

Conclusion

In summary, Trental 400 has proven in this study to have beneficial effects in patients with chronic peripheral arteriopathies associated with intermittent claudication: walking capacity increased significantly, pain parameters were considerably alleviated or disappeared completely. The drug was clinically well tolerated.

References

(1) Accetto, B.: Beneficial hemorheologic therapy of chronic peripheral arterial disorders with pentoxifylline: Results of double-blind study versus vasodilator-nylidrin. Am. Heart J. 103 (1982) 864

(2) Angelkort, B.: Thrombozytenfunktion, plasmatische Blutgerinnung und Fibrinolyse bei chronisch arterieller Verschlußkrankheit. Med. Welt 30 (1979) 1239

(3) Angelkort, B., E. Doppelfeld: The treatment of chronic arterial occlusion: a clinical study with a new formulation of Pentoxifylline (Trental 400). Pharmatherapeutica 3 (1983) Suppl. 1, 18

(4) Angelkort, B. et al.: Influence of pentoxifylline on erythrocyte deformability in peripheral occlusive arterial disease. Curr. Med. Res. Opin. 6 (1979) 255

(5) Baumann, J. C.: Erweiterte Möglichkeiten zur konservativen Behandlung arterieller Durchblutungsstörungen. Klinisch-therapeutische Untersuchungen mit Trental 400. Therapiewoche 27 (1977) 5872

(6) Bollinger, A.: Funktionelle Angiologie. G. Thieme, Stuttgart, 1979

(7) Ehrly, A. M.: The effect of pentoxifylline the deformability of erythrocytes and on muscular oxygen pressure in patients with chronic arterial disease. J. Med. 10 (1979) 331

(8) Ehrly, A. M.: Effects of orally administered Pentoxifylline on muscular oxygen pressure in patients with intermittent claudication. IRCS Med. Sci. 10 (1982) 401

(9) Jarrett, P. E. M. et al.: The effect of oxpentifylline on fibrinolytic activity and plasma fibrinogen levels. Curr. Med. Res. Opin. 4 (1977) 492

(10) Perego, M. A. et al.: Haemorheological aspects of the pathophysiology and clinical features of peripheral occlusive arterial disease. Pharmatherapeutica 3 (1983) 91

(11) Porter, J. M. et al.: Pentoxifylline efficacy in the treatment of intermittent claudication: multicenter controlled double-blind trial with objective assessment of chronic occlusive arterial disease patients. Am. Heart J. 104 (1982) 66

(12) Roekaerts, F., L. Deleers: La pentoxifylline 400 dans le traitement de l'artérite oblitérante – Résultats préliminaires d'une étude randomisée et croisée à long terme. Actualités d'Angéiologie, VII (1982) 35

(13) Schubotz, R.: Double-blind trial of pentoxifylline in diabetics with peripheral vascular disorders. Pharmatherapeutica 1 (1976) 172

(14) Schultz-Ehrenburg, U.: Moderne konservative Therapie der arteriellen Verschlußkrankheit. Der Hautarzt 31 (1980) 419

(15) Sternitzky, R., K. Seige: Haemorheologische Veränderungen und ihre klinische Bedeutung bei chronisch-arterieller Verschlußkrankheit. Zschr. Ges. inn. Med. 28 (1983) 1

(16) Störmer, B. et al.: Rheological changes in the blood of patients with chronical arterial occlusive disease following administration of vasoactive drugs. Curr. Med. Res. Opin. 4 (1977) 588

(17) Verstraete, M.: Drugs acting on the peripheral circulation. In: SEDA 4, Ed.: M. N. G. Dukes, Excerpta Medica 1980

(18) Völker, D.: Treatment of arteriopathies with Pentoxifylline (Trental 400). Results of a double-blind study. Pharmatherapeutica 3 (1983) Suppl. 1, 136

Non-operative Treatment of Arterial Occlusive Disease: Beneficial Effect of Pentoxifylline, a Hemorheologic Agent

T. Reich, B. C. Cutler, Y. Lee, J. M. Porter, F. A. Reichle, J. T. Scogin, D. Strandness

Departments of Surgery and Rehabilitation Medicine, New York University Medical Center; University of Massachussets Medical Center; Castle Point Veterans Administration Hospital, University of Oregon Health Sciences Center; Temple University Medical School; Jacksonville Travis Clinical Association, and Seattle Veterans Administration Medical Center

New York, N. Y.; Worcester, Mass.; Castle Point, N. Y.; Portland, Ore.; Philadelphia, Pa.; Jacksonville, Tx.; and Seattle, Wash.

Introduction

Improvement from ischemia of arteriosclerosis obliterans comes most dramatically after a successful revascularization operation. The pulse is restored, functional capacity is increased, healing resumes, and symptoms are relieved. In the earlier days of vascular surgery, operative revascularization of the lower limbs to treat intermittent claudication was, therefore, performed frequently and enthusiastically. The passage of 30 years now permits a sober appraisal of the merits of this approach.

Results of Surgical Operations

Both short-term and long-term results of surgical revascularization of the lower limbs depend to large measure on the size of the blood vessels operated and the run-off in the revascularized bed. As one would expect, best results are obtained in the aorto-iliac systems. The vessels are large and the deep femoral artery – which is or can be made patent in the vast majority of instances – provides adequate outflow. Bypass with prosthetic vessels is the technique employed most frequently, but results with endarterectomy are comparable. In the femoro-popliteal segment, the results are not as good. Autogenous saphenous vein bypass is usually employed although good results have been reported when the newer prothetic vessels are anastomosed to the proximal popliteal artery in the presence of good run-off.

Poorest results are obtained with bypass to the arteries in the leg.

Extra-anatomic bypasses also give good results – the shorter the graft, the better. Although experience with transluminal baloon dilation is still being analyzed, the experience thus far suggests that this technique for restoring arterial patency is acceptable for short stenoses in the iliac system. In the femoro-popliteal system, unfortunately, both short-term and long-term results appear to be much inferior to those of a bypass operation. At this time, transluminal dilatation is not used in the tibio-peroneal arteries.

In summary, revascularization of the aorto-iliac system by bypass or thromboendarterectomy result in about 5 % mortality, about 4 % early failure rate, and 60 – 90 % 5-year patency. Autologous vein bypass in the femoro-popliteal system results in about 3 % mortality, 10 – 15 % early failure rate, and 3 – 5 % attrition annually. And, bypass in the tibio-peroneal system results in 8 – 10 % mortality, 15 – 35 % early failure rate, and 10 % attrition annually (Tab. 1). Results of these as well as extra-anatomic bypass operations have been compiled recently by Caspar and Barker (1).

Tab. 1 Synopsis of epidemiologic aspects in peripheral vascular disease.

Loss of limbs due to gangrene				
if intermittant claudication only present	3 % over 5 years follow up			
smokers, diabetices, leg ulcers	Fare 2–6 times worse			
Concomitant disease of coronary and cerebral arterial systems	35 %			
Surgical revascularisation	**mortality**	**early failure rate**	**5 yr. patency**	**attrition**
aorto-iliac system (by-pass. TEA)	5 %	4 %	60–90 %	
femoro-popliteal system (vein by-pass)	3 %	10–15 %		3–5 %
tibio-peroneal system (by-pass)	8–10 %	15–35 %		10 %
Distribution of pertinent US-population				
male/female	1.7–3.5 : 1			
age	63 years			
smokers	65–80 %			
diabetes	13–45 %			
angina pectoris	16 %			

Results of Medical Treatment

If intermittent claudication is the only presenting symptom, loss of limb due to gangrene is approximately 3 % over 5 years of follow-up. Smokers, diabetics, and patients who present with ulcers fare 2–6 times worse. Smoking also increases rate of attrition of successful revascularization operations by a similar factor. In non-smokers (or ex-smokers), improvement of capacity to walk sometimes occurs spontaneously and often follows a disciplined program of walking exercise. Survival of patients with intermittent claudication depends primarily on the state of the arterial systems of the heart and brain which are atherosclerotic in over 35 % of these patients. A review of these data has been presented by Juergens and Bernatz (2).

Thus, operative treatment of intermittent claudication is not warranted for reasons other than to relieve limb threatening ischemia or limitation of capacity to walk that is so severe as to jeopardize ability to work and/or self-sufficiency.

Salubrious Effect of Pentoxifylline

Pentoxifylline, a xanthine analogue, has been reported to relieve intermittent claudication (3, 4, 5, 6, 7). Blood viscosity, red cell membrane rigidity, and platelet aggregation are reduced and capillary circulation and tissue oxygenation are increased (8, 9, 10).

The drug was tested in a double-blind placebo controlled parallel group study in seven American clinics. 128 cases were entered, 82 of whom (42 Pentoxifylline and 40 placebo) completed a 24-week study period. The treatment group received 600 mg Pentoxifylline daily, increased stepwise to 1200 mg over one month. Patients had to be able to walk a minimum of 50 m at 2.4 Kmph and a maximum of 510 m at 3.2 Kmph on a treadmill at a 7-degree incline before they experienced claudication. A 4–6 week single blind placebo phase preceded two successive 12-week double-blinded phases. Patients had to demonstrate compliance with the protocol and reproducibility of walking distances within 20 % during the last four tests in the single-blind placebo phase.

Walking distances until initial experience of claudication (ICD) were 111 m in the treatment group and 117 in the placebo group. After 24 weeks this increased by 45 % and 23 %, respectively in the two groups. The initial absolute ability to walk

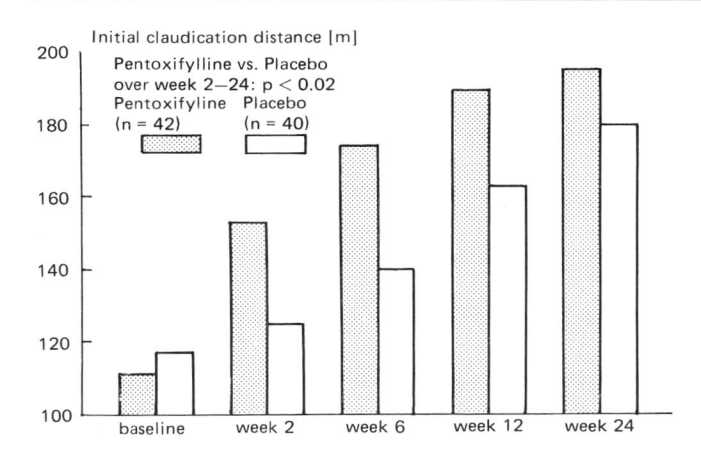

Fig. 1 Initial claudication distance on treadmill during treatment.

(ACD) was 172 m in the treatment group and 181 m in the placebo group. This increased by 32 % and 20 % respectively in the two groups. The differences in improvement were significantly better in the Pentoxifylline group (p <0.05). Improvement was apparent by the end of the second week, continued rapidly during the first six weeks, then more slowly thereafter (Fig. 1).
Twenty-two of 42 patients in the treatment group experienced greater than 50 % improvement until ICD vs. 14 of 40 in the placebo group; 13 of 42 patients in the treatment group experienced more than 100 % improvement whereas only 6 of 40 in the placebo group had similar improvement.
Side effects consisted mostly of nausea. This, however, was not sufficiently disturbing for patients to avoid the drug. In summary unwanted effects were reported by 37 drug patients and by 24 placebo patients. There was no tachycardia or reduction in blood pressure.
Thus, the hemorheologic agent, Pentoxifylline, appears to be a useful adjunct in maximizing and accelerating relief of intermittent claudication in patients with arteriosclerosis obliterans.

Conclusion

A disciplined medical regimen offers the best therapeutic approach to intermittent claudication due to arteriosclerosis obliterans. Operative revascularization is indicated only infrequently, e. g., to save limb or preserve employability and/or self-sufficiency.
Pentoxifylline, a hemorheologic agent, helps maximize and accelerate relief of intermittent claudication.

Summary

Arteriosclerosis obliterans of the lower extremities is best treated non-operatively in most cases. Revascularization operations on the lower limbs are attended with an operative mortality of 1 – 5 %, an early failure rate of 5 – 20 %, and a long term cumulative patency rate of 40 – 80 %. Non-operative therapy, on the other hand, is associated with a limb loss rate of approximately 3 % over 5 years follow-up when intermittent claudication is the only symptom and improvement of symptoms – including intermittent claudication – in more than half. Long term survival is determined by the coronary and cerebral arterial systems, myocardial infarction being the cause of death in over 35 % of patients. Revascularization operations, therefore, are properly reserved for averting immediate threat of gangrene, enabling healing of ischemic ulcers, and restoring functional impairment that is sufficiently severe to jeopardize ability to work.
An effective non-operative regimen includes cessation of smoking; general health care with optimal management of

diabetes mellitus, hypercholesterolemia, gout, and other diseases that predispose to atherosclerosis; control of obesity; meticulous foot hygiene, proper foot wear, and prophylactic podiatric care; and, a disciplined therapeutic walking program. Pentoxifylline is a hemo-rheologic drug that reduces blood viscosity, inhibits aggregation of platelets, and improves flow through capillaries. It has been found to increase and accellerate improved ability to walk without pain and is a useful addition to the non-operative treatment of arteriosclerosis obliterans with intermittent claudication.

References

(1) Caspar, M. R., V. F. Barker: Peripheral Arterial Disease. Philadelphia, W. B. Saunders Co. (1981), pp 228–329.

(2) Juergens, J. L., P. E. Bernatz: In peripheral Vascular Disease, Ed. by J. L. Juergens, J. A. Spittel, J. F. Mairbarn, TT, Philadelphia, W. B. Saunders Co (1980), pp 253–293.

(3) Accetto, B.: Am. Heart J. 103 (1982): 864.

(4) Angelkort, B.: IRCS Med. Sci. 5 (1977): 370.

(5) Bollinger, A., C. Frei: Pharmatherapeutica 1 (1977): 557.

(6) DiPerri, T., M. Guerrini: Angiology 34 (1983): 40.

(7) Porter, J. M. et al.: Am. Heart J. 104 (1982): 66.

(8) Angelkort, B.: Med. Welt 30 (1979); 1239.

(9) Perego, M. A. et al.: Pharmatherapeutica 3, Suppl. (1983): 91.

(10) Ehrly, A. M.: J. Med. 10 (1979): 331.

(11) Dry, T. J., E. A. Horns Jr: Ann. Intern. Med. 14 (1941): 1893.

(12) Kannel, W. B. et al.: Geriatrics 28 (1973): 61.

(13) McAlister, F. F.: Am. J. Surg. 132 (1976): 595.

(14) Hamby, R. I.: Am. Heart J. 94 (1977): 573.

Double-blind, Crossover Study of the Clinical Efficacy and the Haemorheological Effects of Pentoxifylline in Patients with Occlusive Arterial Disease of the Lower Limbs

A. Strano, G. Davi', G. Avellone, S. Novo, A. Pinto

Institute of General Clinical Medicine, University of Palermo, Italia

Introduction

It is known that arterial blood flow and blood viscosity are inversely proportional, and that one of the factors which determine blood viscosity, especially in the capillary circulation, is red cell flexibility.
Patients with occlusive arterial disease of the lower limbs (O.A.D.) are commonly found to have variably impaired red cell flexibility in dependence of severity of disease and raised blood viscosity which may be linked with red cell aggregation and increased plasma viscosity.
Pentoxifylline, a compound which acts especially on the flow properties of the blood, has found widespread use in recent years in the treatment of occlusive arterial disease of the lower limbs.
In a earlier open study (Pharmatherapeutica 3, Suppl. 1, 117, 1983) we have reported on the positive effects of pentoxifylline in patients with O.A.D.
The present study was, therefore, designed to assess the efficacy of the drug under controlled conditions in the context of a double blind, crossover trial.

Patients

Eighteen patients (12 men and 6 women) with O.A.D. (*Fontaine* stage II and III severity) and aged between 51 and 73 years were admitted to the study.
The functional impairment was caused by similar site of obstruction i. e. in the femoro-popliteal or iliaco-femoral segment respectively.
As stipulated in the protocol for the double-blind, cross-over study, the patients were treated at random for two 90-day periods alternately with pentoxifylline (400 mg p. o. twice daily, Trental 400 bds) and placebo. After decoding, patients starting treatment phase I with pentoxifylline formed group A, those commencing phase I with placebo assembled into group B.

Methods

A. Peripheral hemodynamics:
Resting calf flow (RF), post-occlusive peak flow (PF), systolic blood pressure measured over the calf; strain gauge plethysmography was used for the measurement of the haemodynamic data.

B. Functional capacity:
Assessment of walking distance until onset of ischemic pain (pain free walking distance, measurement by pedometer under standardized condition on a level course).

C. Platelet function:
Hyperreactivity assessed by ADP and collagen induced platelet aggregation tests.

D. Hemorheology and Haemostasis:
Whole blood viscosity [at shear rate 230 sec (-1)], plasma viscosity, erythrocyte filtrability, plasma fibrinogen, euglobulin lysis time.

E. Cholesterol and triglyceride serum concentrations.

Conclusions

1. The pain free walking distance in our claudicants underwent a significant increase after treatment with pentoxifylline by comparison with placebo.
2. Simultaneously with the marked improvement in walking distance, increases were also recorded in resting flow, hyperaemic flow and systolic calf blood pressure, indicating improved limb circulation.
3. The reduction in blood concentration of fibrinogen and the increase in fibrinolytic activity as depicted by the shortening of euglobulin lysis time after treatment with pentoxifylline indicate a protective counter effect to hyperfibrinogenemia and hypercoagulability mostly detectable in chronic peripheral disease.
4. The effect of pentoxifylline on the various rheological variables causes an increase in pO_2 in ischemic muscle tissue as a result of the improvement in the microcirculation; likewise the effect of pentoxifylline on platelet aggregation could be of considerable importance in affecting events in the microcirculation by inhibiting the formation of microaggregates of fibrin and platelets.

Evaluation of the Haemorheological Therapy (Trental) in Peripheral Occlusive Arterial Disease

L. Urai, E. Makláry, I. Kolonics, L. Novák

Clinic of Cardiology, Department of Angiology, Semmelweis Medical University, Budapest, Hungary

The effect of Trental in acute and chronic experiments was tested on 25 patients with *Fontaine* II stage occlusive arterial disease. These patients served as their own controls since previously they had all been without any significant improvement on prolonged pyridinol carbamate or some vasodilator treatment.
After three months oral pentoxifylline treatment in 56 % of the patients walking distance, extremital flow and Doppler index (Fig. 1) have significantly improved. In 36 %, though there was no improvement in general condition, walking distance and Doppler index, the plethysmographic value rose significantly. The clinical conditions of two patients deteriorated but the circulatory parameters remained unchanged.
In another series of investigation 63 patients received 100 mg of Trental by venous infusion. Their limb flow estimated by plethysmography showed a significant increase and the isotope tests revealed no change in cardiac output, systolic volume and heart rate.
According to published data pentoxifylline might increase the fluidity of red cells by improving their deformability.
We have studied the deformability of red cells of our Trental treated patients and observed an improvement in the limb flow of those in whom red cell deformability had been lower than normal prior to Trental treatment and by the end of treatment deformability had significantly improved. There was no change in the deformability index of those patients whose conditions did not improve. The increase in the Doppler index changed parallel to the deformability index. Statistical evaluation showed a loose connection but the correlation was significant in all those cases where the drug was found to cause clinical improvement (Fig. 2). Consequently, the deformability of erythrocytes seems to have played a part in the symptoms of occlusive arterial disease.

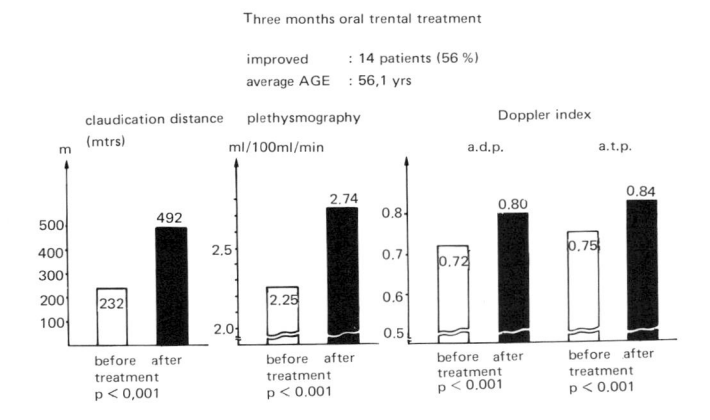

Fig. 1 Walking distance, extremital flow and Doppler index significantly improved in 56 % of the patients.

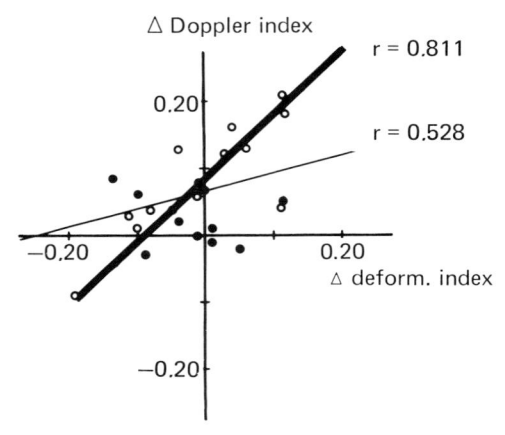

Fig. 2 Increase in Doppler index went parallel to the deformability index.

The above results offered a suitable model for the investigation of red cell deformability, but being not a routine procedure it might involve a number of inherent errors, such as the pore distribution of the filter whose unevenness might affect the deformability value. To avoid any erroneous evaluation due to the filter, we examined after filtration by the method of *Dormandy* and *Read* the surface of nucleopore filters by means of light and electron microscopy.

Preliminary investigations indicated that pathologic deformability or jamming of the red cells in the pores can also cause reduced filtration, both can result in decreased deformability index. To differentiate between these possibilities a special photoelectric drop counter was used (Model 8104. Research Inst. for Technical Physics. Hung. Acad. Sci.).

The electron microscopic pictures raised the possibility of the responsibility of leucocytes for the obstruction of the pores. Therefore the leucocytes were counted in the suspension to be filtered but no close correlation was found between leucocyte count and deformability index.

We tried to detect the red cell and plasma factors which might contribute to the pathomechanism of deformability reduction and to the therapeutic effect of Trental. Treatment caused no assessable change either in red blood cell count or in the Na, Zn and Mg contents of the erythrocytes. Before treatment, the K-level was in most cases low but during treatment it had always approached the normal level. In the unresponding group there was some increase in IgA and in every Trental treated patient there was an increase in the alpha-2-macroglobulin level (Fig. 3).

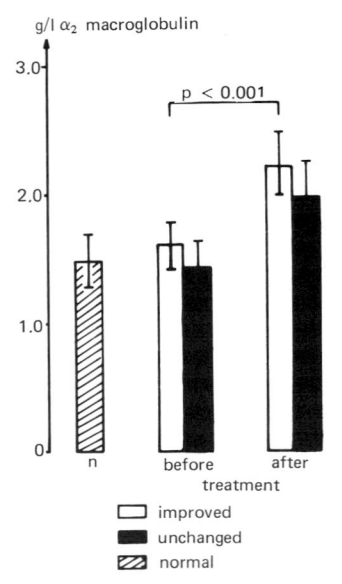

Fig. 3 In every Trental treated patient the alpha-2-macroglobulin level had increased.

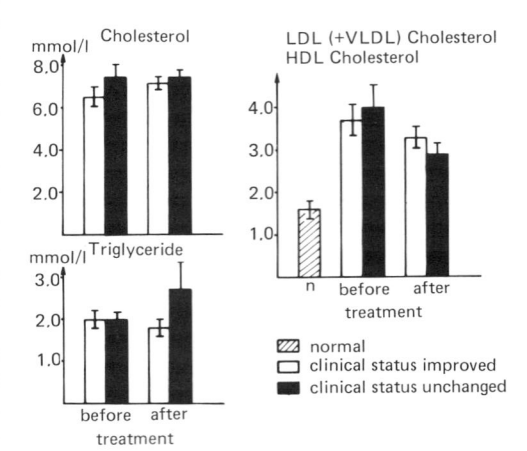

Fig. 4 The ratio of the HDL-LDL fractions had somewhat improved during Trental treatment.

As to hyperlipoproteinaemia, the well known risk factor in vascular disease, the serum cholesterol level was somewhat higher before than after Trental treatment in patients who did not respond to this drug. Of the cholesterol fractions there was a significant decrease of the HDL and a significant increase of the LDL fraction (Fig. 4).
The ratio of the HDL-LDL fractions had somewhat improved during Trental treatment which appeared to be less beneficial in cases with disadvantageous fat metabolism.
We believe that a better understanding and a more detailed investigation of the rheologic properties of blood can contribute to the clarification of the pathomechanism of vascular disease and can open the way for more successful therapy.

Medical Management of Chronic Tissue Ischaemia – an Eight-Year Experience

V. Djukić, D. Dugalić, M. Milićević, Ž. Maksimović, P. Peško, Dj. Radak

Institute for Surgery, Belgrade School of Medicine Clinical Centre, Belgrade, Yugoslavia

Introduction

The incidence of vascular diseases has increased considerably in recent years, and hence the prevention and treatment of vascular disorders, as well as their disabling complications, are of great medical interest. Progress in peripheral vascular surgery has been very rapid so that the majority of reconstructive operations performed today were not feasible three decades ago. Nevertheless, postoperative reocclusion following reconstructive arterial surgery remains a serious drawback, depending on several factors: distal vascular bed conditions, site of the lesion, employed operative technique, type of prosthesis and most of all, perfusion of the prosthesis.

Unfortunately, reconstructive arterial surgery is not applicable to the majority of patients with vascular disease at the time of presentation, so that medical treatment remains an important factor in their management.

The purpose of this study was to evaluate the effect of pentoxifylline (Trental) in the management of patients with peripheral vascular disorders undergoing medical treatment, as well as to evaluate the beneficial effect of this drug in preventing postreconstructive graft reocclusion.

Material and Methods

During the period from January 1st, 1976, through January 1st, 1984 a total of 4224 patients suffering from different forms of vascular disorders were treated at the Institute for Surgery, Belgrade School of Medicine Clinical Centre.

Only 890 (21.07 %) patients were amenable for surgical treatment, while all other patients underwent medical treatment on an in (2395) or out (1829) patient basis; almost 90 % of the patients had some form of arteriosclerotic disease.

The most frequent operative procedures were arterial reconstructive procedures (250 thromboendarterectomy, patch plasty and graft reconstruction), stripping of varicose veins (360); lumbar sympatectomy was performed in 144, embolectomy in 68 and intestinal transplantation in 68 cases.

Upon admission all patients were treated by i. v., combined i. v. /oral or oral Trental administration.

The standard dosage pattern was: 300 – 600 mg pentoxifylline per day by the i. v. route for a period of 2 to 3 weeks, followed by oral administration of 600 mg pentoxifylline per day, the duration depending on the stage of disease and the effect of therapy. Patients scheduled for surgery were given pentoxifylline two days prior to operation, during the operation and for one to two weeks after operation, depending on date of discharge, followed by oral administration after discharge. Patients scheduled for reconstruction of the alimentary tract with mobilised intestinal segments (mostly oesophagocoloplasty) were treated by pentoxifylline in the same way. Patients treated for acute arterial insufficiency were administered combined Trental medication upon presentation, followed by oral administration after discharge.

Graft patency was verified by angiography, and in some selected patients by nuclear angiography.

Functional classification was assessed according to *Fontaine* stages. Relevant data was statistically analysed using the t-test and the *Chi* (2)-test.

Results

The results of Pentoxifylline administration in patients undergoing arterial reconstructive procedures (n = 250) were as follows: early graft occlusion (within 30 days after operation) occurred in 2.4 %, whereas a matching control group (n = 204) had a reocclusion rate of 7.0 %. During a follow-up period of 2 years a 27 % graft occlusion rate was noted in the control group, whereas the pentoxifylline group showed a 12.0 % reocclusion frequency pointing to beneficial antithrombotic effect of the drug (Fig. 1).

Tab. 1 depicts the results in randomly selected groups of patients with and without vascular surgery and with and without pentoxifylline administration. Pentoxifylline-treated groups yielded superior ($p < 0.05$, $p < 0.001$) improvements compared to controls.

136 patients were administered Trental as adjuvant in the management of acute obliterating arterial insufficiency (embolism 83, thrombosis 34, trauma 17, graft thrombosis 2); embolectomy was performed in 50 % of the cases.

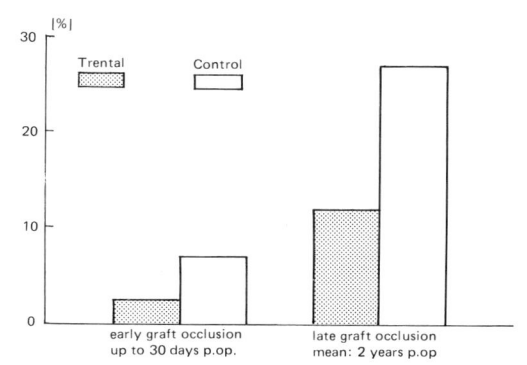

Fig. 1 Reocclusion rates in patients with reconstructive vessel interventions.

Patients operated for varicose veins (n = 360) and treated with Trental as per our dosage scheme showed no deep vein thrombosis in the immediate postoperative period in comparison to patients with similar interventions without additional pentoxifylline therapy, where the incidence of deep vein thrombosis was 2 %.

Tab. 2 demonstrates the incidence of leakage of anastomosis in patients submitted to reconstructive surgery of the alimentary

Tab. 1 Significance of differences in the treatment outcomes between groups of patients treated with trental and control group in strata of surgically and conservatively treated patients

Treated		Treatment outcomes										
		Clinically cured		Improvement		No change		Aggravation		Ex letalis		Total	
		T^x	C^x	T	C	T	C	T	C	T	C	T	C
Surgically	M	9	3	85	98	7	29	1	3	6	11	108	144
	%	8.3	2.1	78.7	68.1	6.5	20.1	0.9	2.1	5.6	7.6	100	100
Conservatively	M	1	—	324	200	8	52	2	24	4	11	339	287
	%	0.3	—	95.6	69.7	2.3	18.1	0.6	8.4	1.2	3.8	100	100
Total	M	10	3	409	298	15	81	3	27	10	22	447	431
	%	2.2	0.7	91.5	69.1	3.4	18.8	0.7	6.3	2.2	5.1	100	100

^{x}T – Group of patients treated with trental
C – Control group

Surgically: Trental – Control $X^2 = 15.002$: $P < 0.05$
Conservatively: Trental - Control $X^2 = 79.862$: $P < 0.001$

Tab. 2 Frequency of anastomosis leakage in patients with reconstructive surgery of alimentary tract (Oesophagoplasty)

Disease	Pentoxifylline	Prs. No.	Leakage No.	%
Benign	Yes	34	0	0.0
	No	20	5	25.0
Malignant	Yes	34	3	8.82
	No	16	2	12.58

tract with mobilised intestinal transplants for benign or malignant disease (mostly oesophagocoloplasty). An overall lower incidence of anastomosis leakage was noted in patients receiving Trental and operated on for malignant disease, whereas no leakage occurred in Trental treated patients with interventions on account of benign disease. Fig. 2 shows the percentage depiction of these results.

Discussion

Peripheral vascular disease can be the result of many aetiological factors, the predominant ones being arteriosclerosis and vasospastic disorders (1). Although correct diagnosis can be established in most cases, only about 30 % of these patients can be cured by surgery, leaving the majority (70 %) for different modes of more or less effective medical management. It is, therefore, quite understandable that there is growing interest in all drugs capable of improving tissue perfusion, especially at the microcirculation level by effects not related to vasodilatation alone (2, 3,). The former interest in using vasodilatator drugs can probably be explained by two hypothesis: 1.) that ischaemic tissue induces a degree of vasospasm, and 2.) that these drugs promote collateral circulation. However, such effects are quite uncertain and unpredictable, and the consequent lowering of systemic blood pressure decreases tissue perfusion pressure as well, which in combination with the "steal" syndrome can even aggravate tissue ischaemia.

Pentoxifylline has a positive effect especially on the microcirculation based on amelioration of blood fluidity by lowering the viscosity of blood and decreasing peripheral resistance as well as exerting other favourable haemorheological, antithrombotic and antihaemostaseological effects. Since its introduction into routine clinical use in 1972, Trental has proved to be a powerful therapeutical agent with a broad spectrum of indications.

At our institution we administered Trental to patients for many years with good results, and, on the basis of our clinical experience and observations, we attempted to broaden its spectrum of indications. In our opinion, agents improving microcirculation have a good effect on intestinal transplants, which is demonstrated by a lower incidence of anastomosis leakage, providing the operation was performed correctly. The use of Trental in preventing graft occlusion is a challenging proposition, requiring further investigation, while the administration of Trental to patients with acute arterial insufficiency immediately upon presentation is beyond dispute.

In our opinion, Trental is beneficial in peripheral vascular surgery, regardless of the type of intervention.

In our eight-year experience Trental had very infrequent side effects, the most important ones being nausea and skin rash. In patients with parenteral pentoxifylline administration the incidence of side effects was 1.42 %, usually subsiding upon decreasing the infusion rate. Treatment discontinuation was necessary in only 0.36 % of treated patients.

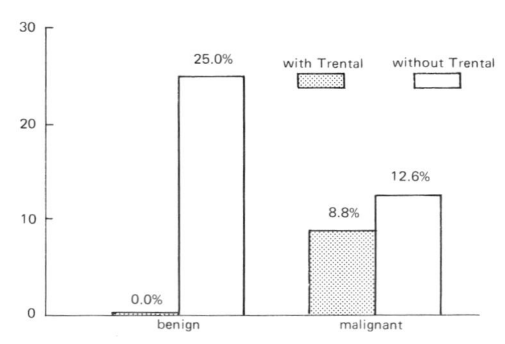

Fig. 2 Frequency of anastomosis leakage in patients with reconstructive surgery of alimentary tract (oesophagocoloplasty), on percentage basis.

Conclusion

Pentoxifylline (Trental ®) is a safe and effective drug capable of improving perfusion especially in the microcirculation in ischaemic tissue with a broad spectrum of indications for clinical and out patients use.

Administration of Trental® to patients treated by reconstruction of the intestinal tract utilising mobilised intestinal transplants, patients with acute limb ischaemia, and in patients undergoing surgery for varicose veins and arterial reconstruction, has a sound clinical basis, but further clinical studies are necessary.

With regard to other vasoactive drugs, Trental® has demonstrated certain advantages, and we administer it with satisfactory results to the majority of patients with chronic tissue ischaemia.

Abstract

A total of 4224 patients suffering from chronic tissue ischaemia were treated at the Institute for Surgery, Belgrade School of Medicine Clinical Centre, University of Belgrade, during the past eight years. The majority of patients had arteriosclerosis obliterans, diabetic angiopathy, inflammatory endarteritis, *Buerger's* disease and chronic venous insufficiency. Extended indications for therapy included reconstructive surgery of the alimentary tract with mobilised intestinal transplants and administration of pentoxifylline (Trental®) prior to operation, during the operation as well as during the immediate postoperative course following arterial reconstructive procedures. Medical management of a group of patients presenting with acute arterial occlusive disease is also analysed. The antiaggregatory effect of pentoxifylline (Trental®) in patients with diabetic angiopathy was verified by laboratory testing. Dosage patterns are presented. Statistical analysis of data reveals a significantly lower incidence of reocclusion in patients treated by pentoxifylline (Trental®) in the course of arterial reconstructive procedures. Side effects of therapy were infrequent and very rarely warranted discontinuation of therapy.

References

(1) Anonymous: Proceedings of Trental Workshop in Singapore, March 1979, Singapore Medical Journal 20 (1979); (Suppl. 1): 1−50.

(2) Porter, J. M., G. M. Baur: Pharmacologic treatment of intermittent claudication. Surgery 92 (1982); 966−971.

(3) Hansteen, V., E. Lorensten: Vasodilator drugs in the treatment of peripheral arterial insufficiency. Acta Medica Scandinavica, Suppl. 556, Oslo 1974.

Untersuchung der klinischen Wirksamkeit von Bencyclan bei Patienten mit peripheren Durchblutungsstörungen des Stadiums II nach Fontaine – kontrollierte Doppelblindstudie

Th. Schmitz-Rixen, R. Schmidt, S. Horsch

Chirurgische Universitäts-Klinik und Poliklinik Köln – Lindenthal, Bundesrepublik Deutschland

Einleitung

Das kontrollierte, langfristig durchgeführte Gehtraining gilt heute im Rahmen der konservativen Behandlungsmöglichkeiten als Standardtherapie der Claudicatio intermittens bei peripherer arterieller Verschlußkrankheit. Unabhängig davon, ob man die medikamentöse Therapie gegenüber dem Gehtraining als Alternative, Ergänzung oder Therapie der 2. Wahl bezeichnet, stellt sich besonders wegen der vielerorts nicht erfüllbaren Vorbedingungen für ein optimales Gehtraining die Frage nach der therapeutischen Effizienz einer medikamentösen Therapie. Das Ziel der folgenden Studie bestand in dem Nachweis der klinischen Wirksamkeit von Bencyclan bei Patienten mit peripheren Durchblutungsstörungen des Stadiums II nach *Fontaine*. Dabei wurde die Dosis von je 200 mg Bencyclan Hydrogenfumarat 2mal täglich verabreicht.

Material und Methode

Der experimentelle Aufbau entsprach einer plazebokontrollierten Doppelblindstudie in zwei parallelen Gruppen mit randomisierter Zuordnung der Medikation. Insgesamt wurden 45 Patienten mit peripherer arterieller Verschlußkrankheit in die Prüfung einbezogen. Von diesen konnten 39 statistisch ausgewertet werden. Als Einschlußkriterien galten das Stadium II nach *Fontaine*, eine beschwerdefreie Ausgangsgehstrecke bei laufbandergometrischer Untersuchung von mind. 200 m, beidseits gut palpable Leistenpulse sowie ein Alter der Patienten zwischen 40 und 70 Jahren, außerdem eine mehr als 4 Monate bestehende Claudicatio-Anamnese.

Die Ausschlußkriterien waren zur Erhaltung eines aussagefähigen Kollektivs festgelegt und wurden bei jedem Patienten überprüft (Tab. 1).

Die Gesamtdauer der Studie betrug 7 Wochen je Patient und wurde durch eine 7tägige wash-out-Phase eingeleitet.

Tab. 1   Ausschlußkriterien

– Patienten mit klinischen Anzeichen für arterielle Verschlüsse im Beckenbereich bzw. der Arteria femoralis communis
– Peripherer Verschlußdruck bei dopplersonografischer Untersuchung unter 60 mmHg
– Dekompensierte Herzinsuffizienz
– AV-Überleitungsstörungen II. oder III. Grades
– Frische Apoplexie
– Schwere Leber- und Niereninsuffizienz
– Allergische Diathese oder anamnestische Arzneimittelunverträglichkeit, rekurrente Dermatosen
– Schwangerschaft und Stillzeit
– Gleichzeitige Therapie mit Beta-Rezeptoren-Blockern
– Gleichzeitige Therapie mit anderen durchblutungsfördernden Substanzen
– Antikoagulation
– Mangelnde Compliance, unzuverlässige Persönlichkeitsstruktur
– Diabetische Mikroangiopathie

Am 7. und letzten Tag dieser Vorphase wurden drei Gehstreckenteste auf dem Laufbandergometer mit einer Geschwindigkeit von 4 km/Std. und 5 % Steigung durchgeführt. Zwischengeschaltet wurden Messungen des systemarteriellen Druckes über der Arteria brachialis beidseits und des poststenotischen Druckes über der Arteria tibialis posterior und – anterior in Knöchelhöhe nach der Ultraschall-Doppler-Methode. Diese Messungen wurden unter Ruhebedingungen sowie nach muskulärer Belastung mit 40 Zehenständen ausgeführt. Eine Begleitsymptomerhebung bildete den Abschluß der wash-out-Phase und wurde nach zwei, vier und sechs Wochen während der anschließenden Behandlungsphase ebenso wiederholt wie die klinischen und klinisch-chemischen Untersuchungen. Die Gehstreckenmessung und Ultraschall-Doppler-Messung bildete nach sechs Wochen Behandlungszeit den Abschluß der Studie. Plasmaprobenentnahmen für die Bencyclan-Gehaltsbestimmungen waren nach vier und sechs Wochen vorgesehen.

Statistische Methoden

Die Daten wurden gesammelt und zentral ausgewertet. Neben den üblichen deskriptiven Verfahren (Mittelwert, Standardabweichung, Median) kamen folgende prüfstatistische Methoden zum Einsatz:
Individuelle Tests: t-Test (student) für unabhängige Stichproben bzw. u-Test *(Mann-Whitney)/Chi* (2)-Test,
ferner intraindividuelle Tests, wie t-Test für abhängige Stichproben bzw. Wilcoxon-Tests bzw. Fischer-Randomisierungstest.

Ergebnisse

Von den 45 in die Studie eingeschlossenen Patienten waren 5 als drop-outs zu bewerten. Ein weiterer Patient mußte wegen nachträglich festgestellter Einnahme eines Beta-Rezeptoren-Blockers ebenfalls ausgeschlossen werden. Somit bestand das verbliebene Prüfkollektiv aus 39 Patienten. In bezug auf Alters- und Geschlechtsverteilung sowie auf Körpergewicht und -größe ergaben die demographischen Parameter in der Verum- und in der Plazebogruppe keine gravierenden Unterschiede. Die Extremwerte der Gehstreckenmessung bei der Geschwindigkeit von 4 km/Std. lagen zwischen 91 und 710 m am Ende der wash-out-Phase in der Verumgruppe und 61 und 718 m in der Plazebogruppe. Die hohe Varianz der Messungen der schmerzfreien Gehstrecke zu Beginn der sechswö-

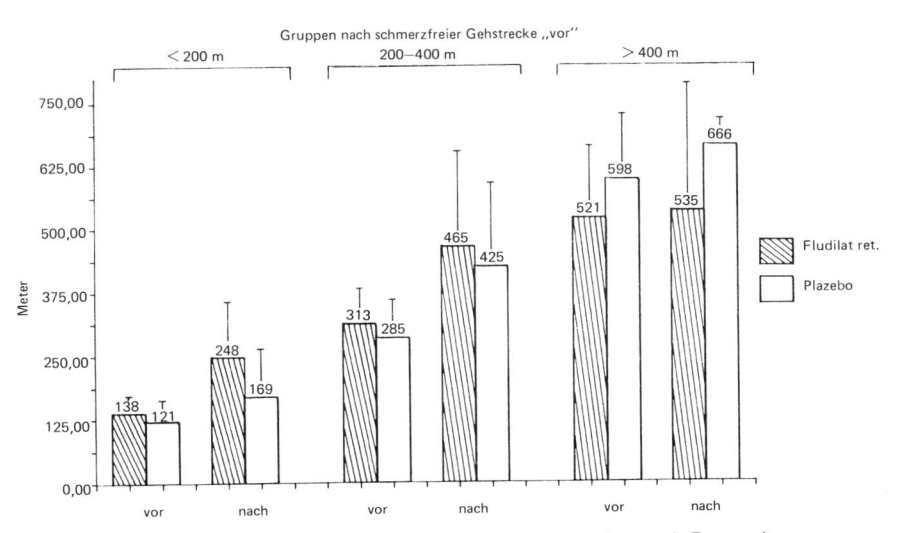

Abb. 1 Laufbandergometrie vor und nach 6 Wochen Behandlung mit Bencyclan

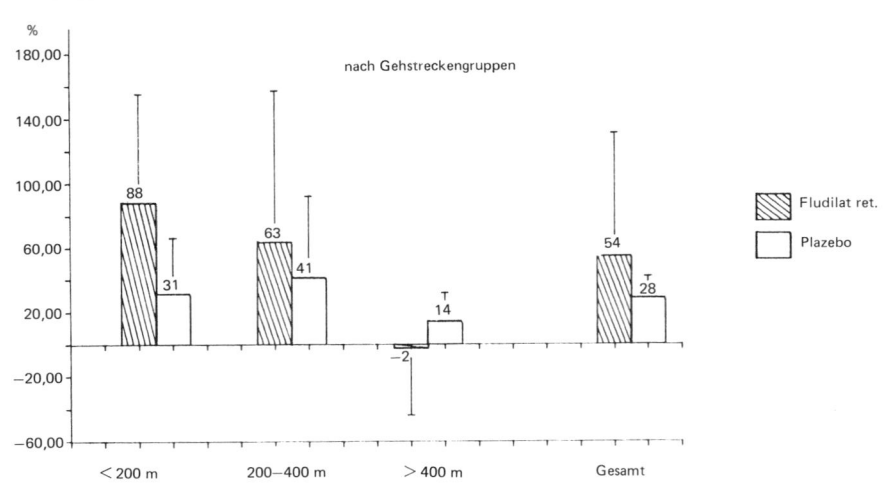

Abb. 2 Laufbandergometrie Prä-Post-Differenzen der schmerzfreien Gehstrecke in %

chigen Behandlungsphase ließ eine Schichtung des Prüfkollektivs anhand dieses Parameters zur Erzielung einer höheren Transparenz geraten erscheinen, obwohl dies mit den Nachteilen sehr kleiner Subkollektive verbunden war.

Folgende Gehstrecken wurden gebildet:
Gruppe A   unter 200 m,
Gruppe B   200 – 400 m,
Gruppe C   über 400 m.

Die Auswertung (Abb. 1 u. 2) der Prä-Post-Differenz in der Verumgruppe zeigte eine signifikante ($t = 0,024$) Steigerung der Gehstrecke um nahezu 110 m ($= 88\%$ in der Gruppe A). Die Steigerung in der Plazebogruppe von ca. 40 % ist etwa halb so groß, erreicht allerdings mit $t = 0,068$ auch einen statistisch signifikanten Wert. In der Verum-Gruppe B tritt mit 160,6 m die größte, allerdings nicht signifikante Zunahme der Gehstrecke auf. 40 m weniger erreichten die Patienten in der entsprechenden Plazebogruppe. Die Änderungen in der Gruppe C müssen unter Einbeziehung der entsprechenden Varianz als wenig aussagekräftig beurteilt werden.

Die in allen Subgruppen erfaßten arteriellen Drucksenkungen überwiegen zahlenmäßig bei den Verum-Patienten, sie sind jedoch mit denen der Plazebogruppe zu vergleichen. Nach muskulärer Belastung sind die Druckveränderungen in der Verumgruppe mit der niedrigsten Gehleistung deutlicher als in der Plazebogruppe. Im Rahmen der klinischen Befunde war bei relativ stabiler Pulsfrequenz eine deutliche Verringerung des Blutdruckes innerhalb der ersten fünf Studienwochen zu verzeichnen. In einem Fall zwang eine starke Übelkeit sowie Erbrechen zum Absetzen der Prüfmedikation. Danach war der Patient wieder beschwerdefrei.

Diskussion

Das therapeutische Ziel im Stadium II der peripheren arteriellen Verschlußkrankheit liegt in der Verlängerung der schmerzfreien Gehstrecke, um die Progression der Durchblutungsinsuffizienz und die damit verbundene Notwendigkeit einer Gefäßoperation aufzuschieben bzw. zu verhindern. Dieses Ziel kann vor allem bei isolierten Verschlüssen der Arteria femoralis superficialis mit einem standardisierten kontrollierten Gehtraining erreicht werden, was mehrere Studien belegen (1, 3, 4,).
Die Ergebnisse der operativen Therapie der Verschlüsse im femoro-poplitealen Arterienabschnitt mit typischem Claudicationsschmerz sind vielfach nicht überzeugend und führen letztendlich zu einer Einengung der operativen Indikation (2).
Die Möglichkeiten zur Prüfung des Behandlungserfolges einer zusätzlich zum

Gehtraining durchgeführten medikamentösen Therapie sind begrenzt und schwierig zu deuten. Auf einem 1980 vom Bundesgesundheitsamt in Berlin organisierten Symposium wurde daher empfohlen, den Wirksamkeitsnachweis einer vasoaktiven Substanz im Stadium II nach Fontaine mit klinischen Parametern, wie der standardisierten Gehstrecke, zu führen (6). So konnten wir nach sechswöchiger Behandlung von 39 Patienten mit peripheren Durchblutungsstörungen des Stadiums II mit Bencyclan eine statistisch signifikante ($p < 0,024$) Steigerung der schmerzfreien Gehstrecke auf dem Laufbandergometer in ca. 80 % der Patientengruppe beobachten, die eine Ausgangsgehstrecke von weniger als 200 m aufwies. Statistisch nicht abzusichern war hingegen die Gehstreckenzunahme von ca. 160 m derjenigen Patienten, deren durchschnittliche Ausgangsgehstrecke bei 304 m lag. Etwa 75 % dieser Verbesserungen wurden auch in der Plazebogruppe erreicht.

Die arterielle Blutdruckmessung an der unteren Extremität ergab bei diesem kleinen Patientenkollektiv keine statistisch sicheren Daten. Im Trend wurde hier eine Drucksenkung unter Bencyclan-Therapie beobachtet. Ein poststenotischer Druckanstieg nach konservativer Therapie konnte nicht erzielt werden.

Nebenwirkungen, die in gesichertem Zusammenhang mit der Medikation standen, traten bei diesem kleinen Patientenkollektiv nur einmal auf.

Die Ergebnisse dieser Studie bestärken uns in der Ansicht, unkomplizierte Verschlußprozesse der Oberschenkelarterien konservativ zu behandeln.

Die operative Therapie ist eingeschränkt einerseits auf zusätzliche Hindernisse in der aorto-iliakalen Gefäßetage sowie evtl. der Profunda femoris und andererseits auf die Stadien der vitalen Gefährdung der Extremitäten.

Literatur

(1) Battke, K. et al.: Fortschr. Med. 96 (1978), 1381

(2) Becker, H. M. et al.: Med. Welt 30 (1979), 1602

(3) Grüntzig, A. et al.: In: A. Bollinger, A. Grüntzig, Ergometrie und Ergotherapie bei arteriellen Durchblutungsstörungen. Huber-Verlag, Bern (1975), S. 127

(4) Kriessmann, A. et al.: Med. Welt 30 (1979), 888

(5) Trübestein, G. et al.: Dtsch. med. Wschr. 107 (1982), 1957

(6) Widmer, L. K.: VASA 10 (1981), 337

Platelet-mediated Inhibition of Peripheral Collateral Circulation in the Cat: Correction by Ketanserin, a Selective 5-HT$_2$-receptor Antagonist

F. De Clerck, W. Loots, A. Nevelsteen

Laboratory of Haematology, Department of Life Sciences, Janssen Pharmaceutica Research Laboratories, Beerse, and Department of Cardiovascular Surgery, University Clinic St. Rafaël, Leuven, Belgium

Introduction

Apart from producing mechanical obstruction by cellular aggregates, blood platelets can potentially jeopardize local tissue perfusion by the release or biosynthesis of vasoactive mediators. Indeed, platelet-derived 5-hydroxytryptamine (5-HT) and thromboxane A$_2$ (TXA$_2$) potently cause vasoconstriction and increase vascular permeability in *in vitro* experiments (*De Clerck* and *Van Nueten,* 1982, 1983a, b, c). In the present study we assessed the *in vivo* relevance of such platelet-derived mediators for the functioning of a peripheral collateral circulation, using pharmacodissection with ketanserin as a selective 5-HT$_2$-serotonergic receptor antagonist (Leysen *et al.,* 1981).

Methods

Surgical procedures

In cats (mixed breed, 2 – 5 kg) premedicated with ketamine 15 mg/kg, atropine 0.1 mg/kg, xylazine 2 mg/kg i. m. and anaesthetised with halothane inhalation 3 %, aortic occlusion was essentially performed as described previously (*Schaub,* 1976). The experimental animals were randomly allocated to one of three groups.

In the first group (group A, ligation), permanent ligation of the aorta above the trifurcation, the deep circumflex iliac arteries and the 6th lumbar artery was performed; expulsion of the blood in the distal segment and permanent ligation below the caudal mesenteric artery was applied.

In the second group (group B, ligation with thrombus), permanent ligation of the aorta above the trifurcation, the deep circumflex iliac arteries and the 6th lumbar artery, was applied; a temporary ligation of the aorta below the caudal mesenteric artery was performed and a stasis thrombus (15 min) was induced in the segment by the injection of Ortho Brain Thromboplastin (50 µl); the animals of this group were treated with placebo.

In a third group (group C, ligation with thrombus + ketanserin), a similar surgical procedure as for group B was performed, but instead of placebo medication the animals were treated with ketanserin, 1.25 mg/kg I. P. before (− 18 h) and daily after surgery at 2 − 3 h before the measurements.

Measurements

Arterial systolic blood pressure (mmHg) was measured by occlusion plethysmography (*Geddes,* 1980; *Ensink,* 1981) on the foreleg and the hind leg using a Periflow® (*Janssen* Scientific Instruments); the systolic blood pressure ratio hind leg/foreleg then was calculated at various time intervals.

Blood flow (ml/gram tissue/min) was determined by venous occlusion plethysmography (*Ensink,* 1981); the collateral vascular resistance was calculated from the blood pressure and the flow data and was expressed in mmHg/min/100 ml (*Dinnar,* 1981).

The general clinical condition of the ani-

Results

Systolic blood pressure ratio hind leg/foreleg

Ligation (group A, n = 6) produces an immediate (5 min) drop of the ratio with a progressive, partial recuperation up to 48 h. Contrarily, ligation + thrombus (group B, n = 13) produces an immediate drop followed by further reduction of the ratio at 48 h. Treatment with ketanserin (1.25 mg/kg I. P. daily) of animals challenged with ligation + thrombus (group C, n = 13) results in an immediate drop followed by a statistically significant increase of the ratio at 24 h and 48 h (Fig. 1). Such a ketanserin regime does not affect the systemic systolic blood pressure.

Blood flow measurements

Application of aortic ligation together with a thrombus (group B, n = 6) results in a drastic reduction of the blood flow in the hind legs at 72 h after surgery. Treatment with ketanserin (1.25 mg/kg I. P. daily; group C, n = 6) results in a restoration of the blood flow (Fig. 2).

Collateral vascular resistance

At 72 h after aortic occlusion a median value of 26000 mmHg/min/100 ml occurs in placebo-treated animals challenged with ligation combined with a thrombus (n = 5). In the ketanserin-treated group, this value is significantly reduced to 1513.1 mmHg/min/100 ml (n = 6).

Subjective parameters

Challenge with ligation and a thrombus (group B, n = 6) precipitates a deterioration of the general clinical condition and of the hind leg reflexes. Treatment with ketanserin (group C, n = 6) produces a significant normalisation of both functional parameters (Fig. 3).

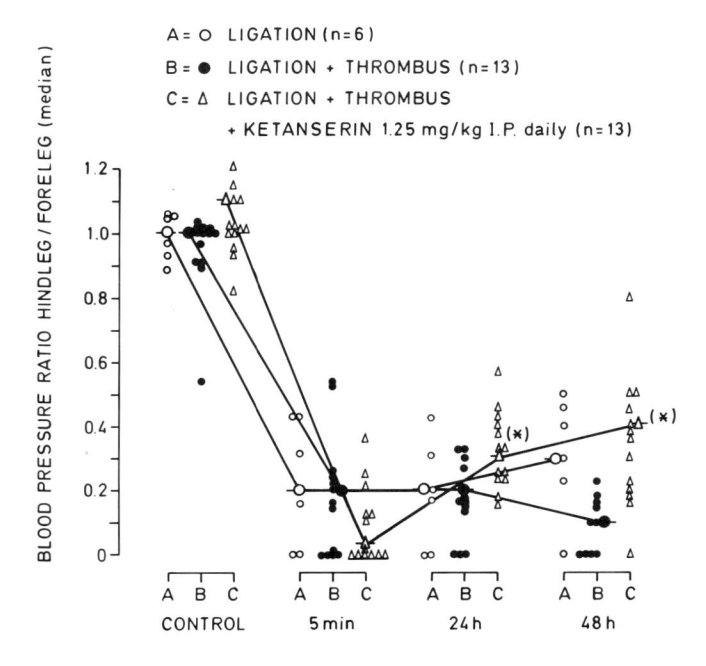

Fig. 1 Restoration by ketanserin of the post-thrombotic reduction of the systolic blood pressure ratio hind leg/foreleg in cats as a function of time after occlusion. Median (-O-, -●-, -Δ-) and individual values of ligation (-O-, n = 6), ligation + thrombus (-●-, n = 13) and ligation + thrombus + ketanserin (-Δ-, n = 13). Mann-Whitney U-test.

(∗) P ≤ 0.05 versus LIGATION + Thrombus

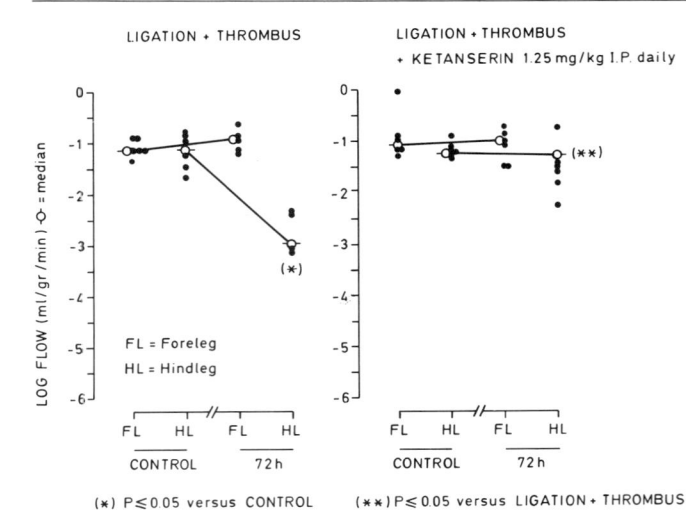

Fig. 2 Restoration by ketanserin of the post-thrombotic reduction of the blood flow in the cat hind leg. Median (-O-) and individual values of the log flow (ml/g tissue/min) in foreleg (FL) and hind leg (HL) before (control) and at 72 h after thrombotic occlusion in ligation + thrombus (n = 6) and ligation + thrombus + ketanserin (n = 6). Mann-Whitney U-test.

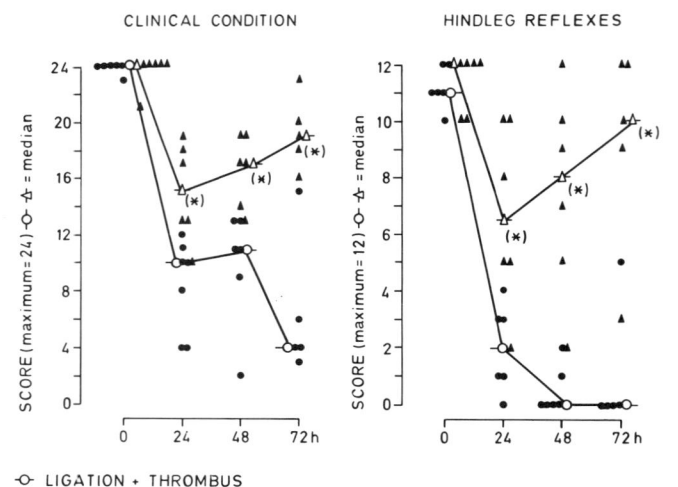

Fig. 3 Restoration by ketanserin of the post-thrombotic deterioration of the general clinical condition and of the hind leg reflexes in cats as a function of time after thrombotic occlusion. Median (-O-, -Δ-) and individual values in ligation in thrombus (-O-, n = 6) and ligation + ketanserin (-Δ-, n = 6). Mann-Whitney U-test.

Discussion

In agreement with previous observations (Imhoff, 1962; Butler, 1968; Schaub et al., 1976, 1977; Helenski et al., 1980), this study shows that continuous platelet activation – in this case on a stasis thrombus – compromises the adequate functioning of a peripheral collateral circulation which normally develops after a pure mechanical obstruction (Conrad et al., 1971), as evidenced by plethysmographic and functional parameters. Among the platelet-derived mediators, 5-HT and TXA_2 are known vasospastic agents which can be implicated in this platelet-mediated loss of collateral circulation (De Clerck and Van Nueten, 1982, 1983a). Ketanserin preferentially blocks vascular 5-HT_2 receptors and, by this action, prevents the loss of collateral circulation in rat hindlegs induced by exogenous 5-HT (*Verheyen* et al., 1983); at higher concentrations than those required for serotonergic blockade, the compound also affects α_1-adrenergic receptors (*Leysen* et al., 1981). On the contrary, the compound is without significant effect on platelet prostanoid production (*De Clerck* and *Van Nueten*, 1982). The correction of the platelet-mediated inhibition of peripheral collateral circulation we obtained with ketanserin therefore strongly suggests that platelet-derived 5-HT is the primary causative mediator of this vascular defect.

Abstract

In cats, a thrombotic obstruction of the aorta inducing continuous platelet activation, was produced by permanent ligation above the trifurcation, temporary ligation below the caudal mesenteric artery and production of a stasis thrombus in the segment. Before, 5 min, 24 h and 48 h after surgery, plethysmographic systolic blood pressure in forelegs and hind legs, and clinical scoring of the hind leg function were performed; at 72 h, venous occlusion plethysmography for quantification of blood flow was performed and collateral vascular resistance was calculated. Thrombotic occlusion resulted in a loss of adequately functioning collateral circulation as evidenced by the changes in both the objective and the clinical parameters.

Pretreatment with ketanserin (1.25 mg/kg i. p. daily) significantly improved the objective circulation parameters blood pressure ratio, blood flow and collateral vascular resistance and restored the clinically scored function of post-thrombotic collateral function. Such observations point to platelet-derived 5-HT as a causative mediator for the vascular defect.

Acknowledgements

This study was partly supported by a grant from the I. W. O. N. L.

References

Butler, H. C.: An investigation into the relationship of aortic embolus to posterior paralysis in the cat. J. Small Anim. Pract., *12,* (1968), 141–158.

Conrad, M. C., J. L. Anderson, J. B. Garret: Chronic collateral growth after femoral artery occlusion in the dog. J. Appl. Physiol., *31,* (1971), 550–555.

De Clerck, F., J. M. Van Nueten: Platelet-mediated vascular contractions: inhibition of the serotonergic component by ketanserin. Thromb. Res., *27,* (1982), 713–727.

De Clerck, F., J. M. Van Nueten: Platelet-mediated vascular contractions. Inhibition by flunarizine, a calcium-entry blocker. Biochem. Pharmacol., *32,* (1983a), 765–771.

De Clerck, F., Y. Somers, L. Van Gorp: Platelet-mediated vascular permeability in the rat skin: a predominant role for 5-hydroxytryptamine. Throm. Res., *38* (1985), 319–339.

Dinnar, U: Cardiovascular fluid dynamies. CRC Press, Boca Raton, (1981), 5–22.

Ensink, F. B. M., G. Hellige: The reliability of venous capacity and flow determination by plethysmography (JSI-Periflow (R)). In: Non-Invasive Methods on Cardiovascular Haemodynamics. Jageneau, A. H. M. (Ed.), Elsevier/North Holland Biomedical Press, Amsterdam, (1981), 169–183.

Geddes, L. A., W. Combs, W. Denton, S. J. Whistler, J. P. Bourland: Indirect mean arterial pressure in anesthetized dogs. Am. J. Physiol., *238,* (1980), H664–H666.

Helenski, C., R. G. Schaub, R. Roberts: Improvement of collateral circulation after actual thrombosis with indomethacin therapy. Thromb. Haemostas., *44,* (1980), 69–71.

Imhoff, R. K.: Production of aortic occlusion resembling acute aortic embolism syndrome in cats. Nature, *192,* (1962), 979–980.

Leysen, J. E., F. Awouters, L. Kennis, P. M. Laduron, J. Vandenberk, P. A. J. Janssen: Receptor binding profile of R 41 468, a novel antagonist of 5-HT$_2$ receptors. Life Sci., *28,* (1981), 1015–1022.

Schaub, R. G., K. M. Meyers, R. Sande, G. Hamilton: Inhibition of feline collateral vessel development following thrombotic occlusion. Circ. Res., *39,* (1976), 736–743.

Schaub, R. G., K. M. Meyers, R. Sande: Serotonin as a factor in depression of collateral blood flow following experimental arterial thrombosis. J. Lab. Clin. Med., *90,* (1977), 645–653.

Verheyen, A., E. Vlaminckx, C. Van Den Broeck, F. Lauwers: The effect of serotonin on the peripheral vasculature of the rat hind legs after unilateral ligation of the femoral artery. Influence of the S_2-receptor antagonist ketanserin. Ricerca Scientifica ed Educiatione Permanenti, Suppl. 33, 462 (Abstract), 1983.

The Measurement of the Effects of a Single Dose of Ketanserin 30 mg i. v. on the Peripheral Circulation in Patients with Intermittent Claudication

T. Burema[1], A. Rens[2], R. A. E. Wirtz[3]

[1]Department of Clin. Phys., [2]Int. Med. and [3]Vasc. Surg., Ignatius-Hospital Breda, Netherlands

Introduction

5-Hydroxytryptamine (5-HT) is a potent vasoconstrictive and platelet aggregating agent. Furthermore vasoconstriction and platelet aggregating properties of other agents such as norepinephrine, angiotensin and prostaglandines are amplified by 5-HT.

Ketanserin is a new 5-HT$_2$ receptor antagonist at the site of blood vessels, platelets and bronchial tissue. It antagonizes 5-HT-induced vasoconstriction and platelet aggregation either directly or indirectly by antagonizing the amplification mechanism (1, 2).

Besides a normalizing effect on blood pressure in essential hypertension, promising results have been reported in peripheral vascular diseases such as *Raynaud's* phenomenon (3) and intermittent claudication (4). It has been shown that the antihypertensive properties of ketanserin are due to a lowering of the total peripheral resistance (5).

In order to investigate whether ketanserin lowers peripheral resistance in patients with intermittent claudication and whether this results in an improved arterial supply to the affected limb(s), we decided to study the placebo-controlled effects of an i. v. infusion of ketanserin on blood pressure, arterial inflow, peripheral resistance and skin temperature.

Patients and methods

Fourteen patients with well-documented intermittent claudication were treated intravenously with either ketanserin 30 mg (n = 7) or placebo (n = 7) under double blind conditions. The two groups were comparable considering sex, age, weight and severity of the disease.

After 15 minutes of acclimatisation in a temperature and humidity stabilized room, plethysmography of both legs was performed and skin temperature of the feet, blood pressure and heart rate were registered during 30 minutes in each patient. First a 10 minute baseline registration was obtained. Further 30 mg ketanserin or placebo in a randomised order were administered as a continuous infusion during 10 minutes at a rate of 3 mg per minute in an antecubital vein. The registrations were continued until 10 minutes after the end of the infusion therapy. Arterial inflow was registered using an ECG triggered strain gauge venous occlusion plethysmograph (Periflow *Janssen*). Around the thigh a cuff is attached (Fig. 1a) which is intermittently inflated with air to a pressure of 50 mmHg. This causes a temporary interruption of the venous return. The consequence is an increase in the volume of the limb, distal to the cuff (Fig. 1b). The volume increase per minute is proportional to the quantity of arterial inflow. To avoid venous congestion, every cuff inflation during two heart cycles is followed by evacuation of air during three heart cycles. In order to avoid the cuff artefact, the volume change after cuff inflation during the second heart cycle is taken as the measure for arterial inflow.

The $\Delta V/\Delta T$-ratio (% volume change per minute = arterial inflow) is calculated and printed, immediately after the air in the

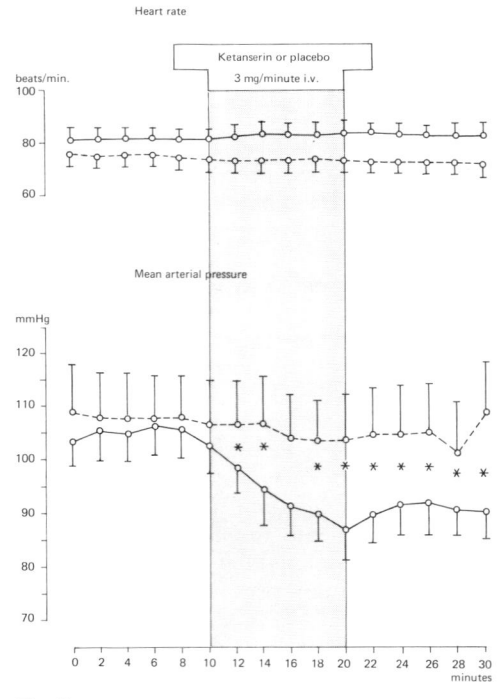

Fig. 1
o---o placebo, o—o ketanserin
intragroup change vs 10' p < .05 = ●
not significant = o
intergroup change vs 10' p < .05 = ✱

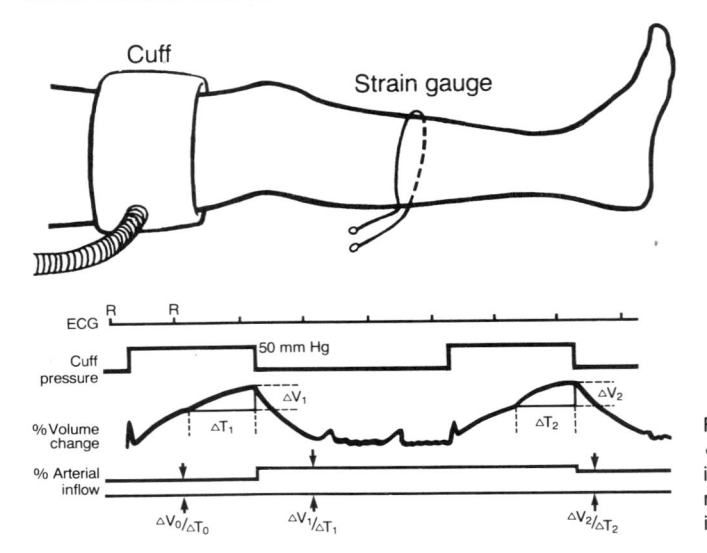

cuff is evacuated, as a consistent value until the next cuff inflation offers a new $\Delta V/\Delta T$-ratio. Out of the obtained information, the mean arterial pressure (MAP = SBP + 2×DBP/3) and the peripheral resistance of the legs (PVR = MAP/arterial inflow) were calculated.

The results were analysed, grouping the legs of the patients as worst and best legs. Statistical analysis was performed using the *Wilcoxon* m. p. s. r. two tailed test for the intragroup changes and the *Mann-Whitney U*-test two tailed for the intergroup differences between ketanserin and placebo. All calculations were done, taking the values obtained at the very start of the infusion, with either ketanserin or placebo, as the pretreatment values. Differences were considered to be significant at a P value < 0.05.

Results

Ketanserin caused a significant drop in the mean arterial pressure from 2 minutes after the start of the infusion whereas changes with placebo were not significant (Fig. 2). Despite the marked drop in the mean arterial pressure, ketanserin caused neither hypotension nor reflex tachycardia; the heart rate remained stable during the infusion (Fig. 2).

Fig. 2
o---o placebo, o—o ketanserin
intragroup change vs 10' p < .05 = ●,
not significant = o
intergroup change vs 10' p < .05 = ✱

The arterial flow, measured as % volume-change/minute, was increased by ketanserin, especially in the worst leg (Fig. 3). Significant differences between ketanserin and placebo were obtained at 8 to 14 minutes after the start of the infusion for the worst leg and at 16 to 20 minutes after the start of the infusion for the best leg. The peripheral vascular resistance decreased significant both in the worst and the best leg after ketanserin and not after placebo (Fig. 4). Similarly, in both legs significant increases in skin temperature were obtained in the ketanserin group and not in the placebo group. Intergroup differences for skin temperature between placebo and ketanserin were significant only for the best leg. No side effects were observed.

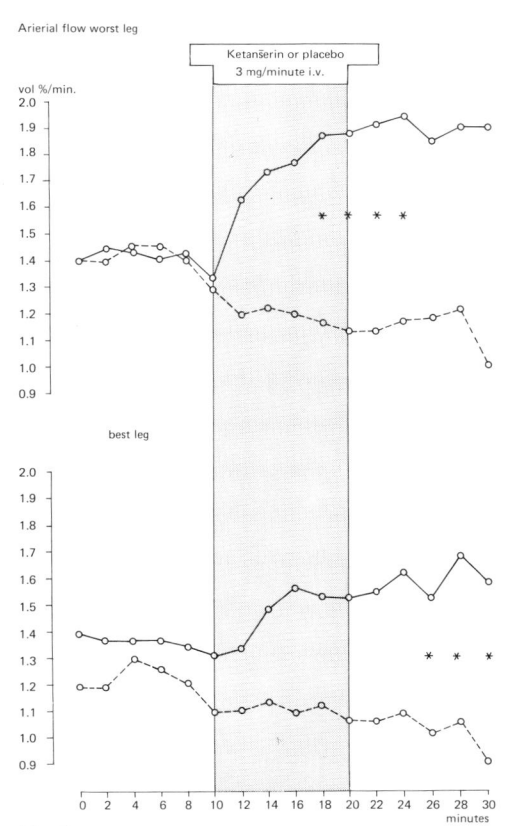

Fig. 3
o- - -o placebo, o——o ketanserin
intragroup change vs 10' $p < .05 = \bullet$,
not significant = o
intergroup change vs 10' $p < .05 = *$

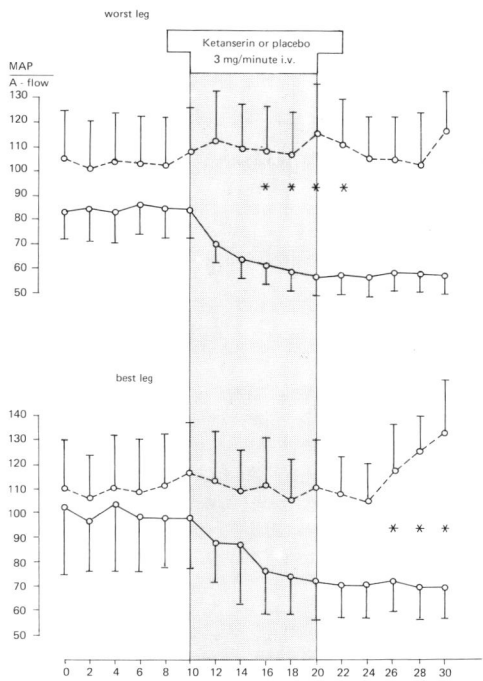

Fig. 4
Peripheral vascular registance
o- - -o placebo, o——o ketanserin

Discussion

In the present study an i. v. infusion of 30 mg ketanserin in 10 minutes was found to have a remarkable effect on haemodynamic parameters. Although a significant drop in the mean arterial pressure was observed, no hypotension or reflex tachycardia occurred. The drop in arterial pressure was accompanied by a drop in peripheral resistance in the worst leg. This drop in peripheral resistance was so great that, inspite of the drop in arterial pressure, the arterial flow increased especially in the worst leg.

It is well known that the vasodilating effect of vasodilators on normal vasculature is often larger than that on obstructed vasculature, which causes the "steal phenomenon". Furthermore, reflex tachycardia and (orthostatic) hypotension are well-known effects of vasodilators. Considering the more pronounced effect of ketanserin on the arterial flow in the worst leg and the remarkable haemodynamic effects, it is obvious that ketanserin does not mimic the effects of a vasodilator.

To establish the therapeutic role of ketanserin, more information has to be obtained about the effects on various parameters such as walking distance and haemorheological changes, especially during chronic treatment.

Conclusion

This study shows that ketanserin lowers blood pressure in patients with intermittent claudication without the occurrence of hypotension or reflex tachycardia. The peripheral resistance dropped and arterial flow was improved, particularly in the worst leg. Ketanserin was well tolerated.

References

(1) De Clerck F., J. L. David, P. A. J. Janssen: Serotonergic amplification mechanism in blood platelets. In: 5-Hydroxytryptamine in peripheral reactions. De Clerck F., Vanhoutte P. M., eds. Raven Press, New York (1982): 83–94.

(2) Van Nueten J. M., P. A. J. Janssen, J. Van Beek, R. Xhonneux, T. J. Verbeuren, P. M. Vanhoutte: Vascular effects of R 41468, a novel antagonist of $5-HT_2$ serotonergic receptors. J. Pharmacol. Exp. Ther. 218 (1981): 217–230.

(3) Seibold J. R., A. H. M. Jagenau: Treatment on Raynaud's phenomenon with ketanserin, a selective antagonist of the $5-HT_2$ receptor. Arthritis and Rheumatism 27 (1984): 139–146.

(4) De Cree J., W. De Cock, H. Verhagen: Controlled double-blind trial of ketanserin, a $5-HT_2$ receptor antagonist, in the treatment of intermittent claudication. Unpublished report.

(5) Wenting G. J., A. J. Man in't Veld, A. J. Woittiez, F. Boersma, M. A. D. H. Schalekamp: Haemodynamic effects of ketanserin, a selective 5-HT receptor antagonist, in essential hypertension. Clinical Science 63 (1982): 435–438.

Oral Treatment with Ketanserin in Intermittent Claudication

J. De Cree

Clinical Research Unit – St. Bartholomeus, Merksem, Belgium

This is a brief report on the most important variables that we measured during a double-blind placebo-controlled study with ketanserin in 20 patients suffering from long-term intermittent claudication. Ketanserin is a 5-HT_2 receptor antagonist for platelets and vascular wall and besides this property, it counteracts the amplifying effects of 5-HT for other substances, e. g. collagen, ADP, prostaglandines, norepinephrine, etc. Furthermore, we found it justi-

Fig. 1

Blood pressure ratio (thigh/arm)

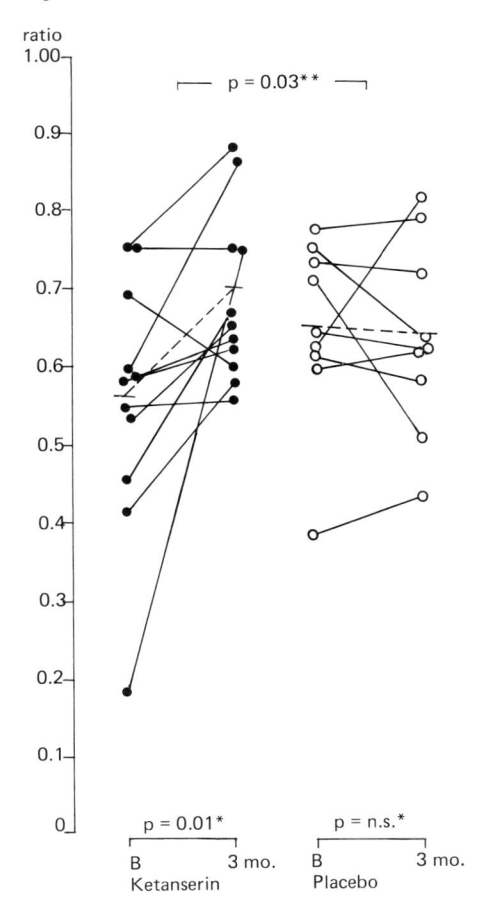

* Wilcoxon matched-pairs signed-ranks test (2-tailed)
** Mann-Whitney U test on changes (2-tailed)

Fig. 2

Claudication distance

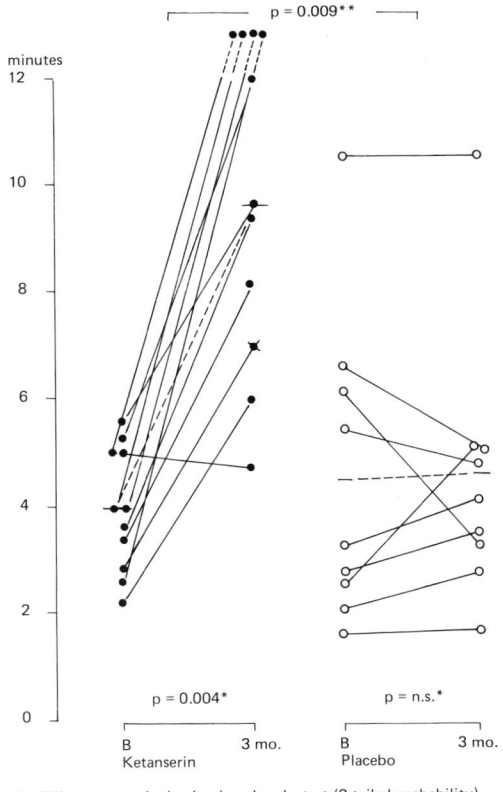

* Wilcoxon matched-pairs signed-ranks test (2-tailed probability)
** Mann-Whitney U test on changes (2-tailed probability)

fied to study the clinical effects of ketanserin in intermittent claudication, since platelet activation is thought to be involved to some extent in various cardiovascular diseases and since there is experimental evidence that hypersensitivity to 5-HT exists in atherosclerotic vessels and also in peripheral collateral vessels.

During the double-blind 3-month study, 9 patients received placebo and 11 ketanserin, the first 2 months 20 mg t. i. d., and the last month 40 mg t. i. d. As you can see on the left-hand slide, blood pressure ratio between thigh and arm, measured plethysmographically, improved significantly during ketanserin and not during placebo, and so did the claudication distance, as measured during a standardised exercise on a treadmill, presented here on the right-hand slide. Four of the patients on ketanserin could even walk longer than the upper limit of this exercise test, some of them with a typical mild claudicant pain, but without being forced to stop walking. This resulted in a significant intergroup difference in both conditions.

In a subsequent open phase, we then could treat 7 of the 9 placebo patients from the double-blind study, with ketanserin for another 3 months. A similar pattern of response, as seen in the double-blind phase, occurred in these patients, in that blood pressure ratio (Fig. 3) and walking capacity (Fig. 4) improved and these results reached a significant level, despite the low number of patients involved.

For this Tab. 1 should like to point only to the second and third parameter, which summarizes the results of whole blood filterability in platelet rich plasma and platelet poor plasma, as measured by a filtration technique. In both situations a significant improvement of red blood cell deformability could be obtained during ketanserin treatment at the third month assessment and not during treatment with placebo. Finally, ketanserin being an antihypertensive drug, a significant lowering of systemic blood pressure occurred as given by the results of the mean arterial pressure, presented on the last parameter of this tabulation.

These are the results of an open trial, including 42 patients with intermittent claudication, in whom we observed that the 25 % improvement of blood pressure ratio obtained after a 3-month treatment with ketanserin could be maintained during a 9-month treatment with ketanserin 40 mg t. i. d.

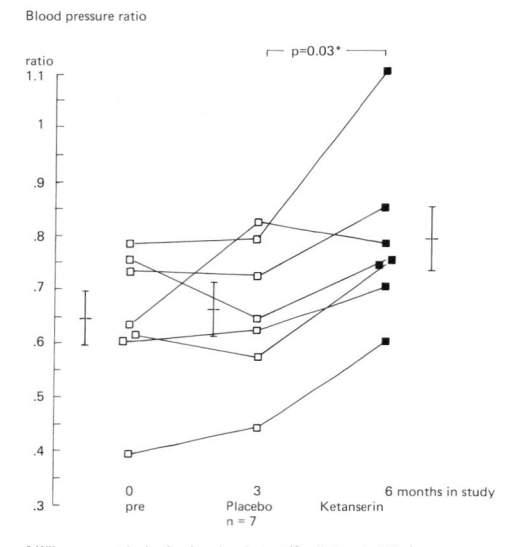

Fig. 3

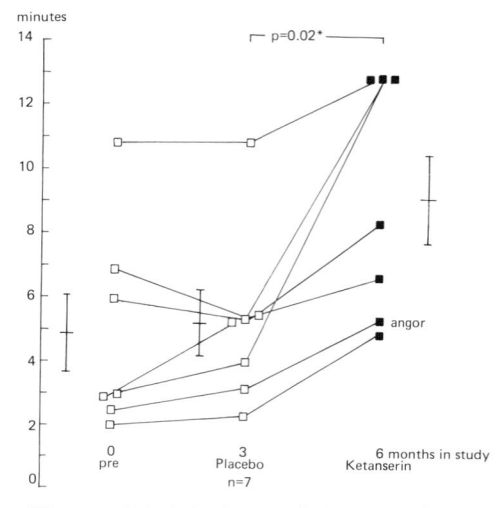

Fig. 4

Tab. 1 Mean values (± SEM) of claudicant distance, blood filtration and systemic blood pressure in 20 patients with intermittent claudication treated with ketanserin (11) or placebo (9)

Parameters (units)	Study/group	Months in DB study			
		0	1	2	3
Claudicant distance (sec.)	Ketanserin	242 ± 20.8	363 ± 38.5 p = 0.003	448 ± 56.7 p = 0.005	572 ± 54.6 p = 0.004
	Placebo	275 ± 57.4	256 ± 47.6	258 ± 54.2	278 ± 49.0
Blood filtration PPP (ml/min.)	Ketanserin	2.33 ± 0.09	2.45 ± 0.08 p = 0.04	2.36 ± 0.08	2.59 ± 0.07 p = 0.05
	Placebo	2.16 ± 0.12	2.18 ± 0.11	2.25 ± 0.07	2.12 ± 0.17
Blood filtration PRP (ml/min.)	Ketanserin	1.85 ± 0.11	1.90 ± 0.10	1.88 ± 0.11	2.08 ± 0.07 p = 0.02
	Placebo	1.51 ± 0.16	1.47 ± 0.14	1.56 = 0.14	1.55 ± 0.11
SBP (mm)	Ketanserin	161 ± 7.8	157 ± 6.6	153 ± 5.3	148 ± 4.8
	Placebo	149 ± 9.9	154 ± 6.5	150 ± 7.4	152 ± 8.7
DBP (mm)	Ketanserin	87 ± 2.5	85 ± 2.0	84 ± 2.5	78 ± 1.7 p = 0.006
	Placebo	88 ± 2.4	88 ± 3.4	86 ± 2.7	86 ± 2.8
MAP (mm)	Ketanserin	111 ± 3.7	109 ± 3.0	106 ± 2.8	101 ± 2.0 p = 0.007
	Placebo	108 ± 4.6	110 ± 3.8	107 ± 3.8	107 ± 4.2

XX intergoup significance $p \leq 0.01$

Other centres could not confirm or reproduce our results, but the difference to ours was that they all measured blood pressure ratios with Doppler velocimetry at the ankle, whereas we used strain gauge plethysmography with the cuffs at the level of the lower thigh. Therefore, we decided to measure simultaneously pressures with Doppler velocimetry and with plethysmography at both the thigh and the ankle, and this procedure was applied in patients with intermittent claudication without medication, and in patients treated chronically with ketanserin.

In order to better understand our experimental set-up, let us go through the technical procedure in greater detail. First of all, cuffs are placed around the lower thigh for thigh pressures, and around the ankle for ankle pressures respectively. These cuffs are inflated automatically by means of a compressor to suprasystolic pressure, which then goes stepwise down to zero,

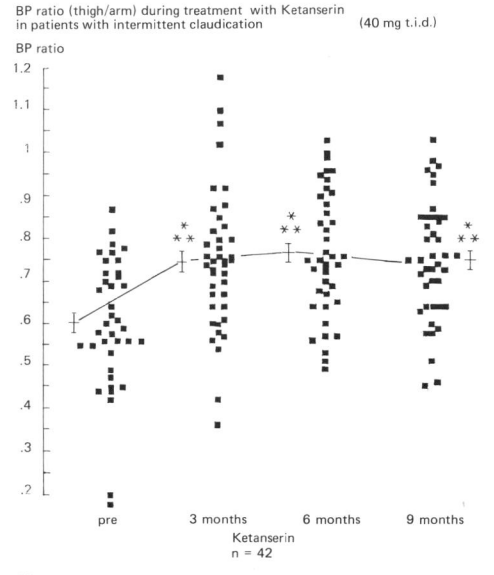

BP ratio (thigh/arm) during treatment with Ketanserin in patients with intermittent claudication (40 mg t.i.d.)

**: $p \leq 0.0001$ (Wilcoxon matched-pairs signed-ranks test: 2-tailed probability)

Fig. 5

Technical procedure

▨ Cuffs

◯ Strain gauge

▬ Doppler probe

Ankle pressures   Thigh pressures   **Fig. 6**

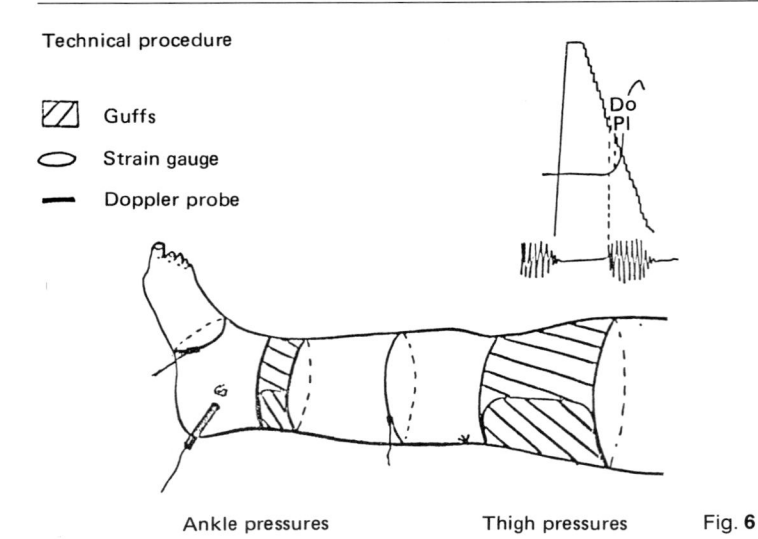

with a fixed speed of 3 mm/second. Strain gauges are placed around mid-calf or around the forefoot and the Doppler probe is always placed over the tibialis posterior artery. All these parameters are registered on a 3-channel recorder, as shown in the right upper corner of this figure, first the pressure brought about in the cuff, secondly the deflection of the strain gauge and lastly the Doppler signal.

22 legs from 18 patients without medication served as a control group, whereas 44 legs from 33 patients during long-term treatment with ketanserin were compared with this control group. The left-hand panel shows the results for Doppler values and the plethysmography values taken at the ankle in control patients (open circles) and ketanserin-treated patients (solid circles). No differences between the two

BP ratio, measured with doppler velocimetry and with plethysmography in control patients and in patients during treatment with Ketanserin (40 mg t.i.d.)

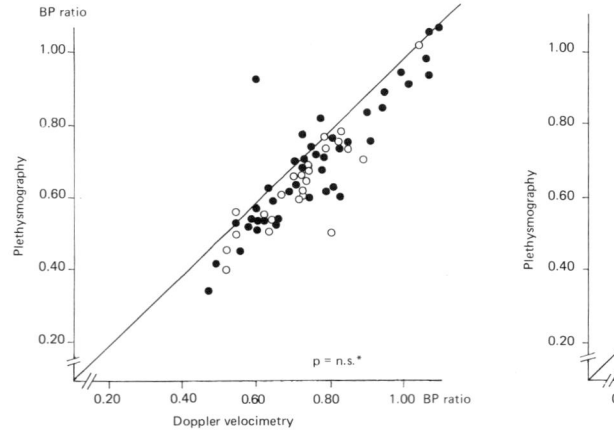

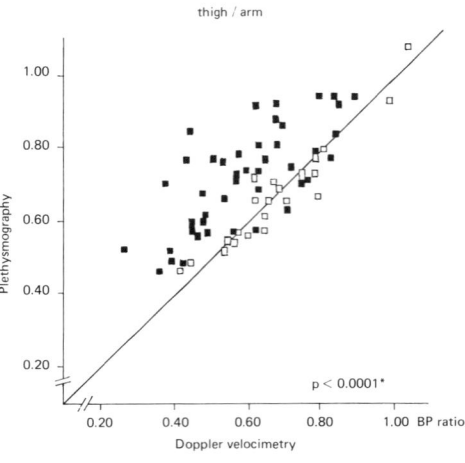

● ■ : 44 Ketanserin-treated patients: mean period 10 (1–28) months

○ □ : 22 control patients

Fig. 7

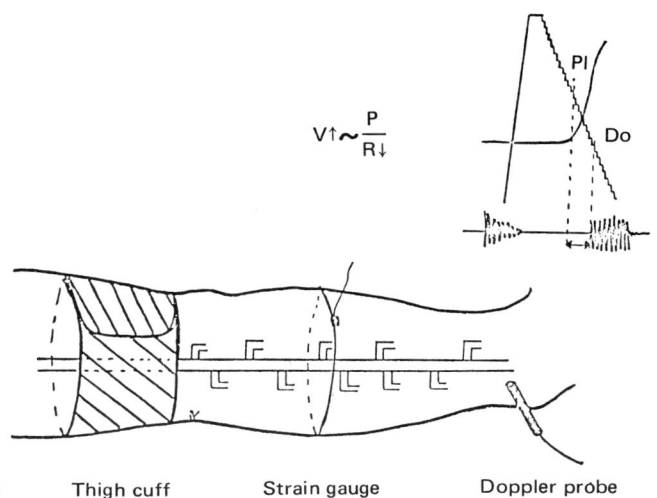

Fig. 8: Concept on collateral flow   Thigh cuff   Strain gauge   Doppler probe

groups could be observed in this experimental condition, with the only remark that Doppler values were slightly higher than the corresponding plethysmographic values in both groups of patients. On the other hand, at the right-hand panel, where the measurements at the level of the thigh are shown, an upward shift of approximately 25 % can be seen in favour of the plethysmographic values compared to their corresponding Doppler values, but only in those patients treated with ketanserin (solid squares). This resulted in a highly significant difference between the 2 groups of patients.

The only way to explain this particular shift, measuring higher plethysmographic pressures than the corresponding Doppler pressures, is that blood supply at the level of the calf increases through an improvement of collateral- and microcirculation.

Indeed, when in our experimental set-up, with the cuffs at the thigh, strain gauges at calf level and Doppler probe at the tibialis posterior artery, the suprasystolic pressure drops, blood will come through at a given pressure, and when at that moment collateral circulation is improved, the plethysmograph will register a pressure, whereas the Doppler pressure will be detected much later, and this because strain gauge plethysmography takes into account the distribution or changes of blood volume in a particular segment of the limb, even when the arterial pressure in the main artery remains unchanged. These phenomena finally are in agreement with different animal models, where postthrombotic or 5-HT induced reduction of blood supply through the collateral system could be restored effectively by pretreatment with ketanserin.

Acute and Chronic Effect of Ketanserin in Patients with Leg Ischemia

H. Bounameaux, J. Van den Ende, H. Hellemans, R. Verhaeghe

Center for Thrombosis and Vascular Research, University of Leuven, Campus Gasthuisberg, Leuven, Belgium

Introduction

Ankle-arm systolic pressure ratio and walking distance have been measured in patients with obstructive arterial disease of the legs before and after acute and chronic administration of the $5HT_2$ (serotonin 2)-receptor blocker ketanserin (*Janssen* Pharmaceutica, Beerse, Belgium) in open studies.

Patients and methods

Acute study

15 patients (24 legs with ankle-arm systolic pressure ratio <0.7) received after a supine resting period of 45 min ketanserin intravenously as a bolus of 5 mg every 15 min up to a maximum of 20 mg or until systemic pressure fell by more than 10 percent.
Ankle-arm systolic pressure ratio was determined before the first injection and 15 min after each injection.
In addition, the walking distance was determined before the first injection and 15 min after the last injection in 9 of the 15 patients.

Chronic study

9 patients (14 legs with ankle-arm systolic pressure ration <0.7) were selected for the trial which consisted of a one week run-in period with single-blind placebo followed by a phase of 2 weeks with ketanserin 20 mg t. i. d. and, thereafter, a phase of 3 weeks with ketanserin 40 mg t. i. d.
The patients entered the phase with drug only if they proved to be stable during the run-in period.

Ankle-arm systolic pressure ratio and walking distance were determined at the end of each period.

Methods

Systolic pressure was measured at the ankle (A. tibialis posterior or dorsalis pedis) using a Doppler apparatus. Arm systolic pressure was determined using a stethoscope and a sphygmomanometer. Walking distance was measured on a treadmill (inclination 5 %, speed 3.5 km/h) and the patient was asked to claim when he felt the first claudication pain (= "painfree distance") and when he wished to stop (= "maximal distance").

Results

Tab. 1 shows the progressive increase in ankle-arm systolic pressure ratio after the ketanserin injections.
One patient (= one leg) showed a decrease in systemic systolic pressure by more than 10 percent after the first injection of 5 mg. Four others (= five legs) had such a decrease after the third injection (cumulative dose of 15 mg).
In the chronic study, there was no significant change in ankle-arm ratio, the values ($\pm$SEM) being 0.50 ($\pm$0.03) after the run-in period, 0.48 ($\pm$0.04) after two weeks with ketanserin 20 mg t. i. d. and 0.49 ($\pm$0.04) after another three weeks with ketanserin 40 mg t. i. d.
In both studies, the walking distance increased after ketanserin (Tab. 2). The increase was statistically significant for both painfree and maximal distances in

Tab. 1 Ankle-arm ratio and intravenous ketanserin Injection

	Cumulative Ketanserin Dose				
	Before	5 mg	10 mg	15 mg	20 mg
Nr of legs	24	24	23	23	18
Mean ratio	0.45	0.48*	0.49*	0.51**	0.49*
Sem	0.03	0.03	0.03	0.04	0.04

* $p < 0.005$
** $p < 0.001$

Tab. 2 Walking distance and ketanserin administration

		Oral Administration (5 weeks) n = 9		Intravenous Administration n = 9	
		Before	After	Before	After
Painfree Distance (m)	mean ± SEM	80 ± 17	125** ± 31	77 ± 13	110* ± 16
Maximal Distance (m)	mean ± SEM	141 ± 20	177 ± 41	152 ± 14	190** ± 20

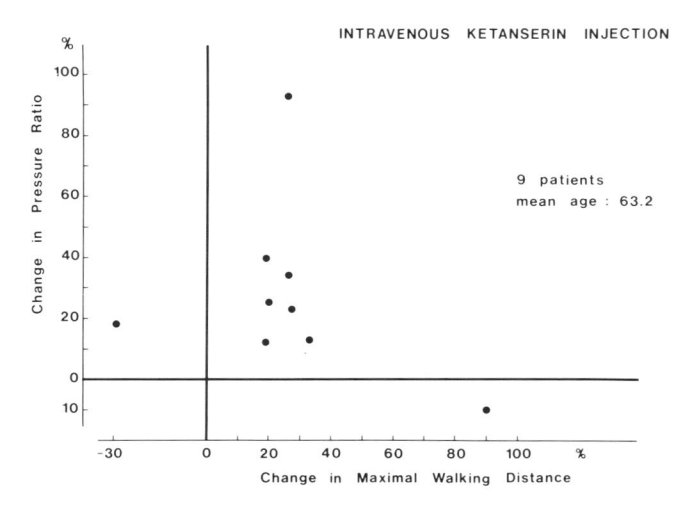

* $p < 0.01$
** $p < 0.02$

Fig. 1 Relation between change in maximal walking distance and in ankle-arm pressure ratio.

the acute study, but only for the painfree interval in the chronic study.
There was no correlation between the change in ankle-arm systolic pressure ratio and the change in walking distance, after intravenous injection (Fig. 1).

Conclusions

1. It appears from these data that acute injection of ketanserin results in an increase in ankle-arm pressure ratio, possibly due to an improved collateral

flow. This increase occurs in spite of the known hypotensive effect of ketanserin.
2. In the short chronic study, there was no change in ankle-arm pressure ratio.
3. In both trials the walking distance increased after treatment. However, the changes in walking distance do not correlate with the changes in ankle-arm systolic pressure ratio, meaning that walking distance is a poor indicator of haemodynamic improvement.
4. If these results can be confirmed in controlled blind studies, it would appear that acute and chronic effects of ketanserin on the peripheral circulation may be different.

Abstract

Distal pressure and functional status were measured in patients with obstructive arterial disease of the legs before and after acute and chronic administration of the 5HT-receptor blocker ketanserin.

In an acute open study, 15 patients received after a supine resting period of 45 min ketanserin intravenously as a bolus of 5 mg every 15 min up to a maximum of 20 mg or until systemic pressure fell by more than 10 percent. In a chronic oral study, 9 other patients received 60 mg of ketanserin for 2 weeks and 120 mg for another 3 weeks after an initial run-in week on placebo and systolic pressure readings were made at the end of each period. Only legs with an initial ankle/arm ratio less than 0.7 were analyzed.

In the intravenously study, the ankle/arm ratio increased significantly from 0.45 ± 0.03 before injection to 0.48 ± 0.03 (24 legs), 0.49 ± 0.03 (23 legs), 0.51 ± 0.04 (18 legs) after 5, 10, 15 and 20 mg respectively. By contrast, no significant change was obtained in the oral study: the pressure ratio being 0.50 ± 0.03 after placebo, 0.48 ± 0.04 after 60 mg and 0.49 ± 0.04 after 120 mg ketanserin. In the two studies an increase in both painfree and maximal claudication distance was observed after ketanserin administration; this increase did not correlate with the increased ankle pressure after intravenous injection.

Thus: 1. acute injection of ketanserin results in an increase in distal pressure, possibly due to an improved collateral flow, 2. chronic administration has no similar effect on distal pressure, 3. walking distance is a poor correlate of distal perfusion.

Die Beeinflußbarkeit der diabetischen Mikroangiopathie mit einem neuen Serotonin-Antagonisten (Ketanserin)

E. Bieder, D. Conen, W. Zimmermann, O. Bertel, U. C. Dubach

Medizinische Universitäts-Poliklinik, Kantonsspital Basel, Schweiz

Einleitung

Unter den Substanzen, die die Vasokonstriktion und Plättchenaggregation fördern, nimmt das Serotonin eine führende Stellung ein. Neben seiner Eigenwirkung – einer potenten Vasokonstriktion – begünstigt dieses Amin den vasokonstriktorischen Effekt von Angiotensin II, Noradrenalin und Prostaglandin F_2 (1). Aggregierende Plättchen setzen in arteriosklerotisch veränderten Arterien Serotonin frei, was zu einer konstriktorischen Reaktion führt.

Plättchen spielen eine wichtige Rolle bei der Pathogenese der Arteriosklerose ganz allgemein (3) und möglicherweise auch bei der Pathogenese der durch ein multifaktorielles Geschehen bedingten diabetischen Mikroangiopathie (4). Plättchen von Diabetikern zeigen daneben eine verminderte Empfindlichkeit auf Prostacyclin, einem potenten Plättchenaggregationshemmer und Vasodilatator (5). Serotonin seinerseits verstärkt unter anderem die Wirkung vasokonstriktorischer Substanzen und fördert die Plättchenaggregation. Diese zwei gegensätzlichen Mechanismen – verminderte Ansprechbarkeit auf Prostacyclin bei vermehrter Plättchenaggregation und begünstigende Wirkung auf Prostaglandin F_2, Angiotensin und Noradrenalin – führen zu einer Plättchenaggregation und Vasokonstriktion steigernden und Angiopathie möglicherweise fördernden Wirkung. Bei diesem Vorgang selbst werden u. a. Prostaglandin und Serotonin vermehrt freigesetzt und damit Plättchenaggregation und Vasokonstriktion zusätzlich gefördert.

Die serotoninbedingte, calciumunabhängige Vasokonstriktion scheint durch den HT_2-Rezeptorenblocker Ketanserin, einem Quinazolinderivat antagonisiert zu werden und eine klinische Bedeutung bei der Behandlung der Hypertonie (7, 8, 9) und des Raynaud-Syndroms (10) zu haben. Die Ziele unserer Studie waren:

1. Der Nachweis des vasodilatierenden Effektes von intravenös appliziertem Ketanserin bei Patienten mit Diabetes mellitus and Mikroangiopathie im Vergleich zu Diabetikern ohne Mikroangiopathie, zu Patienten mit peripherer arterieller Verschlußkrankheit und zu gesunden Kontrollpersonen.

2. Der Nachweis eines differenten dilatierenden Effektes von Ketanserin im Makro- und Mikrogefäßbereich durch vergleichende Flußmessungen mittels Venenverschlußplethysmographie (Periflow®, Janssen) im Unterschenkelbereich und in der akralen Region.

Patienten und Methodik

In die Studie wurden 31 Patienten, 11 Frauen und 20 Männer, mittleres Alter 52,3 (18 – 86) Jahre aufgenommen, nachdem sie ihr schriftliches Einverständnis gegeben hatten.

Folgende Gruppen wurden gebildet:

Gruppe 1

9 insulinpflichtige Diabetiker mit Mikroangiopathie (n=9), mit Retinopathie (n=9) mit Neuropathie (n=7) und mit Nephropathie (n=4); mittleres Alter 51,5 (33 – 80) Jahre, Diabetesdauer 22,2 Jahre.

Gruppe 2

6 insulinpflichtige Diabetiker ohne Mikroangiopathie, ohne Retinopathie, ohne Nephropathie, ohne Makroangiopathie, mit Neuropathie (n=1), mittleres Alter 30,5 (18−59) Jahre, Diabetesdauer 6,33 (0,5−18) Jahre.

Gruppe 3

6 Patienten mit peripherer arterieller Verschlusskrankheit, im Stadium II (n=4) und Stadium IV (n=2) nach *Fontaine*, mittleres Alter 70,3 (59−80) Jahre.

Gruppe 4

4 Patienten mit essentieller Hypertonie ohne Zielorganveränderungen, mittleres Alter 61,8 (54−63) Jahre.

Gruppe 5

6 gesunde Kontrollpersonen ohne Diabetesbelastung, ohne Hypertonie, mittleres Alter 51,3 (29−69) Jahre.

Die Ruhedurchblutung von Vorfuß und Wade wurde mittels eines EKG-getriggerten Venenverschluß-Plethysmographen (Periflow®, *Janssen*) nach 30-minütiger Ruhelagerung des Patienten bei konstanter Zimmertemperatur von 22−24°C gemessen. Die reaktive Hyperämie ("peak-flow") wurde am Vorfuß nach 3 Minuten arterieller Drosselung (mindestens 50 mmHg über systolischem BD) im Anschluß an die Ruhemessung bestimmt. Nach 30 Minuten schloß sich eine Infusion von 10 mg Ketanserin in 10 ml 0,9 % NaCl über 4 Minuten an. Der Ruhefluß wurde während und bis 30 Minuten nach der Infusion registriert und der maximale Fluß errechnet. Daran anschließend erfolgte die nochmalige Bestimmung der reaktiven Hyperämie. Während der ganzen Versuchsdauer wurden Blutdruck, Puls und die Temperatur von Vorfuß und Wade registriert. Die statistischen Aussagen wurden mit dem *Wilcoxon* signed ranks Test errechnet und die Mittelwerte mit SEM wiedergegeben.

Resultate

Bei allen Patienten nahm die Durchblutung des Vorfußes nach Ketanserin signifikant zu, von $1{,}07 \pm 0{,}20$ auf $6{,}06 \pm 0{,}88$ ml/min/100 ml Gewebe ($p < 0{,}001$), die der Wade von $2{,}99 \pm 0{,}25$ auf $3{,}78 \pm 0{,}27$ ml/min/100 ml Gewebe ($p < 0{,}001$) (Abb. 1).

Die reaktive Hyperämie ("peak-flow") des Vorfußes stieg signifikant an von $6{,}59 \pm 0{,}81$ auf $12{,}33 \pm 2{,}02$ ml/min/100 ml Gewebe ($p < 0{,}001$).

Die Gruppenanalyse ergab folgende Resultate (Abb. 1):

Am Vorfuß nahm die Durchblutung bei den Diabetikern mit Mikroangiopathie von $1{,}84 \pm 0{,}55$ auf $6{,}39 \pm 1{,}76$ ml/min/100 ml Gewebe ($p < 0{,}05$), bei den Diabetikern ohne Mikroangiopathie von $0{,}33 \pm 0{,}10$ auf $4{,}73 \pm 1{,}50$ ml ($p < 0{,}05$), bei den Patienten mit peripherer arterieller Verschlußkrankheit von $1{,}28 \pm 0{,}29$ auf $2{,}43 \pm 0{,}67$ ml (n. s.) und bei den Kontrollen von $0{,}39 \pm 0{,}10$ auf $8{,}94 \pm 2{,}10$ ml ($p < 0{,}05$) zu.

An der Wade nahm die Durchblutung bei den Diabetikern mit Mikroangiopathie von $2{,}70 \pm 0{,}25$ auf $3{,}76 \pm 0{,}36$ ml ($p < 0{,}05$), bei den Diabetikern ohne Mikroangiopathie von $2{,}10 \pm 0{,}40$ auf $3{,}11 \pm 0{,}50$ ml (n. s.) bei den Patienten mit peripherer arterieller Verschlußkrankheit von $3{,}83 \pm 0{,}84$ auf $4{,}45 \pm 0{,}97$ (n. s.) und bei den Kontrollen von $3{,}07 \pm 0{,}50$ auf $3{,}58 \pm 0{,}50$ (n. s.) zu.

Die reaktive Hyperämie ("peak-flow") des Vorfußes stieg bei den Diabetikern mit Mikroangiopathie von $5{,}78 \pm 0{,}93$ auf $11{,}62 \pm 3{,}44$ ml (n. s.), bei den Diabetikern ohne Mikroangiopathie von $6{,}61 \pm 1{,}68$ auf $8{,}96 \pm 1{,}96$ ml ($p < 0{,}05$), bei den Patienten mit peripherer arterieller Verschlußkrankheit von $5{,}12 \pm 1{,}27$ auf $6{,}09 \pm 1{,}80$ (n. s.) und bei den Kontrollen von $8{,}71 \pm 2{,}36$ auf $20{,}59$ ml ($p < 0{,}05$) an.

Der Blutdruck nahm bei allen Patienten ab, von 142 ± 4 auf 135 ± 4 mmHg systolisch und von 81 ± 2 auf 74 ± 2 mmHg diastolisch ($p < 0{,}001$), während der Puls gleichzeitig von 74 ± 3/min auf 81 ± 3/min ($p < 0{,}001$) anstieg (Abb. 2).

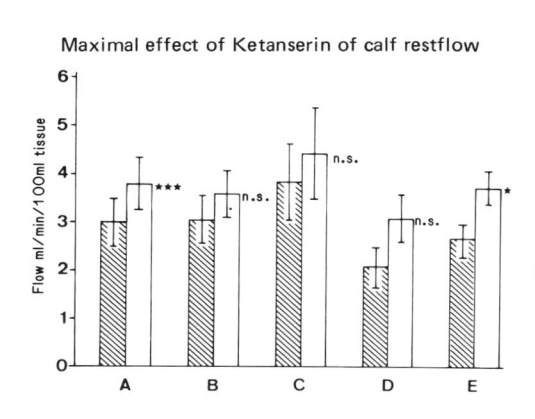

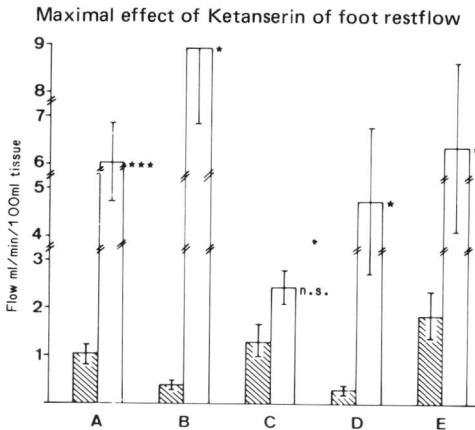

Diabetische Mikroangiopathie mit einem neuen Serotonin-Antagonisten 145

Maximal effect of Ketanserin of calf restflow

Maximal effect of Ketanserin of foot restflow

Effect of Ketanserin on foot peak flow post ischemia

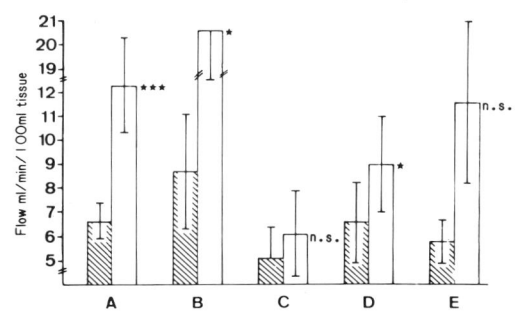

A = all patients, B = healthy subjects, C = POAD patients, D = diabetics without microvascular disease, E = diabetics with microvascular disease

* = $p < 0.05$, ** $p < 0.01$ x SEM, *** = $p < 0.01$

▨ = before Ketanserin, ☐ = after Ketanserin

Abb. 1 Der maximale Effekt von Ketanserin auf die Ruhedurchblutung von Wade und Vorfuß und der maximale Blutfluß des Vorfußes nach Ischämie; bei allen Patienten, bei den gesunden Kontrollpersonen, bei den Patienten mit peripherer arterieller Verschlußkrankheit, bei den Diabetikern ohne Mikroangiopathie und bei den Diabetikern mit Mikroangiopathie

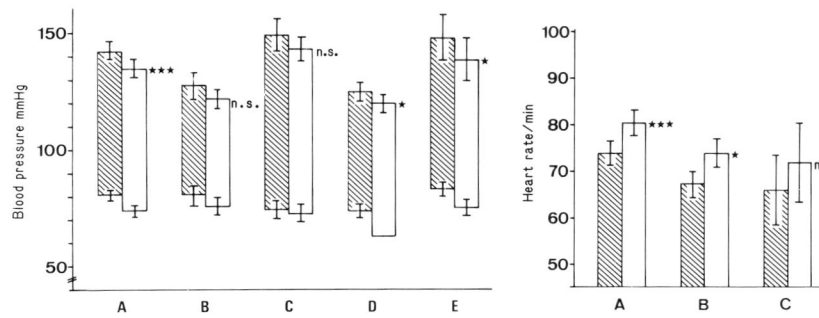

Maximal effect of Ketanserin on blood pressure

Maximal effect of Ketanserin on heart rate

A = all patients, B = healthy subjects, C = POAD patients, D = diabetics without microvascular disease, E = diabetics with microvascular disease
* = $p < 0.05$, ** = $p < 0.01$ x SEM, *** = $p < 0.01$ ▨ = before Ketanserin ☐ = after Ketanserin

Abb. 2 Der maximale Effekt von Ketanserin auf Blutdruck und Herzfreqzenz bei allen Patienten, bei den gesunden Kontrollpersonen, bei den Patienten mit peripherer arterieller Verschlußkrankheit, bei den Diabetikern ohne Mikroangiopathie und bei den Diabetikern mit Mikroangiopathie

Diskussion

Der systemische vasodilatierende Effekt von Ketanserin konnte wie in anderen Studien (8, 9, 11)) auch bei uns in der Gesamtgruppe am signifikanten Abfall des Blutdruckes, verbunden mit einem Herzfrequenzanstieg gezeigt werden. Aber es fand sich nicht nur ein systemischer Effekt, sondern auch ein lokaler, wie an der Durchblutungszunahme in Ruhe am Vorfuß und an der Wade festgestellt wurde.
Eine ähnliche Zunahme der Wadendurchblutung fand sich auch bei den von F. Laghi Pasini et al. (12) untersuchten Patienten mit peripherer arterieller Verschlußkrankheit und den gesunden Kontrollpersonen.
Die beobachtete Steigerung der Vorfußdurchblutung in unserem Patientenkollektiv kann als Verbesserung der Mikrozirkulation unter Ketanserin interpretiert werden und entspricht einer ähnlichen Beobachtung wie sie von Stranden (10) beim Raynaud-Syndrom gezeigt wurde.
Für einen möglicherweise bevorzugten Angriffspunkt von Ketanserin im mikrozirkulatorischen Bereich spricht: 1. das Fehlen eines Steal-Phänomens des Blutes in die Wade, 2. die prozentual bedeutendere Flußzunahme im Vorfußbereich im Vergleich zur Wade und 3. das bessere Ansprechen der Diabetiker mit Mikroangiopathie im Vergleich zu den Patienten mit Makroangiopathie.

Ketanserin scheint einerseits über eine HT_2-Blockade (13, 14) eine Aufhebung der Vasokonstriktion zu bewirken; andererseits vermindert es durch eine Verringerung der Plättchenaggregation die Freisetzung vasoaktiver Substanzen (15) und damit eine zusätzliche Vasokonstriktion und verbessert möglicherweise durch eine bessere Verformbarkeit der Erythrozyten (16, 17) die rheologischen Eigenschaften des Blutes.
Damit zeigen die Ergebnisse dieses Akutversuches einen guten therapeutischen Effekt von Ketanserin bei Diabetikern mit Mikroangiopathie. Überprüfung und Bestätigung dieses vorläufigen Ergebnisses müssen sowohl an einem größeren Patientenkollektiv als auch in einer kontrollierten Langzeitstudie erfolgen.

Literatur

(1) De la Lande IS, VA Cannel, JG. Waterzon: The interaction of serotonin and noradrenaline of the perfused artery. Br J Pharmacol Chemother 28 (1966): 255–72

(2) Keen H, RJ Jarrett eds.: Complications of diabetes. London: Edward Arnold (1975)

(3) Roos R, JA Glomset: The pathogenesis of atherosclerosis. N Engl J Med 295 (1975): 420–5

(4) Colwell JA, PV Haluska, KE Sarki, J. Sagel: Platelet function und diabetes mellitus. Med Clin N Amer 62 (1978) 753–6

(5) Betteridge DJ, KEH el Tahier, JPD Reckless, KI Williams: Platelets from diabetic subjects show diminished sensitivity to prostacyclin. Eur J Clin Invest 12 (1982): 395–398

(6) Van Nueten JM, PM Vanhoutte: Selectivity of calcium antagonism and serotonin antagonism with respect to venous and arterial tissues. Angiology 32 (1981): 476–483

(7) Van den Broeke JJW, GF Karliczek, U Brenken, R Schokkenbroek, JN Homan van der Heide: Is prevention of hypertension after open heart surgery possible by blocking 5-HT_2 receptors with ketanserin? Acta anaesth. belg. 33 (1982): 115–120

(8) Wenting GJ, Man in't Veld AJ, AJ Woittiez, F Boomsma, MADH Schalekamp: Treatment of hypertension with ketanserin, a new selective 5-HT_2 receptor antagonist. Brit Med J 284 (1982): 537–539

(9) De Cree J, H Verhaegen, J. Symoens: Acute blood-pressure-lowering effect of ketanserin. Lancet I (1981): 1161–2

(10) Stranden E, OK Roald, K. Krogh: Treatment of Raynaud's phenomenon with the 5-HT_2-receptor antagonist ketanserin. Brit Med J 285 (1982): 1069–1071

(11) De Cree J, J Leempoels, W De Cock, H Geukens, H Verhaegen: The antihypertensive

effects of a pure and selective serotoninreceptor blocking agent (R 41 468) in elderly patients. Angiology 32 (1981): 137 – 144

(12) Laghi Pasini F, A Auteri, S Pecchi, R Capelli, T. di Perri: Effect of a new antiserotonergic drug (R 41 468) in clinical conditions associated with circulatory disorders in: Noninvasive methods on cardiovascular haemodynamics, A. H. Jagenau (ed.) Elsevier/North Holland Biomedical Press, Amsterdam (1981), 561 – 567

(13) Van Nueten JM, PAJ Janssen, J Van Beek, R Xhonneur, TJ Verbeuren, PM Vanhoutte: Vascular effects of R 41 468, a novel antagonist of 5-HT serotonergic receptors. J Pharmacol Exp Ther 218 (1981): 217 – 30

(14) Peroutka SJ, SH Snyder: Multiple serotonin receptors: differential binding of (^{3}H) 5-hydroxytryptamine, (^{3}H) lysergic acid diethylamide and (^{3}H) spiroperidol. Molec Pharmacol 162 (1979): 687 – 99

(15) De Clerck F, JL David, PAJ Janssen: Inhibition of 5-Hydroxytryptamin-induced and -amplified human platelet aggregation by Ketanserin (R 41 468), a selective 5-HT2-receptor antagonist. Agents and Actions 12 (1982): 388 – 397

(16) De Clerck F, A Jageneau, J. Dom: Haemorheological effects of ketanserin, a selective 5-HT$_2$ receptor antagonist, in aged, spontaneously hypertensive dogs. Arch int Pharmacodyn 258 (1982): 100 – 115

(17) De Cree J, J Leempols, H Geukens, W De Cock, H. Verhaegen: Are serotonergic mechanisms involved in high blood pressure? In: 5-Hydroxytryptamine in peripheral reactions, F. de Clerck and P. M. Vanhoutte (eds). Raven Press, New York (1982) 183 – 192

Treatment of Chronic Sympathetic Dystrophy with Ketanserin

A. Moesker, F. P. Boersma, H. W. Scheijgrond, W. Cortvriendt

Pain Department, Refaja Hospital, Stadskanaal, the Netherlands

Introduction

In our pain clinic we are regularly confronted with patients who complain about a painful limb with an impaired mobility. Besides chronic pain there are symptoms of an impaired peripheral circulation like cold skin, glancing skin, oedema and delayed capillary refill (1).
Although the aetiology is not always clear, a minor trauma is often found in the anamnesis. The usual treatment for this chronic state of sympathetic dystrophy (*Sudeck*'s atrophy) consists of repetitive regional treatments with guanthedine (*Bierse* blocks) (2). However, curing is only achieved in about 40 % of the patients. It is assumed that not only the peripheral neuron is involved, but that also a state of sympathetic overactivity has developed proximal to the site of the lesion. Besides noradrenergic activity, an increased synthesis of various substances, such as bradykinin and serotonin, plays a role in the development of a chronic sympathetic dystrophy. Recently a new specific 5-HT$_2$ receptor antagonist, ketanserin, has been introduced for clinical research. Besides promising results in the treatment of hypertension, various investigators have reported on the efficacy of this compound in the treatment of peripheral vascular diseases such as intermittent claudication and *Raynaud*'s phenomenon (3). Because 5-HT$_2$ blockade could well be an important factor in treating a chronic sympathetic dystrophy, we decided to study the effects of ketanserin in this indication.

Methods

Successively three studies were performed in which patients with a chronic sympathetic dystrophy were treated with ketanserin. The diagnosis chronic sympathetic dystrophy was made in the presence of at least three of the following symptoms:
1 persistent pain at rest, 2 increasing pain during exercise, 3 cold skin, 4 glancing skin, 5 hyperhydrosis, 6 oedema, 7 impaired mobility. All patients gave informed consent.
First a pilot study was performed, in which 14 patients (mean age 33.9 years, mean duration of complaints 2.7 years) received a bolus of 10 mg ketanserin i. v.. If 30 minutes after treatment the skin temperature has not increased for at least 1° C, another bolus of 10 mg i. v. was administered.
Next, a doubleblind crossover study was performed in which ketanserin or placebo were administered to 16 patients (mean age 56.4 years, mean duration of complaints 8.1 years) with an interval of 30 minutes between the administrations of ketanserin and placebo.
Finally a group of 16 patients was treated with repetitive regional blocks of guanethidine. The 10 patients (mean age 40.1 years, mean duration of complaints 2.4 years) who failed to respond satisfactorily were treated with 10 mg ketanserin i. v. followed by an oral maintenance treatment of ketanserin 60–80 mg q. d. in three dosages.
All i. v. treatments were performed after at least 15 minutes of acclimatisation in a temperaturestabilised (20–23° C) room. Ketanserin was administrated i. v. as a slowly injected bolus into a running physiological saline infusion in a vein on the back of a non-affected hand.
Immediately before and 30 minutes after the i. v. administrations, temperature of the affected limb was recorded with an H. P. electro skin probe between digits 4 and 5.

In addition continuous photo-plethysmography of the affected hand (digit 2) or foot (digit 1), bloodpressure and heart rate were recorded. The subjective symptoms were scored as normal, moderate, severe or very severe.

Statistical analysis of the differences in the values before and after treatment whithin each group was performed using the Wilcoxon test two-tailed probability. For differences between the two treatment groups in the double-blind cross-over study the *Mann-Whitney* U-test, two-tailed probability was used. Differences were considerated significant at a P value < 0.05.

Results

In the first study the mean interdigital temperature increased from 27.2 to 29.0° C ($p<0.01$), 30 minutes after the first administration of 10 mg ketanserin i. v. (Fig. 1). In 8 patients skin temperature rose more than 1° C. To the other 6 patients a second dose of 10 mg i. v. was administered, after which mean temperature rose from 26.0° C to 29.5°. In four patients skin temperature rose more than 1° C after the second administration.

The first administration of ketanserin caused a mean widening of the amplitude of the photo-plethysmography of 184 % after 30 minutes ($p = 0.01$). In patients who received a second dose an additional mean widening of 102 % was obtained after 30 minutes compared to the amplitude before the second dose. Three patients experienced a transient light-headedness shortly after ketanserin was administered. None of the patients showed a clinically

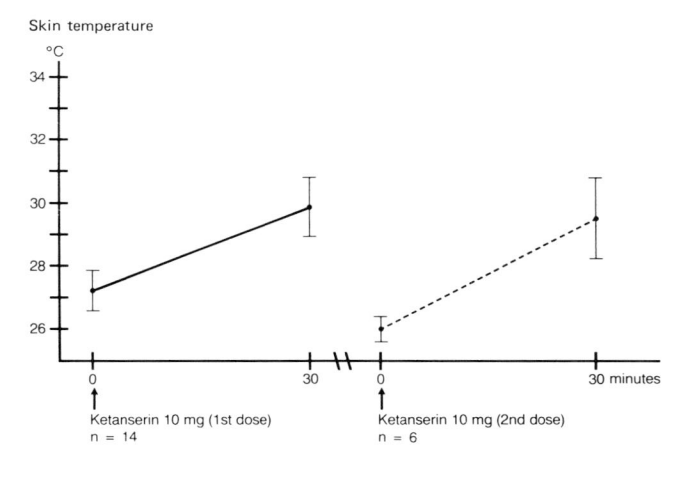

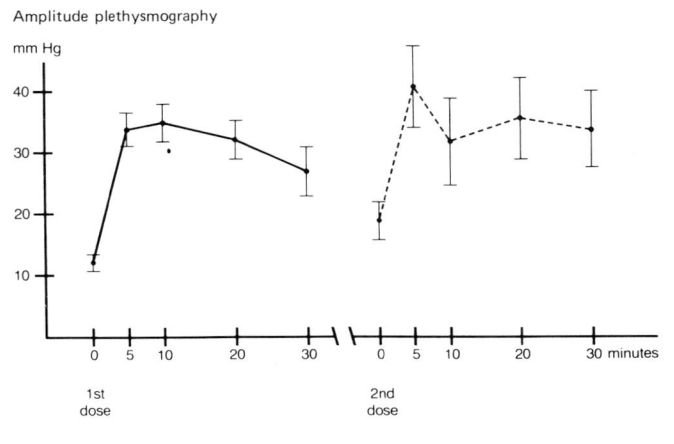

Fig. 1 Effects of ketanserin 10 mg i. v. on
- skin temperature
- plethysmographic amplitude
o——o 1st administration n=14
o---o 2nd administration n=6.
Mean values ±S. E. M.

Skin temperature

Fig. 2 Effects of ketanserin and placebo on
- skin temperature
- plethysmographic amplitude

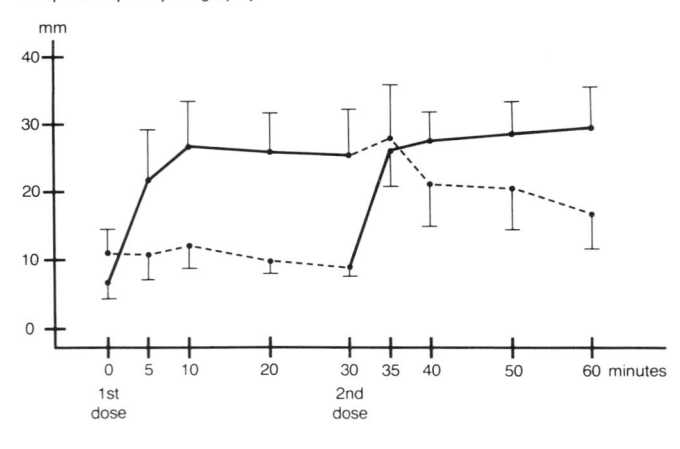

o——o ketanserin 10 mg i. v.
o- - -o placebo i. v.

Mean values ± S. E. M.

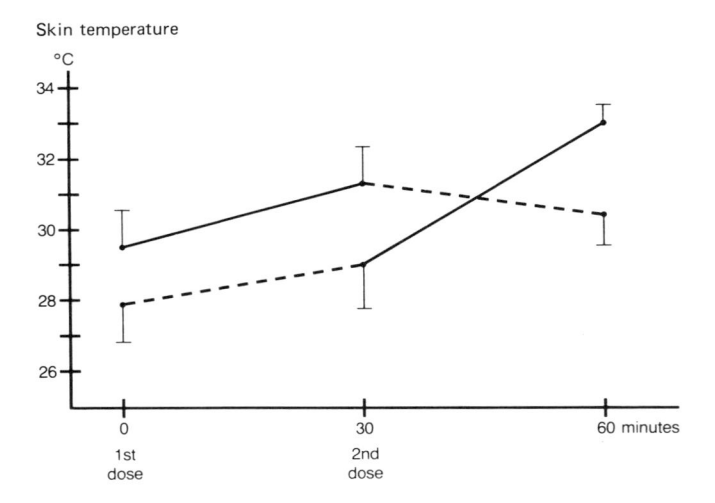

important drop in blood pressure or increase in heart rate.
In the double-blind cross-over study 7 patients were treated with ketanserin 10 mg i. v. followed by placebo i. v. (K−P), and 9 patients with placebo i. v. followed by ketanserin 10 mg i. v. (P−K). The first administration showed a significant rise in temperature after 30 minutes (Fig. 2) both for ketanserin (29.5 to 31.4° C, P=0.03) and for placebo (26.8 to 28.7° C, p<0.01). The intergroup differences were not significant. The ketanserin administration following placebo showed a marked and significant rise in skin temperature (28.7 to 32.9°C, p<0.01) whereas skin temperature dropped after placebo following ketanserin (31.4 to 30.3° C, P=N. S.). The intergroup difference for the second administration was significantly in favour of ketanserin (p<0.01). The amplitude of the photo-plethysmogram showed significant increases 30 minutes after ketanserin (p=0.03 in the K − P group, p=0.02 in the P−K group) but not after placebo. The intergroup differences between ketanserin and placebo were significant in favour of ketanserin (p<0.01 both for the first and the second administration).

The effects of ketanserin and placebo on the subjective symptoms are shown in Fig. 3. Ketanserin was statistically superior

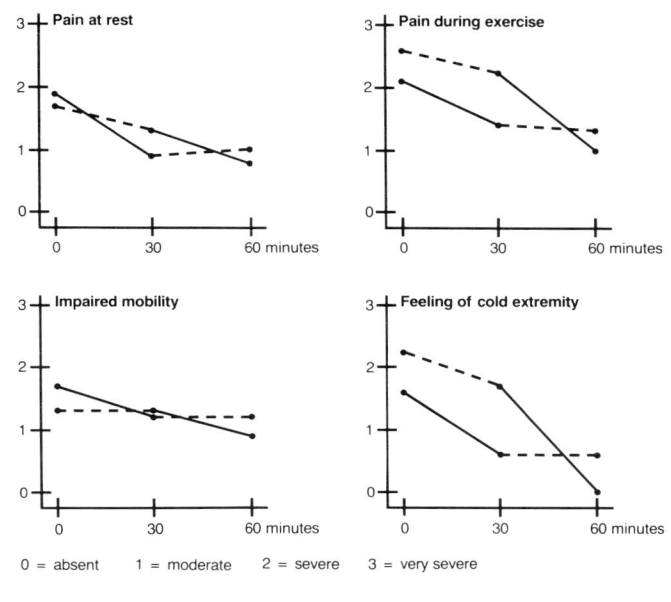

Fig. 3 Effects of ketanserin and placebo on the mean symptom scores.
o——o ketanserin 10 mg i. v.
o- - -o placebo i. v.

0 = absent   1 = moderate   2 = severe   3 = very severe

to placebo concerning pain at movement (p = 0.05) and the feeling of cold skin (p = 0.02). There were no significant differences concerning mobility (p = 0.06) and pain at rest (p = 0.20).

Three of the 16 patients experienced a transient light-headedness after an i. v. administration of ketanserin. No such effects were seen after placebo. Again no important changes for the haemodynamic parameters were observed.

The results of the oral maintenance therapy are summarised in Fig. 4. The administration of 10 mg ketanserin i. v. that preceded the oral maintenance therapy in 10 patients, caused a significant rise in skin temperature from 27.9 to 30.8° C (p < 0.01). After 6 weeks of oral therapy all patients reported marked improvement. In seven patients, pain during exercise had completely disappeared. After 12 weeks of treatment, 5 patients were completely

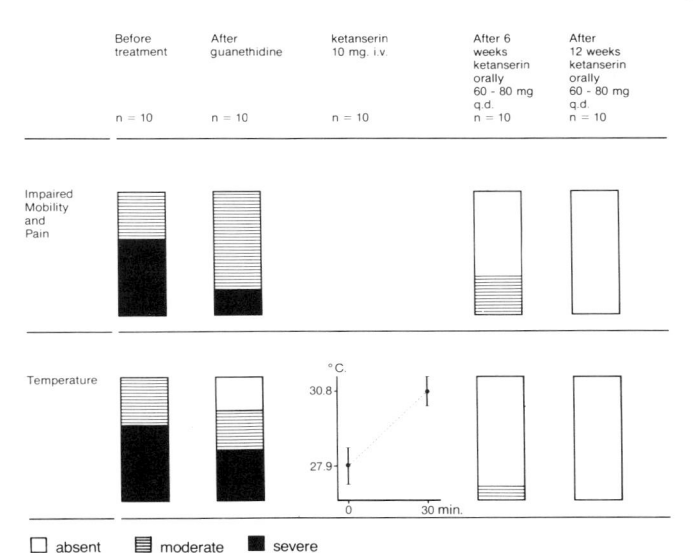

Fig. 4 Incidence of symptoms before and after ketanserin 10 mg i. v. and ketanserin orally 60 – 80 mg q. d. (n = 10)

cured and stopped further treatment spontaneously. The other 5 patients also showed a normalised function of the affected limb but preferred to continue ketanserin treatment. Both the improvement of impaired mobility and pain and the subjective feeling of cold skin were statistically significant ($p < 0.05$) at 6 and 12 weeks of treatment, compared to the status after the guanethidine treatments. No serious side-effects were observed.

Discussion

The first open pilot trial showed that treatment with ketanserin i. v. causes a significant increase in plethysmographic amplitude with a simultaneous increase in skin temperature of the affected limb. This suggests an improvement of the circulation in the affected limb. A considerable amount of patients (6 out of $14 = 43\%$) needed a second administration of 10 mg ketanserin in order to increase the skin temperature by more than 1° C, which suggest that dosing needs individual adjustment according to the achieved amelioration.
Eventually in 12 patients (86 %) ketanserin caused a rise in skin temperature of more than 1° C. It is possible that another dose of 10 mg i. v. would have been effective in the two non-responders. The double-blind cross-over study showed that the improvement is ketanserin-related, whereas in the oral maintenance study further amelioration was obtained with oral therapy after an initial i. v. treatment.
The effects of an oral treatment without an initial i. v. administration are still unknown. It could be possible that an initial (sometimes high) i. v. dose of ketanserin is needed to break the autonomic disbalance, resulting in improved peripheral circulation, after which oral therapy can ameliorate the chronic atrophic disturbances.
Ketanserin appears to be a safe and effective approach in the treatment of chronic sympathetic dystrophy. The method is simple; due to the absence of serious haemodynamic sideeffects ketanserin can be administered via an i. v. bolus injection. At the moment double-blind placebo-controlled studies are in progress to investigate the effects of an oral maintenance therapy and to investigate the effects of an oral maintenance therapy and to investigate whether an initial i. v. treatment is necessary to obtain the optimal effects with ketanserin in chronic sympathetic dystrophy.

Conclusion

Ketanserin treatment appears to restore the peripheral circulation, to reduce the pain and to normalize the function of the affected limb in patients with a chronic sympathetic dystrophy.

References

(1) Imanuel, H. M., F. L. Levy, J. J. Gelwert: Sudeck's atrophy: A review of the literature, The J. of Foot surgery, 20 (1981), 243 – 246.

(2) Hannington-Kniff, J. G.: Intravenous regional sympathetic block with guanethidine Lancet 1 (1974), 1019.

(3) Stranden, E., O. K. Roald, K. Krogh: Treatment of Raynaud's phenomenon with the 5-HT_2-receptor antagonist ketanserin. Brit. Med. J. 285 (1982), 1069 – 1071.

Erfahrungen mit Calcitonin bei der Behandlung der peripheren arteriellen Verschlußkrankheit

A. Staehelin, G. A. Staehelin, J. Sturzenegger

Winterthur, Schweiz

Einleitung

Seit Jahrzehnten hat man sich für die Hormonbehandlung der peripheren arteriellen Verschlußkrankheit der unteren Extremitäten (PAVK), der cerebrovasculären Verschlüsse und auch der coronaren Herzkrankheit (KHK) interessiert. Von dieser Behandlung mit körpereigenen Hormonen hat man sich mehr versprochen als von der Therapie mit körperfremden Medikamenten, da bei den letzteren die Gefährlichkeit der Nebenwirkungen bei langjähriger Behandlung, und um eine solche handelt es sich ja zwangsweise, weniger gut voraussagbar ist. Im Vordergrund des Interesses standen früher männliche und weibliche Sexualhormone und die Schilddrüsenhormone. Alle diese Therapieversuche konnten nicht auf die Praxis übertragen werden.

Das Prostacyclin-Thromboxan A_2-Gleichgewicht

Geändert hat sich die Situation grundlegend in den Jahren 1973/75, als man nachweisen konnte, daß die oben erwähnten Gefäßverschlüsse nicht kontinuierlich sondern in Schüben verlaufen, und daß an diesen Schüben die Thromboxan A_2 (TXA$_2$)-Produktion in den Thrombocyten maßgebend beteiligt ist. 1976 wurde der Gegenspieler von TXA$_2$, das Prostacyclin (PGI$_2$) in der Gefäßwand entdeckt. Damit war der Weg frei für die Postulation eines PGI/TXA$_2$-Gleichgewichtes als wichtige Mitursache bei den Gefäßverschlüssen.
Prostacyclin war ab 1976 das Mittel der Wahl für die Behandlung der nicht operierbaren oder ausoperierten Gefäßverschlüsse. Man hoffte mit interarteriellen Infusionen verlorene Gliedmaßen zu retten und frische Koronarverschlüsse wieder zu kanalisieren. Es ist nicht Aufgabe dieses Referates, die Gründe für die vorläufigen Mißerfolge dieser Therapieversuche zu analysieren. Heute wartet man auf „Kinder und Enkel" des Prostacyclin's, die gleiche Wirksamkeit und herabgesetzte Nebenwirkungen aufweisen. In der Zwischenzeit setzten einige klinische Forscher, so *Gruss* in Kassel und *Pilger* in Graz PGE$_1$ ein, ein Prostaglandin, das beim Menschen nur in kleineren Konzentrationen nachgewiesen werden kann, das aber weniger Nebenwirkungen und auch weniger Wirkungen hat, und mit dem diese Forscher doch einen namhaften Prozentsatz von Gliedmaßen bei den „ausoperierten" Patienten vor der Amputation retten konnten. Ich verweise auf die kompetenten Referate dieser Tagung.

Gesucht wird zudem ein physiologischer Prostacyclinstimulator, womöglich ein Hormon, das bei langjährigen Behandlungen nicht nur wirksam, sondern auch ungefährlich ist.

Calcitonin

Ganz unabhängig von diesen neueren Überlegungen ist es den Autoren schon vor sieben Jahren aufgefallen, daß calcitoninbehandelte Gefäßpatienten nicht nur über einen kurzen „Flush", sondern auch über eine 12 bis 36 Stunden bis 48 Stunden andauernde Erwärmung im ganzen Körper berichten können. Dieses Wärmegefühl wird bei Patienten, die gleichzeitig Nikotinsäurepräparate einnehmen, verstärkt empfunden, und zwar deutlicher als bei Einnahme von Calcitonin oder Nikotinsäurepräparaten allein. Ein „Steal-Effekt" wurde nicht beobachtet. Die Meldungen in der Literatur (Frankreich und Schweiz) wurden zuerst nicht beachtet, da alle Forscher gebannt auf den Namen Calcitonin starrten und sich davon nicht lösen konnten. In der Folge wurde im Autoradiogramm bei jungen Ratten nachgewiesen, daß radioaktives Calcitonin nicht in erster Linie in den Epiphysen, sondern in den Nieren, in den großen Gefäßen und in den Muskelfaszien gespeichert wurde. Gleichzeitig wies *Vayrassat* in Paris den Gefäßeffekt von Calcitonin im Doppelblindversuch bei Raynaud-Patienten nach. Seit sieben Jahren haben wir über unsere Beobachtungen in nicht kontrollierten Studien berichtet. Nach einer dieser Mitteilungen kam der Kontakt mit *Sinzinger* in Wien und *Clopath* in Basel zustande. Diese beiden Forscher haben ja, wie wiederholt gemeldet, angeregt durch unsere Diskussionen bei mit Calcitonin behandelten Minischweinen eine vermehrte Prostacyclinbildung in der Aorta und zwar ausgeprägter im gesunden als im künstlich lädierten Aortenteil nachgewiesen. *Sinzinger* hat in der Folge nach gemeinsamen Dosierungsbesprechungen im Selbstversuch nach Calcitoninstimulierung eine kurzdauernde erhöhte Ausscheidung eines Prostacyclinmetaboliten (6-oxo-PGF$_{1\alpha}$) im Serum nachgewiesen. Gemeinsam haben wir referiert, daß er mit der gleichen Versuchsanordnung bei Patienten mit PAVK und KHK aus unserer Praxis weniger ausgeprägte Stimulationswerte fand. Wiederum die gleiche Versuchsanordnung (0,005 mg/kg Cibacalcin s. c.) wurde in einer angefangenen Studie über Calcitoninwirkung auf die Thrombocytenfunktion benutzt (*Blättler, Macarol*). Bei 2 von 10 Versuchspersonen waren die Ausgangswerte von Plättchenfaktor 4 und Beta-Thromboglobulin erhöht. Sie wurden nach 1 Tag auf Normalwerte gesenkt, stiegen aber nach 3 Tagen wieder auf leicht erhöhte Werte an (s. Abb.).

Dazu kommt jetzt aber, daß *Robert, Misulin* und *Godeau* 1982 in Paris mit Calcitonin einen deutlichen Hemmungseffekt auf die Cholesterinfütterungsarteriosklerose der Gehirnmikroendothelzellen bei Kaninchen nachweisen konnten, nachdem bereits 1976 *Robert, Brechmeier, Labat* und *Milhoud* über die Hemmung der experimentellen Immunarteriosklerose durch Calcitonin ebenfalls bei Kaninchen berichtet hatten. Also Hemmung nicht nur der experimentellen Immunarteriosklerose, sondern auch der Cholesterinfütterungsarteriosklerose. Das genügt als Interessensansporn.

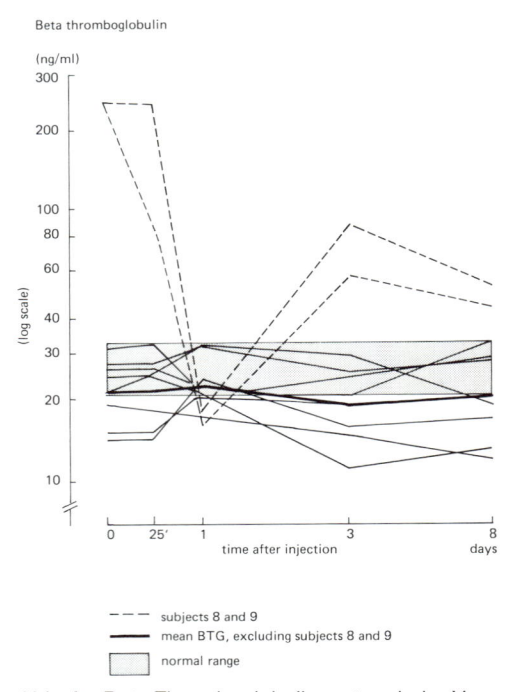

Abb. 1 Beta-Thromboglobulinwerte bei Versuchspersonen nach einer subcutanen Injektion von 0,005 mg/kg Cibacalcin. Die beiden Personen mit erhöhten Ausgangswerten zeigen eine signifikante Reaktion (*W. Blättler* et al.).

Schließlich und endlich haben *Franchi, Chiarini, Matassi* und Mitarbeiter in der Klinik für cardiovasculäre Erkrankungen der Universität Florenz im Jahre 1983 10 hospitalisierte männliche und weibliche Patienten im Alter von 45–75 Jahren, die an PAVK litten, mit 100 MRC-E Salm-Calcitonin täglich behandelt und stellten im Doppelblindversuch mit klinischen Methoden sowohl eine Verbesserung der kollateralen Beinzirkulation wie auch der Hautdurchblutung fest.

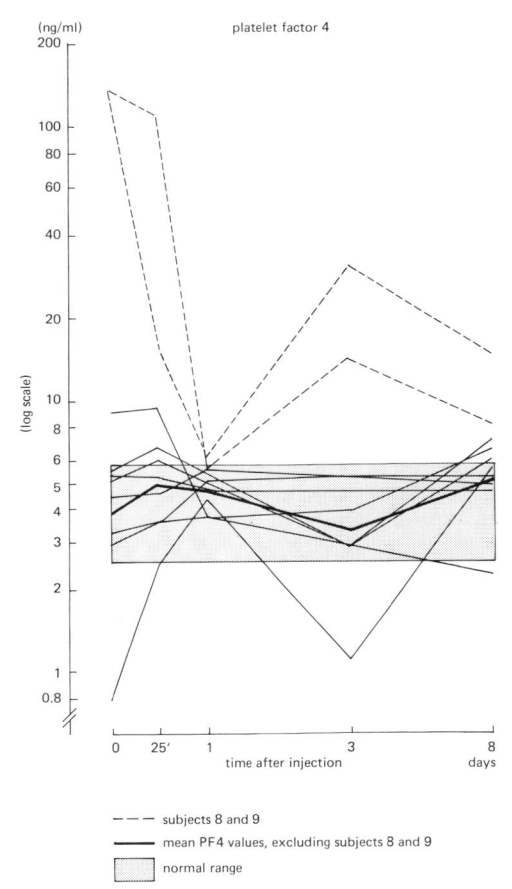

Abb. 2 Thrombocyten-Faktor-4-Werte bei Versuchspersonen nach einer subcutanen Injektion von 0,005 mg/kg Cibacalcin. Die beiden Personen mit erhöhten Ausgangswerten zeigen eine signifikante Reaktion *(W. Blättler, V. Macarol et al.)*.

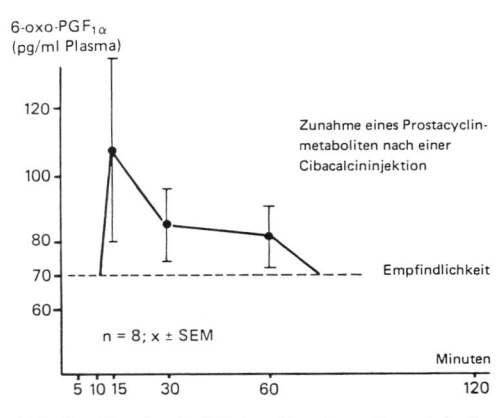

Abb. 3 Durchschnittliche Prostacyclinmetabolitenwerte bei 8 Versuchspersonen nach einer subcutanen Injektion von 0,005 mg/kg Cibacalcin *(Sinzinger, Peskar, Clopath et al.)*.

Tab. 1

Calcitinon ist gleichzeitig an mehreren Regulationsmechanismen beteiligt:
1. „Calcium-turn-over" (?)
2. Magendarmsekretion
3. Pankreassekretion (?)
4. Nierensekretion
5. Arterientonusregulation
6. Fertilität (?)
7. Muskelstoffwechsel (???)
8. Neurotransmitter (???)

Mit Rücksicht auf die vielseitige Funktion des Hormons ist der Name „Calcitonin", der eine einseitige Funktion vortäuscht, unglücklich gewählt.

Calcitonin ist nach neuerer Auffassung *(Miglio)* ein Hormon, das nicht nur an der Regulation des Kalziummetabolismus, sondern auch an den Regulationen verschiedener anderer Körpervorgänge maßgebend beteiligt ist. Es hat eine polyregulative und nicht nur eine monoregulative Funktion, wurde also nicht ganz glücklich getauft. Wir interessieren uns seit 8 Jahren für seine Rolle bei der Regulation des Arterientonus und verweisen auf frühere Arbeiten (s. Tab. und Literaturverzeichnis).

Material und Methoden

109 therapieresistente, inoperable männliche und weibliche Gefäßpatienten im Alter zwischen 61 und 95 Jahren mit peripherer arterieller Verschlußkrankheit der unteren Extremitäten (PAVK), Koronarsklerose (KHK) oder Karotisstenose (TIA) (nur 1 Fall) oder mit Koinzidenz von 2 – 3 dieser Erkrankungen wurden mit S. C. Injektionen von 0,25 mg menschlichem Calcitonin* oder 50 MRC-E Salm-Calcitonin zuerst zweimal pro Woche, dann alle 5 Tage und schließlich einmal pro Woche während 1 – 24 Monaten behandelt. Diese Dosierung entspricht ganz ungefähr 1/5

---

* Menschliches Calcitonin (Cibacalcin) wurde uns von der Firma Ciba-Geigy (Dr. V. Macarol) zur Verfügung gestellt.

der Menge, die von den Osteologen bei der Behandlung der Osteoporose oder des Knochen-Paget bei gleichaltrigen Patienten oft während 5–10 Jahren gefahrlos eingesetzt worden sind. Die Patienten, die zu ca. 90 % aus eigenem Krankengut stammen, wurden meistens während 1–7 Jahren weiter beobachtet. Damit unterscheidet sich unser Krankengut von demjenigen einer großen Klinik, wo die Patienten nach Austritt nur mit Mühe nachkontrolliert werden können.

Ergebnisse

Die Erfolgsquote, die 50–60 % betrug, wurde folgendermaßen definiert. Bei der PAVK mindestens 8 fache Verbesserung der Ergometrie im Stadium IIb nach Fontaine, oder Rückgang vom Stadium IIIa ins Stadium IIb. Nie konnten Patienten im Stadium IIIb und IV vor der Amputation gerettet werden! Von „Behandlungserfolg" sprechen wir bei der Koronarsklerose, wenn bedeutend weniger (ca. 50 % bei gleicher körperlicher Tätigkeit) Angina pectoris – Anfälle (A. P.) gemeldet werden, wenn die Ergometrie sich bessert, und wenn keine Anfälle mehr von instabiler A. P. auftreten. Instabile A. P. ist oft die Hauptindikation für Calcitonin bei geriatrischen therapieresistenten Patienten, die den nächtlichen Anfällen vor der Behandlung hilflos ausgesetzt waren.

Zusammenfassung

109 Patienten im Alter von 61–95 Jahren mit therapieresistenter peripherer arterieller Verschlußkrankheit oder mit koronarer Herzkrankheit oder mit Karotisstenose oder mit Koinzidenz dieser drei Lokalisation wurden während 1–24 Monaten mit Injektionen von menschlichem oder Salm-Calcitonin in niederen Dosierungen behandelt. Die Erfolgsquote betrug 50–60 %. Calcitonin ist speziell bei schwerbeweglichen Patienten mit Koinzidenz von Gefäßleiden die Therapie der Wahl, da keine Alternative besteht.
Erst im letzten Jahr wurde bekannt, daß das neue Peptid-Hormon CGRP (Calcitonin Gene-Related Peptide), das dem Calcitonin extrem nahe verwandt ist, ein sehr potenter Vasodilatator ist.

Literatur

(1) Blättler W., V. Macarol, A. Staehelin: Cibacalcin/Thrombocytenfunktion (In Vorbereitung).

(2) Bollinger A.: Funktionelle Angiologie. Thieme, Stuttgart, 1979.

(3) Franchi F., P. Chiarini et al.: Effects of Calcitonin on limb blood vessels in human obstructive arterial disease. INT. Clin. Pharm. Res. III (1983), 115

(4) Clopath P., H. Sinzinger: Calcitonin Increases Procine Vascular Prostacyclin Formation. Prostaglandins 19 (1980), 1.

(5) Insinna F., P. Giarrusso et al.: Le Calcitonina nelle Terapia delle vasculopatie obliteranti. Cuore e Vasi, 5, (1980), 7.

(6) Miglio G. G.: Calcitonin: Der Hormon-Eisberg der 80er Jahre. Sandoz Bulletin 18, No 62, (1982), 2.

(7) Robert A. M. et al.: Action of Calcitonin on the Atherosclerotic Modifications of Brain Microvessels Induced in Rabbits by Cholesterol Feeding. Exp. an Molec. Path. 37, (1982), 67.

(8) Sinzinger H., P. Clopath, A. Staehelin et al.: Increased Vascular PGI_2-Formation and Increased Plasma 6-oxo-$PGF_{1\alpha}$ after Calcitonin in Human and Experimental Animals. Thrombose-Kongress Toronto, 1981.

(9) Sinzinger H., B. A. Peskar, P. Clopath et al.: Calcitonin temporarily increases 6-oxo-prostaglandin $F_{1\alpha}$-Levels in man. Prostaglandins 20, (1980), 611.

(10) Staehelin A., H. Sinzinger, K. Klein: Calcitonin und Prostaglandine. Schweiz. Rundschau Med. (Praxis) 71, (1982), 1262.

(11) Staehelin A., H. Sinzinger, P. Clopath: Kalzitonin und Prostacyclin. 3. Gem. Jahrestagung der Deutschen, Österreichischen und Schweizerischen Gesellschaften für Angiologie, Bern 1981.

Was leistet die intraarterielle Pharmakotherapie in den sogenannten aussichtslosen Fällen der Stadien III und IV?

K. E. Loose

Itzehoe, Bundesrepublik Deutschland

Für die steigende Zahl der Kranken mit arteriellen Verschlußleiden gilt durchweg die moderne Gefäßchirurgie als „Therapie der Wahl". Doch engen die bekannten Risikofaktoren sowie einzelne Verschlußlokalisationen die operative Indikation erheblich ein, so daß die Mehrzahl der Patienten einer konservativen Gefäßbehandlung bedarf. Dies ist vor allem für die Kranken der Stadien III und besonders IV zutreffend, welche durch akrale Anoxämie, Ruheschmerzen, Gewebedestruktionen und Gangrän belastet sind, so daß häufig die Amputation zur Durchführung kommt. Bei diesen meist „aussichtslos"genannten Fällen bewährte sich uns die intraarterielle Phamakotherapie seit 3½ Jahrzehnten als erfolgreiche Maßnahme zur Erhaltung einer bedrohten Extremität. Mit dieser Behandlung gelingt es, die periphere Durchblutungsgröße zu verbessern, die Kollateralkompensation zu steigern und – wie *Heidrich* betont – im peripheren Durchströmungsbezirk eine hohe Konzentration spezieller Pharmaka zu erzielen.

Die Applikation derselben ist in gleicher Weise wie bei der perkutanen Kontrastmittelinjektion zur Angiographie gegeben. Nur differieren die empfohlenen und bewährten Pharmaka erheblich. Die von uns seit langer Zeit intraateriell verabfolgten Medikamente ergänzten wir je nach Befund durch Trental, Bufedil und seit 3 Jahren durch Prostaglandin-Infusionen. Die grundlegenden Medikamente sind jedoch stets Calcium, Magnesium und meist Venalot, Actovegin oder Actihaemyl geblieben.

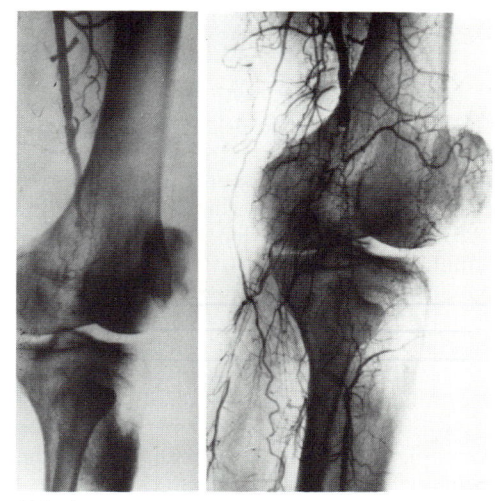

Abb. 1

Der therapeutische Effekt dokumentierte sich angiographisch 20 Minuten post injektionem bei einem 80jährigen Patienten (Abb. 1) und ebenfalls bei einem 50jährigen Kranken durch vermehrte Kollateralisation, vor allem aus den Muskelgefäßen zur Auffüllung des distalen arteriellen Stromkreises.

Der Kollateralkreislauf bleibt zunächst langfristig geöffnet und wird nach wiederholten intraarteriellen Injektions- oder Infusionsserien ständig offen gehalten. (Abb. 2a, b)

Angiographiekontrollen zu Beginn und 6 Monate später zeigen bei obliterierender Angiopathie im Stadium IV eine dichte Kollateralisierung im Oberschenkel mit

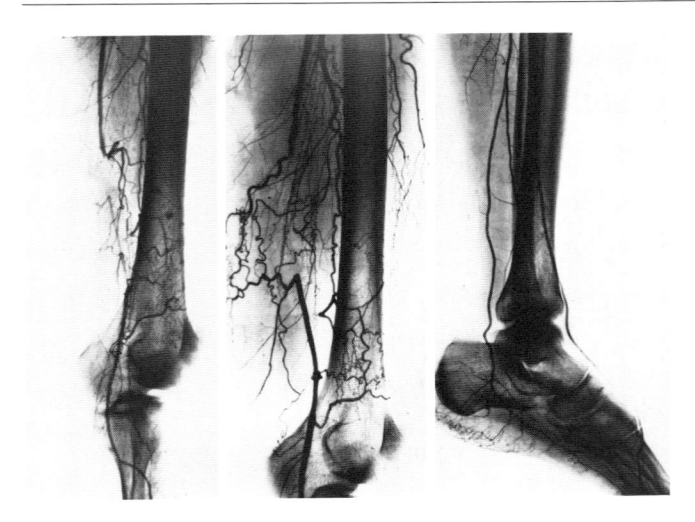

Abb. 2a + 2b

verbessertem Ersatzkreislauf und abgeheiltem Vorderfuß.
Bei trophischen Läsionen an Zehen oder Fingern, charakterisiert durch sehr schmerzhafte Ulcerationen oder Kuppennekrosen angiitischer wie sklerotischer Genese, erbrachten intrafemorale oder intrabrachiale Injektionen eine völlige Abheilung in den befallenen akralen Segmenten. So lassen eine Reihe von Nekrosen an den Fingern verschiedener Kranker endangitischer oder sklerotischer Genese vor und nach der Therapie die völlige Ausheilung der sehr schmerzhaften akralen Destruktionen erkennen.
Obwohl sehr häufig betont wird, daß es für die fortgeschrittenen Verschlußleiden mit Gangrän im Stadium IV kaum eine Therapie zur Erhaltung der bedrohten Extremitäten gibt, ließ sich in den peripheren Durchströmungsbereichen durch Überführen des feuchten Gewebszerfalls in eine trockene Mumifikation nach Absetzen der Nekrosen eine Abheilung des Gliedes erzielen. Eine Reihe von Beispielen vor und nach ausschließlicher Anwendung der intraarteriellen Pharmakotherapie bei den „aussichtslos" bezeichneten Befunden mit demgemäß dringend angeratener Oberschenkelamputation werden demonstriert. Das Ziel war stets eine Demarkation mit konsekutiver Absetzung der mumifizierten Zehen und damit die Erhaltung eines gehfähigen Fußes zu erreichen. Bei einer ausgedehnten lateralen Vorder- und Mittelfußgangrän bei einer risikobehafteten Diabetikerin (Abb. 3) von 58 Jahren wird nach Abtragung der ausgedehnten Nekrosen und Ausheilung der Wunden ein belastbarer, abgeheilter Fuß vorgewiesen. Selbst nach wiederholten Gefäßoperationen und kontralateraler Oberschenkelamputation konnte nach Demarkation und Absetzung der mumifizierten Segmente und Abheilung eines gehfähigen Mittelfußes eine völlige Belastbarkeit des Beines erzielt werden. Eine Reihe von Diapositiven zeigen gleich schwere Gewebsdestruktionen mit jeweils Erhaltung des Mittel- oder Vorderfußes und damit für die Patienten eine befriedigende Restitution.
Bei Mehretagenverschlüssen im Aorten-, Becken- und den distalen Segmenten ist die *intraaortale Therapie* indiziert, wobei die injizierte Dosis gegenüber der intraarteriellen Therapie in die Art. fem. wesentlich erhöht werden kann. Mit dieser Maßnahme wurde bei einem 70jährigen Patienten innerhalb eines Jahres bei wöchentlich ein- bis mehrfacher intraaortaler Injektion die Gehstrecke von 100 m auf 4 km in 12 Monaten gesteigert. Das Aortogramm wies die als aussichtslos bezeichnete Verschlußsituation in mehreren Etagen auf. In gleicher Weise heilten therapieresistente tiefe Fersennekrosen völlig ab, selbst bei einem 80jährigen, bereits amputierten Kranken, bei dem die Amputation des

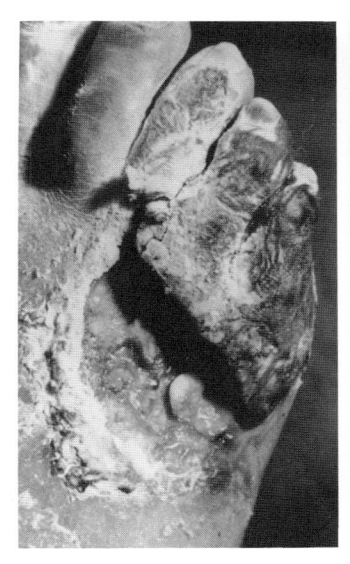

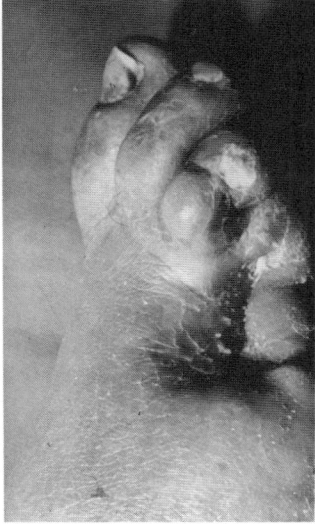

Abb. 3a + b

2. Beines erfolgen sollte. Die ausgiebige intraaortale Pharmakotherapie vermochte einen gleich guten Effekt mit Gehfähigkeit des Patienten zu erzielen.
Bei subdiaphragmalen Aortenobliterationen, bei denen Gefäßbefund oder Risikofaktoren eine chirurgische Maßnahme ausschließen, vermag die intraaortale Therapie eine aortographisch nachweisbare Verbesserung des Ersatzkreislaufs im lumbalen, pelvinen und peripheren Zirkulationsbereich sicherzustellen.
Mit Steigerung der Blutzufuhr über die Organgefäße, die aortographisch dokumentiert werden, oder die Mesenterica inferior mit einem pelvinen Kollateralnetz (Abb. 4) sowie durch Einschaltung der Riolanschen Anastomose aus der A. Colica media zur sinistra und damit zur Mesenterica inferior bzw. durch das Netz der Lumbal- und Ileolumbalarterien gelingt es, die distalen Durchströmungsinsuffizienzen vermittels eines kapazitativen Ersatzkreislaufs zu kompensieren, so daß auch die Extremitäten erhalten werden konnten, für die ausschließlich eine Amputation im Oberschenkelbereich indiziert erschien. Die i. a. Pharmakotherapie führt zur Erhaltung so weitgehend geschädigter Extremitäten.
Ein Ziel, das wir uns jeden Tag neu stellen und das vermittels der aufgezeigten Therapie und der Maßnahmen erreicht werden kann.

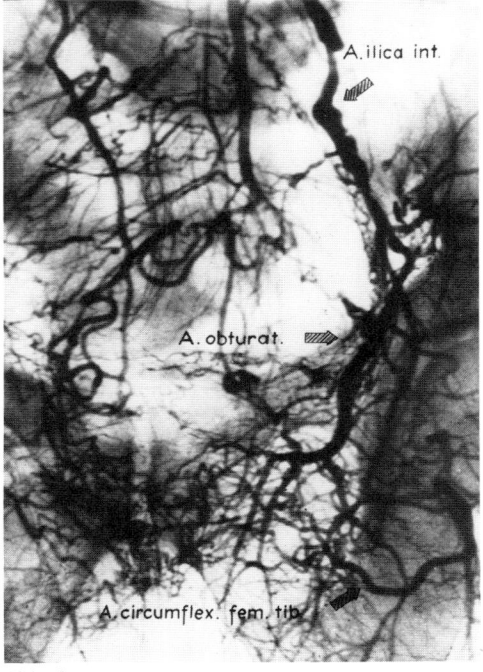

Abb. 4

Auf Grund von 35.000 diagnostisch erfaßten und therapeutisch versorgten Gefäßkranken innerhalb der letzten 3½ Jahrzehnte möchte ich mich Herrn Kollegen Brunner anschließen, der mit Recht sagte, „wenn wir ehrlich sind, müssen wir zugeben, daß bei zahlreichen Gefäßpatienten alle nur möglichen operativen Verfahren durchgeführt wurden und die Patienten trotzdem weiter ihre Rezidive oder ihre nicht mehr zu beeinflussenden Nekrosen aufwiesen. In diesen Fällen kommt trotz aller vorhergegangener Therapien das weitere Kämpfen um die Extremitäten mit den konservativen Mitteln in besonderer Weise in Frage", wobei über die intraarterielle Pharmakotherapie kurz zu berichten meine Aufgabe war.

Früh- und Spätergebnisse konservativer Therapie bei Patienten mit peripheren arteriellen Durchblutungsstörungen im klinischen Stadium IV

H. Rieger*, B. Reinecke**,

Aggertalklinik, Engelskirchen, Bundesrepublik Deutschland

1. Zur akralen ischämischen Läsion

Im Rahmen einer arteriellen Verschlußkrankheit (AVK) auftretende akrale Gewebeläsionen (oberflächliche Defekte, Ulzera, Nekrosen, Gangrän) gelten als klinische Zeichen eines fortgeschrittenen und intensiv behandlungsbedürftigen Krankheitsstadiums (Stadium IV nach Fontaine). Die verbreitete Auffassung, es handele sich in jedem Falle um ein deletäres Endstadium mit aktueller Gefährdung der betroffenen Extremität und infauster Prognose sowie hieraus resultierender rascher (chirurgischer) Behandlungsnotwendigkeit ist nicht zutreffend. Zu unterschiedlich sind die klinischen Spielarten, zu unterschiedlich die zugrunde liegenden pathogenetischen Umstände und hämodynamischen Bedingungen, als daß ohne weitere prädiktive Differenzierung und ohne Kenntnis des Spontanverlaufs einem etwaigen konservativen oder chirurgischen Behandlungserfolg automatisch das Verdienst zuzuschreiben wäre, eine unausweichliche Grenzzone bzw. Minor-, Teil- oder gar hohe Amputation vermieden zu haben. So zeigt die durch ein Bagatelltrauma im Stadium II (Claudicatiostadium) entstandene akrale Läsion zwar eine verzögerte, jedoch häufig spontane Heilungstendenz ohne pauschale Notwendigkeit differenter oder invasiver Therapiemaßnahmen (kompliziertes Stadium II). In diesen Fällen ist der Knöchelarteriendruck als Ausdruck einer noch leidlichen hämodynamischen Kompensation gewöhnlich $\geq$ 60 bis 70 mmHg. Eher ungünstig zu beurteilen sind diejenigen Läsionen, die sich ohne eine für den Patienten faßbare Verletzung entwickeln. Es handelt sich häufig um druckinduzierte Nekrosen an hierfür besonders prädisponierten Stellen (Ferse, Außenzonen oder Großzehen und Kleinzehengrundgelenke, Zehenkuppen, Interdigitalräume). Allein durch eine dauerhafte und unter Alltagsbedingungen durchaus als normal zu bezeichnende Druckwirkung (Schuhwerk) kann es bei gleichzeitig bestehender peripherer Durchblutungsinsuffizienz zur Entwicklung akraler Nekrosen kommen.

Bei ischämischen Nekrosen im engen Sinne besteht eine *spontane Nekroseneigung*. Hier reicht unabhängig von sonstigen additiven Negativeinflüssen die Durchblutung selbst unter Ruhebedingungen nicht mehr aus, so daß akrales Gewebe nahezu spontan zugrunde geht. Gewöhnlich liegen die systolischen Knöchelarteriendrücke unter 50 mmHg. Je nach Art und Ausmaß einer Superinfektion kann es zur mumifizierenden trockenen oder einschmelzenden (feuchten) Nekrose bzw. Gangrän kommen. Letztere sowie die häufig hieraus entstehende oder auch a priori auftretende Phlegmone mit der Gefahr einer zentralen Propagation stellen allerdings, sofern kurative Therapiemöglichkeiten fehlen, eine dringliche Amputationsindikation dar.

Eine besondere Stellung nehmen Nekrosen und Ulzera des Diabetikers ein, da sie nur

---

* Mit Unterstützung durch den Verein zur Bekämpfung von Gefäßkrankheiten e. V., 5250 Engelskirchen
** Teil einer Dissertation

sehr bedingt direkte Folge der arteriellen Verschlüsse sind. Ihre Pathogenese ist komplex. Die begleitende sensible Polyneurophatie sowie morphologische und funktionelle Störungen der Endstrombahn stehen hier im Vordergrund. Die Prognose der diabetischen Nekrose bei vorliegender arterieller Verschlußkrankheit ist jedoch aufgrund der gewöhnlich guten Randperfusion und damit erfolgversprechenden antibiotischen Therapie nicht grundsätzlich ungünstig (siehe unten).

Unabhängig von der jeweils vorliegenden Spielart akraler ischämischer Gewebedefekte besteht das therapeutische Konzept einheitlich darin, zumindest insoweit eine lumeneröffnende Maßnahme anzustreben, als die Extremitäten aus der Gefährdungszone herausgeholt bzw. ischämische Hautläsionen zur Abheilung gebracht werden können (Fibrinolyse, perkutane transluminale Angioplastie, operativ-rekonstruktive Verfahren). Ist dies, aus welchen Gründen auch immer, nicht möglich, muß auf konservative Behandlungsmaßnahmen zurückgegriffen werden.

Systematische Untersuchungen über das Schicksal chronisch ischämischer Beine im Stadium IV, die primär keiner erfolgreichen lumeneröffnenden Behandlung zugeführt werden konnten, sind nur vereinzelt bekanntgeworden. In der von *Cachovan* (4) durchgeführten Studie über den Erfolg konservativer Therapie bei 62 „ausoperierten" Patienten befanden sich nur 13 Kranke im Stadium IV. Die von *Heine* (9) sowie *Schmidt* u. *Heine* (18) durchgeführten epidemiologischen Untersuchungen über Klinik und Prognose arterieller Gefäßkrankheiten in der sog. DDR umfassen 341 Patienten im Stadium IV. Die statistische Analyse berücksichtigt eine große Anzahl verschiedener Merkmale (Risikofaktoren, Begleiterkrankungen, Amputations- und Letalitätsrate u. a. m.), wobei allerdings vorwiegend die Behandlungsergebnisse der chirurgischen Verfahren analysiert werden, und im übrigen eine klare Trennung zwischen chirurgischer und konservativer Therapie nicht erkennbar ist.

Unsere Frage lautete deshalb: Wie erfolgreich war im eigenen Krankengut die *konservative* Behandlung ischämischer Läsionen in Abhängigkeit von der hämodynamischen Kompensation, der Ätiologie (Arteriosklerose oder Buerger-Syndrom*) und einem ggf. begleitenden klinisch manifesten Diabetes mellitus.

Darüber hinaus interessierte es uns, wie es um das weitere Schicksal der Patienten ein bis drei Jahre nach Entlassung aus der Klinik bestellt war.

2. Patientengut

Zwischen dem 1. 1. 1977 und 31. 12. 1980 wurden total 10 719 Patienten, davon 639 Kranke mit einer AVK im klinischen Stadium IV in die Aggertalklinik stationär aufgenommen (5,9 %). An der Gesamtheit derjenigen Patienten, die im genannten Zeitraum mit einer AVK aufgenommen wurden (n = 6 270) stellten die Stadium IV-Patienten einen Anteil von 10,1 % (639/6 270). Verglichen mit einer früheren Aggertalstudie, im Rahmen derer bei ausschließlich männlichen Individuen mit einer AVK ein prozentualer Anteil der Stadium IV-Patienten von 2,4 % errechnet wurde (20), hat sich dieser zwischen 1967 und dem Zeitraum von 1977 bis 1980 mindestens mehr als vervierfacht.

Die Zusammensetzung des Krankengutes geht aus Abb. 1 hervor. Das Durchschnittsalter der insgesamt 639 Patienten betrug 59,9 Jahre (Männer: 56,9 Jahre, Frauen 66,1 Jahre).

Das Geschlechtsverhältnis in der Patientengruppe mit einer *Arteriosclerosis obliterans* (n = 537) war ohne Berücksichtigung der Altersverteilung und Diabeteshäufigkeit 2,7 : 1 zugunsten der Männer. Werden nur die Nichtdiabetiker berücksichtigt (n = 314), so ist das nicht alterskorrigierte Geschlechtsverhältnis ca. 5 : 1 zugunsten der Männer und entspricht dann in etwa den aus klinischen Untersuchungen bekannten Prävalenzdaten, die mit 7,6 : 1 (3),

---

* Der Begriff „Buerger-Syndrom ist der Bezeichnung Endangiitis obliterans insofern vorzuziehen, da die Erkrankung hinsichtlich morphologisch-histologischer, serologischer und klinischer Kriterien nicht sicher als nosologische Entität betrachtet werden kann.

STADIUM IV
N 639
(01.01.77–31.12.80)

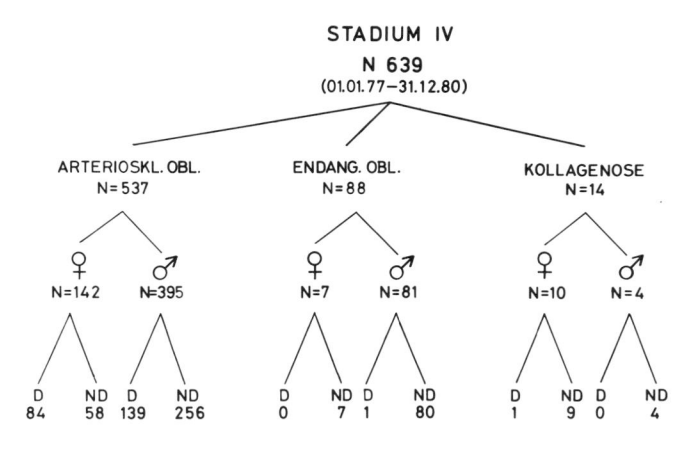

ARTERIOSKL. OBL.	ENDANG. OBL.	KOLLAGENOSE
N=537	N=88	N=14

♀ N=142	♂ N=395	♀ N=7	♂ N=81	♀ N=10	♂ N=4
D 84 / ND 58	D 139 / ND 256	D 0	D 7 / ND 1 ND 80	D 1	D 9 / ND 0 ND 4

Abb. 1 Zusammensetzung des initialen Krankengutes. D: Diabetes, ND: Nichtdiabetes

4,8 : 1 (21) und 6 : 1 (10) angegeben werden. Diese Verhältniszahlen werden um so größer (bis 11 : 1), je jünger und um so kleiner (bis 2,0 : 1), je älter das betrachtete Kollektiv ist (1,11).

In der „Buerger-Gruppe" (n = 88) belief sich das Prävalenzverhältnis zwischen Männern und Frauen auf 11,5 : 1 und deckt sich somit ebenfalls mit den Angaben in der Literatur (2).

Die Häufigkeitsverteilung eines gleichzeitig vorhandenen Diabetes war ebenfalls charakteristisch: in der „Buerger-Gruppe" befand sich kein, in der „Arteriosklerose-Gruppe" waren dagegen 223 Diabetiker vertreten (41,5 %). Während in der Gruppe der Nichtdiabetiker die Arteriosclerosis obliterans bei den Männern etwa um den Faktor 5 größer war (siehe oben), war diese Differenz bei den Diabetikerinnen deutlich reduziert (1,6 : 1). Diese Daten decken sich mit dem bekannten Phänomen, daß die sehr unterschiedliche Arterioskleroseinzidenz zwischen nichtdiabetischen Männern und Frauen bei diabetischen Individuen nur noch in geringem Maße vorhanden ist (13).

3. Therapeutische Verfahren

Die zur Anwendung gekommenen konservativen Behandlungsverfahren wurden retrospektiv in zwei Gruppen eingeteilt: Basis- und hämorheologische Therapie.

Die Basistherapie umfaßt Behandlungsmaßnahmen, die grundsätzlich, aber – je nach Lage des Einzelfalles – in wechselnder Kombination und Reihenfolge durchgeführt werden: tägliche instrumentelle Wundkontrolle (Abtragung nekrotischer Gewebeteile, Eröffnung subkutaner oder subungualer Retentionshöhlen evtl. in malleolarer Leitungsanästhesie), antibiotische und/oder antimykotische lokale und/oder systemische Therapie, konsequente Ödembehandlung, die möglichst unter Verzicht auf Diuretika durch eine dauerhafte horizontale Beinlagerung erreicht werden sollte (dabei auftretende unzumutbare ischämische Schmerzen können durch eine peridurale Daueranästhesie ausgeschaltet werden), kutane Vasodilatation mit α-Blockern u. a. m.

Die Therapie mit *hämorheologischem* Ansatz wurde von uns sowohl in Form der Hämodilution (5, 7, 8, 17) als auch der kontrollierten Fibrinogensenkung (6) durchgeführt. Bei der Hämodilution handelt es sich um die kontrollierte iso- oder hypervolämische Reduktion des Hämatokritwertes von ca. 0,45 – 0,50 l/l auf ca. 0,30 – 0,33 l/l. Hierdurch werden die viskose Komponente des Strömungswiderstandes herabgesetzt und – soweit der heutige Kenntnisstand – die periphere und akrale Perfusion erhöht (Übersicht bei 8,17). Diese z. T. meßbaren und als klinisch interessante *Wirkungen* anzusprechenden Beobachtungen dürfen nicht darüber hinwegtäuschen, daß kontrollierte klinische Studien mit der Zielgröße „Heilungstendenz ischämischer Läsionen" zum Beleg der *klinischen Wirksamkeit* noch fehlen.

Durch die kontrollierte Senkung der Plasmafibrinogenkonzentration werden die Plasmaviskosität sowie die fibrinogenabhängige erythrozytäre Aggregationstendenz vermindert – ein Faktum, das konzeptionell unter den Bedingungen einer hochgradigen Reduktion der treibenden Kräfte im Mikrogefäßbereich möglicherweise eine Rolle spielt. Auch hier liegen zahlreiche positive hämodynamische Messungen und klinische Beobachtungen vor. Allein die derzeit verfügbaren 3 klinisch *kontrollierten* Studien (Stadium II, III und IV) konnten eine klinische Wirksamkeit nicht nachweisen. Fairerweise muß auf statistische Unzulänglichkeiten bei zumindest einem Teil der Studien hingewiesen werden (Übersicht bei 14). Eine von der Struktur her erheblich verbesserte und multizentrisch angelegte Studie (8 Zentren) mit insgesamt mehr als 150 Patienten ist soeben angelaufen. Es ist zu hoffen, daß das Ergebnis dieser Studie nunmehr zur besseren Einschätzbarkeit dieser Therapieform beitragen wird.

Als Therapieerfolg wurde eine zeitlich mit der durchgeführten Behandlung in Zusammenhang stehende *eindeutige* Abheilungstendenz oder vollständige Abheilung gewertet. Das Ausbleiben einer Heilungstendenz oder gar eine Progredienz der Ulkusentwicklung galten als Mißerfolg.

4. Datengewinnung

Der klinische Verlauf bis zum Zeitpunkt der Entlassung aus der stationären Behandlung sowie das weitere Patientenschicksal ein und drei Jahre später wurden *retrospektiv* kontrolliert. Zur stationären Verlaufskontrolle sowie zur Beurteilung der Behandlungsergebnisse dienten die Krankenakten. Um das poststationäre Schicksal der Patienten zu eruieren, bedienten wir uns eines Fragebogensystems, in das der Patient, der Hausarzt und ggf. weiterbehandelnde Kliniken eingebunden waren. Der Informationsrücklauf von 412 in die Studie aufgenommenen Patienten bzw. von deren Angehörigen betrug nach stationärer Behandlung 100 % nach einem Jahr 91 % und nach drei Jahren 88 %.

Aus den Krankenakten wurden allgemeine Daten zur Person, klinische Merkmale (Ätiologie, Risikofaktoren und deren Kombinationen, Nekroselokalisation und -größe, Verschlußlokalisation, systolischer Knöchelarteriendruck), Art der Behandlung (Basistherapie, hämorheologische Therapie) und Behandlungserfolg entnommen, verschlüsselt und einem Datenverarbeitungssystem zugeführt[*]. Die in den Rechner hineingegebenen Daten (siehe oben) erlaubten es, Beziehungen zwischen Therapieerfolg und einer großen Anzahl variabler Merkmale herzustellen. Durch entsprechende Programmgestaltung beschränkten wir uns jedoch zunächst auf diejenigen korrelativen Verknüpfungen, die uns klinisch am interessantesten erschienen: und zwar auf die Beziehung zwischen Therapieerfolg einerseits und Ätiologie, hämodynamische Kompensation sowie Diabetes/Nichtdiabetes andererseits.

5. Ergebnisse und Diskussion

5.1 Stationäre Behandlungsergebnisse

Die stationären Behandlungsergebnisse (mittlerer Klinikaufenthalt 112 Tage) sind im Falle der *Arteriosklerosis obliterans* (n = 537) in Abb. 2 aufgegliedert. Von den 223 stationär aufgenommenen Diabetikern und 314 Nichtdiabetikern konnten 76 (34 %) bzw. 57 (18,1 %) kurz nach Klinikaufnahme einer lumeneröffnenden Maßnahme (Rekonstrutkion, PTA) zugeführt werden. Dieser Prozentsatz von insgesamt ca. 25 % primär invasiv behandlungsfähiger Patienten ist erstaunlich gering, deckt sich aber mit den Angaben anderer Autoren. Das weitere Schicksal dieser in unserem Hause mittels Operation oder PTA behandelten Patienten war nicht Gegenstand der Fragestellung und wurde zunächst nicht weiter verfolgt. Bei weiteren 61 der stationär aufgenommenen Patienten (20 Diabetiker, 41 Nichtdiabetiker) ließ

---

[*] Herrn Prof. Repges, Institut für Medizinische Statistik und Dokumentation der RWTH Aachen sei an dieser Stelle für seine Hilfe gedankt.

sich eine Amputation nicht vermeiden (11,3 %). Dieser Prozentsatz der nach Aufnahme in die Klinik notwendig werdenden Amputation entspricht recht genau den Literaturmitteilungen (9). Nach Abzug der operativ Behandelten, der Amputationsbedürftigen und der Verstorbenen verblieben in der Diabetesgruppe 126, in der Gruppe der Nichtdiabetiker 209 Patienten, die einer weiteren konservativen Behandlung unterzogen werden mußten (Negativauslese).

Die 126 Diabetiker (Abb. 2) wurden – neben notwendigen Stoffwechselkorrekturen – zunächst basistherapiert. In 67 Fällen konnten akrale Ulzera zur Abheilung gebracht werden (53,1 %). Von den verbleibenden 59 erfolglos Therapierten wurden 15 Patienten zusätzlich hämorheologisch behandelt (Hämodilution, Defibrinisierung oder Kombination beider Verfahren). Bei 13 Patienten (86,6 %) konnte noch ein Therapieerfolg erzielt werden. Insgesamt wurden somit von der Diabetikergruppe mit peripherer AVK und akralen Läsionen 80 Patienten erfolgreich im oben definierten Sinne konservativ behandelt (63,5 %).

Ebenso wie die AVK-Patienten mit Diabetes wurden auch die 209 Patienten *ohne* Diabetes zunächst einer mehrwöchigen Basistherapie zugeführt. In 101 Fällen stellte sich ein Therapieerfolg ein (48,3 %). Von denjenigen 108 Patienten, die zunächst keinen Behandlungserfolg zeigten, wurden nach entsprechender Indikationsstellung (16) bei 37 Patienten zusätzlich hämorheologische Maßnahmen (vorwiegend Hämodilution) eingesetzt, die in 28 Fällen (75,6 %) erfolgreich waren. Insgesamt stellte sich somit bei 209 nichtdiabetischen Stadium IV-Patienten in 129 Fällen ein konservativer Behandlungserfolg ein (62 %).

Bleiben die Unterscheidung zwischen Diabetes und Nichtdiabetes sowie die Therapieform unberücksichtigt, so konnten von den insgesamt 335 Patienten mit arteriosklerotisch bedingten akralen Ulzera 62,3 % erfolgreich behandelt werden (209/335). Die alleinige Basistherapie ergab eine Erfolgsquote von 50,1 % (168/335). Bei zusätzlicher hämorheologischer Therapie erhöhte sich diese auf 78,8 % (41/52). Diese Daten entsprechen den Angaben anderer Autoren. *Cachovan* (4) berichtet über eine Erfolgsquote von 69 % (n-Zahl von 13). *Martin* (15) sah in 57 % seiner geriatrischen Patienten mit AVK-bedingten Vorfußnekrosen und Fersenulzera eine *vollständige* Abheilung (Knöchelarteriendruck zwischen 50 und 70 mmHg).

Die Ergebnisse zeigen auch, daß bei zunächst erfolgloser Basisbehandlung eine hämorheologische Zusatzbehandlung (vornehmlich in Form der Hämodilution) mit einer gewissen Aussicht auf Erfolg eingesetzt werden kann.

Erstaunt hat die fehlende Differenz zwi-

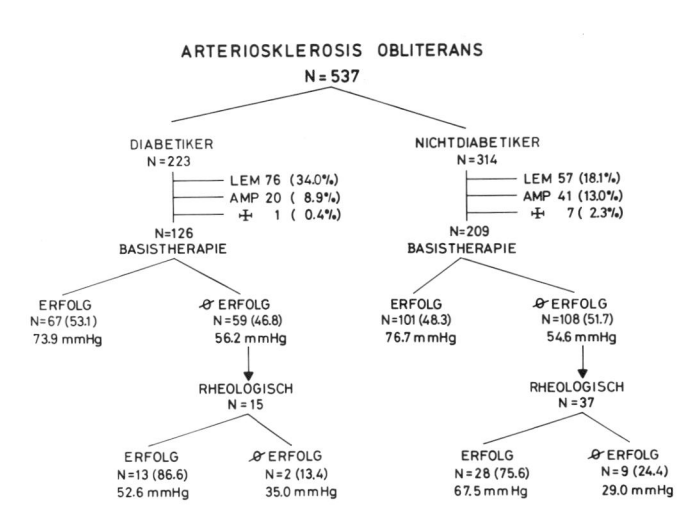

Abb. 2 Retrospektive Aufschlüsselung der Ergebnisse konservativer Behandlungsverfahren bei Patienten mit akralen Gewebeläsionen auf der Basis einer Arteriosklerosis obliterans (Näheres siehe Text). LEM: Lumeneröffnende Maßnahme, AMP: Amputation, †: verstorben. Die Zahlen in Klammern: %.

schen der Heilungsrate ischämischer Defekte diabetischer und nichtdiabetischer Verschlußkranker (63,5 % bzw. 62 %) – eine Beobachtung, die in gleicher Weise von *Martin* gemacht wurde (15). Die Erklärung liegt wohl darin, daß wegen der ungleich häufigeren bakteriellen Superinfektion die lokalen Verhältnisse zwar kompliziert werden, auf der anderen Seite aber gerade dieser Faktor aufgrund der gewöhnlich besseren Randperfusion ischämischer Nekrosen (Autosympathektomie des Diabetikers) einer gezielten antibiotischen Therapie besser zugänglich ist.
Wie aus Abb. 2 weiter ersichtlich, beträgt der mittlere systolische Knöchelarteriendruck (Ultraschalldoppler-Technik) bei den erfolgreich behandelten Diabetikern und Nichtdiabetikern 73,9 bzw. 76,7 mmHg. Bei den erfolglos Behandelten wurden durchschnittlich Knöchelarteriendrucke von 56,2 bzw. 54,6 mmHg errechnet. Die Drücke derjenigen Patienten, die zwar zunächst erfolglos (Basistherapie), jedoch nach rheologischer Zusatztherapie noch mit Erfolg behandelt werden konnten, betrugen 52,6 mmHg (Diabetiker) bzw. 67,5 mmHg (Nichtdiabetiker). Die Drücke der auch nach rheologischen Maßnahmen Therapieresistenten betrugen 35 bzw. 29 mmHg – eine Bestätigung der klinischen Erfahrung, daß mit einem konservativen Behandlungsergebnis akraler ischämischer Defekte unterhalb eines systolischen Knöchelarteriendrucks von ca. 40 mmHg nicht mehr zu rechnen ist. Somit besteht ein Zusammenhang zwischen der hämodynamischen Kompensation arterieller Verschlüsse einerseits und der Behandlungsfähigkeit konservativer ischämischer Läsionen andererseits. Zu einem qualitativ gleichen Ergebnis kommen *Martin* (15) sowie *Krautwald* und *Völpel* (12). Letztere fanden eine positive Korrelation zwischen noch tastbarem Popliteapuls und Heilungsrate akraler ischämischer Ulzera, was unseren Befunden funktionell entspricht.
Analog der Abb. 2 ist in Abb. 3 das Schicksal der 88 Patienten mit Buerger-Syndrom während der stationären Behandlungsphase aufgegliedert. Während hämorheologische Behandlungsmethoden bei den „Arteriosklerotikern" mit und ohne Diabetes relativ selten (15,5 %) und erst dann zum Einsatz kamen, wenn klinisch ein Erfolg der Basistherapie nicht erkennbar wurde (Abb. 2), waren die hämorheologischen Therapiebedingungen bei den „Buerger-Patienten" (Abb. 3) durchweg günstiger (geringeres Alter, geringere Koinzidenz einer koronaren Herzkrankheit, im Durchschnitt höhere Knöchelarteriendrücke, Befall auch der oberen Extremitäten), so daß die Indikation ungleich häufi-

ENDANGIITIS OBLITERANS
N = 88

LEM 11 (12.0 %)
AMP 0
† 0

N = 77

BASISTHERAPIE
N = 45 (58.4 %)

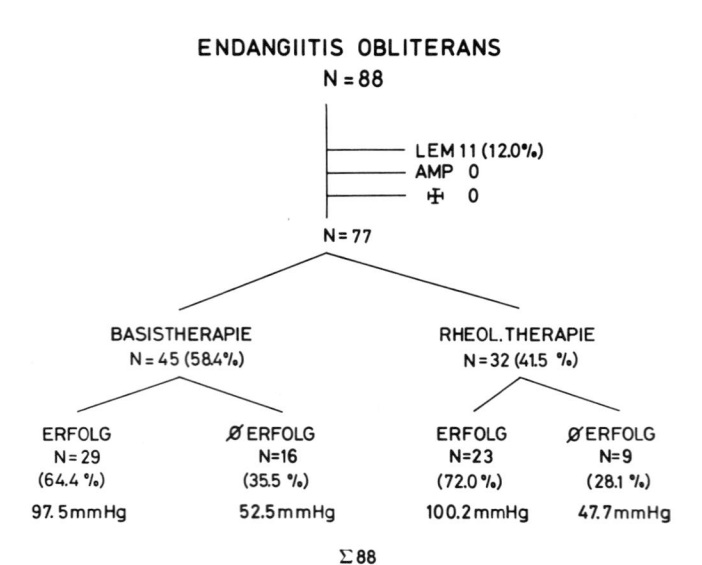

RHEOL. THERAPIE
N = 32 (41.5 %)

ERFOLG
N = 29
(64.4 %)
97.5 mmHg

∅ ERFOLG
N = 16
(35.5 %)
52.5 mmHg

ERFOLG
N = 23
(72.0 %)
100.2 mmHg

∅ ERFOLG
N = 9
(28.1 %)
47.7 mmHg

Σ 88

Abb. 3 Retrospektive Aufschlüsselung der Ergebnisse konservativer Behandlungsverfahren bei Patienten mit akralen Gewebeläsionen auf der Basis eines Buerger-Syndroms (Näheres siehe Text). LEM: Lumeneröffnende Maßnahme, AMP: Amputation, †: verstorben.

ger zu stellen war (40,2 %)! Hinzu kommt, daß nicht immer das Therapieergebnis der alleinigen Basistherapie abgewartet wurde, sondern frühzeitig Basistherapie und Hämodilution kombiniert wurden. Aus diesem Grunde ist von vornherein die graphische Auftrennung der 77 zur konservativen Therapie angestandenen Patienten in Basis- und kombinierter Basis/hämorheologischer Therapie vorgenommen worden. Insgesamt konnte in 67,5 % der Fälle ein Therapieerfolg festgestellt werden (52/77). Die alleinige Basistherapie war in 64,4 % der Fälle (29/45) bei Kombination mit der Hämodilution in 72 % der Fälle erfolgreich (23/32). Die Beziehung zwischen Knöchelarteriendruck und therapeutischer Erfolgsrate entspricht qualitativ derjenigen, die wir bereits bei den „Arteriosklerotikern" gesehen haben. Die relativ hohen peripheren Drücke bei den erfolgreich behandelten Patienten mit einem Buerger-Syndrom rühren zum einen daher, daß in einigen Fällen nur die oberen Extremitäten betroffen und zum anderen die Verschlüsse gelegentlich akral und damit *jenseits* der distalen Unterschenkelarterien (Meßort des systolischen Knöchelarteriendrucks) lokalisiert waren.

Wenn die Ergebnisse der Patienten mit einer Arteriosclerosis obliterans (Abb. 2) mitberücksichtigt werden, läßt sich feststellen, daß durchschnittlich in 52 % der Fälle mit alleiniger Basistherapie (197/380) und in 76 % der Fälle mit zusätzlicher hämorheologischer Behandlung (64/84) ein Erfolg verbucht werden konnte.

Werden *alle* konservativ behandelten Patienten (Arteriosklerotiker und Buerger-Syndrom-Patienten) ohne Berücksichtigung weiterer Merkmale betrachtet, läßt sich eine Erfolgsquote von 63 % errechnen (261/412).

5.2 Poststationärer Verlauf

Werden alle *erfolgreich behandelten* Patienten (Arteriosklerosis obliterans und Buerger-Syndrom) summiert, ergibt sich eine Gesamtzahl von 261 Patienten (O in Abb. 4). Am Ende des ersten Jahres nach abgeschlossener stationärer Behandlung befanden sich noch 158 Patienten in unkomplizierteren Stadien der AVK, ohne daß in der Zwischenzeit eine Amputation hätte vorgenommen werden müssen (60,5 %). Von den übrigen 103 Patienten stellte sich in 47 Fällen eine erneute Befundverschlechterung ein, so daß auswärts doch noch ein Versuch zur Lumeneröffnung gemacht (21 Patienten), ansonsten aber amputiert werden mußte (26 Patienten). 25 Patienten verstarben (9 %), und über 31 Patienten (12 %) konnten keine Informationen eingeholt werden.

Nach insgesamt drei Jahren waren noch 104 Patienten im Vollbesitz ihrer Extremitäten (39,8 %). Das Schicksal der übrigen 54 Patienten geht aus Abb. 4 hervor (Amputation, Tod, nochmaliger Rekanalisationsversuch, keine Information).

Die Summe aller *Therapieversager* beläuft sich auf 151 Patienten (Abb. 4). Nach Ablauf eines Jahres waren bereits 66

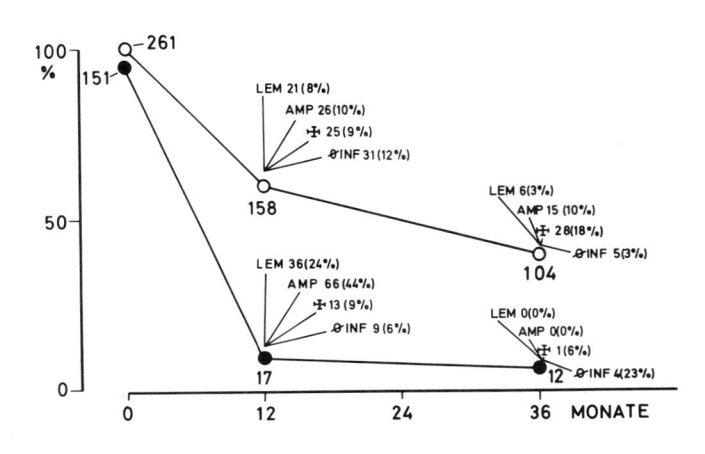

Abb. 4 Langzeitverlauf quoad extremitatem der konservativ erfolgreich (O) und erfolglos (●) behandelten Patienten im Stadium IV der AVK. LEM: Lumeneröffnende Maßnahme, AMP: Amputation, †: verstorben, Ø INF: keine Information.

minor-, teil- oder höher amputiert (43,8 %). 13 Patienten waren zwischenzeitlich verstorben (9 %) und 36 ultimativ operiert worden. In 9 Fällen standen keine Informationen zur Verfügung (6 %), so daß nur noch 17 Patienten verblieben, die trotz therapeutischen Mißerfolges durch einen relativ günstigen Verlauf einer Amputation entgehen konnten.
Nach drei Jahren waren es nur noch 12 Patienten.
Diese retrospektiven Verlaufsbeobachtungen zeigen, daß in ca. 23 % der in unserer Studie beobachteten Fälle (n = 412) im Laufe des ersten poststationären Jahres eine mehr oder weniger ausgedehnte Amputation erfolgte. Wenn zusätzlich bedacht wird, daß ein Teil der Patienten (14 %) nach Klinikentlassung in auswärtigen Häusern nochmals mit uns nicht bekanntem Ausgang operiert und möglicherweise sekundär amputiert werden mußte, ist die Amputationsrate eher noch höher anzusetzen. Diese Befunde stehen in Einklang mit Angaben anderer Autoren (22). Sie müssen jedoch insofern differenziert werden, als die Prognose quoad extremitatem der primär erfolgreich Behandelten ungleich viel besser ist (10 % Amputationsrate) als die der primär Therapieresistenten (44 % Amputationsrate). Sie zeigen aber auch, daß sich in einigen Fällen (knapp 10 %) im Laufe der nächsten 1 bis 3 Jahre trotz Refraktärität gegenüber allen konservativen Therapieversuchen ein unerwartet günstiger Langzeitverlauf mit lokaler Befundkonsolidierung oder gar langsamer Heilungstendenz einstellen kann.

Zusammenfassung

Aufgrund der hier vorliegenden retrospektiven Studie können – bei allem Vorbehalt – folgende Aussagen gemacht werden:

1. Die konservativ-therapeutische Erfolgsrate bei Patienten im Stadium IV der AVK ohne primäre Chance einer Lumeneröffnung betrug ungeachtet der Ätiologie, begleitender Risikofaktoren oder der Therapieform 63,3 %.
2. Die auf der Basis einer Arteriosklerosis obliterans (Diabetiker plus Nichtdiabetiker) entstandenen Gewebedefekte konnten in 62,3 % erfolgreich behandelt werden, wobei die Erfolgsquote der alleinigen Basistherapie 50,1 %, diejenige der kombinierten Behandlung (Basistherapie plus hämorheologische Maßnahmen) 68,7 % betrug.
3. Die auf der Basis eines *Buerger-Syndroms* entstandenen Läsionen wurden in 67,5 % erfolgreich therapiert. Die Erfolgsrate der Basistherapie lag bei 64,4 %, die der kombinierten Behandlung bei 72 % der Fälle.
4. Die hämorheologische Therapiekomponente kann – vorbehaltlich noch ausstehender klinischer Studien – als sinnvolles Atribut zur Basistherapie angesehen werden.
5. Es besteht eine positive Korrelation zwischen Therapieerfolg und Knöchelarteriendruck. Unterhalb eines Bereichs zwischen 40 und 50 mmHg ist mit einer Ulkusheilung gewöhnlich nicht mehr zu rechnen.
6. Es besteht kein Unterschied zwischen dem Therapieergebnis des diabetischen und nichtdiabetischen Kollektivs.
7. Der Erfolg der stationären Erstbehandlung ist als Prognosefaktor hinsichtlich des weiteren Schicksals der betroffenen Extremität anzusehen.

Literatur

(1) Allen, E. V., N. W. Barker, E. A. Hines: Peripheral vascular diseases. Saunders, Philadelphia 1962

(2) Bollinger, A.: Funktionelle Angiologie, Georg Thieme Verlag, Stuttgart, 88, 1979

(3) Bugar-Meszaros, K., M. Bereczky: Beiträge zu dem Krankheitsbild der Arteriosklerosis obliterans auf Grund von Beobachtungen an 1 071 Kranken. Z. Kreisl.Forsch. 55, (1966), 706

(4) Cachovan, M.: Konservativ – rehabilitative Maßnahmen bei „ausoperierten" Gefäßpatien-

ten, Möglichkeiten und Grenzen. In: Denck, H., Hagmüller, G. W., Brunner, U. (Hrsg.): Arterielle Durchblutungsstörungen der unteren Extremitäten – Grenzzonen der Therapieentscheidung – TM-Verlag, Bad Oeynhausen, 1982

(5) Ernst, E.: Die modernen Varianten des Aderlasses. Dtsch. Med.Wschr. 106, (1981), 1 513

(6) Ehrly, A. M.: Verbesserung der Fließeigenschaften des Blutes: Ein neues Prinzip zur medikamentösen Therapie chronisch arterieller Durchblutungsstörungen. VASA, (1973), Suppl. No. 1

(7) Gottstein, U., I. Sedlmeyer, M. Schöttler, V. Gülk: Der Effekt von niedermolekularem Dextran auf die Unterschenkeldurchblutung von Gesunden und von Kranken mit peripheren arteriellen Zirkulationsstörungen. Dtsch.Med. Wschr. 95, (1970), 1 955

(8) Gottstein, U.: Hämodilutionstherapie arterieller Durchblutungsstörungen, Therapiewoche 29, (1979), 7 400

(9) Heine, H.: Arterielle Gefäßerkrankungen – Klinik und Prognose. Akademie – Verlag, Berlin, 1972

(10) Hines, E. A., N. W. Barker: Arteriosklerosis obliterans, Clinical and pathologic study. Amer. J. med. Sci. 200, (1940), 717

(11) Jürgens, I. L., N. W. Barker, E. A. Hines: Arteriosclerosis obliterans, Review of 520 cases with particular reference to pathogenetic and prognostic factors. Circulation 21, (1960), 188

(12) Krautwald, A., W. Völpel: Häufigkeit arterieller Durchblutungsstörungen der unteren Extremitäten in Beziehung zum Lebensalter und zur Lokalisation der Gefäßobliterationen. Dtsch.med.Wschr. 85, (1960), 1 531

(13) Lindner, J.: Pathomorphologie der diabetischen Makroangiopathie In: Alexander, K., Cachovan, . (Hrsg.): Diabetische Angiopathien, Verlag Gerhard Witzstrock, Baden-Baden, 1977

(14) Lowe, G.: Defibrinating agents: Effects on blood rheology, blood flow and vascular diseases in controlled studies Hemodilution and flow improvement. In: Schmid-Schönbein, H., Messmer, K., Rieger, H. (Hrsg.) Karger, Basel, 247, 1981

(15) Martin, M.: Healing Rate of Forefoot Necrosis and Heel Sores in Elderly Patients with Respect of Diabetes and Systolic Ankle Pressure. Vortrag, gehalten auf dem Autumn Meeting, British Geriatric Society, Royal College of Physicians of London, November 1982

(16) Rieger, H.: Indications and Contraindications of Isovolemic Hemodilution in Clinical Angiology. In: Schmid-Schönbein, H., Messmer, K., Rieger, H. (eds.): Hemodilution and Flow Improvement. Bibliotheca haemat. 47, (1981), 149

(17) Rieger, H.: Induzierte Blutverdünnung (Hämodilution) als neues Konzept in der Therapie peripherer Durchblutungsstörungen. Internist 23, (1982), 375

(18) Schmidt, H. H., H. Heine: Arterielle Durchblutungsstörungen, Aortenbogensyndrom und ischämische Herzkrankheit. Akademie-Verlag, Berlin, 1980

(19) Schoop, W.: Vorschlag zur Nomenklatur. Symposium des Bundesgesundheitsamtes über medikamentöse Therapie der arteriellen Verschlußkrankheit, Berlin, 1981

(20) Schoop, W., H. Levy: Lebenserwartung bei Männern mit peripherer arterieller Verschlußkrankheit. Lebensversicherungsmedizin, 34, (1982), 98

(21) Tilgren, C.: Obliterative arterial disease of the lower limbs, II A Study of the course of the disease. Acta med. scand. 178, (1965), 103

Vasoaktive Substanzen bei arterieller Verschlußkrankheit
Vasoactive Drugs in Arterial Occlusive Disease

Naftidrofuryl bei arterieller Verschlußkrankheit. Ergebnisse einer multizentrischen, kontrollierten Studie bei oraler Gabe

G. Trübestein*, R. Trübestein*, H. Böhme, H. Heidrich, F. Heinrich, H. Hirche, U. Maass, H. Mörl, G. Rudofsky

Medizinische Universitäts-Poliklinik Bonn*, Zentralkrankenhaus Gauting/München, Franziskus-Krankenhaus Berlin, Kreiskrankenhaus Bruchsal, Institut für Medizinische Informatik der Universität Essen, Medizinische Hochschule Hannover, Medizinische Universitätsklinik Heidelberg, Bundeswehrkrankenhaus Ulm, Bundesrepublik Deutschland,

Naftidrofuryl (*) ist eine gefäßaktive Substanz, die zur Behandlung peripherer Durchblutungsstörungen eingesetzt wird. Naftidrofuryl wirkt spasmolytisch auf die glatte Muskulatur der Arterien (3) und greift über eine Aktivierung der Bernsteinsäure – Dehydrogenase in den Metabolismus der Muskelzelle ein und bewirkt eine Verbesserung des Energie liefernden Stoffwechsels (2,5,6). Neuere Untersuchungen sprechen dafür, daß Naftidrofuryl auch eine Thrombozytenaggregations-hemmende Wirkung entfaltet (4). Um die klinische Bedeutung dieser Befunde zu überprüfen, wurde eine kontrollierte, multizentrische Studie mit Naftidrofuryl an 104 Patienten mit arterieller Verschlußkrankheit im Stadium II nach Fontaine durchgeführt, an der 7 Zentren in der Bundesrepublik Deutschland teilnahmen.

Studienanlage

Die Studie wurde als randomisierte, doppelblind und Plazebo kontrollierte Studie angelegt. In die Studie wurden Patienten in einem Alter von 40–65 Jahren mit angiographisch gesicherter arterieller Verschlußkrankheit aufgenommen, deren Claudicatio intermittens seit mindestens 6 Monaten bestand. Nach einer Auswaschphase von 4 Wochen, während der alle

(*) Dusodril®, Deutsche Lipha GmbH, D-4300 Essen

Patienten Plazebo erhielten und jede andere vasoaktive oder rheologisch wirksame Substanz abgesetzt wurde, erhielten die Patienten anschließend entsprechend der Randomisierung täglich Naftidrofuryl oder Plazebo über 12 Wochen. Kontrolluntersuchungen wurden nach 4, 8, 12 und 16 Wochen durchgeführt. Die Naftidrofuryl-Dosis betrug 600 mg/die, entsprechend 3 × 1 Tablette.

Einschlußkriterien

Es wurden Patienten beiderlei Geschlechts mit einem einseitigen oder beidseitigen Verschluß oder Stenose der Arteria (A.) femoralis mit oder ohne Unterschenkelarterienbeteiligung in die Studie aufgenommen. Die Lokalisation des Verschlusses oder der Stenose mußte angiographisch gesichert werden. Die Dauer der Claudicatio intermittens sollte zwischen 6 und 60 Monaten bestehen. Das Alter der Patienten sollte zwischen 40 und 65 Jahren liegen.

Die schmerzfreie Gehstrecke auf dem Laufband bei einer Geschwindigkeit von 5 km/h und einer Steigung von 10 % mußte zwischen 100 und 300 m liegen. Ein weiteres Einschlußkriterium für die nach 4wöchiger Auswaschphase beginnende Therapiephase war, daß die mittlere schmerzfreie Gehstrecke nicht mehr als 30 % von dem Mittelwert der schmerzfreien Gehstrecke zu Beginn der Auswaschphase abweichen durfte.

Ausschlußkriterien

Patienten mit einer myokardialen, pulmonalen oder renalen Insuffizienz oder einer Angina pectoris wurden von der Studie ausgeschlossen. Andere Ausschlußkriterien waren ein in den zurückliegenden 6 Monaten durchgemachter Myokardinfarkt und eine arterielle Hypertonie mit systolischen Werten über 180 mmHg sowie eine Arthropathie.
Desgleichen wurden Patienten, bei denen eine Revaskularisation der Becken- und Beinarterien oder eine Sympathektomie während der letzten 6 Monate vor Beginn der Studie durchgeführt worden war, von der Studie ausgeschlossen. Beta-Rezeptorenblocker, Thrombozytenfunktionshemmer und Antikoagulantien sowie andere vasoaktive oder rheologisch wirksame Substanzen waren nicht erlaubt.

Wirksamkeitsparameter

Ein subjektiver Parameter war die bei den Kontrolluntersuchungen angegebene Gehfähigkeit außerhalb der Klinik nach einem 5-Punkte System (schlecht, unverändert, leichte oder wesentliche Besserung, gut). Entscheidender klinischer Parameter war die auf dem Laufband gemessene Gehstrecke bei 5 km/h und 10 % Steigung. Die Messung der Gehstrecke wurde mit einem 30-minütigen Intervall zweimal durchgeführt. Bestimmt wurde jeweils die schmerzfreie Gehstrecke und die gesamte Gehstrecke. Ein objektiver Parameter war die Ultraschall-Dopplermessung über der A. tibialis posterior und der A. dorsalis pedis in Ruhe und unmittelbar nach Belastung mit 40 mal Zehenstand zu Beginn und am Ende der Studie. Desgleichen wurde die Wadendurchblutung in Ruhe und während reaktiver Hyperämie nach 3-minütiger suprasystolischer Stauung von 300 mmHg mit der Venenverschlußplethysmographie bestimmt. Neben dem peak flow wurde auch der first flow und die peak flow time berechnet. Bei allen Patienten wurde ein Ruhe-Elektrokardiogramm geschrieben und eingehende klinisch chemische Untersuchungen durchgeführt.
Bei der statistischen Auswertung wurde jeder Patient auf Ein- und Ausschlußkriterien überprüft und die beiden Gruppen auf ihre Vergleichbarkeit geprüft. Der Vergleich des Verlaufs von schmerzfreier und gesamter Gehstrecke wurde nach entsprechender logarithmischer Transformation der Gehstreckenmessungen mit Hilfe einer mehrfaktoriellen Varianzanalyse nach dem Modell des repeated measure design durchgeführt.

Patienten

133 Patienten wurden, nachdem sie ihre Zustimmung gegeben hatten, in die Studie aufgenommen; 29 Patienten waren „drop out" Fälle. 3 Patienten hatten eine Gehstrecke von weniger als 100 m als Ausgangswert. 12 Patienten hatten nach der Auswaschphase eine Gehstreckenänderung von mehr als 30 %. 4 Patienten hatten die Medikation nicht regelmäßig eingenommen. 10 Patienten schieden wegen interkurrenter Erkrankungen aus oder waren zu den Kontrolluntersuchungen nicht erschienen. Hiervon waren 4 Patienten in der Naftidrofurylgruppe und 6 Patienten in der Plazebogruppe. Von den verbleibenden 104 Patienten waren 54 Patienten in der Naftidrofurylgruppe und 50 Patienten in der Plazebogruppe.
Das anamnestisch erfragte mittlere Alter der Verschlüsse lag in der Plazebogruppe bei 33 ($+/-11$) Monaten, in der Naftidrofurylgruppe bei 36 ($+/-9$) Monaten. Bei den meisten Patienten bestand die Claudicatio intermittens 1 – 2 Jahre (Tab. 1).
Der häufigste Risikofaktor war bei diesen Patienten Nikotin, danach kamen die Hyperlipoproteinämie, die Hypertonie und der Diabetes mellitus (Tab. 2).

Lokalisation der Obliteration

Die Lokalisation der Verschlüsse und Stenosen war in beiden Gruppen vergleichbar. Je 12 Patienten hatten eine hämodynamisch wirksame Stenose der A. femoralis; 23 Patienten in der Naftidrofurylgruppe und 18 Patienten in der Plazebogruppe hatten einen Verschluß der A. femoralis. Stenosen der A. femoralis mit einem Verschluß der Unterschenkelarterien hatten

Tab. 1 Anzahl der Patienten, Geschlechtsverteilung, Alter und Dauer der Claudicatio bei 104 Patienten

	Naftidrofurylgruppe	Plazebogruppe
Patienten (n)	54	50
Männer	51	46
Frauen	3	4
mittleres Alter (Jahre)	57 (± 8,2)	57 (± 8,6)
mittlere Dauer der Claudicatio intermittens (Monate)	36 (± 9)	33 (± 11)

Tab. 2 Häufigkeit und prozentuale Verteilung der Risikofaktoren in beiden Patientengruppen

Risikofaktoren	Naftidrofurylgruppe (n = 54)	Plazebogruppe (n = 50)
Nikotinabusus	34 (63 %)	22 (44 %)
Hyperlipoproteinämie	23 (43 %)	18 (36 %)
Hypertonie	14 (26 %)	18 (36 %)
Diabetes mellitus	11 (20 %)	6 (12 %)

Tab. 3 Angiographisch nachgewiesene Verschlußlokalisation bei 104 Patienten

Verschlußlokalisation	Naftidrofurylgruppe (n = 54)	Plazebogruppe (n = 50)
Femoralisstenose	12	12
Femoralisverschluß	23	18
Femoralisstenose und Verschluß der Unterschenkelarterien	5	3
Femoralisverschluß und Verschluß der Unterschenkelarterien	12	13
Femoralisstenose und Stenose der Unterschenkelarterien	1	3
Femoralisverschluß und Stenose der Unterschenkelarterien	1	1

5 Patienten der Naftidrofurylgruppe und 3 Patienten der Plazebogruppe. Verschlüsse der A. femoralis mit einem Verschluß der Unterschenkelarterien hatten 12 Patienten der Naftidrofurylgruppe und 13 Patienten der Plazebogruppe. Stenosen der A. femoralis mit einer oder mehreren Stenosen der Unterschenkelarterien hatten 1 Patient der Naftidrofurylgruppe und 3 Patienten der Plazebogruppe. Verschlüsse mit einer oder mehreren Stenosen der Unterschenkelarterien hatten je 1 Patient der Naftidrofurylgruppe und 1 Patient der Plazebogruppe (Tab. 3).

Nebenwirkungen

Insgesamt 5 Patienten klagten über Nebenwirkungen. In der Plazebogruppe gab 1 Patient eine Urtikaria an, ein weiterer Patient klagte über Oberbauchbeschwerden. In der Naftidrofurylgruppe gab ein Patient eine Urtikaria an, ein Patient klagte über Oberbauchbeschwerden und ein Patient gab einen Gewichtsverlust an.

Ergebnisse

Subjektiv besserte sich unter Naftidrofuryl gegenüber Plazebo das Gehvermögen, dessen Einteilung nach einem 5 Punkte-System erfolgte (Abb. 1).

Die schmerzfreie Gehstrecke im standardisierten Gehstreckentest nahm in beiden Gruppen signifikant zu. In der Plazebogruppe von 135 m bei der ersten Untersuchung auf 171 m bei der fünften Untersuchung. In der Naftidrofurylgruppe von 137 m bei der ersten Untersuchung auf 230 m bei der fünften Untersuchung. Die Unterschiede zwischen der Naftidrofurylgruppe und der Plazebogruppe nach 12 Wochen sind hochsignifikant.

Die gesamte Gehstrecke im standardisierten Gehstreckentest nahm ebenfalls in beiden Gruppen signifikant zu. In der Plazebogruppe von 224 m bei der ersten Untersuchung auf 314 m bei der fünften Untersuchung. In der Naftidrofurylgruppe von

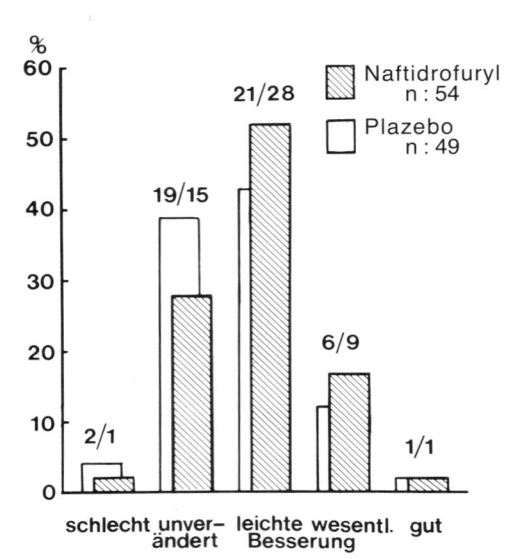

Abb. 1 Angaben der Patienten über ihr Gehvermögen (5 Punkte-System) am Ende der 12wöchigen Therapiephase (n = 103)

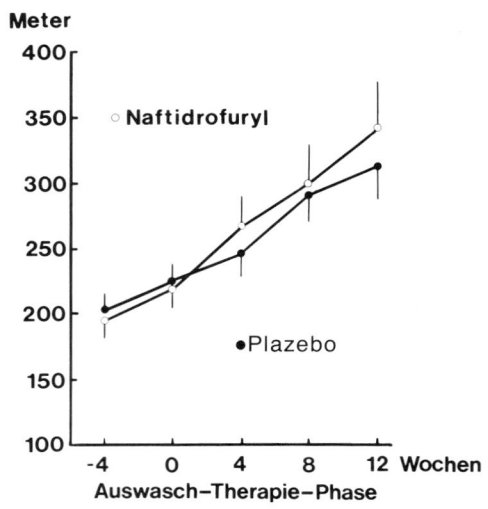

Abb. 3 Verhalten der gesamten Gehstrecke während der 4wöchigen Auswaschphase und der 12wöchigen Therapiephase (Naftidrofurylgruppe: 54, Plazebogruppe: 50)

220 m bei der ersten Untersuchung auf 342 bei der fünften Untersuchung. Die Unterschiede zwischen der Naftidrofurylgruppe und der Plazebogruppe nach 12 Wochen sind nicht signifikant (Abb. 2 und 3).

Die prozentuale Änderung der Gehstrecken in Abhängigkeit von dem angiographischen Befund zeigte eine signifikante Zunahme in der schmerzfreien Gehstrecke sowohl bei Femoralisstenosen als auch bei Femoralisverschlüssen mit Unterschenkelarterienbeteiligung. Bei der gesamten Gehstrecke zeigte sich nur bei den Femoralisstenosen eine signifikante Zunahme (Abb. 4).

Die Ultraschall-Doppler-Messungen über der A. tibialis posterior ergaben keinen signifikanten Unterschied zwischen der ersten und der letzten Untersuchung für beide Patientengruppen. In der Plazebogruppe lag der Druck vor Beginn der Therapie bei 93 (+/−3,2) mmHg und nach Ende der Therapie bei 92 (+/−3,9) mmHg. In der Naftidrofurylgruppe lag der Druck vor Beginn der Therapie bei 98 (+/−3,7) mmHg und nach Ende der Therapie bei 101 (+/−3,8) mmHg.

Desgleichen zeigte die mit der Venenverschlußplethysmographie gemessene Ruhe-

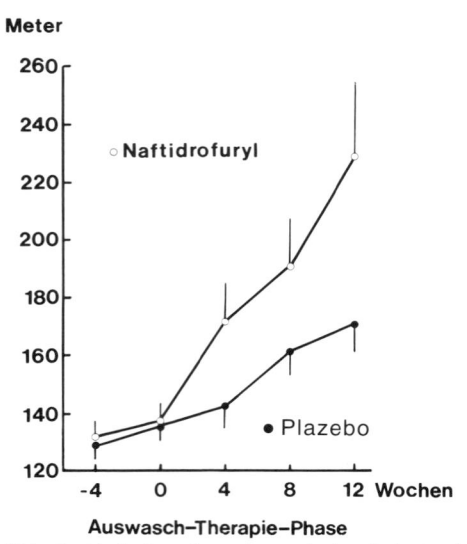

Abb. 2 Verhalten der schmerzfreien Gehstrecke (arithmetisches Mittel, Standardfehler) während der 4wöchigen Auswaschphase und der 12wöchigen Therapiephase (Naftidrofurylgruppe: 54, Plazebogruppe: 50)

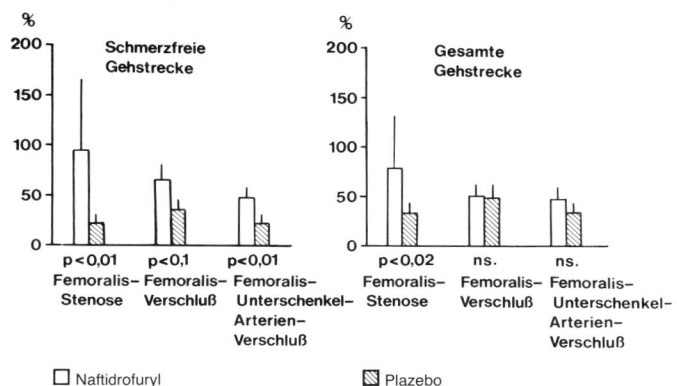

Abb. 4 Verbesserung der schmerzfreien und gesamten Gehstrecke (%) nach dem angiographisch nachgewiesenen Sitz der Stenose oder des Verschlusses (Naftidrofurylgruppe: 54, Plazebogruppe: 50)

durchblutung, first flow, peak flow und peak flow time keine signifikanten Unterschiede vor und nach der Therapie in beiden Patientengruppen.

Die laborchemischen Untersuchungen zeigten in beiden Patientengruppen keine signifikanten Unterschiede vor und nach der Therapie.

Zusammenfassung

Die hier vorgestellte kontrollierte, multizentrische Studie an 104 Patienten mit arterieller Verschlußkrankheit im Stadium II nach *Fontaine* hat gezeigt, daß die schmerzfreie Gehstrecke unter Naftidrofuryl signifikant und auch klinisch relevant zunahm. Diese Befunde bestätigen die Ergebnisse zweier kleinerer, früher durchgeführter Studien (1,7). Die Zunahme der schmerzfreien Gehstrecke unter Plazebo ist eine Beobachtung, die sich bei vielen kontrollierten Studien dieser Art findet (8,9) und mit den regelmäßigen Kontrolluntersuchungen, der Medikamenten induzierten Erwartung des Patienten und dem positiven Einfluß auf die Lebensführung des Patienten im Hinblick auf die Risikofaktoren erklärt wird. Entscheidend für die Aussage ist, daß der Unterschied der Zunahme in der schmerzfreien Gehstrecke der beiden Gruppen hochsignifikant zugunsten der Naftidrofurylgruppe war.

Es darf daher geschlossen werden, daß Naftidrofuryl bei Patienten mit arterieller Verschlußkrankheit wirksam ist und bei Patienten im Stadium II nach *Fontaine* zu einer klinisch relevanten Zunahme der schmerzfreien Gehstrecke führt.

Literatur

(1) Clyne, C. A. C., R. B. Galland, M. J. Fox et al: A controlled trial of naftidrofuryl (Praxilène) in the treatment of intermittent claudication. Br. J. Surg., (1980), 347 – 348

(2) Estler, C. J., R. Böker, W. Schinzel: Effect of Naftidrofuryl on high energy phosphatases, glycogen lactate und pyruvate in mouse hearts during asphyxia and post-asphyctic recovery. Arch. int. de Pharmacodynamie et de Thérapie, (1980), 39 – 42

(3) Fontaine, E., M. Grand, E. Szarvasi, M. Bayssat: Etude de l'activité vasodilatatrice du

Naftidrofuryl. Bulletin de Chimie Thérapeutique, (1969), 39

(4) Janka, H. U., F. Rinninger, H. Mehnert: Thrombozytenfunktion unter parenteraler Naftidrofuryl-Therapie, Therapie der Gegenwart 121, VII, (1982), 3 – 11

(5) Meynaud, A., A. Grand, L. Fontaine: Effect of Naftidrofuryl upon energy metabolism of the brain. Drug Research, (1973), 1431 – 1436

(6) Plotkine, M., B. Rousseau, R. G. Boulu: Cortical oxygen availability and electrocorticographic changes in rats submitted to transient cerebral ischemia. In Betz H., H. Grote, D. Heuser, R. Wüllenweber (Eds): Pathophysiology and Pharmacotherapy and cerebro-vascular disorders. G. Witzstrock-Verlag, (1980), 274 – 276

(7) Pohle, W., H. Hirche, J. Barmeyer et al: Doppelblindstudie mit Naftidrofuryl-Hydrogenoxalat bei Patienten mit peripherer arterieller Verschlußkrankheit, Med. Welt, (1979), 269 – 272

(8) Reich, Th., B. C. Cutler, B. Y. Lee et al: Pentoxifylline in the Treatment of Intermittent Claudication of the Lower Limbs. Angiology 35, (1984), 389 – 395

(9) Trübestein, G., H. Balzer, N. Bisler et al: Buflomedil bei arterieller Verschlußkrankheit. Dtsch. med. Wschr., (1982), 1957 – 1961

Über den Einfluß einer Infusionsbehandlung mit Naftidrofuryl auf die Claudicatio intermittens

H. M. Becker, O. Elert, R. Häring, P. C. Maurer, D. Raithel, M. Sperling, U. Stockmann, L. W. Storz, H. Hirche

Ludwig-Maximilians-Universität München, Gefäßchirurgie Großhadern, München, Bundesrepublik Deutschland

Meine Herren Vorsitzenden, meine Damen und Herren,

ich muß mich auch im Namen sämtlicher Co-Autoren für zwei Dinge entschuldigen: 1. daß wir Ihnen eine Studie vorstellen, die bereits publiziert ist. Wir meinten aber, bei dem Gesamtthema dieser Tagung diese Studie doch noch einmal vorstellen zu dürfen, weil sie unseres Wissens die erste randomisierte Doppelblindstudie über die Wirksamkeit eines durchblutungsfördernden Medikamentes ist. Zum zweiten muß ich mich entschuldigen, daß diese Studie über die konservative Therapie arterieller Durchblutungsstörungen von insgesamt 8 gefäßchirurgischen Zentren durchgeführt wurde. Wie Sie sehen, wird also nicht nur die Innere Medizin in Diagnostik und Therapie invasiver und operativer, sondern auch die Chirurgie zurückhaltender, konservativer. Ziel der Studie war der Nachweis einer Änderung der Claudicatio intermittens, also der schmerzfrei zurücklegbaren Gehstrecke, gemessen auf dem Laufband.

Die Patienten wurden stationär behandelt und hatten eine arterielle Verschlußkrankheit der Becken- und Beinarterien im Stadium II b nach *Fontaine*. Aufnahmekriterien war diese Verschlußkrankheit der Beine Stadium II b und im Angiogramm ein Verschluß der A. femoralis superficialis mit und ohne gleichgeschaltete bzw. vorgeschaltete Einengung der Becken- und Profundastrombahn.

Die Prüfungskriterien bestanden in einer Laufbandergometrie, die Geschwindigkeit des Laufbandes betrug 3 km/h und die Steigung 12,5 %. Gemessen wurde die Gehstrecke vor Beginn der Therapie, am 7. Tage und am 14. Tag nach täglicher Infusion. Behandelt wurde mit Infusionen, deren Dauer 2 – 4 Stunden betrug und die bestanden aus 500 ml 5%iger Laevulose mit 3 Amp. entweder Plazebo oder Dusodril-PI, also 600 mg Naftidrofuryl.

Insgesamt waren 104 Patienten der Verumgruppe und 106 Patienten der Plazebogruppe zuzuordnen. Die Verteilung der Geschlechter war in etwa gleich. Abbrüche fanden sich in der Verum-Gruppe 4 und in der Plazebogruppe 2. Die Gründe für den Abbruch der Behandlung waren einmal Verdacht auf floride Tbc., dann Entwicklung einer akuten Nekrose, eine akute arterielle Thrombose im Popliteabereich, mangelnde Kooperation und in beiden Gruppen je einmal eine notwendige nichtgefäßchirurgische Operation.

Die Ausschlußkriterien waren frischer Herzinfarkt, die Herzinsuffizienz, Nieren- und Leberschaden, ein zusätzlicher Popliteaverschluß, vorausgegangene Behandlung mit rheologischen Mitteln, anderweitige Gehbehinderung, nicht einstellbarer Diabetes, dann die Diagnose einer Thrombangiitis obliterans Winiwarter-Buerger, eine lange Gehstrecke über 150 m, Therapie mit Betablockern und eine erforderliche Digitalistherapie.

Die Begleiterkrankungen verteilten sich etwa gleichmäßig auf beide Gruppen und betrafen den Diabetes, die Hypertonie, Rhythmusstörungen, Herzinfarkt und sonstige Erkrankungen.

In beiden Gruppen verteilte sich die Angabe über die Dauer der Claudicatio

intermittens etwa gleichmäßig auf unter 6 Monate bis über 5 Jahre.
Begleitmedikationen waren gleichfalls relativ gleichmäßig über beide Gruppen verteilt, wobei der Schwerpunkt auf Herzglykosiden, Antihypertensiva und zuckersenkenden Medikamenten lag.
Nebenwirkungen fanden sich vereinzelt, ebenfalls auf beide Patientengruppen in etwa gleich verteilt. So konnte anhand der strengen Ausschluß- bzw. Aufnahmekriterien ein Krankenkollektiv multizentrisch erfaßt werden, dessen weitgehende Homogenität zwischen der Medikamenten- und der Plazebogruppe zur statistischen Vergleichsanalyse berechtigte.
Betrachtet man nun die Ergebnisse, so findet sich im Gesamtkollektiv (Abb. 1) ein hochsignifikanter Unterschied zwischen der Plazebogabe und der Medikamentenwirkung. Wenn man davon ausgeht, daß lediglich diese Infusion gegeben wurde und weiter kein Gehtraining vorgenommen wurde, so läßt sich die Medikamentenwirkung gegenüber Plazebo hochsignifikant

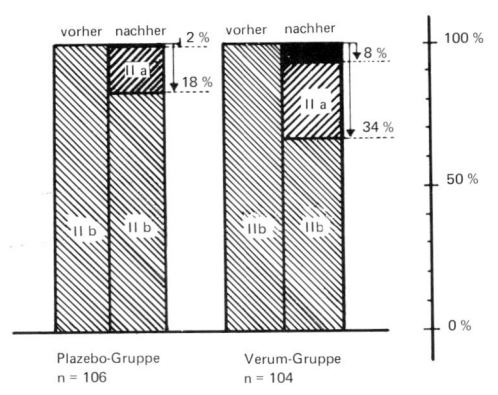

Abb. 2 Klinisches Stadium mit laufbandergometrisch bestimmter Gehstrecke (mehr bzw. weniger als 150 m/min) vor bzw. nach Abschluß einer Infusionsbehandlung mit Plazebo bzw. 600 mg Naftidrofuryl täglich (t = 14 Tage) s. a. Text.

sichern. Auch in der Plazebogruppe fand sich eine Steigerung der schmerzfrei zurücklegbaren Gehstrecke; 18 % der Kranken hatten eine solche Verbesserung, daß sie dem nächst günstigeren Sta-

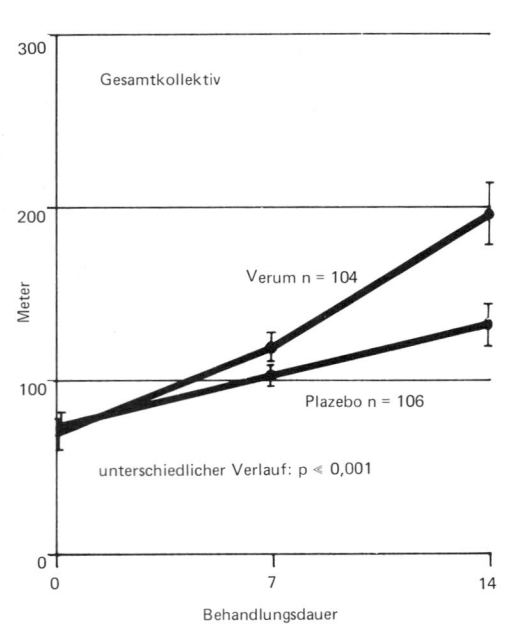

Abb. 1 Mittelwerte und Standardabweichung der Gehstrecke des Gesamtkollektivs unter Infusion von 600 mg Naftidrofuryl bzw. Plazebo täglich.

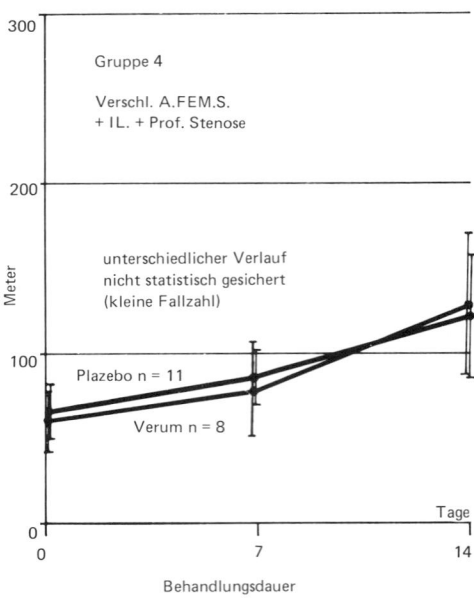

Abb. 3 Mittelwerte und Standardabweichung der Gehstrecke unter Infusion von 600 mg Naftidrofuryl bzw. Plazebo täglich bei Kranken mit Verschluß der A. femoralis superficialis und Stenosen im vorgeschalteten Iliakalbereich und gleichgeschalteten Profundakreislauf.

dium II a (über 150 m Gehstrecke) zugeordnet werden konnten. In der Medikamentengruppe betrug diese Verbesserung mit Verschiebung in das nächst günstigere Stadium II a 34 %, insgesamt 8 % wurden sogar völlig beschwerdefrei mit unbegrenzter Gehstrecke (Abb. 2).

Das Gesamtkrankenkollektiv mußte entsprechend den Verschlußlokalisationen 4 verschiedenen Gruppen zugeordnet werden: Die 1. Gruppe: Verschluß der Femoralis-superficialis, 2. Gruppe: Femoralis-superficialis Verschluß und Iliakastenose, 3. Gruppe: Femoralis-superficialis-Verschluß plus Profundastenose, 4. Gruppe: Femoralis-superficialis-Verschluß mit Stenosen der Iliaka und der Profunda femoris. Beginnen wir mit der Gruppe 4, also mit den Kranken mit Oberschenkelarterien-Verschlüssen und nebengeschalteter Stenose der Profunda und übergeordneter Stenose der Iliakastrombahn (Abb. 3): Kleine Fallzahl, kein Unterschied. Gruppe 3: Femoralis-superficialis-Verschluß und nebengeschaltete Stenose der Profunda femoris: kleine Fallzahl, kein Unterschied (Abb. 4).

Gruppe 2: Femoralis-superficialis-Verschluß mit Stenosierung der vorgeschalteten Beckenstrombahn: überraschenderweise ließ sich hier ein statistischer Unterschied errechnen, obwohl graphisch kein wesentlicher Unterschied festgestellt werden konnte (Abb. 5).

Die Gruppe mit isoliertem Verschluß der A. femoralis superficialis schneidet am günstigsten ab. Das gute Gesamtergebnis läßt sich letztlich auf die hervorragende Medikamentenwirkung in dieser Gruppe zurückführen. Mehr als Verdreifachung der Gehstrecke unter Medikamentenwirkung, höchst signifikanter Unterschied zur Placebogabe (Abb. 6).

Es ist zwingend, wenn der Chirurg den Schluß zieht, Verschlüsse im Bereich der A. femoralis superficialis im Stadium II b nicht mehr zu operieren, sondern konservativ zu behandeln. Hingegen nebenge-

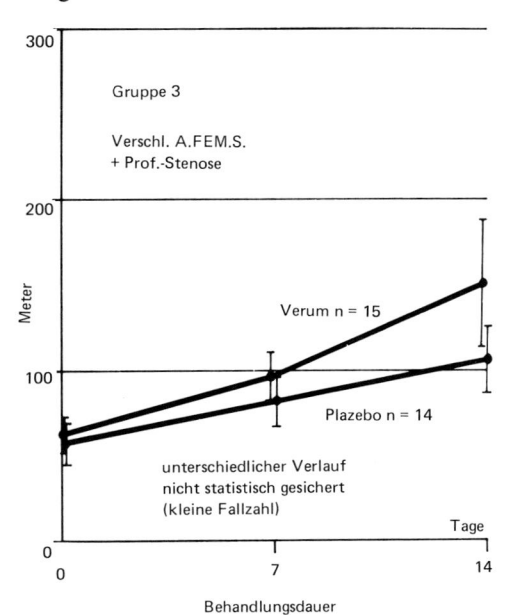

Abb. 4 Mittelwerte und Standardabweichung der Gehstrecke unter Infusion von 600 mg Naftidrofuryl bzw. Plazebo täglich bei Kranken mit Verschluß der A. femoralis superficialis und nebengeschalteter Profunda-femoris-Stenosierung, s. Text.

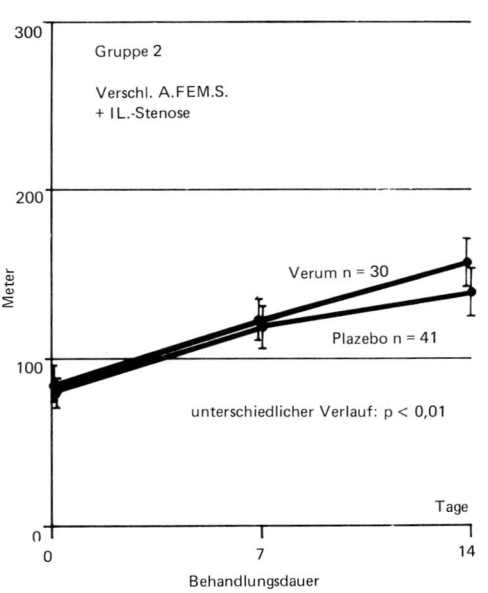

Abb. 5 Mittelwerte und Standardabweichung der Gehstrecke unter Infusion von 600 mg Naftidrofuryl bzw. Plazebo täglich bei Kranken mit Verschluß der A. femoralis superficialis und Stenosierung der vorgeschalteten Iliakastrombahn. s. Text.

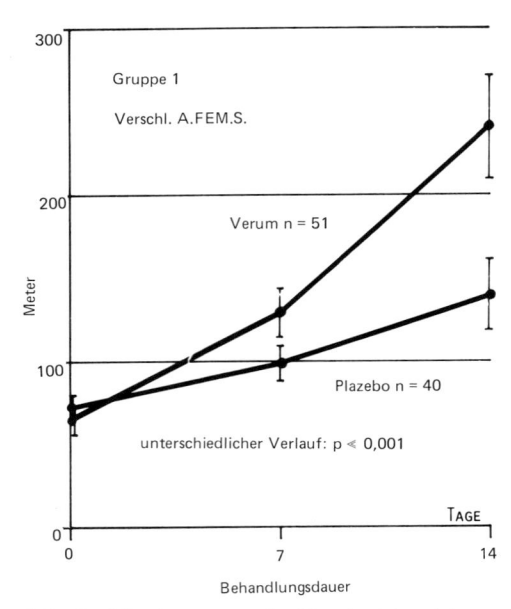

Abb. 6 Mittelwerte und Standardabweichung der Gehstrecke unter Infusion von 600 mg Naftidrofuryl bzw. Plazebo täglich bei Kranken mit isoliertem Verschluß der A. femoralis superficialis, s. Text.

schaltete Stenosen der Profundastrombahn und der übergeordneten Iliacastrombahn: Hier ist die Indikation für chirurgisches Vorgehen wegen nicht ausreichender konservativer Therapiechance weit zu stellen.

Wir haben also mit Dusodril ein Medikament, dessen Einsatz als Infusionsbehandlung bei nicht-gliedmaßen-bedrohender peripherer Durchblutungsstörung und Verschlußlokalisation im Oberschenkelbereich die Gehstrecke ganz wesentlich zu verlängern vermag. Daß dies auch mit der intramuskulären Verabreichung der Fall ist, konnte *Pietri* nachweisen. Daß auch die perorale Gabe von Naftidrofuryl in gleicher Richtung zu wirken vermag, konnten die Vorredner bestätigen. Wahrscheinlich handelt es sich um eine echte rheologische Verbesserung der Mikrozirkulation sowie Einwirkung auf den Energiehaushalt der Zelle, worüber das nachfolgende Referat berichten wird. Daß auch andere Parameter der Verbesserung der Blutfließeigenschaften wie etwa die Erythrozytenrigidität positiv beeinflußt werden, konnten *Radtke* u. Mitarb. nachweisen.

Literatur

(1) Becker, H. M., O. Elert, R. Häring, P. C. Maurer, D. Raithel, M. Sperling, U. Stockmann, L. W. Storz, H. Hirche: Wirksamkeitsnachweis von Dusodril-Pi bei arterieller Verschlußkrankheit. Med. Welt *30*, (1979), 1 602

(2) Radtke, H., H. Kiesewetter, H. G. Roggenkamp, F. Jung: Zur rheologischen Wirksamkeit von Naftidrofuryl und Pentoxifyllin. Med. Welt *34*, (1983), 833

(3) Pietri, J.: Randomisierte Studie mit zwei vasoaktiven Medikamenten zur Behandlung der peripher arteriellen Verschlußkrankheit (en français). La Revue Médicine Nr. *29*, (1979)

(4) Rosas, G., C. Cerdeyra, M. A. Lucas, J. R. Parano, J. J. Villa: Vergleich der Sicherheit und Wirksamkeit von Buflomedil und Naftidrofuryl bei der Behandlung der Claudicatio intermittens. (In Englisch) Angiology *32*, (1981), 291

(5) Trübestein, G., H. Böhme, H. Heidrich, F. Heinrich, H. Hirche, U. Maass, H. Mörl, G. Rudofsky: Naftidrofuryl bei arterieller Verschlußkrankheit: Ergebnisse einer kontrollierten multizentrischen Studie bei oraler Gabe. Internationales Symposion über die konservative Therapie arterieller Durchblutungsstörungen, Bonn, 23. – 25. 5. 1984

Thrombozytenfunktion unter oraler Naftidrofuryl-Therapie

H. U. Janka, H. Mehnert

III. Medizinische Abteilung, Krankenhaus München-Schwabing, Bundesrepublik Deutschland

Es gilt heute als gesichert, daß Thrombozyten eine wichtige Rolle bei der Entstehung von Gefäßkrankheiten spielen (1). Deshalb besteht ein großes klinisches Interesse an Pharmaka, die die Thrombozytenfunktion modifizieren können, um einen präventiven und therapeutischen Einfluß auf die Atherosklerose und ihre klinischen Komplikationen zu nehmen. Mehrere Berichte konnten diese Zusammenhänge für die Behandlung mit Acetylsalicylsäure belegen (2, 3), doch stehen dieser Therapie eine Reihe von Nebenwirkungen, insbesondere gastrointestinale Blutungen entgegen. Da in früheren Untersuchungen eine hemmende Wirkung auf die Thrombozytenaggregation für die vasoaktive Substanz Naftidrofuryl bei parenteraler Applikation nachgewiesen wurde (4), sollte dieser Effekt im Rahmen einer Doppelblindstudie bei oraler Verabreichung geprüft werden.

Patienten und Methoden

In die Studie wurden 30 Patienten (6 Männer und 24 Frauen) mit einer peripheren arteriellen Verschlußkrankheit (AVK) im Stadium I–II nach Fontaine aufgenommen. Das Lebensalter der Patienten lag zwischen 50 und 79 Jahren. Die Diagnose der AVK erfolgte mit nicht-invasiven angiologischen Methoden (Palpation, elektronische Oszillographie mit Belastung, Ultraschall-Doppler-Verfahren). Alle Patienten erhielten über 14 Tage 3 × 200 mg Naftidrofuryl (Dusodril[R] Retard-Dragees) bzw. Plazebo im Rahmen einer randomisierten Doppelblind-Prüfung. Der Randomisierungsschlüssel wurde erst nach Abschluß der Untersuchung vom Statistiker geöffnet. Bei dem fortgeschrittenen Lebensalter der meisten Patienten fand sich eine Vielzahl von Begleiterkrankungen, die in erster Linie auf dem Herz-Kreislauf-Gebiet bzw. deren Risikofaktoren lagen. Sowohl in der Verum- als auch in der Plazebogruppe wurden am häufigsten Herzerkrankungen, Diabetes mellitus und Hypertonie in dieser Reihenfolge registriert. Alle Patienten benötigten deshalb Begleitmedikamente, deren Absetzen zur Durchführung der Studie nicht riskiert werden konnte. Patienten, die unter eindeutig nachgewiesenen „Thrombozytenhemmern" (etwa Acetylsalicylsäure, Indometacin u. a.) standen, wurden jedoch in die Studie nicht aufgenommen. Auch hinsichtlich Art und Umfang der Begleitmedikation lag in beiden Prüfgruppen eine ausgeglichene Verteilung vor.

Zur Bestimmung der Thrombozytenaggregation (TA) wurde plättchenreiches Plasma unmittelbar nach der Blutentnahme aus der Vene und nach Zusatz von 3,8 % Natrium citricum (1 : 10 Vol %) durch zehnminütiges Zentrifugieren bei 100 U/min gewonnen. Die Thrombozytenkonzentration wurde mit plättchenarmen Plasma auf 200 000/mm^3 eingestellt. Die TA wurde nach der Methode von Born in dem Universalaggregometer der Firma Braun-Melsungen gemessen. Zur Induktion der TA wurde 1,0 und 10,0 µM ADP, sowie 0,5 µM Adrenalin eingesetzt. Das Ausmaß der TA wurde 4 min nach Induktion abgelesen. β-Thromboglobulin im Plasma wurde mit einem Radioimmunoassay der Fa. Amersham analysiert.

Die Homogenität der Ausgangssituation in den Laborgrößen wurde mit dem U-Test

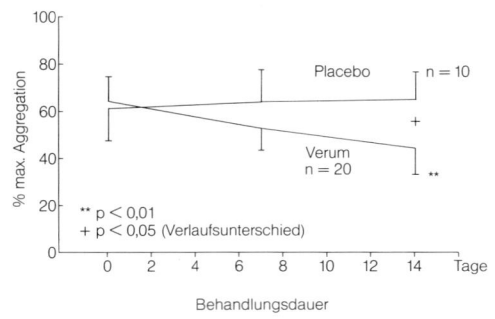

Abb. 1 ADP (1,0 µM)-induzierte Thrombozytenaggregation unter oraler Naftidrofuryltherapie (600 mg/d) und Plazebo (Mittelwerte und Standardfehler)

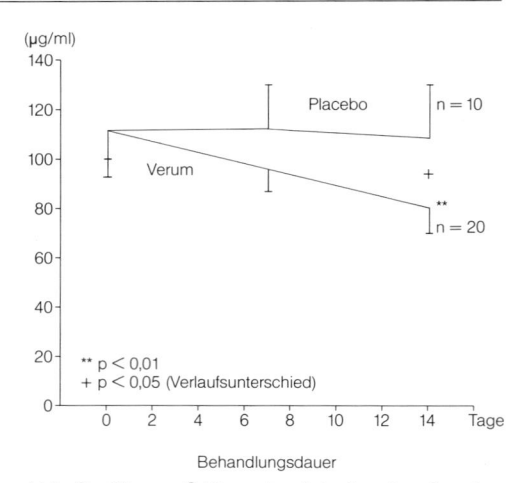

Abb. 2 Plasma-β-Thromboglobulinspiegel unter oraler Naftidrofuryltherapie und Plazebo (x ± S. D.)

nach *Mann, Whitney* und *Wilcoxon* gesichert. Unterschiede zwischen den Verum- und Plazebogruppen und die Signifikanzberechnungen erfolgten mit den Rang-Varianz-Analysen nach *Friedmann* und dem U-Test. Die statistischen Berechnungen wurden von Herrn Dipl-Math. H. Hirche, Institut für Med. Informatik und Biomathematik der Universität Essen, durchgeführt.

Ergebnisse

Die Verläufe der TA sind in Abb. 1 dargestellt. Sowohl unter ADP als auch unter Adrenalin kam es nach 14 Tagen Behandlung in der Verumgruppe zu einer signifikanten Hemmung der TA. Für ADP betrug die Signifikanz innerhalb der Verumgruppe $p < 0,01$, für den Verlaufsunterschied zwischen den Gruppen $p < 0,05$. Ein ähnliches Ergebnis wurde für die Plasmaspiegel von β-Thromboglobulin gefunden. Mittelwerte und Standardabweichung betrugen nach 14 Behandlungstagen für die Verumgruppe 80,7 ± 7,6 ng/ml, für die Plazebogruppe 109,1 ± 19,4 ng/ml; $p < 0,05$ (Abb. 2).

Diskussion

Diese Ergebnisse zeigen, daß bei Patienten mit AVK unter einer hochdosierten oralen Naftidrofuryltherapie eine Hemmung der induzierten Thrombozytenaggregation auftritt. Der Einfluß der Therapie war nach 7 Behandlungstagen im Trend vorhanden, nach 14tägiger Behandlung waren die Unterschiede zwischen Verum- und Plazebogruppe signifikant. Da auch bei In-vitro-Reihenverdünnungen eine dosisabhängige Hemmung der Thrombozytenaggregation durch Naftidrofuryl beobachtet wurde (5, 6), dürfte die allmähliche Einstellung der Plasmaspiegel für die Befunde verantwortlich sein. Auch weisen die sinkenden β-Thromboglobulin-Plasma-Spiegel auf eine Hemmung des Thrombozytenumsatzes in vivo hin. Selbst wenn der nachgewiesene aggregationshemmende Effekt von Naftidrofuryl quantitativ nicht mit dem der klassischen Thrombozytenaggregationshemmer (z. B.) Acetylsalicylsäure) vergleichbar ist, so scheint diese Wirkung neben den hämodynamischen Eigenschaften (6) als therapeutisch günstig anzusehen zu sein. Möglicherweise finden auch die in der Literatur beschriebenen guten therapeutischen Ergebnisse der Substanz bei Patienten mit einer arteriellen Verschlußkrankheit (7, 8) in den hemmenden Effekt auf die Blutplättchen eine Teilerklärung.

Literatur

(1) Mustard, J. F., M. A. Packham, R. L. Kinlough-Rathbone: Platelets, atherosclerosis and clinical complications. In Moore, S.: Vascular injury and atherosclerosis, Marcel Dekker, New York (1981), 79—110

(2) Canadian Cooperative Study Group: A randomized trial of aspirin and sulfinpyrazon in threatened stroke. N. Engl. J. Med. 299 (1978) 53—60

(3) Chesebro, J. H., V. Fuster, L. R. Elveback et al.: Effect of dipyridamole and aspirin on late vein-graft patency after coronary bypass operations. N. Engl. J. Med. 310 (1984) 209—214

(4) Janka, H. U., F. Rinninger, H. Mehnert: Thrombozytenfunktion unter parenteraler Naftidrofuryl-Therapie. Ther. d. Gegenw. 21 (1982) 3—11

(5) Janka, H. U.: Thrombozytenfunktion bei diabetischer Angiopathie. Thieme Stuttgart 1983

(6) Fontaine, L., M. Grand, J. Chabert et al.: Pharmacologie générale d'une substance nouvelle vasodilatatrice de naftidrofuryl. Bull. Chim. Therap. 6 (1968) 463—469

(7) Kriessmann, A., A. Niess, L. Lutilsky et al.: Medikamentöse Behandlung der Claudicatio intermittens im Stadium IIb der arteriellen Verschlußkrankheit. Med. Welt 30 (1979) 888—891

(8) Becker, H. M., O. Elert, R. Häring et al.: Wirksamkeitsnachweis von Dusodril-Pi bei arterieller Verschlußkrankheit. Med. Welt 30 (1979) 1 602—1 606

Plazebokontrollierte cross-over-Studie über die Wirkung von Iloprost (ZK 36 374) auf fortgeschrittene Stadien der arteriellen Verschlußkrankheit*

V. Hossmann, H. Auel, K. Schrör

Medizinische Klinik II und Pharmakologisches Institut der Universität zu Köln, Köln, Bundesrepublik Deutschland

Einleitung

In früheren plazebokontrollierten und doppelblindangelegten Studien konnten Belch et al. (1983) und unsere Arbeitsgruppe (*Hossmann* et al. 1981, 1983, 1984) zeigen, daß Prostazyklin bei Patienten mit arterieller Verschlußkrankheit im Stadium III – IV den ischämischen Ruheschmerz signifikant vermindert oder vollständig beseitigt. Diese Wirkung hielt auch noch Wochen bis Monate im Anschluß an die über 4 bis maximal 7 Tage andauernde Infusionsperiode mit Prostazyklin an. Durch die Beseitigung der Ruheschmerzen wurden eine sich über einen längeren Zeitraum erstreckende Lokalbehandlung mit Abtragen der Nekrosen, enzymatischer Wundreinigung, topischer Applikation von Antibiotika usw. möglich. Auf diese Weise konnte bei etwa zweidrittel der Patienten eine komplette Abheilung der ischämischen Geschwüre und Nekrosen erreicht werden. Ein wesentlicher Nachteil von Prostazyklin ist seine chemische Instabilität, so daß es in einem Glycinpuffer bei einem pH von 10,5 infundiert werden muß. Stabilere Prostazyklinanaloga eignen sich eher für eine länger dauernde Infusionstherapie. Iloprost (ZK 36 374) bleibt auch in physiologischer Kochsalzlösung stabil und besitzt eine längere Halbwertszeit als Prostazyklin: dies erleichtert die klinische Anwendbarkeit.

In dieser Studie sollte untersucht werden, welche klinischen und biochemischen Effekte eine Langzeitinfusionstherapie mit Iloprost bei Patienten mit fortgeschrittenen Stadien der arteriellen Verschlußkrankheit hat.

Patienten und Methodik

10 Patienten (3 Frauen, 7 Männer), mit einem mittleren Lebensalter von 65,5 Jahren (von 33 – 76 Jahren), nahmen an dieser Studie teil. Alle Patienten gaben nach eingehender Aufklärung ihr schriftliches Einverständnis. Bei 7 Patienten bestand ein Diabetes mellitus Typ II, bei 2 ein essentieller Hypertonus. 7 Patienten waren starke Raucher. Lediglich bei einem Patienten war der Cholesterinspiegel erhöht, allerdings bei 6 Patienten die HDL-Cholesterinfraktion erniedrigt. Bei 6 Patienten bestand eine diabetische Gangrän, bei den übrigen fortgeschrittene arteriosklerotische Gefäßveränderungen mit Mehretagenverschlüssen oder hochgradigen peripheren Verschlüssen, bei denen ein operativer Eingriff nicht möglich war. 9 Patienten befanden sich im Stadium IV, ein Patient im Stadium III. Jeder Patient wurde zwei Infusionsperioden von jeweils einer Woche unterzogen, wobei Iloprost in einer Dosis von 0,8 – 2,5 ng/kg/min und physiologische Kochsalzlösung (als Plazebo) intravenös mittels Perfusor über täglich 12 Stunden in randomisierter Reihenfolge infundiert wurden. Vor Beginn der Infusionsperiode waren die Patienten für mindestens eine Woche bis auf eine gegebenenfalls notwendige kardiale, antihypertensive und

---

* Unterstützt durch das Landesamt für Wissenschaft und Forschung Nordrhein Westfalen

antibiotische Basistherapie medikamentenfrei. Nach jeder Infusionsperiode erfolgte eine weitere siebentägige Beobachtungsperiode. Vor Beginn der Infusionstherapie sowie jeweils am letzten Tag der Infusions- und der nachfolgenden Beobachtungsperiode wurden zahlreiche klinische und biochemische Untersuchungen vorgenommen. Nach einer mindestens 15minütigen Ruhepause wurde der arterielle Blutdruck im Liegen mit der Arteriosonde 1 217 *(Roche)* und der systolische Blutdruck über den Knöchelarterien (A. tibialis posterior, A. dorsalis pedis) dopplersonographisch in Doppelbestimmung gemessen. Anschließend wurde die Ruhedurchblutung und die reaktive Hyperämie der unteren Extremitäten nach dreiminütiger kompletter Ischämie venenverschlußplethysmographisch (Periquant 3 000, *Gutmann,* Eurasburg) bestimmt. Der transkutane pO_2 wurde am Fußrücken der betroffenen Extremität im Liegen und anschließend am herabhängenden Bein über mindestens 30 min kontinuierlich mit dem Oxymeter (Drägerwerk, Lübeck) gemessen. Schließlich wurden die Patienten täglich aufgefordert, auf einer visuellen Analogskala den Schweregrad der subjektiven Schmerzempfindung zum gegebenen Zeitpunkt einzutragen (*Hossmann* et al. 1981).
Während der beschriebenen Meßpunkte wurden folgende Laboruntersuchungen durchgeführt: PTT, Thrombinzeit, Fibrinogen, Faktor V, X und XII mit dem Koagulometer nach *Schnitger* und *Gross* (Amelung, Lemgo-Brake) mit kommerziell erhältlichen Testreagenzien (Boehringer, Mannheim; Merz & Dade, München); Antithrombin III, Plasminogen und $alpha_2$-Antiplasmin mit chromogenen Substraten (Boehringer, Mannheim; Kabi, Stockholm); Fibrinspaltprodukte (FDP) immunologisch mit dem TRCHIA-Assay (Wellcome, Beckenham, England); lösliche Fibrinmonomerkomplexe säulenchromatographisch und Fibrinopeptid A radioimmunologisch. Die Erythrozyten, Leukozyten und Thrombozyten wurden automatisch mit dem Zellcounter 134 (Analys Instrument, Stockholm) gezählt. Der Hämatokrit wurde mit der Mikrofuge (Heraeus-Christ, Osterode/Harz) gemessen,

das Hämoglobin photometrisch. Die Messung der scheinbaren Vollblutviskosität von heparinisiertem Blut wurde mit einem Covette Viskosimeter LS2 (Contraves, Zürich) durchgeführt, die Plasmaviskosität mit einem Kapillar-Viskosimeter. Schließlich erfolgten einige Plättchenfunktionsuntersuchungen: Spontane Plättchenaggregationsbestimmung (PAT III) mit der Methode nach Breddin (1976), die induzierte Aggregation mit ADP (2 und 10 µMol), Adrenalin (10 µg/ml) sowie Kollagen (2 µg/ml) turbidimetrisch im plättchenreichen Plasma mit dem Universal-Aggregometer der Firma Braun (Melsungen), die Plättchenaggregationsrate (PAR) nach der Methode von Wu und Hoak (1974) sowie die Plättchenadhäsivität mit der Methode nach Hellem (1960).

Ergebnisse

Klinische Befunde

Während der Infusion mit Iloprost (0,8 – 2,5 ng/kg/min) änderte sich der systemische Blutdruck nicht signifikant. Auch der Druckgradient zwischen dem systolischen Blutdruck, gemessen über der A. brachialis und den Knöchelarterien, änderte sich nicht signifikant. Die venenverschlußplethysmographisch ermittelte Ruhedurchblutung von im Mittel 2.38 ± 0,13 ml/100 ml/min änderte sich unter der Infusion mit Iloprost ebenfalls nicht signifikant. Allerdings stieg unter Iloprost im Gegensatz zu Plazebo die reaktive Hyperämie von 6.54 ± 0.36 ml/100 ml/min auf 7,29 ± 0,36 ml/100 ml/min signifikant an ($p < 0,01$) um nach der Infusion wieder auf den Ausgangswert von 6,71 ± 0,21 ml/100 ml/min abzufallen.
Der transkutane pO_2, der auf dem Fußrücken der betroffenen Extremität bei + 45° C gemessen wurde, stieg während der Infusion mit Iloprost um 7,5 Torr von 18,1 ± 3,5 Torr auf 25,6 ± 4,2 Torr an, und blieb auch noch eine Woche nach der Infusion mit 25,6 ± 4,7 Torr erhöht ($p < 0,01$). Unter der Infusion mit Plazebo änderten sich die transkutanen pO_2-Werte hingegen nicht (Abb. 1).
Die subjektive Schmerzempfindung, ge-

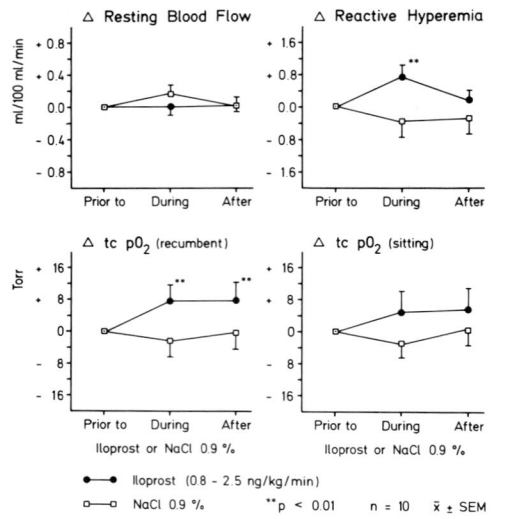

Abb. 1 Venenverschlußplethysmographische Befunde der Ruhedurchblutung (links oben) und reaktiven Hyperämie (rechts oben) sowie transkutaner pO_2, gemessen auf dem Fußrücken der betroffenen Extremität, im Liegen (links unten) und bei Herabhängen der Beine (rechts unten) vor, während und nach der Infusion mit Iloprost (geschlossene Kreise) und physiologischer Kochsalzlösung (offene Quadrate).

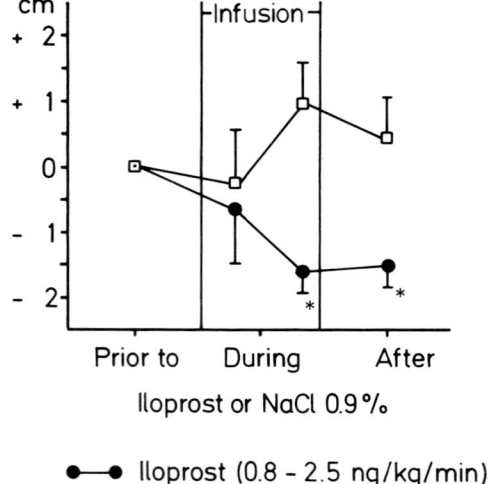

Abb. 2 Subjektive Schmerzempfindung, gemessen mit der visuellen Analogskala, vor, während und nach der Infusionsperiode mit Iloprost (geschlossene Kreise) bzw. physiologischer Kochsalzlösung (offene Quadrate).

messen mit der visuellen Analogskala, nahm in der zweiten Hälfte der Infusionsperiode mit Iloprost signifikant ab, um auch noch eine Woche nach Beendigung der Infusion signifikant erniedrigt zu bleiben ($p < 0,05$). Unter Plazebo nahmen die Schmerzen während der zweiten Hälfte der Infusionsperiode sogar zu (Abb. 2)

Biochemische Untersuchungen

Die spontane Plättchenaggregation (PAT III nach Breddin) ließ sich während der Infusion mit Iloprost signifikant von $25,2 \pm 8,4°$, gemessen am Winkel alpha$_2$, senken ($p < 0,05$). Nach der Infusion fiel eine signifikante Steigerung der spontanen Plättchenaggregation auf $45,5 \pm 6,8°$ ($\sphericalangle$ alpha$_2$) auf ($p < 0,05$), die auf ein Reboundphänomen hinwies. Auch die ex vivo gemessene induzierte Plättchenaggregation ließ sich durch Iloprost signifikant senken. Nach Iloprost und unter der Infusion mit Plazebo waren diese Effekte nicht nachweisbar (Tab. 1).
Die gemessenen Parameter der Blutgerinnung und Fibrinolyse, die scheinbare Vollblutviskosität, Plasma-Viskosität, Thrombozyten-, Leukozyten- und Erythrozytenzahl zeigten keine signifikanten Änderungen unter der Infusion mit Iloprost.

Diskussion

Die klinischen und biochemischen Effekte von Iloprost entsprechen den Befunden mit Prostazyklin (*Hossmann* et al. 1981, 1983; *Belch* et al. 1983). Auch unter der Infusion mit Iloprost ließ sich eine signifikante Senkung der subjektiven Schmerzempfindung, gemessen mit der visuellen Analogskala, zeigen, die auch noch wenigstens eine Woche über den Infusionszeitraum hinaus anhielt. Da die Studie crossover angelegt war, kann über den Langzeiteffekt von Iloprost keine Aussage gemacht werden.

Tab. 1 Ex vivo Bestimmung der Plättchenfunktion

		vor	während Iloprost	nach	vor	während NaCl 0,9 %	nach
Induzierte Plättchenaggregation							
maximale Aggregation (%)							
Kollagen 2 µg/ml		77,4	69,5***	75,7	71,6	69,9	71,1
	±	2,4	3,2	4,6	4,4	4,4	4,0
Adrenalin 10 µg/ml		76,0	60,6**	74,7	72,0	69,5	72,2
	±	3,2	4,5	3,9	3,7	4,2	3,2
ADP 10 µMol		72,8	59,3***	70,2	64,0	65,2	66,5
	±	3,9	3,3	5,1	4,7	3,6	4,0
ADP 2 µMol		62,3	48,9***	64,5	56,6	51,9	57,4
	±	4,8	5,0	5,3	5,2	5,1	6,8
Spontane Plättchenaggregation							
(PAT III nach Breddin)							
∢ alpha$_2$ (°)		25,2	4,8*	45,5*	30,4	28,2	24,3
	±	8,4	4,8	6,8	8,4	7,8	8,3
Plättchen-Adhäsivität (%)		38,8	26,4*	36,2	38,9	35,0	33,1
	±	6,5	2,6	5,3	4,8	2,8	3,2

*p < 0,05; **p < 0,01; ***p < 0,001   n = 10   X̄ ± SEM

Da einige Patienten unter der Infusion mit Iloprost bei der gegebenen Dosis von 2,5 ng/kg/min über deutliche Nebenwirkungen klagten, besonders gastrointestinale Symptome, mußte bei ihnen eine Dosisreduktion bis minimal 0,8 ng/kg/min vorgenommen werden, um die Nebenwirkungen zum Verschwinden zu bringen. Deshalb muß man davon ausgehen, daß für einige Patienten die Beurteilung der subjektiven Schmerzempfindung nicht unter „blinden" Bedingungen erfolgte. Während der Infusion mit Iloprost änderte sich der systolische Druckgradient zwischen der A. brachialis und den Knöchelarterien nicht: ein Vasodilatantieneffekt auf die großen Gefäße kann demnach ausgeschlossen werden. Entsprechend ließen sich auch keine Stealeffekte nachweisen, wie sie bei der Gabe von Vasodilatantien oft beobachtet werden. Im Gegensatz dazu stieg die Durchblutung nach Tourniquet-Ischämie von 3 min, die sog. reaktive Hyperämie, signifikant unter der Infusion mit Iloprost an. Die gefäßerweiternde Wirkung von Iloprost muß deshalb im Bereich der kleinen Arterien vermutet werden. Ebenso wie bei der 7tägigen kontinuierlichen Infusion mit Prostazyklin (*Hossmann* et al. 1983) nahm der transkutane pO$_2$ signifikant unter Iloprostinfusion zu und blieb auch noch eine Woche nach Beendigung der Infusion erhöht. Der pharmakodynamische Angriffspunkt für diese günstigen Effekte ist unklar.

Daß die Wirkung auf die Plättchenfunktion und die glatte Gefäßmuskulatur allein die klinischen Effekte erklärt, erscheint fraglich. Diskutiert wird auch eine direkte Zytoprotektion, wie sie tierexperimentell beim akuten Myokardinfarkt unter Gabe von Iloprost beobachtet werden konnte (*Schör* et al. 1981, 1982; *Smith* III et al. 1984), möglicherweise über eine direkte Inhibition der Bildung freier Radikale (*Thiemermann* et al. 1984).

Eine bedeutsame Nebenwirkung von Iloprost ist die verstärkte spontane Plättchenaggregation nach Beendigung der Infusion. Diese als Reboundphänomen gedeutete überschießende Plättchenaggregationsneigung ist deshalb besonders interessant, als sie auch trotz einer Intervalltherapie mit jeweils nur 12stündiger Iloprostinfusion pro Tag auftrat. Von *Sinzinger* (1984) wurde zur Vermeidung eines solchen auch nach Prostazyklin beobachteten Reboundphänomens die Intervallbehandlung, ähnlich wie sie in dieser Studie durchgeführt wurde, empfohlen. Offensichtlich läßt sich auch dadurch dieses Phänomen, dessen Ursache bisher nicht geklärt werden konnte (Abnahme der Prostazyklinrezeptorenzahl der Blutplättchen und Tachyphylaxie während der Infusion mit gesteigerter Empfindlichkeit auf vasokonstringierende Prostaglandine nach Beendigung der Infusion?) nicht verhindern. Deshalb sollte prinzipiell im Anschluß an eine Therapie mit Prostazyklin oder deren stabilen Analoga einen oral zu verabreichender Plättchenaggregationshemmer verordnet werden, z. B. Acetylsalicylsäure.

Zusammenfassend konnte in dieser plazebo-kontrollierten cross-over Studie gezeigt werden, daß in dem Beobachtungszeitraum von 2 Wochen (eine Woche Infusion und eine nachfolgende therapiefreie Woche) Iloprost günstige klinische und biochemische Wirkungen bei Patienten mit fortgeschrittenen Stadien der arteriellen Verschlußkrankheit zeigt. Die Durchführung großangelegter multizentrischer Langzeitstudien scheint nach den vorliegenden Befunden durchaus gerechtfertigt.

Zusammenfassung

Bei 10 Patienten (33 – 76 Jahre, mittleres Alter 65,5 Jahre) mit fortgeschrittener arterieller Verschlußkrankheit im Stadium III – IV wurde Iloprost in einer Konzentration von $0,8 - 2,5$ ng/kg/min sowie physiologische Kochsalzlösung als Plazebo intravenös über jeweils 12 Std. an 7 aufeinanderfolgenden Tagen in randomisierter Reihenfolge infudiert mit einem Intervall von 7 Tagen zwischen beiden Infusionen. Vor, während und nach den Infusionsperioden wurden zahlreiche klinische und biochemische Untersuchungen durchgeführt. Die induzierte Plättchenaggregation ex vivo war unter Iloprost signifikant vermindert. Die spontane Plättchenaggregation (PAT III), gemessen am $\sphericalangle$ alpha$_2$, war unter Iloprost signifikant vermindert von $25,2 \pm 8,4°$ vor auf $4,8 \pm 4,8°$ während der Iloprostinfusion, um nach der Infusion überschießend auf $45,5 \pm 6,8°$ signifikant anzusteigen ($p < 0,05$). Der transcutane pO$_2$, gemessen am Fußrücken der betroffenen Extremität, stieg signifikant um 7,5 Torr während der Iloprostinfusion an und blieb auch nach der Infusion signifikant erhöht ($p < 0,01$). Die subjektive Schmerzempfindung, gemessen mit der visuellen Analogskala, war während der zweiten Hälfte der Infusionsperiode und im Verlauf der nachfolgenden Woche signifikant vermindert ($p < 0,05$). Die klinischen und biochemischen Effekte von Iloprost bei peripherer arterieller Verschlußkrankheit sind mit denen von Prostazyklin durchaus vergleichbar, wobei die klinische Anwendungsmöglichkeit von Iloprost aufgrund der chemischen Stabilität als günstiger zu bezeichnen ist.

Literatur

Belch J. J. F., B. McArdle, J. G. Pollock, C. D. Forbes, A. McKay, P. Leiberman, G. D. O. Lowe, C. R. M. Prentice: Epoprostenol (prostacyclin) and severe arterial disease. A doubleblind trial. Lancet I (1983): 315 – 317.

Breddin K., H. Grun, H. J. Krzywanek, W. P. Schremmer: On the measurement of spontaneous platelet aggregation: the platelet aggregation test III. Method and first clinical results. Thromb Haemostas (Stuttg) 35 (1976): 669 – 691.

Hellem A. J.: The adhesiveness of human blood platelets in vitro. Scand J Clin Lab Invest 12 (Suppl 51) (1960): 1 – 117.

Hossmann V., A. Heinen, H. Auel, G. A. FitzGerald: A randomized placebo controlled trial of prostacyclin (PGI$_2$) in peripheral arterial disease. Thrombos Res 22 (1981): 481 – 490.

Hossmann V., H. Auel, W. Rücker, K. Schrör: Langzeitinfusion mit Prostazyklin (PGI$_2$) bei Patienten mit arterieller Verschlußkrankheit im Stadium III – IV. Verh Dt Ges inn Med 89 (1983): 540 – 544.

Hossmann V.: Eicosanoids in peripheral vascular disease. In: Schrör K. (ed) Prostaglandine und andere Eicosanoide im kardiovaskulären System. Karger, Basel 1985, pp 190 – 201.

Schrör K., H. Darius, R. Matzky, R. Ohlendorf: The antiplatelet and cardiovascular actions of a new carbacyclin derivate (ZK 36 374) – equipotent to PGI_2 in vitro. Naunyn-Schmiedeberg's Arch Pharmacol 316 (1981): 252–255.

Schrör K., H. Darius, R. Ohlendorf, R. Matzky, W. Klaus: Dissociation of antiplatelet effects from myocardial cytoprotective activity during acute myocardial ischemia in cats by a new carbacyclin derivate (ZK 36 374). J Cardiovasc Pharmacol 4 (1982): 554–561.

Sinzinger H., Fitscha P., J. Kaliman: The optimal PGI_2 infusion time as judged by autologous platelet-labing in patients with active atherosclerosis. In: Schrör K (ed) Prostaglandine und andere Eicosanoide im kardiovaskulären System. Karger, Basel 1985, pp 358–364.

Smith E. F. III, W. Gallenkämper, R. Beckmann, T. Thomsen, G. Mannesmann, K. Schrör: Early and late administration of a PGI_2-analogue, ZK 36 374 (Iloprost): effects on myocardial preservation, collateral blood flow and infarct size. Cardiovasc Res 18 (1984): 163–173.

Thiemermann C., E. Steinhagen-Thiessen, K. Schrör: Inhibition of oxygen-centered free radical formation by the stable prostacyclin-mimetic Iloprost (ZK 36 374) in acute myocardial ischemia. J Cardiovasc Pharmacol 6 (1984): 365–366.

Wu K. K., J. C. Hoak: A new method for the quantitative detection of platelet aggregates in patients with arterial insufficiency. Lancet II (1974): 924–926.

Prediction of the Therapeutic Effect using Prostacyclin in the Ischaemic Foot

T. Ohta, J. Matsubara, S. Shionoya,

Department of Surgery, Nagoya University Branch Hospital, Nagoya, Japan

Introduction

Conservative treatment is an important therapeutic intervention particularly in patients with severe ischaemia for whom sympathectomy or reconstructive surgery is not indicated or has failed. In order that conservative therapy may be rationally planned, it is essential to evaluate focal haemodynamic changes objectively and quantitatively. The purpose of this study is how to evaluate the acute and late hemodynamic change with prostacyclin (PGI_2), and to predict the effect of the conservative treatment for arterial occlusive disease.

Evaluation of the acute haemodynamic change with PGI_2

1. Patients: Eleven patients (3 females, 8 males), aged 36 − 78 (54.7 ± 13.4) years, were studied. 6 of them were diagnosed as thromboangiitis obliterans and 5 of them as arteriosclerosis obliterans. In 21 limbs with arterial occlusions, suprapopliteal occlusion was recognized in 4 of them, infrapopliteal occlusion in 17, and multi-segmental occlusions in 6.

2. Methods: 5 ng/kg/min. of PGI_2 was infused for 30 minutes intravenously. The following parameters were measured before, during and 90 minutes after infusion; a) systemic blood pressure, b) heart rate, c) segmental blood pressure index, d) segmental blood flow at rest and peak blood flow after 3 minutes of tourniquet ischaemia, e) skin temperature. Statistical analysis was performed by paired t-test (one side test). Radioisotope study with thallium-201 (Tl-201) was performed in 4 patients. The examination was done soon after PGI_2 infusion.

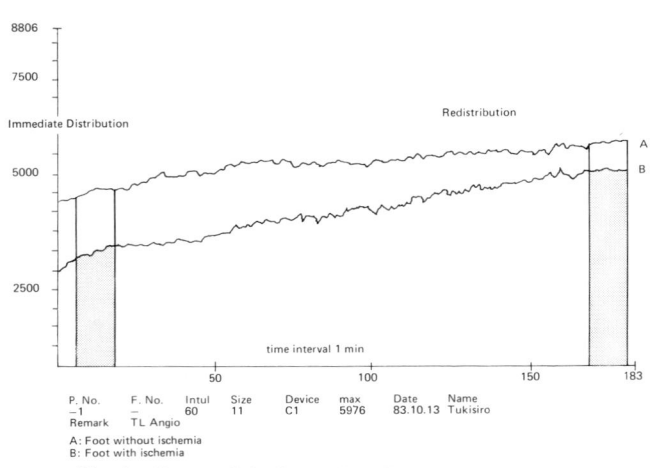

$$D.\,I. = \frac{\text{Uptake Count of the Immediate Distribution}}{\text{Uptake Count of the Redistribution}}$$

Fig. 1 Distribution Index

It has been noted that following intravenous injection of Tl-201, the immediate distribution in the skin and muscle closely depends upon the regional blood flow. After 3 minutes blood flow obstruction above the ankle joint, 3 mCi of Tl-201 was injected intravenously. Tl-201 uptake in the foot was recorded for 3 hours. Fig. 1 shows two time activity curves of Tl-201 uptake. The upper curve A was obtained in the normal foot and the lower curve was obtained in the ischaemic one. Uptake counts in the immediate distribution and in the redistribution were calculated for 15 minutes. Distribution index (D. I.) was defined as the ratio of the Tl-201 uptake counts in the immediate distribution to those in the redistribution. It has been proved that the D. I. is a reliable indicator to estimate the degree of ischaemia. It can be said that the more severe the degree of ischaemia is, the lower the value of the D. I.

3. Results: Tab. 1 shows the acute haemodynamic change induced by PGI_2 in 11 patients. Systolic blood pressure did not change. During infusion diastolic blood pressure decreased and heart rate increased. The segmental blood pressure index did not change statistically. In the individual cases, the acute change was assessed with skin temperature and rest blood flow (Fig. 2). Shunting or steal phenomenon was rarely observed in below the knee. Enhanced effect of PGI_2 entry to a greatly ischaemic area was recognised in about half of the limbs. Late improvement occured in several limbs. No improvement during and after infusion was observed also in several limbs. The correlation between the site of the arterial occlusion and the response of rest blood flow in the foot was assessed. Foot blood flow at rest increased in almost all the limbs with supra-

Tab. 1 Acute haemodynamic change induced by prostacyclin in eleven patients.

		Before – During	Before – After
1	Systolic blood pressure	N.S.	N.S.
2	Diastolic blood pressure	▼***	N.S.
3	Heart rate	▲***	N.S.
4	Calf pressure index	N.S.	▲***
5	Ankle pressure index	N.S.	N.S.
6	Toe pressure index	N.S.	N.S.
7	Calf rest blood flow	▼***	▼***
8	Foot rest blood flow	N.S.	▼***
9	Calf peak blood flow	N.S.	▲***
10	Foot peak blood flow	▼***	N.S.
11	Calf skin temperature	▼*	▼*
12	Foot skin temperature	▲***	N.S.

by paired t-test (one side test); * : $P<0.01$
** : $P<0.02$
***: $P<0.05$
N.S.: not significant

A) Calf ↑ and Foot ↓ (During infusion)
  Skin temperature — 0/22 (0 %)
  Blood flow at rest — 2/22 (9.0 %)

B) Calf ↓ and Foot ↑ (During infusion)
  Skin temperature — 10/22 (45.5 %)
  Blood flow at rest — 10/22 (45.5 %)

C) During infusion ↓ and After infusion ↑ in the Foot
  Skin temperature — 7/22 (31.8 %)
  Blood flow at rest — 4/22 (18.2 %)

D) During infusion ↓ and After infusion ↓ in the Foot
  Skin temperature — 4/22 (18.2 %)
  Blood flow at rest — 5/22 (22.7 %)

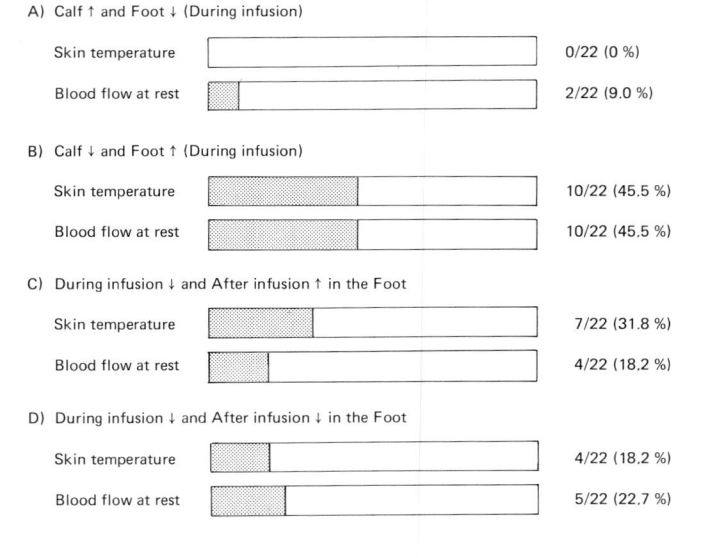

Fig. 2 Results of the Acute Haemodynamic Change with PGI_2 – Skin temperature and Blood flow at rest.

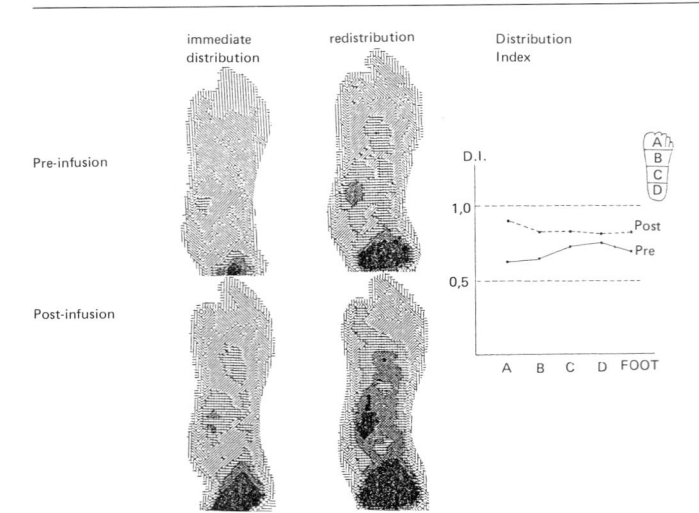

Fig. 3 Prediction of the therapeutic effect of prostacyclin

popliteal occlusion or without multicombined occlusions, but it increased in only about half of the limbs with infrapopliteal occlusion or with multicombined occlusions. These findings suggested that PGI_2 can produce a significant improvement in such feet as with proximal or single arterial occlusion.

Results of the radioisotope study with Tl-201 distribution method were shown by demonstrating two typical cases.

Case 1: The patient is a 52-year old male with a stump ulcer of the big toe because of arteriosclerosis obliterans. On the images remarkable improvement was seen in the foot especially near the ulcer. The D. I. also showed significant improvement. It is probably correct to assess that the ischaemic ulcer in this case will have a beneficial effect by PGI_2 treatment. (Fig. 3)

Case 2: This patient is a 78-year old female with tip ulcers in the toes because of arteriosclerosis obliterans. On the images marked aggravation was observed. The D. I. decreased remarkably in the distal foot. There can be no doubt that PGI_2 therapy would not be feasible in this case. (Fig. 4)

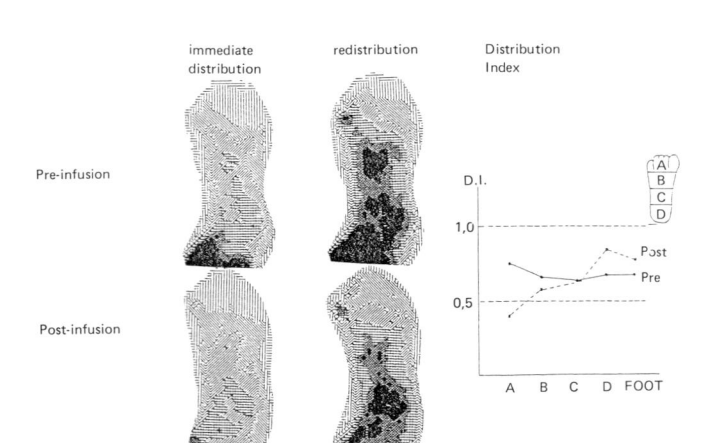

Fig. 4 Prediction of the therapeutic effect of prostacyclin

Evaluation of the late haemodynamic change with PGI$_2$

1. Patients: Nine patients (9 males) were examined. Eight of them were diagnosed as thromboangiitis obliterans, one as arteriosclerosis obliterans. In 17 ischaemic limbs ulcerations were recognized in 8 of them, severe rest pain was recognised in one.
2. Methods: Four patients were treated by 2–5 ng/kg/min. of PGI$_2$ for 3 hours a day intravenously, 3 of them by 2.5–5 ng/kg/min. of PGI$_2$ for 30 minutes a day intravenously. 2 were administered 5–7 ng/kg/min. of PGI$_2$ for 10 minutes a day intraarterially. Duration of the treatments was from 14 to 41 days. To assess the therapeutic effect of PGI$_2$ in the foot, radioisotope study with Tl-201 was performed after completion of the treatments.
3. Results: In seven feet ischaemic ulcers healed up, in one foot ulcer did not heal up and a below-knee amputation was performed. In one foot rest pain disapeared completely after PGI$_2$ treatment.

Case 3: The patient is a 48-year old male with severe rest pain only in the big toe because of thromboangiitis obliterans. A significant improvement of haemodynamics was observed only in the big toe where the ischaemia was most severe before the PGI$_2$ treatment. It is very interesting that this enhanced effect or replacement effect continued for 14 days after completion of the PGI$_2$ therapy. Some investigators have already reported the enhanced and prolonged effects of PGI$_2$ by observing the clinical signs. The D. I. also demonstrated remarkable improvement in the distal foot. Probably one of the most important effects of PGI$_2$ is to improve the haemodynamics in the ischaemic tissue specifically. (Fig. 5)

Discussion

How to evaluate the acute and late haemodynamic changes is still the most important and difficult problem to predict the therapeutic effects of the conservative treatment.

Pressure index was of little use for the assessment of the acute circulatory change by PGI$_2$. The results of foot skin temperature and foot rest blood flow showed such interesting effects of PGI$_2$ as an enhanced effect or a delayed effect in the ischaemic foot. However, it must be considered that these parameters are not always reliable indicators reflecting the circulation in the acral region where ischaemic ulcer or rest pain are often recognised. It should be taken into account that skin temperature reflects the circulation only in the skin, and that foot blood flow reflects the circultation not in the acral region but in the foot. The assessment of the focal haemo-

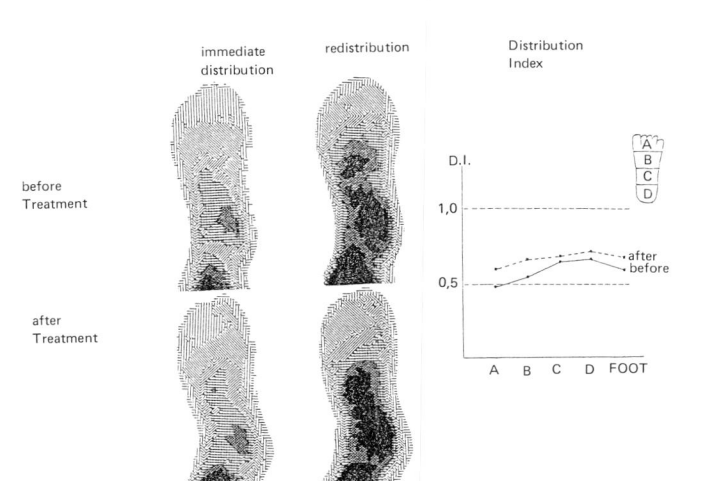

Fig. 5 Changes in 201$_{Tl}$ Distribution before and after PGI$_2$ Treatment

dynamic change seems to be important in using such a drug as PGI_2, which may produce an enhanced effect especially in the severe ischaemic tissue. The radioisotope method with Tl-201 was reliable to assess not only the late haemodynamic change but also the acute one. The former yielded useful information to evaluate the therapeutic effect, whereas the latter gave information to select the patient with proper indication and to predict the therapeutic effect. However, the evaluation of the acute circulatory change in this method is not practical now because of the half-life period of Tl-201. It takes an interval of at least 10 days before a second examination can be performed. Therefore, a newly developed isotope tracer with a shorter half-life period will be able to predict the accurate therapeutic effect.

Conclusion

1. Acute haemodynamic change by PGI_2 in the ischaemic limbs was evaluated. An enhanced effect and a prolonged effect of PGI_2 were recognised.
2. Evaluation of the acute haemodynamic change by conservative treatment is important to predict its therapeutic effect.
3. Radioisotope method with thallium-201 was of use for evaluation of the subtle and focal haemodynamic change in the acral region, which is sometimes difficult to assess with other noninvasive methods.

Treatment of Intermittent Claudication by a New Prostaglandin Synthesis Inhibitor (Indobufen) – a Double Blind Controlled Trial

K. H. Tønnesen, J. Bülow, R. Jelnes.

Departments of Clinical Physiology/Nuclearmedicine & Vascular Surgery, Bispebjerg Hospital, Copenhagen, Denmark.

Indobufen is a platelet antiaggregant derived from non-steroid antirheumatic compounds. The antiaggregant activity is about sixteen times that of acetylsalicylic acid (ASA). The effect is inhibition of cyclooxygenase in the platelets, but in contrast to ASA the inhibition is reversible. The prostacyclin synthesis in the endothelium is not inhibited. Also in contrast to ASA indobufen is well tolerated in the gastrointestinal tract.
Indobufen has a weak analgetic and antipyretic and antiinflammatory effect.
Due to these properties we decided to carry out a clinical trial with indobufen in patients with intermittent claudication (stage 2b).

Methods

Thirty-six patients with an average age of 62 years were treated for 6 months in a double blind trial with indobufen/placebo. Ankle- and toe pressure indicies and walking distances on treadmill was measured immediately before the trials after therapy in 1,3 and 6 months. Each patient recieved 200 mg of indobufen or placebo twice daily.

Results

The ankle- and toe pressure indices for the worst leg averaged .46 and .29 respectively. No significant change was observed during therapy although there was a trend to improvement in the actively treated group and a similar tend to deterioration in the placebo group. One patient in the actively treated group developed rest pain but five patients in the placebo group developed rest pain. The distal pressures are seen on Fig. 1.
The walking distance increased significantly in the indobufen group, walk to start of pain was doubled and the maxi-

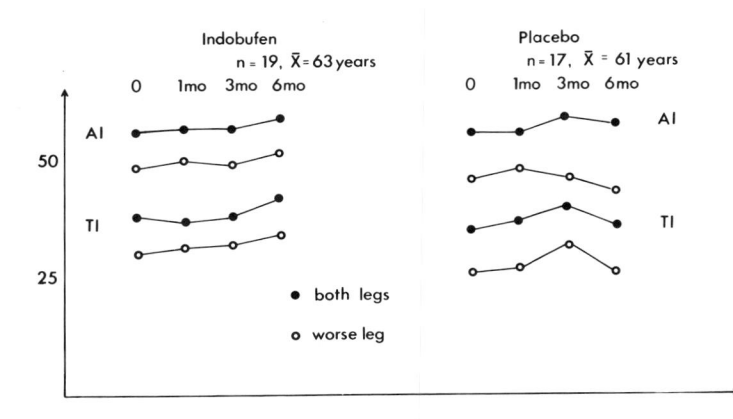

Fig. 1 Ankle- and Toe Pressure Indices

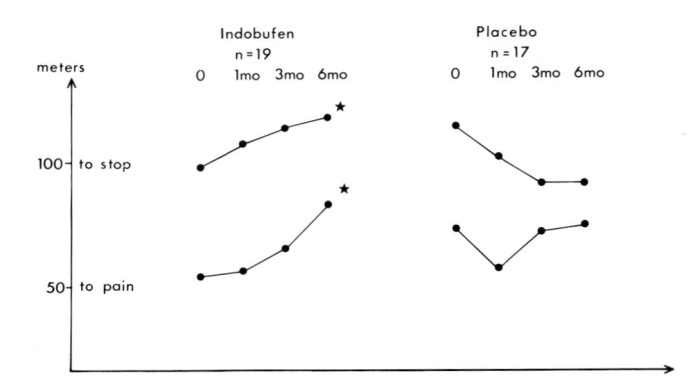

Fig. 2 Treadmill walking distance 1 m/sec

mum walking distance increased by twenty per cent. In the placebo group there were no significant changes of walking distances neither to pain or to stop (Fig. 2).
No side effect due to therapy was observed.
The increasing walking distances were first prominent after 3 and 6 months therapy. This suggests that it is not the analgetic effect of indobufen which has mediated the increase in walking distance.

Conclusion

Indobufen seems to be beneficial in patients with intermittent claudication and is without the well known gastric side effects of ASA.

Erste Erfahrungen mit einer intermittierenden intraarteriellen Kurzinfusionsbehandlung mit Prostaglandin E$_1$ (PGE$_1$) bei Patienten mit arterieller Verschlußkrankheit

A. Creutzig, D. Dau, K. Alexander

Abteilung für Angiologie, Medizinische Hochschule Hannover, Bundesrepublik Deutschland

In einigen Arbeiten wurden gute Therapieergebnisse der peripheren arteriellen Verschlußkrankheit (AVK) mit Prostaglandin E$_1$ (PGE$_1$) beschrieben (2, 3, 12). Wegen der hohen Inaktivierungsrate bei der ersten Lungenpassage muß bei intravenöser Applikation von PGE$_1$ eine derart hohe Dosis gewählt werden, daß systemische Nebenwirkungen, wie Kopfschmerzen oder abdominelle Krämpfe, auftreten. Mit der intraarteriellen Dauerapplikation wurden bei therapierefraktärer Verschlußkrankheit günstige klinische Resultate gewonnen (6). Da die intraarterielle Dauerinfusion, die teilweise über 100 Tage durchgeführt wurde, jedoch mit Nebenwirkungen, insbesondere Katheterkomplikationen belastet ist, muß als Alternative die intermittierende intraarterielle Kurzinfusionsbehandlung in Erwägung gezogen werden.

Wir haben bislang 16 Patienten (28 bis 85 Jahre) mit inoperabler peripherer AVK der unteren Extremitäten behandelt. Bei drei von ihnen lag ein manifester Diabetes mellitus vor, fünf Patienten wurden wegen eines Hypertonus behandelt. Bei drei Patienten lag nach dem klinischen Bild eine entzündliche Gefäßerkrankung vor, bei 13 eine arteriosklerotische AVK. 13 Patienten wurden wegen trophischer Störungen (Stadium IV nach *Fontaine*) und drei Patienten wegen stark eingeschränkter beschwerdefreier Gehstrecke (25 bis 80 m) (Stadium II b) stationär behandelt. Bis auf zwei Patienten, bei denen eine Kontrastmittelallergie vorlag, waren alle Patienten arteriographiert worden. Achtmal lag ein kombinierter Ober/Unterschenkelarterienverschluß, sechsmal ein peripherer Verschlußtyp vor. Die brachiopedale Druckdifferenz schwankte zwischen 0 und 200 mmHg.

Es wurde in der Regel zweimal täglich, an Feiertagen einmal täglich, Prostaglandin E$_1$ (PGE$_1$ – α-cyclodextrinclathrat*) in einer Dosierung von 1,5 ng/kg/min ad 50 ml NaCl 0,9%ig für 100 Minuten mit einer Perfusorpumpe über eine 1,0 Kanüle in die Arteria femoralis appliziert. Die Kanüle wurde nach der Infusion jeweils wieder entfernt. Bei zwei Patienten wurden den Infusionen ein Antibiotikum zugesetzt.

Der transkutane Sauerstoffdruck wurde mit der von *Huch, Huch* und *Lübbers* entwickelten Elektrode bei einer Elektrodenkerntemperatur von 37° C gemessen, um Blutflußänderungen erfassen zu können (4, 9). Die Registrierungen erfolgten jeweils am medialen Oberschenkel, der medialen Wade, auf dem Vorfuß sowie am kontralateralen medialen Oberschenkel. Diese Messungen wurden an aufeinanderfolgenden Tagen mit PGE$_1$-Dosierungen von 1,0, 2,0 und 4,0 ng/kg/min durchgeführt.

Der muskuläre Gewebssauerstoffdruck wurde auf der Oberfläche des Musculus gastrocnemius bei fünf Patienten jeweils vor und während der PGE$_1$-Infusion bestimmt. Wir verwendeten die von LÜB-

---

* Hersteller Sanol Schwarz, Monheim

BERS konstruierte Mehrdrahtoberflächenelektrode (7, 10). Lactat, Pyruvat und Blutgase wurden sowohl femoral-arteriell als auch femoral-venös vor und während der PGE$_1$-Infusionen mit unterschiedlichen Dosierungen von 1,0, 2,0 und 4,0 ng/kg/min bestimmt.
Es wurden zwischen neun und 97 intraarterielle Infusionen (im Mittel 31 Infusionen) appliziert. Die Behandlungsdauer erstreckte sich auf sechs bis 69 Tage (im Mittel 19 Tage). Die beschwerdefreie Gehstrecke der drei Patienten mit Stadium II b verlängerte sich auf 109 bis 700 m (laufbandergometrische Bestimmung bei 3 km/Stunde und 5 % Steigung). Bei sieben Patienten heilten trophische Störungen ab; bei zwei Patienten änderte sich der Lokalbefund nicht. Bei drei Patienten mußte die Infusionsbehandlung wegen starker Schmerzen im Bein während der Infusion, auch bei Dosisreduktion, die nach der Infusion wieder abklangen, abgebrochen werden; bei einem weiteren Patienten wurde die Behandlung wegen drohender Dekompensation des Hypertonus beendet. Die Patienten gaben während der Infusion ein Wärme-, gelegentlich auch ein Spannungsgefühl an, das nach Infusionsende bald abklang. Bei einem Patienten trat ein Unterschenkelödem, bei einem anderen ein Kniegelenkserguß auf. Der Blutdruck sank bei Infusionsbeginn leicht von im Mittel 138/69 mmHg auf 135/67 mmHg ab, nach fünf Minuten betrug er aber wieder 137/69 mmHg.
Die Herzfrequenz änderte sich nicht signifikant. Es traten keine systemischen Nebenwirkungen auf. Differentialblutbild, Elektrolyte, Retentionswerte, Leberenzyme, Elektrophorese änderten sich während der Behandlung nicht. Lediglich die Thrombozytenzahl stieg von 287.500 auf 321.500 //ul an (p < 0,001).
Der transkutane Sauerstoffdruck stieg an den prästenotischen Meßpunkten signifikant und dosisabhängig an; poststenotisch kam es jedoch zu einem signifikanten Abfall (Abb. 1). Der muskuläre Gewebssauerstoffdruck stieg bei allen fünf Patienten während der Infusion von PGE$_1$ hochsignifikant an. Es kam bis zu einer Vervierfachung der medianen PO$_2$-Werte während

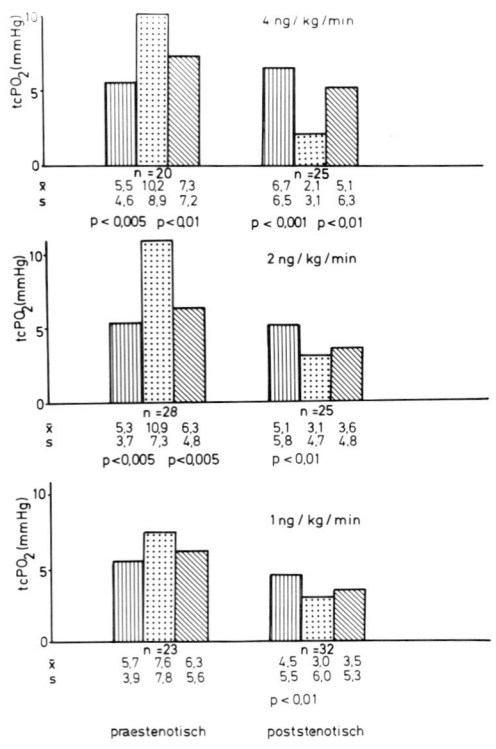

Abb. 1 Transkutane Sauerstoffdruckwerte von medialem Oberschenkel, medialer Wade und Vorfuß, gruppiert nach prä- oder poststenotischen Perfusionsgebieten. Prästenotisch kommt es während der Infusion zu einem signifikanten Anstieg, nach Absetzen der Infusion jedoch wieder zu einem Abfall. Poststenotisch ist während der Infusion ein hochsignifikanter Abfall zu verzeichnen, nach Absetzen der Infusion kommt es dann wieder zu einem Anstieg.
n: Anzahl der registrierten Infusionen.

der Infusionen, teilweise mit Ausbildung eines glockenförmigen Histogrammes als Hinweis darauf, daß nun keine Mikrozirkulationsstörungen mehr vorlagen. Der Quotient von Lactat/Pyruvat fiel im femoral-venösen Blut während der Infusionen dosisabhängig ab: bei Infusion von 1,0 ng/kg/min ließ sich ein nicht signifikanter Abfall von 10,49 auf 10,31 feststellen, bei Infusion von 2,0 ng/kg/min waren die Veränderungen von 12,62 auf 9,59 und bei 4,0 ng/kg/min von 15,34 auf 10,72 n hochsignifikant. Die Quotienten im femo-

ral-arteriellen Blut während der Infusion änderten sich nicht signifikant.
Die Blutgasanalysen zeigten einen deutlichen Anstieg des femoralvenösen PO_2 während der Infusion, verbunden mit einem Abfall des femoral-venösen CO_2 (Abb. 2). Die arteriovenöse Sauerstoffdifferenz sank bei Gabe von 1,0 ng/kg/min um 13 %, bei 2,0 ng/kg/min um 71 % und bei 4,0 ng/kg/min um 83 %. Der pH im femoral-venösen Blut stieg signifikant von 7,38 auf 7,42 an.
Die intermittierende intraarterielle, hochdosierte PGE_1-Kurzinfusionsbehandlung führte innerhalb eines relativ kurzen Behandlungszeitraumes zu günstigen klinischen Ergebnissen. Die trophischen Störungen von immerhin 7 der 13 Patienten im Stadium IV klangen ab. Dabei ist zu berücksichtigen, daß bei zwei Patienten gleichzeitig parenteral antibiotisch und alle Patienten lokal behandelt wurden. Die Infusionsbehandlung mußte bei drei Patienten wegen starker Schmerzen während der Infusion abgebrochen werden, ein Phänomen, das auch bei intraarterieller Infusion von energiereichen Phosphaten beobachtet werden kann und mit einer Umverteilung vom Blut aus minderperfundierten in gut durchblutete Gebiete erklärt wird (1).

Aus früheren Untersuchungen wissen wir, daß bei gefäßgesunden Freiwilligen während intraarterieller PGE_1-Kurzinfusion sowohl der transkutane Sauerstoffdruck als auch der muskuläre Gewebssauerstoffdruck dosisabhängig ansteigen, wobei die Veränderung im Bereich der Haut ausgeprägter waren als in der Muskulatur (5). Bei Patienten mit AVK kam es zwar in den prästenotischen Arealen ebenfalls zu einem dosisabhängigen Anstieg des transkutanen Sauerstoffdruckes bis zu 100 %. Poststenotisch jedoch fiel der transkutane Sauerstoffdruck signifikant ab. Diese Befunde stehen im Einklang mit den Ergebnissen von *Nielsen* und Mitarbeitern, die einen Anstieg des Knöchel- und Zehenblutflusses bei Gesunden, jedoch nicht bei Patienten mit AVK feststellen konnten (11). Unsere Messungen belegen jedoch, daß es im Bereich des Musculus gastrocnemius bei Patienten mit Oberschenkelverschlüssen während intraarterieller PGE_1-Infusion zu einer deutlichen Zunahme des Gewebssauerstoffdruckes kommt. Der Quotient Lactat zu Pyruvat gilt als Indikator für die Gewebshypoxie (8). Während PGE_1-Infusionen kam es bei Dosierungen von 2,0 und 4,0 ng/kg/min zu einem signifikanten Abfall im femoralvenösen Blut. Parallel dazu stieg der femoralvenöse PO_2 dosisabhängig an, der femoralvenöse CO_2 ab und der pH an. Für diese Befunde bieten sich mehrere Erklärungsmöglichkeiten an. Einerseits kann es während der PGE_1-Infusionen zu einer kapillären Mehrdurchblutung im Bereich der Muskulatur kommen, wofür die Muskelsauerstoffdruckmessungen sprechen. Darüber hinaus ist eine Verbesserung der

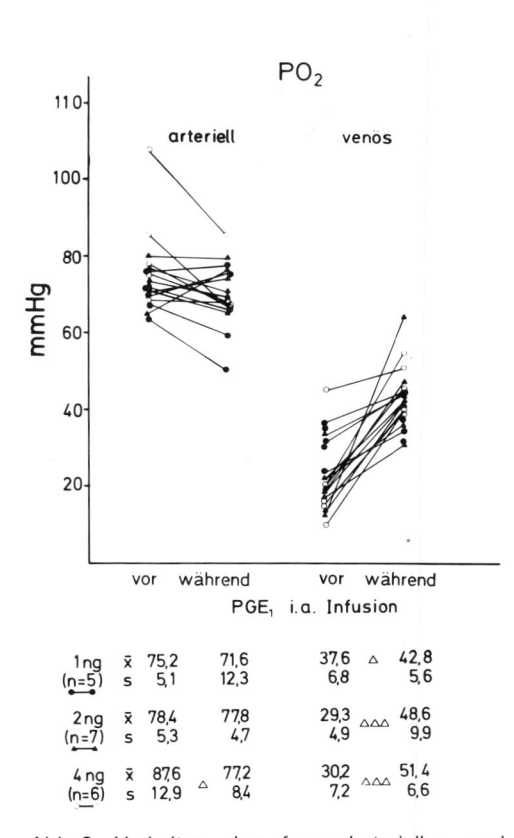

PO_2

		vor	während	vor	während
		\multicolumn{2}{c}{PGE_1 i.a. Infusion}		
1 ng (n=5)	x̄	75,2	71,6	37,6 △	42,8
	s	5,1	12,3	6,8	5,6
2 ng (n=7)	x̄	78,4	77,8	29,3 △△△	48,6
	s	5,3	4,7	4,9	9,9
4 ng (n=6)	x̄	87,6 △	77,2	30,2 △△△	51,4
	s	12,9	8,4	7,2	6,6

Abb. 2 Verhalten des femoralarteriellen und femoralvenösen PO_2 vor und während intraarterieller PGE_1-Infusion: es kommt zu einem dosisabhängigen Anstieg des femoralvenösen PO_2

Sauerstoff-Utilisation zu diskutieren. Als dritte Möglichkeit käme die Eröffnung von arteriovenösen Kurzschlüssen in Frage. Die verbesserte muskuläre Oxygenierung bei Patienten mit AVK läßt es sinnvoll erscheinen, PGE_1 im Stadium der schweren muskulären Durchblutungsstörung einzusetzen.

Zur Frage der Wirksamkeit sind kontrollierte klinische Studien notwendig.

Literatur

(1) Alexander, K.: Die intraarterielle Pharmakotherapie. 2. Aufl., Dtsch. Laevosan – Ges. Mannheim, 1968.

(2) Ambrus, J. L., P. Taheri, D. Killion, G. Donaldson: Clinical experience with Prostaglandin E_1 in the treatment of arteriosclerosis obliterans. J. Med. *14*: (1983), 1 – 15.

(3) Carlson, L. A., I. Eriksson: Femoral-artery infusion of Prostaglandin E_1 in severe peripheral vascular disease. Lancet *i*: (1973), 155 – 156.

(4) Creutzig, A., D. Dau, K. Alexander: Transkutaner Sauerstoffdruck während intraarterieller Infusionen. VASA *13:* (1984), 207 – 212.

(5) Creutzig, A., M. Lux, K. Alexander: Muscle tissue oxygen pressure fields and transcutaneous oxygen pressure in healthy men during intra-arterial prostaglandin E_1 infusion. Intern. Angiol. *3:* (1984), S. 105 – 110.

(6) Gruss, J. D., D. Bartels, T. Ohta, J. L. Machado, B. Schlechtweg: Conservative treatment of inoperable arterial occlusions of the lower extremities with intraarterial prostaglandin E_1. Br. J. Surg. *69*: (1982), S. 11 – 13.

(7) Hauss, J., K. Schönleben, H. U. Spiegel: Therapiekontrolle durch Überwachung des Gewebe-PO_2. (Huber, Bern 1982).

(8) Hild, R., T. Brecht, H. Zolg: Das Lactat/Pyruvat-System als Indicator des Ruhestoffwechsels bei arterieller Verschlußkrankheit der Gliedmaßen. Klin. Wschr. *44*: (1966), 44 – 47.

(9) Huch, R., A. Huch, D. W. Lübbers: Transcutaneous PO_2. (Thieme Stuttgart 1981).

(10) Lübbers, D. W.: The meaning of the tissue oxygen distribution curve and its measurement by means of Pt-electrodes. Progr. Resp. Res. *3*: (1969), 112 – 113.

(11) Nielsen, P. E., S. L. Nielsen, P. Holstein, H. L. Poulsen, E. H. Hansen, N. A. Lassen: Intra-arterial infusion of prostaglandin E_1 in normal subjects and patients with peripheral arterial disease. Scand. J. clin. Lab. Invest. *36*: (1976), 633 – 640.

(12) Pilger, E., H. Juan: Vorläufige Ergebnisse einer Prostaglandin E_1-Therapie bei peripherer obliterierender Arteriopathie. Wiener Klin. Wschr. *95*: (1983), 263 – 266.

On the Use of Prostaglandins in Arterial Occlusive Diseases

J. D. Gruss, H. Vargas-Montano, D. Bartels, H. W. Simmenroth, T. Sakurai, G. Schäfer

Kurhessisches Diakonissenkrankenhaus, Kassel, Federal Republic of Germany

Introduction

We became acquainted with the application of prostaglandins in Japan in 1976. Since 1978 we are using PGE_1 in the treatment of inoperable arterial occlusive diseases.
Prostaglandins are tissue hormones with a very short half-life. PGE_1 and PGD_2 have a strong vasodilator effect and inhibit platelet aggregation. In contrast, thromboxane A_2 (TXA_2) provokes a powerful vasoconstriction and platelet aggregation. The production of TXA_2 in the platelets is inhibited by small doses of ASA, whereas inhibition of PGI_2 production in the endothelial cells needs higher doses. PGE_1 and PGI_2 are metabolised mainly in the first transit through the lungs (about 40 – 95 %).

Material and method

From January 1, 1978 to December 31, 1982 we treated 105 patients with intra-arterial permanent perfusion with prostaglandin E_1. 92 patients were in an advanced inoperable stage IV with humid or dry necroses, 13 patients were in an inoperable stage III with intolerable rest pain.
73 patients were male, 32 female. Mean age was 64 years. The youngest patient was 19, the eldest 87 years of age. According to the clinical diagnosis the patients were divided into 3 groups:
Group 1: Thromboangiitis obliterans (Buerger's disease)
Group 2: Arteriosclerosis with diabetes mellitus
Group 3: Arteriosclerosis without diabetes mellitus

In every case the inoperability was proven by angiography or even exploratory surgery with intraoperative angiography.
Under local or general anaesthesia the femoral bifurcation was exposed and a thin plastic catheter introduced either in the superficial or into the deep femoral artery.
Continuous infusion was carried out with a portable pump. The perfusion solution

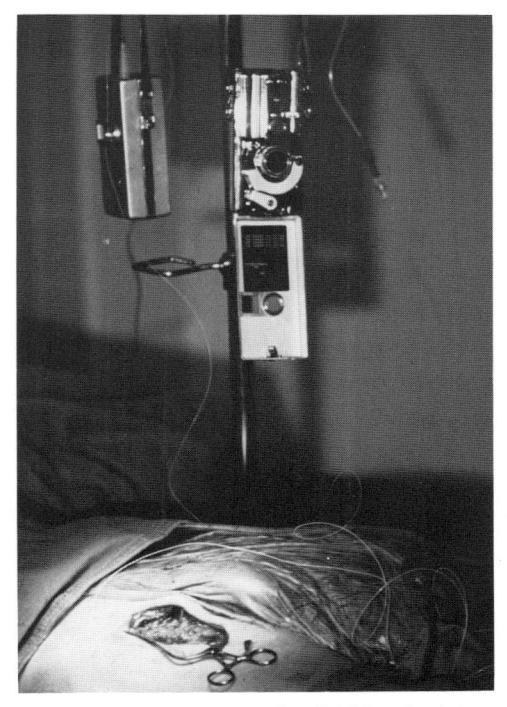

Fig. 1 View of the operative field for the introduction of the Catheter to be connected to a portable roller pump for the permanent intra-arterial PGE_1 infusion

contained 0.15–0,25 ng PGE_1/kg body weight/min. plus 8,000 I. U. of heparin for 12 hours. Subsequently only heparin was administered for the same period of time. During this treatment, ASA (acetylsalicylic acid) was administered in low dose, i. e. 10 mg a day, with the aim of selective inhibition of synthesis of TXA_2. The mean perfusion time was 38 days.

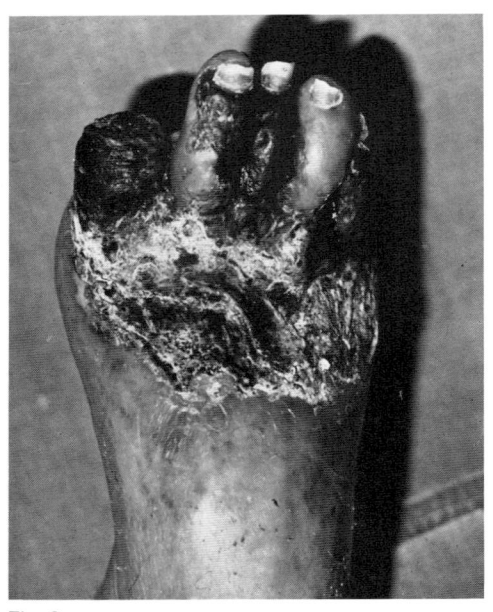

Fig. 2

Results

9 out of 105 patients died during their stay in hospital. 5 following an amputation of an extremity, 3 of myocardial infarction, and 1 patient of sepsis.

The number of functioning extremities or vice versa the rate of amputation as well as the change of stages were used as parameters for assessing the therapeutical success. The results were classified into groups.

In Group 1 (thromboangiitis obliterans) 43 % of the patients had to be amputated. In 32 %, however, limited amputations and toe amputations had to be performed, and only 3 patients, i. e. 11 %, had to undergo an above-knee amputation.

In Group 2 (arteriosclerosis with diabetes mellitus) 53 % of the patients had to be amputated. 16 patients (34 %) had to undergo an above-knee amputation.

In Group 3 (arteriosclerosis without diabetes mellitus) 10 patients (33 %) had to be amputated, 6 of them (i. e. 20 %) above-knee level.

In Group 1 (thromboangiitis obliterans) 71 % of the patients could be transferred from stage III or IV to stage II b.

In Group 2 (arteriosclerosis with diabetes mellitus), this was possible in 30 % of the cases only.

The result achieved in Group 3 amounted to 47 %, thus ranging between that of Group 1 and Group 2.

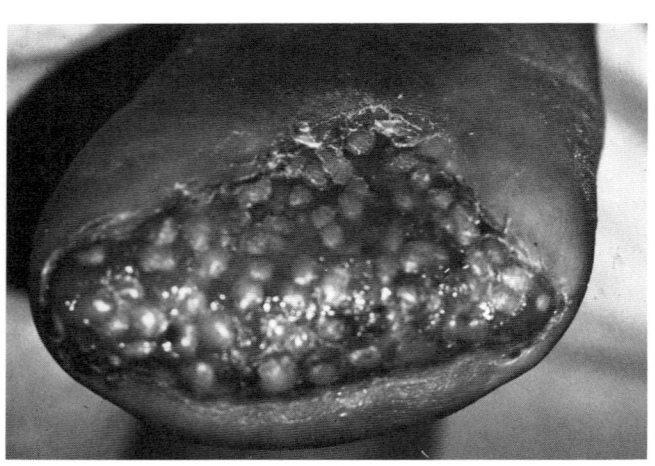

Fig. 2 and 3 2 cases before and after Prostaglandin treatment

Fig. 3

Fig. 4

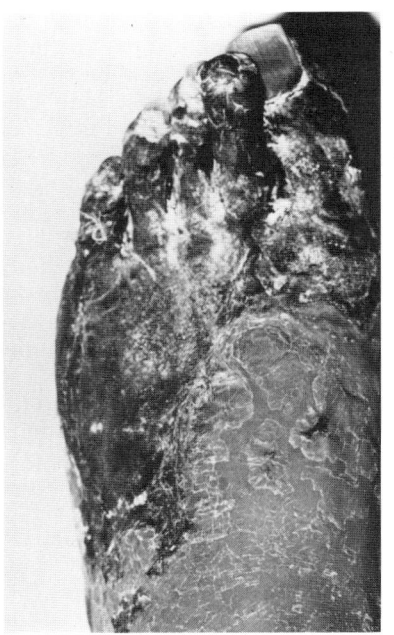

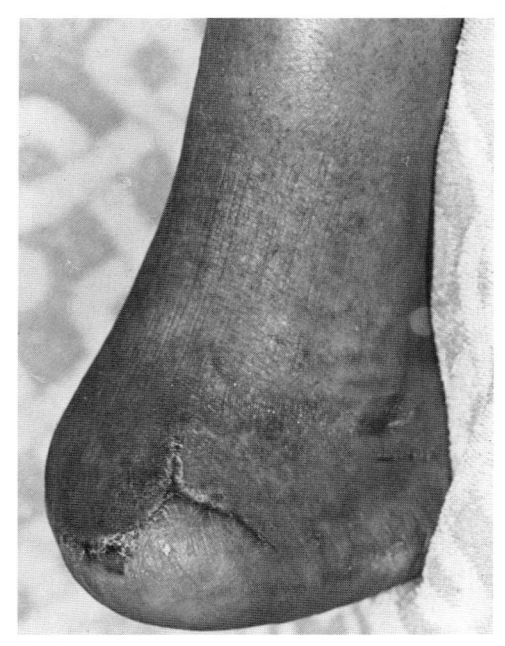

Fig. 5

Fig. 4 and 5   2 cases before and after Prostaglandin treatment

It is amazing how rapidly rest pain disappeared and superficial skin ulcers cleaned and healed.

All surviving patients were re-examined 6 months after discharge. Upon discharge 71 patients had a functioning lower extremity. During the 6 months 12 patients died of other diseases, 4 had to undergo an above-knee amputation, 5 had returned to stage IV and were again treated with PGE_1. In July 1983, those 50 patients who required only one intra-arterial permanent perfusion with PGE_1 and are still alive and had their extremities functioning were invited to a follow-up examination. In the meantime again 12 patients had died, 10 of them with a functioning extremity, 2 of them in an advanced stage IV. 5 patients had been amputated above knee level, 7 patients had been treated again intra-arterially, some of them several times. The fate of two other patients is unknown. After a single intra-arterial PGE_1 treatment 24 patients had a functioning lower extremity. The re-examination revealed 19 extremities in stage II b, 3 in stage III with tolerable rest pain, 2 in stage IV with small, dry, non-painful necroses. None of the patients in stage III or IV was bothered by pain or was dependent on analgetics to such an extent that repeat prostaglandin therapy seemed to be indicated. 6 patients, 5 of them in stage II b, belonged to Group 1 (thromboangiitis obliterans). 9 patients, 7 of them in stage II b, belonged to Group 2 (arteriosclerosis with diabetes mellitus) and 9 others, 7 of them again in stage II b, belonged to Group 3 (arteriosclerosis without diabetes mellitus).

Complications and Side Effects

The most serious complication was a fatal sepsis starting at the side of the puncture. Furthermore we saw 4 false aneurysms, 3 haemorrhages as well as 2 acute arterial thromboses after catheter removal and 11 catheter thromboses. 20 patients com-

plained of local swelling, reddening, and pain at the catheter tip.
General side effects, as reported during intravenous administration, such as increased body temperature, diarrhoea, leucocytosis, agranulocytosis, increase in transaminases, etc., were not observed.

Discussion

This report is not the result of a prospective randomised double-blind study. Since 1980, however, the patients have been prospectively registered according to schematised test reports. The great number of studies can hardly be compared because of different indications for therapy as well as different types of treatment (i. v. or i. a., permanent or intermittent), period of treatment, and of different types of classification results.
Sethi reports on 25 patients in stage III/IV who had been intraarterially treated with 10 ng PGE_1/kg body weight/hour for a period of 72 hours. Nine times an amputation above knee level was avoided. *Pardy* et al report on 19 patients threatened with an amputation. they had been intra-arterially treated with 10 ng PGE_1/kg body weight/min. for 10 min./hour during a total of 72 hours. 10 out of 11 extremities with an open superficial femoral artery could be maintained, whereas 8 out of 9 extremities with an occluded superficial femoral artery had to be amputated. This observation is identical with our own experience. Two carefully planned and well documented double blind studies prove the superiority of the intra-arterial over the intravenous mode of application. The multicentre study by *Sakaguchi* et al on 65 randomised patients in an advanced inoperable stage IV reveals the positive effect of PGE_1 in a statistically significant way against a vaso-active nicotinic acid drug. It is highly important to realise that PGE_1 has to be administered in a sufficiently high dosage, i. e. at least 0.15 ng/kg body weight/min. If a lower dosage (0.05 ng/kg body weight/min) is given, there is no statistically significant difference to nicotinic acid.
In the second prospective multicentre randomised double-blind study by Schuler carried out on 120 patients in stage IV, PGE_1 was given intravenously in a dosage of 20 ng/kg body weight/min. over a period of 72 hours. There were no statistically significant differences of the verumgroup as against the placebo-group. This study proves the lower effectiveness of the substance when applied intravenously.
During the last couple of years the application of PGE_1 has proved successful in two other types of vascular surgical indications. The patency rate of femoro-popliteal and femoro-crural reconstructions in case of a very poor outflow seems to be significantly higher with a simultaneous intra-arterial or intravenous application of PGE_1. We have made this experience in primary as well as in recurrent operations. Phlegmasia coerulea dolens is another indication. In cases of progressive venous gangrene inspite of successful thrombectomy the process could be stopped by intraarterial PGE_1 therapy, thus saving the extremity.

References

(1) Kurzrock L., C. C. Lieb: Biochemical studies of human semen. II. The action of semen on the human uterus. Proc. Soc. Exp. Biol. Med. 28; (1930): 268

(2) Goldblatt M. W.: Properties of human seminal plasma. J. Physiol. (London) 84; (1935): 208

(3) Von Euler U. S.: Über die spezifische blutdrucksenkende Substanz des menschlichen Prostata- und Samenblasensekretes. Klin. Wochenschr. 14; (1935): 1182

(4) Von Euler U. S.: On the specific vaso-dilating and plain muscle stimulating from accessory genital glands in man and certain animals (prostaglandin and vesiglandin) J. Physiol. 88; (1936): 213

(5) Von Euler U. S.: Action of adrenaline, acetylcholine and other substances on nerve-free

vessels (human placenta) J. Physiol. London 93; (1938): 129

(6) Moncada S.: Biological importance of prostacyclin. VII Gaddum Memorial Lecture. Br. J. Pharmac. 76; (1982): 3

(7) Moncada S. & J. R. Vane: Pharmacology and endogenous roles of prostaglandin endoperoxides thromboxane A_2 and prostacyclin. Pharmac. Rev. 30; (1979): 292

(8) Bergström S., L. A. Carlson, J. R. Weeks: The prostaglandins: a family of biologically active lipids. Pharmacol. Rev. 20; (1968): 1

(9) Bergström S., H. Duner, U. S. von Euler, B. Pernow, J. Sjövall: Observations on the effects of infusion of prostaglandin E in man. Acta Physiol. Scand. 45; (1959): 145

(10) Carlson L. A., I. Erikson: Femoral-artery infusion of prostaglandin E_1 in severe peripheral vascular disease. Lancet I; (1973): 155

(11) Carlson L. A., M. Ericsson, U. Erikson: Prostaglandin E_1 (PGE_1) in periphal arteriographies. Acta Radiol. Diagn. (Stockholm) 14; (1972): 583

(12) Carlson L. A., A. G. Olsson: Intravenous prostaglandin E_1 in severe peripheral vascular disease. Lancet I; (1976): 810

(13) Shionoya S., J. Matsubara, J. M. Hirai, S. Kawai: Intraarterielle Dauerperfusion mit Prostaglandin E_1 bei peripheren arteriellen Verschlußkrankheiten. Gekachiryo 213; (1976): 34

(14) Shionoya S.: Continuous intra-arterial infusion therapy of prostaglandin E_2 for ischemic ulcer of the extremities. XIth International Congress of Angiology, Prag, (1978), July 2 – 8

(15) Mishima Y.: Peripheral vascular disorders. Metabolism and disease, Japan 12; (1975): 1727

(16) Gruss J. D., S. Kawai, C. Karadedos: Preliminary results with intra-arterial long-term perfusion with prostaglandin E_1 in advanced peripheral arterial occlusive disease in stage IV. 27th International Congress of the European Society of Cardiovascular Surgery, Lyon 1978

(17) Gruss J. D., S. Kawai, C. Karadedos, D. Bartels: Erste Erfahrungen mit der intra-arteriellen Langzeitperfusion von Prostaglandin E_1 bei fortgeschrittener arterieller Verschlußkrankheit der unteren Extremitäten im Stadium IV. D. M. W. 41; (1978): 1624

(18) Sinzinger H., W. Feig, K. Silberbauer: Prostacyclin generation in atherosclerotic arteries. Lancet 2; (1979): 469

(19) Sinzinger H., P. Clopath, K. Silberbauer, W. Auerswald: Prostacyclin synthesis in human and experimental atherosclerosis 35; (1979): 345

(20) Kovacs I. B., J. O'Grady: Prostacyclin increases the deformability of normal and rigidified human red blood cells in vitro. Agents Actions (In press)

(21) Rustin M. H. A., I. B. Kovacs, E. D. Cooke, P. M. Dowd, S. A. Bawcock, J. D. T. Kirby: Experience with PGE_1 and PGI_2 infusions in patients with Systemic Sclerosis and Raynaud's phenomenon. International Angiology Suppl. No. 3 (1984) 43

(22) Gryglewski R. J.: Successful therapy of advanced arteriosclerosis obliterans with Prostacyclin. Lancet I; (1979): 1111

(23) Daugherty R. M. Jr., J. M. Schwinghamer, S. Swindall, F. J. Haddy: The effects of local and systemic infusion of prostaglandin E_1 on skin and muscle vasculature of the dog forelimb. J. Lab. Clin. Med. 41; (1968): 35

(24) Daugherty R. M. Jr.: Effects of I. V. and I. A. prostaglandin E_1; on dog forelimb skin and muscle blood flow. Am. J. Physiol. 220; (1971): 392

(25) Diehm C., U. Müller-Bühl, H. Mörl, R. Zimmermann, G. Schettler: Die Bedeutung von Prostazyklin (PGI_2) bei peripherer arterieller Verschlußkrankheit. Angiocardiology 3; (1981): 224

(26) Gruss J. D., D. Bartels, T. Ohta, J. L. Machado, B. Schlechtweg: Conservative treatment of inoperable arterial occlusions of the lower extremities with intra-arterial prostaglandin E_1 Br. J. Surg. 69; (1982): (Suppl) 11

(27) Gruss J. D., D. Bartels, A. Haidar, H. Vargas, H. Simmenroth: La perfusion intra-arterielle continue a la prostaglandine E_1 (PGE_1) dans les arteriopathies inoperables au stade IV J. Mal. Vasc. 8; (1983); 133

(28) Ueda K.: Cortical hyperostosis follwing long-term administration of prostaglandin E_1 in infants with cyanotic congenital heart disease. J. Pediatr. 97; (1980): 834

(29) Sone K., M. Tashiro, T. Fujinaga, T. Tomomasa, K. Tokuyama, T. Kuroume: Long-term low-dose prostaglandin E_1 administration J. Pediatr 5; (1980): 866

(30) Data Joann L.: Prostaglandin E_1: Treatment for diabetic ulcerations (Fed. Proc. 39; (1980): 747, 2531

(31) Akaba N.: Intra-arterial infusion therapy of prostaglandin E_1 with insulin for diabetic gangrene. Surg. Diag. Treat (Japan) 23; (1981): 122

(32) Sakaguchi S., A. Kusaba, Y. Mischima, K. Kamiya, A. Nashimura, K. Furukawa, S. Shionaya, M. Kawashima, T. Katsumura, A. Sakuma: A multi-clinical double blind study with PGE_1 (α - cyclodextrin clathrate) in patients with ischemic ulcer of the extremities. VASA 7; (1978): 263

(33) Sethi G. K., S. M. Scott, T. Takaro: Effect of intra-arterial infusion of PGE_1 in patients with severe ischaemia of lower extremity. J. Cardiovasc Surg 21; (1980): 185

(34) Pardy B. J., J. D. Lewis, H. H. G. Eastcott: Preliminary experience with prostaglandin E_1 and I_2 in peripheral vascular disease Surgery 88; (1980): 826

(35) Schuler J. J., D. P. Flanigan, J. W. Holcroft, J. J. Ursprung, J. S. Mohrland, J. Pyke: The efficacy of prostaglandin E_1 (PGE_1) in the treatment of lower extremity ischemic ulcers secondary tp peripheral vascular occlusive disease (PVOD): Results of a prospective, randomized, double blind, multicenter clinical trial. 31st. Scientific meeting of the International society for cardiovascular surgery 16 and 17 June, (1983)

(36) Lemmens H. A. J.: Personal communication (1983)

(37) von Euler, U. S.: History and development of prostaglandins Gen. Pharmac. 14; (1983): 3

Klinische Applikation der Hämodilution in der Gefäßchirurgie

B. Urbanyi, G. Spillner, A. Santana, V. Schlosser

Chirurgische Universitätsklinik Freiburg, Bundesrepublik Deutschland

Als ergänzende therapeutische Maßnahme zur gefäßrekonstruktiven Chirurgie kann die Hämodilution bereits präoperativ zu Linderung der Ruheschmerzen bei der chronisch arteriellen Verschlußkrankheit (cAVK) angewandt werden. Zur Herabsetzung der Blutviskosität erfolgt die Hämodilution in diesem Rahmen am sinnvollsten durch die Entnahme von Eigenblut und gleichzeitiger Infusion eines günstig auf die Hämorheologie wirkenden Blutersatzmittels. Gleichzeitig können somit die Vorteile der Eigenbluttransfusion genutzt werden (Tab. 1).

Tab. 1 Short term collection of autologous blood units

Phlebotomy	Amount	Blood Replacement
2–4 days preoperative	daily 425 ml up to 4 units	dextran – 60 (Macrodex 6 %®) or 5 % human-albumin

Tab. 2 Entnahme-Protokoll

1. Kennzeichnung des ACD-Beutels mit
   Name + Geburtsdatum des Patienten
   Entnahmedatum
   Unterschrift des entnehmenden Arztes
2. Vorinjektion von Promit®
3. Entnahme von 425 ml Blut in ACD-Beutel
4. Infusion von 500 ml Macrodex 6 %® über 2 St.
5. Eintragung im Krankenblatt
6. Aufbewahrung der Blutbeutel bei 4 °C bis 21 Tage

Tab. 3 Kontraindikationen der Hämodilution

Contraindication to Haemodilution

Anaemia (Hb 12.0 g/dl, Hk 30 %)
Obstructive pulmonary disease
Symptomatic coronary heart disease
Hepatic insufficiency
Active hepatitis
Sepsis

Methodik und Krankengut

Bei 308 Patienten mit cAVK, die zur Revaskularisationsoperation anstanden, wurde präoperativ mittelfristig in den 2–4 vorbereitenden Tagen die Entnahme von autologen Blutkonserven vorgenommen (Tab. 1). Bei den Patienten im Alter von 25 bis 80 (mittel 64,2) Jahren wurde ein gefäßchirurgischer Eingriff an der infrarenalen Aorta und Beckenarterien wegen cAVK oder Aneurysmen zur Revaskularisation der peripheren femoropoplitealen Etage und zum geringeren Teil der supraaortalen und viszeralen Gefäße durchgeführt. Unter den Patienten mit cAVK der Becken- und Beinetage befanden sich 24 % im Stadium III und IV mit Ruheschmerzen oder ischämischen Ulzerationen.
Je nach geplantem Eingriff und Ausgangshämoglobin wurden 2 bis 4 Einheiten Eigenblut in ACD-Beutel zu je 425 ml entnommen und isovolämisch, vorzugsweise mit Dextran-60 (Macrodex®, ersetzt nach Vorinjektion von 20 ml Promit®. Da keine weitere Kreuzprobe erfolgte, war die exakte Identifikation des Patienten und Markierung der Blutbeutel obligatorisch (Tab. 2), mit Unterschrift des entnehmen-

den Arztes. Die Blutkonserven wurden bei 4° C bis höchstens 21 Tage gelagert. Nur Patienten mit einem Hämoglobin von mindestens 12 g% oder Hämatokrit von 30% und ohne Kontraindikationen wurden in das genannte Therapieverfahren aufgenommen (Tab. 3).
Eine Hb-Abnahme von etwa 1 g% pro 425 ml entnommenen Blutes wurde erwartet. 77% des Blutbedarfes (406/525 Konserven Blut) bei den operativen Eingriffen konnte durch autologe Blutkonserven gedeckt werden (Tab. 4). Wegen einer intraoperativen Verletzung der Vena cava benötigt allein ein Patient 8 homologe Blutkonserven.

Diskussion

Berichte über autologe Bluttransfusionen sind bereits vereinzelt seit über einhundert Jahren erschienen, meist in Form der Retransfusion von Blut aus dem Operationsgebiet (4,14), oder der amputierten Extremität (2). Durch die systematische Gewinnung von autologem Blut zu elektiven operativen Eingriffen konnte der Fremdblutverbrauch bis auf 10% gesenkt werden (3, 6, 11), um vor allem auch die Nachteile der homologen Bluttransfusion (Tab. 5) zu umgehen (1, 5, 7, 8, 13, 15).

Für Patienten mit arterieller Verschlußkrankheit ist die Gewinnung von autologen Blutkonserven kombiniert mit der induzierten isovolämischen Hämodilution von zweifachem Vorteil: Als wirksamstes therapeutisches Prinzip zur Verbesserung der Hämorheologie (8, 10) führt die Hämodilution zur Steigerung der Mikrozirkulation, mit Linderung der bereits präoperativen Ruheschmerzen und Förderung der Abheilung ischämischer Ulcera (12). Zum anderen werden die Vorteile der autologen Blutgabe genutzt (Tab. 6). Da ein Großteil unserer gefäßchirurgischen Patienten mit hohen Hämatokrit-Werten von bis zu 50% zur Behandlung kamen, ist im Stadium III und IV der cAVK eine bessere Gewebsheilung durch die isovolämische Hämodilution zu erwarten. Die Viskositätsminderung war am ausgeprägesten und noch nach über 36 Stunden nachweisbar bei der Verwendung von Dextran-60 als Blutersatzmittel zum Erreichen der Isovolämie (Abb. 1).

Obwohl bereits durch die Infusion von physiologischer Kochsalzlösung eine kurzfristige Viskositätsminderung erreicht wurde, war diese über eine Periode von 12 bis 36 Stunden mit Dextran-60 nachweisbar. Durch seinen antithrombotischen Effekt durch Herabsetzung der Plättchenadhäsion erschien daher Dextran-60 am geeignetsten als Blutvolumenersatz.

Tab. 4 Blutkonservenverbrauch
Blood unit Requirement
Pat. n = 308

Reconstruction	n	Autolog units	Homolog units
Infrarenal Aorta (Bifurkation Prosth.)	63	111	86*
Iliac Arteries	53	77	18
Visceral- and Supraaortic Vessels	46	61	12
Femoro-Popliteal	146	157	3
	308	406 (77%)	119 (23%)

* 1 Pat. intraop. 8 units/Injury of V. cava inf.
 1 Pat. postop. 10 units/Stress ulcer bleeding

Tab. 5 Nachteile der autologen Bluttransfusion

Dangers of Autotransfusion
Contamination of blood units at phlebotomy or storage
Insufficient attention to contraindications
Air embolism
False transfusion to wrong patient
Complications from haemodiluent

Tab. 6 Vorteile der autologen Bluttransfusion

Objectives
Reduction of blood viscosity
Improve blood rheology
Improve microcirculation
Reduce rest pain
Provide autologous blood for operation

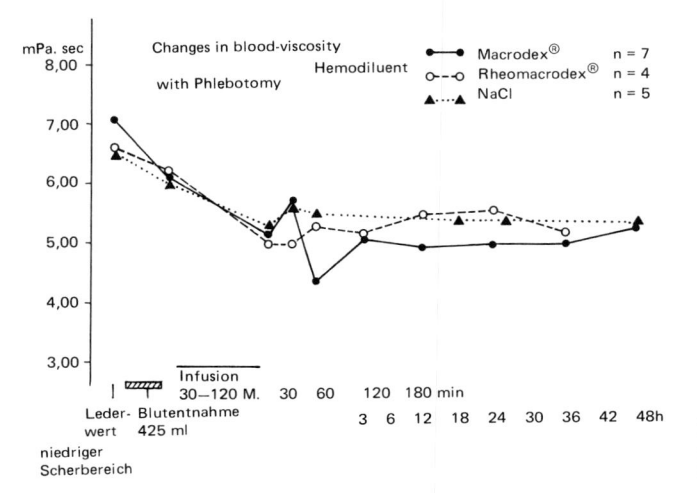

Abb. 1 Änderung der Blutviskosität nach Blutentnahme und Blutersatzmittel-Infusion

Bei drei Patienten kam es, vor der Verfügbarkeit von monovalentem Dextran (M_w-1000) Promit®, zur anaphylaktoiden Reaktion auf die Dextran-Infusion: Zwei Patienten entwickelten eine Urticaria; in einem Fall trat eine Reaktion Grad III nach *Meßmer* (a) mit Blutdruckabfall und Bronchospasmus auf, jedoch ohne tödlichen Ausgang. Seit der routinemäßigen Vorinjektion von Promit® haben wir keine anaphylaktoiden Reaktionen mehr beobachtet. Die übrigen Gefahren der Anwendung von autologen Blutkonserven (Tab. 7) müssen durch entsprechende Vorsichtsmaßnahmen umgangen werden, da diese ernste Folgen für den Patienten und z. T. auch forensische Bedeutung erlangen können. Bei der Blutentnahme ist auf exaktes steriles Arbeiten zu achten und die Vorschriften zur Lagerung der Blutkonserven, nach Identifizierung des Patienten bei der Entnahme, sind Falschtransfusionen in unserer Serie nicht aufgetreten. Routinemäßig wurde bei unseren Patienten lediglich eine Ruhe-EKG angefertigt. Patienten mit symptomatischer Koronarsklerose wurden von diesem Verfahren ausgenommen (Tab. 5). Pektanginöse Beschwerden traten auch bei einem Hämatokrit-Wert bis zu 28 % nicht auf.

Literatur

(1) Brzica S. M. Jr., A. A. Pineda, H. F. Taswell: Autologous blood transfusion, Mayo Clin. Proc. 51 (1976): 723

(2) Duncan J.: On retransfusion of blood in primary and other amputations. Br. med. J. 1 (1886): 192

(3) Grant F. C.: Autotransfusion. Ann. Surg. 74 (1921): 259

(4) Highmore W.: Proctical remarks on an overlooked source of blood supply for transfusion in postpartum hemorrhage. Lancet I (1874), 89

(5) Kraas E., U. Stockmann, L. Traube, S. Kraas: Klinische Erfahrungen mit der autologen Bluttransfusion in der Gefäßchirurgie. Chirurg 47 (1976): 662

(6) Langston H. T., R. S. Callaghan, R. Mehl: Blood for autologous transfusion. Bull. Soc. Intern. Chir. 31 (1972): 514

(7) von Meißner F., H. Müller-Wiefel, C. Papachrysanthou: Zur Frage der routinemäßigen Anwendung der induzierten präoperativen Hämodilution bei gefäßchirurgischen Eingriffen. Med. Wschr., 29 (1975): 203

(8) Meßmer K.: Hemodilution. Surg. Clin. N.Am. 55 (1975): 659

(9) Meßmer K., H. Laubenthal: Verhinderung dextran-induzierter Unverträglichkeitsreaktionen. Dtsch. med. Wschr. 106 (1981): 1 715

(10) Meßmer K.: Mikrozirkulation und arterielle Verschlußkrankheit. Neue Aspekte. In: Trübestein G. (Hrsg.): Arterielle Verschlußkrankheit und tiefe Venenthrombose. Georg Thieme Verlag, Stuttgart – New York 1984

(11) Miles G., H. T. Langston, W. Dalessandro: Autologous Transfusion. Charles C. Thomas Publ. Springfield, Ill., 1971

(12) Rieger H., M. Köhler, W. Schoop, H. Schmid-Schönbein, F. J. Roth, A. Leyhe: Hemodilution in patients with ischemic scin ulcers. Klin. Wschr. 57 (1979): 1 153

(13) Sunder-Plassmann L., K. Meßmer: Akute präoperative Hämodilution. Chirurg 50 (1979): 410

(14) Thies J.: Zur Behandlung der Extrauteringravidität Zbl. Gynäk. 38 (1914): 1 191

(15) Urbanyi B., G. Spillner, T. Kameda, V. Schlosser: Autotransfusion with hemodilution in vascular surgery. Int. Surg. 68 (1983): 37

Hämorheologische Therapie für Patienten mit peripherer arterieller Verschlußkrankheit

H. Kiesewetter, J. Blume[1], R. P. Franke[2], H. Radtke, B. Bulling[1], F. Jung, M. Gerhards[1]

Abteilung Hämostaseologie und Transfusionsmedizin der Universitätskliniken des Saarlandes, Homburg, Bundesrepublik Deutschland
1 Zentrum für Gefäß- und Kreislauferkrankungen, Aachen
2 Abteilung Pathologie der med. Fakultät der RWTH Aachen, Aachen, Bundesrepublik Deutschland

Einleitung

Bei Patienten mit peripherer arterieller Verschlußkrankheit im Stadium II, III oder IV nach Fontaine sollte, vor, während und nach einer konservativ medikamentösen Therapie die Fließeigenschaften des Blutes quantifiziert werden. Da gerade bei Gefäßerkrankungen die Fließkräfte in der Zirkulation deutlich abnehmen, sollten die Fließeigenschaften des Blutes bei kleinen Strömungskräften quantifiziert werden. Hier bietet sich vor allen Dingen die Messung der Fließschubspannung als Maß für die Fließfähigkeit des Blutes an (7). Mit diesem Test ist man jedoch nur in der Lage, eine globale Aussage über die Fließeigenschaften des Blutes zu treffen. Geprägt werden die Fließeigenschaften des Blutes besonders durch:
1. Hämatokrit
2. Erythrozytenaggregation
3. Erythrozytenverformbarkeit
4. Plasmaviskosität
5. Thrombozytenaggregation
6. Leukozytenverformbarkeit.

Durch die Bestimmung dieser Parameter ist man in der Lage, abzuschätzen, ob neben der Veränderung der Gefäßwände auch das Blut selbst pathologisch verändert ist. Man kann nun die konservative Therapie mit diesen Parametern optimieren und steuern.
Nachfolgend sind die Patienten mit entzündlichen und degenerativen Gefäßerkrankungen, die einer rheologischen Therapie zugeführt werden sollen, klassifiziert:
1. Patienten mit Makrozirkulationsstörungen im Stadium II bis IV nach Fontaine,
2. Nicht operable Patienten mit Makrozirkulationsstörungen,
3. Gefäßoperierte Patienten mit Makrozirkulationsstörungen zur Vor- und Nachbehandlung,
4. Patienten mit umschriebenen Stenosen in der Makrozirkulation, die mittels Katheterdilatation erweitert wurden, zur Vor- und Nachbehandlung,
5. Patienten mit nicht operablen Embolien in den großen Gefäßen oder peripherer Verschlußlokalisation nach einer Fibrinolysetherapie zur Nachbehandlung.

Die konservativen therapeutischen Möglichkeiten bestehen in:
1. Abbau der Risikofaktoren
    a. Einstellung einer normotonen Kreislaufsituation
    b. Einstellung einer Normoglykämie bei Patienten mit Diabetes mellitus, Vermeidung von Entgleisungen
    c. Einstellung einer Normolipidämie bei Patienten mit Fettstoffwechselstörung
    d. Vermeidung eines Nikotinabusus
2. Physikalische Therapie (2)
    a. Ergotherapie
    b. Krankengymnastische Bewegungstherapie
3. Medikamentöse rheologische Therapie
    a. Hämodilution (12,17)
       a1. Isovolämische Hämodilution
       a2. Hypervolämische Hämodilution

b. Fibrinolyse (4)
      b1. Streptokinasebehandlung
      b2. Urokinasebehandlung
   c. Enzymatische Defibrinogenisierung bei gleichzeitig Heparinisierung (1,5)
   d. Partielle Plasmapherese (13)
   e. Orale Rheologika (11,19)
   f. Thrombozytenaggregationshemmer (3)
4. Antikoagulantien (3)

Die rheologische Minimaltherapie sollte darin bestehen, daß erstens orale Rheologica appliziert werden, welche die Erythrozytenaggregation, -rigidität, Thrombozytenaggregation und Plasmaviskosität senken, und daß zweitens hämodiluiert wird.

Vor jeder Hämodilution bei Verabreichung kolloidaler Expanderlösungen sollte:
1. eine schwere koronare Herzkrankheit,
2. eine Niereninsuffizienz
3. eine schwere hämorrhagische Diathese ausgeschlossen werden.

Bei leichter hämorrhagischer Diathese und/oder reaktiver Thrombozytose muß Eigenplasma reinfudiert werden (17).

Bei Vorhandensein eines Bluthochdruckes muß streng isovolämisch diluiert werden, wobei Blutdruck und Puls während der Behandlung mehrfach erfaßt werden sollten.

Bei Lungenerkrankungen mit Gasaustauschstörungen, bei denen eine reaktive Polyglobulie auftritt, muß vorsichtig (meistens in kleinen Schritten diluiert werden.

Beispiele für die klinische Anwendung:

A. Hämodilutionstherapie bei nicht operablen Patienten mit chronischer arterieller Verschlußkrankheit im Stadium II bis III nach Fontaine und relativer Polyglobulie

Patienten

Bei den untersuchten Patienten handelt es sich um dreizehn Männer und zwei Frauen im Alter zwischen 48 und 77 Jahren (n = 15). Die Gehstrecken schwankten vor der Hämodilutionsbehandlung zwischen 75 und 275 m. Vier Patienten wiesen einen Ruheschmerz auf. Vier Patienten litten an Mikrozirkulationsstörungen, elf an Mehretagenverschlüssen mindestens einer Extremität. Die Hämatokritwerte schwankten vor der Behandlung zwischen 46 % und 51 %. In Tab. 1 sind die Häufigkeiten der Risikofaktoren und Begleitmedikationen aufgeführt.

Tab. 1 Risikofaktoren und Begleitmedikation der mit Hämodilution behandelten Patienten (n = 15)

Risikofaktoren	
Nikotinabusus	7
Hypertonie	4
Diabetes mellitus Typ II	2
Adipositas	3
Begleitmedikation	
Beta-Blocker	1
Antihypertonika	3
Herzglykoside	1
Antidiabetika	1
Thrombozytenaggregationshemmer	1

Nach der Anamnese, der klinischen Befunderhebung und der Bestimmung der Laborparameter, hier vor allem der hämorheologischen Parameter, wurde der Hämatokrit auf Werte zwischen 35 % und 45 % abgesenkt. Dies geschah isovolämisch durch Abnahme von 300 bis 500 ml Vollblut und Auffüllen des entnommenen Zellvolumens durch HAES 200. Die Aderlaßsitzungen wurden alle zwei bis drei Tage durchgeführt, bis der gewünschte Hämatokritwert eingestellt war. Nach überschreiten dieses Sollhämatokritwertes wurde die Prozedur wiederholt. Nach sechswöchiger Behandlungsperiode wurden neben klinisch angiologischem Befund unter anderem die hämorheologischen Parameter gemessen (s. Tab. 2).

Nach der Hämodilutionsbehandlung wiesen nur noch zwei Patienten Ruheschmerzen auf. Die Steigerung der schmerzfreien Gehstrecke lag im Mittel bei 65 %, die kleinste Gehstreckenzunahme betrug 18 %, die größte 456 % (p < 0,001). Bei zehn von fünfzehn Patienten konnte eine Einschränkung der Fließfähigkeit vor der Behandlung ermittelt werden. Nach der Behand-

Tab. 2 Gehstrecke und hämorheologische Parameter vor und nach Hämodilutionstherapie

	vor Behandlung	nach Behandlung	Normwerte
Gehstrecke (m)	157,5 ± 66,7	259,1 ± 195,3	
Fließschubspannung (mPa)	0,14 ± 0,12	0,02 ± 0,06	0 (8)
Standardisierter Erythrozyten-Aggregationsindex (−)	19,9 ± 3,5	17,2 ± 3,1	< 20 (9)
Standardisierter Erythrozyten-verformbarkeitsindex (−)	0,91 ± 0,13	0,92 ± 0,10	> 0,9 (18)
Plasmaviskosität (mPas)	1,31 ± 0,06	1,23 ± 0,05	< 1,3 (6)
Hämatokrit (%)	48,9 ± 1,6	41,3 ± 2,5	m < 47 (10) w < 43

lung wiesen nur noch zwei Patienten eine Einschränkung auf. Quantifiziert wurde die Fließfähigkeit des Blutes durch die Fließschubspannung, die nach der Behandlung im Mittel und 84 % abgenommen hatte. Die Zunahme der Fließfähigkeit des Blutes war begründet in einer Abnahme der Erythrozytenaggregation von 13 %, der Plasmaviskosität von 6 % und des Hämatokritwertes um 7,6 Hämatokritpunkte. Alle diese Veränderungen waren hochgradig signifikant mit einer Irrtumswahrscheinlichkeit $p < 0,01$.

Beispiele für die klinische Anwendung:

B. Naftidrofuryltherapie bei Patienten mit chronischer arterieller Verschlußkrankheit im Stadium IIa und IIb nach Fontaine und Hypertomie

Patienten

Bei den untersuchten Patienten handelt es sich um sechzehn Männer und vier Frauen, wovon sich sechs im Stadium IIa und 14 im Stadium IIb befanden (n = 20). Das Alter der Patienten schwankte zwischen 42 und 77 Jahren. Die Gehstrecken schwankten vor der Behandlung zwischen 50 m und 360 m. Die Häufigkeit der Risikofaktoren und die Begleitmedikation sind Tab. 3 zu entnehmen:

Tab. 3 Risikofaktoren und Begleitmedikation der Patienten, die mit Naftidrofuryl behandelt wurden (n = 20)

Risikofaktoren	
Nikotinabusus	9
Hypertonie	20
Diabetes mellitus Typ II	4
Adipositas	7
Begleitmedikation	
Antihypertonika	20
Psychopharmaka	2
Antidiabetika	4
Herzglyloside	1
H_2-Rezeptorenblocker	1

Nach Erhebung der Anamnese, dem klinischen Befund und der Bestimmung der Laborparameter, insbesondere der hämorheologischen Werte, wurden die Patienten vierzehn Tage lang intravenös mit Naftidrofuryl (400 mg/die) und anschließend für 22 Wochen oral mit 600 mg/die behandelt. Alle Patienten waren vor der Behandlung physikalisch austherapiert und änderten ihre Lebensgewohnheiten in diesem Zeitraum nicht. Vor und nach der Behandlung wurden klinisch angiologische Befunde insbesondere die Gehstrecke und hämorheologische Parameter gemessen (s. Tab. 4).

Tab. 4 Gehstrecke und hämorheologische Parameter vor und nach Therapie mit Naftidrofuryl

	vor Behandlung	nach Behandlung	Normwerte
Gehstrecke (m)	170 ± 96	292 ± 188	
Fließschubspannung (mPa)	0,26 ± 0,20	0,10 ± 0,12	0 (8)
Standardisierter Erythrozyten-Aggregationsindex (−)	21,8 ± 5,1	19,3 ± 3,2	< 20 (9)
Standardisierter Erythrozyten-verformbarkeitsindex (−)	0,78 ± 0,15	0,86 ± 0,12	> 0,9 (18)
Plasmaviskosität (mPas)	1,33 ± 0,07	1,27 ± 0,05	< 1,3 (6)
Hämatokrit (%)	45,0 ± 3,5	45,1 ± 2,4	m < 47 (10) w < 43

Nach der Behandlung lag die mittlere Zunahme der Gehstrecke bei 72 %. Diese Zunahme war signifikant mit p < 0,01. Siebzehn der zwanzig Patienten hatten vor der Behandlung eine eingeschränkte Fließfähigkeit des Blutes. Nach 24wöchiger Behandlung mit Naftidrofuryl wiesen nur noch zehn Patienten eine Einschränkung auf. Die mittlere Abnahme der Fließschubspannung als Maß für die Fließfähigkeit des Blutes lag bei 60 %. Dies war bedingt durch eine Abnahme der Erythrozytenaggregation, Plasmaviskosität und eine Zunahme der Erythrozytenverformbarkeit. Die mittlere Abnahme der Erythrozytenaggregation betrug 7 % (p < 0,05), die Zunahme der Erythrozytenverformbarkeit 10 % (p < 0,01) und die Abnahme der Plasmaviskosität 4,5 % (p < 0,01).

Diskussion

In den vorliegenden Untersuchungen konnte gezeigt werden, daß die Hämodilution als Monotherapie die schmerzfreie Gehstrecke vergrößert, was zum Teil durch eine Steigerung der Fließfähigkeit des Blutes bedingt ist. Dies konnten bereits *Müller-Bühl* et al. 1982 (15) an Patienten mit peripherer arterieller Verschlußkrankheit im Stadium II zeigen. Auch die Gabe von Naftidrofuryl bei Patienten mit peripherer arterieller Verschlußkrankheit führt zu einer Steigerung der schmerzfreien Gehstrecke (14). *Radtke* et al. (16) konnten an zwei Modellen zeigen, daß Naftidrofuryl die Fließfähigkeit des Blutes verbessert. *Kiesewetter* et al. (11) konnten in zwei neueren Studien zeigen, daß Naftidrofuryl die Gehleistung bei Patienten mit peripherer arterieller Verschlußkrankheit steigert, was zum Teil auf eine Verbesserung der Fließfähigkeit des Blutes zurückzuführen ist. Die Verbesserung der Fließfähigkeit des Blutes bei der Hämodilutionstherapie und die Infusion von mittelmolekularer Hydroxyäthylstärke ist im wesentlichen auf eine Abnahme des Hämotokritwertes, der Erythrozytenaggregation und der Plasmaviskosität zurückzuführen. Bei der Behandlung mit Naftidrofuryl ist die Zunahme der Fließfähigkeit des Blutes im wesentlichen auf eine Abnahme der Erythrozytenaggregation, der Plasmaviskosität und einer Zunahme der Erythrozytenverformbarkeit zurückzuführen. In der ärztlichen Praxis scheint demnach bei fehlender Kontrollmöglichkeit des Flusses in der Mikrozirkulation oder des Gewebe-Sauerstoff-Druckes eine Kombination von Hämodilution bei Volumenersatz durch mittelmolekulare Hydroxyäthylstärke mit Naftidrofuryl als Infusion bzw. peroral sehr geeignet zu sein. Wenn die Möglichkeit besteht, sollten die hämorheologischen Parameter quantifiziert werden (6,9,10,18).

Literatur

(1) Böhme, H.: Defibrinierung in der Therapie arterieller Durchblutungsstörungen. ZFA 32 (1978), 1 635 – 1 653

(2) Böhme, H.: Physikalische Therapie bei peripherer arterieller Durchblutungsstörung im hohen Lebensalter. In: Ergebnisse der Angiologie 27, eds. H. Bünte, D. Ruhland, F. K. Schattauer Verlag, Stuttgart (1983)

(3) Duckert, F.: Arterielle und venöse Gefäßverschlüsse in Innerer Medizin, Chirurgie, Frauenheilkunde und Neurologie. In: Thrombose und Embolie, eds. F. Duckert, F. Koller, F. K. Schattauer Verlag, Stuttgart (1983)

(4) Duckert, F.: Thrombolytic therapy. In: Seminars in Thrombosis and Haemostasis. Georg Thieme Verlag, Stuttgart (1984)

(5) Ehrly, A.: Therapie chronischer peripherer arterieller Verschlußkrankheiten mit dem Schlangengift-Enzym Arwin. Med. Welt 26 (1975), 446 – 455

(6) Jung, F., H. G. Roggenkamp, H. Kiesewetter.: Das Kapillarschlauch-Plasmaviskosimeter. Ein neues Meßgerät zur Quantifizierung der Blutplasmaviskosität. Biomed. Tech. 28 (1983), 249 – 252

(7) Kiesewetter, H., H. Radtke, F. Jung, H. Schmid-Schönbein, G. Wortberg: Determination of yield point: Methods and Review. Biorheology 19 (1982), 363 – 374

(8) Kiesewetter, H., H. Radtke, H. Schmid-Schönbein: The yield stress of blood in branched models of the microcirculation. Effect of hematocrit and plasma macromolecules. Bibl. Haematol. 47 (1981), 14 – 21

(9) Kiesewetter, H., H. Radtke, R. Schneider, K. Mussler, A. Scheffler, H. Schmid-Schönbein: Das Mini-Erythrozyten-Aggregometer: Ein neues Gerät zur schnellen Quantifizierung des Ausmaßes der Erythrozytenaggregation. Biomed. Tech. 27 (1982), 209 – 213

(10) Kiesewetter, H., H. Lazar, H. Radtke, W. Thielen: Hämatokritbestimmung durch Impedanzmessung. Biomed. Tech. 27 (1982), 171 – 175

(11) Kiesewetter, H., J. Blume, H. Radtke, F. Jung, B. Bulling, M. Gerhards, Ch. Prünte, M. Reim: Wirksamkeitsuntersuchung von Naftidrofuryl bei Patienten mit peripherer arterieller Verschlußkrankheit unter hämorheologischen Aspekten. Med. Welt, in press (1984)

(12) Landgraf, H., A. M. Ehrly: Hämorheologische Wirkungen hypervolämischer Hämodilution mit Dextran 40 und Haes 200 bei Patienten mit AVK. In: Klinische Hämorheologie: Therapie mit hämorheologisch wirksamen Substanzen, ed. A. M. Ehrly, Zuckschwerdt Verlag, München (1984)

(13) Lemmens, H. A. J., M. J. Jacobs, H. Weber; H. Schmid-Schönbein: Clinical hemorheological investigation in patients with intermittent claudicatio. Clinical Hemorheology 3 (1983), 279

(14) Maass, U., H. G. Amberger, H. Böhme, C. Diehm, H. Dimroth, H. Heidrich, F. Heinrich, H. Hirche, R. Mörl, U. Müller-Bühl, G. Rudofsky, R. Trübestein, G. Trübestein: Naftidrofuryl bei arterieller Verschlußkrankheit. Dtsch. Med. Wschr. 109 (1984), 745 – 750

(15) Müller-Bühl, U., H. U. Comberg, C. Diehm, J. Allenberg, H. Mörl: Hämodilutions-Therapie der arteriellen Verschlußkrankheit mit Hydroxyäthylstärke 200/0,5. Münch. Med. Wschr. 124 (1982), 241 – 243

(16) Radtke, H., H. Kiesewetter, H. G. Roggenkamp, F. Jung: Zur rheologischen Wirksamkeit von Naftidrofuryl und Pentoxifyllin. Med. Welt 34 (1983), 833 – 836

(17) Rieger, H.: Induzierte Blutverdünnung (Hämodilution) als neues Konzept in der Therapie peripherer Durchblutungsstörungen. Internist 23 (1982), 375 – 382

(18) Roggenkamp, H. G., F. Jung, H. Kiesewetter: Ein Gerät zur elektrischen Messung der Verformbarkeit von Erythrozyten. Biomed. Tech. 28 (1982), 100 – 104

(19) Schneider, R., H. Kiesewetter: Parenterale Pentoxifyllin-Applikation bei ischämischem Insult. Dtsch. Med. Wschr. 107 (1982), 1 674 – 1 677

Einfluß von Penbutolol und Propranolol auf die arterielle Durchblutung bei Patienten mit peripheren Durchblutungsstörungen

D. Völker, J. Franke

Sonnenhofklinik Bad Oeynhausen, Bundesrepublik Deutschland

In der Vergangenheit wurde häufig beim Vorliegen einer AVK ein negativer Einfluß von Betarezeptorenblockern diskutiert.
Zur Überprüfung dieser Ansicht wurde bei 48 Patienten mit einer arteriellen Verschlußkrankheit der Stadien I bis IIa der Einfluß von Penbutolol und Propranolol auf die periphere Durchblutung untersucht und die Frage erörtert, welche Mechanismen hautpsächlich für die periphere Durchblutungsregulation in Ruhe und unter Arbeitsbelastung verantwortlich sind.

Methode

Insgesamt wurden 48 Patienten (34 Männer, 14 Frauen, Durchschnittsalter 56 Jahre) untersucht, die an einer arteriellen Verschlußkrankheit der Stadien I bis IIa litten.

In einer Einfachblindstudie wurde in 3 Gruppen à 16 Personen der Einfluß von Penbutolol und Propranolol auf die periphere Durchblutung im Vergleich zu einem Placebopräparat registriert. Entsprechend einem Randomisierungsplan wurde nach einer 3tägigen Plazebovorphase je einer Gruppe 14 Tage lang Penbutolol, Propranolol oder Plazebo verabreicht.

Die Durchblutungsmessungen erfolgten mit der Venenverschlußplethysmographie. Bestimmt wurde das Durchströmungsvolumen beider Unterschenkel in der Wadenmitte (ml/ml Weichteilgewebe/Min.):

Tab. 1 Vergleich der Mittelwerte zu Beginn und Ende der Verumbehandlung

Mittelwerte	zu Beginn			und am Ende		
	Penbutolol	Propanolol	Plazebo	Penbutolol	Propanolol	Plazebo
Ruhedurchblutung						
– re. Unterschenkel	3,0	2,8	2,9	3,3	2,6	2,9
– li. Unterschenkel	2,7	2,5	2,9	2,9	2,4	2,9
Reaktivdurchblutung						
a) re. Unterschenkel						
1. Meßwert	12,7	13,4	13,4	11,5	13,8	12,2
2. Meßw. (n. 10 s)	7,0	7,4	7,5	8,3	7,4	7,2
3. Meßw. (n. 20 s)	4,5	5,1	4,8	5,1	4,3	4,8
b) li. Unterschenkel						
1. Meßwert	10,2	14,7	12,8	11,5	13,0	12,1
2. Meßw. (n. 10 s)	7,7	8,1	6,8	8,1	7,0	7,1
3. Meßw. (n. 20 s)	5,0	5,5	4,5	5,3	4,2	4,4
Venöse Kapazität						
– re. Unterschenkel	1,9	1,8	2,0	2,1	2,2	2,0
– li. Unterschenkel	1,9	1,9	1,9	2,1	2,1	1,9

a) unter Ruhebedingungen
b) die Reaktivdurchblutung nach 3 Minuten arterieller Drosselung (3 Messungen im Abstand von jeweils 10 Sek.)

Außerdem wurde die venöse Kapazität bestimmt.

Ergebnisse

Ruhedurchblutung

Zu Beginn der Behandlung wie auch im Verlauf der Prüfung waren keine signifikanten Mittelwertunterschiede zwischen den Behandlungsgruppen feststellbar.
Verglichen mit dem Anfangswert lagen die Meßwerte der Penbutololgruppe am ersten Behandlungstag sowie die der Propranololgruppe am 7. Behandlungstag signifikant niedriger.
Im weiteren Prüfungsverlauf traten keine signifikanten Mittelwertunterschiede mehr auf.

Reaktivdurchblutung

Die Behandlungsgruppen waren zu Beginn der Verumbehandlung hinsichtlich der Meßwerte vergleichbar (keine signifikanten Mittelwertunterschiede). Auch innerhalb der Behandlungsgruppen waren bei keiner Folgeuntersuchung signifikante Mittelwertunterschiede nachweisbar.
Das gleiche trifft zu für den Vergleich der drei Behandlungsgruppen.

Venöse Kapazität

Im Verlauf der Untersuchungen traten bei der Messung der venösen Kapazität zwischen den drei Versuchsgruppen keine signifikanten Unterschiede auf. Innerhalb der Propranololgruppe lagen die Mittelwerte am Ende der Behandlung signifikant höher als die Ausgangswerte.
Bei der Penbutololgruppe waren die Mittelwerte am Ende der Versuche gegenüber den Ausgangswerten erhöht, diese Unterschiede statistisch aber nicht signifikant.

Diskussion

Vorwiegend aufgrund theoretischer Überlegungen sah man bisher Betarezeptorenblocker bei einer arteriellen Verschlußkrankheit als (relativ) kontraindiziert an.
Die in dieser Studie gefundenen Ergebnisse zeigen jedoch, daß diese Ansicht zumindest bis zum Stadium IIa nicht aufrecht erhalten werden kann, da kein maßgeblich negativer Einfluß auf die periphere Ruhe- und Maximaldurchblutung nach Gabe von Betarezeptorenblockern nachgewiesen werden konnte.
Ein Teilregelmechanismus der peripheren Durchblutung kommt offensichtlich dem Tonus der glatten Gefäßmuskulatur zu. Außerdem spielen gefäßerweiternde Metaboliten eine erhebliche Rolle.
Ferner sind lokale Regulationsmechanismen offentsichtlich in der Lage, zentrale vasokonstriktorische Mechanismen zu überspielen. Daraus folgt, daß sympathischen Einflüssen bei der Steuerung der peripheren Durchblutungsmenge zumindest bei der arbeitenden Muskulatur nur eine untergeordnete Bedeutung zukommt.
Hingegen übt bei einer AVK die Höhe des arteriellen Blutdruckes einen maßgeblichen Einfluß auf die Kollateraldurchblutung aus. Eine Verminderung der peripheren Durchblutung bei einer AVK ist somit von allen blutdrucksenkenden Medikamenten zu erwarten.

Zusammenfassung

Bei 48 Patienten mit arterieller Verschlußkrankheit Stadium IIa wurde in einer Einfachblindstudie der Einfluß von Penbutolol, Propranolol und einem Placebopräparat auf die periphere Durchblutung untersucht. Mit der Venenverschlußplethysmographie wurden die Ruhedurchblutung, die reaktive Durchblutung nach 3 Minuten arterieller Drosselung sowie die venöse Kapazität bestimmt.
Sowohl unter der Therapie mit Penbutolol wie unter der Therapie mit Propranolol kam es zu Beginn der Prüfung zu einer kurzfristigen Verschlechterung der Ruhedurchblutung, die 3–4 Tage nach Beginn der Therapie ausgeglichen war. Danach kam es über einen weiteren Prüfzeitraum von 3–5 Wochen auch im Vergleich mit der Plazebogruppe zu keiner weiteren Ver-

schlechterung der peripheren Durchblutung. Bei der venösen Kapazität zeigten sich keine statistisch signifikanten Unterschiede.

Aufgrund unserer Ergebnisse kann der Einsatz von Betarezeptorenblockern wie Penbutolol und Propranolol bei einer arteriellen Verschlußkrankheit der Stadien I – IIa nicht als kontraindiziert angesehen werden.

Die Anwendung von hyperbarem Sauerstoff (Hyperbaricum-Oxigen) bei der Behandlung ischämischer Veränderungen arteriosklerotischer Genese

L. J. Simić, L. Pirnat

Zavod ja vaskularna oboljenja, Sarajevo, Jugoslawien

Einleitung

In der letzten Zeit hat die Anwendung von hyperbarem Sauerstoff (Hyperbaricum-Oxigen) in der Medizin wieder Bedeutung erlangt, insbesondere da es ein sehr nützliches therapeutisches Mittel bei bestimmten hypoxischen Zuständen des Organismus ist.
Unser Ziel war, den therapeutischen Effekt von hyperbarem Sauerstoff auf das hypoxische Gewebe mit arteriellen Verschlüssen arteriosklerotischer Genese zu prüfen, insbesondere den Einfluß auf die lokalen Veränderungen von Ulzerationen und Gangrän. Die Indikation für die Anwendung von hyperbarem Sauerstoff auf Läsionen, die durch Gewebshypoxien entstanden sind, und zwar als Folgen arterieller Durchblutung der Extremitäten, ist zweiartig:
a) Durch die Steigerung von Sauerstoff im Plasma (bis 20mal) kommt es zur Verbesserung der Oxigenation in dem anoxischen und hypoxischen schlecht vaskularisierten Gewebe. Damit entstehen metabolische Prozesse, die die Zellen vitalisieren. Es wird der Prozeß der Granulation vergrößert, und Randepithelialisierung erfolgt schneller.
b) Hyperbarer Sauerstoff hat eine bakterielle Wirkung auf anaerobe sowie auch aerobe Organismen. Auf diese Weise verhindert man die Entwicklung von pathogener, saprophytischer Flora, womit der normale Prozeß der Teilung ermöglicht wird.

Material und Methode

In unseren Untersuchungen bedienten wir uns der individuellen Hyperbaricum-Kammer der Firma Wicker's.
Wir benutzten reinen Sauerstoff unter einem Druck von 2,5 ATÜ und einer Expositionsdauer von 1–2 Stunden einmal täglich. Pro Sitzung wurden 20 Expositionen vorgenommen. Vor und nach der Oxigenierung gaben wir vasoaktive Stubstanzen in intravenöser Infusion.
Bei allen Patienten wurde vor und nach der Applikation von hyperbarem Sauerstoff der PO_2 und PCO_2 aus dem kapillären Blut mittels „Astrup" BMSS bestimmt. Das Blut wurde aus dem Ohr mittels der heparinisierten Kapillare entnommen und innerhalb einer halben Stunde die Analyse durchgeführt.
Material für die bakterielle Untersuchung wurde vor und nach der Behandlung von Läsionen entnommen. Das Material wurde mikroskopisch untersucht und auf Platten aufgebracht. In die Studie wurden 120 Patienten in unterschiedlichen klinischen Stadien einbezogen.
Wie aus der Tab. 1 zu erkennen ist, war die größte Zahl der Patienten im Stadium IV mit schweren Ulzera und gangränösen Veränderungen der Extremitäten, eine kleinere Zahl war in anderen klinischen Stadien.
Die Ulzerationsdauer bis zur Hospitalisierung betrug 1–3 Monate, im Durchschnitt 45 Tage. Die meisten Patienten hatten

Tab. 1 Die Darstellung von den Patienten nach dem Erkrankungsstadium und den Altersgruppen.

klinisches Stadium	Altersgruppen				Gesamt-Zahl
	31–40	41–50	51–60	+60	
I	–	2	1	1	4
II	9	5	12	6	32
III	1	4	10	12	27
IV	0	24	28	11	63
Total	10	35	51	30	126

Tab. 2 Die Mittelwerte PO2, PCO2 und Oxigensaturation vor und nach der Applikation von Hyperbaricum-Oxigen.

	vor der Applikation	nach der Applik.	%
PO2	81,22	91,99	13,26
Oxigensättigung	95,75	98,66	3,03
PCO2	34,74	33,75	2,83

mehrere Risikofaktoren (Hyperlipidämie, Hypertonie, Rauchen, Übergewicht).

Ergebnisse

Die besten Resultate erzielten wir klinisch bei den Patienten im Stadium II mit einer durchschnittlichen Gehstrecke von 5 km/h. Danach hatten wir Erfolg bei Patienten im Stadium IV mit Ulzerationen, wobei die Schmerzen sich zurückbildeten und frische zarte Granulationen nach 15 Expositionen erschienen; die Randepithelialisierung trat in den meisten Fällen nach 20 Sitzungen ein.

Schlechte Resultate hatten wir bei den Patienten mit gangränösen Veränderungen, wo es bei ca. 70 % der Fälle bis zur völligen Demarkation erst nach 20 Expositionen kam.

Physikalische Untersuchungen mit der Oszillographie, der Plethysmographie, der Sonographie ergaben keine signifikanten Veränderungen. Die Dermothermometrie an den Zehen und Füßen ergab einen Zuwachs der Hauttemperatur bei 81 % der Fälle um 1–2° nach Oxigenierung. Die Ergebnisse des PO_2, des PCO_2 und der Sauerstoffsättigung sind in der Tabelle 2 dargestellt. Man erkennt hier nach der hyperbaren Oxigenierung einen Zuwachs des PO_2 und der Sauerstoffsättigung und eine Verminderung von CO_2 im kapillärem Blut.

In Tab. 3 sind die mikrobiologischen Untersuchungen vor und nach der Sitzung von 20 Expositionen eingetragen. Wie die Tab. 3 ergibt, zeigt sich in allen Fällen, außer bei Proteus vulgaris, daß der Wuchs der bakteriologischen und mykologischen Flora nach der Sauerstoffapplikation von 20 Expositionen gehemmt wird. In keinem Fall haben wir eine Vergrößerung der Kolonien gegenüber der Zahl vor der Sauerstoffapplikation gesehen.

In der Zwischenzeit haben wir gesehen, daß bei den Patienten, die unregelmäßig

Tab. 3 Die mikrobiologische Flora von den Ulcera und Gangränenläsien vor und nach der Hyperoxion isoliert.

Isolat	Patientenzahl	Resultat vor	Resultat nach
Streptococus aureus	2	+ + +	± ± ±
Pseudomonas species	6	+ + +	+ ± ±
Proteus vulgaris	3	+ + + +	+ + + +
Staphylococus epiderm.	9	+ + + +	+ + ± ±
Escherichiae colli	4	+ + + +	0 0 0 0
Staphylococus pyogenes	6	+ + + +	± ± ± ±
Candida albicans	4	+ + +	± ± 0
Alcanigenes faecalis	3	+ + +	0 0 0
Steril	3	0 0 0	0 0 0

Erklärung: + positiv mit derselben Kolonienzahl, ± verminderte Kolonienzahl, 0 negativ

und weniger als 2 Stunden täglich die Behandlung hatten oder mit weniger als 20 Expositionen die Ergebnisse der hyperbaren Sauerstofftherapie schlecht sind; diese Patienten haben wir aus der Studie ausgeschlossen.

Zusammenfassung

Die hyperbare Sauerstofftherapie ergibt neben der anderen konservativen Therapie günstige Effekte bei Patienten mit arteriosklerotischen Veränderungen an den Extremitätenarterien. Nach insgesamt 20 Expositionen nehmen die subjektiven Beschwerden ab und die Gehstrecke wird länger. Bei vielen Patienten kommt es zu einer Demarkation der gangränösen Veränderungen; an torpiden Ulzerationen ist der Granulations- und Randepithelisationsprozeß verstärkt.

Im Blut des Patienten steigt der Sauerstoffpartialdruck an, was zu einer verstärkten Oxigenierung der Zellen und damit zu einer Verbesserung der metabolischen Prozesse führt. Es wurde festgestellt, daß der hyperbare Sauerstoff nach 20 Expositionen zu 2 Stunden täglich die mikrobiologische und mykologische Flora inhibiert.

Antifibrotic Approach in the Therapy of Arterial Occlusive Diseases: New Considerations

H. Chaldakov, H. Vankov

Department of Anatomy and Histology
The Institute of Medicine, Varna, Bulgaria

A general, albeit over-simplified, belief is that the primary events in atherosclerosis and other arterial occlusive diseases (Bürger's disease, Takayasu's disease, etc) are: (a) smooth muscle cell (SMC) proliferation, and (b) connective tissue formation. Briefly, these diseases are fibro-proliferative in nature.

If these events of pathogenesis of the arterial occlusive diseases become the point of conservative therapeutic regimen, other classes of drugs relevant not only in hypercholesterolemia, hypertension (in sensum strictum) and/or platelet hyperaggregability, but also in the fibro-proliferative sequelae of these diseases, might be considered.

We suggest that knowledge about fine morphological aspects of the secretory process in connective tissue producing cells, and in arterial SMCs in particular (1,2) may be a useful avenue towards a better and more detailed understanding of cellular and molecular events involved in an over-formation of connective tissue components characteristic of arterial occlusive diseases, including hypertension (3, 4).

Thus, we may learn more about the intracellular secretory pathway(s) in these cells, and how to control the secretory activity by these cells. In respect of arterial SMCs, we may enrich our knowledge of the SMCs in secretory phenotype (2, 5), a phenotypical expression of SMCs resulting as a modulation in response to different atherogenic stimuli (6) and/or pre-existing in the subendothelium and/or the inner medial layers (5, 6). Finally, if we speak in a 'secretory cell language' (1, 2,7 – 10), we may consider some atherogenic stimuli as 'secretagogue' in nature, both 'secretagogues' and mitogenes.

In such a way therefore we can arrive at the antifibrotic approach in the therapy of arterial occlusive diseases, and it will be 'antisecretory' by itself. Certainly, such an approach is not new: the use of proline and/or hydroxyproline isomers, as well as penicillamine-D (11), is an example in this context.

We believe that the 'new considerations' in this old therapeutic approach, involve that some recent data about cell secretion, and the role of cytoskeletal microtubules (8 – 10) in the secretory process of connective tissue cells in particular, might be explored in the search for new therapeutic approaches for arterial occlusive diseases. Thus, the blockade of the intracellular transport (translocation) of secretion granules in arterial SMCs by microtubule-disassembling agents such as colchicine (1, 2, 5, 10) may, consequently, represent a suppression of the exocytosis of secretory product(s) by these cells (12) and other connective tissue cells (8, 9). Agents which can disrupt cytoskeletal microtubules might therefore be considered among the most active in respect of attacking this essential step of the secretory process in these cells, such as the intracellular transport of secretory products. In addition to the classical and very efficacious microtubule-disassembling (antitubulin) agent colchicine, a few other substances may also be considered that can shift the dynamic equilibrium of 'tubulin-microtubules' towards disassembly, such as cyclic nucleotides (cAMP, cGMP), calmodulin antagonists (trifluoperazine), and a modulation of

Ca^{2+} an increased calcium ion concentration. That is, in brief, the essence of our considerations regarding the antifibrotic approach in the therapy of arterial occlusive diseases, including hypertension. Thus, the use of colchicine as an inhibitor of connective tissue cell secretion, *not* as antimitotic drug (13, 14 – experimentally induced atherosclerotic lesions), should be proposed in the therapy of arterial occlusive diseases. Colchicine, in a dosage of 1.0 – 1.5 mg daily, is recently being used in the treatment of a diverse kinds of diseases as gout (15, 16), including liver cirrhosis (17) and sclerodermia (18). It should certainly be expected that colchicine may be beneficial for arterial occlusive diseases not only due to its antifibrotic action. For example, it may inhibit some chemotactic events involved in atherogenesis, and some other arterial diseases such as Horton's disease and polymyalgia rheumatica. It was demonstrated that the platelet-derived growth factor acts on SMCs to induce, specifically, a chemotactic response (19). Relating this data to the 'response to injury' hypothesis (20), it is possible that the release of this growth factor may be responsible for the SMC's migration form the media into the intima together with SMC proliferation and new connective tissue formation. We had suggested in 1973 (22) that colchicine and/or cytochalasine-B (actin filament disrupting agent) may inhibit this migration. It is now well known that colchicine is one of the best inhibitors of polymorphonuclear leukocyte chemotaxis (21), an action of colchicine which is responsible for its beneficial effect in several diseases (see also 15, 16). Some other actions of colchicine which may have some 'antiatherosclerotic' potentials should also be taken into considerations (23). Colchicine may, indeed, be taken as a bona fide example how current experimental research may discover a number of 'salient' properties of the pharmacology of an old drug, for its new uses in the therapy of different diseases. (Acetylsalicyllic acid – prostaglandins, theophylline – cAMP, etc share a somewhat similar story). With such an appreciation, occasional fears in respect of colchicine as a toxic, antimitotic drug might seem archaic. Certainly further research will be required both in laboratories and hospitals before gaining firm confidence in colchicine therapy for arterial occlusive diseases.

Summing up, we can say that the present-antifibrotic approach is 'antisecretory' by itself, ie tackles the connective tissue formation characteristic of arterial occlusive diseases. It is based on modern knowledge about secretion by connective tissue cells. Colchicine is merely an example of that approach. It may lead to developing new and more specific substances with antitubulin and/or antimicrotubular effects in respect of treatment of arterial occlusive diseases.

Acknowledgements. We sincerely thank our friends and colleagues Drs Anna Kádár (Budapest, Hungary), P. Ghenev, S. Slavov, B. Bojkov, Z. Angelov, S. Stoev, B. Balev, K. Dikranian, V. Jordanov for the helpful and valuable discussions.

References

(1) Chaldakov, G.N.: Antitubulins – a new therapeutic approach for atherosclerosis?, Atherosclerosis, 44 (1982) 385 – 390.

(2) Chaldakov, G.N.: Cellular mechanism in atherosclerosis: fine morphological aspects of the secretory process in arterial smooth muscle cells. A state-of-the art. Inter.Angio, 1984 (in press).

(3) Undenfriend, S., A. Ooshima, G.C. Fuller, G. Cardinale, S. Spector: Collagen hiosynthesis in blood vessels of brain and other tissues of the hypertensive rat. Science, 190 (1975) 890 – 900.

(4) Udenfriend, S., G. Cardinale, S. Spector: Hypertension-induced vascular fibrosis and its reversal by antihypertensive drugs, In: Frontiers in Hypertension Res., Springer, (1981) 404 – 411.

(5) Chaldakov, G.N.: The Ph. D. Thesis, The Inst.Med.Varna, Varna, Bulgaria, 1983 (Ultrastructure of vascular smooth muscle cells with special reference to their secretory function).

(6) Chamley, J.H., G.R. Campbell: What controls smooth muscle phenotype? Atherosclerosis, 40 (1981) 347–357.

(7) Palade, G.E.: Intracellular aspects of the process of protein synthesis. Science, 189 (1975) 347–358.

(8) Ehrlich, P., P. Bornstein: Microtubules in transcellular movement of procollagen. Nature, New Biol., 238 (1972) 257–260.

(9) Ehrlich, P., P. Bornstein, R. Ross: Effects of antimicrotubular agents on the secretion of collagen. A biochemical and morphological study. J.Cell Biol., 62 (1974) 390–397.

(10) Chaldakov, G.N., A. Kádár: Microtubules in arterial smooth muscle cells in vivo and in culture. An EM Study. In: State of Prevention and Therapy in Human Arteriosclerosis and in Animal Models, Eds. W.H. Hauss, R.W. Wissler, R. Lehmann, Rheinisch-Westfälischen Akad. der Wissenschaften, 63 (1978) 211–231.

(11) Oberwittler, W., W.H. Hauss: Mortality in longterm survivors from myocardial infarction after D-penicillamine therapy, Ibid (Ref 10) (1978) 313–321.

(12) Horn, M.C., E. Deudon, E. Berrou, J. Picard: Modification of proteoglycans synthesized by pig arterial smooth muscle cells in the presence of cytoskeleton modifying agents. In: 5th European Conf. Vascular Biol., May 15–18, Nyon, Switzerland, (1984) 19 A.

(13) Hollander, W.: Hypertension, antihypertensive drugs and atherosclerosis, Circulation, 48 (1973) 1112–1127.

(14) Kramsch, D.M., A.J. Aspen, L.J. Rozler: Atherosclerosis: prevention by agents not affecting abnormal levels of blood lipids. Science, 213 (1981) 1511–1512.

(15) Chaldakov, G.N., P.I. Ghenev, V.N. Jordanov, Ch.D. Petrov, W.B. Moreno, J.K. Kabaivanova: Colchicine: Therapeutic Renaissance of an old drug. In: 1st Natl. Conf. Scientometrics, June 17, 1983, Varna, Bulgaria, 41 A.

(16) Chaldakov, G.N., P.I. Ghenev, J.K. Kabaivanova, W.B. Moreno, Ch. D. Petrov: Colchicine: new uses of an old drug. Bibliometry and perspectives. Therapia hungarica, 1984 (Submitted).

(17) Kershenobich, D., M. Uribe, G.J. Súarez, J.M. Mata, R.P. Tamayo, M. Rojkind: Treatment of cirrhosis with colchicine, Gastroenterology, 77 (1979) 532–537.

(18) Alarcon-Segovia, D., F. Ramos-Niembro, G.I. De Kasep, G. Ibanez: Long-term evaluation of colchicine in the treatment of sclerodermica. J. Rheumatol, 6 (1979) 705–712.

(19) Grotendorst, G.R., H. Seppa, H.K. Kleinman et al.: Attachment of smooth muscle cells to collagen and their migration toward platelet-derived growth factor. Proc. Natl. Acad. Sci. U.S.A., 78 (1976) 3669.

(20) Ross, R.: Lipoproteins, endothelial injury, and atherosclerosis, Cardiovascular Rev. Reports, Symposium, pp. 6–11, January, 1983.

(21) Levy, M., M. Ehrenfeld, R. Gallily, M. Eliakim: Enhanced polymorphonuclear chemotaxis – a common feature of diseases responsive to colchicine. Med. Hyptheses, 7 (1981) 15–20.

(22) Chaldakov, G., Sp. Nikolov: Ultrastructure of arterial smooth muscle cells of growing rabbits. Adv. Exp. Med. Biol., 57 (1975) 14–20.

(23) Chaldakov, G.N.: Colchicine and other microtubule-disassembling agents: their potentials as drugs for connective tissue cell proliferative arterial diseases. XIII-th World Congress of the International Union of Angiology, Sept. 1983, Rochester, MN, USA, Abstract.

Vasoaktive Substanzen bei akralen Durchblutungsstörungen
Vasoactive Drugs in Acral Flow Disorders

Differentiation in Vasospastic and Ischaemic Hand Phenomena by Capillary Microscopy and Haemorheology

M.J.H.M. Jacobs, H.A.J. Lemmens,

St. Annadal Hospital, Department of Surgery, Maastricht, The Netherlands

Introduction

After *Raynaud* described the clinical syndrome of symmetrical or bilateral discolouration of hands and fingers in response to cold stimuli, nomenclature of this syndrome has always been a point of discussion. Many different terms are still interchangeably used and cause confusion in differentiating between the various ischaemic hand phenomena.
Many techniques have been developed to improve the understanding of the disturbed digital circulation. Capillary microscopy, already described since the beginning of this century, has contributed to a better insight into this disease, and has proved useful to distinguish between primary *Raynaud's* phenomenon (with basic disease) and secondary *Raynaud's* phenomenon (with basic disease). Haemorheological investigations have demonstrated that *Raynaud's* phenomenon can exist with or without haemorheological disturbances. The aim of this study was to investigate whether it is possible to distinguish the different vasospastic and ischaemic hand phenomena, like primary and secondary *Raynaud's* phenomenon, acrocyanosis and local asphyxia, by determining haemorheological parameters, and whether these results would correlate with capillary microscopy parameters.

Patients and methods

Normal subjects. The control group consisted of 25 healthy persons (20 females and 5 males). The mean age was 32.6 years (range 22–58 years).
In this study 72 patients with vasospastic and ischaemic phenomena of hands and fingers were investigated and could be divided into 4 different groups.
Primary Raynaud's phenomenon was diagnosed in 43 patients (37 females, 6 males). The mean age was 42.6 years (range 17–64 years). All patients had a symmetrical triphasic discolouration of the hands and fingers, triggered by exposure to cold or emotional stress. In these patients no underlying disease could be detected.
Secondary Raynaud's phenomenon was diagnosed in 13 patients (11 women, 2 men) whose mean age was 54.5 years (range 38–68 years). The clinical signs were similar to those observed in primary *Raynaud's* phenomenon, but in these cases they were based on progressive systemic sclerosis (PSS) in 12 patients and on dermatomyositis in 1 patient.
Acrocyanosis was diagnosed in 6 patients (5 females, 1 male). The mean age was 36.8 years (range 19–54 years). Patients complained of unilateral or bilateral permanent cyanosis of hands and fingers.
Asphyxia digitorum was the diagnosis in 10 patients, who were all male and had a mean age of 47.6 years (range 32–71 years). The clinical picture was characterized by a sharply bordered white and sometimes cyanotic disolouration of one or more fingers, especially after cold provocation. In all patients the digital arteries of the ischaemic attacked finger(s)

were obstructed as verified by angiography.

Haemorheology

Blood viscosity determining parameters as haematocrit (Hct), red blood cell (RBC) aggregation and plasma viscosity were determined. Hct determinations were performed in capillary tubes which were centrifuged at 12.000 g for 3 minutes. RBC aggregation (λ) was determined at a temperature of 22° C with a cone plate aggregometer, after the Hct was corrected to 45 %. RBC aggregation was expressed in arbitrary units.
Plasma viscosity (η_o) was measured with a capillary tube method at a temperature of 37° C and expressed in mPa.s.

Capillary microscopy

Observations and recordings of nailfold capillaries were performed by an intravital microscope (Leitz) with objectives L4x (numerical aperture NA=0.04), L10x (NA=0.22) and L20x (NA=0.32). The images were displayed on a TV monitor (Siemens) through a low light-level TV camera (Bosch TYC 914, 1 inch SIT tube RCA 4804 HP). For off-line analysis, the images were stored on a video-tape recorder (JVC-6060 E).
Three or four nailfold capillaries were randomly chosen in all fingers to define the following parameters.
1. The density (d) of the capillary loops in the nailfold: the number of capillary loops in the distal nailfold, expressed as the number per videoscreen.
2. The diameter of the arterial limb of the capillary loops, expressed in micrometers.
3. Red blood cell (RBC) velocity, before and after cold provocation, measured with a video flying spot method.
Differences in the values of the haemorheological and capillary microscopic parameters between the four groups of patients were evaluated for statistical significance, using the *Kruskal-Wallis* test.

Results and discussion

The results of the haemorheological investigations are presented in Tab. 1.
Patients with primary *Raynaud*'s phenomenon, who had the same haemorheological parameters as normals, could be distinguished from patients with secondary *Raynaud*'s phenomenon, since both RBC aggregation and plasma viscosity were highly significantly increased ($p < 0.001$) in secondary *Raynaud*'s phenomenon. Patients with secondary *Raynaud*'s phenomenon also differed significantly ($p < 0.001$) from patients with acrocyanosis and asphyxia digitorum. The results obtained by capillary microscopy investigations are presented in Tab. 2.
The mean density of capillaries in patients with secondary *Raynaud*'s phenomenon was 4, indicating avascular areas. In patients with acrocyanosis it was 9 and in patients with primary *Raynaud*'s phenomenon and asphyxia it was 11.
The differences in the number of capillary loops between normals, secondary *Raynaud*'s phenomenon and acrocyanosis were significant at the level of point 001.
The diameters were all significantly different. In patients with asphyxia they were comparable to normal persons (13 μ m), in patients with primary *Raynaud*'s phenomenon slightly dilated (16.9 μ m), in patients with acrocyanosis more dilated (30 μ m),

Tab. 1 Haemorheological parameters in normal subjects (N) and patients with primary Raynaud's phenomenon (PRP), secondary Raynaud's phenomenon (SRP), acrocyanosis (AC) and asphyxia digitorum (AD). The mean values and standard deviations are presented.

	N	PRP	SRP	AC	AD
Haematocrit	42 ± 3	43 ± 2	41 ± 4	43 ± 4	46 ± 4
RBC aggreg.	17.41 ± 2.37	17.05 + 2.37	26.16 ± 2.73	15.93 ± 4.06	19.92 ± 4.07
plasma visc.	1.22 ± 0.06	1.24 ± 0.05	1.64 ± 0.18	1.22 ± 0.06	1.26 ± 0.14

Tab. 2 Density and diameters of capillary loops and RBC velocity before (c) and after cold provocation (cp) in normal subjects (N) and patients with primary Raynaud's phenomenon (PRP) and secondary Raynaud's phenomenon (SRP), acrocyanosis (AC) and asphyxia digitorum (AD).
The mean values and standard deviations are presented.

	N		PRP		SRP		AC		AD	
Density (number/videoscr.)	12	± 2	11	± 1	4	± 2	9	± 2	11	± 1
Diameter, art. limb. (μm)	12.9	± 1.0	16.9	± 3.7	59.1	± 9.9	30.0	± 8.5	13.1	± 1.8
Velocity, c (mm/s)	0.659 ± 0.222		0.188 ± 0.191		0.115 ± 0.113		0.080 ± 0.052		0.392 ± 0.232	
Velocity, cp (mm/s)	0.163 ± 0.125		0.032 ± 0.031		0.025 ± 0.020		0.018 ± 0.015		0.100 ± 0.114	

and in patients with secondary *Raynaud's* phenomenon extremely dilated (59 μ m). Compared to normals, red blood cell velocities were all significantly different at the level of point 001, with the highest velocity in patients with asphyxia and the lowest in patients with acrocyanosis. After cold provocation the velocities became very low and did not differ significantly. Combining the results of the haemorheological and capillary microscopic investigations, we can say that patients with primary *Raynaud's* phenomenon had evenly distributed capillaries, with slightly dilated diameters, in which red blood cell velocities were low compared to normals, especially after cold provocation. Red blood cell aggregation, plasma viscosity and haematocrit were normal. Patients with secondary *Raynaud's* phenomenon had avascular areas with giant and extremely dilated capillaries with very low red cell velocities. Red blood cell aggregation and plasma viscosity were highly significantly increased. Patients with acrocyanosis had dilated capillaries with low red blood cell velocities. The haemorheological parameters were the same as in normals. Patients with asphyxia showed the same capillary microscopy properties as normals. Red cell velocities in the affected finger(s) were slightly lower, but after cold provocation highly decreased compared to the non-affected fingers. Red blood cell aggregation and hae-matocrit were marginally increased, plasma viscosity was normal.

This study showed that haemorheological disturbances in patients with vasospastic and ischaemic hand phenomena are confined to patients with secondary *Raynaud's* phenomenon. Haemorheological parameters can thus be used to distinguish primary from secondary *Raynaud's* phenomenon, which is confirmed by capillary microscopy. Capillary microscopy can be used to differentiate between primary and secondary *Raynaud's* phenomenon, acrocyanosis and asphyxia. Primary *Raynaud's* phenomenon is probably mainly caused by vasomotor disorders without a prominent haemorheological role, while in secondary *Raynaud's* phenomenon rheological and capillary disorders might be responsible for the low flow state.

Abstract

Haemorheological parameters and nailfold capillaries were investigated in 72 patients with ischaemic hand syndromes and compared with 25 normal subjects. Red blood cell aggregation and plasma viscosity were normal in all groups except in patients with secondary *Raynaud's* phenomenon in whom these parameters were significantly increased ($p < 0.001$). Morphological parameters obtained by capillary microscopy were significantly different ($p < 0.001$) in patients with primary and secondary *Raynaud's* phenomenon, acrocyanosis and asphyxia digitorum. Red blood cell velocities were decreased in all patients. It is concluded that by combining haemorheological and capillary microscopy investigations these different ischaemic syndromes of hands and fingers can be distinguished.

Vasoactive drugs in Raynaud's disease: comparative kinetics and pharmacodynamics

M. Aylward

Cefu Coed, Merthyr Tydfu, Wales, Great Britain

In *Raynaud's* phenomenon the characteristic intermittent vascular changes provoked by cold or stress are due to impaired, or even absence of flow in digital arteries and not to arteriolar occlusion (1–3). The pathophysiology of the phenomenon remains enigmatic; though impairment of local and systemic microvascular reflexes, rheological, and humoral factors have been implicated despite the absence of any demonstrable associated diseases in over 90 per cent of affected individuals (5). Some vasoactive drugs are useful in the management of this condition (6) but the occurrence of prohibitive side effects at doses producing systemic vasodilatation (7) poses major problems.

Few attempts have been made to evaluate the physical properties of peripheral arteries and changes in skin blood flow in patients with Raynaud's phenomenon and little information exists on the effects of cold-induced systemic reflexes and commonly used vasoactive drugs on these variables. Here we have attempted to differentiate drug effects on the viso-elastic properties of, and flow through peripheral artery segments by modelling the arterial system as an analogue of a simple resistance-capacitance (RC) electrical circuit and, in some of the patients with severe vasospastic symptoms, measures of the fast and slow components of radioisotope clearance in fingertip skin were made. Relationships between plasma concentrations and changes in arterial compliance, peripheral resistance, and volumic blood flow were also examined after administration of two widely used vasoactive drugs, naftidrofuryl oxalate and thymoxamine hydrochloride.

Patients and methods

Eleven patients participated in the experiments (9 female, 2 male) of mean age 42.8 years (range 26–62 yrs). All gave informed consent. Six of the patients exhibited primary Raynaud's disease and 5 had Raynaud's pheonomenon associated with an underlying disease (Allen and Brown Criteria (8). Characteristics of the patients are given in Table 1.

The study was conducted in the winter months. Measurements were undertaken on patients in the supine position after resting for at least 30 min in a controlled environment (room temperature 22–24° C; humidity ca 45 %). One arm was supported obliquely with the hand at 10 cm above heart level. Doppler transcutaneous velocimetry (Sonicaid BV 381) and a distal phalangeal air-cup plethysmograph (DPG) were used to quantify changes in arterial wall displacement, mean blood flow velocity, and fingertip pulse volume. Skin temperature was monitored continuously using a segmented thermal clearance probe (9). Pulse volume and skin temperature were measured in the 2nd or 3rd fingers and blood velocity-flow changes were quantified in the radial artery at the wrist and in a digital artery for at least ten consecutive cardiac cycles. Systemic arterial blood pressure was measured indirectly and the ECG recorded continuously.

Analysis of the DPG wave forms provided estimates of changes in arterial compliance and resistance. Cross-sectional blood flow, vessel diameter, and impedance were derived from the velocimetry recordings and arterial blood pressure. The effects of thermal stress on those parameters were re-

Tab. 1   Characteristics of Patients Investigated (* Primary Raynaud's Disease; **Raynaud's Phenomenon – Criteria of Allen & Brown, 1932)[8]

Patient No:	Sex:	Age (yrs)	Duration of Symptoms (yrs):	Previous Treatment(s):	Concomitant Disease(s):
01*	F	48	15	Inositol Nicotinate	None
02*	F	56	28	Isoxsuprine	None
03*	M	42	11	Cervicodorsal sympathectomy	Perniosis
04*	F	30	3	None	None
05*	F	26	2	None	None
06*	F	52	9	Inositol Nicotinate	Osteoarthrosis
07**	M	36	3	Colchicinè, Isoxsuprine, D-Penicillamine	Scleroderma
08**	F	49	11	Cyclandelate, Prednisolone	Scleroderma
09**	F	62	29	Various "vasodilators" & NSAIDs, Prednisolone	Psoriatic Arthritis
10***	F	37	6	Inositol Nicotinate, D-Penicillamine, Prednisolone	Rheumatoid Disease
11**	F	33	2	None	Hashimoto's Thyroiditis

corded by immersing the contralateral hand in water at $10° \pm 1°$ C for 2 min. Physiological saline infusions, during control experiments, and infusions with the test drugs were made via a cannulated dorsal hand vein. Venous blood samples for assay of naftidrofuryl and thymoxamine metabolites were drawn from the opposite arm.

All patients received 30 min infusions of naftidrofuryl oxalate (48ug kg^{-1}.min^{-1}) and thymoxamine hydrochloride (3.3ug kg^{-1}.min^{-1}), and 4 min infusions of isoprenaline (1ng kg^{-1}.min^{-1}) in randomizedbalanced sequences interspersed with control saline infusions.

In six of the patients on a separate occasion, the disappearance rate of radioactive isotope (Na^{131}I) from a local intradermal injection into the skinpad of a fingertip was used to estimate skin blood flow. Disappearance rates, corrected for background counts, were recorded for periods up to 60 min after depot injection using a scintillation probe containing a thallium activated sodium iodide crystal (26mm × 26 mm).

Data analysis

Using the procedure of Simon et al (1979) (10) modified appropriately for analysis of digital plethysmograph curves, estimates of change in systemic arterial compliance were determined adopting a visco elastic model of a simple RC series electrical circuit which, characteristically, discharges mono-exponentially with time. Peripheral resistance was derived from the ratio of mean arterial pressure and cardiac output.

Exponential decline of fingertip radioactivity was fitted to a two compartment open model with first-order kinetics, from which the fast and slow components of clearance and the proportion of isotope removed by each of these exponents were derived.

Results

The infused drugs appreciably attenuated the reductions in radial artery diameter provoked by contralateral hand cooling but only naftidrofuryl and thymoxamine decidedly increased radial artery diameter at ambient temperatures (Fig. 1a). Volumic

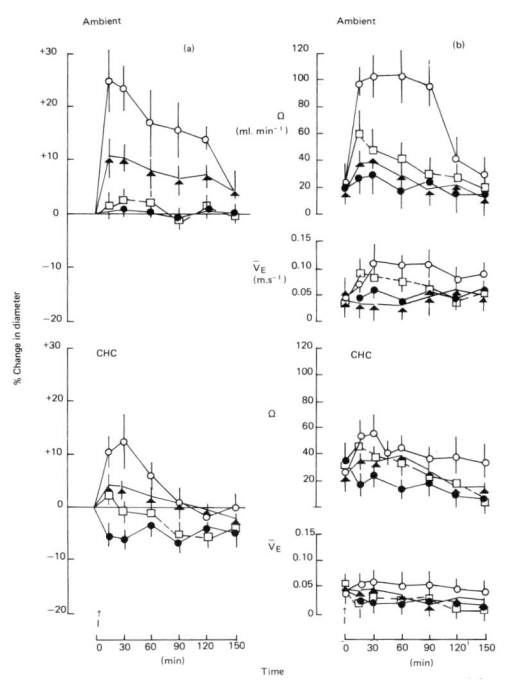

Fig. 1 Effects of intravenous infusions of the test drugs and control saline at ambient temperatures (upper figures) and during contralateral hand cooling tests (CHC) in patients with Raynaud's phenomenon.
(a) Mean (± s.e.mean) percentage change in radial artery diameter (at the wrist).
(b) Mean (± s.e.mean) volumic blood flow (□) and average blood velocities (□) in digital arteries of the hand.

Infusions (I):

Naftidrofuryl oxalate 48 µg.kg.$^{-1}$.min^{-1}
Thymoxamine hydrochloride 3.3 µg. kg.$^{-1}$.min.$^{-1}$ 30 min.
Physiological saline
Isoprenaline 1 ng.kg.$^{-1}$.min.$^{-1}$ for 4 min.

blood flow and mean velocity were increased by naftidrofuryl and isoprenaline at ambient temperature, in which circumstances thymoxamine modestly enhanced blood flow with little change in average velocity (Fig. 1).

The uniform response to contralateral hand cooling was a decrease in arterial compliance but an increase in peripheral resistance. Both of these effects were inhibited by naftidrofuryl but thymoxamine

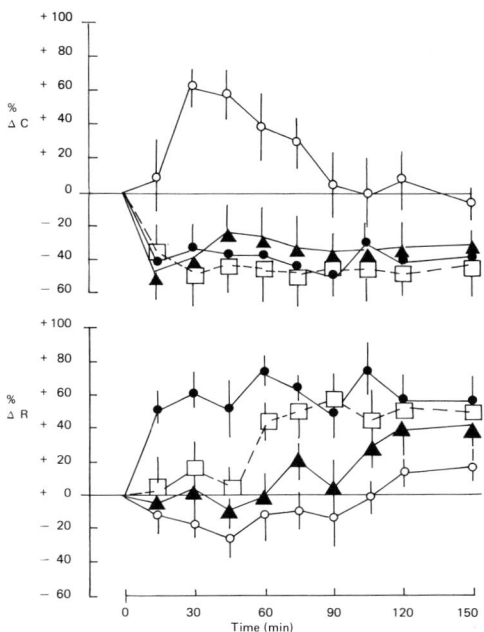

Fig. 2 Effects of intravenous drug infusions on changes in arterial compliance (△C) and total peripheral resistance (△R) induced by contralateral hand cooling in patients with Raynaud's phenomenon. Values on the ordinates are relative to recordings at ambient temperatures under resting conditions (% change). Data are mean (± s.e.mean) values in 11 patients.

Infusions (I):

Naftidrofuryl oxalate 48 µg.kg.$^{-1}$.min^{-1}
Thymoxamine hydrochloride 3.3 µg. kg.$^{-1}$.min^{-1} 30 min.
Physiological saline
Isoprenaline 1 ng.kg.$^{-1}$.min^{-1} for 4 min.

and isoprenaline affected only the magnitude of change in peripheral resistance (Fig. 2). At ambient temperatures arterial compliance and mean skin temperatures were increased with all three drugs but peripheral resistance was affected (i.e. decreased) only by naftidrofuryl. None of the infusions significantly affected heart rate or mean systemic blood pressure.

Contralateral hand cooling significantly decreased isotope elimination from the depot, the most pronounced effect being a considerable decrease in the proportion of the isotope cleared by the fast exponent. Both naftidrofuryl and thymoxamine

attenuated these effects of contralateral hand cooling.
At ambient temperatures only isoprenaline and naftidrofuryl increased isotope elimination rates. On naftidrofuryl a greater proportion of the isotope was cleared by the fast exponent. In contrast with isoprenaline the dominant effect was an increase in proportion of isotope cleared by the slow compartment.
After intravenous administrations the form of plasma concentration-effect relationships, both for naftidrofuryl and for thymoxamine metabolites II and III, could not be modelled adequately without assuming a disequilibrium between plasma level and effect during the initial distributional phase.

Discussion

Though increases in volumic blood flow occurred with all three drugs, consideration of the arterial system as a simple RC model reveals different effects of the drugs on the capacitive (compliance) and resistive (peripheral resistance) elements.
With thymoxamine and isoprenaline the absence of any marked changes in total peripheral resistance at times when the arterial compliance was clearly increased suggests that the observed increases in vessel diameter were unlikely consequent to a shift of blood volume from venous capacitance vessels to the arterial compartment but more readily explicable on a direct vasodilatatory action on peripheral arteries. With naftidrofuryl, however, the more consistent finding was a decreased total peripheral resistance simultaneous with the increased arterial compliance and artery diameter in the absence of any features in DPG wave-forms suggesting changes either in left ventricular ejection time or in maximum segmental volume per cardiac cycle. A direct vasodilatatory effect may be a partial explanation; but the marked reduction in resistance to blood flow per unit change of blood pressure (i.e. impedance) with naftidrofuryl emphasizes the drug's dominant effect on the visco-elastic properties of the arterial wall and resistance elements distal to the peripheral arteries.
Under resting controlled conditions, offering limited changes in ambient temperature, thymoxamine did not modify isotope clearance rates unlike naftidrofuryl and isoprenaline which increased the proportion of isotope cleared by the fast and slow exponents respectively, and thus most likely reflected enhanced clearance by capillaries in the papillary and reticular regions of the skin. However the potent dilator effects of thymoxamine and naftidrofuryl were also evident from their attenuation of cold-induced systemic reflex effects on isotope disappearance rates.
Effects on visco-elastic properties of the peripheral artery segments and blood flow through them lagged behind the rapid changes in plasma concentrations in the early distributive phases of the kinetics of naftidrofuryl or thymoxamine metabolites I and II after intravenous administrations. This implied an initial state of disequilibrium between plasma and relevant receptor site concentrations during the distributional phase. Comparison of these findings with data obtained after oral administration of thymoxamine (11) suggest differences between plasma concentration, effect curves for the two routes of administration indicating a significant contribution to effect by metabolites produced during 'first-pass' after oral dosing.

References

(1) Lewis T.: Experiments relating to the peripheral mechanism involved in spasmodic arrest of the circulation in the fingers, a variety of Raynaud's disease. *Heart, 15,* (1930) 329–350.

(2) O'Reilly MJG, G. Talpos, VC. Roberts, et al.: Controlled trial of plasma exchange in treatment of Raynaud's syndrome. *Br.Med.J., 1,* (1979) 1113–1115.

(3) Aylward M, PA Bater, DE Davies, et al.: Long term monitoring of effects of thymoxamine hydrochloride in the management of patients

with Raynaud's disease. *Curr.Med.Res. & Opin., 8,* (1982) (3), 158—170.

(4) Halsperin JL, JD Coffman: Pathophysiology of Raynaud's Disease. *Arch.Intern.Med., 139,* (1979) 89—92.

(5) Coffman JD, T Davies: Vasospastic disorders: a review. *Prog.Cardiovasc.Dis., 18,* (1975) 123—46.

(6) Marston A: Drugs and peripheral blood flow. *Prescribers J., 21,* (1981) 233—236.

(7) Blunt RJ, JM Porter: Raynaud's Syndrome. *Semin.ArthritisRheum., 10,* (1981) 282—308.

(8) Allen EV, GE Brown: Raynauds disease: a critical review of minor requisites for diagnosis. *Am.J.Med.Sci., 183,* (1932) 187—200.

(9) Aylward M, DE Davies: The kinetics of intradermal radioisotope clearance and relationships to nutrient blood flow, skin thermal clearance, and total fingertip flow. *Res. and Clin. Forums, 5,* (1983) 35—47.

(10) Young CMA, JW Hopewell: The isotope clearance rate for measuring skin blood flow. *Br.J.Plastic.Surg., 36,* (1983) 222—230.

(11) Dinsdale JRM, MD Jones, et al.: 'Kinetics and disposition of thymoxamine metabolites following intravenous and oral routes of drug administration'. 'In-Preparation'. (1984)

Microcirculatory Changes in Patients with Primary Raynaud's Phenomenon after Treatment with Buflomedil

M.J.H.M. Jacobs, H.A.J. Lemmens

St. Annadal Hospital, Department of Surgery, Maastricht, The Netherlands

Introduction

The vasoactive drug Buflomedil has been used for the treatment of peripheral circulatory insufficiency and with good results in cases of chronic occlusive arterial disease (10). Many studies (2, 4, 6, 9) indicate that its mechanism of action improves microvascular perfusion, since haemorheological parameters improved and tissue oxygen pressures increased after treatment with Buflomedil.
Microcirculatory and haemorheological disturbances also occur in patients with Raynaud's phenomenon (1, 5). However, the exact pathophysiology of Raynaud's phenomenon remains poorly understood and the treatment unsatisfactory. The aim of the present study was to investigate the effect of Buflomedil in patients with primary Raynaud's phenomenon. The subjective changes of the treatment were objectivated by haemorheological and microcirculatory measurements. Capillary microscopy of the nailfold capillaries was used to determine changes in red blood cell velocities.

Patients and methods

Eight women and 3 men with Raynaud's phenomenon (mean age 44 years, range 25–64 years) were investigated before and after treatment. All patients had primary Raynaud's phenomenon: a symmetrical triphasic discolouration of hands and fingers, triggered by exposure to cold. Raynaud's phenomenon was called primary because in these patients no underlying diesease could be detected. The patients did not smoke, nor did they take medical drugs. Since Raynaud's phenomenon greatly depends on climatic influences, the study was performed during the cold months January to March (1983), in which the temperature did not differ significantly. Patients were asked for subjective changes during and after treatment with Buflomedil, using their description of the temperature of the hands and fingers as well as the reaction upon cold provocation as criteria. They were also asked about side effects and adverse reactions.
To investigate the patients and to evaluate the effects of Buflomedil, the following objective methods were used.
Capillary microscopy. An intravital microscope (Leitz) with objectives L10x (numerical aperture NA=0.22) and L20x (NA= 0.32) was used to determine capillary diameters and red blood cell (RBC) velocity in the nailfold. The microscope was connected with a low light-level TV camera (Bosch TYC 914, 1 inch SIT tube RCA 4804 HP) and a TV monitor (Siemens) for image display. For off-line analysis, the images were stored on a videotape recorder (JVC CR 6060 E). With the objectives 10x and 20x the calculated interline spacings on the monitor were 2µ m and 1µ m respectively.
A halogen microscope lamp was provided for incident oblique illumination.
The patient was sitting in a chair with his fingers positioned on the stage of the microscope at heart level. The fingers were fixed in a mass of clay. To minimise reflections, a drop of paraffin oil on the nailfold

was used. Diameters of the arterial and venous limb of the capillary were determined. RBC velocity was measured with a video flying spot method (11). The maximum velocity that could be measured was 0.650 mm/s (due to magnification).

Haemorheology. Haematocrit (Hct), red blood cell (RBC) aggregation and plasma viscosity were determined.
Hct determinations were performed in capillary tubes which were centrifuged for 3 minutes at 12.000 g. After correcting the Hct to 45%, RBC aggregation (λ) was determined with the 'aggregometer Typ MAI' (8) and expressed in arbitraty units. Five measurements were performed on each blood sample.
Plasma viscosity was measured at 37° C using a capillary tube method (Coulter Harkness®) and expressed in mPa.s. Three measurements were performed on each plasma sample.

Thermography. Thermoplates (Leximed®) were used to determine the temperature of hands and figers with an accuracy of 1° C. Different colors appear on the plates after contact with the skin, in consequence of changes of light transmission of the cholesterol-fluid-crystals. Three plates with different sensitivity intervals were used: 19–25, 25–31 and 30–36° C.

Continuous wave Doppler. Velocity wave forms were recorded in the radial and ulnar arteries. The instrument which was used was a bi-directional Doppler device with a zero crossing circuitry (Medasonics D–10®). The probe had an ultra-sound frequency of 8 MHz.

Blood pressure and heart rate. Systolic and diastolic blood pressure were measured in both arms using a standard blood pressure meter.

Statistical analysis. Data obtained with the objective methods were processed with Wilcoxon signed-ranks test, using normal approximation (two tail).

Protocol. The variables and parameters were measured after acclimatising for 30 minutes in a climate room with constant temperature (22° C) and humidity (control situation = c.). Then, for 2 minutes, cold provocation (water and ice) was employed, where after RBC velocity was determined again. Then the patients received Buflomedil tablets of 150 mg with a dosage of 4 tablets a day. After 3 days of Buflomedil treatment all methods were repeated, except cold provocation (=3 days). After 3 months treatment with Buflomedil 150 mg four times a day, the same protocol as in control situation was performed again. (=3 months).

Results

Subjective findings. After 3 days of Buflomedil treatment no changes or improvement were mentioned. After 3 months Buflomedil treatment, 8 out of the 11 patients reported improvement of their complaints. The hands and fingers were warm and the frequency of Raynaud's phenomenon was

Tab. 1   RBC velocities before and after Buflomedil treatment

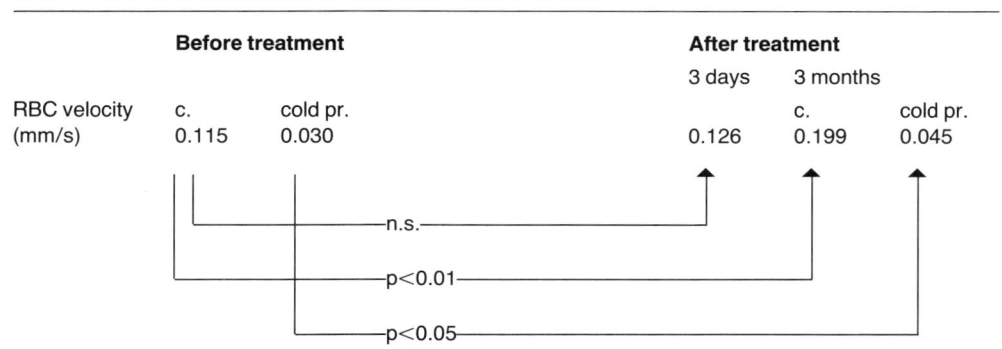

	Before treatment		After treatment		
			3 days	3 months	
RBC velocity	c.	cold pr.		c.	cold pr.
(mm/s)	0.115	0.030	0.126	0.199	0.045

n.s. (between 0.115 and 0.126)
p<0.01 (between 0.115 and 0.199)
p<0.05 (between 0.030 and 0.045)

c. = control situation, cold pr. = cold provocation,
n.s. = not significant.

Tab. 2
Haemorheological parameters before and after 3 days and 3 months Buflomedil treatment (mean ± standard deviation).

	c.	3 days	3 months
Haematocrit (%)	43.0 (2.8)	43.6 (2.1)	43.7 (1.4)
RBC aggregation	18.0 (2.3)	18.4 (3.1)	18.2 (2.0)
Plasma viscosity (mPa.s)	1.29 (0.10)	1.27 (0.09)	1.26 (0.08)

reduced. The reaction to cold provocation was also less severe compared with the situation prior to treatment.
Adverse reactions after 3 months of Buflomedil treatment were headache, dizziness and nausea in 2 patients (both without subjective improvement).
Capillary microscopy. The mean RBC velocity in control situation was 0.115 mm/s (table I) which decreased to 0.030 mm/s after cold provocation. Three days after Buflomedil treatment, the mean RBC velocity (0.126 mm/s) had not changed significantly. After 3 months Buflomedil treatment, RBC velocity increased significantly ($p < 0.01$) to 0.199 mm/s. RBC velocity after cold provocation after 3 months Buflomedil treatment was significantly higher ($p < 0.05$) than after cold provocation in control situation.
The arterial and venous diameters of the capillaries did not differ before and after treatment.
Haemorheology. The data of the haemorheological investigations are shown in table 2. Treatment with Buflomedil did not induce significant changes in Hct, RBC aggregation and plasma viscosity.
Thermography. Before treatment, the mean temperature of hands and fingers was 25.3° C which increased significantly to 25.8° C after 3 days ($p < 0.05$) and to 27.6° C after 3 months ($p < 0.01$) treatment with Buflomedil.
Doppler continuous wave. After 3 days and 3 months treatment with Buflomedil no changes could be detected in the shape of the velocity wave forms in the ulnar and radial arteries.
Blood pressure and heart rate. Systolic (mean 140 mm Hg) and diastolic (mean 87 mm Hg) blood pressure and heart rate did not change significantly before and after treatment.

Discussion

Eight out of 11 patients with primary Raynaud's phenomenon reacted favourably on treatment with Buflomedil. These subjective improvements could be confirmed by measurements of RBC velocity in nailfold capillaries and thermography of hands and fingers: RBC velocity and temperature increased significantly after treatment with Buflomedil. Capillary microscopy has also been used by Courbier (3), who evaluated the effect of Buflomedil (50 mg i.v.) on the number and morphology of the capillaries in the nailfold of patients with Raynaud's syndrome. He concluded that Buflomedil was significantly better than placebo.
To evaluate the effect of a drug in patients with Raynaud's phenomenon, it is important to use a uniform nomenclature. Patients with primary Raynaud's phenomenon have to be distinguished from patients with secondary Raynaud's phenomenon. In a preliminary study (7) we found that patients with primary Raynaud's phenomenon, who have no underlying disease, did not here haemorheological disturbances, in Contrast to patients with secondary Reynaud's phenomenon, based on an underlying disease, in which these haemorheological parameters were highly significantly increased. Primary Raynaud's phenomenon is probably mainly caused by vasomotor disorders in which haemorheology plays no prominent role, while in secondary Raynaud's phenomenon the hyperviscosity of the blood causes the low flow state and a superimposed vasospasm luxates the Raynaud's phenomenon.

In patients of the present study, who all had primary Raynaud's phenomenon, the haemorheological parameters, Hct, RBC aggregation and plasma viscosity were normal and did not change after treatment. The fact that the RBC velocity and temperature increased in these patients after Buflomedil treatment indicates increased microcirculatory perfusion and suggests interference with vasomotor tonus.
The conclusion of this study is that Buflomedil may be of therapeutic value in patients with primary Raynaud's phenomenon.

Abstract

Eleven patients with primary Raynaud's phenomenon were treated with Buflomedil (4 dd 150 mg orally) for 3 months.

Subjective changes were objectivated by capillary microscopy (red blood cell velocities) of nailfold capillaries, haemorheological parameters, thermography of hands and fingers, continuous-wave Doppler investigations and measurements of blood pressure and heart rate.

Eight out of 11 patients reported subjective improvement of their complaints, which could be confirmed by significantly increased red blood cell velocities and temperatures of hands and fingers. It is concluded that Buflomedil might be of therapeutic value in patients with primary Raynaud's phenomenon.

References

(1) Bollinger A, F Mahler, B Meier: Velocity patterns in nailfold capillaries of normal subjects and patients with Raynaud's disease and acrocyanosis. Bibl Anat 16: (1977) 142–145

(2) Coccheri S, G Pareti, M Poggi, MG Tricarico: Improvements in the rheological properties of blood induced by medium-term treatment with Buflomedil in diabetic patients. J Int Med Res 10: (1982) 394

(3) Courbier R, P Bergeron, R Fouque: Double-blind capillaroscopie study of the activity of Buflomedil in Raynaud's syndrome: A report on 80 cases. Angiology 32: (1981) 676

(4) Dormandy JA, E Ernst: Effects of buflomedil on erythrocyte deformability. Angiology 32: (1981) 714

(5) Goyle KB, JA Dormandy: Abnormal blood viscosity in Raynaud's phenomenon. Lancet i: (1976) 1317–1318

(6) Guerrini M, A Acciaratti, M Materazzi, C Rossi, C Del Bigo, S Forconi, T Di Perri: Protective effects of Buflomedil against exercise-induced reductions in regional erythrocyte deformability of patients with peripheral arterial disease. J Int Med Res 10: (1982) 387

(7) Jacobs MJHM, DW Slaaf, RS Reneman, H Schmid-Schönbein, HAJ Lemmens: Correlation between capillary microscopy and haemorheology in patients with ischaemic handsyndromes Clin.Hemorheology 3: (1983) 307 (Abstract)

(8) Schmid-Schönbein H, E Volger, P Teitel, H Kiesewetter, U Deuder, L Heilmann: New hemorheological techniques for the routine laboratory. RACD 2: (1981) 27–39

(9) Sunder-Plassmann L, K Messmer, HM Becker: Tissue pO_2 and transcutaneous pO_2 as guidelines in experimental and clinical drug evaluation. Angiology 32: (1981) 686

(10) Trübestein G, K Balzer, H Bisler, N Klüken, Y Mahfond, H Müller-Wiefel, B Unkel, W Ziegler: Buflomedil bei arterieller Verschlußkrankheit. Dtsch med Wschr 107: (1982) 1957–1961

(11) Tyml K, CG Ellis: Evaluation of the flying spot technique as a televison method for measuring red cell velocity in microvessels, Int J Microcirc Clin Exp 1: (1982) 145–155

Einfluß von Naftidrofuryl auf die Vasokonstriktorenaktivität bei primärem Raynaud-Syndrom

A. Kriessmann, L. Häusler

Städtische Krankenanstalten Esslingen am Neckar, Bundesrepublik Deutschland

Das primäre *Raynaud*-Syndrom ist durch eine vasospastische Diathese der Digitalarterien gekennzeichnet, die durch Kälte und emotionelle Reize klinisch manifest wird. Die Vasospasmen treten überwiegend beidseitig am 2.–5. Finger auf und sind spontan sowie nach Applikation von Wärme und Vasodilatatoren reversibel. Definitionsgemäß liegen angiographisch keine Arterienverschlüsse vor (1).
Zur Objektivierung der arteriellen Minderdurchblutung stehen mehrere apparative Verfahren zur Verfügung: Oszillographie, Venenverschlußplethysmographie, Doppler-Sonographie, Thermographie und Kapillaroskopie (1–5).
Aus Gründen der Praktikabilität bevorzugen wir seit mehreren Jahren die akrale Infraton-Pulsoszillographie. Obgleich es sich um eine semiquantitative Methode handelt, eignet sie sich unter bestimmten Voraussetzungen sehr gut zur Diagnostik und Therapiekontrolle bei akralen Durchblutungsstörungen (4).
Während sich zur Akuttherapie des primären *Raynaud*-Syndroms lokale Wärme und bei ausgeprägtem Erscheinungsbild Vasodilatatoren intraarteriell wirksam anwenden lassen, steht für die Langzeit-Therapie bis heute noch kein zuverlässiges Behandlungsprinzip zur Verfügung (1).
Im akuten Therapieversuch mit intraarterieller Applikation eines ATP-haltigen Gemisches läßt sich oszillographisch eine in Sekunden wirksame Vasodilatation der Fingerarterien an der infundierten Extremität nachweisen.
Eine vergleichbare Vasodilatation wird auch mit Naftidrofuryl intraarteriell innerhalb von wenigen Minuten erzielt (4).
Dieser günstige Soforteffekt von Naftidrofuryl auf die Vasokonstriktorenaktivität, der bei intravenöser Gabe an beiden Extremitäten nach 40 bis 60 Minuten voll wirksam wird, hat uns zur Prüfung der oralen Wirksamkeit beim primären Raynaud-Syndrom veranlaßt.

Patienten und Methode

32 Patienten (23 weiblich, 9 männlich) mit einem Durchschnittsalter von 34 Jahren, welche klinisch und oszillographisch eine in Wärme voll reversible vasospastische Diathese der Fingerarterien zeigten, wurden in 2 Gruppen unterteilt.
Gruppe A zeigte im spontanen Oszillogramm eine sehr ausgeprägte Vasospastik mit nahezu fehlender Amplitude (Abb. 1)
Gruppe B wies bei positiver Anamnese im spontanen Oszillogramm eine messbare Amplitude auf, wobei die Inzisur im katakroten Schenkel nahe dem Gipfel lag. Um eine reproduzierbare und für die Messung der Reaktionszeit geeignete Versuchsbedingung zu erhalten, wurde durch Eiswasserapplikation von 30 Sekunden Dauer eine starke Vasokonstriktion erzeugt (Abb. 2).
Vor Therapiebeginn und zur Therapiekontrolle erhielt jeder Patient 0,8 mg Glycerolnitrat sublingual. Während Registrierung im Abstand von 1 Min. am jeweils stärksten betroffenen Finger bei konstantem Manschettendruck von 50 mm Hg wurde die Zeit bis zum Erreichen der höchsten

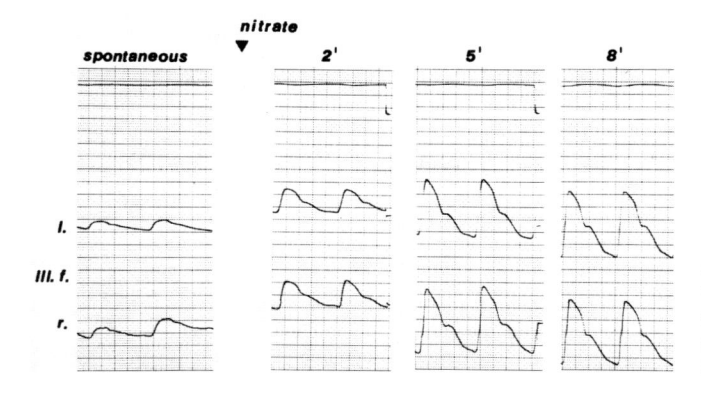

Abb. 1 Primäres Raynaud-Syndrom (Gruppe A): Oszillogramm des 3. Fingers links (l) und rechts (r) unter spontanen Bedingungen sowie nach 0,8 mg Glyerolnitrat sublingual. Okklusionsdruck 50 mmHg bei allen Registrierungen.

Amplitude gemessen und als Reaktionszeit des Nitrattests notiert.
Nach Festlegung der Gruppenzugehörigkeit erhielten alle Patienten für die Dauer von 12 Wochen täglich 3 x 200 mg Naftidrofuryl oral. Kontrollmessungen erfolgten in 4wöchigen Abständen.

Ergebnisse

1. Die subjektiven Symptome der Fingerischämie zeigten in beiden Gruppen bezüglich Häufigkeit und Intensität der vasospastischen Attacken in der Tendenz eine deutliche Besserung. Völlige Beschwerdefreiheit während der Therapiephase berichteten jedoch nur 3 Patienten der Gruppe B.

2. Die Reaktionszeit beim Nitrattest bis zum Erreichen der maximalen Amplitude am stärksten betroffenen Finger wurde in beiden Gruppen signifikant verkürzt: Beim Vergleich vor und am Ende der Therapiephase ging in Gruppe A die mittlere Reaktionszeit von $4,1 \pm 0,9$ Minuten auf $2,8 \pm 1,2$ Minuten zurück, die Gruppe B von $2,5 \pm 1,1$ auf $0,6 \pm 0,9$ Minuten und erreichte damit normale Werte (Abb. 3 und 4).

Schlußfolgerungen

Im Gegensatz zur Akuttherapie des primären *Raynaud*-Syndroms steht für die Langzeitbehandlung noch kein voll befriedigen-

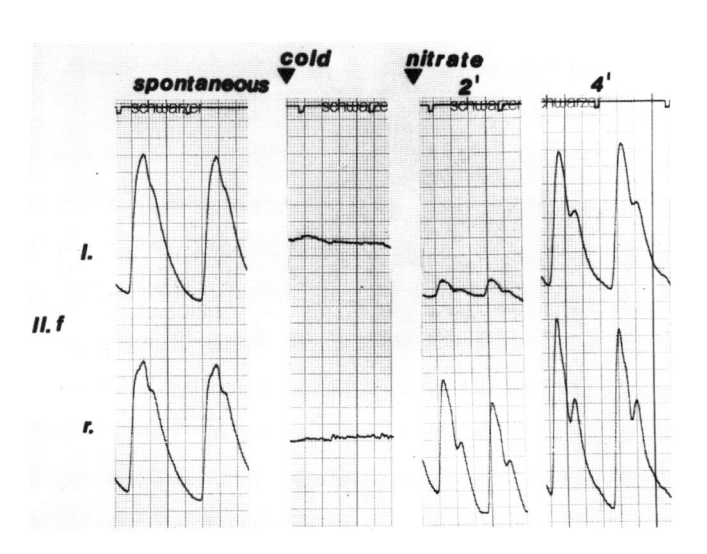

Abb. 2 Primäres Raynaud-Syndrom (Gruppe B): Oszillogramm des 2. Fingers links (l) und rechts (r) unter spontanen Bedingungen, nach 30 Sekunden Eiswasserapplikation sowie anschließender Gabe von 0,8 mg Glyerolnitrat sublingual. Okklusionsdruck 60 mmHg. Beachte die Änderung der Dikrotie im katakroten Schenkel als Zeichen verminderter Vasokonstriktorenaktivität.

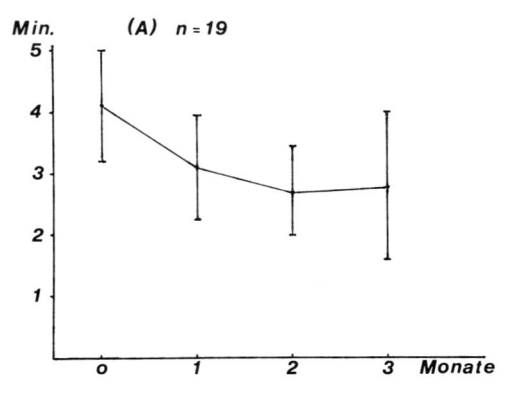

Abb. 3
Gruppe A: Ausgeprägtes Raynaud-Syndrom. Mittelwerte und einfache Standardabweichung der Zeit bis zum Erreichen der maximalen Amplitude nach sublingualer Nitratgabe (Nitrat-Test) vor und während einer 3 Monate dauernden Behandlung mit 3 x 200 mg Dusodril retard. Die Differenz vor und 3 Monate nach Therapie ist statistisch signifikant.

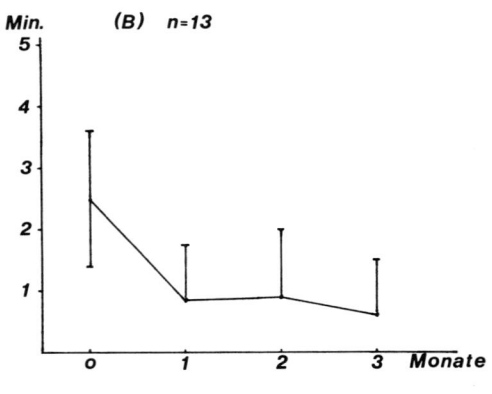

Abb. 4
Gruppe B: Mittelschweres bis leichtes primäres Raynaud-Syndrom. Mittelwerte und einfache Standardabweichung der Zeit bis zum Erreichen der maximalen Amplitude nach sublingualer Nitratgabe (Nitrat-Test) vor und während einer 3 Monate dauernden Behandlung mit 3 x 200 mg Dusodril retard. Die Differenz vor und 3 Monate nach Therapie ist statistisch hoch signifikant.

des Therapieprinzip zur Verfügung. Misst man die Reaktionszeit bis zum Erreichen der maximalen oszillographischen Amplitude der Fingerpulse nach Nitratgabe, so läßt sich während 3 Monate dauernder oraler Behandlung mit 600 mg Naftidrofuryl pro die eine signifikante Minderung der Vasokonstriktorenaktivität nachweisen.

Diese Aktivitätsminderung zeigt sich in einer zunehmenden Verkürzung der Reaktionszeit nach Nitratgabe und geht subjektiv mit einer Reduzierung der Häufigkeit und Intensität der vasospastischen Attacken einher. Dieser durch Naftidrofuryl induzierte Wirkmechanismus ist bis heute nicht geklärt.

Literatur

(1) Bollinger, A.: Funktionelle Angiologie, Georg Thieme, Stuttgart 1979

(2) Bollinger A., F. Mahler, B. Meier: Velocity patterns in nailfold capillaries of normal subjects and patients with Raynaud's disease and acrocyanosis, Bibl.anat. (Basel), 16 (1977) 142

(3) Kappert, A.: Lehrbuch und Atlas der Angiologie, Huber, Bern, 1976

(4) Kriessmann, A., A. Neiss, L. Häusler, M. Rädler: Electronic oscillography in Raynaud's syndrome. In H. Heidrich (Hrsg.): Raynaud's phenomenon, TM-Verlag Bad Oeynhausen, 1979

(5) Mahler, F., A. Bollinger: Die Kapillarmikroskopie als Untersuchungsmethode in der klinischen Angiologie, Dtsch.med.Wschr. 103 (1978) 523

Quantitative Study of the Effects of Ketanserin in Patients with Raynaud's Phenomenon. A Preliminary Report of a Randomised, Double-Blind, Placebo-Controlled Investigation and an Additional Long-term Open Trial

H.J.C.M. Van de Wal, P.F.F. Wijn, S.H. Skotnicki

Clinical Vascular Laboratory, Institute of Thoracic, Cardiac and Vascular Surgery, Sint Radboud University Hospital, Nijmegen, The Netherlands.

Introduction

A variety of completely different ways of treatment of patients suffering from *Raynaud's* phenomenon can be noticed in the literature (1). This variety is mainly based on the philosophy the authors have about the etiology of this disease. In most cases the evidence of a positive result of the treatment is far from convincing. In cases of primary *Raynaud's* phenomenon conservative treatment is in favour. In this study a preliminary report is given of our experience with Ketanserin in patients with primary *Raynaud's* phenomenon for more than 2 years, in a randomized, double-blind placebo-controlled and an additional long-term open trial.

Ketanserin is a serotonin antagonist at 5-HT2 receptors. It has been shown that it reduces peripheral vascular resistance and improves the microcirculation by recruiting blood vessels which are constricted by serotonin. Clinical pharmacological studies show that Ketanserin antagonizes the contractions induced by serotonin in human blood vessels and prevents amplification of the vasoconstrictive effect of serotonin to noradrenalin and cooling. Veins appear to be more sensitive to serotonin than arteries. The action is essentially peripheral (2).

Patients and methods

The study is designed to investigate the effects of Ketanserin in 40 patients suffering from primary *Raynaud's* phenomenon during the winter season. Haemoglobin, cryoglobulin, cold agglutination and immunoglobulin were normal in all these patients. Patients with arterial stenosis or occlusion were excluded by careful auscultation and pulse palpation of the arteries and by indirect measurements of blood pressure of the arm, wrist and fingers. X-rays of the neck were taken only when a suspicion of the thoracic outlet syndrom was raised on clinical examination. In this preliminary report the results found in 23 patients, 11 male and 12 female, mean age 47.9 years (range 22–75 years) will be presented. Seventeen patients (77%) had been treated before with other drugs. Thoracic sympathectomy was performed in 8 patients (36%). Both treatments were without satisfactory results. Other cardiovascular disorders were not present. The duration of the symptoms varied from 2 to 43 years (mean 7.7 years). Twelve patients (52%) were smokers. The trial was divided for 28 successive weeks in 1) a placebo run-in period of 4 weeks 2) a double-blind, crossover part of 12 weeks and 3) an additional long-term open study of 12 weeks. During the entire trial two tablets daily were administered. Additional vasoactive drugs were prohibited for the entire trial period. Other medication was maintained at the same dose level.

ad 2) After a placebo run-in period of four weeks the randomised double-blind treat-

Tab. 1

Effect of Ketanserin treatment

	placebo		short-term Ketanserin		long-term Ketanserin		
	before	after	before	after	before	after	
Subjective symptoms 321 score							
severity of disease (number of attacks times duration)	629 +−107 p = 0.7	792 +−187	529 +−106 p = 0.004	260 +− 89 **	529 +−106 p = 0.002	124 +− 58 **	l.min
occurrence of paraesthesia (321-score)	2.3 +−0.2 p = 0.017	2.9 +−0.1 *	2.4 +−0.2 p = 0.006	2.2 +−0.2 **	2.4 +−0.2 p = 0.002	1.5 +−0.2 **	
insensibility (321-score)	2.9 +−0.1 p = 0.7	2.9 +−0.1	2.8 +−0.1 p = 0.006	2.2 +−0.2 **	2.8 +−0.1 p = 0.006	1.8 +−0.2 **	
cold sensation (321-score)	2.7 +−0.1 p = 0.07	3.0 +−0.0 (*)	2.9 +−0.1 p = 0.2	2.5 +−0.2	2.9 +−0.1 p = 0.008	2.1 +−0.2 **	
occurrence of acrocyanosis (321-score)	2.1 +−0.2 p = 0.2	2.5 +−0.2	2.4 +−0.2 p = 0.03	1.8 +−0.2 *	2.4 +−0.2 p = 0.001	1.3 +−0.2 ***	
Temperature recovery measurements after cold provocation							
temperature before cooling	26.6 +− 0.7 p = 0.09	25.8 +− 0.6 (*)	26.4 +− 0.6 p = 0.3	27.0 +− 0.6	26.4 +− 0.6 p = 0.7	26.5 +− 0.7	°C
minimum temperature after cooling	13.9 +− 0.6 p = 0.7	13.7 +− 0.4	14.7 +− 0.5 p = 0.9	14.6 +− 0.7	14.7 +− 0.5 p = 0.5	14.3 +− 0.7	°C
recovery time	1.6 +−0.2 p = 0.7	1.6 +−0.2	1.4 +−0.1 p = 0.9	1.6 +−0.2	1.4 +−0.1 p = 0.06	1.6 +−0.2 (*)	min
temperature 5 min. after cooling	22.8 +− 0.9 p = 0.9	23.0 +− 0.9	23.0 +− 0.7 p = 0.2	23.8 +− 1.0	23.0 +− 0.7 p = 0.3	23.5 +− 0.8	°C
temperature 12 min. after cooling	24.6 +− 0.9 p = 0.5	24.5 +− 0.9	25.0 +− 0.8 p = 0.07	25.3 +− 1.0 (*)	25.0 +− 0.8 p = 0.8	25.1 +− 0.3	°C

Effect of Ketanserin treatment

	placebo		short-term Ketanserin		long-term Ketanserin		
	before	after	before	after	before	after	
Systolic blood pressure measurements before and after cold provocation							
brachial systolic pressure before cold provocation	138 +− 4	121 +− 9	125 +− 7	133 +− 4	125 +− 7	133 +− 4	mmHg
		p = 0.3		p = 0.4		p = 0.7	
digit 2 systolic pressure before cold provocation	117 +− 7	110 +− 9	113 +− 7	110 +− 7	113 +− 7	113 +− 8	mmHg
		p = 0.3		p = 0.2		p = 0.8	
brachial systolic pressure after cold provocation	128 +− 8	127 +− 10	128 +− 8	126 +− 8	128 +− 8	137 +− 4	mmHg
		p = 0.5		p = 0.7		p = 0.8	
digit 2 systolic pressure after cold provocation	117 +− 8	98 +− 11	100 +− 9	107 +− 7	100 +− 9	118 +− 8	mmHg
		p = 0.11		p = 0.7		p = 0.3	

Statisics: Wilcoxon matched pairs signed-rank test, two-tailed.
(*) = possible correlation 0.05<0.1
* = correlation p<0.05
** = correlation p<0.01
*** = correlation p<0.001

ment was started. During this double-blind period the patients were treated at random with either placebo or Ketanserin, 20 mg b.i.d. during the first 2 weeks, 40 mg b.i.d. during the other 4 weeks. After 6 weeks a cross-over was accomplished with reversed treatment for another 6 weeks.
ad 3) Ketanserin 40 mg b.i.d. was administered during 12 weeks.
The effects of the treatment were studied before and after the run-in period, at the moment of cross-over and before, half way and at the end of long-term treatment. The measurements at the end of the run-in period are the same as at the beginning of the cross-over period, and the measurements at the end of the cross-over period are the same as those at the beginning of the long-term period. Registration of temperature, digit blood pressure and arterial Doppler spectra were performed simultaneously in all patients. Quantitative blood pressure measurements of arm and digits were performed before, and immediately and 3 minutes after cold provocation together with recordings of the blood velocities in the brachial, radial and ulnar artery, using continuous wave Doppler ultrasound with real-time spectral analysis. Skin temperature and temperature recovery time measurements were measured during 12 minutes. Cold provocation was performed by immersion of a gloved hand in ice water during 3 minutes in a room with a temperature of 24°. Occurrence of paraesthesia and acrocyanosis, and sensations of cold and insensitivity were scored when present by 3, when dubious by 2 and when absent by 1 point.

Results

One patient stopped with the trial after the first investigation without reason. One

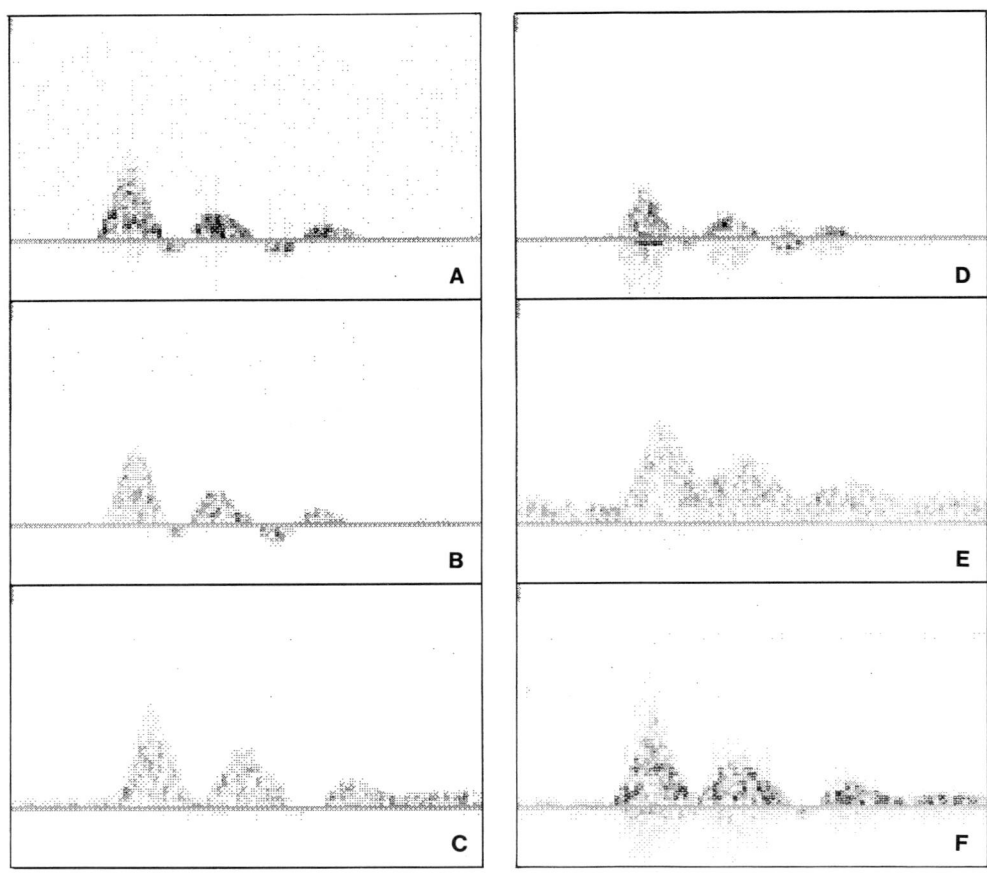

Fig. 1 Effect of Ketanserin medication on the Doppler spectra of the radial artery of one representative patient.
ad A, typical Doppler spectrum of a patient with Raynaud phenomenon, before the run-in period.
ad B, after the placebo run-in period no changes occured.
ad C, Doppler spectrum after the first part of the cross-over period showing increased blood velocity and decreased oscillating frequency. This patient was treated with Ketanserin in this part.
ad D, Doppler spectrum after the second part, of the cross-over period showing reversal to the original pattern. In this part placebo was administered.
ad E, Doppler spectrum after 6 weeks ketanserin medication, showing the same medication effect as in period C.
ad F, after 12 weeks Ketanserin medication persistent effects are seen.

other patient dropped out after completing the double blind, cross-over part of the study. So the double blind cross-over study could be analysed in 22 patients and the long-term study in 21 patients. Because of the fact that the number of patients in the two subgroups during the cross-over period is too low (11 vs. 11) to give reliable statistic conclusions about the possible effects of Ketanserin, the results in this preliminary report are evaluated as follows: the effects of placebo are derived from the results before and after the run-in period. The short-term effects of Ketanserin are derived from the results immediately before and after the Ketanserin period of the cross-over study. The long-term effects are obtained from the results immediately before the active period in the cross-over study and after the long-term administration. In Table 1 mean and SEM values are given of the subjective symptoms, skin temperature and blood pressure before and after the mentioned periods, together with the significance of the differences in both values calcutated by Wilcoxon's matched pairs signed rank test, two-tailed.

Subjective symptoms:
The severity of disease is defined by the product of duration and the number of attacks during a day. In the placebo period the occurrence of paraesthesia and cold sensation became significantly worse. After short-term Ketanserin treatment in the cross-over phase all symptoms but cold sensation improved significantly. After long-term Ketanserin treatment all subjective symptoms showed a more pronounced improvement.
Only 3 of the patients (14 %) were completely cured concerning vasospastic attacks during long-term Ketanserin treatment. All patients reported a subjective general improvement and better comfort after this long-term treatment. The attacks occurred less frequently and were of shorter duration.

Skin temperature:
Digit Temperatures at room temperature of patients with *Raynaud's* phenomenon were markedly decreased in comparison with normal individuals. The temperature recovery time experiments showed that the minimum temperature immediately after cooling and the temperatures 5 and 12 minutes after cooling were also decreased compared with normal individuals. Both short-term and long-term Ketanserin treatment did not affect these values.

Blood pressure measurements:
Both before and after cooling the digit blood pressure did not change during treatment. In general a blood pressure gradient between a.brachialis and the digit pressure was found of about 20 mmHg.
Doppler spectral analysis of the radial and ulnar artery: Explicit changes in the shape of the Doppler spectra could be noticed during Ketanserin treatment (fig. 1 A, B, D: placebo, C, E, F: Ketanserin). Besides a substantial increase in the average blood velocity, a decrease of the oscillating frequency of the overall waveform can be observed after Ketanserin treatment.

Side effects:
In 5 patients (23 %) side effects of long-term treatment with Ketanserin were recorded: drowsiness 4, dizziness in 2, and headache in 1 patient. No fluid retention was recorded.

Discussion

We found a highly significant improvement of the subjective symptoms indicated by a decrease of persistent vasospasm and a decrease of the number and intensity of attacks in primary *Raynaud's* phenomenon after Ketanserin treatment. No serious side effects were observed. In the majority of patients complete relief of symptoms was not achieved.
Temperature measurements are a safe diagnostic tool in discriminating between normal and pathologic vasculature. During the trial no improvement in vasospatic reactions to cooling could be observed. Also the measurements of the systolic blood pressures did not change significantly during Ketanserin treatment. On the other hand highly significant changes in the Doppler spectra of the a.radialis were seen. They showed that Ketanserin may increase the blood velocity and decreases the oscillating frequency of the Doppler wave. This indicates an increased blood flow.
Due to the subjective improvement, 9 out of the 21 patients wished to continue medication after the end of the trial at their own request.
Ketanserin (R 41 468) was kindly provided by Janssen Pharmaceutica, Beerse, Belgium.

References

(1) Koch-Weser: Vasodilator drugs in peripheral vascular disease. New Eng. J. Med. 300, 1979 713-7

(2) Ketanserin; a novel serotonin S2 receptor blocking agent. Investigational new drug brochure. Seventh edition June 1983. Janssen Pharmaceutica Beerse Belgium.

1-Year Follow up Study of Two Patients with Acral Flow Disorders on Ketanserin, a new Selective 5-HT2-Receptor Antagonist

M.H. Weber, G. Janning, J. Schrader, H. Kaiser, F. Scheler

Department of Internal Medicine, University of Göttingen, Göttingen, Federal Republic of Germany

Introduction

The net effect of Serotonin (5-Hydroxytryptamine = 5-HT) on the blood vessel wall is determined by the balance between its vasoconstrictor and vasodilator actions (5). In addition, 5-HT amplifies the effects of other vasoconstrictor substances (1). Although the physiological role of 5-HT and the existence of multiple serotonergic receptor sites in the peripheral vascular bed are still controversial, 5-HT seems to play an important role in the pathophysiology of *Raynaud's* disease. *Halpern* et al. (2) proposed the following model for the possible mechanism of 5-HT activity in both primary and secondary *Raynaud's* phenomenon (Fig. 1).

Ketanserin-Tartrate (R 49 945; Janssen, Beerse, Belgium) is a quinazoline derivative now open to clinical investigation. It acts as a pure and selective antagonist of serotonin at 5-HT_2-receptors present on vascular smooth muscle, platelets and bronchial tissue (3). Recent publications deal with the beneficial effect of ketanserin in the treatment of peripheral vascular disease. Basing on the model of *Halpern* et al., *Stranden* and colleagues (4) evaluated the effect of intravenously applied ketanserin on blood flow in patients with severe vasospastic symptoms. They noted a marked improvement of digital blood flow in 8 of their 9 patients.

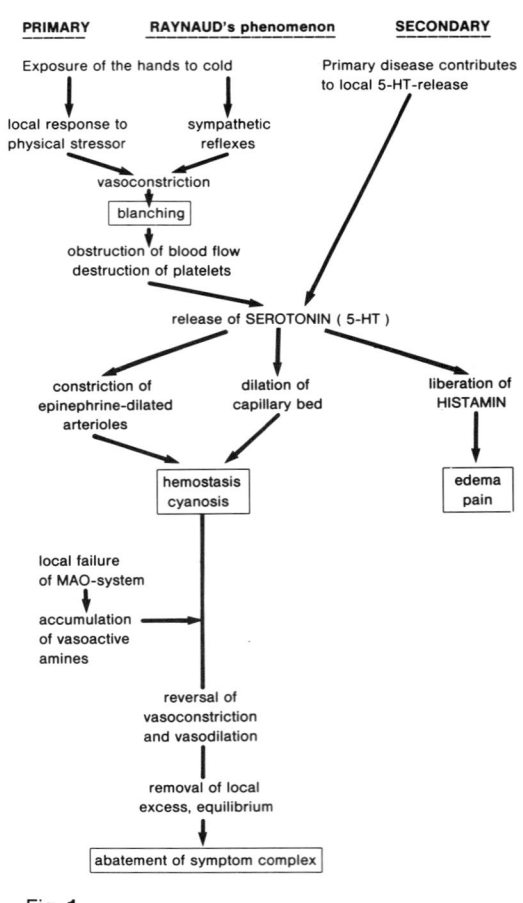

Fig. 1

Aim of this study

As very little was known about the beneficial and possible side effects of a long term ketanserin treatment in patients with acral flow disorders, we started an open 1-year follow-up study on two patients with primary and secondary *Raynaud's* disease.

		S.E.	months of Ketanserin treatment						B.L.	months of Ketanserin treatment					
parameter	dim.	Pre	2	4	6	8	10	12	Pre	2	4	6	8	10	12
sodium	[m mol/l]	140	143	134	146	140	142	144	145	142	145	147	148	143	145
potassium	[m mol/l]	3,6	3,4	4,3	3,9	3,9	3,6	3,6	4,0	4,0	3,5	4,3	4,0	4,4	4,0
calcium	[mg/dl]	9,3	9,2	8,8	9,6	9,0	9,6	9,8	10,4	9,4	9,6	9,8	10,5	9,3	9,6
s-creatinine	[mg/dl]	1,0	0,9	1,1	1,0	1,0	0,9	1,1	0,8	0,9	1,0	1,2	1,2	1,0	0,9
BUN	[mg/dl]	17	19	23	19	21	16	19	20	20	20	20	24	21	21
uric acid	[mg/dl]	3,2	2,8	2,4	3,3	3,1	2,7	3,0	1,6	1,7	2,2	2,6	3,2	3,1	2,2
glucose	[mg/dl]	109	91	106	100	118	102	81	96	67	95	92	81	101	88
total protein	[g/dl]	6,7	6,4	7,4	7,4	7,5	7,7	7,1	8,3	7,4	7,3	7,7	7,9	7,3	7,9
cholesterol	[mg/dl]	224	260	237	232	247	248	247	244	221	237	216	238	177	239
triglycerides	[mg/dl]	63	67	84	70	74	50	50	130	107	124	122	126	128	100
total bilirubin	[mg/dl]	0,3	0,5	0,4	0,4	0,5	0,5	0,4	0,4	0,3	0,2	0,3	0,4	0,3	0,3
GOT	[U/l]	16	12	18	13	15	13	12	10	8	14	10	11	11	14
GPT	[U/l]	21	16	22	16	11	15	12	9	8	11	13	15	16	10
AP	[U/l]	106	84	90	84	95	120	84	180	155	141	132	172	160	145
γ-GT	[U/l]	10	5	16	5	6	9	6	13	11	3	2	15	12	2
creatine kinase	[U/l]	81	83	70	61	81	76	70	26	19	23	23	20	21	23
LDH	[U/l]	163	184	172	188	201	200	171	249	201	199	208	211	180	244
α-amylase	[U/l]	29	26	25	27	21	20	25	28	21	31	17	6	35	30
iron	[µg/dl]	57	87	100	114	120	93	105	76	41	58	48	81	70	40
hemoglobin	[g/dl]	13,3	13,3	13,3	14,3	14,2	14,2	13,8	15,8	13,2	13,4	13,8	13,7	12,6	13,5
hematocrit	[%]	40,3	39,7	41,9	44,5	41,0	42,7	41,9	45,0	39,5	40,8	43,2	41,3	38,1	41,0
erythrocytes	[10⁶/µl]	4,06	4,03	4,53	4,89	4,42	4,67	4,58	4,93	4,53	4,63	4,87	4,64	4,32	4,89
leucocytes	[10³/µl]	5,3	3,5	5,7	6,8	4,5	5,1	3,3	11,9	9,3	190	19,7	9,5	19,6	11,3
thrombocytes	[10³/µl]	167	147	152	149	127	183	156	511	490	438	454	438	465	530
Quick	[%]	100	100	100	100	98	100	100	100	100	100	100	100	97	100
thrombin time	[sec]	17,9	16,3	30,0	16,9	17,2	17,0	16,8	17,2	16,3	15,9	15,9	16,7	17,0	16,4
fibrinogen	[mg/dl]	230	180	250	220	240	250	240	290	360	330	230	390	280	310
BSR	[mm a.W.]	6/22	5/26	5/15	5/18	7/15	5/12	3/9	14/38	11/32	15/34	20/42	7/31	20/48	24/58

Fig. 2 Laboratory parameters of B.L. and S.E. before and during Ketanserin treatment

Patients and Methods

Patient S.E.; a 43-year-old women with symptoms indicating primary *Raynaud*'s disease, suffered from vasospastic attacks once or twice daily always after cold exposure. She developed marked trophic changes of both hands including cyanosis and edema of fingers, blisters, slowly healing ulcerations and nail splitting. Concomitant symptoms were dysmenorrhea, osteoporosis and weakness.

Patient B.L.; aged 56, suffered from secondary *Raynaud*'s phenomenon in the course of seronegative polyarthritis with 1-2 attacks per week during winter months. She showed no trophic changes of the skin.

Routine laboratory parameters consisted of smac profile, red and white blood count and coagulation parameters as well as BSR.

Pulse volume and *skin temperature recording* was carried out on a vasogramme adapter (Fenyves & Gut, Basel) after 45 min equilibrium at a room temperature of 24° C.

Treatment

Ketanserin was given in the following doses:
1) 10 mg i.v.-bolus at hospitalization;
2) 60 mg in 0.9 % Nacl over 24 hours i.v.;
3) 120 mg/d orally for one year.

Results

1) Both patients observed
   a) fewer episodes of acute *Raynaud*'s phenomenon
   b) a shortening of re-warming time after cold exposure
   c) a reduction of pain
2) None of the routinely measured laboratory parameters showed any significant changes compared with the pre-treatment status (Fig. 2).
   – Patient S.E. showed constantly elevated creatine kinase levels.
   – Patient B.L. showed variations of BSR, lymphocyte and thrombocyte count due to the activity of the underlying diseases (pcp).
3) A significant rise in amplitude of the pulse volume curve as well as a rise in skin temperature could only be recorded after bolus injection.
4) In the 1-year oral treatment no untoward effects besides the known initial dizziness and sedation were observed.
5) An acute episode of pallor, edema and pain in patient S.E. was treated successfully by an infusion of 60 mg of ketanserin in combination with 12,000 U/d of heparin-Na over a period of three days.

Conclusions

From our pilot study it appears that long term oral treatment of *Raynaud*'s disease with ketanserin clinically offers an improvement in circulation without serious side effects. Alterations of routinely measured laboratory parameters were not observed. Controlled double blind studies are in preparation. Effects on blood coagulation factors and platelet aggregation are under present investigation.

Summary

Recent publications deal with the beneficial effect of ketanserin in the treatment of peripheral vascular disease. In contrary to the reported short time studies we – in an open experimental study – gave a long time treatment to 2 female patients suffering from secondary *Raynaud*'s syndrome in the course of rheumatoid arthritis resp. presumedly primary *Raynaud*'s disease. The therapeutic regimen was as follows: 10 mg of ketanserin intravenously at hospitalization, followed by an infusion of 60 mg in 1000 ml NaCl over 24 hours. Both patients were then given 120 mg/d orally for one year. The effects of this treatment were observed clinically and measured by plethysmography of the digits. Blood specimens were taken monthly for laboratory investigation. In one case an acute episode of painful cyanosis and edema had been successfully treated before by infusion of 60 mg of ketanserin in combination with 12,000 IE heparin-Na/d over 3 days. In the

1-year study no untoward effects were observed besides the known initial dizziness and transient sedation. None of the routinely measured laboratory parameters showed any significant changes compared with the pre-treatment status. Although an increase in amplitude of the pulse volume could only be recorded after the 10 mg bolus injection, both patients subjectively observed a shortening of the re-warming time, a reduction of pain and fewer episodes of acute Raynaud's phenomenon.

References

De la Lande, I.S., V.A. Cannell, I.G. Waterson: The interaction serotonin and noradrenalin on the perfused artery. Brit. J. Pharmacol. 28 (1966) 255–272

Halpern, A., P.H. Kuhn, H.E. Shaftel et al.: Raynaud's disease, Raynaud's phenomenon and serotonin. Angiology 11 (1960) 151–167

Lysen, J.E., F. Awoters, L. Kennis et al.: Receptor binding profile of R 41, 468, a novel antagonist at 5-HT_2-receptors. Life Sci. 28 (1981) 1015–1022

Stranden, E., O.K. Ronald, K. Krogh: Treatment of Raynaud's phenomenon with the 5-HT_2-receptor antagonist ketanserin. Brit. Med. J. 285 (1982) 1069–1071

van Nueten, J.M.: 5-Hydroxytryptamine and precapillary vessels. Fed. Proc. 42 (1983) 223–227

Effects of Topical Nitroglycerin Ointment on Finger Blood Flow in Raynaud's Phenomenon. Results of a Double-Blind Controlled Trial

M. Fischer, H. Falck, B. Reinhold, M. Török, K. Alexander

Abteilung Angiologie – Zentrum Innere Medizin und Dermatologie, Abteilung Biometrie – Zentrum Biometrie, Medizinische Informatik und Medizintechnik, Medizinische Hochschule Hannover, Bundesrepublik Deutschland

The antianginal effect of nitroglycerin is considered to be due to venous blood pooling. However, nitroglycerin has some effects on the arterial system, too. This can be demonstrated impressively during arteriography of the coronary arteries, when catheter induced vasospasms disappear due to sublingual administered nitroglycerin. Similar effects are seen in *Raynaud's* phenomenon, when photoplethysmographic tracings of the finger tips are registered during an ischaemic attack showing impaired blood flow by stenotic pulse morphology and when normalisation of the tracings is induced by sublingual application of nitroglycerin. Therapy of *Raynaud's* phenomenon by topical nitroglycerin ointment was introduced in 1946 (7, 8). But those concepts were forgotten in the following years because of scepticism with regard to transcutaneous drug resorption. We have some experience with topical nitroglycerin ointment in *Raynaud's* phenomenon since 1979 (1–6). In our previous non-controlled study, improvements of finger blood flow were documented in a group of 19 patients most of whom suffered from angiographically proved (14/17 patients) finger artery obstructions (1). The aim of our double-blind study, presented here, was to prove this therapeutic concept. Special regards were directed to the question whether the hemodynamic changes were due to local or systemic pharmacological mechanisms of nitroglycerin.

Materials and methods

15 women and 7 men suffering from primary and secondary *Raynaud's* phenomenon were selected from our outpatient clinic. None of them had acral lesions of the finger tips when included in the study.
Finger blood flow was measured by venous occlusion plethysmography (strain gauge techniques).
Systolic blood pressure was measured at the site of an ankle.
Stroke volume of the heart was estimated by means of impedance cardiography. Cardiac output was derived from heart rate and stroke volume.
After 30 minutes of habituation in supine position (air-conditioned temperature (25° C constant room) resting finger blood flow was measured 12 times giving the mean of the starting point. After application of the ointment blood flow measurements were repeated in 5 minute steps. After one hour, blood flow was again measured 12 times giving the mean of the final point.
12 patients received nitroglycerin ointment on one hand only (800 mg*). 10 patients received the ointment base only on one hand.

Results and discussion

In those patients receiving placebo, finger blood flow did not increase. Whereas finger blood flow varied by some 20 percent at the treated hand, a trend of decreasing blood flow was seen at the non-treated hand becoming significant 60 minutes after application of the ointment base (Fig. 1). This may be interpreted to be a protecting effect of the ointment base against loss of warmth.

---

* Nitro-Mack Salbe 2 %

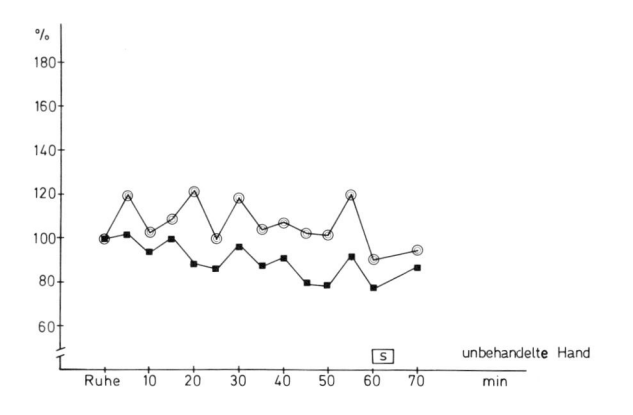

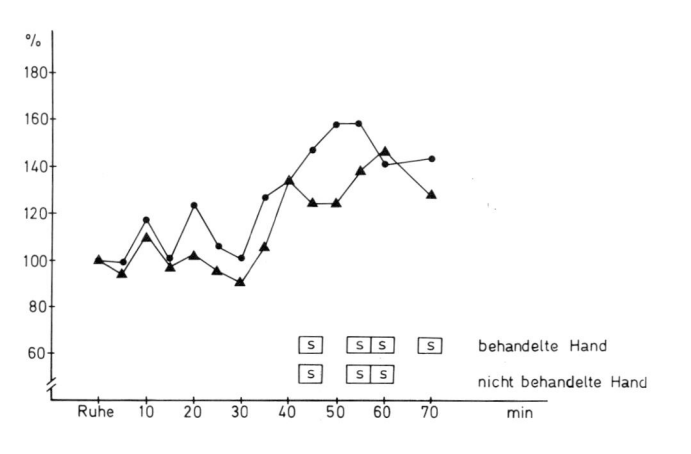

Fig. 1 Finger blood flow alterations in per cent compared to the starting point ('Ruhe').
n = 10 patients with Raynaud's phenomenon
◎ placebo-treated hand
■ placebo-non-treated hand
's' indicates statistical significance

In those patients receiving nitroglycerin ointment finger blood flow increased for some 60 per cent at the treated hand.
An increase of the circulation was shown at the non-treated hand, too. However, the increase in finger blood flow was not very distinct in the control hand. When comparing starting and final point only, a significant effect of topical nitroglycerin ointment could be demonstrated at the treated hand only (Fig. 2).
In previous investigations we found an improvement of the finger circulation for about three hours; at the non-treated finger, only a transient increase of finger blood flow was documented (1, 6).
When considering this as a systemic effect of topical nitroglycerin ointment, an influence on the central haemodynamics should be detectable.

Indeed, we found a significant derease of the systolic blood pressure from 5 up to 30 minutes after inunction of the ointment whereas the increase in heart rate was delayed. Moreover, cardiac output was demonstrated to decrease, becoming significant 30 minutes after application of nitroglycerin.
In conclusion, topical nitroglycerin ointment leads to a significant increase in finger blood flow of patients suffering from *Raynaud*'s phenomenon, whereas an influence on central haemodynamics is only transient. From our point of view, topical nitroglycerin ointment fulfills the demands made on a vasodilator. Vasodilators should improve circulation to the site of ischemia more than to areas of normal vascular beds. The therapeutic objective is to increase blood flow at the site of oxygen def-

Fig. 2 Finger blood flow alterations in per cent compared to the starting point ('Ruhe').
n = 12 patients with Raynaud's phenomenon
● Nitroglycerin-treated hand
▲ NTG-non-treated hand
's' indicates statistical significance

ficiency as well as to remove metabolites from that site.

In a clinical study, *Franks* demonstrated beneficial effects of topical nitroglycerin ointment in a double-blind cross-over study as adjunctive to α-blocking drugs in severe *Raynaud's* disease (5), thus confirming our haemodynamic studies.

On the favourable premises of vasospasms topical nitroglycerin ointment is an ideal vasodilator.

References

(1) Fischer M., S. Glaefke, K. Alexander: Die Beeinflußbarkeit der Fingerdurchblutung durch lokale Applikation nitroglycerinhaltiger Salbe; in: Puel P., Boccalon H., Enjalbert A.: Hemodynamics of the limbs II. (G.E.P.E.S.C.:Toulouse 1981)

(2) Fischer M., S. Glaefke, H. Falck, B. Reinhold, K. Alexander: Untersuchungen zur Nitrattherapie akraler arterieller Durchblutungsstörungen der oberen Extremitäten; in: Nobbe F., Rudofsky G.: Probleme der Vor- und Nachsorge und der Narkoseführung bei invasiver angiologischer Diagnostik und Therpie. Begutachtung arterieller und venöser Gefäßschäden (Pflaum: München 1983)

(3) Fischer M., B. Reinhold, H. Falck, M. Török, K. Alexander: Influence of nitroglycerin ointment on finger blood flow in Raynaud's phenomenon; XIIIth World Congress International Union of Angiology. Rochester/Minesota September 11 – 16, 1983

(4) Fischer M., B. Reinhold, S. Glaefke, H. Falck, K. Alexander: Nitroglycerin-Salbe in der Therapie des Raynaud-Phänomens; in: Hochrein H., Langescheid C.: Nitroglycerin IV (Pharmazeutische Verlagsgesellschaft München 1984)

(5) Franks A.G.: Topical glyceryl dinitrate as adjunctive treatment in Raynaud's disease; Lancet 2, (1982), 76

(6) Glaefke S., M. Fischer, K. Alexander: Hemodynamic effects of nitroglycerin ointment in Raynaud's phenomenon; XIIth World congress of Angiology, Athens September 7 – 12, 1980

(7) Lund F.: Administration of nitroglycerin through the skin and ulcersurfaces; Nord.Med. 29, (1946), 194 (in swedish)

(8) Lund F.: Local application of nitroglycerin in Raynaud's syndromes; in: Heidrich H.: Raynaud's Phänomen (TM-Verlag; Bad Oeynhausen 1979)

Defibrinogenisierende Enzyme und Hämodilution
Defibrinogenating Enzymes and Hemodilution

Fibrinogenspiegel auf 0,5 - 1,0 g/l senken

Hämodilution St III und IV nicht erwiesen
Kriegswetter: nur St II.

Zur defibrinogenierenden Therapie der chronisch arteriellen Verschlußerkrankung mit Ancrod (Arwin)

A. M. Ehrly

Abteilung für Angiologie im Zentrum für Innere Medizin des Universitätsklinikums Frankfurt am Main, Bundesrepublik Deutschland

Trübestein: Therapieprinzip nicht erwiesen

Es darf heute als unumstritten angesehen werden, daß hämorheologische Maßnahmen die Therapie arterieller Durchblutungsstörungen ganz entscheidend bereichert haben. Die theoretische Grundidee hierfür ist bereits Anfang des Jahrhunderts ausgesprochen worden (1). Pathophysiologische Grundlagen und auch konkrete therapeutische Maßnahmen zur Verbesserung der Fließeigenschaften des Blutes wurden allerdings erst in den 70er Jahren bekannt (2). Nach dem *Hagen-Poiseuille*'schen Gesetz muß es bei Konstanz aller anderen Faktoren bei einer Verminderung des Fließwiderstandes zu einer Mehrperfusion kommen. Von den drei wesentlichsten Mechanismen, welche die Fließeigenschaften des Blutes verbessern, nämlich die Verminderung des Hämatokrits durch Hämodilution, der Verbesserung der Erythrozytenverformbarkeit ist die Verminderung der Fibrinogenkonzentration im Blut eine der wichtigsten hämorheologisch-therapeutischen Prinzipien. Die theoretischen Voraussetzungen für eine Verbesserung der Fließeigenschaften des Blutes sind im Vergleich zu den beiden anderen rheologisch-therapeutischen Prinzipien hier besonders günstig, da es weder zu einer Verminderung des Hämatokritwertes infolge Hämodilution kommt – und damit die Frage der Sauerstofftransportkapazität und des optimalen Hämatokrits sich nicht stellt – noch zu einer Vasodilatation, wie sie zumindest bei hoher Dosierung einiger Substanzen zur Verbesserung der Erythrozytenverformbarkeit nachgewiesen werden konnte. Mit anderen Worten: unter Ancrod bleiben die hämodynamischen Grundparameter, wie Blutdruck und Druckgradient sowie die Zahl der sauerstofftransportierenden Erythrozyten konstant, während infolge der Fibrinogenverminderung eine multifaktorielle Verbesserung der Fließeigenschaften einsetzt. Neben der Verminderung der Vollblutviskosität, insbesondere bei niedrigen Schergraden und einer Verminderung der Plasmaviskosität kommt es zu einer Verringerung der Erythrozytenaggregation als Folge der Verminderung der Fibriogenkonzentration (zusammenfassende Darstellung s. bei (3, 4)).

Auf Grund dieser theoretischen Überlegungen wurde 1971 die defibrinogenierende Therapie chronischer arterieller Verschlußerkrankungen vereinzelt eingeführt, viele Autoren berichteten seither in einer großen Anzahl von Publikationen über günstige klinische Wirkungen im Stadium IIb, im Stadium II und im beginnenden Stadium IV (s. bei (3)). Eine frühe retrospektive Studie (5) ergab positive Erfolge dieser Therapie, kontrollierte prospektive Studien waren zu diesem Zeitpunkt noch nicht vorliegend.

Klinisch besonders eindrucksvoll war das Verschwinden des Ruheschmerzes bei Patienten mit sekundärem Raynaudsyndrom, wobei mit Sicherheit eine vasodilatierende Wirkung des Medikamentes ebenso wie eine analgetische Komponente dieses Pharmakons ausgeschlossen werden konnte. Es lag also sehr nahe, die Verbesserung der klinischen Symptomatik mit der Verbesserung der Fließeigenschaften des Blutes in Verbindung zu bringen.

Messungen des Gewebesauerstoffdruckes direkt in der Unterschenkelmuskulatur ergaben unter der defibrinogenierenden Therapie mit Ancrod eine statistisch signifikaten Erhöhung dieser Meßwerte (6), was einer besseren Versorgung des Gewebes entspricht.

Einer weiten Verbreitung dieser Therapie stand der hohe Preis dieser Behandlung sicherlich ebenso entgegen wie die Befürchtung vieler Kliniker, mit einer Fibrinogensekung ein Blutungsrisiko einzugehen. Tatsächlich wurden selbst die von uns aus Vorsicht sehr weit gefaßten Kontraindikationen im Laufe der Zeit mehr und mehr zurückgenommen, so daß heute das Lebensalter per se keine Kontraindikation mehr darstellt und auch Patienten mit Hypertonie dann therapiert werden können, wenn diese Erkrankung medikamentös unter Kontrolle ist. Als Applikationsart wird die subcutane Injektion allgemein verwendet, wodurch die Fibrinogenkonzentration relativ langsam abgesenkt und ein erwünscht niedriger Wert von etwa 100 mg % über im Mittel 3 – 4 Wochen aufrechterhalten werden kann (7). Während bei einer Umfrage im Jahre 1976 diejenigen Autoren und Therapeuten, die Ancrod bei chronischer arterieller Verschlußerkrankung anwendeten, von einer klinischen Besserung in 60 – 70 % aller Fälle sprachen, gab es nur wenige Autoren, die dieser Therapie eine klinische Wirkung absprachen. Verfolgt man diese Angaben in der Literatur, so läßt sich schnell ersehen, daß entweder nur schwerste Nekrosen und Ulzera als ultima ratio unmittelbar vor der Amputation therapiert wurden, daß die Therapie zeitlich zu kurz durchgeführt wurde oder daß der Fibrinogenspiegel nicht tief genug abgesenkt werden konnte.

Im Laufe der letzen Jahre wurden Doppelblindstudien zur Frage der klinischen Wirksamkeit einer defibrinogenierenden Therapie bei chronischer arterieller Verschlußerkrankung durchgeführt, wobei keine günstigen Ergebnisse gefunden wurden. Es muß allerdings gesagt werden, daß alle Studien statistische Mängel aufwiesen, *Martin* und Mitarbeiter (8) verwendeten nicht Ancrod, sondern ein anderes defibrinogenierendes Präparat, von dem nicht verallgemeinernd behauptet werden kann, daß es die gleiche Wirksamkeit wie Ancrod besitzt. Die zweite Studie von *Lowe* und Mitarbeitern (9) ist meines Erachtens ein Beispiel dafür, wie Doppelblindstudien am Ziel vorbeischießen können. Es wurde nämlich von diesen Autoren eine nur 8tägige Therapiezeit gewählt, während alle erfahrenen Therapeuten eine 3- bis 6wöchige Therapiezeit für unbedingt erforderlich halten. In einer weiteren Studie fanden *Tønnesen* und Mitarbeiter (10) bei schweren ulzerösen Veränderungen der Füße bei sehr niedrigen Knöchelarteriendrucken innerhalb einer 3wöchigen Therapie keine entscheidende klinische Besserung, die nach unseren Erfahrungen bei solch schweren Läsionen auch in dieser Zeit nicht zu erwarten ist. Zudem wurden objektive Meßparameter – sieht man einmal von der Messung des Knöchelarteriendruckes ab – nicht untersucht. Es ist im übrigen zu fragen, inwieweit man eine konservativ hämorheologische Therapie nicht überfordert, wenn man sie nur auf allerschwerste Zustände, wie bereits definitive Nekrosen und Ulzera beschränkt. Angesichts der guten Verträglichkeit der Therapie sollte trotz der hohen Kosten nach meinem Dafürhalten diese Behandlungsart in schwerstem Stadium IIb, bei Ruheschmerzen und bei beginnenden Ulzerationen bzw. Gangrän verwendet werden.

Interessant scheint auch die Kombination von Hämodilution und Defibrinogenierung zu sein, die von unserer Arbeitsgruppe 1976 vorgeschlagen wurde (11). *Böhme* und *Everts* (12) hatten über günstige klinische Ergebnisse berichtet. *Hossmann* und *Auel* berichteten 1982 (13) über eine vergleichende Studie einer Kombination von isovolämischer Hämodilution und Defibrinierung mit Ancrod, wobei in den ersten beiden Wochen hämodiluiert wurde und in der folgenden Zeit zusätzlich Ancrod gegeben wurde. Die Autoren fanden eine signifikante Besserung der klinischen Symptomatik bei Patienten mit arterieller Verschlußkrankheit. Die Nebenwirkungsrate ist vergleichsweise gering (4, 5).

Die Frage der klinischen Wirksamkeit der defibrinogenierenden Therapie mit Ancrod muß auf Grund der heute vorliegenden

Studien als noch nicht statitisch abgesichert gelten. Zweifelsfrei haben eine große Anzahl seriöser Autoren klinisch günstige Erfahrungen mit dieser Therapie machen können. Derzeit beginnt daher eine multizentrische Doppelblindstudie mit adäquatem Design, mit der diese wichtige Frage der klinischen Wirksamkeit geklärt werden soll.

Bei dieser Gelegenheit wird auch die Frage einer möglichen Häufigkeit von Myokardinfarkten im Verlauf der Therapie, wie sie von *Römmele* aus der Arbeitsgruppe *Hild* berichtet wurden (14), geprüft werden. Andere Arbeitsgruppen mit großer Erfahrung auf dem Gebiete der defibrinogenierenden Therapie haben dagegen keine entsprechenden Beobachtungen gemacht.

Zusammenfassend kann gesagt werden, daß Ancrod eine hochinteressante therapeutische Substanz ist, welche die Fließeigenschaften des Blutes multifaktoriell verbessert und die Gewebeversorgung mit Sauerstoff optimiert. Die in der Literatur beschriebene günstige Wirksamkeit bei der Therapie der chronischen arteriellen Verschlußkrankheit muß durch geeignete und adäquate Studien untermauert werden.

Literatur

(1) Müller O., R. Inada: Zur Kenntnis der Jodwirkung bei Arteriosclerose (Vorwort von Romberg). Dt. Med. Wschr. *30,* (1904) 1751 – 1753

(2) Ehrly, A. M.: Verbesserung der nutritiven Durchblutung bei peripheren ischämischen Erkrankungen. VASA 12, Suppl. 11, (1983) 1 – 21

(3) Ehrly, A. M.: Derzeitiger Stand der Therapie chronischer arterieller Verschlußerkrankungen mit Arwin (R). Der Krankenhausarzt *50,* (1977) 244

(4) Ehrly, A. M.: Therapeutische Hypofibrinogenämie. In: Thrombose und Embolie, Hrsg. H. Vinazzer, Linz (1981), Anaesthesiologie und Intensivmedizin, Band 134

(5) Wolff, G. K.: Arwin in peripheral arterial circulatory disorders: Controlled multicentre trials. Eur. J. Clin. Pharmacol. *9,* (1976) 387 – 392

(6) Ehrly, A.M., W. Schröder: Oxygen pressure in ischemic muscle tissue of patients with chronic occlusive arterial diseases. Angiology *28,* (1977) 101

(7) Ehrly, A. M., H.-J. Köhler: Modifiziertes Dosisthema für die subcutane Anwendung von Arwin bei Patienten mit chronischen arteriellen Durchblutungsstörungen. VASA *5,* (1976) 155

(8) Martin, M., G. Hirdes, H. Auel: Defibrogenation treatment in patients suffering from severe intermittent claudication – a controlled study. Thromb. Res. 9, (1976) 47

(9) Lowe, G. D. O., D. J. Dunlop, D. H. Lawson, J. G. Pollock, J. K. Watt, C. D. Forbes, C. R. M. Prentice, M. M. Drummond, Double-Blind Controlled Clinical Trial of Ancrod for Ischemic Rest Pain of the Leg. Angiology *33,* (1982) 46 – 50

(10) Tønnesen, K. H., Ph. Sager, Johs. Gormsen: Treatment of severe foot ischaemia by defibrination with ancrod: a randomized blind study. Scand. J. clin. Lab. Invest. *38,* (1978) 431 – 435

(11) Ehrly, A. M., K. Saeger-Lorenz: Kombinierte hämodiluierende und defibrinogenierende Therapie chronischer arterieller Verschlußerkrankungen. Verhandlg. Dt. Ges. f. Herz- und Kreislaufforschung *43,* (1977) 332

(12) Böhme, H., B. Everts: Hemodilution Combined with Defibrinogenation. Bibl. heamat. *47,* (1981) 165 – 172

(13) Hossmann V., H. Auel: Hämorheologische Therapie der arteriellen Verschlußkrankheit: Vergleichende Studie mit isovolämischer Hämodilution, Arwin und einer Kombination beider Methoden. Jahrestagung d. Dt. Ges. f. Angiologie, 1982 Ulm

(14) Römmele, U., G. Spaan, U. Stein, E. Wagner, R. Hild: Defibrinogenierung bei arteriellen Durchblutungsstörungen, klinische Ergebnisse bei 124 Patienten. Tagung der Dt. Ges. f. Innere Medizin, 1982 Wiesbaden

Defibrinogenation as Haemorheological Therapy in Peripheral Vascular Disease

E. Ernst, A. Matrai

Klinik für Physikalische Medizin der Universität München, Bundesrepublik Deutschland

Introduction

This communication summarises the controlled clinical trials on defibrinogenation (D.F.) in peripheral vascular disease (P.V.D.) and tries to offer a hypothesis for the evident contradictions between open and controlled studies.

Clinical trials

Many workers have demonstrated in open trials that patients with PVD, stage II to IV improve after D.F. using the full scale of clinical and laboratory assessment (e.g. 1, 2, 3). However it is generally accepted today that proof or disproof of therapeutic efficacy requires controlled (favourably placebo-controlled and double-blind) studies – all the more in a disease with a natural history variable like in P.V.D.
Such studies are rare indeed. D.F. was shown to be superior to both subcutaneous heparin (4) and combined oral anticoagulants with vasodilators (4) as well as with vasodilators alone (5) in stage III and stage III – IV patients. Both studies can be criticised, as the beneficial effect of D.F. might have been implied by negative effects of the reference medications. Furthermore, they were not double-blind.
Today there are three placebo-controlled (two of them double blind) trials evaluating the problem. In one trial (6) D.F. was carried out intravenously for 8 days in 27 stage III and IVa patients in a double-blind design. There was a remarkable placebo effect showing improvement in two-thirds of all participants and yielding even slightly better effects (as assessed by analgetic consumption) in the untreated group.
This study is often criticised because of the short treatment period, although it has been argued that at least some effect should have been present even at day 8, if D.F. had been at all beneficial (7).
In another trial 42 stage III – IVa patients were treated double-blind with D.F. or placebo subcutaneously for 3 weeks (8). Pain was relieved in 1/4 of all patients. Neither healing of ischaemic ulcers nor subsequent amputation rates were different between verum and placebo.
Finally 20 stage II patients were treated with D.F. or placebo also for 3 weeks (9). Again there was no difference in the two groups. This study has been questioned on the grounds that D.F. is more effective in stages III and IV than in II.

Discussion

Although only few data are available, it seems reasonable to state that there is a discrepancy of results in controlled and uncontrolled studies. In order to solve it, one should look at the mode of action of D.F.
Like thrombin, defibrinogenation enzymes induce coagulation producing microclots in vivo (10) and increased plasma viscosity in vitro (11). Unlike thrombin, D.F. induces unstable clots which can be lysed and/or mechanically disrupted (Fig. 1). Only the destruction of this clot brings about the drop in blood and plasma viscosity unanimously observed after D.F. In-vitro addition of ancrod to blood, however, induces an increase in viscosities (Fig. 2). Other rheological parameters like red cell flexibility have been reported to be worsened by D.F. (12, 13).

Fibrinogen D.E. Enymes Fibrinopeptid-A
ooooo
　　　　　　　　　　DES-A-Fibrin   Polymerisation   (CLOT)
　　　　　　　　　　monomer　　　　　　　　　　　　DES-A-Fibrin
　　　　　　　　　　　　　　　　　　　　　　　　　　manomer

fibrinolytic system
↑↑
↑↑　　　　　　　　　in vivo destroyed by
↑↑
mechanical shear forces
↑↑↑↑
↑↑↑↑
↑↑↑↑
both can be defective in peripheral vascular disease

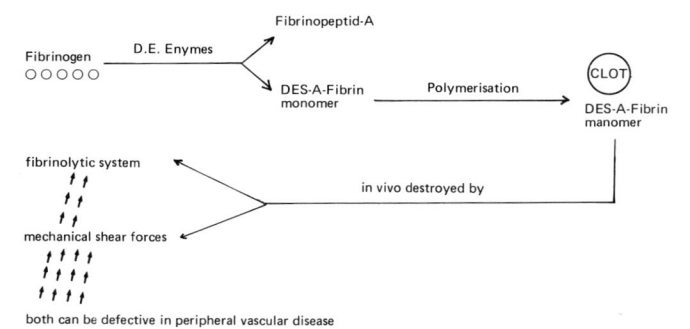

Fig. 1 Pathway of fibrinogen clot induced by D.F.

Abstract

Defibrinogenation is a form of haemorheological therapy that aims at enhancing blood flow by enzymatically lowering plasma fibrinogen and thus decreasing plasma viscosity and red cell aggregation. Although this principle is understood, the clinical evaluation of defibrinogenation is far from being straight forward. Whereas the vast majority of open trials, show positive results, controlled studies fail to do so. Experimental data support the hypothesis that defibrinogenation might in some cases have adverse effects on the severely hypoperfused microcirculation. Therefore the objective should be to find criteria that decide about clinical success or failure.

From this it could be concluded that microcirculatory obstruction and clinical deterioration may occur if the fibrinolytic system is impaired and/or if shear forces are too small to disrupt microclots. Both can be the case in P.V.D. (14, 15).

Taking this into account the discrepancy in results from open and controlled trials can be explained. The discrepancy is due to patient selection and strong placebo effects in open studies. Pre-testing each patient for his fibrinolytic activity and adequate shear forces (if the latter can at all be determined by non invasive methods) might be a way to improve the efficacy of D.F. and to reduce its cost.

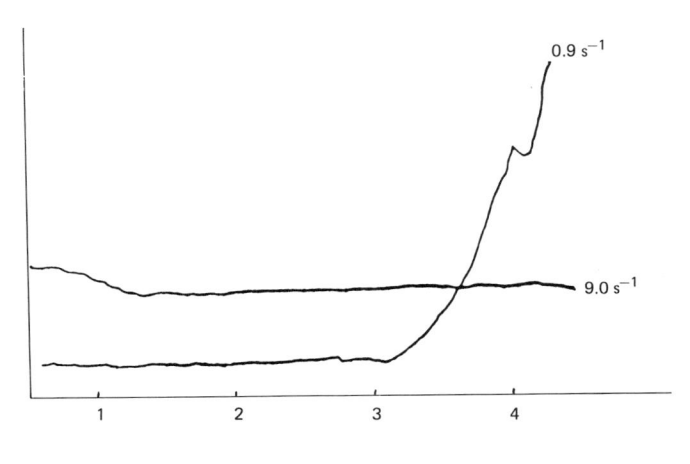

Fig. 2 Original ploting of viscosity (vertical axis) versus time in minutes (horizontal axis) incubating blood with a therapeutical concentration of ancrod in a rotational viscometer. If the shear rate is high, the clot is mechanically disrupted in its 'status nascendi', when it is low, the viscosity increases sharply, indicating clot formation.

$0.9 \, s^{-1}$

$9.0 \, s^{-1}$

References

(1) Ehrly, A.M.: Zur Wirkung von Arwin auf die Fließeigenschaften des Blutes. Herz Kreislauf 5, (1973) 133.

(2) Gerber, R., A. Safer: Retrospective follow-up study on the duration of the therapeutic effects of arvin therapy in chronic arterial occlusive disease. Folia angiol. 26, (1978) 22.

(3) Ehringer, H., R. Dudczak, K. Lechner: Therapeutische Defibrinogenierung. Dtsch. Med. Wschr. 98, (1973) 2298.

(4) Wolf, G.K.: Arvin in peripheral arterial circulatory disorders: controlled multicentre trials. Europ. J. Clin. Pharmacol. 9, (1976) 387.

(5) Knoll AG: Bericht über eine kontrollierte therapeutische Studie mit Arwin in subcutaner Anwendung im Vergleich zur Ronicol-Therapie. Med. Forschung, Knoll AG, 1974.

(6) Lowe, G.D.O et al: Double-blind controlled trial of ancrod in the relief of ischaemic rest pain of the leg. Angiology 46, (1981) 50.

(7) Angelkort, B.: Diskussionsbemerkung in Hämorheologie und ß-Blocker Kopenhagen 1984, im Druck Zuckschwerdt, München 1984.

(8) Tonnesen, K.H., P. Sager, J. Gormesen: Treatment of severe foot ischaemia by defibrination by ancrod: a randomised blind study. Scand. J. Clin. Lab. Invest. 38, (1978) 431.

(9) Martin, M., E. Hirdes, H. Auel: Defibrinogenation treatment in patients suffering from severe intermittent claudication – a controlled study. Thromb. Res. 9, (1976) 47.

(10) Vinazzer, H.: Die Pharmakologie von Arwin. Folia angiol. 26, (1978) 22.

(11) Ernst, E.: Therapeutische Defibrinogenierung als konservative Therapie der arteriellen Verschlußkrankheit. MMW, 125, (1983) 796.

(12) Ernst, E., J. Dormandy: The effects of Arvin and surgery on red cell filterability. Scand. J. Clin. Lab. Invest. 41, Suppl. (1981) 156.

(13) Sirs, J.A., M.W. Rampling, P.A. Dupont: Changes of blood rheology following infusion of Arvin into rabbits. 2nd Europ. Conf. Clin. Haemorheol. 1981, London.

(14) Vinazzer, H.: Therapeutische Defibrinogenierung mit Schlagengiftenzymen. Verhandlungsbericht 2. Jahrestagung DGKH, Zuckschwerdt, München 1984.

(15) Dormandy, J.: Significance of hemorheology in the management of the ischemic limb. World J. Surg. 7, (1983) 319.

Therapeutische Defibrinierung mit Schlangengiften als „Ultima ratio" bei fortgeschrittener aVK

K. Held, M. Laufer

Evangelisches Krankenhaus Göttingen-Weende, Bundesrepublik Deutschland

In der konservativen Behandlung fortgeschrittener Stadien der AVK spielt neben lumeneröffnenden Maßnahmen vor allem das Prinzip der Verbesserung rheologischer Eigenschaften des Blutes heute eine wichtige Rolle.
Neben der Verminderung der Vollblutviskosität durch verschiedene Arten der Hämodilution und dem Versuch, die rheologischen Eigenschaften corpuskulärer Blutbestandteile medikamentös zu beeinflussen, stellt die Senkung der Plasmaviskosität durch Defibrinierung ein weiteres Therapieprinzip dar.
Ob die Defibrinierung durch die Schlangengifte Ancrod und Batroxobin wirklich wirksam ist – legt man prospektive randomisierte Doppelblindstudien zugrunde – ist heute noch umstritten.
Unter diesem Vorbehalt scheint man sich weitgehend geeinigt zu haben, daß das Hauptindikationsgebiet für den Einsatz von Schlangengiften die Stadien II und III der aVK sind. (1)
Dagegen haben wir in einer prospektiven Studie die Wirkung der Schlangengifte Arwin und Defibrase an einem „negativ selektierten" Krankengut überprüft, in dem jeder Patient gewissermaßen seine eigene Kontrolle darstellt: nachdem sich nämlich bei allen diesen Patienten im Stadium III und IV lumeneröffnende Maßnahmen als unmöglich und alle üblichen konservativen Behandlungsversuche, wie Hämodilution, intraarterielle Infusionen und andere medikamentöse Maßnahmen, als unwirksam erwiesen hatten, der Krankheitsverlauf also nach klinischen Kriterien progredient

Tab. 1 Defibrinierung

Männer	n = 71	(76 %)
Frauen	n = 22	(24 %)
Gesamt	n = 93	(100 %)
Alter	71,6	(47–85) Jahre

Defibrinierung	
Ancrod (Arwin®)	n = 77
Batroxobin (Defibrase®)	n = 3
Ancrod / Batroxobin	n = 13
Behandlungsdauer	22 (2-49) Tage

war, wurde die Defibrinierung mit Schlangengiften als „ultima ratio" eingesetzt.
Die „negative Auslese" dieses Krankengutes wird noch weiter unterstrichen durch das hohe Durchschnittsalter der Patienten und die damit verbundene Multimorbidität (Tab. 1).
In der Mehrzahl der Fälle wurde Arwin, nur in wenigen primär Defibrase angewandt, bei 13 Patienten gingen wir wegen einer sich entwickelnden Arwinresistenz auf Defibrase über. Die mittlere Behandlungsdauer betrug 22 Tage, der Fibrinogenspiegel wurde nach der Bestimmungsmethode von Clauss zwischen 50 und 100 mg% eingestellt.
Der Behandlungserfolg wurde ausschließlich nach klinischen Kriterien beurteilt:

Gruppe 1: Stillstand oder Abheilung trophischer Störungen und Verschwinden von Ruheschmerzen, also die Überführung der Stadien III und IV in das Sta-

Tab. 2 Frühergebnisse der Defibrinierung

	guter Erfolg	mäßiger Erfolg	unverändert	verschlechtert	Summe
Stad. III	12	1	5	3	21 (23 %)
Stad. IV	20	7	37	8	72 (77 %)
Summe	32	8	42	11	93
%	34	9	45	12	100

Tab. 3 Komplikationen der Defibrinierung

Akute Verschlüsse	Alter	Folgen
arteriell Gegenseite	67	Amputation
arteriell beide Beine	77	Schock — Exitus
venös	75	Lyse
Blutungen		
intestinal	75	OP
Haut	55	–
Hirn	47	Exitus

Gruppe 2: Stillstand des vorher progredienten Krankheitsverlaufes, die schon drohende Amputation wurde hier verhindert bzw. aufgeschoben.

Gruppe 3: die Progredienz der Krankheit war nicht aufzuhalten, so daß die Behandlung mit Schlangengiften beendet bzw. abgebrochen werden und die Amputation erfolgen mußte.

Ergebnisse:
Die große Mehrzahl unserer Patienten, nämlich mehr als Zweidrittel, befand sich im fortgeschrittenen Stadium IV, ein knappes Viertel im Stadium III (Tab. 2). In diesem kleineren Teilkollektiv war der Behandlungserfolg deutlich besser als im Stadium IV.
Bei 28 % des Stadiums IV und 57 % des Stadiums III, insgesamt also bei jedem Dritten dieses negativ selektierten Krankengutes, ließ sich, nach unserer Definition, ein guter Behandlungserfolg erzielen.
Bei insgesamt 37 %, und zwar ziemlich gleichmäßig (38 % des Stadiums III und 36 % des Stadiums IV), ließ sich der vorher progrediente Krankheitsverlauf zumindest aufhalten, während bei insgesamt 29 % der Erkrankten – und zwar nur 1 im Stadium III, dagegen in 36 % im Stadium IV, unsere Bemühungen erfolglos blieben und eine sofortige Amputation erforderlich wurde.
Man kann demnach feststellen, daß selbst in diesem negativ selektierten Krankengut in hohem Lebensalter und weit fortgeschrittener aVK die Behandlung mit Schlangengiften als ultima ratio die sonst unausweichlich drohende Amputation in

dium II, bezeichnen wir als einen guten Behandlungserfolg.

2/3 der Patienten zunächst zu verhindern vermag.
Während eine Abhängigkeit der Ergebnisse von Alter, Geschlecht, Risikofaktoren und Verschlußlokalisation nicht festzustellen war, ließen sich zwei Beobachtungen sichern:
1. die tägliche, ebenso wie die Gesamtdosis der Schlangengifte war in der erfolgreich behandelten Gruppe 1 deutlich geringer als in der ungünstigen Gruppe 3
2. ein klinisch deutlich erkennbarer Behandlungserfolg stellte sich innerhalb von 10 Tagen in der Gruppe 1 ein.
Man kann daraus folgern, daß eine hochdosierte Behandlung bei solchen Risikopatienten abgebrochen werden kann, wenn nach 10 Tagen eine klinische Besserung noch nicht erkennbar ist.
Nebenwirkungen (Tab. 3):
die Gesamtkomplikationsrate von 6,5 % sehen wir ebenso wie insbesondere die Letalitätsrate von 2,2 % als bedenklich hoch an. Dabei ist allerdings unser negativ selektiertes Krankengut zu bedenken: hohes Lebensalter, Multimorbidität, fortgeschrittenes und bisher therapieresistentes Gefäß-

leiden mit ungünstiger Prognose. Der relativ hohen Komplikationsrate unserer Behandlung ist auch die wesentlich höhere Letalität der Amputationen unter diesen Bedingungen entgegenzuhalten.
Wir sahen in gleicher Häufigkeit akute, wahrscheinlich thrombotische Gefäßverschlüsse im arteriellen und venösen System, wie Blutungen.
Die Komplikationen zeigten keine sichere Abhänigkeit von der Höhe des initialen Fibrinogenspiegels, der Geschwindigkeit seiner Senkung in den therapeutischen Bereich, noch zu den aktuellen Fibrinogenwerten bei Eintritt der Komplikation.
Zu den Spätergebnissen:
die Patienten der Gruppe 1 und 2, bei denen also eine weitere Progredienz verhindert, bzw. eine Besserung erzielt werden konnte, wurden von uns nachbeobachtet. Von diesen insgesamt 66 Patienten konnten 60 über mindestens 25 Monate verfolgt werden, davon 18 (30 %), die sich ursprünglich im Stadium III und 42 (70 %), die sich initial im Stadium IV befunden hatten. Als harte Endpunkte dieser Nachbeobachtung wählten wir zwei Parameter: nach der ersten stat. Behandlung erfolgte Amputation und Todesfälle. Die kumulative Amputationsrate nimmt ziemlich gleichmäßig über das folgende Jahr zu, so daß nach 14 Monaten bei insgesamt 17 Patienten die Erkrankung weiter progredient war und schließlich zur Amputation führte: bei 6 Kranken, die zunächst ein gutes Frühergebnis gezeigt hatten und – nicht überraschend – überwiegend bei 11 Patienten, bei denen auch initial nur ein Stillstand zu erzielen gewesen war (Abb. 1).

Nahezu deckungsgleich verläuft die Kurve der kumulativen Absterberate und demonstriert damit im wesentlichen die hohe Letalität der Amputationen in diesem negativ selektierten Krankengut. Hier waren am Ende der Beobachtungszeit 20 Patienten verstorben, davon 6 aus der Gruppe 1 (gutes Frühbehandlungsergebnis), aber 14 aus der Gruppe 2. Bei den Verstorbenen aus der Gruppe 1 überwogen als Ursache kardiovaskuläre Erkrankungen (5/6), bei den Verstorbenen der Gruppe 2 überwog die Amputationsletalität (10/14). Hinsichtlich dieser beiden Endpunkte: Amputation und Mortalität bestand weder zwichen den beiden Teilgruppen im Vergleich zum Gesamtkollektiv ein Unterschied, noch hinsichtlich des Alters oder der Risikofaktoren Diabetes mellitus, Hypertonie, Nikotinabusus.

Die letzte Kurve zeigt die kumulative Absterbe- und Amputationsrate, die zeigt, daß am Ende der Beobachtungsperiode nur 16 Patienten ohne Amputation überlebten. Von diesen hatten 12 ursprünglich ein gutes Frühergebnis (Gruppe 1), 4 gehörten der Gruppe 2 an, 10mal hatte vor Behandlung das Stadium IV, 6mal das Stadium III bestanden.

Literatur

(1) Transparenzliste „Periphere arterielle Durchblutungsstörungen"Bundesgesundheitsamt 1983

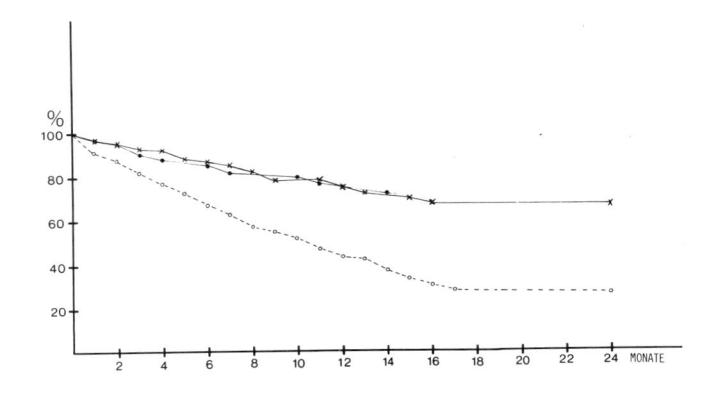

Abb. 1 Spätergebnisse der Defibrinierung (25 Monate)
Amputation
Exitus
Amputation und Exitus

Effekte von Hämodilution und vasoaktiven Pharmaka bei chronischer experimenteller arterieller Verschlußkrankheit

H. Forst*, Y. Fujita**, Th. Weiss, K. Meßmer

Abteilung für Experimentelle Chirurgie, Chirurgisches Zentrum, Universität Heidelberg, Heidelberg, Bundesrepublik Deutschland
* Institut für Anästhesiologie, Klinikum Großhadern, Universität München, München, Bundesrepublik Deutschland
** Stipendiat der Alexander von Humboldt-Stiftung

Die Untersuchung der Wirkung vasoaktiver Substanzen auf die arterielle Verschlußkrankheit (AVK) sollte die Effekte der Therapieverfahren sowohl auf die Kollateralstrombahn als auch auf die Mikrozirkulation und die Sauerstoffversorgung des Skelettmuskels umfassen. An Patienten ist die Prüfung des Verhaltens des Kollateralwiderstandes schwierig, da diese invasive Meßmethoden erforderlich macht. Aus diesem Grunde haben *Sunder-Plassmann* et al. (6) ein Tiermodell entwickelt, das die gleichzeitige Analyse des Gesamtblutflusses, des Kollateralflusses und der Blutverteilung innerhalb einer Extremität zusammen mit der Beurteilung der Sauerstoffversorgung des Skelettmuskels erlaubt.

Methodik

Am rechten Hinterlauf von gemischtrassigen Hunden werden die zuführenden Arterien (A. iliaca ext., A. fem. comm., A. prof. fem., A. fem. cranialis, A. fem. superficialis mit R. muscularis) unterbunden bzw. durchtrennt. Die linke Extremität dient als Kontrolle. Nach 6 Wochen kann angiographisch ein ausgeprägtes Kollateralnetz nachgewiesen werden (6). Zu diesem Zeitpunkt entspricht das experimentell erzeugte Krankheitsbild einer arteriellen Verschlußkrankheit des Stadiums II b nach *Fontaine;* in einer ersten Versuchsserie an 7 Tieren waren zunächst die Wirkung einer limitierten Hämodilution und des vasoaktiven Pharmakons Buflomedil[1] untersucht worden (4, 6).

In einer zweiten Versuchsserie sollte nunmehr im Stadium der chronischen arteriellen Verschlußkrankheit, d. h. zweieinhalb Jahre nach dem operativen Eingriff, zusätzlich zu den Effekten von Buflomedil und Hämodilution die Wirkung von Prostaglandin (PGE$_1$)[2] an 6 Tieren untersucht werden.

Die angiographische Kontrolle des rechten Hinterlaufs zweieinhalb Jahre nach Induktion der AVK ergab ein ausgedehntes Kollateralnetz, welches von der A. iliaca int. gespeist wird; das Empfängersegment bilden aufsteigende Äste der A. poplitea. Der hämodynamische Abschlußversuch wurde in Allgemeinanästhesie (Pentobarbital, Buprenorphin) und unter kontrollierter Beatmung mit einem N_2O/O_2-Gemisch vorgenommen (siehe 1).

Mittels elektromagnetischer Flowmeter wurde kontinuierlich der Fluß in der A. iliaca int. dex. und A. iliaca ext. sin. gemessen; diese beiden Flußwerte geben den Gesamteinstrom in die rechte bzw. linke Extremität an. Ein dritter elektromagnetischer Meßwertaufnehmer wurde zur Messung des Kollateralflusses bzw. des Einstroms in die Wade an der A. poplitea dex. angebracht. Die Prüfung der Hyperämiereaktion beider Extremitäten erfolgte durch

---

[1] Buflomedil®, Deutsche Abbott GmbH
[2] Prostavasin®, Sanol Schwarz GmbH

right   left

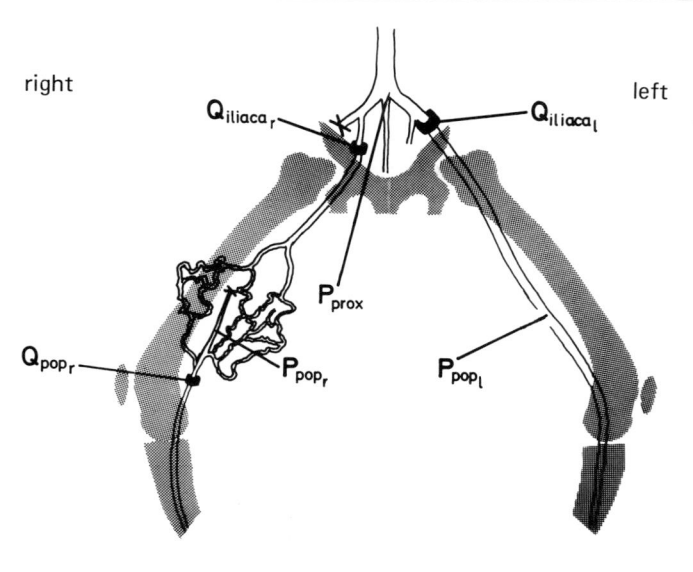

Abb. 1 Schematische Darstellung der Meßanordnung bei experimenteller arterieller Verschlußkrankheit.
$Q_{pop}r$: Kollateralfluß; $Q_{iliaca}r$: Gesamtfluß; $Q_{iliaca}r - Q_{pop}r$: Blutfluß zum Oberschenkel. Die Positionen der Kathederspitzen zur arteriellen Druckmessung sind eingezeichnet.
(aus: Forst et al. 1984)

10minütiges Abklemmen der Aorta abdominalis.
Kontinuierliche Messungen des arteriellen Druckes erfolgten proximal in der Aorta sowie mittels eines Katheters in der rechten hinteren Extremität distal der Ebene der Gefäßverschlüsse, außerdem in der linken A. poplitea (s. Abb. 1). Aus den Druck- und Flußwerten lassen sich die segmentalen Widerstände des Oberschenkels, der Wade und der Kollateralwiderstand berechnen.
Die regionale Durchblutung von Muskulatur und Haut beider Extremitäten wurde mittels radioaktiv markierter Microspheres (Durchmesser 15 µm) und der Referenzmethode bestimmt (5).

Zur Messung des lokalen pO_2 wurden die Oberflächen von M. sartorius und M. gastrocnemius freigelegt und von ihrer Faszie befreit; die mit der Platinmehrdrahtelektrode nach *Kessler* und *Lübbers* (2, 3) registrierten Werte wurden in Form von pO_2-Histogrammen dargestellt.

Ergebnisse

6 Wochen nach dem operativen Eingriff war aufgrund der Gehstrecke, Ruhedurchblutung, Hyperämieantwort sowie der inhomogenen pO_2-Verteilung auf den untersuchten Muskeln eine Einordnung der AVK dieser Tiere in das Stadium II b nach *Fontaine* vorzunehmen (4, 6). Bestand

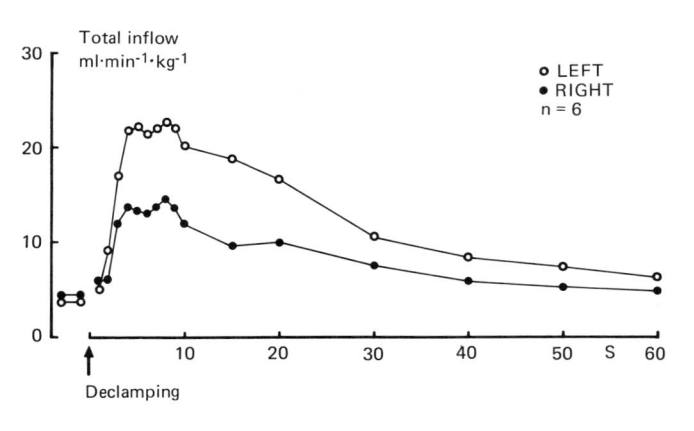

Abb. 2 Mittelwerte des Gesamtflusses in rechte (erkrankte) und linke (Kontroll-) Extremität unmittelbar vor 10minütigem Abklemmen der Aorta abdominalis und nach Wiedereröffnung (6 Tiere).
(aus: Forst et al. 1984)

die arterielle Verschlußkrankheit zweieinhalb Jahre, so fand sich aufgrund des körperlichen Trainings eine deutliche Besserung des Schweregrades der Erkrankung. Während 6 Wochen nach Gefäßverschluß das Summenhistogramm eine massive Linksverschiebung mit 25 % aller pO_2-Werte im Bereich von 0−5 mmHg aufwies, fanden sich bei der chronischen AVK homogenere pO_2-Verteilungskurven, allerdings lagen noch immer 8 % aller Werte im hypoxisch-anoxischen Bereich. Die Hyperämieantwort war im Vergleich zur gesunden Kontrollextremität jedoch weiterhin signifikant erniedrigt (Abb. 2).

Buflomedil

Nach Bolusinjektion von 3 mg x kg^{-1} x min^{-1} Buflomedil in die Aorta abdominalis nahm die Kollateraldurchblutung deutlich zu, während die kontinuierliche Infusion von Buflomedil (6 mg x kg^{-1} über 90 min) ohne Wirkung auf den Gesamt- und den Kollateralfluß blieb; die Analyse der regionalen Blutverteilung mittels 15 µ Microspheres ließ keine systematische Änderung der Durchblutung einzelner Ober- bzw. Unterschenkelmuskeln erkennen. Dagegen war am Ende der Infusion die lokale Sauerstoffversorgung des Skelettmuskels deutlich verbessert: der mittlere pO_2 stieg von 20.4 auf 30.6 mmHg, während die Werte in der niedrigsten pO_2-Klasse von 7.9 auf 1.7 % abgefallen waren (Abb. 4).

Prostaglandin E_1

Die Bolusinjektion von Prostaglandin E_1 führte zu einem langsameren Anstieg des Kollateralflusses; im Gegensatz zu Buflomedil hatte die kontinuierliche Infusion von PGE_1 in der Dosierung von 2−4 ng x kg^{-1} x min^{-1} während 90 min einen Anstieg des Gesamtblutflusses in beide Extremitäten zur Folge. Am Ende der Prostaglandin-Infusion fand sich eine verbesserte Gewebeoxygenierung, kenntlich an der Rechtsverschiebung der Histogramme zu höheren pO_2-Werten (Abb. 4). Da eine vergleichbare Steigerung des lokalen Gewebe-pO_2 nach Prostaglandin-Infusion − im Gegensatz zur Infusion von Buflomedil − nur bei Anhebung des gesamten Blutflusses erzielt wurde, muß ein unterschiedlicher Wirkungsmechanismus beider Pharmaka auf die Makro- und Mikrozirkulation in der untersuchten Extremität angenommen werden.

Hämodilution

Die Hämodilution wurde durch Austausch von 20 ml/kg Vollblut gegen 25 ml/kg 6 % Dextran 60* durchgeführt. Die Senkung des Hämatokrit von 39 % auf 26 % bewirkte eine Zunahme des Gesamtflusses in beide Extremitäten; der Kollateralfluß stieg parallel mit dem Herz-Zeit-Volumen

---

* Macrodex 6 %, Knoll AG

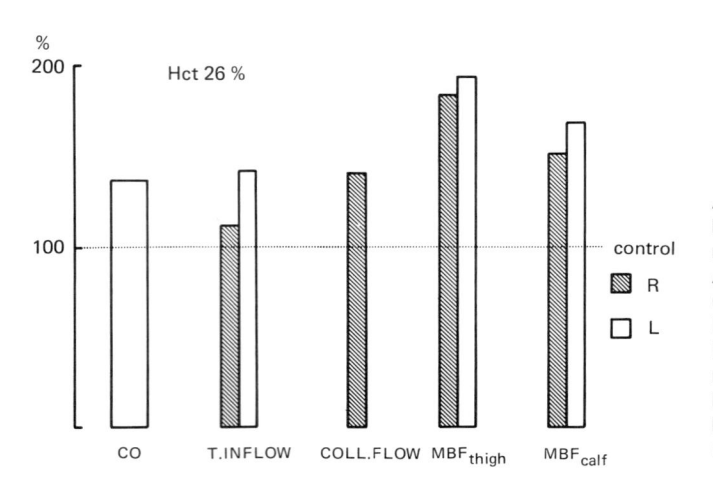

Abb. 3 Wirkung der Hämodilution (Mittelwerte von 6 Tieren, Änderungen in % des Ausgangswertes).
CO: Herz-Zeit-Volumen; T. INFLOW: Gesamtfluß; COLL. FLOW: Kollateralfluß; MBF$_{thigh}$: regionaler Blutfluß Oberschenkelmuskulatur; MBF$_{calf}$: regionaler Blutfluß Wadenmuskulatur.
(aus: Forst et al. 1984)

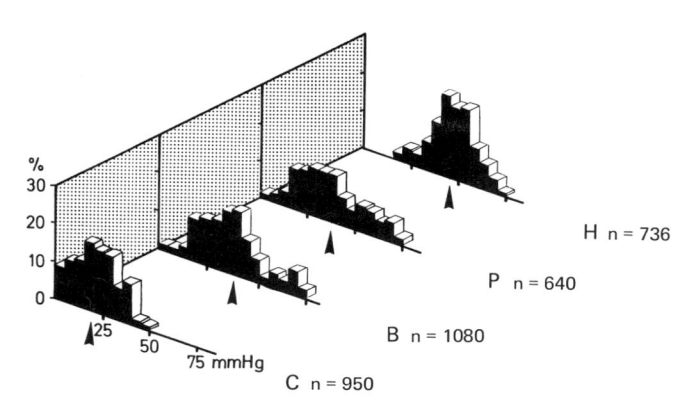

Abb. 4 pO$_2$-Summenhistogramme (Oberschenkelmuskulatur, 6 Hunde, 640 – 1080 Einzelmeßwerte). C: Kontrollbedingungen; B: Buflomedil-Infusion in die A. abdominalis (6 mg x kg^{-1} über 90 min); P: PGE$_1$ (2 – 4 ng x kg^{-1} x min^{-1} über 90 min); H: Hämodilution mit Dextran 60, Hkt 26 %. Die Pfeile bezeichnen die arithmetischen Mittelwerte des pO$_2$. (aus: Forst et al. 1984)

an; außerdem wurde die regionale Durchblutung in Ober- und Unterschenkel beider Extremitäten erhöht (Abb. 3). Die bereits früher beobachtete Verbesserung der lokalen Sauerstoffversorgung nach Hämodilution (4) konnte auch bei chronischer arterieller Verschlußkrankheit bestätigt werden. Abb. 4 zeigt ein homogenes, massiv nach rechts verschobenes pO$_2$-Histogramm; Werte in hypoxisch/anoxischen Bereich fehlen, der pO$_2$-Mittelwert beträgt 45 mmHg. Damit wird bestätigt, daß Hämodilution trotz Abnahme des Sauerstoffgehaltes aufgrund der Steigerung der lokalen Sauerstofftransportkapazität zu einer Verbesserung der Versorgung des Gewebes mit Sauerstoff führen kann.

Zusammenfassung

Am Tiermodell einer langdauernden arteriellen Verschlußkrankheit konnte sowohl durch Infusion von Buflomedil als auch von Prostaglandin E$_1$ eine Verbesserung der lokalen Sauerstoffversorgung des Skelettmuskels erzielt werden. Während dieser Effekt nach Buflomedil bei unverändertem Gesamtzufluß zu den Extremitäten beobachtet wurde, verbesserte PGE$_1$ den lokalen Gewebe-pO$_2$ nur in Verbinding mit einer Anhebung des gesamten Blutflusses. Sofern ein Anstieg der Gesamtdurchblutung nicht möglich ist (Stadium III und IV nach *Fontaine*), könnte daher PGE$_1$ in der gewählten Dosierung bezüglich der Gewebeoxygenierung unwirksam bleiben.

Die Tatsache, daß Buflomedil eine Verbesserung der Sauerstoffversorgung bewirkt, ohne daß gleichzeitig die Gesamtdurchblutung und die regionale Durchblutung ansteigen, weist darauf hin, daß diese Substanz eine Umverteilung der Perfusion innerhalb der Mikrozirkulation mit Homogenisierung der Gewebeversorgung bewirkt, deren Mechanismus bislang jedoch nicht bekannt ist.

Die auch am Modell der chronischen AVK durch Hämodilution erzielte Steigerung der Durchblutung der Kollateral- und der nutritiven Gefäße läßt die limitierte Hämodilution erneut als die wirkungsvollste Maßnahme zur Verbesserung der Sauerstoffversorgung des Gewebes bei arterieller Verschlußkrankheit erkennen. Der Effekt der Hämodilution beruht dabei auf einer Verbesserung sowohl der Fließbedingungen als auch der Fließeigenschaften (Fluidität) des Blutes.

Literatur

(1) Forst H., Y. Fujita, J. Racenberg, U.B. Brückner, Th. Weiss, L. Sunder-Plassmann, K. Meßmer: Skelettmuskeldurchblutung bei arterieller Verschlußkrankheit: Wirkung verschiedener Therapieverfahren. In (Hammersen F., Meßmer K., Hrsg.): Die Mikrozirkulation des Skelettmuskels, Karger 1984.

(2) Kessler, M., W.A. Grunewald: Possibilities of measuring oxygen pressure fields in tissue by multiwire platinum electrodes. Prog. Resp. 3: (1969) 147 – 152

(3) Lübbers, D.W.:The meaning of the tissue oxygen distribution curve and its measurement by means of Pt electrodes. Prog. Resp. Res. 3: (1969) 112 – 123

(4) Meßmer, K., L. Sunder-Plassmann, F. von Hesler, B. Endrich: Hemodilution in peripheral occlusive disease: A hemorheological approach. Clin. Hemorheology 2: (1982) 721 – 731

(5) Schosser, R., K.E. Arfors, K. Messmer: MIC-II – A program for the determination of cardiac output, arterio-venous shunt and regional blood flow using the radioactive microsphere method. Comput. Prog. Biomed. 9: (1979) 19 – 38

(6) Sunder-Plassmann L.: Verbesserung der Mikrozirkulation und Kollateralstrombahn bei arterieller Verschlußkrankheit. Experimentelle und klinische Untersuchungen. Habilitationsschrift, Medizinische Fakultät, Universität München (1981).

Vergleichende Untersuchung zur klinischen Wirksamkeit von Dextran 40 und HAES 40 – Lösungen als Volumenersatzmittel bei isovolämischer Hämodilutionstherapie über sechzehn Tage

H. Kiesewetter, J. Blume[1], H. Radtke, F. Jung, M. Gerhards[1], B. Bulling[1], R.P. Franke[2]

Abteilung Haemostaseologie und Transfusionsmedizin der Universitätskliniken des Saarlandes, Homburg, Bundesrepublik Deutschland
[1] Zentrum für Gefäß- und Kreislauferkrankungen, Aachen, Bundesrepublik Deutschland
[2] Abteilung Pathologie der med. Fakultät der RWTH Aachen, Aachen, Bundesrepublik Deutschland

Einleitung

Bei Patienten mit peripherer arterieller Verschlußkrankheit im Stadium II bis IV nach Fontaine ist häufig die isovolämische Hämodilutionstherapie als Dauermedikation oder als Vor- bzw. Nachbehandlung bei einer Gefäßoperation oder einer Fibrinolysetherapie ein geeignetes Mittel. Häufig leiden die betroffenen Patienten an einer Hämatokriterhöhung. Doch bereits der für den Gesunden normale Hämatokrit stellt für diese Patientengruppe eine Belastung dar. So konnte in der *Framingham*-Studie gezeigt werden, daß der Hämatokritwert einen Risikofaktor für die Gefäßerkrankung darstellt (4).
Dextran 40 Lösungen sind seit einiger Zeit in der klinischen Routine als Volumenersatzmittel bei der iso- und hypervolämischen Hämodilutionstherpaie eingeführt (2, 10). *Messmer* und *Jesch* (9) sind der Ansicht, daß kleinmolekulare Hydroxyäthylstärkelösungen als Volumenersatz gerade bei einer langfristigen Behandlung ungeeignet sind. Es stehen jedoch Untersuchungen aus, die den klinischen Einsatz bei der isovolämischen Hämodilution über Tage prüfen. Im Rahmen der hier vorliegenden Untersuchung wurden die klinische Wirksamkeit und Verbesserungen der Fließeigenschaften des Blutes bei Patienten mit Claudicatio intermittens durch isovolämische Hämodilution und Volumenersatz mit niedermolekularer Hydroxyäthylstärke im Vergleich zu niedermolekularer Dextranlösung überprüft.

Patienten

Die Untersuchungen wurden an zwei Kollektiven mit jeweils 10 Patienten durchgeführt, deren schmerzfreie Gehstrecke unterhalb von 300 m lagen. Beide Patientenkollektive wurden nach Krankheitsstadien in jeweils 2 Gruppen unterteilt:
1. peripherer Druck zwischen 100 mmHg und 90 % des systemisch-systolischen Drucks am zugehörigen Oberarm,
2. peripherer Druck zwichen 50 mmHg und 100 mmHg.
Nach dieser Gruppeneinteilung gehörten zur Gruppe 1 in jedem Kollektiv vier Patienten betreffend die untere Extremität links, die anderen sechs Patienten mußten der Gruppe 2 zugeteilt werden. Bezüglich der rechten unteren Extremität mußten vom ersten Kollektiv acht Patienten der Gruppe 1 und zwei Patienten der Gruppe 2 und vom zweiten Kollektiv sieben Patienten der Gruppe 1 und drei Patienten der Gruppe 2 zugeordnet werden.
Die Verteilung der Risikofaktoren für beide Kollektive sind Tab. 1 zu entnehmen.

Tab. 1 Risikofaktoren

	Expafusin-Gruppe	Rheofusin-Gruppe
Hypertonie	6	4
Diabetes mell.	5	3
Nikotinabusus	3	7
Hypercholesterinämie	2	–

Bei den Patienten in der Gruppe 2 lagen Mehretagenverschlüsse vor, die entweder inoperabel waren oder vor einem gefäßchirurgischen Eingriff konservativ vorbehandelt werden sollten. Bei den Patienten in der Gruppe 1 der hier vorgenommenen Definition, lagen Einetagenverschlüsse oder Mikrozirkulationsstörungen vor, deren Progredienz beobachtet werden sollte. Die Geschlechtsverteilung und die Altersverteilung für beide Patientenkollektive ist Tab. 2 zu entnehmen.

Tab. 2 Geschlechts- und Altersverteilung

	Expafusion-Gruppe	Rheofusion-Gruppe
Männer	7	6
Alter	50–73	41–69
Frauen	3	4
Alter	44–74	46–69

Die Begleitmedikation beeinflußte die hämorheologischen Parameter nicht.

Therapie und Meßmethoden

Bei allen Patienten wurde eine kombinierte iso- und hypervolämische Hämodilutionstherapie vorgenommen. Hierzu wurden bei der isovolämischen Dilution in einer Sitzung zwischen 200 und 300 ml Vollblut entnommen, die Zellen nach Zentrifugation verworfen und das autologe Plasma reinfundiert. Das Zellvolumen wurde für das erste Kollektiv durch eine niedermolekulare Hydroxyäthylstärkelösung und für das zweite Kollektiv durch eine niedermolekulare Dextranlösung ersetzt. Zwischen diesen Sitzungen wurde auch hypervolämisch 500 ml Hydroxyläthylstärke bzw. Dextranlösung infundiert. Diese Therapie wurde solange wiederholt, bis sich ein Hämatokritwert von 40 % einstellte.
Vor der Hämodilutionsbehandlung wurde bei allen Patienten eine dreiwöchige intensive Therapierung vorgenommen. Keiner der Patienten litt an einer dekompensierten Herzerkrankung, einer Niereninsuffizienz oder einer schweren hämorrhagischen Diathese.
Die rheologischen Meßparameter, die Methoden und die Normalwerte sind in Tab. 3 zusammengestellt.
Die statistischen Erhebungen und Berechnungen der Signifikanzniveaus wurden mit dem Paardifferenzen-Test nach Wilcoxon ermittelt.

Ergebnisse

Die Gehstrecke und die hämorheologischen Parameter sind in Tab. 4 dargestellt.
Die Gehstrecke nahm durch die Hämodilutionsbehandlung bei Infusion von Expafusin im Mittel um 8 % zu. Die Zunahme

Tab. 3 Meßparameter und Normwerte

Meßparameter	Meßmethode	Normwert
Fließschubspannung	Erythrozyten-Stase-Meßgerät (5)	0 mPa
Erythrozyten-Aggregations-Index	Mini-Erythrozyten-Aggregometer (7)	< 20
Erythrozyten-Verformbarkeits-Index	Selektierendes Erythrozyten-Rigidometer (11)	< 1,1
Hämatokritwert	Impedanz-Hämatokrit-Meßgerät (6)	m < 47 % w < 43 %
Plasmavikosität	Kapillarschlauch-Plasmaviskosimeter (3)	< 1,35 mPas
Gehstrecke	Laufband	uneingeschränkt

Tab. 4 Gehstrecke und hämorheologische Parameter vor und nach Hämodilutionstherapie

Expafusion-Gruppe	vor Behandlung	nach Behandlung
Gehstrecke (m)	155,6 ± 72,5	168,4 ± 66,4
Fließschubspannung (mPa)	0,21 ± 0,11	0,03 ± 0,07
Standardisierte Erythro-zyten-Aggregationsindex (–)	22,0 ± 2,3	17,9 ± 1,3
Standardisierter Erythro-zytenverformbarkeitsindex (–)	0,91 ± 0,09	0,94 ± 0,06
Plasmaviskosität (mPas)	1,35 ± 0,06	1,28 ± 0,05
Hämatokrit (%)	49,4 ± 1,3	39,4 ± 0,5
Rheofusion-Gruppe	**vor Behandlung**	**nach Behandlung**
Gehstrecke (m)	196,6 ± 82,3	209,8 ± 86,5
Fließschubspannung (mPa)	0,18 ± 0,12	0,05 ± 0,08
Standardisierte Erythro-zyten-Aggregationsindex (–)	20,7 ± 3,2	19,0 ± 2,3
Standardisierter Erythro-zytenverformbarkeitsindex (–)	0,88 ± 0,07	0,97 ± 0,09
Plasmaviskosität (mPas)	1,32 ± 0,03	1,31 ± 0,04
Hämatokrit (%)	49,9 ± 2,0	39,6 ± 0,5

war signifikant mit $p < 1\%$. Bei einer Infusionsbehandlung mit Rheofusin betrug die Gehstreckenzunahme nur knapp 7% ebenfalls mit $p < 1\%$.
Die rheologischen Daten weisen interessante Tendenzen auf. Die Fließfähigkeit des Blutes, quantifiziert durch die Fließschubspannung, wird durch beide Infusionslösungen signifikant verbessert, da die Fließschubspannung abnimmt. In dem Patientenkollektiv, welches mit Expafusin behandelt wurde, wiesen 80% der Patienten nach der Behandlung eine komplett normalisierte Fließfähigkeit des Blutes auf, während bei den Patienten, die mit Rheofusin behandelt waren, nur 70% keine Einschränkungen der Fließfähigkeit des Blutes aufwiesen. Die mittlere Abnahme der Fließschubspannung betrug bei den Patienten, die mit Expafusin behandelt waren, 85% ($p < 5\%$). Die mittlere Abnahme der Fließschubspannung bei den Patienten, die mit Rheofusin behandelt waren, betrug nur 73%. Die Abnahme der Erythrozytenrigidität betrug bei den mit Expafusin behandelten Patienten im Mittel nur 2,5%. Diese Zunahme der Verformbarkeit war nicht signifikant. Dagegen war die Zunahme der Verformbarkeit bei der Gabe von Rheofusin im Mittel 10,5%. Diese Zunahme war signifikant mit $p < 5\%$.
Die Erythrozytenaggregation nahm durch die Gabe von Expafusin im Mittel um 19% ab. Diese Abnahme war signifikant mit $p < 1\%$. Die Abnahme der Erythrozytenaggregation durch die Gabe von Rheofusin betrug im Mittel nur 8% und war signifikant mit $p < 5\%$.
Die Plasmaviskosität nahm durch die Gabe von Expafusin im Mittel um gut 5% ab. Diese Abnahme war signifikant mit $p < 1\%$. Die Abnahme der Plasmaviskosität durch Rheofusin betrug im Mittel dagegen nur 1,5%.

Diskussion

Es zeigt sich, daß bei beiden Kollektiven die klinische Verbesserung nahezu gleich war. Es konnte eine geringfügig bessere Situation nach der kombinierten iso- und hypervolämischen Hämodilutionstherapie mit kleinmolekularer Hydroxyäthylstärke beobachtet werden. Obwohl die Volumenwirkung von Hydroxyäthylstärke deutlich kleiner ist als die von kleinmolekularer Dextranlösung, ist der Langzeiteffekt trotzdem – wie gezeigt – etwas günstiger. Auch die Zahl der erforderlichen Dilutionen unterschied sich unwesentlich (60 Dilutionen mit kleinmolekularer Hydroxyäthylstärke, davon 30 hypervolämisch für n = 10 Patienten; 64 Dilutionen mit kleinmolekularem Dextran, davon 34 hypervolämisch). Bei der Langzeittherapierung spielt demnach weniger der Volumeneffekt, als die Herabsetzung der Plasmaviskosität durch Verdünnung der großmolekularen Eiweiße eine Rolle. Dies zeigt sich ganz besonders an der Erythrozytenaggregation, die durch kleinmolekulare Hydroxyäthylstärke mehr als doppelt so stark reduziert wird, wie durch kleinmolekulares Dextran. Die deutliche Reduzierung der Erythrozytenaggregation konnten auch Ehrly (1) und Landgraf (8) nachweisen. Bei der Infusion von kleinmolekularem Dextran fällt in den ersten 36 Stunden sogar ein Anstieg der Erythrozytenaggregation auf.

Die Fließfähigkeit des Blutes nahm durch die Infusion der beiden kolloidalen Plasmaersatzstoffe gleichwertig zu. Bei der Gabe von Hydroxyäthylstärke war dies im wesentlichen auf eine Abnahme der Erythrozytenaggregation und der Plasmaviskosität zurückzuführen, während bei Dextrangabe die Erythrozytenrigidität in gleichem Maße abnahm wie die Erythrozytenaggregation, während die Plasmaviskosität nahezu konstant blieb.

Zusammenfassend läßt sich feststellen, daß die Gabe von kleinmolekularer Hydroxyäthylstärke bei einer kombinierten iso- und hypervolämischen Infusionstherapie gegenüber der Gabe von Dextran etwas vorteilhafter ist. Jedoch sollte dies in randomisierten Doppelblindstudien erhärtet werden.

Literatur

(1) Ehrly, A.M.; H. Landgraf, K. Säger-Lorenz, S. Hasse: Verbesserung der Fließeigenschaften des Blutes nach Infusion von niedermolekularer Hydroxyäthylstärke bei gesunden Probanden. Infusionstherapie 6, (1979) 331–336

(2) Gottstein U.: Hämodilutionstherapie arterieller Durchblutungsstörungen, Therapiewoche 29, (1979) 7400–7408

(3) Jung, F.; H.G. Roggenkamp; H. Kiesewetter: Das Kapillarschlauch-Plasmaviskosimeter. Ein neues Meßgerät zur Quantifizierung der Blutplasmaviskosität. Biomed. Tech. 28, (1983) 249–252

(4) Kannel, W.B.; T. Gordon; P.A. Wolf; P. McNamara: Haemoglobin and the risk of cerebral infarction: The Framingham study. Stroke 3, (1972) 490

(5) Kiesewetter, H.; H. Radtke; F. Jung; H. Schmid-Schönbein; G. Wortberg: Determination of yield point: Methods and review. Biorheology 19, (1982) 363–374

(6) Kiesewetter, H.; H. Lazar; H. Radtke; W. Thielen: Hämatokritbestimmung durch Impedanzmessung. Biomed. Tech. 27, (1982) 171–175

(7) Kiesewetter, H.; H. Radtke; R. Schneider; K. Mussler; A. Scheffler; H. Schmid-Schönbein: Das Mini-Erythrozyten-Aggregometer: Ein neues Gerät zur schnellen Quantifizierung des Ausmaßes der Erythrozytenaggregation. Biomed. Tech. 27, (1982) 209–213

(8) Landgraf, H.; C. Ruppel; K. Säger-Lorenz; C. Vogel; A.M. Ehrly: Verbesserung der Fließeigenschaften des Blutes von Patienten durch niedermolekulare Hydroxyäthylstärke. Infusionstherapie 9, (1982) 202–206

(9) Messmer, K.; V. Jesch: Volumenersatz und Hämodilution durch Hydroxyäthylstärke. Infusionstherapie 5, (1978) 169–177

(10) Rieger, H.: Induzierte Blutverdünnung (Hämodilution) als neues Konzept in der Therapie peripherer Durchblutungsstörungen. Internist 23, (1982) 375–382

(11) Roggenkamp, H.G.; F. Jung; H. Kiesewetter: Ein Gerät zur elektrischen Messung der Verformbarkeit von Erythrozyten. Biomed. Tech. 28, (1982) 100–104

Die Hämatokritabhängigkeit der arteriellen Durchblutung in kritischen Kreislaufsituationen

G. Rudofsky, P. Meyer

Zentrum für Prävention degenerativer Gefäßerkrankungen Ulm, e. V. und dem Bundeswehrkrankenhaus Ulm, Innere Abteilung, Bundesrepublik Deutschland

Die Abhängigkeit der scheinbaren Vollblutviskosität von der Höhe des Hämatokrits, vor allem bei niedrigen Schergraden, ist eine seit langem bekannte Tatsache. Empirischen, klinischen und experimentellen Beobachtungen zufolge scheint dies auch in vivo zuzutreffen. Einer der ersten Hinweise, daß die Extremitätendurchblutung von der Höhe des Hämatokrits beeinflußt wird, stammt von Bollinger (1969) (2). Er konnte zeigen, daß die Ruhedurchblutung bei niedrigen Hämatokritwerten höher ist und mit ansteigenden Hämatokrit abnimmt.

In den letzten Jahren wurde die therapeutische Bedeutung der kontrollierten Hämatokritsenkung in der Therapie zerebraler und inoperabler peripherer arterieller Ver-

Tab. 1a Zusammenfassung der Ergebnisse bei einer Hämodilutionstherapie mit insgesamt 122 Patienten im Stadium III u. IV nach Fontaine und kombinierten Oberschenkelverschlüssen. Im oberen Teil die erfolgreichen Verläufe, im unteren Teil Patienten, bei denen Oberschenkelamputationen notwendig wurden.
Tab. 1a Synopsis of the clinical and hemodynamic effects of IHD in 122 patients with chronic arterial insufficiency

Status before treatment	Status after treatment
Succesful treatment (n = 96)	
80 resting pair,	96 intermittent claudication
16 gangrene	12 toe amputation
Hct 47 ± 2 %	Hct 37 ± 2 %
Reactive hyperemia (pf: ml/100 ml · min; tpf: sec)	
Calf pf 5,3 ± 1,1	7,2 ± 0,12 (p < 0,0005)
tpf 70,5 ± 7,1	54,9 ± 15,9 (p < 0,0005)
Foot pf 2,2 ± 0,2	3,5 ± 0,21 (p < 0,0005)
tpf 151,3 ± 15,4	112,6 ± 19,1 (p < 0,0005)
Poststenotic pressure; mm Hg	
51,5 ± 7,7	86,4 ± 9,7
Unsuccesful treatment (n = 26)	
7 resting pain	26 thigh-level amputation
19 gangrene	
Hct 46 ± 4 %	Hct 38 ± 1 %
Reactive hyperemia (pf: ml/100 ml · min; tpf: sec)	
Calf pf 4,9 ± 0,3	5,5 ± 0,4 (p < 0,0005)
tpf 83,3 ± 1,3	72,7 ± 12,7 (p < 0,0005)
Foot pf 2,3 ± 0,8	2,1 ± 0,4 (p < 0,025)
tpf 155,9 ± 21,1	139,2 ± 16,8 (p < 0,0025)
Poststenotic pressure: mm Hg	
45,4 ± 7,9	48,6 ± 8,0

schlüsse abgesichert (3, 9, 10). Vor allem die isovolämische Hämodilution, Aderlaß und gleichzeitige Volumensubtitution, hat sich in der Therapie schwerster arterieller Durchblutungsstörungen bewährt. So war z. B. bei einem von uns untersuchten Patientengut mit Zweietagenverschluß (Arteria femoralis und Unterschenkelarterien) im Stadium III und IV nach Fontaine, also bei Ruheschmerz oder Gangrän, in noch 70 % ein Gliedmaßenerhalt möglich (Tab. 1) (10, 12). Die deutlichsten hämodynamischen Verbesserungen können dabei im Bereich des Fußes erzielt werden. Mit der Zunahme der Anzahl von Verschlußlokalisationen sinkt natürlich die Erfolgsrate dieses Verfahrens.

Eine Hämatokritsenkung auf 35 – 37 % scheint ausreichend zu sein, um wirkungsvolle hämodynamische Effekte zu erzielen. Eine Verschlechterung der kardialen Situation bei gleichzeitiger koronarer Herzkrankheit ist, wie Langzeitarrythmiekontrollen zeigen, dabei nicht zu befürchten.

Tab. 2 Einmalige isovolämische Hämodilution bei 2 Patienten mit zunächst 500 ml Aderlaß und anschließender Infusion von 500 ml niedermolekularen Dextran. Es findet sich eine deutliche Verschlechterung der reaktiven Hyperämie (pf, tpf) die auch durch Volumensubstitution nicht mehr korrigiert werden kann.

IHD, LDD (reactive hyperemia calf)

0		500 ml bleeding		500 ml LDD	
pf	tpf	pf	tpf	pf	tpf
10.00	97	6.06	89	4.85	64
5.15	47	3.70	60	5.06	50

pf: ml/100 ml tissue X min
tpf: s

Nur bei weiterer Absenkung auf 30 % muß mit kardialen Nebenwirkungen gerechnet werden (12).

Ferner scheint es wichtig, hypovolämische Situationen bei dieser Therapieform zu vermeiden. Bei zwei unserer Patienten kam es bei hintereinander durchgeführtem Aderlaß und anschließenden Volumenersatz zu langanhaltenden weiteren Durchblutungsverschlechterungen (Tab. 2). Aber auch perioperativ kommt der Hämatokritführung, wie die wenigen hierzu vorliegenden Studien und auch eigene Beobachtungen zeigen, eine große Bedeutung zu (1, 3, 5, 7, 8, 11). Wir haben hämorheologische Untersuchungen bei bisher 3 verschiedenen Operationsverfahren an insgesamt 153 Patienten durchgeführt. Es zeigte sich, daß bei genügend hoher Volumen- und Flüssigkeitssubstitution von 3000 bis 4000 ml/d die Vollblutviskosität und der Hämatokrit abfällt. Gleichzeitig kommt es insbesondere bei Patienten mit gleichzeitiger arterieller Verschlußkrankheit zu einer Durchblutungsverbesserung in den minderdurchbluteten Arealen (Abb. 1a, b) (Tab. 3). Gegenläufig dazu verhalten sich die Erythrozytenaggregation, Plasmaviskosität, Fibrinogen und Fibrinogenspaltprodukte. In Einzelfällen kann das Fibrinogen bis zu 1,6g/l ansteigen. Gerinnungsparameter zeigen divergente Verläufe. Als interessantester Befund sei ein deutlicher Abfall des Antithrombin III auf im Mittel unter 80 % erwähnt (Abb. 2) (7).

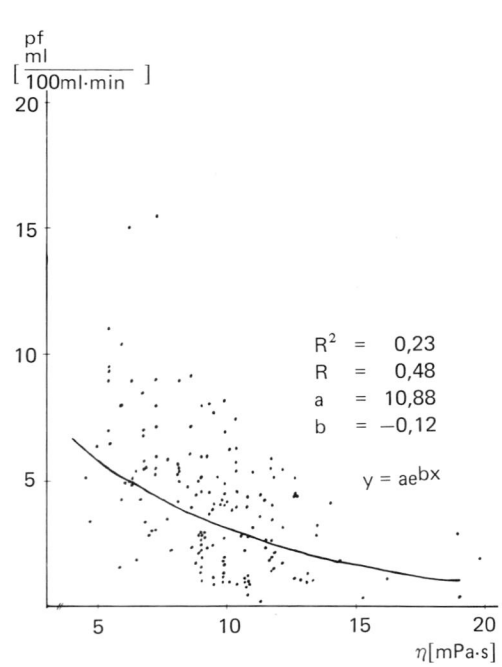

Abb. 1a Arterieller Spitzenfluß (peak-flow) über der Wade nach 3minütiger Ischämie bei Verschlußkranken in Korrelation zur Vollblutviskosität (3s[1]).

$R^2 = 0{,}23$
$R = 0{,}48$
$a = 10{,}88$
$b = -0{,}12$
$y = ae^{bx}$

Hämatokritabhängigkeit der arteriellen Durchblutung

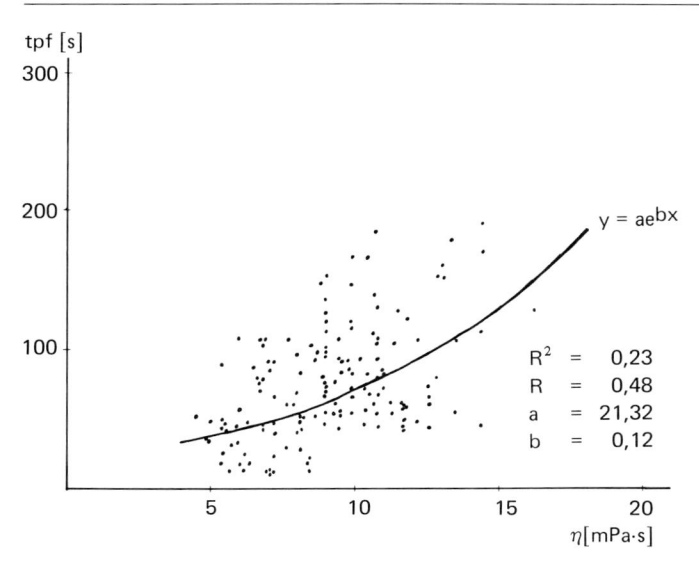

$y = ae^{bx}$

$R^2 = 0{,}23$
$R = 0{,}48$
$a = 21{,}32$
$b = 0{,}12$

Abb. 1b Erscheinungszeit des maximalen Spitzenflusses (time-to-peak-flow) über der Wade nach 3minütiger Ischämie in Korrelation zur Vollblutviskosität ($3s^{-1}$).

Tab. 3 Postoperativer Verlauf verschiedener hämorheologischer und hämodynamischer Parameter bei 52 Patienten mit arterieller Verschlußkrankheit nach Korrektur einer Stenose der Arteria iliaca und femoralis profunda sowie anschließender Sympathektomie (Triaden-Operation nach *Vollmar*) und Belassung des langen Verschlusses der Arteria femoralis superficialis.

		0	1	3	5	8	10	14	Tage
Hämatokrit		42.0 ± 1.9	36.0 ± 0.9	35.6 ± 1.2	36.8 ± 1.1	35.7 ± 0.9	36.4 ± 0.9	37.3 ± 1.2	%
Fibrinogen		4.4 ± 0.4	3.3 ± 0.3	7.9 ± 0.6	7.1 ± 1.0	5.1 ± 0.6	4.8 ± 0.4	4.7 ± 0.6	g/l
Thrombozyten		279 ± 27	176 ± 29	181 ± 31	265 ± 32	350 ± 39	405 ± 142	460 ± 156	$\times 10^9$/l
scheinb. Vollblut viskosität Hk nativ	$3s^{-1}$	11.9 ± 1.1	8.2 ± 0.6	9.2 ± 0.7	9.7 ± 0.6	8.9 ± 0.6	9.5 ± 0.6	9.8 ± 0.6	
	$30s^{-1}$	5.4 ± 0,4	4.2 ± 0.2	4.4 ± 0.3	4.4 ± 0.2	4.2 ± 0.2	4.6 ± 0.2	4.7 ± 0.2	
	$300s^{-1}$	3.9 ± 0.2	3.2 ± 0.1	3.4 ± 0.1	3.4 ± 0.1	3.3 ± 0.1	3.4 ± 0.1	3.5 ± 0.1	mPas
Mk 45 %	$3s^{-1}$	12.8 ± 0.2	11.8 ± 0.3	12.8 ± 0.4	13.5 ± 0.4	12.8 ± 0.3	13.4 ± 0.4	13.5 ± 0.4	
	$30s^{-1}$	6.0 ± 0.1	5.5 ± 0.1	5.9 ± 0.2	6.3 ± 0.2	6.0 ± 0.2	6.3 ± 0.1	6.3 ± 0.2	
Plasmaviskos.		1.45 ± 0.1	1.32 ± 0.1	1.45 ± 0.1	1.50 ± 0.1	1.45 ± 0.1	1.49 ± 0.1	1.50 ± 0.1	mPas
tpf (Wade)		60.6 ± 11.2	41.2 ± 9.5	27.8 ± 4.4	32.2 ± 6.0	35.8 ± 8.2	36.9 ± 6.4	34.0 ± 4.5	s
pf (Wade)		6.4 ± 1.0	8.6 ± 2.0	9.1 ± 1.6	6.9 ± 0.9	8.6 ± 1.6	7.3 ± 1.0	8.2 ± 1.3	$\frac{ml}{100\,ml}\cdot min$
tpf (Fuß)		123.3 ± 23.7	91.3 ± 14.9	68.4 ± 12.3	62.6 ± 8.6	74.9 ± 11.2	92.0 ± 22.1	92.0 ± 21.0	s
pf (Fuß)		2.2 ± 0.5	5.6 ± 1.7	6.1 ± 1.4	5.3 ± 1.1	4.5 ± 1.3	4.1 ± 1.2	4.3 ± 1.2	$\frac{ml}{100\,ml}\cdot min$
Na^+		140 ± 0.3	140 ± 0.9	138 ± 0.6	139 ± 0.9	139 ± 1.4	138 ± 0.9	136 ± 0.9	mmol/l
K^+		4.2 ± 0.1	4.2 ± 0.1	3.9 ± 0.1	3.9 ± 0.1	4.1 ± 0.1	4.1 ± 0.1	4.2 ± 0.1	mmol/l
Osmol.		293 ± 2.3	289 ± 1.7	289 ± 2.0	294 ± 3.2	290 ± 1.7	291 ± 2.3	290 ± 00.9	mosmol/l

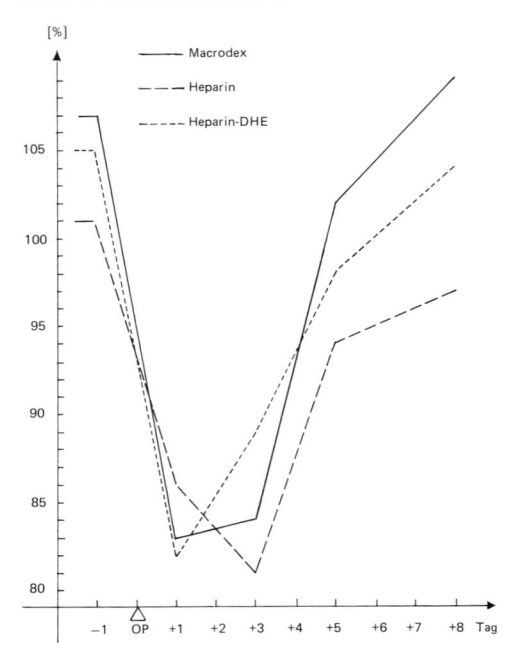

Abb. 2 Antithrombin III Mittelwertverlauf bei 36 Patienten nach hüftchirurgischen Eingriffen (totale Endroprothesen).

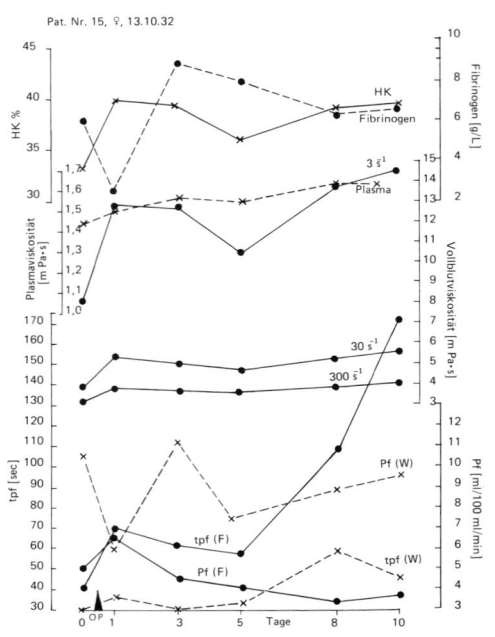

Abb. 3 Verlauf hämorheologischer und hämodynamischer Parameter bei einer Patientin nach Triaden-Operation (s.a.Tab. 2). Deutliche Verschlechterung der Durchblutung bei Hämatokrit- und Vollblutviskositätsanstieg.

Gelingt es nicht, einen gesteigerten Flüssigkeitsbedarf zu behandeln, so muß mit einer Viskositätszunahme gerechnet werden, die wegbereitend für eine Durchblutungsverschlechterung sein kann. So beobachteten wir bei einer Patientin mit Pneumonie nach einer Gefäßoperation eine deutliche Verschlechterung der Hämorheologie mit Anstieg des Hämatokrits und konsekutiven Reverschluß, der schließlich zur Amputation führte (Abb. 3).
Gerade bei den aus chirurgischer and anästhesiologischer Sicht als ungefährlich eingestuften Eingriffen wird häufig die Volumen – und Flüßigkeitszufuhr vernachlässigt. So wurde z. B. an unserer Klinik bei mikrochirurgischen Bandscheibenoperationen im Lumbalbereich ein erhöhtes Thrombose – und Lungenemboliersiko trotz sorgfältiger Thromboseprophylaxe mit Heparin und Kompressionstherapie der Beine festgestellt.
Die hämorheologischen Untersuchungen ergaben, daß im Gegensatz zu größeren Eingriffen der Hämatokrit nicht absinkt. (Tab. 4).

Tab. 4 Hämatokrit, Vollblutviskosität und Plasmaviskosität bei 20 Patienten mit mikrochirurgischen Bandscheibenoperationen.

		day − 1	0	+ 1	+ 3	+ 6
blood	hct	43,25	43,21	41,18	40,04	39,04
	3^{-s}	10,01	10,69	11,9	10,55	10,22
	30^{-s}	5,16	5,20	5,48	5,01	4,84
	300^{-s}	3,36	3,47	3,77	3,49	3,46
plasma	300^{-s}	1,56	1,52	1,50	1,58	1,57

Tab. 5 Hämatokrit, Blut- und Plasmaviskosität bei einem Patienten nach mikrochirurgischen Bandscheibeneingriff und Unterschenkelvenenthrombose.

		day −1	0	+1	+3	+6
blood	hct	46	47,5	49	45	45
	3^{-3}	12,6	12,6	12,38	13,5	11,25
	30^{-s}	5,31	5,67	5,85	5,85	5,58
	300^{-s}	3,69	3,825	4,095	4,14	3,96
plasma	300^{-s}	1,62	2,34	1,485	2,115	1,8

In Einzelfällen konnte viel mehr ein Hämatokrit- und Viskositätsanstieg festgestellt werden (Tab. 5). Bei einem dieser Patienten kam es auch zu einer Venenthrombose im Unterschenkelbereich. Durch Erhöhung und Standardisierung der intra- und postoperativen Volumen- und Flüssigkeitszufuhr ließ sich die postoperative rheologische Situation deutlich verbessern. Die so behandelten 65 Patienten zeigten bisher keinerlei Anhalt für stattgehabte Thrombosen oder Embolien.
Zusammenfassend läßt sich auf Grund der bisherigen Ergebnisse festhalten, daß beim Bettlägerigen wahrscheinlich der rheologisch günstigste Hämatokrit bei 35 bis 37 % liegt. In Risikosituationen, so postoperativ, sollte duch eine entsprechende Infusionstherapie, eventuell kombiniert mit Aderlässen, diese Größenordnung des Hämatokrits angestrebt werden. Ob darüber hinaus eine Senkung des Fibrinogens in niedrig normale Bereiche oder eine Verringerung der Erythrozytenaggregation sinnvoll ist, bleibt weiteren Untersuchungen vorbehalten.

Literatur

(1) Bailey, M.J., C.L.W. Johnston, C.J.P. Yates, P.G. Somerville, J.A. Dormandy: Preoperative Haemoglobin as predictor of outcome of diabetic amputations. The Lancet, July 28, (1979).

(2) Bollinger, A.: Meßmethoden in der klinischen Angiologie. Aktuelle Probleme in der Angiologie. Bern-Stuttgart-Wien: Huber 1969.

(3) Gottstein, U., I. Sedlmeyer, M. Schöttler, V. Gülk: Der Effekt von niedermolekularem Dextran auf die Unterschenkeldurchblutung von Gesunden und von Kranken mit peripheren arteriellen Durchblutungsstörungen. Dt.med.Wsch.95: (1955).

(4) Kemble, J.V.H., J.A. Hickman: Postoperative changes in blood viscosity and the influence of haematocrit and plasmafibronogen. Brit.J.Surg. 59, (1972) No. 8.

(5) Lowe, G.D.O.; J.J. Morrice, A. Fulton, C.D. Forbes, C.R.M. Prentice, J.C. Barbenel: Subcutaneous ancrod after Operation for fractured hip- a dose ranging and feasible study, Thromb. Haemostas. 40, (1978) 134.

(6) Maurus, J.: Venenverschlußplethysmographische und hämorheologische Parameter, med. Dissertation, Ulm, 1984.

(7) Matthews, P.N.: Surgery and post-operative Thrombosis, in Clinical aspects of blood viscosity and cell deformability. Ed.: Lowe, G.O.D., J.C. Barbeme, C.D. Forber, Springer, Berlin-Heidelberg-New York 1981.

(8) Postletwhaite, J.C., J.A. Goyle, J.A. Dormandy, J.W. Hynd: Improvement in experimental vascular graft patency by controlled defibrinogenation. Br.Surg. 64, (1977).

(9) Rieger, H., A. Leye; H. Schmid-Schönbein, W. Schoop, R. Schneider, H. Malotta: Isovolämische Hämodilution bei peripherer arterieller Verschlußkrankheit, in Alexander, Cachovan, Diabetische Angiopathien (Witzstrock, Baden-Baden 1977).

(10) Rudofsky, G., P. Maier, H.U. Strohmenger: Effect of haemodilution on resting flow and reactive hyperaemia in lower limbs. Bibliotheca haemat. 47, (1981) 157.

(11) Rudofsky, G., H. Rieger: Postoperative Course of Hemorheological and Hemodynamic Parameters, Clin. Haemorheo. in press.

(12) Wintrich, H., G. Rudofsky, J. Maier: The Influence of IHD on hemodynamic and rheological parameters in patients with arterial occlusive disease, Clin. Hemorheol., Vol, No 3. (1983).

Vasoaktive Substanzen bei zerebralen Durchblutungsstörungen

Vasoactive Drugs and Hemorheological Treatment in Cerebrovascular Disease

Vertebrobasiläre Insuffizienz: Kann die Doppler-Sonographie der A. vertebralis am Mastoid die Diagnose stützen?*

D. Neuerburg-Heusler, M. Schulte, F.J. Roth, K.F.R. Neufang, P. Impekoven

Aggertalklinik der Landesversicherungsanstalt Rheinprovinz, Engelskirchen, Klinik für Gefäßerkrankungen und Medizinische Klinik I der Universität Köln, Bundesrepublik Deutschland

Die vertebrobasiläre Insuffizienz (VBI) wird klinisch häufig vermutet. Die Diagnose ist leicht, wenn es sich um das Vollbild eines Hirnstamminsultes oder ein typisches *Wallenberg*-Syndrom handelt. Schwierig wird die Differentialdiagnose, wenn nur leichte Funktionsausfälle vorliegen, die gerade bei der VBI äußerst vielfältig sein können. Im Vordergrund stehen Lage- und Drehschwindelattacken mit Nausea, Störungen der Augenmotorik und des Visus (Doppelsehen, Gesichtsfeldausfälle) und ataktische Gangstörungen (2). Eine der häufigsten Klagen in der Praxis ist „der Schwindel", der gezielte differentialdiagnostische Überlegungen und leider auch Untersuchungen erfordert. Es muß nicht nur an die VBI, sondern auch an HWS-Syndrom, Rhythmusstörungen, Vestibularis-Syndrom, paroxysmalen Lagerungsschwindel, Migräne etc. gedacht werden (1).
An den Angiologen und Neurologen, der über ausreichende Erfahrung in der Doppler-Sonographie verfügt, tritt daher immer wieder die Frage heran: Kann nichtinvasiv eine VBI bestätigt oder ausgeschlossen werden?
Aus diesem Grunde erschien es wichtig zu prüfen, ob die am häufigsten praktizierte „Standard"-Beschallung der A. vertebralis an der Atlasschlinge (Mastoid) unter Routinebedingungen eines großen Doppler-Labors mit mehreren Untersuchern ausreichend valide ist, um diese diagnostische Aussage zu treffen.
Wegen des unzugänglichen anatomischen Verlaufs der paarigen Vertebralarterien im Wirbelkanal, ist eine klinische Prüfung der Arterienkontinuität durch Pulspalpation oder Auskultation nicht möglich. Auch dopplersonographisch kann die Arterie nur an drei umschriebenen Regionen geortet werden: an der Atlasschlinge, am Abgang und perioral (5, 7, 8).
Die gebräuchlichste und methodisch einfachste Applikation ist die Beschallung an der Atlasschlinge. Die Limitierung des Untersuchungsverfahrens liegt in der Differenzierung von Verschluß, Stenose und Hypoplasie und in dem ungünstigen Beschallungswinkel.
Wir haben uns folgende Fragen gestellt:
1. Wie sicher und differenziert wird ein pathologischer Befund an der extrakraniellen Strombahn der A. vertebralis dopplersonographisch erkannt? (Sensitivität)
2. Sind pathologische Doppler-Befunde so zuverlässig, daß eine weitergehende invasive Diagnostik berechtigt ist? (Predictive value)
3. Wird der Normalbefund durch die Methode bestätigt? (Spezifität)
4. Sind Verbesserungen der diagnostischen Treffsicherheit notwendig und möglich?

Material und Methode

Es wurden aus den letzten Jahren unausgewählt alle Patienten erfaßt, von denen angiographisch gesicherte dopplersonographische Befunde an Vertebralarterien vor-

---
* Mit freundlicher Unterstützung des Vereins zur Bekämpfung der Gefäßkrankheiten e.V., Engelskirchen

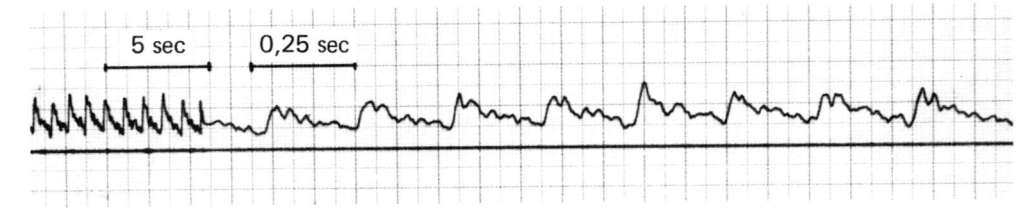

Vertebral artery

Normal B. D., ♀, 66 yrs

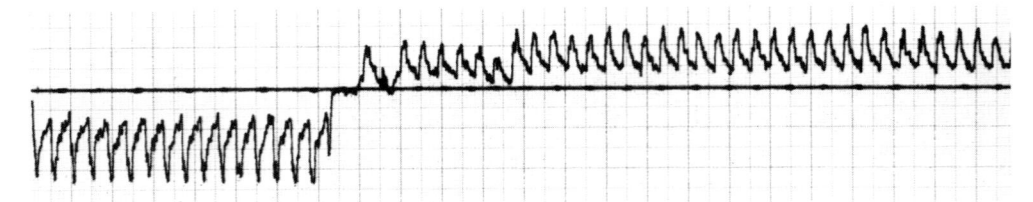

Changing of probe direction W. H., ♂, 66 yrs

Abb. 1 Flußgeschwindigkeitskurve der A. vertebralis bei Beschallung an der Atlasschlinge.

lagen. 83 Patienten stammten aus der Aggertalklinik Engelskirchen, 43 aus der Medizinischen Klinik I der Universität Köln; die Angiogramme aus den jeweiligen radiologischen Instituten. Patienten mit externen Angiogrammen wurden nicht aufgenommen. Dopplersonographisch wurde die Beschallung am Mastoid mit CW-Ultraschall-Doppler-Geräten (D 400, D 800), System Delalande, und Sonden von 4 MHz vorgenommen. Nach dem andernorts beschriebenen Vorgehen (7) wurden Flußgeschwindigkeitskurven abgeleitet, registriert und nach folgenden Kriterien bewertet:
1. normales Signal (Abb. 1), 2. abgeschwächtes Signal bzw. fragliche akustische Ortung, 3. fehlendes Signal, 4. überhöhte Flußgeschwindigkeit, 5. Steal-Phänomen (Abb. 2) (Nachweis durch übersystolische Sperre am Oberarm).
Die dopplersonographischen Untersuchungen stammten von 5 verschiedenen Ärzten, die Befunde wurden jeweils zum

Subclavian-Steal

Vertebral artery

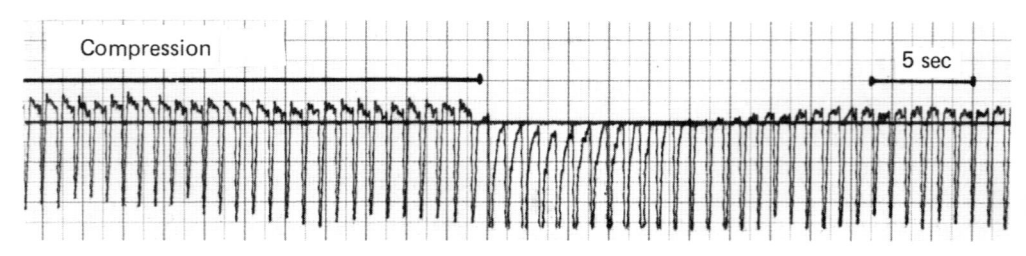

K.S., ♂, 64 yrs

Abb. 2 Prüfung des Subclavian-steal-Phänomens bei Beschallung an der Atlasschlinge. Während übersystolischer Sperre am gleichseitigen Oberarm entsteht ein Pendelfluß, nach Lösen der Sperre eine Hyperämiereaktion.

Zeitpunkt der Untersuchung nach obigen Kriterien festgelegt.
Die Auswertung der Angiogramme wurde nachträglich durch neutrale Untersucher präzisiert. Es wurden die Stenosegrade ausgemessen und Hypoplasien danach bestimmt, ob der Durchmesser unter 3 mm lag.
Insgesamt wurden die Befunde von 126 Patienten bzw. 252 Halsseiten ausgewertet. Es handelte sich um 90 Männer und 35 Frauen. Das mittlere Lebensalter betrug 58 ± 9,6 Jahre und rangierte zwischen 35 und 76 Jahren.
Als weitere Manifestation der Grunderkrankung zeigten 56 Patienten (44 %) zusätzlich eine periphere arterielle Verschlußkrankheit, 22 Patienten (17 %) eine periphere arterielle Verschlußkrankheit mit einer koronaren Herzkrankheit kombiniert. 9 Patienten (7 %) hatten nur eine koronare Herzkrankheit und 39 Patienten (31 %) ausschließlich ein erhöhtes Risikofaktorenprofil.

Ergebnisse

Von den 126 Patienten wiesen nur 13 einen isolierten Befall an den Vertebralarterien auf, von diesen nur 6 einen beidseitigen Befall. 27 Patienten hatten einen kombinierten Befund an der A. carotis und an der A. vertebralis, während bei 42 Patienten ausschließlich Karotisobstruktionen vorlagen. Bei 8 Patienten war zusätzlich der Truncus brachiocephalicus oder isoliert die A. subclavia befallen. 36 Patienten hatten beidseitig Normalbefunde (Tab. 1).

Tab. 1 Verteilung der pathologischen und normalen Befunde an den hirnversorgenden Arterien bei 126 Patienten bzw. 252 Halsseiten.

Angiographic findings	Pat.	Angiogr.
Vertebral (only)	13	16
Vertebral + Carotid	27	30
Carotid (only)	42	85
Innom. + Subclavian	8	14
Pathological total	90	145
Normal	36	107
Total	126	252

Insgesamt bestanden 46 pathologische Befunde an den Vertebralarterien und 14 an der A. subclavia oder dem Truncus brachiocephalicus. Letztere wurden unterschiedlich eingestuft: Bewirkten diese Obstruktionen einen „Subclavian-Steal", wurde das Phänomen gesondert bewertet. Handelte es sich dagegen um Stenosen > 50 %, die *nicht* zum Steal führten, wurden sie den Vertebralisstenosen zugeordnet, da in solchen Fällen bekanntlich eine Flußminderung oder ein Pendelfluß in der Vertebralarterie resultieren kann (3, 9).
192 offene Arterien wurden 160mal richtig erkannt (26 mit überhöhtem Flow), 18mal fraglich und 14mal nicht nachgewiesen. Daraus errechnet sich eine Spezifität von 83 %.
Bei *12 Verschlüssen* war die Vertebralarterie 5mal nicht, 3mal fraglich oder abgeschwächt nachweisbar. Das bedeutet bei Zusammenfassung der pathologischen Werte eine Sensitivität von 67 %.
Bei *22 Stenosen > 50 %* wurden 4mal kein und 3mal ein abgeschwächtes Signal vermutet, d.h. nur 32 % hatten verdächtige Befunde.
Bei *18 Hypoplasien* waren nur 5 (28 %) dopplersonographisch verdächtig.
8 Subclavian-Steal-Phänomene wurden dopplersonographisch bestätigt (100 %).
Eine *überhöhte Flußgeschwindigkeit* trat in 34 Fällen auf, davon zeigten 30 (88 %) einen Verschluß der Gegenseite oder Obstruktionen im Karotisstromgebiet (Tab. 2).

Diskussion

Die Studie zeigt, daß die Validität der dopplersonographischen Untersuchung der A. vertebralis an der Atlasschlinge verbessert werden könnte (Tab. 3).
Pathologische Befunde an der extrakraniellen Strombahn der A. vertebralis werden dopplersonographisch unzureichend erkannt. Eine Differenzierung von Verschluß, Aplasie, Stenose und Hypoplasie gelingt an der Atlasschlinge bekanntermaßen nicht (7). Das resultiert vorwiegend daher, daß pathologische Befunde am Abgang (Verschluß oder hochgradige Stenose) bis zur Atlasschlinge wieder ausreichend

Tab. 2 Sensitivität und Spezifität der Doppler-Sonographie der A. vertebralis an der Atlasschlinge. Bei den 22 Stenosen > 50 % handelt es sich um 16 reine Vertebralisstenosen und 6 Stenosen > 50 % des Truncus oder der A. subclavia, die keinen Steal bewirkten.

Doppler Angio	No Signal	Questionable/ Weakened	Steal	Hyperper- fusion	Normal Signal	Σ
Occlusion Applasia	5	3 67 %		1	3	12
Stenosis > 50 %	4	3 32 %		5	10	22
Hypoplasia < 3 mm ⌀	1	4 28 %		2	11	18
Steal			8 100 %			8
Open		14	18	26	134 83 %	192
Σ	24	28	8	34	158	252

Tab. 3 Validität der dopplersonographischen Untersuchung an 252 Vertebralarterien.

Sensitivity (Occlusion)	67 %
Specificity	84 %
Pred. value path.	42 %
Pred. value normal.	85 %
Accuracy overall	75 %

über Kollateralen aufgefüllt werden, so daß ein unauffälliger Fluß am Mastoid geortet werden kann.
Normalbefunde werden mit der Methode einigermaßen sicher erkannt. Die Spezifität ist, das Steal-Phänomen eingeschlossen, mit 84 % akzeptabel und entspricht den Angaben anderer Autoren (6, 7, 9). Die falsch positiven Befunde, d.h. das fehlende Signal im Normalfall, entstehen überwiegend durch die unzureichende Eindringtiefe der handelsüblichen Sonden, besonders bei starker Halsmuskulatur.
Die pathologischen dopplersonographischen Befunde zeigen eine unzureichende Treffsicherheit (Predictive value). Dieser Wert wird aber stark beeinflußt durch die Prävalenz der Erkrankung im jeweiligen Kolletiv, die in unserem Fall sehr niedrig lag. Insgesamt traten isolierte pathologische Befunde an den Vertebralarterien selten auf (13 von 126 Patienten), obwohl es sich um ein Kollektiv mit überwiegend multilokulärer arterieller Verschlußkrankheit handelte. Diese Zahlen entsprechen den Angaben aus zahlreichen pathologisch anatomischen Studien (4).
Allerdings muß berücksichtigt werden, daß dieses Kollektiv keine schweren neurologischen Ausfälle zeigte und deshalb pathologische Befunde an den Vertebralarterien weniger häufig sein mögen. Aber selbst bei einer gezielten Untersuchung an Patienten mit Hirnstamminsulten konnte *Ringelstein* bei 151 Fällen nur 20mal (13 %) dopplersonographisch einen pathologischen Befund erheben (10).
Erstaunlich treffsicher erwies sich die sog. „überhöhte Flußgeschwindigkeit". Obwohl dieser Befund eher akustisch imponiert, ist das Phänomen doch eindrücklich. In 88 % der Fälle fanden sich Vertebrelisverschlüsse der kontralateralen Seite oder schwerwiegende Obstruktionen im Karotisstromgebiet. Gerade im letzteren Fall erscheint es wichtig, Aussagen über die kollaterale Versorgung, sei es durch den Vertebralis-Basilaris-Kreislauf oder über die Ophthalmikakollaterale, zu treffen.
Insgesamt haben die Ergebnisse gezeigt, daß in einem klinischen Routineprogramm die Sensitivität der dopplersonographischen Untersuchung der A. vertebralis am Mastoid unzureichend ist und die Vorher-

sagekraft eines pathologischen Doppler-Befundes relativ unsicher erscheint. Eine angiographische Kontrolle wird aber nur dann notwendig sein, wenn eine ausgeprägte klinische Symptomatik dazu Anlaß gibt. Außerdem zeigen die Befunde der überhöhten Flußgeschwindigkeit, daß einseitige Flußminderungen ohne Zwischenschaltung von Kollateralen durch die kontralaterale Arterie voll kompensiert werden können.

Obwohl ein klinisch relevanter Befall der Vertebralarterie sicher zu häufig unterstellt wird, sollten Anstrengungen gemacht werden, die Validität der Untersuchung zu verbessern. Die proximale Beschallung der A. vertebralis am Abgang, wie sie *von Reutern* beschrieben hat, ist zwar methodisch schwierig, kann aber doch ergänzend wertvoll sein (8). Ferner sollten Sonden angeboten und angewandt werden, die durch Fokussierung und/oder niedrigere Hertzzahl eine größere Schalleindringtiefe ermöglichen. Außerdem dürfte der Einsatz der Frequenzanalyse, die bei dem häufig sehr ungünstigen Beschallungswinkel eine quantitative Aussage ermöglicht, die Diagnostik sicherer machen.

Schlußfolgerung

1. Die Spezifität der Methode war akzeptabel.
2. Die Sensitivität war insgesamt unbefriedigend.
3. Die erhöhte Förderleistung bei sonstigen Verschlußlokalisationen konnte belegt werden.
4. Eine erhöhte Treffsicherheit könnte erzielt werden durch:
   - zusätzliche Beschallung am Abgang,
   - größere Schall-Eindringtiefe (MHz niedriger),
   - Frequenzanalyse.
5. Die Diagnose einer VBI kann dopplersonographisch nur mit Vorsicht gestellt werden und bedarf der klinischen Ergänzung.

Literatur

(1) Caplan, L.R.: Vertebrobasilar Disease: Time for a new strategy. Stroke 12 (1981), 111 – 114

(2) Gänshirt, H. (Hrsg): Der Hirnkreislauf, Thieme Verlag, Stuttgart 1972

(3) Hennerici, M., A. Aulich, W. Sandmann, J. Lerut: Stenosen und Verschlüsse des Truncus brachiocephalicus. DMW 106 (1981), 1697 – 1703

(4) Herrschaft, H.: Die Zirkulationsstörungen in der Arteria vertebralis. Arch. Psychiat. Nervenkr. 213 (1970), 22 – 45

(5) Keller, H., A. Müller, W. Meier, M. Schönbeck: Transorale Doppler-Sonographie unter Schleimhautanästhesie zur Beurteilung der Strömungsverhältnisse in den Aa. vertebrales (Vertebralis-Doppler). DMW 100 (1975), 943 – 946

(6) Keller, H.M., O. Schubinger, C. Krayenbühl, B. Zumstein: Cerebrovascular Doppler Examination and Cerebral Angiography – Alternative or Complementary? Neuroradiology 16 (1978), 140 – 144

(7) von Reutern, G.M., H.J. Büdingen, H.J. Freund: Dopplersonographische Diagnostik von Stenosen und Verschlüssen der Vertebralarterien und des Subclavian-Steal-Syndroms. Arch. Psychiat. Nervenkr. 222 (1976), 209 – 222

(8) von Reutern, G.M., P. Clarenbach: Valeur de l'exploration Doppler des collatérales cervicales et de l'ostium vertébral dans le diagnostic des sténoses et occlusions de l'artère vertébrale. Ultrasons 1 (1980), 153 – 162

(9) Ringelstein, E.B., H. Zeumer, R. Pohlen: Wertigkeit und Grenzen der CW-Doppler-Sonographie im vertebrobasilären Kreislauf. In: F. Nobbe und G. Rudofsky (Hrsg.) Probleme der Vor- und Nachsorge und der Narkoseführung bei invasiver angiologischer Diagnostik und Therapie. München: Pflaum-Verlag 1983

(10) Ringelstein, E.B., H. Zeumer, R. Hündgen, U. Meya: Angiologische und prognostische Beurteilung von Hirnstamminsulten. Dtsch. med. Wschr. 108 (1983), 1625 – 1631

Evaluation of Basilar Artery Occlusion by Doppler Sonography

S. Biedert, R. Winter, Th. Staudacher, H. Betz, R. Reuther

Neurologische Klinik, University of Heidelberg, Federal Republic of Germany

Introduction

Directional continuous-wave (c-w) Doppler sonography has proved useful in the evaluation of carotid artery disease (1). However, the examination of the vertebro-basilar system has been restricted by its relatively inaccessible location. We investigated 6.972 patients with Doppler sonography, and diagnosed nine cases with severe stenosis or occlusion of the basilar artery or of both distal vertebral arteries. These cases have been verified by means of conventional angiography. Due to its high specificity, the use of Doppler sonography in the evaluation of patients with only minor symptoms may lead to early diagnosis of stenosis or occlusion in the vertebro-basilar system.

Methods

Flow velocity of the vertebral arteries at their atlas loops and in the supraclavicular fossa near their origin from the subclavian arteries was recorded by means of directional c-w Doppler sonography (Débit-mètre Ultrasonique Directionnel, System Delalande). The vertebral artery was identified by its retromastoid location, reversal of flow direction at its atlas loop (Fig. 1 B), and repetitive compression at the atlas when examining its origin in the supraclavicular fossa (2). In doubtful cases, the occipital artery was recorded after identification by its compression over the occipital squama.
In the normal sonography, there is a marked diastolic flow component (Fig. 1 A), the flow rate never returning to zero, or the flow approximating zero at the end of each diastole (Fig. 1 B).
The following abnormalities in the evaluation of the vertebral arteries were recognized and studied:
a) stenosis at its origin with or without reduction in systolic flow rate as recorded at the atlas
b) pendulating flow (incomplete subclavian steal syndrome)

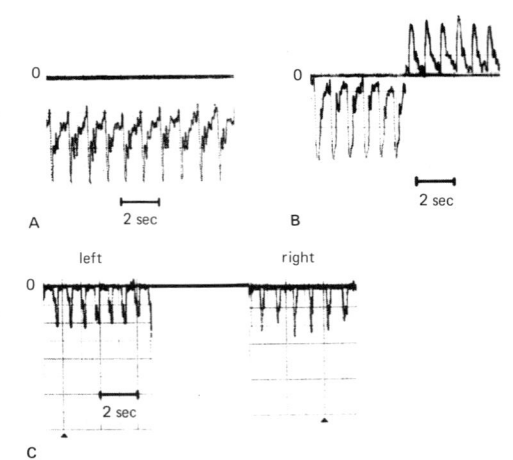

Fig. 1 Flow velocity in the vertebral artery vs. time
A normal result, the flow never approaching 0 in diastole
B recording of both flow directions of one vertebral artery at its atlas loop, the flow approximating 0 at the end of each diastole
C both vertebral arteries in a case of occlusion of the proximal and middle thirds of the basilar artery as determined by angiography; note that there is no diastolic flow component.

For Professor Dr. Heinz Gänshirt on the occasion of his 65th birthday.

c) flow-reversal in the supraclavicular fossa (subclavian steal)
d) collaterals (in proximal vertebral artery occlusion or severe stenosis)
e) not detectable (sonographic silence)
f) pathological pulse curve without diastolic component (Fig. 1 C)

We have chosen to analyze only e) and f) for the purpose of this article: if the pulse-curves in both vertebral arteries were absent or pathological without a diastolic component, a diagnosis of severe stenosis or occlusion of the basilar artery or of both vertebral arteries peripheral to the atlas was suggested. Unilateral reduction or absence of diastolic flow suggested hypoplasia and distal stenosis or occlusion of one vertebral artery, respectively, but not of the basilar artery.

Retrograde brachial artery and direct left carotid artery angiographies were performed. Basilar artery occlusion was evaluated by the method of *Archer* and *Horenstein* (3): the proximal third between merging of both vertebral arteries and the origin of the anterior inferior cerebellar arteries (AICA), the middle third up to the superior cerebellar arteries, and the rostral third up to the posterior cerebral arteries.

Angiography was always preceded by Doppler sonography; decision for angiography was based on clinical symptoms and not to elucidate doubtful Doppler sonographic abnormalities. A total of 1.071 vertebral artery angiograms were performed in this study. Of these, 604 were clinically indicated in the absence of a pathologic Doppler sonography and served as control.

Results

In nine patients, Doppler sonography suggested severe stenosis or occlusion of the basilar artery or of both vertebral arteries beyond the atlas loop (five cases with an absent diastolic flow component of both vertebral arteries (Fig. 1 C), one case with sonographic silence in one vertebral artery and contralateral absence of diastolic flow, and three cases of bilateral sonographic silence).

Eight of these cases underwent angiography. An occlusion of the proximal and middle thirds of the basilar artery was found in five cases. One patient showed occlusion only of the proximal third of the basilar artery. In these six cases, the oral segment of the basilar artery angiographically filled via the posterior communicating artery. One filiform stenosis of the basilar artery in its entire length in a case of cerebral involvement of thrombangiitis obliterans (*Buerger's* disease), and one case of bilateral vertebral artery occlusion directly proximal to the emergence of the basilar artery were found. One of these patients initially revealed normal Doppler sonography but exhibited – symptomatically worse – no diastolic flow component upon reevaluation on the following day (in accordance with angiography performed on the same day).

One patient presenting only minor clinical symptoms that did not progress over several months was not investigated with angiography.

Two basilar artery occlusions were detected by means of angiography despite negative Doppler sonography within the same period of time; one of these patients revealed an extensive collateral circulation between the posterior inferior (PICA) and the superior cerebellar arteries. In the second case, only the middle und rostral thirds of the basilar artery were occluded, the proximal third and the AICA widely patent.

Therapy had been applied depending upon neurologic symptomatology: 3 out of 11 patients recovered completely or with only minor deficits that were not disabling, under a therapeutic regimen of heparin 30,000 U/day for 10 days followed by warfarin for several months. 1 patient exhibited only partial recovery under the same regimen, whereas another patient showed full recovery despite only low-dose heparin and dextrane therapy. 1 patient died within a few days under dextrane, a second one developed a locked-in syndrome despite 30,000 U heparin/day. The patient with Buerger's disease remained clinically unchanged. Two patients exhibited clinically only TIA with hemiparesis and dysarthria for 20 min., and hemiparesis, vertigo, and internuclear ophthalmoplegia for a few minutes, respectively; the TIA resolved after 10 days of 30,000 U heparin/day, followed by warfarin. 1 patient (no angiographic control) with vertigo only was treated with aspirin because of contraindications to warfarin.

Discussion

While occlusion of the basilar artery has generally been considered a serious event incompatible with full recovery, *Fields* et al. (4) and *Caplan* (5), in careful investigations on patient survival and outcome following basilar artery occlusion, concluded that some patients survive this event without permanent deficit. Therefore, a simple mean for early detection of basilar artery occlusion is needed, especially in the light of recent developments in early local fibrinolysis (6).

The sensitivity of Doppler sonography in the evaluation of the vertebro-basilar system is restricted by the fact that a positive Doppler finding requires a high peripheral vascular resistance: we presume that the result of sonographic evaluation is negative as long as the PICA and AICA are well perfused (via an extensive collateral circulation). The specificity of this method, however, is unique, for no false positive cases have been observed.

The present therapy in our institution combines heparin 30,000 U/day followed by warfarin for a short period of time in cases with TIA or strokes constituting mild to moderate deficits. Several of our patients with TIA and/or initially disabling neurologic deficits responded well to this therapeutic regimen. However, one patient recovered full with lower doses of heparin, whereas one patient developed a locked-in syndrome despite 30,000 U heparin/day. Thus, no absolute general conclusion can be drawn from the present results.

Hence, we believe that directional c-w Doppler sonography is very valuable in early diagnosis of severe stenosis or occlusion of the basilar artery or of both distal vertebral arteries, especially in patients with only minor clinical symptoms.

Summary

We investigated 6.972 patients with directional continuous-wave Doppler sonography within the last three and a half years. Obstruction of the basilar artery or of both distal vertebral arteries was suspected in nine cases. Either bilateral sonographic silence or the absence of a diastolic flow component of the vertebral arteries served as criteria in the sonographic evaluation. Angiography of the vertebro-basilar system, performed in eight cases, confirmed the diagnoses: basilar artery occlusion was found in six patients, one patient revealed severe stenosis of the basilar artery in its entire length, and one patient exhibited occlusion of both distal vertebral arteries. Two further basilar artery occlusions were detected by means of angiography despite negative Doppler sonography: one of these patients showed an extensive collateral circulation between the posterior inferior and the superior cerebellar arteries, and one patient had an occlusion of only the middle and rostral thirds of the basilar artery, whereas the proximal third and the anterior inferior cerebellar arteries were widely patent. Clinically, 3 patients exhibited TIA, 7 suffered a stroke, and one patient with cerebral involvement of Buerger's disease had no acute deterioration of the neurological signs. We report our experience with a therapeutic regimen of heparin 30,000 units/day for 10 days, followed by warfarin.

In summary, we believe that directional c-w Doppler sonography is very useful in the early diagnosis of basilar artery occlusion, especially of its proximal and middle thirds.

References

(1) von Reutern G.M., HJ Buedingen, M Hennerici, HJ Freund: Diagnose und Differenzierung von Stenosen und Verschlüssen der Arteria carotis mit der Doppler-Sonographie. Arch Psychiat Nervenkr 222 (1976), 191–207

(2) von Reutern G.M., H.J. Buedingen, HJ Freund: Doppler-sonographische Diagnostik von Stenosen und Verschlüssen der Vertebralarterien und des Subclavian-Steal-Syndroms. Arch Psychiat Nervenkr 222 (1976), 209–222

(3) Archer CR, S Horenstein: Basilar artery occlusion. Clinical and Radiological correlation. Stroke 8 (1977), 383–390

(4) Fields WS, G Ratinov, J Weibel, RJ Campos: Survival following basilar artery occlusion. Arch Neurol 15 (1966), 463–471

(5) Caplan LR: Occlusion of the Vertebral or Basilar Artery. Follow up Analysis of Some Patients with Benign Outcome. Stroke 10 (1979), 277–282

(6) Ringelstein EB, H Zeumer: The role of continuous-wave Doppler sonography in the diagnosis and management of basilar and vertebral artery occlusions, with special reference to its application during local fibrinolysis. J Neurol 228 (1982), 161–170

Spontanverlauf asymptomatischer Gefäßprozesse der extrakraniellen Hirnarterien – Zwischenergebnis einer prospektiven Langzeitstudie*

M. Hennerici, W. Rautenberg, R. Struck

Neurologische Universitätsklinik Düsseldorf, Bundesrepublik Deutschland

Nicht invasive Untersuchungsverfahren haben in den vergangenen Jahren zunehmend extrakranielle arteriosklerotische Veränderungen der hirnversorgenden Arterien bei Patienten nachgewiesen, die weder anamnestisch noch nach dem neurologischen Untersuchungsbefund Zeichen einer fokalen zerebralen Durchblutungsstörung aufwiesen (1). Während aufgrund zahlreicher Untersuchungen in der medikamentösen und operativen Therapie bei symptomatischen Patienten heute weitgehend Übereintimmung herrscht (2–3), fehlen entsprechende Behandlungskonzepte bei asymptomatischen Trägern extrakranieller Gefäßprozesse, da der Spontanverlauf dieser Erkrankung und das mit ihr verbundene Risiko eines zerebralen Insultes bis vor kurzem nur völlig unzureichend untersucht war. In einer inzwischen 5 Jahre laufenden prospektiven Langzeitstudie haben wir erstmals den klinischen und vaskulären Befund einer unselektionierten Gruppe asymptomatischer Träger stenosierender Gefäßprozesse der hinversorgenden Arterien untersucht – zusätzlich sind in einer zweiten prospektiven Serie neurologisch unauffällige Patienten mit nichtstenosierenden Karotisveränderungen über inzwischen 18 Monate kontrolliert worden. Die vorliegende Mitteilung berichtet über Zwischenergebnisse beider Studien.

Patienten und Untersuchungsmethoden

184 initial asymptomatische Patienten (115 Männer, mittleres Alter: 62,8 Jahre und 69 Frauen, mittleres Alter: 64,8 Jahre) wurden innerhalb eines Zeitraums von 4 Jahren klinisch-neurologisch und dopplersonographisch in regelmäßigen Abständen zwischen 6 und 12 Monaten wegen eines stenosierenden extrakraniellen Gefäßprozesses untersucht (mittlere Beobachtungszeit: 21 Monate). Bei 39 Patienten war eine periphere arterielle Durchblutungsstörung, bei 35 eine koronare Herzkrankheit und beides bei 47 Patienten bekannt; 63 Patienten kamen wegen uncharakteristischer Beschwerden, die möglicherweise Ausdruck einer diffusen Hirnzirkulationsstörung hätten sein können, oder als Träger mehrerer Risikofaktoren der Arteriosklerose mit auffälligen Auskultationsbefunden im Halsbereich oder seitendifferenten Blutdruckwerten der oberen Extremitäten zur Untersuchung. Bei jeder Verlaufsuntersuchung wurde neben einer ausführlichen anamnestischen Exploration der neurologische Befund erhoben und der Gefäßprozeß an den hirnversorgenden Arterien mit der kontinuierlichen Doppler-Sonographie verfolgt (5–6).

40 asymptomatische Patienten (27 Männer, mittleres Alter: 61 Jahre und 13 Frauen, mittleres Alter: 62,3 Jahre) wurden über 18 Monate neurologisch und mit dem Duplex-System wegen einer nichtstenosierenden Veränderung einer oder beider extrakraniellen Karotissysteme untersucht (7–8). Bei dem verwendeten Prototyp handelt es sich um einen mechanischen Scanner

---
* Mit Unterstützung der Deutschen Forschungsgemeinschaft, SFB 200/D2 sowie der Bertelsmann-Stiftung, Gütersloh

mit longitudinal-oszillierendem Transducer (10 MHz) zur Abbildung eines 3 × 4 cm großen Untersuchungsausschnitts in Echtzeit (laterale Bildauflösung 0,5 mm, axial 0,35 mm) in Kombination mit einem gepulsten 16 Kanal sequentiellen Doppler-System mit einer räumlichen Auflösung von 1 mm³ Meßvolumen/Doppler-Kanal (5 MHz). Damit ist es möglich, in hoher Abbildungsqualität das extrakranielle Karotissystem im Längs- und Querschnitt darzustellen und die Verteilung der Strömungsgeschwindigkeit ebenso wie das Durchflußvolumen quantitativ fortlaufend zu bestimmen.

Ergebnisse

130 Patienten kamen zur vorläufig letzten Kontrolluntersuchung, bei 7 Patienten war trotz weiterhin asymptomatischen Verlaufs eine Karotisdesobliteration durchgeführt worden. 12 Patienten konnten oder wollten nicht erscheinen, wobei 10 dieser Patienten weiterhin klinisch asymptomatisch waren und nur bei zwei keine Information über den weiteren Verlauf bekannt ist (Abb. 1). Die meisten der 35 verstorbenen Patienten hatten einen Herzinfarkt erlitten (n = 19), bei 5 Patienten waren Malignome, dreimal andere Krankheiten (Niereninsuffizienz, Subarachnoidalblutung, Magenblutung) und nur in vier Fällen ein zerebraler Insult als Todesursache zu explorieren. Viermal reichten die vorliegenden Informationen nicht zu einer zuverlässigen Einordnung der Todesursache aus. 116 derjenigen Patienten, die nachuntersucht werden konnten, waren auch weiterhin asymptomatisch, 12 berichteten über transitorisch ischämische Attacken und 2 hatten einen zerebralen Insult erlitten. Die kumulative Mortalität beträgt nach den üblichen Wahrscheinlichkeitsrechnungen (9) am Ende einer vierjährigen Beobachtungsphase 26 % im Gegensatz zu einer Sterberate von 5 % bei einer nach Geschlecht und Alter vergleichbaren Normalpopulation der Bundesrepublik (Statistisches Bundesamt). Die kumulative zerebrale Insultrate beträgt unabhängig vom Ausgang (letal oder nicht letal) 6 %, vergleichbar einer 4 %igen Insultrate in einer Normalpopulation (nach *Matsumoto* et al. 1973 (10)).

Die dopplersonographische Verlaufskontrolle zeigt eine häufige, zum Teil ausgeprägte Verschlechterung des extrakraniellen Gefäßprozesses bei 56 von 130 regelmäßig nachuntersuchten Patienten (43 %), während zehn (8 %) einen gebesserten und 64 (49 %) einen unveränderten Befund zeigten. Obwohl keine sichere Korrelation zwischen klinischem Verlauf und Ausprägung des extrakraniellen Gefäßprozesses statistisch signifikant nachzuweisen war, waren bei den später symptomatischen Patienten häufiger Mehrgefäßprozesse anzutreffen als bei den weiterhin asymptomatischen, wobei auffallend häufig ein kombinierter Karotis-Vertebralisprozeß bei der Kontrolluntersuchung vorlag.

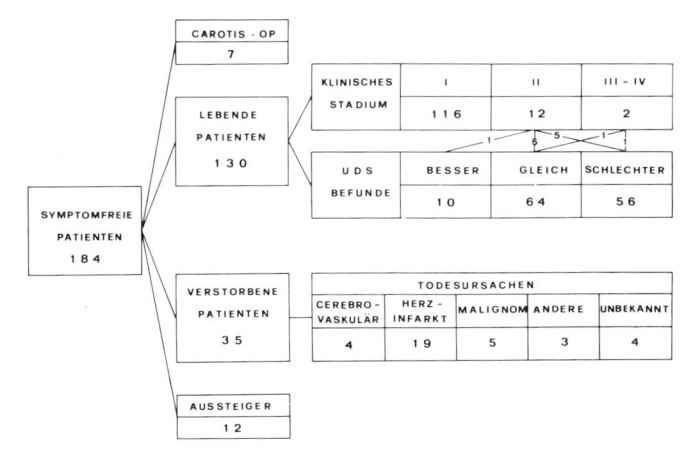

Abb. 1 Übersicht zum Spontanverlauf von 184 neurologisch initial asymptomatischen Patienten mit Stenosen und Verschlüssen der extrakraniellen Hirnarterien. UDS = Ultraschall-Doppler-Sonographie.

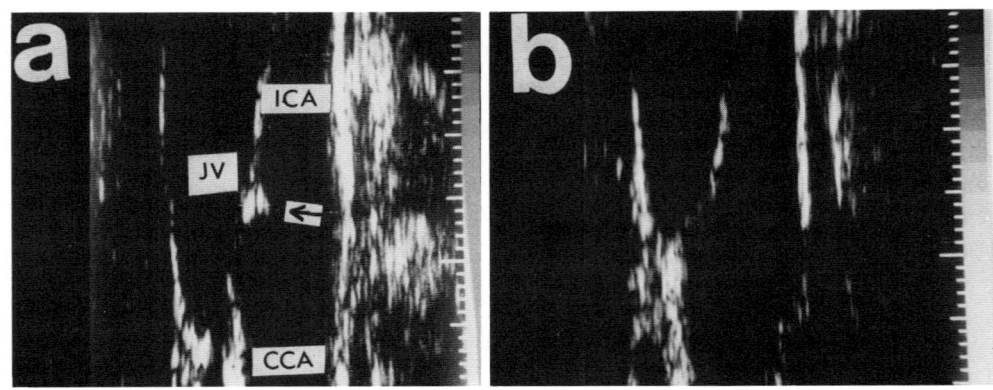

Abb. 2 Beispiel eines regredienten Plaques (→) im Bereich der Vorderwand der A. carotis interna (ICA). (a) vor und (b) nach drei Monaten Beobachtungszeit. JV = Vena jugularis, CCA = A. carotis communis.

Nur 38 der 184 Patienten wurden über längere Zeit regelmäßig antikoaguliert (n = 6) oder mit sog. Thrombozytenaggregationshemmern behandelt (n = 32): Alle 6 Patienten unter Antikoagulation waren auch zum Zeitpunkt der letzten neurologischen Untersuchung asymptomatisch, zwei der mit Acetylsalicylsäure, Dipyridamol bzw. Ticlopidin behandelten Patienten berichteten transitorisch ischämische Attacken – bezüglich des Spontanverlaufs des extrakraniellen Gefäßprozesses zeigten beide Gruppen keinen Unterschied zu den anderen Patienten der Gesamtpopulation.

Alle 40 Patienten (n = 80 Gefäße), die wegen nicht-stenosierender Wandveränderungen des extrakraniellen Karotissystems nachuntersucht wurden, blieben bislang asymptomatisch. Verlaufsbeobachtungen mit dem Duplexsystem zeigten aber interessanterweise, daß dreizehnmal eine Regredienz der auf Videoband in mehreren Ebenen dokumentierten und vermessenen arteriosklerotischen Plaques zu beobachten war (Abb. 2). Zehnmal war eine deutliche Progredienz und sechsmal eine Veränderung der Morphologie ohne sichere Zunahme der Ausdehnung des arteriosklero-

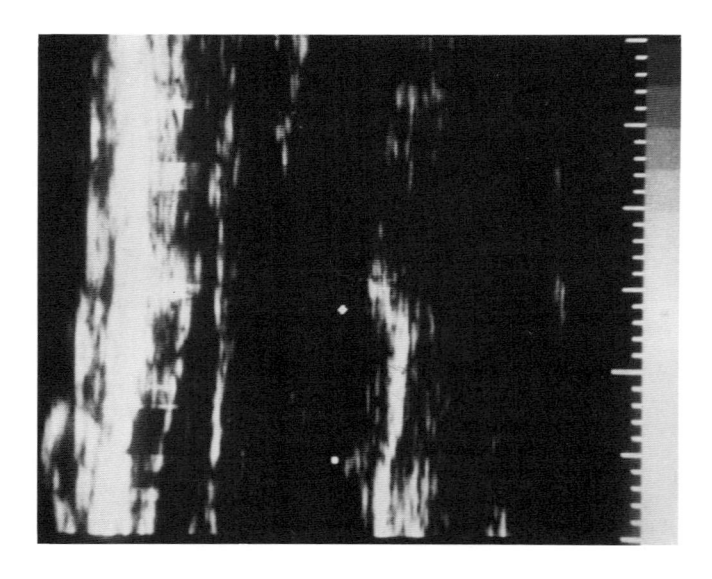

Abb. 3 Beispiel eines ausgedehnten ulcerativen Plaques an der Hinterwand der A. carotis communis vor der Bifurkation im B-Bild eines Duplex-Systems.

Tab. 1 Veränderung des Gefäßprozesses nach dem Duplex-Scan

	unverändert	progredient	regredient	morphologisch verändert	normal
ohne Therapie	26 (47 %)	7 (12 %)	7 (12 %)	6 (11 %)	10 (18 %)
mit Therapie (Acetylsalicylat)	10 (42 %)	3 (12 %)	6 (25 %)	—	5 (21 %)

schen Plaques festzustellen. Bei 36 Karotiden waren identische Wandveränderungen nachweisbar mit zum Teil persistierenden Ulzerationen (Abb. 3). 15 Karotiden waren unauffällig.
Ein Patient, der unter Antikoagulatien-Behandlung stand, wies eine Progredienz seines Gefäßprozesses auf. 12 Patienten mit Acetylsalicylsäure in unterschiedlicher Dosierung (500 – 1 500 mg/Tag) zeigten eine Häufung von regredienten Plaques gegenüber denjenigen Patienten, die nicht medikamentös behandelt wurden (Tab. 1), wobei allerdings bei 2 Patienten neben der Rückbildung eines Plaques im Bereich der kontralateralen Karotis eine Progredienz des Gefäßprozesses beobachtet wurde.

Diskussion

Die Befunde der prospektiven Untersuchung bei asymptomatischen Trägern stenosierender Gefäßprozesse der extrakraniellen hirnversorgenden Arterien zeigen, daß zwar die kumulative Todesrate am Ende einer bislang vierjährigen Beobachtungszeit mit 26 % in der Patientengruppe fünfmal größer ist als diejenige einer nach Alter und Geschlecht vergleichbaren Kontrollpopulation (5 %), die kumulative zerebrale Insultrate (6 %) aber gegenüber derjenigen einer Vergleichspopulation kaum erhöht ist (4 %). Die häufigste Todesursache ist vielmehr der Herzinfarkt, die meisten symptomatischen Patienten berichten transitorisch ischämische Attacken, nur sehr selten kommt es zu einem Schlaganfall ohne vorausgehende Warnsymptome. Aus diesen vorläufigen Daten lassen sich folgende praktische Konsequenzen ableiten: Patienten mit einem asymptomatischen extrakraniellen Gefäßprozeß bedürfen zunächst keiner operativen prophylaktischen Intervention, da das Risiko eines zerebralen Insults ohne vorausgehende transitorisch ischämische Attacken kleiner ist als das gegenwärtige Risiko von Angiographie und Operation (4 – 6 % Morbidität) (11). Die unlängst berichteten hohen Restenosierungsraten nach Karotisoperation sprechen darüber hinaus gegen eine prophylaktische operative Intervention (12 – 13). Inwieweit eine medikamentöse Therapie (Antikoagulantien/sog. Thrombozytenaggregationshemmer) sinnvoll ist, läßt sich nach den vorliegenden Daten nicht sicher beurteilen, ein positiver Effekt ist nach unseren Befunden allerdings nicht nachweisbar. Wir empfehlen daher regelmäßige klinische und dopplersonographische Verlaufskontrollen, um insbesondere nach transitorisch ischämischen Attacken oder auch bei einer massiven Verschlechterung des Gefäßprozesses erneut über eine möglicherweise notwendige operative oder medikamentöse Behandlung zu entscheiden (2 – 3). In Einzelfällen mit hämodynamisch ausgeprägten Mehrgefäßprozessen, insbesondere im Falle einer Kombination aus Karotis- und Vertebralisströmungsbehinderungen, kann ebenso wie als Vorbereitung auf einen großen gefäßchirurgischen Eingriff mit dem erhöhten Risiko des intraoperativen Blutdruckabfalls eine prophylaktische Desobliteration einer hochgradigen Karotisstenose gerechtfertigt erscheinen, auch wenn die vorliegenden Daten eine Notwendigkeit hierzu bislang nicht nachweisen.
Die neuen, bislang nur vorläufigen Daten über den Verlauf nichtstenosierender Karotisveränderungen zeigen überraschenderweise, daß umschriebene Wandveränderungen häufiger als bislang vermutet, sich zurückbilden können, wobei möglicherweise ein günstiger Einfluß unter sog.

Thrombozytenaggregationshemmern sich abzeichnet – weitere Untersuchungen sind hier allerdings vor einer abschließenden Beurteilung unter Einbeziehung biochemisch-zellbiologischer Verfahren notwendig.

Danksagung

Die Autoren sind Frau C. *Schlund* und Frau C. *Edler* für die Mitarbeit bei der Untersuchung der Patienten und Dokumentation der Befunde zu Dank verpflichtet.

Literatur

(1) Hennerici, M., A. Aulich, W. Sandmann, H.-J. Freund: Incidence of asymptomatic extracranial arterial disease. Stroke 12 (1981): 750–758

(2) Whisnant, J.P., B.A. Sandok, T.M. Sundt: Carotid endarterectomy for unilateral carotid system transient cerebral ischemia. Mayo. Clin. Proc. 58 (1983): 171–175

(3) Sandok, B.A., A.J. Furlan, J.P. Whisnant, T.M. Sundt: Guidelines for the management of transient ischemic attacks. Mayo. Clin. Proc. 53 (1978): 665–674

(4) Hennerici, M., W. Rautenberg, S. Mohr: Stroke risk from symptomless extracranial arterial disease. Lancet II (1982): 1180–1183

(5) Büdingen, H.J., G.M. von Reutern, H.-J. Freund: Doppler-Sonographie der extrakraniellen Hirnarterien. Thieme Verlag Stuttgart (1982)

(6) Trockel, U., M. Hennerici, A. Aulich, W. Sandmann: The superiority of combined CW-Doppler examination over periorbital Doppler for the detection of extracranial carotid disease. J. Neurol. Neurosurg. Psychiatry 47 (1984): 43–50

(7) Hennerici, M: Nicht-invasive Diagnostik des Frühstadiums arteriosklerotischer Karotis-Prozesse mit dem Duplex-System. Vasa 12 (1983): 228–232

(8) Hennerici, M., H.-J. Freund: Efficacy of CW-Doppler and Duplex-system examinations for the evaluation of extracranial carotid disease. J. Clin. Ultrasound 12 (1984): 155–161

(9) Kaplan, E.L., P. Meier: Non-parametric estimation for incomplete observation. J. Am. Statist. Ass. 53 (1958): 475–481

(10) Matsumoto, M., J.P. Whisnant, L.T. Kurland, N. Okasaki: Natural history of stroke in Rochester, Minnesota, 1955 through 1969. Stroke 4 (1973): 20–29

(11) Hamann, H., J.F. Vollmar: Operative Möglichkeiten bei extrakraniellen Arterienstenosen Deutsches Ärzteblatt 80 (1983): 25–34

(12) Norrving, B., B. Nielsson, J.-E. Olsson: Progression of carotid disease after endarterectomy: Doppler-Ultrasound study. Ann. Neurol. 12 (1982): 548–552

(13) Zierler, R.E., D.F. Bandyk, B.L. Thiele, D.E. Strandness: Carotid artery stenosis following endarterectomy. Arch. Surg. 117 (1982): 1408–1415

Therapie zerebraler Durchblutungsstörungen mit vasoaktiven Substanzen oder Hämodilution?

U. Gottstein

Bürgerhospital, Medizinische Klinik, Frankfurt, Bundesrepublik Deutschland

Ich habe die ehrenvolle Aufgabe, die heutige Vormittagssitzung *einzuleiten,* die sich mit der Therapie zerebraler Durchblutungsstörungen befassen wird. Dabei handelt es sich um eine wissenschaftlich und klinisch gleichermaßen bedeutende und schwierige *Problematik: Was heißt eigentlich zerebrale Durchblutungsstörung?* Liegt ein Stenosierungs- oder Verschlußprozeß an den Hals- oder Hirnarterien vor, oder ein arteriosklerotischer oder thrombotischer oder embolischer Verschluß? Ist ein großes und neurologisch wichtiges Blutgefäß betroffen, oder nur eine kleine Arterie in einem neurologisch stummen Bereich? Handelt es sich um eine Embolie oder Aggregation oder eine Stase, die sich wieder aufgelöst haben? Oder ist es eine akute TIA infolge von Embolie oder von starkem Blutdruckabfall bei vorhandener intrakranieller Stenose? Werden sich diese neurologischen Ausfälle innerhalb von 24 Stunden auch ohne Therapie wieder zurückbilden oder nur unter unserer Behandlung, oder handelt es sich um einen PRIND mit der entsprechenden Rückbildung der neurologischen Ausfälle erst im Verlaufe von 48 – 72 Stunden? Wir müssen wissen, ob der sowohl beim TIA als auch beim PRIND fast stets vorhandene Hirninfarkt im Computertomogramm oder nur in der Kernspintomographie erkennbar wird, oder ob sich nur ein funktioneller Defekt ("Penumbra") mit Hilfe der Positronemissionstomographie nachweisen läßt.
Schließlich wäre es gut zu wissen, ob die zerebrale Durchblutungsstörung mit weißem oder hämorrhagischem Infarkt einhergeht, ob ein geringes oder ausgedehntes Hirnödem vorliegt, oder ob es sich sogar um eine kleine Parenchymblutung handelt. Wir müßten ferner wissen, welche Qualität die übrigen Hirnarterien haben, wie der arterielle Blutdruck ist, ob Herzrhythmusstörungen vorliegen, ob die Blutviskosität erhöht oder normal ist, ob ein Diabetes oder eine Blutazidose vorliegt, und in welchem Zustand sich das Hirnparenchym befindet. Schließlich gibt es ja die zerebralen Funktionsstörungen auch bei den nicht-vaskulär bedingten Parenchymschäden, besonders bei älteren Menschen mit beginnendem hirnatrophischen Prozeß vom Typ Alzheimer.

Diese *Vielfalt von pathogenetischen Faktoren und diagnostischen Schwierigkeiten* beim klinischen Begriff der zerebralen Durchblutungsstörung hat die Therapie dieser Patienten stets erschwert. Früher entstand daraus eine *Polypragmasie mit zahlreichen vasodilatierenden Substanzen,* von deren Wirkung am Hirnkreislauf man überzeugt war, ohne sie messen zu können. Mit der Einführung der Stickoxydulmethode zur quantitativen Messung der Hirndurchblutung durch *Kety* und *Schmidt* konnte von nahezu allen gebräuchlichen sog. vasodilatierenden Substanzen der Nachweis ihrer Unwirksamkeit geführt werden. Lediglich das Papaverin zeigte bei intravenöser und intraarterieller Applikation eine signifikante, aber sehr flüchtige zerebrale Durchblutungssteigerung.

Aus der *Kety-Schmidt*-Methode entwickelten sich die Meßmethoden zur Bestimmung der *regionalen Hirndurchblutung,* die auf dem gleichen Prinzip beruhen und mit radioaktiven Isotopen arbeiten. Alle früher mit der *Kety-Schmidt*-Methode gewonnenen Ergebnisse wurden nur bestätigt, und es wurde immer klarer, daß es mit vasodilatierenden Substanzen kaum gelingen werde, signifikante und anhaltende Mehrdurchblutungen im Gehirn zu erzielen. In vielen Untersuchungen wurde bestätigt, *daß für die Güte der Durchblutung* der Gefäßquerschnitt, ein kritischer arteriovenöser Druck, der arterielle PCO_2 und PO_2 und insbesondere die Funktion der Ganglienzellen bestimmend sind. Insbesondere mit Hilfe der regionalen Durchblutungsmessung konnte gezeigt werden, daß die *Autoregulation der Hirndurchblutung* und die Ansprechbarkeit der Arterien auf vasodilatierende Reize im Bereich von zerebralen Ischämien zumeist vermindert, wenn nicht gar aufgehoben ist. Häufig besteht eine sog. Vasoparalyse, d. h. die kleinen Arterien zeigen infolge der lokalen Azidose einen verminderten Gefäßtonus und stehen daher eher weit. Anders sind die Verhältnisse bei der Blutung, insbesondere der Subarachnoidalblutung. Auch die *Weiterentwicklung von vasodilatierenden Pharmaka*, zumeist aus der *Papaverin-Gruppe*, hat bislang nur zu leichten oder flüchtigen zerebralen Vasodilatationen geführt, selten im Bereich zerebraler ischaemischer Zonen, und klinisch signifikante Therapieerfolge liegen bislang nicht gesichert vor. Ob die Weiterentwicklung und Erprobung von *Kalziumantagonisten* zu prinzipiell anderen Ergebnissen führen wird, wird die Zukunft lehren.

Die experimentelle und klinische Wirkungslosigkeit der vasodilatierenden Substanzen ließ nach anderen Therapieverfahren suchen. Wir hatten schon 1965 festgestellt, daß die *Hirndurchblutung bei Patienten mit Anämie* sehr hoch und bei solchen mit Polycythaemie sehr niedrig ist (2). Wir haben dann 1969 unsere *Hirndurchblutungsmeßergebnisse bei induzierter Haemodilution*, d. h. nach intravenöser Infusion von niedermolekularem Dextran, publiziert. Infolge der Hämatokritsenkung stieg die Hirndurchblutung stark an (4).

In der Zwischenzeit haben *zahlreiche Autoren* (4, 10, 7, 9, 12) mit unterschiedlichen Meßverfahren diesen Befund bestätigt: *Eine Verminderung des Hämatokrit*, mit welcher Methode auch immer, *führt zur*

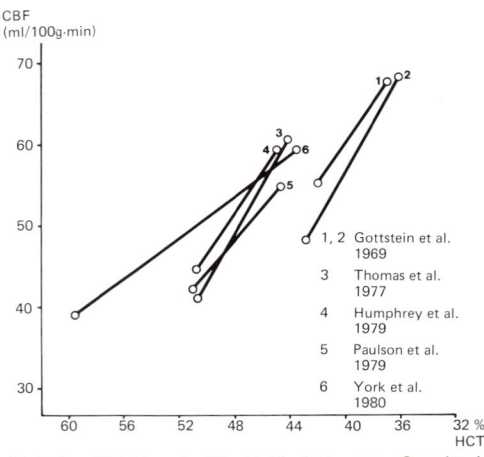

Abb. 1 Effect of Hemodilution on Cerebral Blood Flow

deutlichen Zunahme der Hirndurchblutung. (Abb. 1)

Tierexperimentell kann man nachweisen, daß die verlangsamte und körnige Strömung in den kleinen Arterien distal eines Verschlusses durch eine Hämodilution günstig beeinflußt werden kann, d. h. das Blut fließt wieder rascher, Stasen und Aggregationen werden weggespült (3).

Wir haben deswegen seit Jahren die *Hämodilutionstherapie beim akuten Hirninfarkt klinisch angewandt,* (5) entweder in Form der hypervolämischen Hämodilution durch Infusion von niedermolekularem Dextran oder in Form einer isovolaemischen oder nur leicht hypervolämischen Hämodilution durch Aderlaß und gleichzeitige Infusion (3). In *unseren retrospektiven Studien* stellte sich eine kontinuierliche *Senkung der Mortalität* des akuten Hirninfarkts von primär 54 % über 35 % auf nun 27 % ein, bei einem mittleren Lebensalter von 70 Jahren. Bei den Patienten mit einem mittleren Alter von 62 Jahren sank die Mortalität von 20 % auf 10 %, bei der Altersgruppe zwischen 65 und 95 Jahren, mit einem mittleren Alter von 76 Jahren, sank die Letalität von 63 % über 42 % zu heute 30 %.(3) (Abb. 2)

Die neurologischen Ausfälle besserten sich unter unserer Therapie ebenfalls. Früher wurden nur 7,5 % symptomfrei, heute 24 %. Früher erreichten wir nur bei 32 % der Patienten eine deutliche Verbesserung, gegen

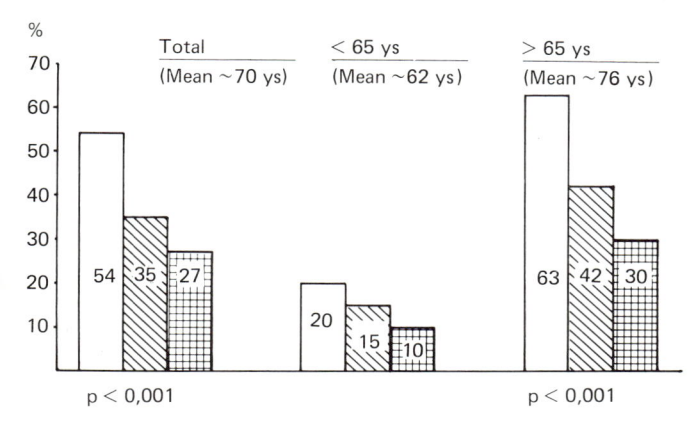

Abb. 2 Mortality of 673 Patients with acute ischemic stroke
(Retrospective Study, Gottstein et al.)
"*Vasodilating Drugs*"
n = 226 1968–70
Haemodilution (Rheomacrodex)
n = 202 1971–73
Haemodilution (Venesection and/or Rheomacrodex)
n = 245 1980–82

41 % heute. Wenn wir die symptomfrei gewordenen Patienten und die mit deutlicher Besserung addieren, so kommen wir heute auf 65 % bei den Patienten, die gut gebessert die Klinik wieder verlassen. Früher waren es nur 39,5 %.(3) (Abb. 3)
Durch unsere Befunde stimuliert, führten *Matthews* und Mitarbeiter (8) *eine prospektive Studie* durch. Bei Patienten mit kompletter Hemiparese lag die Mortalität in der in üblicher Weise therapierten Gruppe bei 54 %, wohingegen die mit niedermolekularem Dextran infundierten Patienten eine Mortalität von nur 19 % hatten. Bei den Patienten mit inkompletter Hemiparese lag die Mortalität in der Kontrollgruppe bei 7 %, in der Dextrangruppe bei 0 %. Nach 6 Monaten war die Mortalität in der kompletten Hemiparesegruppe 61 % bei den Kontrollen, und 43 % in der Dextrangruppe. Entsprechend lag die Mortalität bei den inkompletten Hemiparesen nach 6 Monaten in der Kontrollgruppe bei 14 % und in der Dextrangruppe bei 8 % (Tab. 1, 8)

Eine neue *prospektive und randomisierte wichtige Studie* ist in Schweden an der Universität Umea abgeschlossen worden: *Asplund* und Mitarbeiter (1) behandelten in einer prospektiven randomisierten Studie ihre Patienten mit akutem Hirninfarkt entweder in der herkömmlichen Weise oder aber mit Hämodilution in Form von Aderlaß und niedermolekularem Dextran. In der Hämodilutionsgruppe starben 2 %, in der Kontrollgruppe 8 %. Eine neurologische Besserung erfuhren in der Hämodilutionsgruppe 85 %, in der Kontrollgruppe 64 %.(1)

Die nächste Abbildung zeigt Meßergebnisse von *Wood* aus USA: Bei 19 Patienten mit Verschluß der A. cerebri media nahm nach *isovolaemischer Haemodilution* die *Durchblutung* im Ischämieareal um 19 % zu, in der grauen Substanz der betroffenen

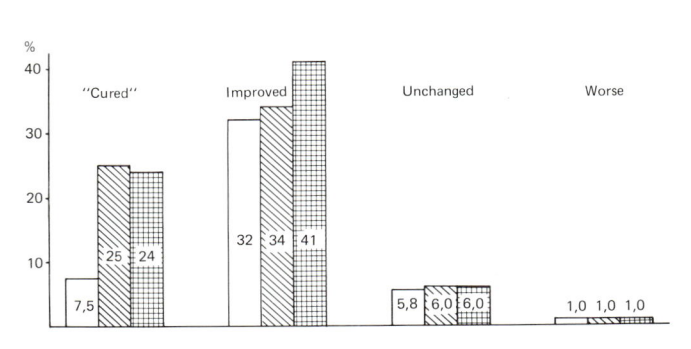

Abb. 3 Clinical Course of 673 Patients with acute ischemic stroke
(Retrospective Study, Gottstein et al.)
"*Vasodilating Drugs*"
n = 226 1968–70
Haemodilution (Rheomacrodex)
n = 202 1971–73
Haemodilution (Venesection and/or Rheomacrodex)
n = 245 1980–82

Tab. 1 Effect of Rheomacrodex-infusion (3 days) on mortality in acute ischaemic stroke. A blind controlled trial (from Matthews et al., Oxford 1976)

	Total Groups		Severe hemiparesis		Less severe hemiparesis		Brain-stem	
N	52 Dextran	48 Glucose	21 Dextran	13 Glucose	24 Dextran	28 Glucose	7 Dextran	7 Glucose
Mortality at 3 weeks	10 % (5)	19 % (9)	19 % (4)	54 % (7)	0 % (0)	7 % (2)	14 % (1)	0 % (0)
at 6 months	25 % (13)	27 % (13)	43 % (9)	61 % (8)	8 % (2)	14 % (4)	29 % (2)	14 % (1)

Hirnrinde um 21 %. Gleichzeitig trat eine Besserung der neurologischen Symptomatik ein.(11)

Herrschaft behandelte in einer *prospektiven randomisierten Studie* je 20 Patienten mit akuter Halbseitenparese, wegen Verschluß oder Stenose der A. carotis interna oder A. cerebri media. Die Therapiegruppe erhielt 2 Wochen lang täglich Dextran 40-Infusionen, die Kontrollgruppe Glukoseinfusionen. Nach 3 Wochen erfolgten dann die Kontrollmessungen. In der Hämodilutionsgruppe war die *Hirndurchblutung* signifikant angestiegen, nicht in der Kontrollgruppe. Die *neurologische Symptomatik* hatte sich in der Therapiegruppe signifikant gebessert (6).

Erfolgsversprechende Untersuchungen sind von zahlreichen Autoren in letzter Zeit mit anderen Verfahren durchgeführt worden, die die Fluidität des Blutes verbessern sollen. Zu den bislang am häufigsten untersuchten Substanzen gehört das Pentoxyphyllin, worüber wir noch hören werden.

Auf dem Gebiet der Hirnkreislaufforschung und Therapie der zerebralen Durchblutungsstörungen müssen noch große Fortschritte gemacht werden, damit wir unseren Patienten besser helfen können.

Literatur

(1) Asplund, K., S. Eriksson, E. Hägg, F. Lithner, T. Strand, P. Wester: Hemodilution in acute ischemic stroke. Final report of a randomized study. 3rd Europ. Clin. Conf. on Clinical Haemorheology, J. of Clin. Hemorh., 1984.

(2) Gottstein, U.: Physiologie und Pathophysiologie des Hirnkreislaufs. Med. Welt *15* (1965), 715 – 726

(3) Gottstein, U.: Evaluation of hemodilution-therapy. Clinical Hemorheology *4* (1984) 133 – 149, im Druck.

(4) Gottstein, U., K. Held: Effekt der Hämodilution nach intravenöser Infusion von niedermolekularen Dextranen auf die Hirnzirkulation des Menschen. Dtsch. Med. Wschr. *94,* (1969), 522 – 526

(5) Gottstein, U., I. Sedlmeyer, A. Heuss: Treatment of acute cerebral infarction with low molecular dextran. 7th Salzburg Conference 1974. Meyer, J.S., Lechner, H., Reivich, M. (Eds.). Cerebrovascular Disease. G. Thieme Verlag, Stuttgart, 1976, pp. 198 – 202

(6) Herrschaft, H.: Die Therapie cerebraler Durchblutungsstörungen. Beiträge zur Anaesthesiologie und Intensivmedizin. Verlag Mandrich, Wien, München, Bern, 1984

(7) Humphrey, P.R.D., J. Marshall, R.W. Ross Russell, G. Wetherley-Mein: Cerebral blood flow and viscosity in relative polycythemia. The Lancet II (1979), 873 – 878

(8) Matthews, W.B., J.M. Oxbury, K.M.R. Grainger, R.C.D. Greenhall: A blind controlled

trial of dextran 40 in the treatment of ischemic stroke. Brain 99 (1976), 193 – 206

(9) Paulson, O.B., L. Henriksen, R.J. Smith: The effect of hemodilution on cerebral blood flow and blood gases in patients with polycythemia. Acta Neurol. Scand., Suppl. 72, *60* (1979), 588 – 589

(10) Thomas, D.J., J. Marshall, R.W. Ross Russell: Effect of hematocrit on cerebral blood flow in man. The Lancet II, (1977), 941 – 943

(11) Wood, J.H., K.S. Polyzoidis, C.M. Epstein, G.L. Gibby, G.T. Tindall: Improvement in cerebral blood flow and power spectral EEG after isovolemic hemodilution in stroke patients. J. Cerebral Blood Flow a. Metab. *3* (1983), 588 – 589

(12) York, E.L., R.L. Jones, D. Menon, B.J. Sproule: Effects of secondary polycythemia on cerebral blood flow in chronic obstructive pulmonary disease. American Rev. Respir. Dis. *121* (1980), 813 – 818

Visko-elastische Profile bei zerebrovaskulärer Insuffizienz

E. Ott, H. Valetitsch, E. Körner, H. Lechner

Psychiatrisch-neurologische Univ.-Klinik Graz, Österreich

Die im Rahmen der zerebrovaskulären Insuffizienz (CVI) auftretenden Störungen im Fließverhalten des Blutes können global in Form einer erhöhten Vollblutviskosität gemessen werden, wobei dafür hauptsächlich quantitative und (oder) qualitative Veränderungen der Erythrozyten verantwortlich sind. Für die isolierte Darstellung qualitativer Erythrozytenveränderungen, wie etwa eine verminderte Verformbarkeit oder eine erhöhte Aggregationsbereitschaft, stehen zwar entsprechende Meßmethoden zur Verfügung, doch erlaubt die Anwendung eines oszillierenden Kapillarviskometers die gleichzeitige Messung der Strukturviskosität sowie der Viskosität der elastischen Komponente des Blutes, die im wesentlichen von der Aggregationsbereitschaft und der Elastizität der Erythrozyten bestimmt wird.

Die vorliegende Untersuchung beschreibt unsere ersten Erfahrungen in der Anwendung eines oszillierenden Kapillarviskometers in der Untersuchung veränderter Fließeigenschaften des Blutes von Patienten mit CVI sowie den Einfluß von Pentoxifyllin auf dessen viskoelastisches Profil.

Patienten und Methodik

Untersucht wurden 42 Patienten (20 Männer, 22 Frauen) mit einem Durchschnittsalter von 69 Jahren, die wegen einer akuten CVI zur Aufnahme kamen. Die Bestimmung der viskoelastischen Profile mit dem oszillierenden Kapillarviskometer nach *Thurston* und *Chmiel* erfolgte 1–4 Tage nach dem akuten Ereignis, jedoch noch vor Behandlungsbeginn. Die Messungen erfolgten bei 37 Grad Celsius von 10 ml Venenblut, welches ungestaut aus einer Kubitalvene in EDTA-K-Röhrchen entnommen wurde, wobei die Messungen innerhalb von 2 Stunden nach der Abnahme durchgeführt wurden. Gleichzeitig wurden Fibrinogen (Methode nach *Clauss*) und Hämatokrit (Mikrozentrifuge) bestimmt.

Die Viskositätsbestimmungen erfolgten computergesteuert bei insgesamt 20 Schergeschwindigkeiten, jedoch werden in diesem Rahmen nur die Mittelwerte bei 2, 10, 50 und 100 Oszillationen pro Sekunde angegeben. Als Vergleich dienten die Werte einer alters- und geschlechtsmäßig angepaßten Kontrollgruppe von 26 Probanden, welche weder anamnestische noch klinische Anhaltspunkte für das Vorliegen einer zerebrovaskulären, kardiovaskulären oder periphervaskulären Erkrankung boten.

Bei 8 Patienten erfolgte nach der Bestimmung des viskoelastischen Profiles eine perorale Behandlung mit 1 200 mg Pentoxifyllin täglich, bei 2 Patienten wurde eine isovolämische Hämodilution (IHDL) durchgeführt, wobei 300 ml Vollblut pro Sitzung entnommen und gleichzeitig 300 ml 0,9 % Kochsalzlösung mit 200 mg Pentoxifyllin infundiert wurden. Die Behandlungsdauer betrug durchschnittlich 4 Wochen.

Ergebnisse

Wie aus Tabelle 1 ersichtlich, zeigten im Vergleich zur Kontrollgruppe sowohl der visköse als auch der elastische Anteil des Blutes eine signifikante Verschlechterung des Fließverhaltens in Form einer Viskosi-

Tab. 1 Viskosität (mPas) des viskösen und elastischen Blutanteiles bei 42 Patienten mit zerebrovaskulärer Insuffizienz vs. Kontrollgruppe

	Schergeschw. (1/sec)	zerebrovask. Insuff. (n = 42)	Kontrollgruppe (n = 26)
	2	6,22 ± 0,41*	5,81 ± 0,22
	10	5,44 ± 0,27*	4,92 ± 1,01
	50	4,13 ± 0,89*	3,70 ± 0,68
	100	3,69 ± 0,75*	3,31 ± 0,59

* P < 0.05

	2	2,74 ± 0,90	2,50 ± 0,82
	10	1,87 ± 0,67*	1,53 ± 0,48
	50	0,45 ± 0,09*	0,55 ± 0,20
	100	0,24 ± 0,04*	0,30 ± 0,12

* P < 0.05

Visköser Anteil

Elast. Anteil

tätserhöhung. Unter Normalbedingungen kann eine deutliche Viskositätsabnahme zwischen 2 und 10 Oszillationen (Umdrehungen) pro Sekunden (kritische Schergeschwindigkeit) gesehen werden, dieser Bereich ist unter pathologischen Bedingungen deutlich gegen höhere Schergeschwindigkeitsbereiche verschoben.

Unter Pentoxifyllinbehandlung kam es zu einer signifikanten Verbesserung der Fließeigenschaften der elastischen Blutkomponente; dabei kam es zu einer Verschiebung des kritischen Schergeschwindigkeitsbereiches gegen normale Fließbedingungen. Abb. 1 zeigt die Wirkung einer isovolämischen Hämodilution (IHDL) auf das viskoelastische Profil eines 82jährigen Patienten mit CVI. Nach Entfernung von 300 ml Venenblut wurden 300 ml 0,9 % NaCl mit mit 200 mg Pentoxifyllin infundiert. Neben einer hämatokritabhängigen (Δ −3) Abnahme der Viskosität (n') kann auch eine Verschiebung des kritischen Schergeschwindigkeitsbereiches für die elastischen

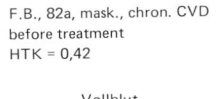

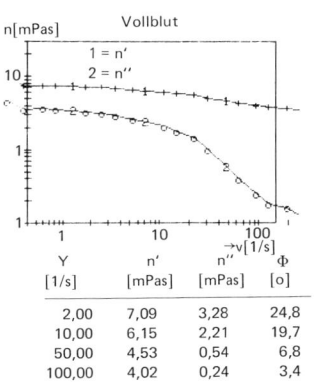

F.B., 82a, mask., chron. CVD
before treatment
HTK = 0,42

Y [1/s]	n' [mPas]	n'' [mPas]	Φ [o]
2,00	7,09	3,28	24,8
10,00	6,15	2,21	19,7
50,00	4,53	0,54	6,8
100,00	4,02	0,24	3,4

F.B., 82a, mask., chron. CVD
IHDL, 200 mg Pentoxifyllin i.v.
HTK = 0,39

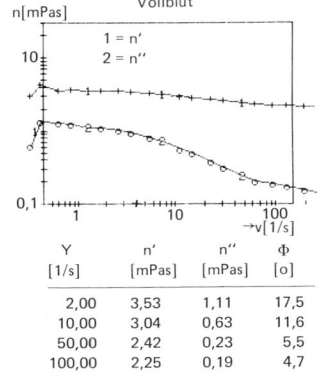

Y [1/s]	n' [mPas]	n'' [mPas]	Φ [o]
2,00	3,53	1,11	17,5
10,00	3,04	0,63	11,6
50,00	2,42	0,23	5,5
100,00	2,25	0,19	4,7

Abb. 1 Originalkurve des viskoelastischen Profiles eines 82jährigen Patienten mit CVD vor und nach isovolämischer Hämodilution (IHDL) mit Aderlass und Pentoxifyllininfusion. Näheres siehe Text.

Blutbestandteile zwischen 2 und 10 Oszillationen/Sekunde beobachtet werden (n "), während dieser vor der Behandlung zwischen 10 und 50 Oszillationen/Sekunde lag.

Diskussion

Wie anhand der vorliegenden Ergebnisse gezeigt werden konnte, kann auch mit dem oszillierenden Kapillarviskometer bei Patienten mit CVI eine signifikante Erhöhung der Blutviskosität als Indikator für eine Störung der Fließfähigkeit des Blutes gefunden werden. Dabei wird diese Viskositätssteigerung entscheidend durch das Fließverhalten der elastischen Blutkomponenten mitbestimmt.

Wie schon früher beschrieben, ist der Einfluß der elastischen Komponenten – im wesentlichen der Erythrozyten – auf die Blutviskosität nicht nur durch ihre Anzahl, sondern auch durch ihre Aggregationsbereitschaft gegeben, die bei höherem Fibrinogengehalt des Blutes besonders ausgeprägt sein kann. Darüber hinaus ist bekannt, daß vor allem bei Patienten mit CVI auch eine verminderte Filtrierbarkeit der Erythrozyten, welche unter den gegebenen Untersuchungsbedingungen in erster Linie einer erhöhten Zellrigidität entspricht, die Vollblutviskosität signifikant beeinflußt, jedoch besteht in diesem Falle eine enge Interaktion mit der gesteigerten Aggregationsbereitschaft. In diesem Sinne ist auch die Verbesserung der Fließfähigkeit der elastischen Blutkomponente bzw. die Änderung des Kurvenverlaufs nach Pentoxifyllinbehandlung zu erklären, nachdem gezeigt werden konnte, daß Pentoxifyllin seine hämorheologische Wirkung nicht nur auf eine gesteigerte Erythrozyten- und Thrombozytenaggregation, sondern auch auf die Erythrozytenverformbarkeit entfaltet.

Zusammenfassung

Unter Anwendung des oszillierenden Kapillarviskometers nach *Thurston* und *Chmiel* konnte bei 42 Patienten mit CVI im Vergleich zu einer gleich alten Kontrollgruppe eine signifikante Erhöhung der Blutviskosität gefunden werden, welche entscheidend durch das Fließverhalten der elastischen Blutkomponenten (in erster Linie Erythrozyten) mitbestimmt wurde. Unter oraler Pentoxifyllinbehandlung (1 200 mg täglich) von 4 Wochen konnte eine signifikante Verbesserung des viskoelastischen Profiles erzielt werden.

Literatur

Thurston, G.B.: Viscoelasticity of human blood. Biophys. J. 12: 1205, 1972

Anadere, I., H. Chmiel, H. Hess et al.: Clinical blood rheology. Biorheology 16: 171, 1979

Ott, E., H. Lechner, A. Aranibar: High blood viscosity syndrome in cerebral infarction. Stroke 5: 330, 1974

Ott, E., F. Fazekas, G. Bertha et al.: Rheological determinants of cerebral blood flow. In: Cerebral Blood Flow and Metabolism Measurement. Eds.: A. Hartmann, S. Hoyer, Springer, in press.

Hämorheologische Therapieformen der zerebrovaskulären Insuffizienz

E. Ott, H. Valetitsch, E. Körner, F. Fazekas, W. Krenn, H. Lechner

Psychiatrisch-neurologische Universitätsklinik Graz, Österreich

Bei mehr als 40 % der Patienten mit zerebrovaskulärer Insuffizienz (CVI) kann eine Störung im Fließverhalten ihres Blutes festgestellt werden, welche global als erhöhte Blutviskosität gemessen werden kann. Ursächlich kommen dafür qualitative und (oder) quantitative Veränderungen der korpuskulären und plasmatischen Blutbestandteile in Frage (Steigerung des Hämatokritwertes, gesteigerte Aggregation von Erythrozyten und Thrombozyten, Verlust der Erythrozytenelastizität, plasmatische Hyperkoagulabilität, insbesondere Hyperfibrinogenämie).

Für die Erstellung eines hämorheologischen Therapiekonzeptes der CVI ist dabei von Bedeutung, daß rheologische Parameter im einzelnen eine unterschiedliche Wertigkeit für Blutviskosität und Hirndurchblutung (CBF) besitzen. Darüber hinaus konnte gezeigt werden, daß eine physiologische Adaption der CBF an die Blutviskosität besteht und ihre Senkung mit einer Durchblutungssteigerung einhergeht (Abb. 1). Somit kann eine Verbesserung der zerebralen Hämodynamik auch ohne Anwendung von sogenannten zerebralen Vasodilatantien erzielt werden, deren Wirkung auf den Hirnkreislauf ohnehin umstritten ist.

Entsprechend der einleitend dargestellten Kausalzusammenhänge einer Viskositäts-

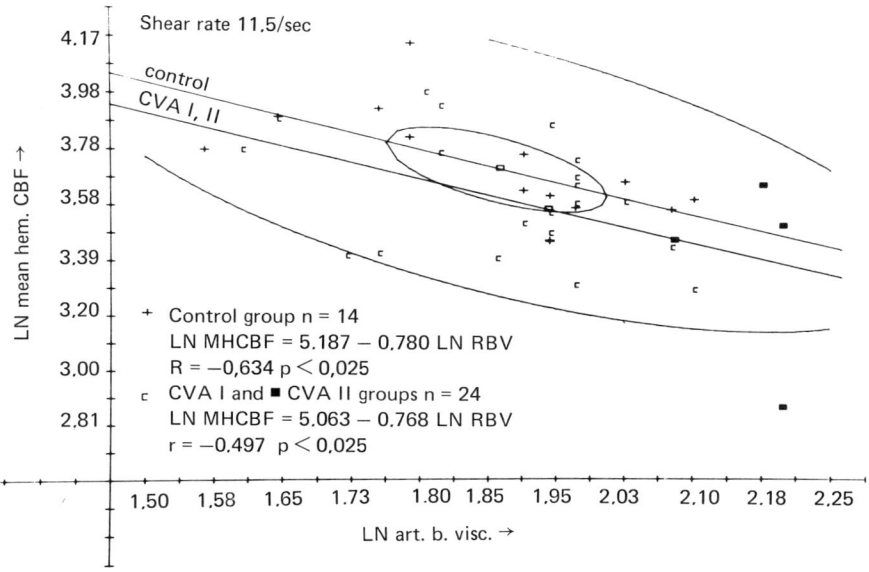

Abb. 1 Korrelation zwischen Hirndurchblutung (CBF) und arterieller Blutviskosität bei Patienten mit CVI im Vergleich zu einer Kontrollgruppe. Nach A. Aranibar und Mitarbeiter, 1977

steigerung haben sich als hämorheologische Therapieformen bisher die isovolämische Hämodilution (IHDL), eine Hemmung der Thrombozytenaggregation (TAG) und Erythrozytenaggregation (RCA), sowie eine Verbesserung der Erythrozytenelastizität (RCE) bewährt. Die Anwendung von Plasminogenaktivatoren zur Senkung des Fibrinogenspiegels wurde bei Patienten mit CVI wieder verlassen. An einem eigenen Patientengut von insgesamt 188 Patienten mit CVI wurden diese Therapieformen bisher entweder isoliert oder in Kombination angewendet, wobei im folgenden darüber auszugsweise berichtet werden soll.

1. *Isovolämische Hämodilution (IHDL):*
Der hämorheologische Mechanismus der IHDL beruht auf dem engen Zusammenhang von Hämatokrit und Blutviskosität einerseits und Hämatokrit (Hkt) bzw. Blutviskosität und CBF andererseits.
Bei einem eigenen Patientengut von bisher 30 Patienten konnte nach IHDL (Entnahme von 300 ml Venenblut und Infusion von 300 ml niedermolekularen Dextran) durch eine Reduktion des Hkt um 3 % eine Viskositätssenkung von 12 % erreicht werden, welche mit einer Steigerung der CBF von 15 % einherging. Tab. 1 zeigt die hämorheologischen Veränderungen nach IHDL bei jenen Patienten, bei denen eine Durchblutungssteigerung von mehr als 5 % zu beobachten war.

2. *Hemmung der Thrombozyten- und Erythrozytenaggregation*
Für die Hemmung einer gesteigerten Thrombozytenaggregation werden derzeit zahlreiche Substanzen verwendet, von denen auch einige (Azetylsalizylsäure (ASS), Dipyridamol, Pentoxifyllin, Ticlopedin) in klinischen Langzeitstudien verwendet wurden.
Sowohl in den amerikanischen als auch in den kanadischen Untersuchungen konnte gezeigt werden, daß mit ASS (1 200 mg) das Risiko eines neuerlichen Schlaganfalles signifikant gesenkt werden konnte. In einer argentinischen Studie wurde die Wirkung von ASS – Dipyridamol (1 200 mg – 150 mg) mit der von 1 200 mg Pentoxifyllin in Hinblick auf TIA-Rezidive verglichen. In einem Beobachtungszeitraum von 1 Jahr lag die Rezidivquote in der ASS-Dipyridamol-Gruppe bei 28 % und in der Pentoxifyllingruppe bei 10 %. Dieses Ergebnis kann mit der unterschiedlichen Wirkungsweise der Substanzgruppen erklärt werden; während sowohl ASS und Pentoxifyllin eine Hemmung der Thrombozytenaggregation bewirken, wurde für Pentoxifyllin zusätzlich auch eine Hemmung der Erythrozytenaggregation und eine Verbesserung der Erythrozytenfiltrierbarkeit (Abnahme der Zellrigidität) beschrieben. In einer eigenen Langzeitstudie von 38 Patienten mit CVI und reversibler neurologischer Ausfallsymptomatik lag während einer Beobachtungsdauer von 18 Monaten die Rezidivquote unter oraler Pentoxifyllinbehandlung (11 – 17 mg/kg) bei 5,7 %. Im Vergleich dazu betrug das Insultrisiko in einer Gruppe von 36 Patienten, die von sich aus die vorgeschriebenen Medikamente nicht oder nur unzureichend einnahmen, in einem vergleichbaren Zeitraum 44 % (Tab. 2).

Tab. 1 Änderung der Hirndurchblutung und relevanter hämorheologischer Parameter nach IHDL:

	vorher	nachher	Unterschied (%)
CBF (ml/100 g/min)	43,0 ± 9,8	54,4 ± 14,0***	+ 26,5
Hämoglobin (g/100 ml)	17,4 ± 2,0	15,6 ± 1,7**	− 10,3
Venöser HKT	0,50 ± 0,03	0,46 ± 0,02**	− 8,0
Vollblutviskosität (mPas, 11 sec.$^{-1}$)	11,6 ± 1,8	9,9 ± 1,4*	− 14,6
Fibrinogen (ml/100 ml)	441,9 ± 98,3	342,3 ± 133,1	− 26,5

△ pECO$_2$: − 0,7 mm Hg,   △ MABD: + 8,9 mm Hg
* P < 0,005   ** P < 0,01   *** P < 0,001

Tab. 2 Rezidivquote ischämischer Insulte unter oraler Pentoxifyllinbehandlung (11–17 mg/kg) vs. Kontrollgruppe:

	Pentoxifyllin[1]	Kontrollgruppe[2]
Anzahl der Patienten	38	36
Alter	62 ± 11	61 ± 18
Insultrezidive	2	16
	P < 0,001	

Beobachtungszeitraum: 1 18 Monate, 2 16 Monate
Modifiziert nach *Ott* und Mitarbeiter, J. Cerebral blood flow and metabolism 3 (suppl. 1) S 530, 1983

3. Verbesserung der Erythrozytenfiltrierbarkeit (EFT)

Obwohl die Messung der EFT einerseits methodisch und andererseits auch in ihrem Aussagewert nicht ganz unwidersprochen geblieben ist, so kann doch unter standardisierten Untersuchungsbedingungen (Porengröße 5 μ, Druck 5 mm H$_2$O, 37 Grad C, Hkt 0,1) zumindest ein Rückschluß auf vermehrte Zellaggregation (bei 10 % Erythrozytensuspension) oder auf verminderte Zellelastizität (10 % „gewaschene" Erythrozyten) gewonnen werden. Nach einer 4wöchigen oralen Pentoxifyllinbehandlung (11 – 17 mg/kg) ergab sich eine signifikante Verbesserung der Erythrozytenfiltrierbarkeit (△ : 2,0 ml/min). Vergleichende Messungen von Erythrozytensuspension und „gewaschenen" Erythrozyten zeigen, daß es unter Pentoxifyllin sowohl zu einer Abnahme der Erythrozytenaggregation als auch zu einer Verbesserung der Zellverformbarkeit kommt (Abb. 2).

Zusammenfassung

Aufgrund gegebener pathophysiologischer Zusammenhänge ergeben sich für ein hämorheologisches Therapiekonzept der CVI mehrere Ansätze, von denen eine isovolämische Haemodilution, eine Hemmung der Erythrozyten- und Thrombozytenaggregation sowie eine Verbesserung der Erythrozytenverformbarkeit sich bisher als klinisch erfolgreich erwiesen haben.

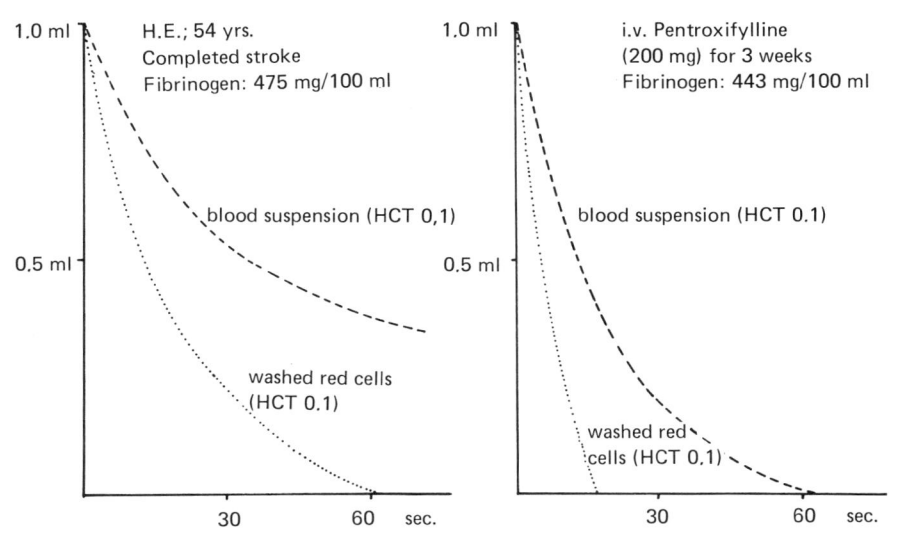

Abb. 2 Filtrierbarkeit einer 10 % Erythrozytensuspension bzw. einer 10 % Erythrozyten – Buffer – Zubereitung vor und nach Pentoxifyllinbehandlung. Deutliche Verkürzung der Filtrationszeit der „gewaschenen" Erythrozyten als Ausdruck einer besseren Verformbarkeit, daneben Aufhebung eines Okklusionsphänomens als Ausdruck einer verminderten Aggregationsbereitschaft.

Literatur

Dormandy, J.A.: Red cell deformability. Europ. Neurol. 22 (Suppl. 1) (1983), 23

Lechner, H., E. Ott, G. Bertha: Therapeutische Aspekte der zerebrovaskulären Insuffizienz. Therapiewoche 34 (1984), 3159

Ott, E., H. Lechner: Haemorheologic and haemodynamic aspects of cerebrovascular disease. Path. Biol. 30 (1982), 611

Ott, E., H. Lechner: Changes of flow properties of the blood in cerebrovascular disease and their treatment with Pentoxifyllin J. Cerebral Blood Flow and Metabolism 3 (1983), (Suppl. 1) 530

Alteration of Reduced Cerebral Blood Flow by Rheological Active Substances

A. Hartmann

Neurologische Univ.-Klinik, Bonn, Federal Republik of Germany

Hypervolaemic haemodilution belongs to the accepted methods for improvement of reduced blood flow to the organs. It is believed that haemodilution can improve blood flow in brain tissue thus increasing nutritional supply and normalising brain function. However, only a few clinical studies have been done to verify this hypothesis:
1. *Gottstein* and *Held* (1) observed an increase in cerebral blood flow in 19 patients with headache and dizziness by infusion of 500 ml low molecular dextrane (LMD). The overall improvement of blood flow was 43.4 % concomitant with a reduction of hematocrit from 43 % to 36 %.
2. *Heiss* at al. (2) described an increase in regional cerebral blood flow (rCBF) of $7.7 \pm 15.9 \%$ by 200 – 500 ml LMD in patients with cerebrovascular disease. The alteration of rCBF was significant compared to an untreated control group and concerned more the grey than the white matter of the brain.
3. *Herrschaft* (3) measured an increase in mean rCBF of 10.7 % after infusion of 500 ml LMD in patients with brain infarction. He did not mention whether rCBF was measured in the acute state.
All authors used a traumatic design for measurement of hemispheric (*Gottstein*: Kety-Schmidt-technique) or unilateral regional (*Heiss* et al., *Herrschaft*: intraarterial xenon 133-method) cerebral blood flow and did not measure cerebral blood flow in patients with *acute* ischaemia of the brain. At present no study exists verifying the effect of hyperosmolar haemodilution in patients with acute brain ischaemia in a long-term protocol. Furthermore, there is no report that measures the probable effect on the normally perfused brain tissue in patients with focal ischaemia.
In a pilot study we measured rCBF over both the ischaemic and the contralateral hemisphere in 40 patients with unilateral ischaemic stroke who were referred to us within 48 hours after onset of signs and symptoms. 3 substances which are stated to affect rheological parameters were checked regarding their effect on rCBF during a treatment protocol of 7 days.

Patients and protocols

Control groups:
10 plus 5 of the 40 patients were not treated with haemodilution except for infusion of 5 % dextrose besides parenteral fluid support. These patients were used as controls but differed from all other groups by age and contraindications to therapy with LMD.

LMD group:
10 patients were treated with 500 ml LMD per day for a period of at least 7 days. Beside infusion of LMD the patients were treated with volume support of at least 500 ml per day even if they were fed orally.

HES-group:
10 patients were treated with 500 ml hydroxyethyl starch per day for 7 days.

PENT-group:
5 patients were treated with daily infusion of 900 mg pentoxifylline for 7 days. These patients were selected for this protocol since they presented with signs which did not permit therapy with LMD such as relative renal insufficiency or mild heart failure. The patients in all groups except the control groups did not differ in respect to

distribution of sex, age and risk factors of cerebrovascular disease. Since clinical symptoms of the ischaemic stroke varied considerably, no clinical score was performed in the open studies.

Measurement of regional cerebral blood flow

rCBF was measured on the day of admittance before start of therapy (CBF 1), one day later (CBF 2) and on the 7th to 8th day of the protocol (CBF 3). The non-traumatic design using inhalation of Xenon 133 to saturate the brain tissue was used (4). Desaturation curves over both sides of the brain were recorded fo 10 minutes and used for calculation of the initial slope index (ISI). ISI in normal volunteers is 50.2 ± 5.0 (sec^{-1}) for the age group $53-58$ years and expresses flow by more than 80 % in the grey matter and for the rest in the white matter.

Results

a) Fig. 1 indicates the actual mean rCBF of the ischaemic hemisphere in the control, the LMD and the HES groups. There was no significant difference of mean rCBF between these 3 groups before start of therapy. On day 2 (CBF 2) there was a slight

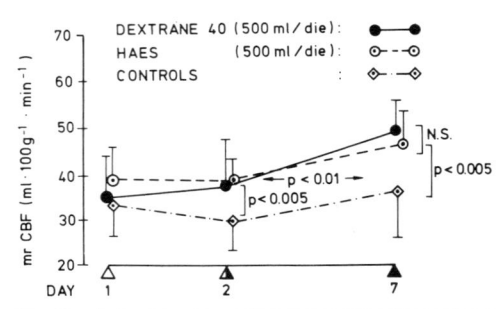

Fig. 1 Actual mean regional cerebral blood flow (mrCBF) before (day 1) start of therapy and on day 2 and 7. Data indicate mrCBF in the ischaemic hemisphere plus SD in 10 patients treated with 500 ml low molecular dextrane per day, 10 patients treated with 500 ml hydroxyethyl starch (HES) per day and 10 patients with no rheological therapy (controls). Statistical evaluation: intraindividually paired Student's T test and unpaired Student's T test between the groups.

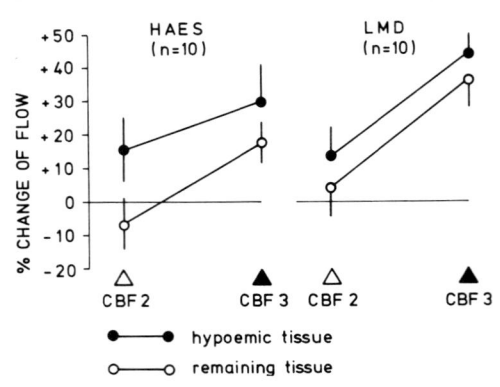

Fig. 2 Percentage change of mean regional cerebral blood flow from day 1 (before start of therapy) to CBF 2 and CBF 3 in patients treated with low molecular dextrane (LMD) or hydroxyethyl starch (HAES). The areas of the ischaemic hemisphere were divided into the hypoaemic tissue and the so-called remaining tissue. At CBF 2 only the hypoaemic tissue presented with a significant increase of CBF. At CBF 3 all tissue showed improvement of blood flow. The reduction of blood flow for the "remaining tissue" in the HAES group at CBF 2 was not significantly different from mean rCBF at CBF 1.

drop of mean rCBF in the control group but a slight increase in the HES group. The difference between both treated and the untreated groups was statistically significant ($p < 0.005$). In the control group mean rCBF at CBF 3 was slightly higher than at CBF 2. In the LMD and the HES groups mean rCBF at CBF 3 was significantly higher than in the control group ($p < 0.005$) and higher than mean rCBF at CBF 2 in both groups. There was no significant difference of the CBF course between both treated groups.

Using the clinical symptoms and the findings in computed tomography all 14 detectors over the ischaemic hemisphere were divided in those who recorded the clearance curves from the focus being responsible for the clinical signs (the so-called hypoaemic tissue in Fig. 2) and those which covered the remaining tissue. Fig. 2 indicates that the hypoaemic tissue presented with a significant increase of rCBF from CBF 1 to CBF 2 and from CBF 2 to CBF 3 in both the LMD and HES groups. The "remaining tissue" of the ischaemic hemis-

Tab. 1 Mean regional cerebral blood flow (day 1) and the percentage change of flow (day 2 and day 7) in the ischaemic and the contralateral hemisphere of 5 patients treated with pentoxifylline and 5 untreated controls.

	Pentoxifylline		Controls	
	infarcted side	contra-lateral	infarcted side	contra-lateral
day 1 (rCBF)	35.9 ±3.2	41.5 ±3.3	34.8 ±3.0	39.0 ±4.0
day 2 (% change)	+12.5	+6.0	−1.6	−3.4
day 7 (% change)	+27.1	+11.7	+4.4	+2.1

phere did not change flow significantly from CBF 1 to CBF 2 but increased rCBF significantly from CBF 2 to CBF 3.
b) Tab. 1 indicates the data in the PENT group compared to 5 control patients. On day 1 mean rCBF in the ischaemic hemispheres of all patients was significantly lower than that of the contralateral sides with no difference between both groups. On day 2 (CBF 2) there was no significant intraindividual change of mean rCBF in both groups, but in respect to the mild decrease of mean rCBF in the 5 control patients the increase in the ischaemic but not the contralateral side of the treated group was significant. At CBF 3 there was no significant change in the 5 control patients but a highly significant increase in the infarcted hemispheres of the PENT group. The change in the contralateral sides of the PENT group was insignificant in respect to the standards of our laboratory (+15%) but significantly different in comparison to the contralateral hemispheres of the 5 control patients.

Discussion

This study has shown that hypervolaemic haemodilution with different rheological active substances might improve the blood flow of the brain if they are administered on a daily basis for several days. At present it is not known whether the improvement of cerebral blood flow might be utilised by the brain metabolism. However, according to the concept of the Astrup (5) the central core of infarction with reduced metabolism below the level of substrate metabolism is surrounded by a tissue part where the functional metabolism might be exhausted but where the substrate metabolism might be preserved. This tissue is able to regain function if blood flow is increased (6). The aim of increasing cerebral blood flow by hemodilution is to normalise rheological parameters in this penumbra thus limiting the spread of the initial core of ischaemia.
The major control of blood flow is performed by the normally functioning brain tissue with normal metabolism. An increase of rCBF in this area is not necessary and would be equivalent to a relative luxury perfusion syndrome (7). On day 2 the "remaining tissue" in the LMD and HES groups did not show any significant change of rCBF by haemodilution. However, the increase in flow after a treatment period of 7 days indicates that even this tissue was in need of rCBF improvement.
In the PENT group there was no significant change of rCBF in the contralateral side after 1 day of therapy and – using the intraindividual comparison – even no change after 7 days of therapy. However, the statistical comparison to the non-treated control patients indicated that even blood flow of the contralateral hemispheres increased CBF slightly. This supports the view that in acute ischaemic stroke of one hemisphere the contralateral side might present with some damage to the blood flow regulation. This is in agreement with our observation that during the first days of unilateral infarction a contralateral CBF drop or at least damage to regulation of blood flow may be observed (8).
Therapy with haemodilution using different substances can improve cerebral blood flow. Since blood flow changes are rather small within the first 24 hours but considerable after 7 days of treatment this regimen should be followed for at least one week in patients with acute ischaemic stroke.

References

(1) Gottstein, U., K. Held: Effekt der Hämodilution nach intravenöser Infusion von niedermolekularen Dextranen auf die Hirnzirkulation des Menschen. Dtsch. med. Wschr. 94 (1969), 522−526

(2) Heiss, W.-D., P. Prosenz, H.-J. Hetles: Effekt von Hämodilution von Dehydratation auf die regionale Hirndurchblutung. Nervenartz 44 (1973), 166−169

(3) Herrschaft, H.: Die regionale Gehirndurchblutung. Springer Verlag Berlin-Heidelberg-New York, p 175 (1975)

(4) Hartmann, A., R. v. Kummer: Die atraumatische Messung der regionalen Gehirndurchblutung: Methodik und Zuverlässigkeitsprüfung. Fortschr. Neurol. Psychiat. 51 (1983), 57−68

(5) Astrup, J., B.K. Siesjö, L. Symon: Thresholds in cerebral ischaemia − the ischaemia penumbra. Stroke 12 (1975), 723−725

(6) Symon, L., H.A. Crockard, N.W.C. Dorsch et al.: Local CBF and vascular reactivity in a chronic stable stroke in baboons. Stroke 6 (1975), 482−492

(7) Lassen, N.A.: The luxury perfusion syndrome. Scand. J. clin. lab. Invest. Suppl. 102, X: A (1968)

(8) Hartmann, A.: Diaschisis and its course in patients with ischaemic infarction In: Pathophysiology and Parmocotherapy of Cerebrovascular Disorders. G. Witzstrock Verlag (1980), 241−245

Zerebrale Radionuclid-Perfusionsbestimmungen nach Trental 400 im Akutversuch

K. Koppenhagen

Klinik für Radiologie und Nuklearmedizin im Klinikum Steglitz, Freie Universität Berlin, Bundesrepublik Deutschland

Einleitung

Bei Aufstieg in große Berghöhen, insbesondere nach Überschreiten der kritischen Grenze von 4 000 m über NN, treten Hirnfunktionsstörungen auf, die denjenigen bei seniler Hirnleistungsinsuffizienz ähnlich sind (Kopfschmerz, Abgeschlagenheit, Konzentrationsverlust, Gedächtnisstörung, Schwindel, Übelkeit u. a.). Zusammenhang mit Störungen von Hirnstoffwechsel- und -perfusion infolge gestörtem O_2-Angebot durch veränderte atmosphärische Druckverhältnisse ist anzunehmen. Für die in Trental 400 enthaltene hämorheologisch wirksame Substanz Pentoxifyllin wurde ein positiver Effekt auf die Hirndurchblutung nach i. v. Gabe nachgewiesen. Zur Abklärung des Effektes auf die Hirndurchblutung nach oraler Gabe wurden bei jungen Probanden mit akut initiierter und bei alten Patienten mit chronischer Hirnleistungsinsuffizienz die nachstehenden Akutstudien mit Trental 400 durchgeführt.

Methode

Studie A: Bei 9 gesunden Probanden (8 m, 1 w, Alter 20–30 J.) wurden mittels ^{99m}Tc-Hirnperfusionsszintigraphie unter hypobaren Bedingungen (Unterdruckkammer, Druckstufen NN, 4 000 m, 7 000 m), Hirndurchblutung (5 ROI pro Hemisphäre, ml/min/100 ml Pool Volumen) und Perfusionsquotient (Normbereich 0,88–1,12) bestimmt und orientierend die Hirnleistung psychometrisch getestet in einfach blind cross over Anordnung nach Einmalgabe von 2 Drg. Trental 400 bzw. Plazebo.

Studie B. Bei 20 geriatrischen Patienten (5 m, 15 w, Alter 72–88 J.) mit typischen Symptomen seniler zerebraler Leistungsschwäche wurde unter doppelt blind cross over Bedingungen mit Vorschaltung einer zusätzlichen Leertestung der Effekt einer Einmalgabe von 2 Drg. Trental 400 bzw. Plazebo auf Hirndurchblutung (HDB) und Perfusionsquotient untersucht mittels ^{99m}Tc-Hirnperfusionsszintigraphie (5 ROI pro Hemisphäre).

Resultate

Studie A: Unter hypobaren Bedingungen traten mit Plazebo besonders bei 7 000 m im Mittel deutlich gegenüber der Ausgangslage niedrigere Hirndurchblutungswerte auf (in Abhängigkeit von ROI -7 bis -14%). Unter Trental 400 trat entweder kein HDB-Abfall auf, oder es stellte sich eine wesentlich geringere Hirndurchblutungsabnahme ein (Differenz zu Plazebo $p < 0,05$, siehe Abb. 1). Der Perfusionsquotient blieb unter Trental 400 im Normbereich, nach Plazebo waren 8 von 9 Bestimmungen pathologisch verändert – psychometrisch ergaben sich bessere Resultate nach Trental 400. Blutdruck und Pulsfrequenz nahmen mit Aufstiegshöhe in beiden Gruppen zu.

Studie B: Mit doppelter Leermessung (Test-Retest) konnte Reproduzierbarkeit der HDB-Messung bestätigt werden. Sowohl 60 min ($+7$ bis 10%) wie auch 120 min ($9+$ bis 12%) wurde ein gegenüber Plazebo signifikanter ($p < 0,05$) HDB-Anstieg nach Trental 400 registriert (Abb. 2). Der Perfusionsquotient war zu beiden Zeitpunkten unter Trental 400 im

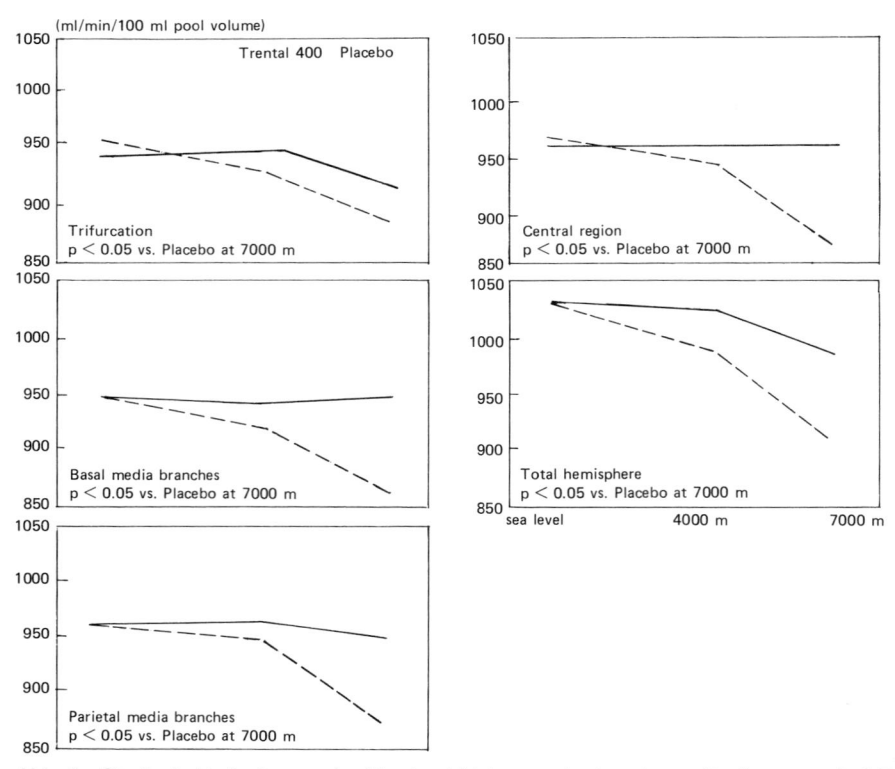

Abb. 1   Studie A: Veränderung der Hirndurchblutung unter hypobaren Bedingungen in 5 ROI (li. u. re. gemittelt) unter Trental 400 bzw. Plazebo (n = 9 Probanden).

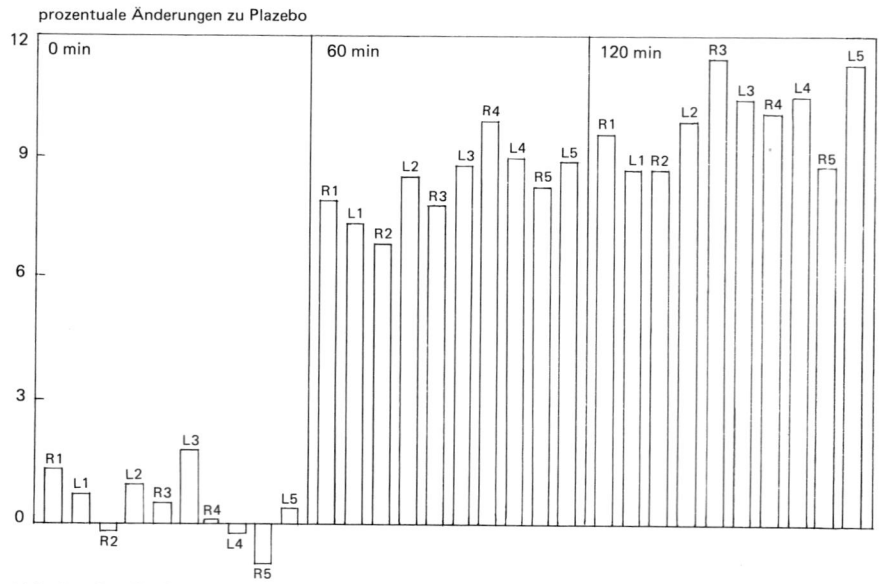

Abb. 2   Studie B: Prozentuale Veränderung der Hirndurchblutung nach Einnahme von Trental 400 im Vergleich zu Plazebo ($\bar{x} \pm$ SD, n = 20 Patienten).

Vergleich zu Plazebo signifikant gebessert und normalisierte sich bei 12 von 18 Patienten (2 mal Bestimmungen nicht durchgeführt) – systemischer Blutdruck und Pulsfrequenz zeigten keine auffälligen Veränderungen.

Zusammenfassung

Die Einmalgabe von 2 Drg. Trental 400 (= 800 mg Pentoxifyllin in besonderer Langzeit-verfügbarer Zubereitung) führte sowohl bei alten Patienten mit chronischer wie auch jungen gesunden Probanden mit experimentell bewirkter akuter Hirnleistungsinsuffizienz zu einer im Vergleich zu Plazebo signifikanten Verbesserung der Hirnperfusion, die auf eine bessere Versorgung des Gehirns schließen läßt.

Literatur

Koppenhagen, K. et al.: The effect of Pentoxifylline on cerebral blood flow. Acta Neurol. Scand. 60 (1979) Suppl. 72, 626

Retinale Durchblutungsparameter vor und nach Pentoxifyllin (Trental 400)-Therapie bei lakunären zerebralen Insulten

N. Körber[*], R. Schneider[**], H. Kiesewetter[***], F. Jung[***], S. Wolf[*], M. Brockmann[**]

Klinikum der RWTH Aachen, Abteilung für Augenheilkunde[*]
Klinikum der RWTH Aachen, Abteilung für Neurologie[**], Bundesrepublik Deutschland
Universitäts-Klinik-Homburg (Saar), Abteilung für klinische Hämostaseologie und Transfusionsmedizin[***]
Bundesrepublik Deutschland

Einleitung

Eine In-vivo-Untersuchung der menschlichen Mikrozirkulation ist ohne größere Manipulation nur am Nagelfalz und an der Retina möglich. Die Fluoreszenzangiographie hat bei der Erforschung der retinalen Blutzirkulation entscheidende Fortschritte gebracht. Über Untersuchungen mit dieser Technik bei Patienten mit Lacunaris-Insult und mehrmonatiger Trental-400-Behandlung wird nachstehend berichtet.

Durchführung der Studie

Es wurden insgesamt 21 Patienten mit nachgewiesenem lakunären Insult untersucht (siehe Beitrag *Schneider* et al.: The hemorheological treatment of lacunar strokes, studies with Pentoxifylline (Trental® 400)).
Bei allen Patienten mußte der lakunäre Insult klinisch und computertomographisch gesichert sein. Bei allen Patienten wurde eine ophthalmologische Untersuchung inklusive einer Video-Fluoreszenzangiographie zu Beginn der Studie durchgeführt. Nach 12 Wochen erfolgte eine Kontrolluntersuchung. In der Zwischenzeit erhielten die Patienten – je nach Verträglichkeit – zwischen 800 mg und 1600 mg Trental® pro die.
Begleitend hierzu erfolgte in 4wöchigen Abständen eine neurologische und hämorheologische Untersuchung.

Untersuchte Parameter-Erläuterungen

1) *Visus:*
   Es wurde bei allen Patienten der Fernvisus mit bester Korrektur ermittelt. Bei den Kontrolluntersuchungen wurde die gleiche Korrektur verwendet.
2) *Tensio:*
   Der Augeninnendruck wurde applanatorisch gemessen, verwendet wurde das Applanationstonometer nach *Goldmann*. Die Größe wurde kontrolliert, da (wesentliche) Veränderungen des intraokularen Druckes die retinale und chorioidale Zirkulation beeinflussen.
3) *Ophthalmologie:*
   Die Untersuchung und Klassifizierung des retinalen Gefäßnetzes erfolgte mittels konventioneller Ophthalmoskopie im aufrechten (und binocular) umgekehrten Bild. Die Einteilung der Gefäßveränderungen erfolgte nach den Schemata von *Neubauer* und *Sauter*.
4) *Gesichtsfeld:*
   Gesichtsfelduntersuchungen werden in den meisten Augenkliniken mit Hilfe des Halbkugelprojektionsperimeters nach *Goldmann* durchgeführt. Wir prüfen damit die Isopterenverläufe für verschiedene Reizmarkengrößen und -helligkeiten. Außerdem wurde der blinde Fleck perimetriert. Die Kontrollen ergaben in keinem Fall Änderungen.
5) *Fluoreszenzangiographie:*
   Wesentlicher Parameter des ophthalmologischen Teils unserer Studie war

die Fernsehfluoreszenzangiographie der Retina mit anschließender Quantifizierung einiger Blutflußparameter.

– *Aufnahmeverfahren:*
An eine gering modifizierte Funduskamera ist eine Restlichtfernsehkamera adaptiert. 7 mg Na-Fluorezein pro kg Körpergewicht werden in eine Kubitalvene injiziert (Injektionszeit 1,5 s) und die Passage des Farbstoffs durch die Retinagefäße wird auf Videoband aufgezeichnet. Bei Verwendung eines Videotimers wird eine exakte zeitliche Zuordnung jedes Videobildes möglich. Die Untersuchung ist für den Patienten wenig belastend, da die Lichtintensität an der Austrittspupille der Funduskamera nur 10 Lux beträgt.

– *Auswertung:*
Mit einem Bildanalysesystem (Mikro-Videomat 3, Fa. C. ZEISS) werden aus den Videoaufzeichnungen Fluoreszeindilutionskurven erstellt, die über Arteriolen und korrespondierenden Venolen registriert werden (2). So ist eine exakte Messung der gewünschten Parameter möglich. In dieser Studie wurde das temporal untere Gefäßpaar untersucht.

– *Parameter:*
1. Arm-Retina-Zeit (ART)
   Dies ist die Zeit vom Beginn der Injektion bis zum Erscheinen des Farbstoffs in der untersuchten Arteriole am Papillenrand.
   Der Normwert liegt bei $10,5 \pm 2,65$ s in der temporal unteren Gefäßstraße (1,2).
2. Arteriovenöse Passagezeit (AVP)
   Dieser Parameter wird gemessen durch Positionieren zweier Meßfenster über einer Arteriole und der korrespondierenden Venole. Normalwert: $1,79 \pm 0,48$ s (1,2).
3. Quotient ART/AVP
   Dieser Quotient dient zur Normalisierung der AVP in bezug auf das Herzzeitvolumen, wobei in grober Näherung vorausgesetzt wird, daß die Farbstoffpassage vom Injektionsort bis zum Meßort im Einzelfall bei den verschiedenen Untersuchungen gleich ist. Norm um $6,1 \pm 0,9$.

Ergebnisse und Diskussion

Die Untersuchung der Kontrollparameter 1–4 ergab im Verlauf der Studie (Untersuchung vor Therapie und nach 12 Wochen Therapie, sowie nach 4 Wochen Auslaßversuch) keine Veränderungen.
Die Ophthalmoskopie ergab bei 19 Patienten geringe arteriosklerotische Veränderungen; bei 16 lagen zusätzlich Veränderungen im Sinne eines Fd. hypertonicus I oder II nach *Neubauer* vor. Etwa die Hälfte zeigte eine beginnende senile Makulopathie. Eine solche Häufung pathologisch veränderter Retinabefunde wurde bisher im Schrifttum nicht berichtet. Jedoch weisen *Sautter* und *Utermann* (1984) auf mögliche Korrelationen zwischen retinaler und systemischer Angiosklerose hin.
Die Videofluoreszenzangiographie zeigt unter Pentoxifyllin-Therapie eine signifikante Verkürzung der AVP (Abb. 1) sowie – bei praktisch unveränderter ART eine Steigerung des Quotienten ART/AVP (Abb. 2).
Die in der gleichen Studie untersuchten rheologischen Parameter (siehe *Schneider* et al.) waren sämtlich gebessert, statistisch signifikant.
Die arteriovenöse Passagezeit wird hauptsächlich beeinflußt durch die Passage des

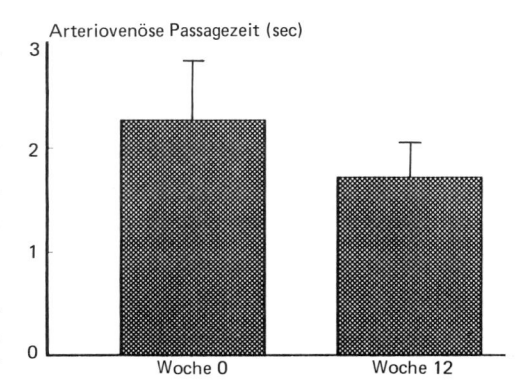

Abb. 1 Verhalten der AVP unter Langzeitbehandlung mit Trental 400 bei Lacunarisinfarkt (n = 21) Patienten – Verkürzung signifikant ($p < 0.05$)

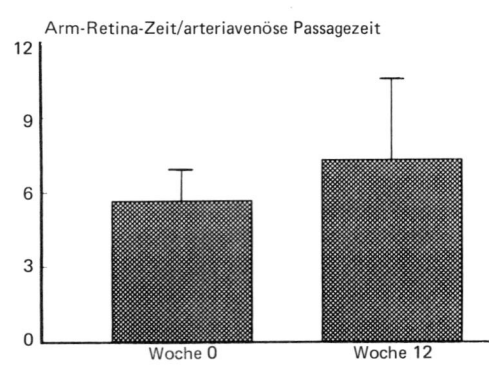

Abb. 2 Quotient ART/AVP steigt unter Langzeitbehandlung mit Trental 400 bei Pat. mit Lacunarisinfarkt (n = 21) signifikant an (p < 0.05)

retinalen Kapillarnetzes und der vorgeschalteten Widerstandsgefäße. Shunt-Bildungen als Ursache der verkürzten AVP können durch Analyse des venolären Abflusses ausgeschlossen werden. Es kann also festgestellt werden, daß unter Pentoxifyllin-Therapie (3 bis 4x1 Trental® 400/die) ein wesentlicher Parameter der retinalen Mikrozirkulation signifikant gebessert wird. Diese Änderung könnte zum Teil erklärt werden durch eine Abnahme des peripheren Widerstandes im untersuchten Areal. Bei allen untersuchten Patienten müssen Verbesserungen der rheologischen Parameter als Ursache der verkürzten Passagezeit diskutiert werden.

Literatur

(1) Körber, N., M. Gesch, H. Kiesewetter, M. Reim, H. Schmid-Schönbein: Assessment of the retinal blood supply – a new method. 28th Intern. Congr. Physiol. Sciences Budapest 1980, Pergamon Press

(2) Jung, F., H. Kiesewetter, N. Körber, S. Wolf, M. Reim, G. Müller: Quantification of characteristic blood-flow parameters in the vessels of the retina with a picture analysis system for videofluorescence angiograms: initial findings. Graefe's Arch. Clin. Exp. Ophthalmol. (1983) 221: 133–136

(3) Sautter, H., D. Utermann: Arteriosklerotische Veränderungen am Augenhintergrund. Dt. Ärztebl. 81 (1984) 1259–1265

The Haemorheological Treatment of Lacunar Strokes: Studies with Pentoxifylline (Trental 400)

R. Schneider,* N. Körber, M. Brockmann, H. Kiesewetter

*Psychiatrische Klinik der Universitätsklinik im Landeskrankenhaus Homburg
Universität des Saarlandes, Homburg, Federal Republic of Germany

Introduction

One of the most common and, in social terms, most relevant types of stroke was selected for our haemorheological investigations: the lacunar stroke. The clinical aspects and morphology of lacunar strokes have been studied and reported in detail by *Fisher* (1): the lacunae are small, deep cerebral infarcts, from 2 to 15 mm in diameter, caused by small-vessel disease. These changes are almost invariably produced by long-standing hypertension; such patients have a history of recurrent, transient strokes with good spontaneous recovery from the neurological deficit. The cornerstone of treatment is the medical management of risk factors, especially hypertension.
The present investigation is devoted to the haemorheological rather than the clinical aspects of lacunar strokes in an attempt to establish the suitability and applicability of haemorheological therapy in such patients.

Patients and Methods

The study was conducted in a total of 40 patients (19 men and 21 women) with lacunar lesions verified clinically and by computed tomography. The patients' age ranged from 46 to 74 years (mean age: 66 years). All the patients presented with one of the clinical syndromes described in the literature as typical of lacunar strokes (1). None of the patients had previously received any form of haemorheological therapy. A synopsis of demographic and diagnostic details of the patients is given in Tab. 1.

Tab.1 Demography and Symptomatology

Age (years)	62.3 ± 9.1
Male	n = 27
Female	n = 13

Procedure

All patients underwent a thorough neurological examination initially. This was supplemented by CT scans and electrophysiological examinations (EEG, OOR, SSEP) and determination of the haemorheological variables detailed below. The patients then started a three-month course of treatment with pentoxifylline (Trental 400) in daily doses ranging from 800 mg to 1600 mg. The patients attended for clinical follow-up examinations every four weeks, at which times the haemorheological variables were measured again.
Haemorheological parameters studied and appliances used are shown below (Tab. 2):
Furthermore, video fluorescence-angiography of the retina (6, 7) was employed for the assessment of arm-retina time (ART), arterio-venous passage time (AVP) and the quotient ART/AVP).
Statistical evaluation of data was performed by means of the *Wilcoxon* test, $\bar{x} \pm$ SD and SEM were calculated.

Haemorheological Results

After three months' treatment with Trental 400 the pathologically altered haemorheological variables had improved or reverted to normal:

Tab. 2

Plasma Viscosity	(Capillary Tube Plasmaviscosimeter	−2)
Red Blood Cell Deformability	(Single-pore Erythrocyte Rigidometer	−8)
Red Cell Aggregation	(Mini-Erythrocyte Aggregometer	−5)
Yield Shear Stress	(Haemostasiometer)	−4)
Haematocrit	(Impedance Haematocrit-Meter)	−3)

Tab. 3

Stroke symptomatology	N
Asymptomatic	3
Pure motoric	7
Pure sensoric	10
Atactic hemiparesis	5
Dysarthria clumsy hand syndrome	5
Mixed type	10
Total	40

Erythrocyte deformability index increased significantly ($p < 0.01$) from 0.88 ± 0.15 to 0.96 ± 0.10 ($\bar{x} \pm SD$).
Red cell aggregation displayed a decrease from 24 ± 4.5 to 20.6 ± 3.9 ($\bar{x} \pm SD$, $p < 0.01$).
Plasma viscosity showed a reduction from 1.33 ± 0.07 to 1.28 ± 0.06 mPa ($\bar{x} \pm SD$, $p < 0.01$).
Yield shear stress decreased from 0.19 ± 0.14 to 0.10 ± 0.11 mPa ($\bar{x} \pm SD$, $p < 0.01$).
Haemotocrit decreased from 0.46 ± 0.04 to 0.45 ± 0.03.
Fig. 1 presents a graphic depiction of these changes.

Three patients had already initially normal rheological values in which further imporovement was naturally impossible, and four patients were non-responders.

Clinical Results

36 out of the 40 patients completed the three months' course of treatment, 34 patients presented themselves in a good mental and physical condition without any new lacunar stroke. Four patients discontinued medication because of side effects (nausea, vomiting).

New lacunar strokes occurred during treatment in two patients who had a normal haemorheological status from the onset. It must, therefore, be assumed that haemorheological disturbances played no part in the aetiology and clinical course of stroke in these two cases and that, consequently, haemorheological treatment could not be expected to be successful.

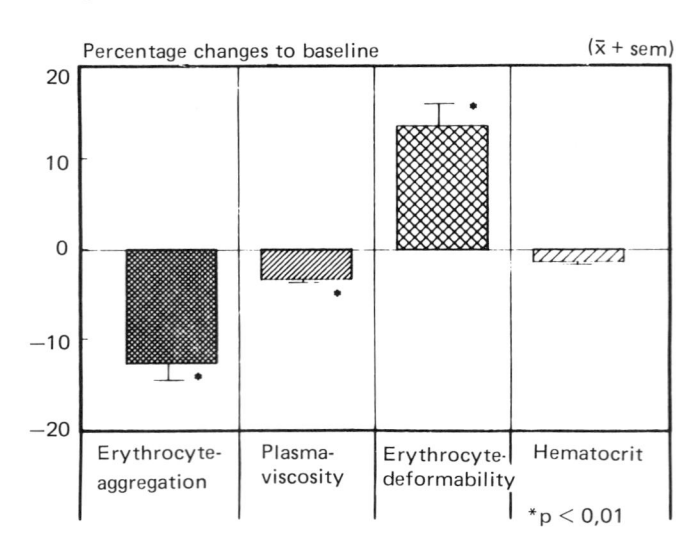

Fig. 1 Haemorheological data of patients with lacunar stroke before and after treatment with Trental 400.

Discussion

The significance of haemorheological disturbances in patients with lacunar stroke continues to be a matter for speculation since direct observation of the flow region of interest by intravital microscopy is impossible. However, video fluorescence-angiography of the retinal microcirculation in numerous patients has demonstrated a close correlation between haemorheology and the retinal microcirculation and the latter may also mirror to some extent the circulatory situation in the brain.

Pentoxifylline (Trental 400) was found to exert a positive effect not only on red blood cell deformability, but also on the other haemorheological variables studied, i. e. red cell aggregation, plasma viscosity and yield shear stress, suggesting an improvement of flow conditions in the microcirculation. 85 % of the patients responded well to the treatment.

The sample included four patients who failed to show clinical or haemorheological response to treatment, and two patients with lacunar strokes but without any haemorheological disturbances. These findings suggest the necessity of measuring haemorheological variables before the start of the treatment, since haemorheological therapy was indeed pointless in six of our patients, but was all the more necessary and beneficial in the remaining 34 cases. This, however, can only be clarified and established by determining entry and follow-up measurements.

The study reported here has shown on the one hand that many patients who have suffered a lacunar stroke present with an impaired haemorheological status that needs appropriate therapy, whereas on the other hand the results obtained with Trental 400 treatment confirm the justification for our assumption for the implementation and benefit of haemorheological therapy in such patients.

Summary

Clinical and haemorheological data were recorded in 40 patients with lacunar strokes confirmed both clinically and by computed tomography. The following haemorheological variables were monitored: haematocrit, red cell aggregation, red cell deformability, plasma viscosity and yield shear stress. Clinically, all patients presented with the typical case history and features described by *Fisher* (1). All the haemorheological variables (except haematocrit) were pathologically altered in comparison to healthy controls.

Disturbances in the retinal microcirculation confirmed by video fluorescence angiography and close correlations between the haemorheological and the angiographic parameters indicate a high significance of disturbed haemorheology in the pathogenesis of lacunar strokes.

All patients were treated with daily doses of 800 to 1600 mg pentoxifylline (Trental 400) p. o. for three months. Variables which were pathologically altered at baseline improved during treatment.

References

(1) Fisher, C.M.: Lacunar Strokes and Infarcts: A Review, Neurology 32: (1982) 871−876.

(2) Jung, F.; H.G. Roggenkamp, R. Schneider, H. Kiesewetter: Das Kapillarschlauch-Plasmaviskosimeter. Ein neues Gerät zur Quantifizierung der Blutplasmaviskosität. Biomed. Technik 28: (1983) 249−252.

(3) Kiesewetter, H., H. Lazar, H. Radtke, W. Thielen: Hämatokritbestimmung durch Impedanzmessung. Biomed. Technik 27: (1982) 171−175.

(4) Kiesewetter, H., H. Radtke, F. Jung, H. Schmid-Schönbein, G. Wortberg: Determination of yield point: Methods and Review, Biorheology 19: (1982) 363−374.

(5) Kiesewetter, H., H. Radtke, R. Schneider, K. Mussler, A. Scheffler, H. Schmid-Schönbein: Das Mini-Erythrozyten-Aggregometer: Ein neues Gerät zur schnellen Quantifizierung des Ausmaßes der Erythrozytenaggregation. Biomed. Technik 27: (1982) 207−213.

(6) Körber, N., M. Gesch, M. Reim: Möglichkeiten und Grenzen der Fernsehfluoreszenzangiographie der Retina. Klin. Mbl. Augenheilk. 180: (1982) 100−102.

(7) Körber, N., M. Gesch, M. Reim, H. Kiesewetter, H. Schmid-Schönbein: Zur Untersuchung der Retinadurchblutung mittels Fernsehfluoreszenzangiographie. Ber. Dtsch. Ophthalmol. Ges. 78: 573−575. J.F. Bergmann Verlag, 1981.

(8) Roggenkamp, H.G., F. Jung, H. Kiesewetter: Ein Gerät zur elektrischen Messung der Verformbarkeit der Erythrozyten. Biomed. Technik 28: (1983) 100−104.

Naftidrofuryl in Cerebral Vascular Accidents of Thrombotic Origin. The Results of a Controlled Study Using the Oral Form

A. Catano, H. Ducarne

Centre de gériatrie, Traumatologie et Réadaptation, Montigny-le-Tilleul, Belgium

Introduction

Cerebral vascular accidents represent an important part of our work in our department of rehabilitation.
We were attempting to find a therapeutic formula which would reduce not only morbidity but mortality and cure time. Our usual mortality rate in the case of C. V. A. is relatively low.
The patients chosen for our trial had suffered a cerebral vascular accident but were stabilised both neurologically and clinically, at about 30 days after their stroke.

Methodology

61 patients were included in our double blind study from April 1981.
Each patient was admitted to the department after a cerebral vascular accident of thrombotic origin with locomotor and/or logopaedic inadequacy. Comatose cases or those with a C. V. A. subsequent to a cerebral hemorrhage, embolism or the presence of a tumor were excluded from the study. Drugs which might have influenced the cerebral blood circulation were discontinued from the time of the incident.
Once judged suitable for participation in the study, the patients were divided at random into two groups with a numbered code and given treatment for 8 weeks, either with naftidrofuryl or a placebo. The patients being treated with the active substance were given two 100 mg capsules of naftidrofuryl three times daily. The patients in the control group were given capsules containing lactose but followed the same dosage plan.
Associated treatment for both groups comprised 4 × 75 mg dipyridamole daily. The usual treatment of rehabilitation was the same for both groups.
In addition to the examinations at 4 and 8 weeks (Tab. 1), all the patients were tested, by the same examiner, at the start of the study to confirm the diagnosis of C. V. A. of thrombotic origin: radiography of soft neck tissues, Doppler carotid, ECG and arm-retina time.
The assessment system was as follows: a scale was established for each parameter between the normal state and the most severely pathological state.
All the patients were hospitalized during the study.

Results

Of the 61 patients, 36 were in the treatment group and 25 in the control group. There was no significant difference ($p \leq 0.05$) between the two groups as regards sex, age and time lapse between the stroke and the start of the study (Tab. 2).
There is no significant difference between the 2 groups (X2 test).
At the start of the study the two groups were comparable apart from urinary incontinence. The difference was significant ($p = 0,0494$): the number of incontinent patients was larger in the naftidrofuryl group than in the controls receiving the placebo.

Tab. 1 Examinations carried out at 0, 4 and 8 weeks

* Neurological examination	* Psychological examination
• Cranial nerves • Pyramidal syndrome • Extrapyramidal syndrome • Cerebellar syndrome • Sensory syndrome • Urinary incontinence • Locomotor assessment	• Non-verbal reasoning • Verbal reasoning • Fluency and liveliness of thought • Memory • Visiospatial perception • Attentiveness
* Logopaedic examination	* EEG
• Operative capacity • Speech • Motor capacity • Gnosia	* Fundus oculi examination
	* Rheoencephalography
	* CAT-scan
	* Assessment of daily activities

Note: time 0 is about 30 days after the stroke.

Tab. 2 General data concerning the patients at the start of the study

	Naftidrofuryl group	Control group
Number of patients	36	25
– men	19	10
– women	17	15
mean age (years) ± SD	74.25 ± 8.84	69.28 ± 12.44
mean interval between stroke and treatment (days) ± SD	36.36 ± 12.66	29.92 ± 18.63

After 4 and 8 weeks we used the *Fisher* test to compare the two groups.

The parameters which showed a significant difference between the naftidrofuryl group and the placebo group were then evaluated with the McNemar test. This test measures each patient's progress at the start of treatment and after 4 and 8 weeks. Only those parameters were retained which showed a significant difference in the two tests (see Tab. 3 and 4).

The results show very clear improvement in the neurological parameters in the treated group as compared with the placebo group and also before and after treatment.

There were 4 deaths in the naftidrofuryl group and two in the placebo group, caused by infections. The difference is not significant.

Discussion

Naftidrofuryl improves cell metabolism and increases the ATP rates while reducing the lactate rates. A number of controlled double blind studies have confirmed the value of the treatment in senile dementia and acute C. V. A.

Whatever the cause of the C. V. A., a zone of neural lesion is surrounded by another zone where the cells may not be irreversibly damaged. In view of the protection which naftidrofuryl provides to the cells against the ischaemic metabolic effects, its use in C. V. A. is logical.

Tab. 3 Parameters which show a significant difference at 4 weeks with the *Fisher* test and the *McNemar* test

	Fisher test	*McNemar* test
Pyramidal syndrome		
Upper limbs: Tromner	0.05	0.0005
Hoffmann	0.05	0.0005
Sensory syndrome		
Upper limbs: Pain sensitivity	0.05	0.0005
Thermal sensitivity	0.05	0.005
Lower limbs: Tactile sensitivity	0.05	0.0005
Pain sensitivity	0.01	0.0005
Thermal sensitivity	0.05	0.005
Cranial nerves		
Supranuclear facial nerve	0.05	0.0001
Assessment of daily activity		
Going to the WC	0.05	0.05

The first numbers are the p values of the *Fisher* test. The second numbers are the p values for the naftidrofuryl group with the *McNemar* test.
The p values (*McNemar* test) for the placebo group are nonsignificant.

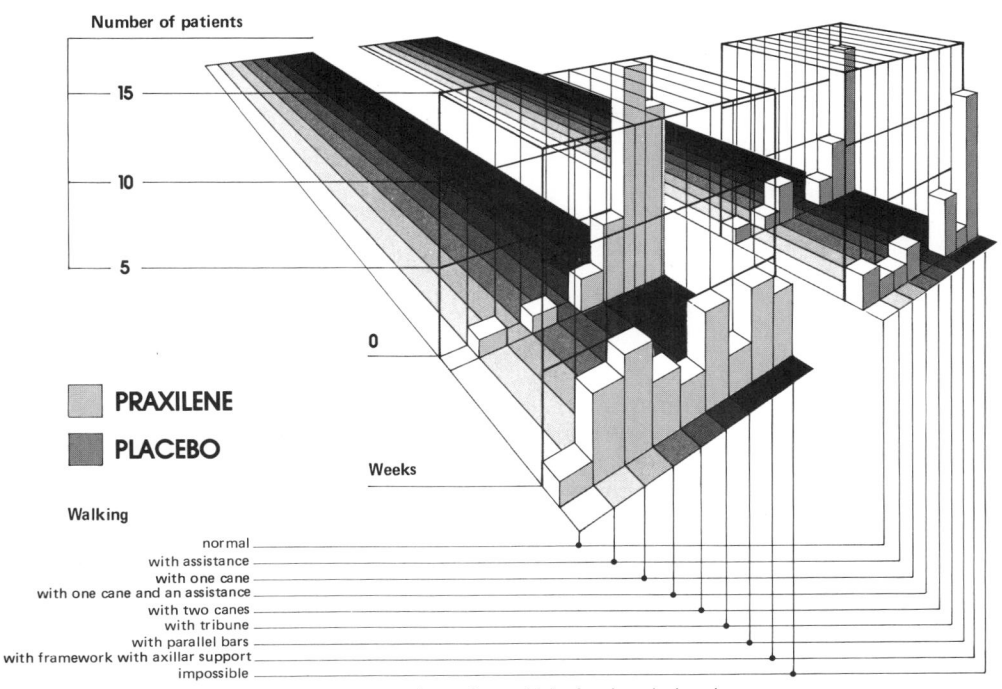

Fig. 1 The evolution of the incontinent patients for naftidrofuryl and placebo.

Tab. 4 Parameters which show a significant difference at 8 weeks with the *Fisher* test and the *McNemar* test

	Fisher test	McNemar test
Pyramidal syndrome		
Upper limbs: Barré	0.01	0.0001
Tromner	0.01	0.0001
Hoffmann	0.01	0.0001
Tendon reflexivity	0.005	0.0001
Lower limbs: Mingazzini	0.05	0.0001
Chaddock	0.05	0.0001
Oppenheim	0.05	0.0001
Tendon reflexivity	0.0005	0.0001
Plantar reflex	0.01	0.0001
Sensory syndrome		
Upper and lower limbs:		
Tactile sensitivity	0.001	0.0001
Pain sensitivity	0.0005	0.0001
Thermal sensitivity	0.0001	0.0005
Deep sensitivity	0.0005	0.0005
Stereognosis sensitivity	0.005	0.0005
Cranial nerves		
Supranuclear facial nerve	0.05	0.0001
Facial sensitivity	0.01	0.05
Urinary incontinence	0.01	0.0001
EEG	0.01	0.005
Locomotor assessment		
Thigh	0.05	0.05
Leg	0.05	0.01
Walking	0.01	0.005

See table 3 for explanation.

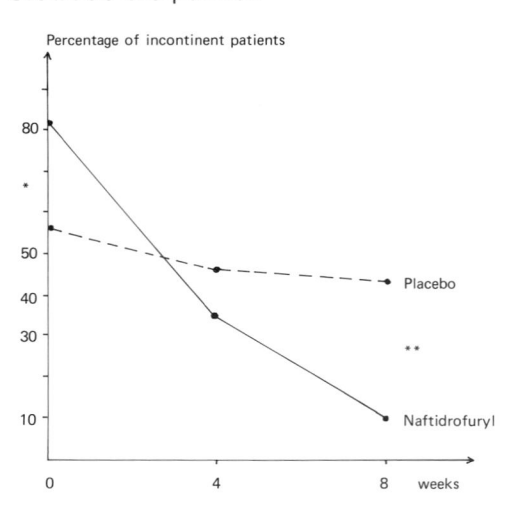

* $p < 0.05$
** $p < 0.01$

Figure 2 Evolution of the urinary incontinence for both groups (naftidrofuryl and placebo)

This study complements the work by *Admani* who used naftidrofuryl in a double blind study in patients with severe stroke.
Our original group consisted of stabilized patients who were assimilated into the trial, on average, 1 month after the stroke. This implies, obviously, that, in general, spontaneous recoveries in the first days and weeks after the C. V. A. were not included in the study.
From supplementary examinations at the start we attempted to eliminate patients with arrhythmias which might have caused considerable differences in cerebral haemodynamics and also any patients where the main cervical blood vessels were affected.
In view of the fact that the main part of the examination was clinical, and therefore to some extent subjective, it is important to mention that the same person supervised the selection of patients and also the subsequent examinations.
The most important results were the neurological examinations – some tests were positive after 4 weeks whereas after 8 weeks treatment all the items showed a significant difference with naftidrofuryl as compared to a placebo both before and after treatment.

In the neurological examination the pyramidal syndrome was important, also the sensory syndrome with the main emphasis on deep sensitivity and urinary incontinence.
The EEG and locomotor assessment (lower limbs) showed improvement.

Conclusions

61 patients having suffered a cerebral vascular accident (C. V. A.) of thrombotic origin were included in a therapeutic trial with naftidrofuryl – a double blind study with placebo control.
The treatment was assigned at random and given for 8 weeks with neurological, logopaedic, psychological and technical evaluation both before treatment and after 4 and 8 weeks.
There was a significant difference between the two groups in favour of naftidrofuryl after 8 weeks of treatment in regard to the following parameters: pyramidal syndrome, sensory syndrome, urinary incontinence, locomotor assessment (lower limbs) and walking.

Praxilene in the Treatment of Senile Dementia

B. Cohn,[1,2] S. Wilcox[2]

1. University of California at Los Angeles (U.C.L.A.), Los Angeles, California USA
2. Psychopharmacology Resarch Associates, Inc., Long Beach, California USA

Dementia is a major psychiatric disorder which frequently occurs in the elderly. It is a progressive, organic disease which has cognitive, affective, and behavioral manifestations. In the United States, it has been estimated that 5 to 12 % of the population aged 65 years or older has this disease. The incidence of the disease increases with age; it is estimated that 5 % of the elderly at age 65 have this disease compared with 20 % at age 80.

The effects of dementia on cognitive functioning and behavior can be profound and severely debilitating, often resulting in the institutionalization of the patient. It has also been associated with a marked decrease in life span and may be associated directly or indirectly with up to 120,000 deaths per year in the United States alone.

The etiology and pathogenesis of dementia are unresolved. It was originally believed that the cognitive deficits resulted mainly from compromised vascular circulation in the central nervous system. More recent evidence indicates that deterioration of cerebral metabolism and concomitant metabolic changes may be the underlying cause of this disease. Hypoxia may be responsible for the metabolic anomalies associated with this disease. In addition, deficits in the amount of available glucose deprive the brain of a needed energy source. Since glucose cannot enter the brain from the blood by diffusion, an active mechanism of glucose uptake across the blood-brain barrier is necessary to maintain adequate glucose levels. There is evidence that patients with dementia may have a defect in this system.

Nafronyl (marketed under the trade names of Praxilene and Dusodril) is a drug which schows promise for the treatment of dementia by increasing cerebral oxygen consumption, raising ATP levels, and increasing the delivery of glucose across the blood-brain barrier. The objective of this study is to evaluate the relative therapeutic efficacy and safety of nafronyl in the amelioration of the symptomatology of dementia in the elderly.

Study Design

This was a 104-day randomized, double-blind, placebo-controlled study in 47 moderately decompensated adults having a clincal diagnosis of dementia. The study was conducted in three phases: the Screening Phase, the Placebo Phase, and the Treatment Phase.

During the Screening Phase the psychological and medical conditions of the patients were evaluated for entrance into the study. Following an interview with a psychiatrist, a staff decision was made on the appropriateness of entering the patient into the study. During the Placebo Phase patients meeting the study criteria were given placebo, one capsule q.i.d., for two weeks. At the end of this phase, the patients were again evaluated for their appropriateness for the study. At the beginning of the Treatment Phase patients were randomly assigned to receive either nafronyl, 100 mg q.i.d., or to continue to receive placebo, one capsule q.i.d. The patients were instructed to return every four weeks brief assessments of their medical status, mood, and daily activities, and for the assessment of their cognitive status.

At the conclusion of three months of treatment, the relative efficacy of the study drugs was evaluated by comparing the response of the nafronyl-treated patients and the placebo-treated patients on the following variables: Activities of Daily Living Scale, Wechsler Memory Scale (Russell Revision), Self-Rating Improvement Scale, Finger Tapping, Digit Span, Digit Symbol, Trailmaking (A and B), Hamilton Anxiety Scale, Global Impressions (CGI), and the Sandoz Clinical Assessment Geriatric Scale (SCAG). Each of these tests was administered at the screening visit and at each monthly visit.

Statistical Analysis

The initial statistical analysis consisted of a two-way analysis of covariance (Treatment × Period) with the baseline period as the covariant. When appropriate, multivariate analyses were first performed prior to separate analyses for individual measures when appropriate. Any statistically significant ($p<.05$) Period or Period × Treatment effects were further analyzed using appropriate multiple pair wise comparison procedures.

Patient Population

Patients were to be 60 years of age or older with a clinical diagnosis of dementia of moderate degree. A rating of at least moderate impairment of mental or cognitive functioning on the SCAG was necessary, and the Hamilton Depression Scale was utilized to exclude pseudodementia. Patients with any significant physical disorder were also excluded.
Of the 75 patients who entered the study, 47 satisfactorily completed the evaluation, 23 in the nafronyl group and 24 in the placebo group. There were significantly ($p<.05$) more women than men in the placebo group as compared with the nafronyl group. The mean age of the 47 patients included in the analysis was 75 years for each treatment group. The Adult Personal Data Inventory indicated that there were no significant differences between the treatment groups in age, duration of treatment, number of suicide attempts or psychiatric history.
Twenty-eight patients were dropped during the course of the study or were excluded from the analysis. No patients were dropped from the study due to drug-related side effects. Most of the patients who were discontinued were dropped for failure to adhere to protocol requirements.

Efficacy

Although both treatment groups showed some improvement on most measures during the course of the study, nafronyl-treated patients showed significantly greater symptomatic improvement than the placebo-treated patients on a number of key variables.
As shown in Fig. 1, the nafronyl-treated patients showed significant ($p<.05$) improvement from baseline on the SCAG test and many cognitive tests over the placebo group. In addition, the nafronyl group had significantly ($p<.05$) greater improvement in mental alertness than the placebo group. In general, the results of the SCAG demonstrate a better pattern of overall improvement for the nafronyl-treated patients than for the placebo-treated patients.
On the Wechsler Memory Scale both the nafronyl and placebo groups showed a trend toward continuous improvement over the course of the study. The nafronyl group, however, showed significantly ($p<.05$) better performance than the placebo group on Day 60 of treatment on the Percent of Visual Memory Retained.
On Trailmaking A, the nafronyl group performed significantly ($p<.05$) better than the placebo group on Day 60 of treatment. On Trailmaking B, the nafronyl group performed significantly ($p<.05$) better than the placebo group on Day 90 treatment.

Safety

Adverse reactions were minimal in both groups. There were no significant treatment group differences in either the type or the severity of adverse reactions, although the nafronyl group did appear to have a somewhat higher incidence of gastrointestinal disturbances. Moreover, most of the adverse reactions reported occurred during

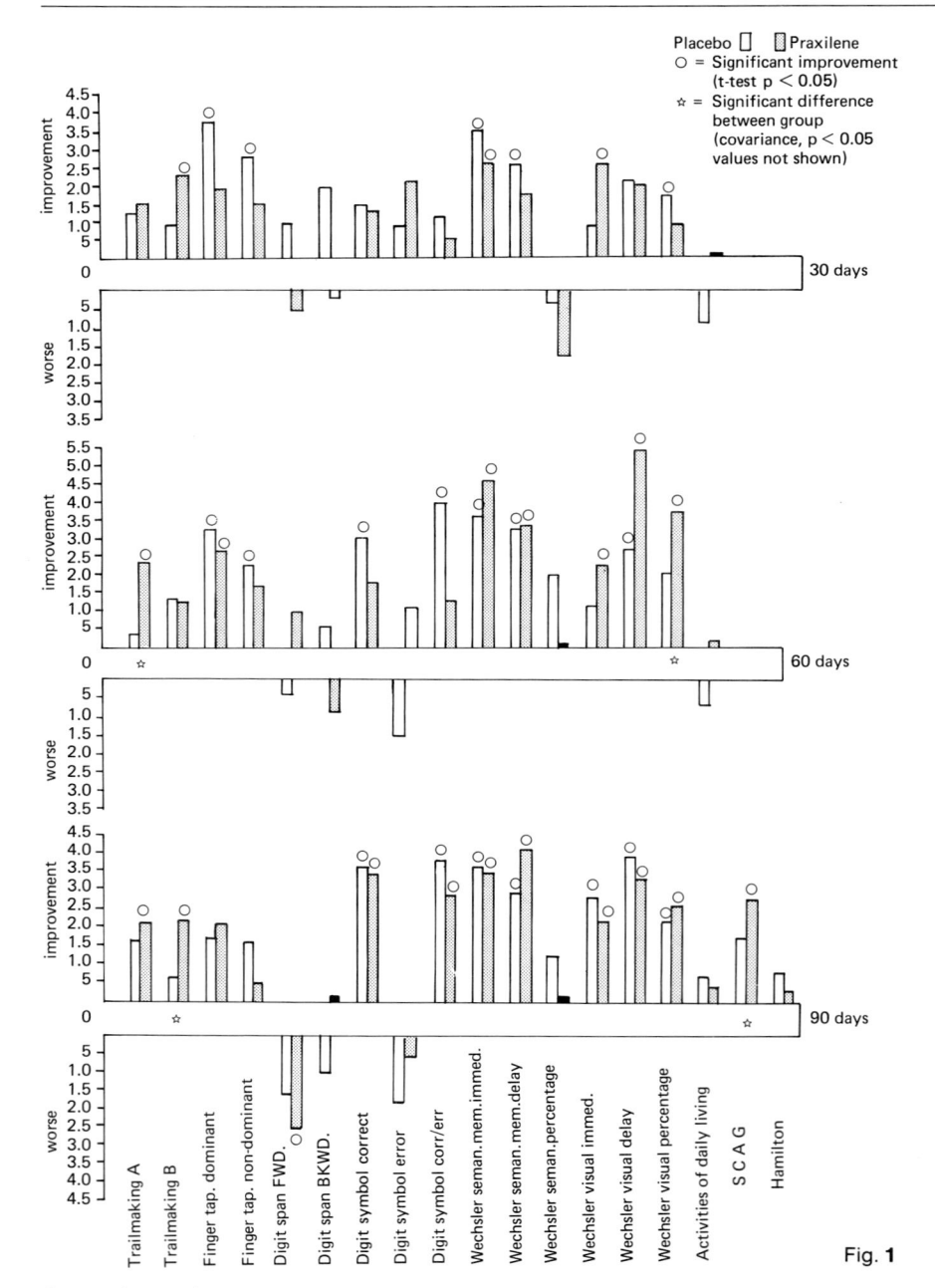

Fig. 1

Discussion

Patients treated with nafronyl showed symptomatic improvement in the signs and symptoms of dementia in a greater number of parameters and, moreover, demonstrated substantially better overall improvement than the placebo-treated patients. This improvement was accompanied by a remarkable safety record; the overall number and severity of adverse

the washout phase and therefore cannot be considered drug-related.

reactions were virtually identical for the nafronyl and placebo treatment groups. In addition, no patients were dropped from the study at any time due to serious drug-related adverse experiences.

The results of this study demonstrate that nafronyl may be used as a safe and effective treatment for the signs and symptoms of dementia.

Hörsturz – mit/ohne Vestibularisausfall. Zeichen akuter Durchblutungsstörungen im Innenohrbereich – Therapieergebnisse mit vasoaktiven Substanzen

H.-J. Wilhelm, C. Recktenwald

HNO-Universitätsklinik Homburg/Saar, Bundesrepublik Deutschland

Einleitung

Tritt plötzlich innerhalb von Minuten oder Stunden ein einseitiger oder selten doppelseitiger Hörverlust aus scheinbar vollem Wohlbefinden ohne ersichtliche Ursache auf, so sprechen wir von einem Hörsturz. Als Begleitsymptome können bei 60 – 90 % Ohrensausen unterschiedlicher Intensität und Frequenz auftreten (1, 2). Etwa die Hälfte der Patienten klagt über Occlusionsgefühle, die sie als Druckgefühle oder das Gefühl, als sei Watte im Ohr, bezeichnen (3, 4). Über Schwindel, der selten als Drehschwindel, meist als Unsicherheitsgefühl bzw. Schwankschwindel angegeben wird, klagen etwa 1 Drittel der Patienten. In solchen Fällen können auch objektive Vestibularisbefunde wie Spontan- oder Provokationsnystagmus nachgewiesen werden.

Ätiologisch kann eine solche Schallempfindungsschwerhörigkeit durch verschiedene Ursachen ausgelöst werden. Allgemein lassen sich die möglichen Ursachen in folgende Gruppen unterteilen:
1. vaskuläre Erkrankung,
2. Virusinfektion,
3. Allergie,
4. psychischer Streß und
5. Irritation der Halswirbelsäule.

Man nimmt bei den funktionell-vaskulär verursachten Hörstürzen eine cochleäre Mikrozirkulationsstörung durch Gefäßspasmen mit Sludge-Phänomen (= Verklumpung der Erythrozyten) an (5, 6). Der Anteil viraler Verursachung wird in der Literatur zwischen 12 und 44 % angegeben. Auch die viral bedingten Hörstürze dürften weniger auf einen direkten Virusbefall des Innenohres als auf einer durch den Virusinfekt ausgelösten Mikrozirkulationsstörung beruhen. Die Ursachen solcher Mikrozirkulationsstörungen können durch thrombotische oder embolische Gefäßverschlüsse der direkt das Labyrinth versorgenden Endäste der Arteria labyrinthii ausgelöst werden. Weiterhin können psychoemotionale Belastungen, überhaupt alle Formen von Streß, Unterkühlung, Hitzeeinwirkung, HWS-Veränderungen und stumpfe Schädeltraumen zu Mikrozirkulationsstörungen führen.

Die vaskuläre Komponente stellt in der Ätiopathogenese des Hörsturzes den wichtigsten Faktor dar. Als Hauptursachen des Hörsturzes mit und ohne Vestibularisbeteiligung wird eine Störung im Bereich der größeren Äste der Labyrintharterie, die dem vertebrobasilären Gefäßsystem entspringt, angenommen. Die Arteria labyrinthii teilt sich in 3 im funktionellen Sinne als Endarterien anzusehende Äste: Arteria vestibularis, Arteria vestibulo-cochlearis und Arteria cochlearis. Diese Gefäßverteilung einschl. möglicher Varianten erklärt die Syndrome bei Befall der entsprechenden Äste.

Eine Unterbrechung des Blutstromes im Stamm der *Arteria labyrinthii* führt zu einem Ausfall des ganzen Innenohres, d. h. Vestibularisausfall mit Hörstörung. Bei Störungen im Bereich der *Arteria vestibularis* resultiert das Krankheitsbild des akuten Vestibularisausfalls mit plötzlich auftretenden Schwindelanfällen, Gleichgewichtsverlust und neurovegetativen Erscheinungen bei normalem Hörvermögen. Hierbei tritt immer ein Ausfallnystagmus in Richtung auf das gesunde Ohr auf.

Ist die Störung im Bereich der *Arteria vestibulo-cochlearis* gelegen, kommt es neben Hörverlusten auch zu vestibulären Störungen, wobei selten jedoch ein kompletter Vestibularisausfall besteht. Kommt es im Bereich der *Arteria cochlearis* zu einer Mikrozirkulationsstörung, so überwiegen die cochleären Störungen mit plötzlichem Hörverlust, begleitet von starkem Tinnitus. Ausfallsymptome des Vestibularisorganes sind selten oder fehlen ganz.

Entscheidend für eine Hörstörung sind starke Einschränkungen des Funktionsstoffwechsels der Haarzellen aufgrund eines länger dauernden O_2-Defizits. Da oft eine Erholung des Hörvermögens auch bei hochgradigen akuten Innenohrschwerhörigkeiten möglich ist, kann es sich hier nur um eine funktionelle Blockade und nicht um eine anoxämische Schädigung von Haarzellen handeln. Hierbei gehen die Haarzellen nicht zugrunde, da ein Bestandsstoffwechsel der Haarzellen erhalten bleibt, was auf die Fähigkeit hinweist, daß sie Energie aus anaeroben Stoffwechsel gewinnen können.

Therapie

Einer Erholung des Hörvermögens liegt somit die Wiederaufnahme der Funktion der Stria vascularis zugrunde. Sie kann spontan durch Auflösung von Mikrothromben durch körpereigene fibrinolytische Aktivität oder unterstützt durch gezielte medikamentöse Maßnahmen erreicht werden. Ein gleicher Therapieansatz gilt für die Störungen des Vestibularisorgans. In der Polypragmasie der Hörsturzbehandlung konzentrieren sich in den letzten Jahren die therapeutischen Maßnahmen zunehmend auf eine Beeinflussung der Mikrozirkulationsstörungen des Innenohres mit dem Ziel der Beseitigung des Sauerstoffdefizits. Es sollte jedoch berücksichtigt werden, daß bei der Gabe von gefäßdilatierenden Medikamenten die distalen Arteriolenabschnitte der modiolusnahen Innenohrgefäße wegen einer fehlenden Muskularisschicht kaum zu einer Vasodilatation befähigt sind (7). Ziel der Therapie sollte eine Herabsetzung der Blutviskosität und des Strömungswiderstandes sein. Daneben sollte auch eine Senkung der Oberflächenspannung sowie Beeinflussung des glykogenolytischen Stoffwechsels der Erythrozyten erzielt werden.

Andere wichtige Faktoren in der erfolgreichen Behandlung von Hörstürzen spielen der Beginn und die Dauer der Therapie. Erfolgt der Behandlungsbeginn innerhalb der ersten 7 – 10 Tage nach dem akuten Ereignis, so sind die günstigsten Therapieerfolge zu erwarten (8, 9, 10, 11). Spät erfaßte Patienten zeigen eine weitaus schlechtere Beeinflussung ihres Hörvermögens.

In den Jahren bis 1973 kamen an unserer Klinik hauptsächlich 2 Therapieschemata zur Anwendung. Je nach Verträglichkeit applizierten wir Xantinol-Nicotinat (Complamin® – 1500 mg bis 12 000 mg/die) oder Beta-Pyridylcarbinol (Ronicol® – 2 bis 3 Injektionen/die von 400 mg bis 4200 mg) mit niedermolekularen Dextranen. Seit 1973 verwendeten wir zunächst Dextran-Infusionen mit steigendem Pentoxifyllin-Zusatz (Trental® – 300 mg bis 1800 mg/die, zusätzlich 1200 mg/die p.o.). In den letzten Jahren wurde es fast ausschließlich durch Naftidrofuryl (Dusodril-Pi® – 800 mg/die, zusätzlich 600 mg/die p.o.) ersetzt. Die Behandlungsdauer lag bei 10 – 14 Tagen unter stationären Bedingungen. Bei guter Verträglichkeit erfolgte eine zusätzliche Applikation von Kortison per os während der Akutbehandlung.

Patientengut und Therapieergebnisse

Im Zeitraum von 1966 bis 1984 wurden an der HNO-Universitäts-Klinik Homburg 364 Patienten mit akuten Hörstörungen stationär behandelt, von denen 319 Patienten statistisch auswertbar waren. Hierbei handelte es sich um 195 Männer (Durchschnittsalter 46,5 Jahre) und 169 Frauen (Durchschnittsalter 51,9 Jahre). Untersucht wurden bei den 319 statistisch auswertbaren Fällen zunächst die mittleren Höranstiege im Hauptsprachbereich und nach einzelnen Therapieformen getrennt betrachtet, um somit die Effektivität der durchgeführten Schemata miteinander vergleichen zu können.

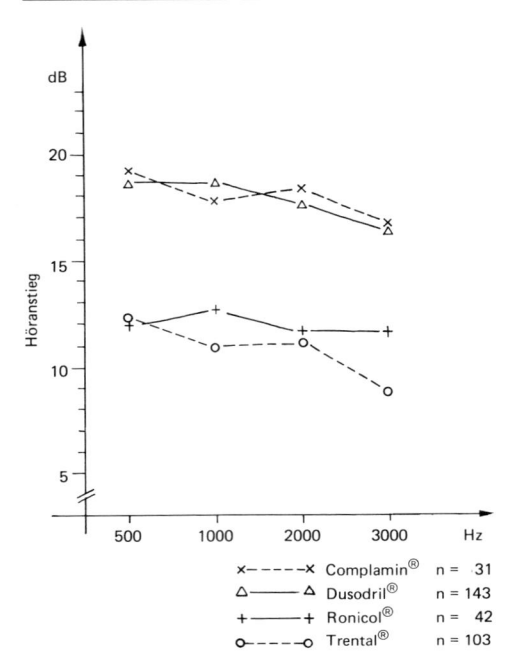

Abb. 1 Mittlere Höranstiege der 319 Patienten mit Hörsturz nach der Infusionsbehandlung in Kombination mit Dextran

x-----x Complamin® n = 31
△-----△ Dusodril® n = 143
+-----+ Ronicol® n = 42
o-----o Trental® n = 103

Vergleicht man die in der Abb. 1 aufgeschlüsselten mittleren Höranstiege im Hauptsprachbereich nach den einzelnen Therapieformen, so läßt sich eine Überlegenheit der mit Dusodril® bzw. Complamin® kombiniert behandelten Patienten mit niedermolekularen Substanzen nachweisen.

Die Abhängigkeit der Prognose vom Einsetzen der Therapie ist aus vielen Mitteilungen in der Literatur bekannt. Aus Tab. 1 entnehmen wir, daß von den 319 Patienten 222 in den beiden ersten Wochen zur Therapie kamen. Errechnet wurde der mittlere Höranstieg im Hauptsprachbereich, d. h. in den Frequenzen 500, 1000, 2000, und 3000 Hz und in Beziehung zum Therapiebeginn gestellt. Hierbei zeigten sich die besten Anstiege in beiden Gruppen bei den Patienten, die in der ersten Woche zur Therapie kamen.

Langzeittherapie

Von den 319 therapierten Patienten wurden 148 nach dem Kriterium einer Langzeittherapie bzw. keiner Therapie nachuntersucht. Es wurden nur solche Patienten statistisch berücksichtigt, deren akuter Innenohrverlust mindestens 6 Monate zurücklag. Die Aufteilung dieses Kollektivs erfolgte in 4 Gruppen:
1. keine weitere Therapie,
2. Langzeittherapie von 1 – 6 Monaten,
3. Langzeittherapie von 7 – 12 Monaten,
4. mehr als 13 Monate.

Die Ergebnisse zeigen, daß sich in der Gruppe 7 – 12 Monate Langzeittherapie nach stationärer Entlassung als einzige ein weiterer Höranstieg von durchschnittlich 5 dB erzielen ließ, während in der Gruppe von 1 – 6 Monaten ein etwa gleichbleibendes Ergebnis mit dem stationären Entlassungsbefund zu finden war. In der Gruppe mehr als 13 Monate zeigte sich ein Hörverlust von durchschnittlich 5 dB, während in der nicht therapierten Gruppe ein durchschnittlicher Hörverlust von 16 dB festgestellt wurde.

Tab. 1 Anzahl und Aufschlüsselung der Hörstürze (n = 319) nach Behandlungsbeginn und mittlerem Höranstieg in Dezibel

Behandlungs-beginn	kein Anstieg od. schlechter	bis 10 dB	Anstieg 11 – 30 dB	31 – 70 dB	Pat. total
1. Woche	28	34	59	41	162
2. Woche	12	18	19	11	60
3. Woche	7	8	7	2	24
4. Woche	5	4	3	1	13
> 4 Wo	16	15	15	2	48
ohne Angaben	7	1	4	0	12
Pat. total	75	80	107	57	319

Diskussion

Bei der Mehrzahl der Fälle von Hörstürzen darf als Pathogenese eine Mikrozirkulationsstörung angenommen werden. Entscheidend sind starke Einschränkungen des Funktionsstoffwechsels der Haarzellen aufgrund eines länger dauernden O_2-Defizits (1, 12, 13). Therapeutisches Ziel sollte eine möglichst schnelle Normalisierung der Durchblutung und somit eine bessere Sauerstoffversorgung im ischämischen Gebiet sein. Sie kann spontan durch Auflösung von Mikrothromben durch körpereigene fibrinolytische Aktivität oder unterstützt durch gezielte medikamentöse Maßnahmen erreicht werden. Hierbei sollte jedoch berücksichtigt werden, daß bei der Gabe von gefäßdilatierenden Medikamenten die distalen Arteriolenabschnitte wegen einer fehlenden Muskularisschicht kaum zu einer Vasodilatation befähigt sind (7). Somit liegt der therapeutische Ansatzpunkt in der Herabsetzung der Blutviskosität und des Strömungswiderstandes neben der Senkung der Oberflächenspannung sowie Beeinflussung des glykogenolytischen Stoffwechsels der Erythrozyten.

Der Grad der Primärerholung ist von mehreren Faktoren abhängig, nicht nur von der Art der Behandlung, sondern auch vom Einsetzen der Therapie (14, 10). So zeigen sich in unserem Patientengut die besten Höranstiege bei den Patienten, die innerhalb der ersten 14 Tage nach dem akuten Ereignis zur Therapie kamen. Eine weitere prognostische Einschränkung neben einer spät einsetzenden Primärtherapie stellt die Vestibularisbeteiligung dar (9). In unserem Patientenkollektiv zeigten 54 % der Patienten mit Hörstürzen ohne Vestibularisbeteiligung eine Verbesserung des Hörvermögens, während in der Gruppe mit Vestibularisbeteiligung nur 35,2 % einen entsprechenden Erfolg aufwiesen. Wurde eine Langzeittherapie durchgeführt, so ist bei der 7 – 12 Monate behandelnden Gruppe ein weiterer Höranstieg zu erwarten.

Ausblick

Aufgrund dieser Therapieergebnisse führen wir eine prospektive Studie unter Berücksichtigung rheologischer Parameter durch. Kontrolliert werden während der Therapie die Veränderungen von Hämatokrit, Plasmaviskosität, Aggregation, Rigidität und Fließschubspannung* bei zwei unterschiedlichen Trägersubstanzen: Dextran und Hydroxyäthylstärke. Erste Ergebnisse zeigen, daß sich bei fast gleichwertiger Herabsetzung des Hämatokrits die Aggregation und Viskosität bei den Dextran behandelten Patienten ab dem 5. Tag im Vergleich zur Haes-Gruppe deutlich verschlechtern.

---

* Durchführung: Priv.-Doz. Dr. Dr. H. Kiesewetter, Hämostaseologische Abteilung der Univ. des Saarlandes

Literatur

(1) Neveling, R.: Die akute Ertaubung. Universitäts-Verlag, Köln 1967

(2) Plester, D.: Die einseitige Hörstörung. Arch. Oto-Rhino-Laryng. 219 (1978), 451

(3) Stange, G., R. Neveling: Hörsturz. In: Handb. d. HNO-Heilkunde, Bd. 6, Ohr II. Berendes, Link, Zöllner (Hrsg.). Thieme Verlag, Stuttgart 1980

(4) Wilmot, T.J., J.C. Seymour: Zitat aus Stange, G., R. Neveling „Hörsturz" – In: Handbuch der HNO-Heilkunde, Bd. 6, Ohr II. Berendes, Link, Zöllner (Hrsg.). Thieme Verlag, Stuttgart 1980

(5) Bouche, J., Ch. Frèche, R. Trouche, L. Choay, J. Soudant: Les surdités brusyues. Problèmes actuels d'oto-rhino-laryngologie 7 (1973)

(6) Chouard, C.H.: Surdités brusques. Oto-Rhino-Laryngologie. Encyclopédie médico-chirurgicale 2,1 (1968)

(7) Naujoks, J.: Der Hörsturz, ein Notfall. Med. Welt 30, 48 (1979), 1802

(8) Stange, G.: Zur Therapie plötzlicher Hörminderungen und Ertaubungen. Dtsch. med. Wschr. 92 (1967), 1616

(9) Stange, G.: Behandlungsergebnisse bei Hörstürzen. Arch. klin. exp. Ohr.-Nas.- u. Kehlk.-Heilk. 194 (1969), 538

(10) Wilhelm, H.-J.: Gleichgewichtsstörungen und Hörsturz – Zur Pathogenese, Therapie und Prognose von akuten Hörstörungen mit und ohne Vestibularisbeteiligung. In: Morgenstern, C., M. Schirmer, K.H. Vosteen: „Gleichgewichtsstörungen. Differentialdiagnose und Therapie". Perimed-Verlag, 1983

(11) Wilhelm, H.-J., W. Schätzle, D. Breyer: Früh- und Spätergebnisse sowie Rezidivquote behandelter Hörstürze. extracta otorhinolaryngologica 2, 6 (1980), 341

(12) Spoendlin, H.: Therapie des akuten Hörsturzes oder Labyrinthausfalles. Dtsch. med. Wschr. 93 (1968), 403

(13) Vosteen, H.H.: Neue Aspekte zur Biologie und Pathologie des Innenohres. Arch. Ohr.-, Nas.- u. Kehl.-Heilk. 1978 (1961), 1

(14) Ganz, H., I. Sonnenfeld: Vergleichende Untersuchungen zum Therapieerfolg beim Hörsturz. Laryng. Rhinol. Otol. 50 (1971), 454

The Treatment of Cerebrovascular Disease. Our Experiences in 749 Cases of Stroke

Vl. Hudolin, V. Hodek-Demarin, Vi. Hudolin, V. Thaller, R. Negovetić, S. Sakoman, V. Posavec

Mladen Stojanović, University Hospital, Zagreb, Jugoslavia

Diseases of arterial circulation are of major importance in public health, especially when they occur in younger subjects, threatening their health, their working ability and even their life. The early detection and prevention of further impairment of cerebral circulation is thus very important, as well as the adequate treatment and rehabilitation of patients (1).

The impact of so-called risk factors on the impairment of cerebral circulation has been confirmed by numerous investigations (2, 3, 4). Hence permanent control of all risk factors that may be present in subjects with or without symptoms of cerebrovascular disease, should be considered a highly important means of prevention. Evaluation of blood flow velocity in the carotid and vertebral arteries via Doppler sonography (5) is also imperative in these subjects.

Material and methods

During 1983 749 patients presenting a clinical pattern of stroke were treated in the Department of Neurology, Psychiatry, Alcoholism and Other Addictions of "Dr Mladen Stojanović" University Hospital in Zagreb.

This number included all kinds of stroke: atherothrombotic brain infarction (ischaemic), cerebral haemorrhage and also subarachnoidal haemorrhage.

The following variables were analysed: age, sex, presence of certain risk factors (hypertension, impaired glucose metabolism, alcoholism and smoking), diagnostic procedures (Doppler sonography, computerised tomography and angiography) as well as the method of treatment.

The analysis of data was made in the University Calculation Centre in Zagreb, using the CONTAB program. Due to certain difficulties in computer analysis, the complete analysis of the data for first nine months was made on 554 patients only. The results are communicated below.

Results

50.1 % of the investigated patients were men and 49.9 % were women; both sexes were thus (Tab. 1).

The analysis of sex in several age groups showed significant difference between males and females – the stroke appeared more frequently in males in younger age groups in comparison to females (from 41 – 50 years – 65 % of males and 35 % of females; in the group from 51 – 60 years – 65 % of males and 35 % of females, 61 – 70 years – 60 % of males and 40 % of females), while in the oldest group of 71 years and more, there was a significantly higher number of females (63 % of females and 37 % of males) (Tab. 1).

With regard to the type of stroke it could be noticed that there were 428 patients (77 %) with ischaemic stroke (215 of males and 213 of females). Cerebral haemorrhage occurred in 94 cases (17 %)(55 males and 39 females), and (6 %) subarachnoidal haemorrhage was present in 32 of the cases (12 males and 20 females) (Tab. 1). The analysis of the type of stroke in relation to sex showed that ischaemic stroke appeared in both sexes in the same percentage (50 %

Tab. 1 The occurrence and incidence of the type of stroke in respect of age and sex

Sex	Type of Stroke		0–40	41–50	Age 51–60	61–70	71 & more
Males	Ischaemic	215 (50%)	8	35	68	75	96
	Cereb. haem.	55 (59%)	(54%)	(65%)	(65%)	(60%)	(37%)
	Subar. haem.	12 (37%)					
							Total 282 (50,9%)
Females	Ischaemic	213 (49,7%)	7	19	36	49	161
	Cereb. haem.	39 (42%)	(46%)	(35%)	(35%)	(40%)	(63%)
	Subar. haem.	20 (63%)					
							Total 272 (49.1%)

males and 50% females), whereas cerebral haemorrhage appeared more frequently in males (59%) than in females (41%). Subarachnoid haemorrhage, on the contrary, was more frequent among females (63%) than among males (37%). (Tab. 1).

Analysing the risk factors, we found that hypertension was present in 78% of patients (51% males and 49% females), while the blood pressure was normal in 22% of patients. Hypertension is the most prominent risk factor and it appeared in 50% of young patients (below 40 years of age). In elderly patients this percentage is even greater (from 60:80%) (Tab. 2).

Impaired glucose metabolism was found in 36% of the cases (50% males and 50% females), whereas in 64% glucose metabolism was normal. Those 36% of cases with impaired glucose metabolism consisted not only of confirmed diabetics; latent diabetics were included as well. The incidence of impaired glucose metabolism was higher in the group form 61–70 years of age (Tab. 2).

Alcoholism was present in 22% of males and in 4.8% of females, and it was more pronounced in younger subjects (27% in the youngest group, 26% in the group from 41–50 years and 28% in the group from 51–60 years). In elderly patients, alcoholism was less frequent (8% in 61–70 years and 7% in over 71 years of age) (Tab. 2).

Smoking was found in 64% of males and in 14% of females. It was also seen more frequently in younger patients (80% in the first group, 60% in the group from 41–50, 64% in the group from 51–60, 33% at 61–70 years and 25% in 71 years and more) (Tab. 2).

Diagnostic procedures: The great majority of patients underwent non-invasive vascular diagnosis (Doppler sonography), which was applied to 489 patients (88%). In 102 of these (21%), findings were asymmetrical, in 298 (61%) they showed diffusely increased circulatory resistance, and in 89 (18%), findings were normal.

Computerised tomography was performed in 418 patients (75%). In 297 of these patients (71%), findings were pathological.

Angiography was performed in patients with pathological findings in Doppler sonograpy (asymmetric findings pointing to occlusion or stenosis of the internal carotid artery), as well as in some of the patients with positive findings in computerised tomography, suspected of tumour, metastases or haematoma. In the great majority of patients with subarachnoid haemorrhage, angiography was also done. Angiography was performed in altogether 126 patients (23%).

Treatment: In all patients, we applied the principle of combined general measures of maintaining the vital functions and of fighting complications, together with specific therapy – antioedematous, vasoactive, antiaggregate, coagulant or anticoagulant, depending on the type of stroke. Ischaemic stroke was treated with antioedematous therapy in combination with antiaggregate and vasoactive therapy, while in patients with cerebral haemorrhage, the antioedematous therapy was combined with coagulant therapy. The patients with subarach-

Tab. 2 The occurrence of risk factors in respect of sex and age

Age	RR	Risk Factors Impaired Glucose Met.	Alc.	Smoking
0–40	7	0	4	8
41–50	33	9	14	23
51–60	80	32	29	54
61–70	95	43	10	34
71 &	184	75	18	47
Sex				
Males 202		80	62	136
(78,6%)		(36.7%)	(22%)	(64%)
Females 197		79	13	28
Females (77%)		(35,4%)	(4,8%)	(14%)

noid haemorrhage were treated with coagulant therapy, corticosteroids and strict bed rest.

Surgery was performed in 153 patients (28%). 92 of them underwent surgery because of extracranial pathology, 10 patients were operated upon because of brain tumour, 30 patients because of haematoma, and 21 patients because of aneurysm or arterio-venous malformation.

Conclusions

From the analysis of the results obtained, the following conclusions could be drawn: Ischaemic stroke was the most frequently found type of stroke (77%), followed by cerebral haemorrhage (17%) and subarachnoid haemorrhage (6%).

Ischaemic stroke occurred equally frequently in both sexes, but in younger patients a prevalence of male patients was found. Cerebral haemorrhage occurred more often in males (59%), whereas subarachnoid haemorrhage, on the contrary, occurred more frequently in females (63%).

Analysis of risk factors showed the very prominent occurrence of hypertension (78%) and, less prominent of impaired glucose metabolism (36%).

Alcoholism was recognised as a very important risk factor, present in 22% of male patients; this is of significant value if compared to the prevalence in the adult males in the general population (15%). The same situation was noticed in females (alcoholism occurred in 4.8% of the patients, whereas in the general population it occurs in 3%). The appearance of alcoholism was predominant in younger patients of both sexes. That is why the complex programme of treatment and rehabilitation for alcoholism should be, and was, applied (6, 7, 8).

Smoking was also found more frequently than among the general population (64% in males in comparison to 53% in the population) and in 13% of females (10% in the general population). The necessity of health education in this field is also obvious.

Doppler sonography again showed its usefulness as a non-invasive procedure for the diagnosis of disturbances of the cerebral circulation.

Considering all these data, the importance of early detection and control of risk factors as well as of education for the programme of self-help and self-protection, should be emphasised once again.

References

(1) Russell, R.W.R.: Cerebral Arterial Disease, Churchill Livingstone, London, 1976.

(2) Hodek-Demarin, V.: Doppler velocity measurements in different risk factors in the prevention of stroke, In: Recent Advances in Ultrasound Diagnosis, 3, Excerpta Medica, Amsterdam, 1981.

(3) Hudolin, Vl., V. Hodek-Demarin, N. Čop-Blažić, N. Thaller, Vi. Hudolin: Les troubles de la circulation cerebrale chez fumeurs, Rehabilitation, 1: (1979) 38, Aachen.

(4) Hudolin, Vi., V. Hodek-Demarin, Ve. Hudolin: The meaning of ultrasound for diagnosis of brain damage in alcoholics, Abstracts of 3rd European Congress on Ultrasonics in Medicine, Bologna, 1978.

(5) Hodek-Demarin, V., H.R. Müller: Reversed Ophtalmic Artery Flow in Internal Carotid Artery Occlusion. A Re-Appraisal Based on Ultrasonic Doppler Investigation, Stroke, 10 (1979) 461

(6) Hudolin, Vl.: Alcoholism and Self-Help, An International Conference on Alcoholism, Oxford, March, 1982.

(7) Hudolin, Vl.: Dependencias en la Republica Socialista de Croacia, Barcelona, 1982.

(8) Hudolin, Vl.: Integrative analysis of the treatment of alcoholics, 8th World Congress on Social Psychiatry, Zagreb, August, 1981.

Study on Thrombolytic Therapy with Lysyl Plasminogen in Patients with Cerebral Thrombosis

T. Abe, I. Naito

Department of Medicine, Teikyo University School of Medicine, Tokyo, Japan.

Streptokinase and urokinase have been widely used as thrombolytic agents in the treatment of obstructive vascular diseases. Owing to some drawbacks inherent in these agents, however, their usefulness is not completely statisfactory. Although urokinase prepared from urine is safe with respect to immunologic reactions, fibrinolytic ability is rahter limited, because the affinity to fibrin is not so high and urokinase is rapidly inactivated by α_2-antiplasmin and other protease inhibitors in blood so that the half-life of active urokinase is short in the blood. To maintain an effective level in plasma, repeated administration of large doses is required, and hence haemorrhagic complication is another unavoidable problem.

To remedy this situation, efforts have been made to develop new thrombolytic agents. Plasminogen and tissue activators are currently the subject of intensive investigation.

We studied lysyl-plasminogen derived from human placenta and confirmed that it is more useful in treating cerebral thrombosis than urokinase, even for old thrombi.

Physico-chemical and coagulo-fibrinolytic characteristics of lysyl-plasminogen

In the course of activation of plasminogen with activator, lysyl-plasminogen is transiently formed by limited proteolysis in the N-terminal portion of native plasminogen which has glutamine at the terminus. This intermediate undergoes further proteolysis to an activated form plasmin.

Glu-plasminogen purified from human plasma and lys-plasminogen from human placenta were compared with regard to their susceptibility to urokinase.

The two kinds of plasminogen were incubated with various amounts of urokinase for 3 minutes, and the resulting plasmin was assayed with chromogenic substrate S-2251. Lys-plasminogen underwent an equal activation by about one-tenth of urokinase. In other words, lys-plasminogen was transformed to plasmin much more readily than glu-plasminogen (Fig. 1).

To examine the affinity to fibrin, a fixed amount of glu-plasminogen or lys-plasminogen was mixed with fibrin in various concentrations. After incubation for 30 minutes fibrin was separated by centrifugation and the remaining plasminogen in the supernatant was measured to find much less lys-plasminogen than glu-plasminogen, indicating that lys-plasminogen had a greater affinity to fibrin than glu-plasminogen (Fig. 2).

To see the in-vivo effect of lys-plasminogen, 15, 30 or 60 mg of lys-plasminogen were intravenously administered every 24 hours for 4 successive days to 3 healthy volunteers of each dosage group.

The shortening of euglobulin lysis time started I hour after the administration and reached a maximum value at 8 hours, and returned to the initial value after 24 hours. A dose-dependent effect was observed (Fig. 3).

Parameters related to coagulation, such as prothrombin time and APTT, and fibrin degradation products, protease inhibitors such as α_2-antiplasmin, α_2-macroglobulin, α_1-antitrypsin, and antithrombin III, were not changed at all. Other laboratory tests of haematology and biochemistry did not

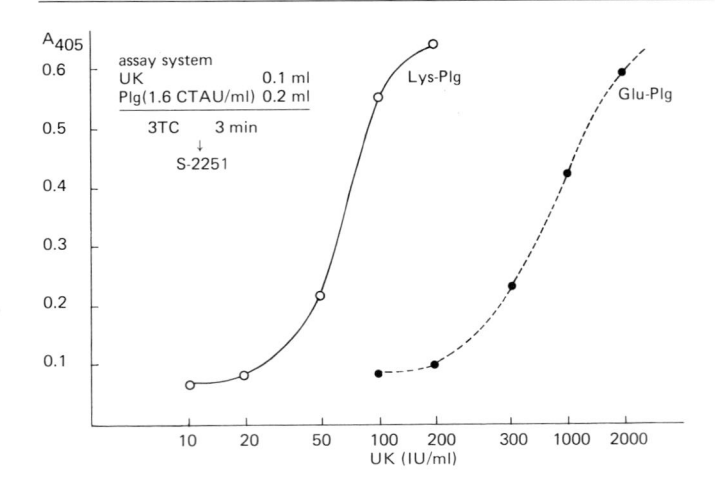

Fig. 1 Activation of Glu- and Lys-Plasminogen in Various Concentrations of Urokinase (UK)

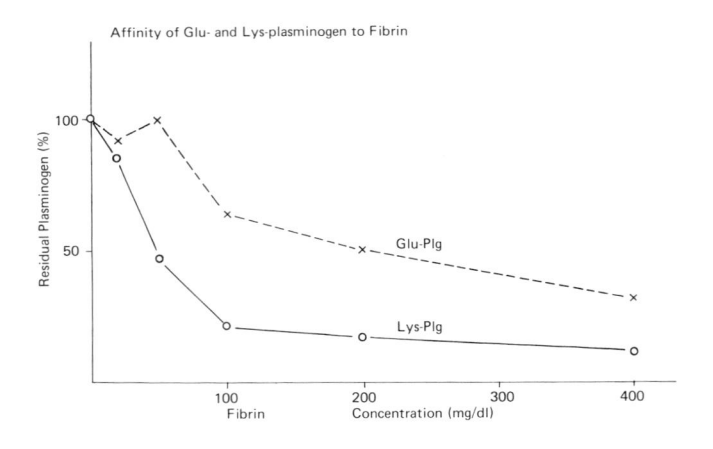

Fig. 2 Affinity of Glu- and Lys-Plasminogen to Fibrin.

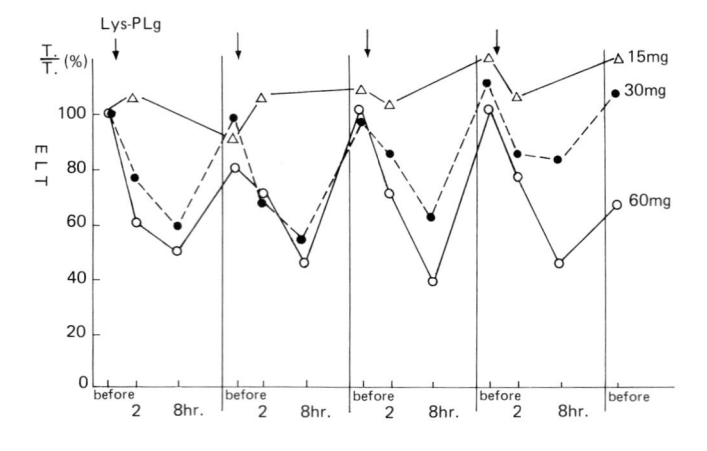

Fig. 3 Changes of Euglobulin Lysis Time at Repeated Intravenous Injections of Lys-Plasminogen to Human Volunteers.

show any abnormality. No bleeding or other symptomatic side effect was observed.
Based on these findings that lys-plasminogen had a greater susceptibility to plasminogen activator and higher affinity to fibrin than native glu-plasminogen and that it induced prolonged fibrinolytic potentiation in man without producing adverse effects, we applied the agent to patients with cerebral thrombosis to evaluate its clinical usefulness.

Tab. 1 Distribution of Sex, Ages and Global Severity

Items	Category	Male	Female	Total
Global Severity	Severe	5	3	8
	Moderate	28	11	39
	Slight	17	7	24
	total	50	21	71
Ages (yrs.)	≥ 49	6	1	7
	50 ~ 59	14	6	20
	60 ~ 69	15	3	18
	70 ~ 79	13	8	21
	80 ≤	2	3	5
	total	50	21	71

Clinical effects of lys-plasminogen on patients with cerebral thrombosis

Seventy-one (50 male and 21 female) patients with cerebral thrombosis were diagnosed carefully on the basis of clinical signs, computed tomograms, and angiograms of brain, and cerebrospinal fluid examinations. Sixty mg of lys-plasminogen in 500 ml of 5 % glucose solution was infused intravenously for 7 days, and the therapeutic effects were evaluated, collecting the changes in 11 subjective complaints, 20 neurological symptoms, consciousness disturbances, visual and speech disturbances at the times of 1,2, and 4 weeks after the initation of administration. At the same time, laboratory examinations of coagulation and fibrinolysis, haematology, biochemistry and urine and stool examinations were performed.

The patients' backgrounds, classified by sex, age and global clinical severity, were distributed in 3 grades; severe, moderate and slight, as shown in Tab. 1. Twenty-eight male patients comprised the largest group with moderate grade of severity.

The overall improvement of patients in each group of the severity was classified into five degrees; remarkable, moderate, slight, unchanged and aggravated.

The number of cases who showed improvement of moderate and remarkable degrees at 7 days after the start of the therapy was 19 (26.8 %) and the sum of the cases with slight, moderate and remarkable improvement was 51 (71.8 %). Among the 8 cases who had the severity grade of "severe", five were improved only slightly and the remaining 3 were unchanged or aggravated, but the improvement in patients with the severity grade of "moderate" was scattered among the improvement degrees of remarkable, moderate and slight, and summing up to 69.2 % in total. The patients who had the severity grade of "slight" were improved moderately in 33.3 % and slightly in 45.8 %; totally in 79.2 % (Tab. 2):

From these results it was suggested that the less severe cases could gain the better improvement, but the difference in the improvement ratio was not so significant.

The overall improvement at 4 weeks after the initiation of therapy was evaluated to be more than that at 7 days, particularly in cases with severity of moderate and remarkable grades, but the improvement ratio of each group with different categories of severity was almost the same (Tab. 3).

In evaluating the overall improvement, the patients were classified according to the time that had elapsed from the onset of stroke to the initation of therapy, at 7 days after the initiation of therapy. There was almost no significant difference among groups of different elapsed times (Tab. 4), but it was impressive that patients with rather old thrombi, even older than one month, could still show a favourable response: remarkable, moderate and slight improvement in this group came to a sum total of 76.9 %. Trials in such patients should be increased further for more accurate evaluation.

The improvement rates of individual symptoms were evaluated at 7 days and 4

Tab. 2 Overall Improvement Classified by Initial Grade of Severity (one week after Initiation of Therapy)

Severity \ Improvement	Remarkable	Moderate	Slight	Unchanged	Aggravated	Total
Severe			5 (62,5 %)	2	1	8
Moderate	3 (7,7 %) └(28,2 %)┘	8 (20,5 %)	16 (41,0 %) └(69,2 %)┘	12		39
Slight		8 (33,3 %) └(79,2 %)┘	11 (45,8 %)	4	1	24
Total	3 (4,2 %) └(26,8 %)┘	16 (22,5 %)	32 (45,1 %) └(71,8 %)┘	18	2	71

weeks to find more improvement at 4 weeks than at 7 days in almost all symptoms, particularly in motor disturbance of hip and knee, numbness of limbs and the perioral region, aphasia, motor disturbance of shoulder and foot joints and difficulty in swallowing (Fig. 4).

The improvement of activity of daily living (ADL) of patients was compared between at 7 days and 4 weeks to find more at the latter evaluation. Statistically the improvement of turning the body over in bed, rising from dorsal position, rising from the mattress, manipulation of a spoon and so on, were proved to have a significant difference between the two evaluations, and the urination and defecation also became easier gradually.

The influence of blood pressure of patients on the overall improvement was analysed

Tab. 3 Overall Improvement Classified by Initial Grade of Severity (four weeks after Initiation of Therapy)

Severity \ Improvement	Remarkable	Moderate	Slight	Unchanged	Aggravated	Total
Severe		1 (12,5 %) └(100 %)┘	7 (87,5 %)			8
Moderate	7 (19,4 %) └(72,2 %)┘	19 (52,8 %)	7 (19,4 %) └(91,7 %)┘	3		36
Slight	1 (4,6 %) └(50,0 %)┘	10 (45,5 %)	8 (36,4 %) └(86,4 %)┘	3		22
Total	8 (12,1 %) └(57,6 %)┘	30 (45,5 %)	22 (33,3 %) └(90,9 %)┘	6		66

Tab. 4 Overall Improvement Classified by Elapsed Time from the Onset to the Initiation of Lys-PLg Administration (one week after Initiation of Therapy)

Elapsed Time (Day)	Remarkable	Moderate	Slight	Unchanged	Aggravated	Total
0–3	1 (3,3 %)	4 (13,3 %) ⌐(16,7 %)⌐ ⌐———(56,7 %)———	12 (40,0 %)	11	2	30
4–7		8 (44,4 %) ⌐———(83,3 %)———	7 (38,9 %)	3		18
8–14	1 (12,5 %)	1 (12,5 %) ⌐(25,0 %)⌐ ⌐———(87,5 %)———	5 (62,5 %)	1		8
15–30			2 (100 %)			2
1 M–3 M		1 (14,3 %) ⌐———(100 %)———	6 (85,7 %)			7
3 M–6 M	1 (33,3 %)	1 (33,3 %) ⌐(66,7 %)⌐		1		3
> 6 M		1 (33,3 %)		2		3
Total	3 (4,2 %)	16 (22,5 %) ⌐(26,8 %)⌐ ⌐———(71,8 %)———	32 (45,1 %)	18	2	71

at one week after the initation of therapy and it was found that it was more apparent statistically in cases with systolic pressure over 150 mmHg than below 150 mmHg (the upper figure of Tab. 5).
As to the influence of diastolic pressure, improvement was more remarkable in cases with high values over 90 mmHg than below 90 mmHg (the lower figure of Tab. 5).
These data indicated that more thrombolytic effects of lys-plasminogen were observed in cases with relatively higher systolic and diastolic blood pressure than with lower values, suggesting the influence of haemorrhagic factors on the thrombolytic effects of the drug. Further investigation is needed to clarify these responses.
The overall improvement did not show a statistically significant relationship between total serum cholesterol and triglyceride levels in patients' sera before the administration of lys-plasminogen (Tab. 6).
The plasma plasminogen activity and antigen titres before and at one and 4 hours after lys-plasminogen therapy on the 4th and 7th days from the initation of therapy were compared, and it was found that values of both measurements were equally elevated significantly, corresponding to the dosage,

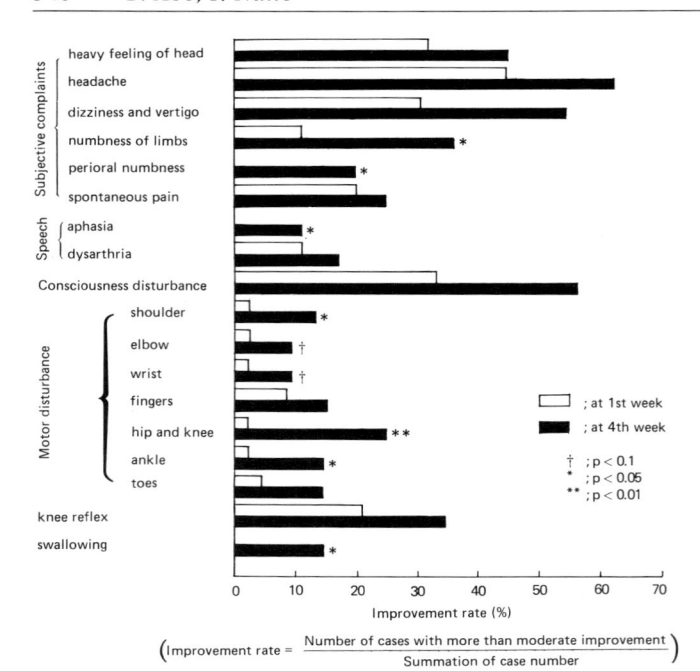

Fig. 4 Improvement Rate of Symptoms Evaluated at 1st and 4th Week after Initiation of Therapy.

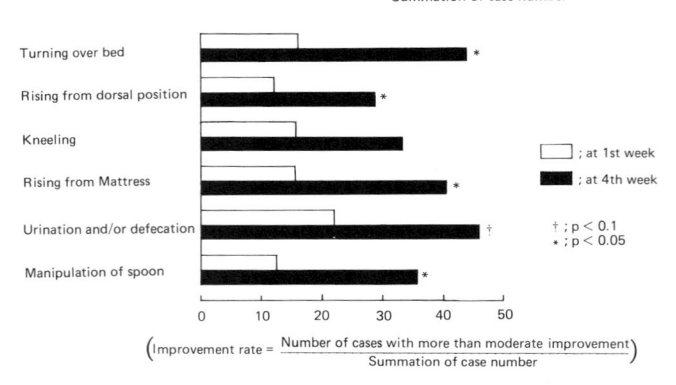

Fig. 5 Improvement Rate of ADL Evaluated at 1st and 4th Week after Initiation of Therapy.

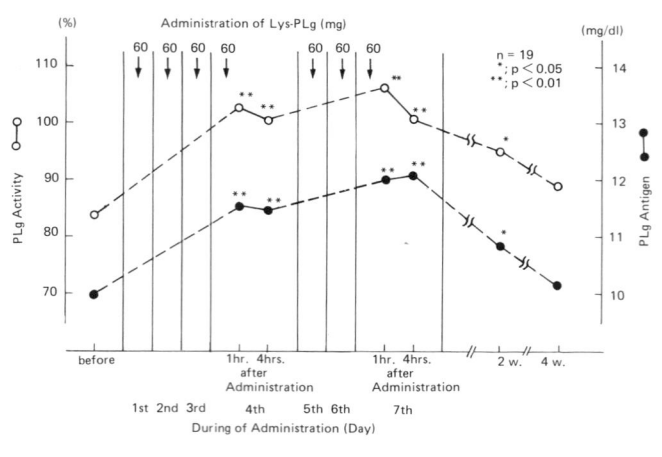

Fig. 6 Plasma Level of Plasminogen Activity and Antigen after Daily Administrations of Lys-PLg for 7 Days.

Tab. 5 Overall Improvement Classified by Blood Pressure before Administration of Lys-PLg (one week after Initiation of Therapy)

1) Systolic Pressure

Systolic Pr. \ Improvement	Remarkable	Moderate	Slight	Unchanged	Aggravated	Total
< 150	3	7 — 21,7 % —	25	11		46
151–199		7 / 38,9 %	5	4	2	18
> 200		2 / 66,7 % (42,8 %)		1		3
Total	3	16	30	16	2	67

9* combined (151–199 and >200): 21; * p < 0,05

2) Diastolic Pressure

Diastolic Pr. \ Improvement	Remarkable	Moderate	Slight	Unchanged	Aggravated	Total
< 90	3	8 — 21,6 % —	25	14	1	51
91–100		4 / 44,4 %	3	1	1	9
101–120		2 / 50,0 %	2			4
> 121		2 / 66,7 %		1		3
Total	3	16	30	16	2	67

8* (101–120 and >121 combined): 50,0 %, total 16; * p < 0,05

and maintained at almost the same levels during its administration. However, they decreased after discontinuation of lys-plasminogen administration in an apparently different way than was the case with urokinase administration, which suggested a certain fundamental mechanism of clinical effectiveness of this agent (Fig. 6).

The adverse reactions of this therapy were fever (1 case), slight elevation of serum transaminase titre (5 cases) and eruption (1 case) (Tab. 7).

In the case of fever, lys-plasminogen administration was stopped on the 3rd day; the patient soon became afebrile, but the other side effects were all slight and the administration of lys-plasminogen was continued as planned at the original scheme.

Tab. 6 Overall Improvement Classified by Total Serum Cholesterol Level before Administration of Lys-PLg (one week after Initiation of Therapy)

Level (mg/dl)	Improvement Remarkable	Moderate	Slight	Unchanged	Aggravated	Total
< 220	3	11	23	14	1	52
	└─ 26,9 % ─┘	└─ 71,2 % ─┘				
> 221		5	7	4	1	17
		29,4 %	└─ 70,6 % ─┘			
Total	3	16	30	18	2	69

N. S.

Overall Improvement Classified by Serum Triglyceride Level before Administration of Lys-PLg (one week after Initiation of Therapy)

Level (mg/dl)	Improvement Remarkable	Moderate	Slight	Unchanged	Aggravated	Total
< 130	1	11	20	11	1	44
	└─ 27,3 % ─┘	└─ 72,7 % ─┘				
> 131	2	5	10	6	1	24
	└─ 29,2 % ─┘	└─ 70,8 % ─┘				
Total	3	16	30	17	2	68

N. S.

Tab. 7

Side Efects (in 71 cases)

Symptoms	No. of Cases	Clinical Course
1. Fever	1	Therapy was discontinued at 3rd day.
2. Slight Elevation of Transaminase Level	5	Therapy could be continued.
3. Eruption	1	same as above
Total	7 (9.9 %)	

Summary

A clinical trial with lys-plasminogen, derived from human placenta, was performed on 71 patients with cerebral thrombosis and yielded distinct improvement of symptoms in general at a daily dose of 60 mg for 7 days. The improvement was also remarkable in severe and moderately severe patients. Although better results were obtained by its early administration, still fair improvement was observed in cases with thrombosis as old as more than one month. Blood pressure appeared to have a correlation with the clinical effects of lys-plasminogen. On the other hand, the levels of serum lipids were unrelated with the effects.

Hence, the present conclusion is that lys-plasminogen is a better thrombolytic agent for cerebral thrombosis than urokinase from the aspects of effectiveness and safety.

Preventive Treatment of Cerebral Transient Ischaemia: Comparative Randomised Trial of Pentoxifylline Versus Conventional Antiaggregants

E. Herskovits, A. Famulari, L. Tamaroff, A.M. González, A. Vazquez, R. Domínguez, H. Fraiman, J. Vila

Hospitals: Juan A. Fernández, Posadas, Sirio-Libanés, Buenos Aires, Argentina

Introduction

Since the treatment of completed stroke offers minimal likelihood of success, current interest focusses on the prevention of major ischaemic events. The method of choice is the preventive therapy of the transitory ischaemic manifestations which usually precede these major events. Transient ischaemic attacks are warning signs of impending stroke and/or cerebrovascular death in 25 to 40 % of cases within the following five years, half of this number occurring within the first year.

A generally accepted and presumably frequent mechanism is arterioarterial embolism from ulcerative and/or platelet-induced thrombotic lesions originating in the major vessels of the neck. However, ischaemic episodes are often observed without angiographically demonstrable lesions consistent with the clinical manifestations. CAT may provide non-invasive confirmation of local intracerebral lesions while Doppler sonography performs the same service with neck vessel tissue lesions.

In line with the above considerations, preventive therapy first took the form of anticoagulants and more recently drugs which inhibit platelet aggregation.

In a previous paper we reported our preliminary experiences with pentoxifylline (PTX), a drug with haemorheological, antiplatelet and antithrombotic properties, in a comparison with an antiplatelet combination of acetylsalicylic acid and dipyridamole (ASA+D). The present study shows the results of such treatment in 138 patients during 6 months follow-up after the first ischaemic event.

Material and Methods

A. Sample population

This study included patients who had recently, during the preceding month, suffered a cerebral transient ischaemic attack (TIA) producing a focal, reversible neurological deficit without sequelae after 24 hours. Patients with poorly defined neurological symptoms: headache, isolated spells of dizziness, etc., and those in whom the TIA had occurred more than one month before consultation for admission, were excluded from the study. Patients with anticipated or potential digestive intolerance to acetylsalicylic acid (ASA) were also excluded. Epilepsy, migraine, polycythaemia and cardiac arrhythmias were ruled out using appropriate diagnostic techniques.

A total of 138 patients was admitted to the study; 125 patients were considered suitable for assessment in terms of total follow-up period: 58 belonged to PTX group and 67 to the ASAD group.

The following items were considered in order to determine the comparability of groups: distribution by sex and age, systolic blood pressure (SBP) and diastolic blood pressure (DBP), site of origin of the initial TIA and several vascular risk factors.

B. Study design

After admission to the study upon fulfilment of the above criteria, each patient was assigned to one of the two treatments using a random number table. The patients were followed up monthly, particularly with respect to 1) occurrence of new ischaemic events, 2) drug compliance, 3) risk factor control and 4) adverse effects.

C. Treatment

The PTX group received 1200 mg pentoxifylline/day. The ASAD group received 1050 mg ASA and 150 mg D daily, using a commercial product containing this drug combination.
No control group or placebo was included on ethical grounds.
The data derived were submitted to statistical evaluation.

Results

1. Assessment of patients for evaluation

Of the 138 patients admitted 13 were considered as unsuitable for evaluation (7 receiving PTX and 6 receiving ASAD) in terms of the total observation period. Of this number, 9 were regarded as lost to follow-up (5 with PTX and 4 with ASAD) and could not be traced.
Two patients (one of each group) died of myocardial infarction during the first month without any cerebral recurrence up to that point. The incidence of adverse effects was low, perhaps due to the a priori exclusion of patients with possible intolerance to ASA (see Material and Methods). Two patients only (one of each group) dropped out due to gastric digestive intolerance attributable to the medication received.

2. Recurrence

Excluding the 13 patients with incomplete follow-up periods, a total of 125 patients remained for assessment: of this number 32 suffered recurrences (TIA or stroke), 23 of them belonging to the ASAD group and 9 to the PTX group. There was a total of 6 non-fatal stroke episodes, 4 with ASAD and 2 with PTX.
The morbidity life table curves of the total sample (n = 138) after 6 months (based on per cent rate of patients with TIA or stroke) is shown in Fig. 1. The morbidity rates of 14.2 % with PTX and 32.5 % with ASAD differ significantly ($p < 0.05$) in favour of the PTX group.
It should be noted that most events took place during the first 3 months; 8 out of the PTX patients and 19 out of the 23 ASAD patients relapsed during that period.
A total of 80 TIAs were recorded during 6 months follow-up in 19 relapsed patients in the ASAD group compared with 19 events in 9 patients in the PTX group. Five of the 9 relapsed patients with PTX and 14 of the 23 with ASAD had TIAs of carotid origin.

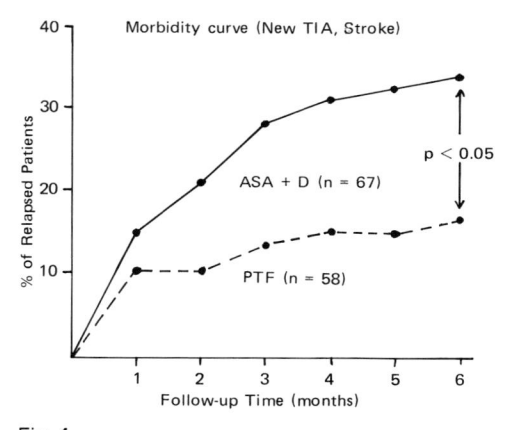

Fig. 1

Discussion

Analysis of clinical studies of the treatment of TIA with antiplatelet agents and other drugs still does not permit final conclusions to be drawn. Nevertheless, of all the drugs tested, ASA appears to be the only one capable of reducing the average rate of attack recurrence and of delaying the possibility of completed stroke. Combination of ASA with dipyridamole might possibly enhance the antiaggregatory effects still further. Nevertheless, we do not know which is the most appropriate dose of aspirin to be used in the TIA patients.

Disturbances of haemorheological and haemostasiological factors and their alleviation have come to the forefront recently in discussions of the causes of cerebral ischaemia. Platelet function, blood viscosity, haematocrit and plasma fibrinogen appear to contribute to the development of arteriosclerosis and thrombosis.

Our study has shown that both treatments resulted in fewer ischaemic episodes than would be expected without treatment, with a suggestion of superior preventive efficacy if pentoxifylline is employed.

Langzeitergebnisse der chirurgischen und konservativen Therapie bei Patienten mit extrakraniellen Carotis interna-Stenosen

J. Kaliman, R. Pacher, E. Mannheimer, M. Deutsch

Kardiologische Universitätsklinik Wien und II. Chirurgische Universitätsklinik Wien, Österreich

Einleitung

Über das richtige therapeutische Vorgehen bei Patienten mit asymptomatischer Carotis interna-Stenose herrscht insofern eine Meinungsverschiedenheit, da es einerseits Ansichten gibt, die wegen der Möglichkeit eines ischämischen Insultes für die chirurgische Beseitigung der Stenose eintreten und andererseits Meinungen, welche der konservativen Therapie den Vorzug geben (2, 3, 4, 5, 7, 8, 9, 10, 11, 12, 13).
Die direktionale Continuous-wave-Doppler-Sonographie der Carotiden erreicht bei gleichzeitiger Beurteilung der extrakraniellen Abschnitte der Art. carotis communis, Art. carotis externa und Art. carotis interna und indirekter Kriterien (Beschallung der A supratrochlearis) eine Treffsicherheit von über 90 % hinsichtlich Lokalisation und Einschätzung der hämodynamischen Wirksamkeit einer Stenose (1, 5, 6). Somit hat sich die Doppler-Sonographie als nicht invasive, beliebig oft wiederholbare und ökonomische Untersuchungsmethode in der Frühdiagnostik der asymptomatischen Carotis interna-Stenosen und der postoperativen Verlaufskontrolle nach Carotisendarteriektomie durchgesetzt. Ziel unserer Studie war es, im Rahmen einer Langzeit-Studie prognostische Kriterien bezüglich der Progression und dem Auftreten klinischer Symptomatik bei Patienten mit Carotis interna-Stenose und Patienten nach Endarteriektomie der Art. carotis interna zu erarbeiten.

Patientengut und Methodik

Es wurden 73 Patienten (52 Männer mit einem durchschnittlichen Lebensalter von 64 Jahren [40 − 79 Jahre] und 21 Frauen mit einem durchschnittlichen Alter von 63 Jahren [38 − 80 Jahre]) über eine mittlere Beobachtungszeit von 37 Monaten (1 Monat bis 96 Monate) kontrolliert. Die Patienten wurden in zwei Gruppen aufgeteilt.
Gruppe A: Diese Gruppe beinhaltet 34 Patienten, welche einer Carotisendarteriektomie unterzogen wurden. Sie wurden über eine mittlere Beobachtungszeit von 37 Monaten (1 Monat bis 71 Monate) beobachtet. Diese Gruppe setzt sich aus 26 Männern mit einem durchschnittlichen Alter von 64 Jahren (48 − 79) und 8 Frauen mit einem durchschnittlichen Alter von 60 Jahren (49 − 79) (Tab. 1) zusammen.
Gruppe B: Diese Gruppe beinhaltet 39 Patienten mit einer Carotis interna-Stenose, welche nicht operativ behandelt wurden, und setzt sich aus 26 Männern mit einem durchschnittlichen Alter von 64 Jahren (40 − 75) und 13 Frauen mit einem durchschnittlichen Lebensalter von 64 Jahren (38 − 80 Jahre) zusammen.
Diese Patientengruppe wurde im Durchschnitt 34 Monate (3 Monate − 96 Monate) kontrolliert (Tab. 1).
Die Patienten wurden am Beginn und in halbjährlichen Abständen untersucht. Dabei wurde neben der Karotis-Doppler-Untersuchung ein allgemein neurologischer Status erhoben, sowie eine internistische Untersuchung mit EKG, Blutdruckmessung an beiden oberen Extremitäten und Kontrolle der Routineblutchemie durchgeführt. Bei Auftreten von Symptomen bei asymptomatischen Patienten sowie präoperativ wurde eine Panangiographie der gehirnversorgenden Arterien durchgeführt.

Tab. 1 Zusammensetzung des untersuchten Patientenkollektivs.

	Gruppe A Operierte Patienten n = 34	
Gesamt n = 73 Patienten 52 ♂ ⌀ 64a (Max 79a/Min 40a) 21 ♀ ⌀ 62a (Max 80a/Min 39a)	26 ♂ ⌀ 64a (Max 79a/Min 48a) 8 ♀ ⌀ 60a (Max 79a/Min 49a)	Nachuntersuchung 37 Mo (Max 72 Mo/Min 1 Mo)
	Gruppe B Nicht-operierte Patienten n = 39	
	26 ♂ ⌀ 64a (Max 76a/Min 40a) 13 ♀ ⌀ 64a (Max 80a/Min 39a)	Nachuntersuchung 34 Mo (Max 96 Mo/Min 3 Mo)

Ergebnisse

Die Symptome der Pat. sind in der Abb. 1 zusammengestellt. Die Operationsindikation in der Gruppe A wurde wegen folgender Symptome gestellt: 9 Fälle (26 %) ischämischer Insult, 20 Patienten (59 %) transitorisch ischämische Attacke, 5 Patienten (15 %) asymptomatisch (Abb. 1).
Bei diesen 5 Patienten wurde die Carotisendarteriektomie vor der coronaren Bypassoperation durchgeführt. Die dopplersonographische Untersuchung sowie Angiographie zeigte im Vergleich mit der klinisch-neurologischen Symptomatik folgendes Ergebnis (Abb. 2): Bei den 5 (15 %) asymptomatischen Patienten der Gruppe A bestand in 40 % ein Karotisverschluß mit kontralateraler Stenose, in 40 % eine bilaterale Stenose und in 20 % eine unilaterale Stenose der Art. carotis interna. Bei den 22 asymptomatischen Patienten (56 %) der Gruppe B bestand in 5 % ein Karotisverschluß mit oder ohne kontralateraler Stenose, in 27 % eine bilaterale Carotis interna-Stenose und in 68 % eine unilaterale Carotis interna-Stenose. Von den operierten Patienten mit anamnestischer TIA hatten 15 % eine unilaterale Stenose und 50 % der Patienten eine bilaterale Stenose. Von den 12 Patienten der Gruppe B mit anamnestischen TIA's hatten 25 % einen Carotis interna-Verschluß mit kontralateraler Stenose, 17 % eine bilaterale Stenose und 58 % eine unilaterale Carotis interna-Stenose. Die symptomatischen Patienten der Gruppe B hatten einen operativen Eingriff abgelehnt.

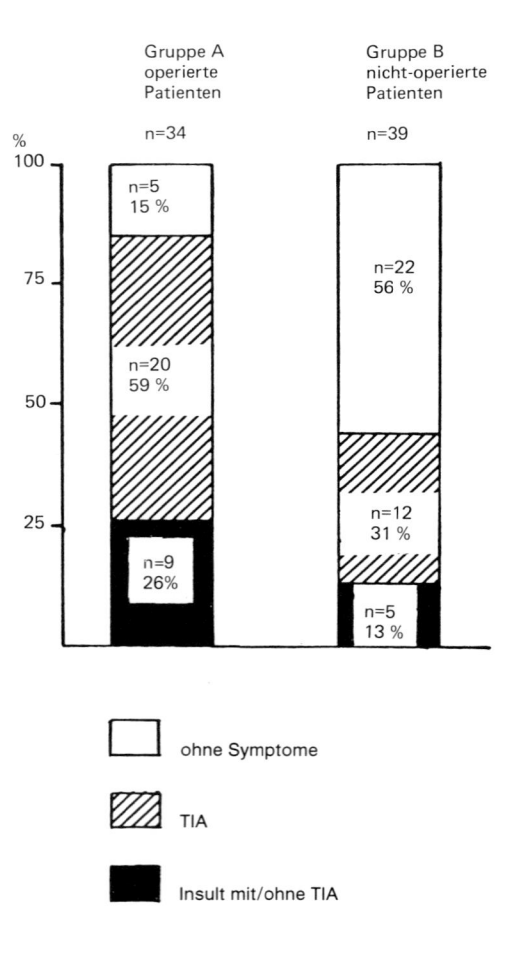

Abb. 1 Klinische Symptomatik der operierten und nicht operierten Patienten.

Therapie bei Patienten mit extrakraniellen Carotis interna-Stenosen   357

9 Patienten (26 %) der Gruppe A hatten zu Studienbeginn bereits einen Insult erlitten (34 % Carotis interna-Verschluß mit kontralateraler Stenose, 44 % hatten bilaterale Carotis interna-Stenosen und 22 % unilaterale Carotis interna-Stenosen). Demgegenüber stehen 5 Patienten (13 %) in der nicht operierten Gruppe mit Insultgeschehen vor Beginn der Studie. 40 % der Fälle hatten Carotis interna-Verschluß mit oder ohne kontralateraler Stenose und 60 % eine unilaterale Carotis interna-Stenose.

Während der mittleren Beobachtungszeit von 37 Monaten bei der operierten Patientengruppe A zeigte sich bei 11 operierten Patienten (32 %) nach durchschnittlich 18 Monaten eine dopplersonographische Verschlechterung im Sinne einer Zunahme der hämodynamischen Wirksamkeit der Carotis interna-Stenose, wobei 4 Patienten später eine klinisch-neurologische Symptomatik mit TIA's entwickelten (Abb. 3). Bei diesen 4 Patienten bestand präoperativ in drei Fällen eine bilaterale Stenose, in einem Fall eine unilaterale Stenose. Bei einem Patienten wurde eine beidseitige Desobliteration und in den übrigen 2 Fällen wurde die hämodynamisch wirksamere, asymptomatische Seite operiert. Ein Patient mit unilateraler Carotis interna-Stenose wurde ebenfalls endarteriektomiert. Als Ursache der während der postoperativen Verlaufskontrollen auftretenden TIA's wurde bei dem auf beiden Seiten desobliterierten Patienten eine hämodynamisch hoch wirksame Stenose im operierten

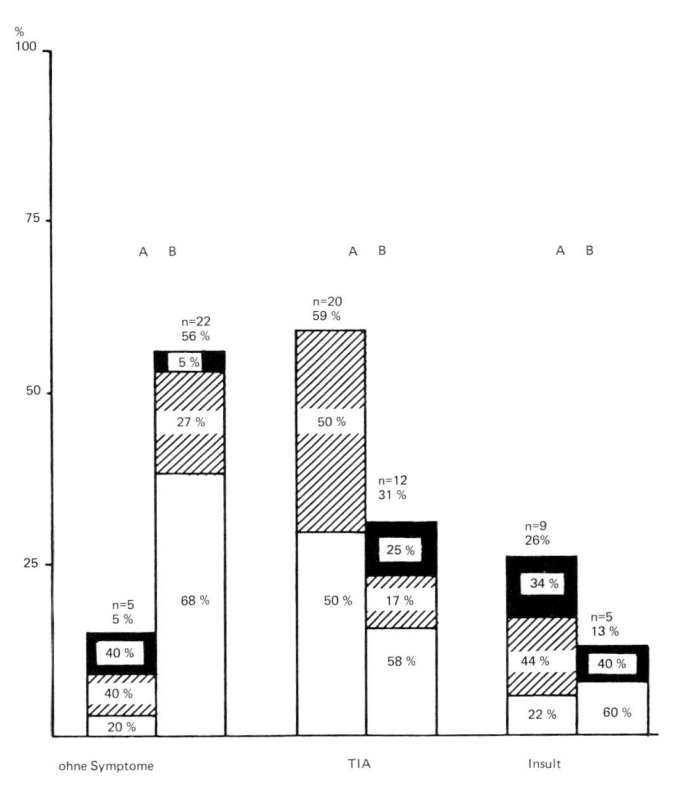

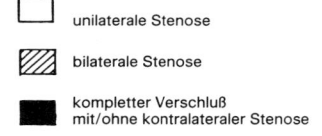

Abb. 2 Klinische Symptomatik im Vergleich mit dem doppler-sonographischen Befund.

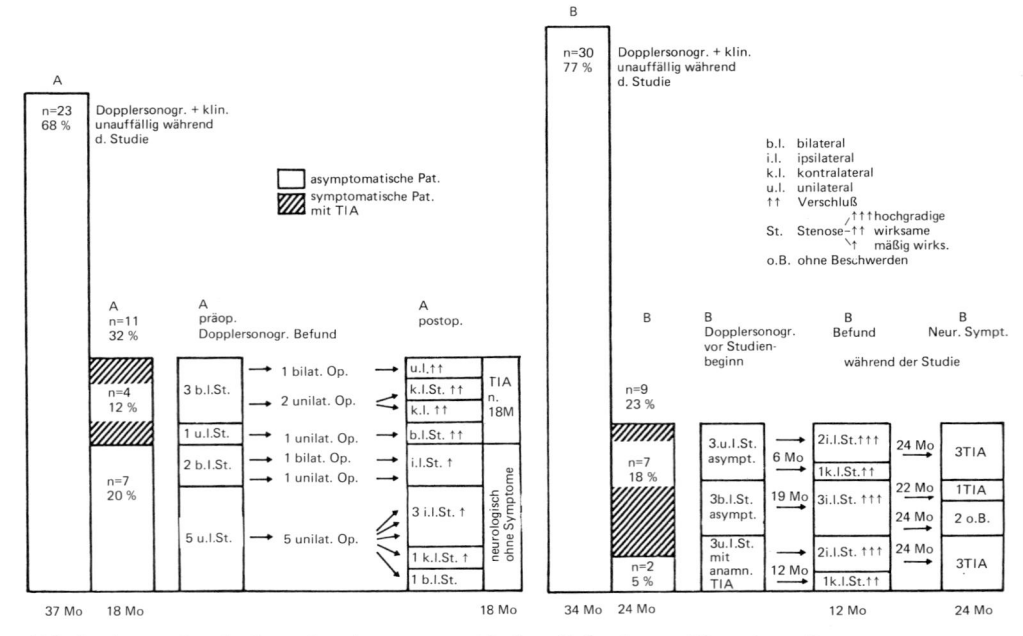

Abb. 3 Langzeitverlauf von doppler-sonographischen Befunden und Symptomatik.

Bereich festgestellt. Bei den zwei Patienten mit der Desobliteration der hämodynamisch wirksameren Stenose wurde eine Zunahme der hämodynamischen Wirksamkeit der ursprünglich gering wirksamen Stenose und bei dem Patienten mit präoperativ unilateraler Stenose eine bilaterale Stenose gefunden. Bei den 7 Patienten der operierten Gruppe, welche asymptomatisch blieben, war in einem Fall mit bilateralen Stenosen eine unilaterale Desobliteration, in einem Fall eine bilaterale Desobliteration und in 5 Fällen eine unilaterale Desobliteration vorausgegangen. Bei diesen Patienten zeigte die Doppler-Sonographie nach 18 Monaten eine Restenose an einer Seite sowie bei dem Patienten mit bilateraler Stenose, welcher an einer Seite operiert wurde, eine Restenose an der operierten Seite. Bei Patienten mit unilateraler Desobliteration konnte in drei Fällen eine Restenose im Operationsgebiet, einmal eine kontralaterale Stenose und einmal eine Progression an der operierten und der nicht operierten Seite festgestellt werden (Abb. 3).

9 Patienten (23 %) der nicht operierten Gruppe B wiesen nach durchschnittlich 24 Monaten eine dopplersonographische Verschlechterung mit Zunahme der hämodynamischen Wirksamkeit der ursprünglich diagnostizierten Stenose auf, wobei bei 7 Patienten nach 24 Monaten eine klinisch neurologische Symptomatik auftrat. Von den 9 Patienten, die während der Studie eine Progression entwickelten, hatten zu Studienbeginn 3 Patienten eine unilaterale, asymptomatische Carotis interna-Stenose, 3 Patienten eine bilaterale, asymptomatische Carotis interna-Stenose, 3 Patienten eine unilaterale Carotis interna-Stenose mit anamnestischen TIA's. Während der Beobachtungszeit von 3 Jahren wurde bei den 3 asymptomatischen Patienten mit ursprünglich unilateraler Stenose im Mittel nach 6 Monaten dopplersonographisch eine Zunahme der ursprünglich diagnostizierten Stenose in zwei Fällen und in einem Fall eine hämodynamisch wirksame Stenose der kontralateralen Seite festgestellt. Diese Patienten erlitten durchschnittlich nach 24 Monaten eine TIA. Bei den 3 Patienten mit bilateraler asymptomatischer Carotis interna-Stenose wurde nach durchschnittlich 19 Monaten eine Zunahme des ursprünglichen Stenosegrades

diagnostiziert. Bei einem Patienten trat 3 Monate danach eine TIA auf, zwei Patienten blieben asymptomatisch. Bei den 3 Patienten mit anamnestischen TIA's wurde nach durchschnittlich 12 Monaten in zwei Fällen eine Zunahme des Stenosegrades an der ursprünglichen Stelle und einmal eine hämodynamisch wirksame kontralaterale Stenose gefunden. Alle 3 Patienten erlitten 12 Monate später neuerlich eine TIA.

Diskussion

Über das richtige Vorgehen bei den Patienten mit einer asymptomatischen Carotis interna-Stenose herrschen Meinungsverschiedenheiten. Manche Autoren halten die Endarteriektomie als Prävention des Schlaganfalles für entscheidend, andere haben aber gefunden, daß die Stenosen der Carotis interna nur im Falle einer entsprechenden klinischen Symptomatik operativ beseitigt werden sollen. Wir haben in unserer Studie versucht zu klären, inwieweit ein konservatives Vorgehen bei Patienten mit asymptomatischen Carotis interna-Stenosen gerechtfertigt ist und haben diese Patienten einer Gruppe von Patienten nach einer Carotisendarteriektomie gegenüber gestellt um vergleichbare Langzeit-Ergebnisse zu erhalten. Wir konnten während der ges. Beobachtungszeit von ungefähr 3 Jahren, weder in der operierten, noch in der nicht operierten Gruppe ein frisches ischämisches Insultgeschehen beobachten. 4 Patienten (12%) der operierten Gruppe und 7 Patienten (18%) der nicht operierten Gruppe erlebten eine transitorisch ischämische Attacke während der Kontrollperiode. Die neurologische Symptomatik bei den operierten Patienten trat im Mittel 18 Monate nach dem stattgefundenen Eingriff auf, zur gleichen Zeit konnte auch dopplersonographisch die Zunahme der hämodynamischen Wirksamkeit beobachtet werden. Im Gegensatz dazu kam es in der nicht operierten Gruppe nach 24 Monaten zum Auftreten von TIA's. Bei diesen Patienten konnte eine Zunahme der hämodynamischen Wirksamkeit der Stenose ein Jahr vor dem Auftreten der klinischen Symptomatik beobachtet werden.

Unsere Resultate scheinen im Falle einer asymptomatischen Carotis interna-Stenose ein primär konservatives Vorgehen mit 6monatigen dopplersonographischen Kontrollen zu rechtfertigen.

Unsere Ergebnisse stehen auch mit den Ergebnissen der Strandness-Gruppe (11) in Übereinkunft, welche festgestellt hat, daß die Symptomatik der Patienten dann eintritt, wenn es zu einer deutlichen Zunahme der hämodynamischen Wirksamkeit der Stenose kommt. Die chirurgische Intervention scheint nur nach dem Auftreten einer neurologischen Symptomatik gerechtfertigt zu sein. Die Tatsache, daß die klinische Symptomatik erst nach einer dopplersonographisch festgestellten Verschlechterung eingetreten ist, deutet auf die Wichtigkeit der regelmäßigen Kontrolluntersuchungen dieser Patienten hin, wobei den Patienten mit einer Zunahme des Stenosegrades besondere Aufmerksamkeit zu schenken ist.

Literatur

(1) Brisman R., B.L. Grossman, J.W. Corell: Accuracy of transcutaneous Doppler-ultrasonics in evaluating extracranial vascular disease. J. Neurosurg. 32, (1970) 529 – 33.

(2) Crossman D., A.D. Callow, A. Stein, G. Matsumoto: Early Restenosis after Carotid Endaterectomy. Arch. Surg. 113, (1978) 275 – 78.

(3) Diener M.C., J. Dichgans: Indikation zur konservativen oder operativen Therapie bei extrakraniellen Gefäßstenosen oder Verschlüssen. DMW 105, (1980) 1090 – 95.

(4) Hennerici J.M., W. Rautenberg, St. Mohr: Stroke Risk from symptomless extracranial artery disease. Lancet, Nov. 27, (1982) 1180 – 83.

(5) Keller H.M., G. Baumgartner: Doppler Ultraschall-Sonographie: Eine nicht belastende Untersuchungsmethode zur Diagnose und The-

rapiekontrolle von Carotisstenosen. Schweiz. Med. Wschr. 104, (1974) 37.

(6) Keller H.M., W.E. Meier: Dopplersonographie: Verlaufskontrolle nach Endarteriektomie an der Arteria Carotis Interna zur Früherfassung von Rethrombosierungen. Thoracchir. 22, (1974) 525 – 541.

(7) Moore W.S., C. Boren, J.M. Malone, A.J. Roon, R. Reisenberg, J. Goldstone, R. Mani: Natural history of nonstenotic, asymptomatic ulcerative lesions of the carotid artery. Arch. Surg. 113, (1978) 1352 – 1359.

(8) Mumphries A.W., J. Young: Unoperated asymptomatic, significant internal carotid artery stenosis. Surg. 80, Nov. 688 – 95.

(9) Podore P.C., J.A. DeWeese, A.G. May, C.G. Rob: Asymptomatic contralateral carotid artery stenosis: a five-year follow-up study following carotid endarterectomy. Surg. 88, (1980) 748 – 752.

(10) Quentin et al.: The natural history of asymptomatic carotid bifurcation plaques. Stroke Vol. 13, (1982) No 4.

(11) Roeder G.O., Y.E. Langlois, L. Lusiani, K.A. Jäger, J.F. Primozich, R.J. Lawrence, D.J. Phillips, D.E. Strandness: Natural history of carotid artery disease on the side contralateral to endarterectomy. In Press.

(12) Turnipseed W., H.A. Berkoff, A. Crummy: Postoperative Occlusion after Carotid Endarterectomy. Arch. Surg. 115 (1980) 573 – 74.

(13) Zierler R.E., D. Brandyk, B.C. Thiele, E. Strandness: Carotid artery stenosis following Endatectomy. Arch. Surg. Vol. 117, No. (1982) 1408 – 1415.

Fibrinolytische Therapie bei arterieller Verschlußkrankheit

Fibrinolytic Therapy in Arterial Occlusive Disease

Erfahrungen mit der Streptokinase-Therapie bei arteriellen Stenosen und arteriellen Verschlüssen

G. Trübestein, M. Ludwig, M. Wilgalis

Medizinische Universitäts-Poliklinik, Bonn, Bundesrepublik Deutschland

Die fibrinolytische Therapie mit Streptokinase oder mit Urokinase zählt zu den anerkannten therapeutischen Verfahren bei arteriellen Obliterationen. Erste Erfahrungen Anfang der 70er Jahre hatten gezeigt, daß es gelingt, auch mehrere Wochen, gelegentlich auch mehrere Monate alte Verschlüsse der Becken- und Beinarterien erfolgreich mit Streptokinase zu behandeln, da die Organisation eines thrombotischen Verschlusses in einer arteriosklerotisch veränderten Arterie langsamer verläuft als in einer gesunden Arterie (1,3,4).
In der Zeit vom 1.1.1974 bis 1.1.1984 wurden in der Medizinischen Universitäts-Poliklinik Bonn 125 Patienten mit Stenosen oder Verschlüssen der Becken- und/oder Beinarterien mit Streptokinase* (SK) nach einem standardisierten Dosierungsschema mit 100.000 IE SK/h behandelt. In der Zeit vom 1.1.1984–1.1.1985 wurden 11 Patienten mit Verschlüssen der Becken- oder Beinarterien mit Streptokinase in einer Dosierung von 1.500.000 IE SK/h über 6 Stunden behandelt.

Indikation

Die Indikation zu einer Streptokinase-Therapie bei hämodynamisch wirksamen Stenosen der Becken- oder Beinarterien wurde von radiomorphologischen Kriterien abhängig gemacht. Stenosen mit „krümeliger" und/oder „asymmetrischer" Struktur wurden mit Streptokinase behandelt. Stenosen mit „glattwandiger" Struktur wurden mit dem *Grüntzig*-Katheter dilatiert.

---

* Streptase®, Behringwerke, D-3550 Marburg

Bei den Untersuchungsverfahren kamen sowohl die konventionelle Angiographie als auch die digitale Subtraktionsangiographie zur Anwendung.
Die Indikation zu einer Streptokinase-Therapie bei Verschlüssen der Arteria (A.) iliaca und/oder der A. femoralis wurde vom Alter des Verschlusses abhängig gemacht. Verschlüsse der A. iliaca wurden bis zu einem Alter des Verschlusses von 3 Monaten, Verschlüsse der A. femoralis bis zu einem Alter des Verschlusses von 6 Wochen mit Streptokinase behandelt.

Kontraindikationen

Es galten die üblichen Kontraindikationen einer fibrinolytischen Therapie, wozu auch bis zu 6 Tagen vorausgegangene i.m. Injektionen gerechnet wurden.

Dosierungsschemata

Konventionelles Streptokinase-Dosierungsschema

Die Initialdosis betrug 250.000 IE SK/20 min, die Erhaltungsdosis 100.000 IE SK/h. 15 Minuten vor Beginn der Streptokinase-Therapie wurden 100 mg Prednisolon intravenös verabreicht. Heparin wurde zu dem Zeitpunkt hinzugegeben, an dem die Plasma-Thrombinzeit unter das 3fache der Norm gefallen war. Die Höhe der weiteren Heparinzufuhr richtete sich nach der Thrombinzeit, wobei eine Verlängerung der Thrombinzeit auf das 3- bis 6fache der Norm angestrebt wurde. Die Dauer der Streptokinase-Therapie betrug in Abhängigkeit von dem klinischen Befund und der Ultraschall-Doppler-Druckmessung bei den Stenosen 12, 24 oder 36 Stunden, bei den Verschlüssen 2 bis 4 Tage.

Ultrahohes Streptokinase-Dosierungsschema

Die Initialdosis betrug 250.000 IE SK/20 min, die Erhaltungsdosis 1.500.000 IE SK/h über 6 Stunden, entsprechend einer Gesamtdosis von 9.000.000 IE SK/6 h. 15 Minuten vor Beginn der Streptokinase Therapie wurden 100 mg Prednisolon intravenös verabreicht.
Nach Beendigung der Streptokinase-Therapie wurde Heparin (HP) verabreicht. Die Dosierung betrug zunächst 500 E HP/h; die weitere Heparin Dosierung richtete sich nach dem Ausfall der Thrombinzeit, wobei eine Verlängerung auf das 3- bis 6fache der Norm angestrebt wurde.

Patienten

Von den 125 Patienten, die mit einer Dosierung von 100.000 IE SK/h behandelt wurden, hatten 61 Patienten Stenosen der A. iliaca und 31 Patienten Stenosen der A. femoralis. 8 Patienten hatten Verschlüsse der A. iliaca, 21 Patienten Verschlüsse der A. femoralis und 4 Patienten Verschlüsse der A. poplitea (Tab. 1). Von den 11 Patienten, die mit einer Dosierung von 1.500.000 IE SK/h über 6 Stunden behandelt wurden, hatten 3 Patienten Verschlüsse der A. iliaca und 8 Patienten Verschlüsse der A. femoralis (Tab. 2).

Nebenwirkungen

Bei 2 der 125 Patienten, die mit dem standardisierten Dosierungsschema von 100.000 IE SK/h behandelt worden waren, trat eine die fibrinolytische Therapie limitierende Blutung mit einem Hb Abfall > 3g/100 ml auf. Bei einem Patienten entwickelte sich ein Hämatom am Rücken, bei einem zweiten Patienten kam es zu stärkeren Blutungen aus Stichkanälen und zu einer Makrohämaturie.

Ergebnisse

Die Ergebnisse zeigen, daß die nach radiomorphologischen Kriterien behandelten Stenosen der A. iliaca und A. femoralis zu einem überwiegenden Teil (85 % resp. 77 %) geweitet werden konnten (Abb. 1). Die Eröffnungsrate der Verschlüsse, die mit einer Dosierung von 100.000 IE SK/h behandelt wurden (Abb. 1), lag in Höhe der von anderen Autoren beschriebenen Eröffnungsraten (1, 2, 3). Bei den 4 Patienten mit Verschluß der A. poplitea bei vorliegender Thrombangiitis obliterans konnte in keinem Fall der Verschluß aufgelöst werden.
Mit der 6 Stunden dauernden Streptokinase Therapie in einer Dosierung von 1.500.000 IE SK/h gelang es, auch Verschlüsse der A. iliaca und A. femoralis zu eröffnen (Tab. 2).

Zusammenfassung

Die Untersuchungen zeigen, daß es mit einer über 12–36 Stunden dauernden standardisierten Streptokinase Therapie in einem hohen Prozentsatz gelingt, die Steno-

Tab. 1 Anzahl der Patienten mit arteriellen Stenosen oder Verschlüssen und deren Lokalisation (n : 125). Standardisiertes Dosierungsschema mit 100.000 IE SK/h

Lokalisation	Dauer des Verschlusses (Wochen)	Zahl	geweitet/ geöffnet
A. iliaca	Stenose	61	52
A. femoralis	Stenose	31	24
A. iliaca	6–12	8	6
A. femoralis	1– 6	21	15
A. poplitea	1– 6	4	0

Tab. 2 Anzahl der Patienten mit arteriellen Verschlüssen und deren Lokalisation (n : 11). Standardisiertes Dosierungsschema mit 1.500.000 IE SK/h

Lokalisation	Dauer des Verschlusses (Wochen)	Zahl	eröffnet
A. iliaca	6–12	3	1
A. femoralis	1– 6	8	5

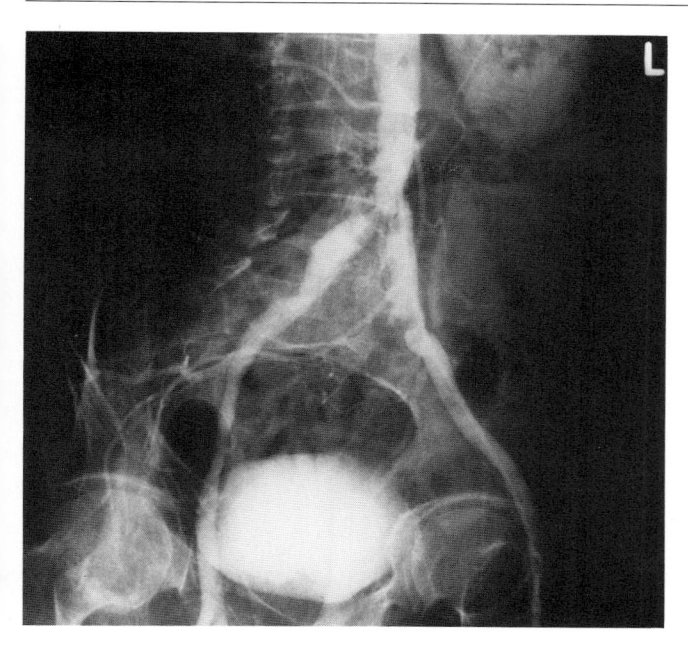

Abb. 1 a (Pat.M.E.): Arteriographie vor Streptokinase-Therapie: Hochgradige, „krümelige" und „asymmetrische" Stenosen im Bereich der Aa. iliacae.

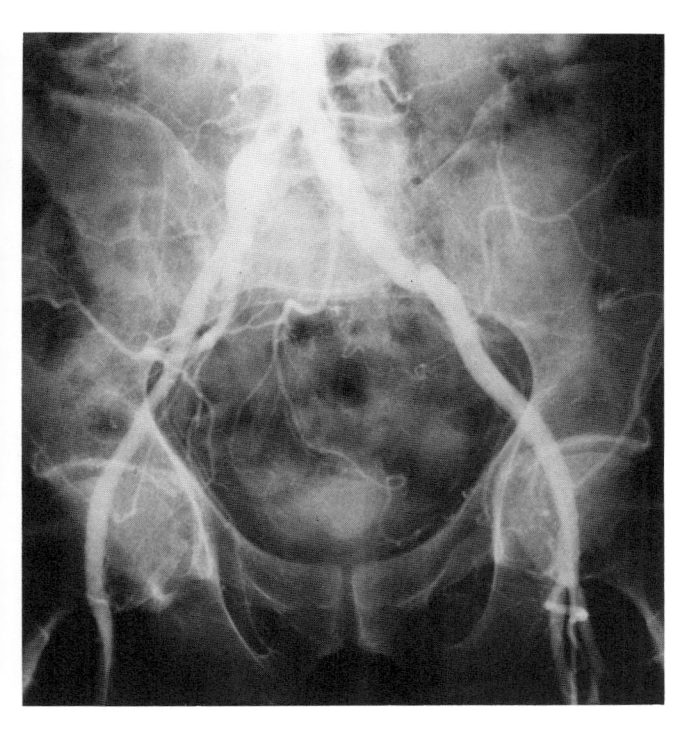

Abb. 1 b Arteriographie nach 24stündiger Streptokinase-Therapie: Weitung der Stenosen mit Normalisierung der Ultraschall-Dopplerdruckwerte in Ruhe.

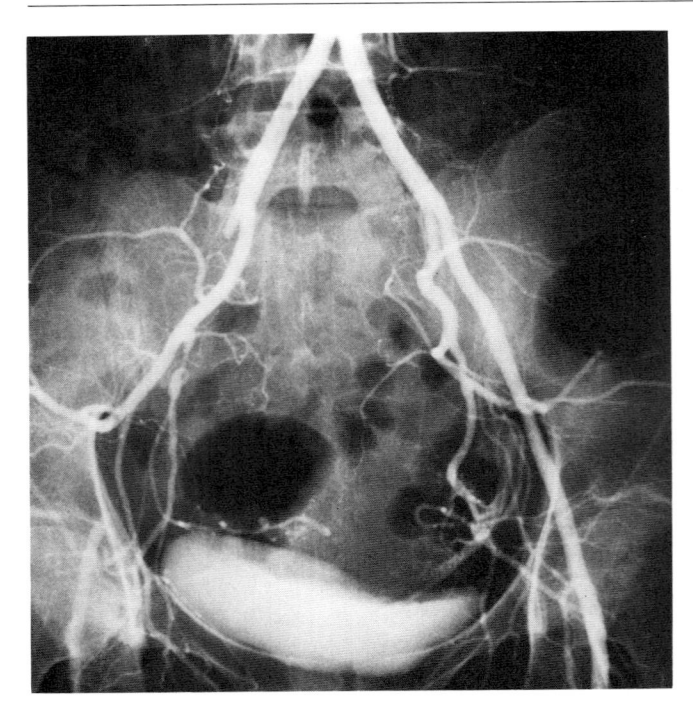

Abb. 2 a (Pat. V.M.) : Arteriographie vor Streptokinase-Therapie: Subakuter Verschluß der A. iliaca externa rechts.

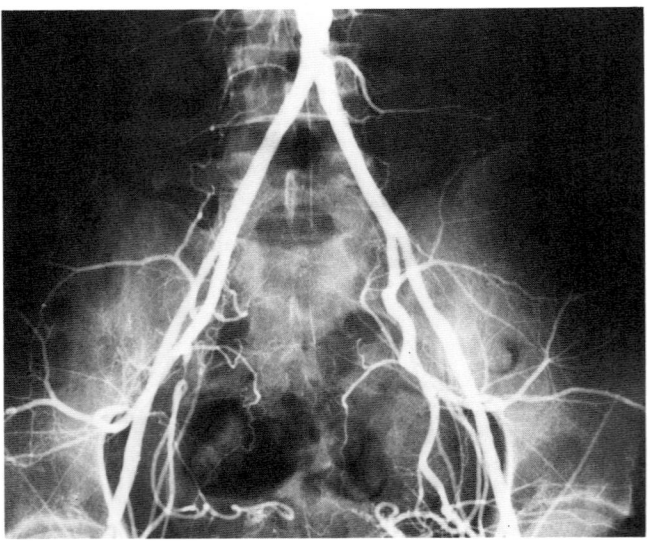

Abb. 2 b Arteriographie nach 48stündiger Streptokinase-Therapie : Eröffnung der A. iliaca externa rechts.

sen der Bein- oder Beckenarterien zu weiten. Entscheidend für die Indikation einer Streptokinase-Therapie bei arteriellen Stenosen ist die Morphologie der Stenose. Desgleichen lassen sich Verschlüsse der Becken- und/oder Beinarterien in einem beachtenswerten Prozentsatz – bei einem kleinen Krankengut von 33 Patienten in 64 % – beseitigen. Entscheidend für die Indikation einer Streptokinase-Therapie bei arteriellen Verschlüssen ist das Alter des thrombotischen Verschlusses, das bei der A. iliaca 3 Monate und bei der A. femoralis 6 Wochen nicht überschreiten sollte. Erste Erfahrungen mit der 6 stündigen ultrahohen Streptokinase-Therapie zeigen, daß es auch mit dieser Dosierungsform gelingt, arterielle Verschlüsse zu eröffnen, wobei die potentielle Blutungsgefahr infolge der nahezu reinen Aktivatorlyse geringer zu sein scheint.

Literatur

(1) Heinrich, F.: Streptokinase-Therapie bei chronischer arterieller Verschlußkrankheit. Medizinische Verlagsgesellschaft Marburg, 1975

(2) Martin, M., B.J.O. Fiebach: Die Streptokinase-Behandlung peripherer Arterien- und Venenverschlüsse unter besonderer Berücksichtigung der ultrahohen Dosierung. Huber Bern, 1985

(3) Schoop, W., M. Martin, E. Zeitler: Beseitigung alter Arterienverschlüsse durch intravenöse Streptokinaseinfusion. Dtsch. med. Wschr. 93, 2 312 – 2 324, 1968

(4) Trübestein, G., H. Esser, A. Sobbe: Die fibrinolytische Therapie bei arterieller Verschlußkrankheit und Phlebothrombosen. Dtsch. med. Wschr. 100, 1 687 – 1 694, 1975

Systematik und Therapieergebnisse im Rahmen einer kombinierten ultrahohen Streptokinase-(UHSK)-PTA-Behandlung chronischer Femoralis- und Iliaca-Obstruktionen

M. Martin, B.J.O. Fiebach, Ch. Riedel

Geriatrische Klinik der Städtischen Kliniken Duisburg, Bundesrepublik Deutschland

I. Einleitung

Wird eine fibrinolytische Therapie chronischer Arterienobstruktionen (Verschlüsse oder Stenosen) durchgeführt, so sind grundsätzlich folgende Ergebnisse möglich:

A) Verschlüsse

1. vollständige Verschlußbeseitigung
2. Gefäß wieder durchgängig mit verbleibender Reststenose, die evtl. durch nachfolgende Kathetertechnik (PTA) aufgedehnt werden kann
3. Verschlußmaterial „analysiert" und dadurch auch bei längeren Verschlüssen für die nachfolgende Katheterrevaskularisation (PTA) geeignet
4. keine Eröffnung, keine PTA-Revaskularisierung möglich

B) Stenosen

1. vollständige Weitung. In einem solchen Fall hat es sich um fibrinhaltige, lysefähige „L-Stenosen" gehandelt
2. partielle Weitung. Hier lag eine zum Teil bindegewebige, nicht lysierbare „NL-Stenose" vor, auf der sich Thrombusmaterial abgeschieden hatte.
3. keine Weitung möglich. Es handelt sich um eine bindegewebige „NL-Stenose".

Anmerkung: Bis zu einem gewissen Grad können L- und NL-Stenosen im Angiogramm voneinander unterschieden und ihre Prognose hinsichtlich einer möglichen lytischen Weitung abgeschätzt werden. L-Stenosen sind kurzstreckig, haben eine unregelmäßige „krümelige" Kontur und sind meist in weiten Arterien angesiedelt. NL-Stenosen sind glatt, sanduhrförmig und nicht selten langgestreckt.

Im folgenden wird über das Ergebnis der UHSK-Behandlung bei subakuten Arterienverschlüssen sowie bei Arterienstenosen berichtet und auf die Bedeutung der nachfolgenden Katheterbehandlung (PTA) eingegangen.

II. Therapieregime

Die Behandlung beginnt mit Infusion einer austitrierten oder schematischen (250.000 E/SK) Initialdosis über 20 Minuten. Danach Übergang auf eine Erhaltungsdosis von 1.5 Mill. E/SK pro Stunde über 6 Stunden (d. h. insgesamt erhält der Patient 9,25 Mill. E/SK innerhalb von 6 Stunden). Es schließt sich eine Heparininfusion von 1.200 E/h an. Die PTT sollte hierbei zwischen 60 und 80 sec liegen. Da etwa 70 % der erfolgreichen Lysen nicht direkt nach der Infusion sondern erst am folgenden Morgen eine Gefäßeröffnung erkennen lassen, wird die Erfolgsbeurteilung (Knöcheldruck, Oszillogramm, klinischer Status) auch erst zu diesem Zeitpunkt vorgenommen. Findet sich die Arterie noch verschlossen, so folgt eine zweite UHSK-Serie über 6 Stunden mit entsprechender angiologischer Kontrolluntersuchung am folgenden Tag.

Vor jeder Behandlung liegt ein Angio-

gramm vor. Das Intervall zwischen Angiographie und Lyse beträgt in der Regel 1 Woche. Die Kontrollangiographie wird einen Tag nach der letzten UHSK-Serie durchgeführt. Ist eine Verschlußbeseitigung durch Lyse nicht möglich gewesen, so schließt sich in gleicher Sitzung eine PTA-Dilatation bzw. PTA-Revaskularisierung an.
Am Abend nach der Kontrollangiographie bzw. der PTA erhält der Patient die erste subcutane 7.500 E Heparininjektion und 5 Tabletten Marcumar. An den folgenden Tagen werden Heparin-Injektionen 7.500 E dreimal täglich subcutan sowie Marcumar-Tabletten in absteigender Dosis gegeben. Die Heparinprophylaxe endet nach Erreichen eines Quickwertes im therapeutischen Bereich.

III. Patienten und Verschlußspektrum

Bisher liegen ausgewertete Ergebnisse von 142 mit UHSK behandelten Patienten vor. Das Alter im Gesamtkollektiv (Arterienverschlüsse, Stenosen, Venenthrombosen) betrug im Durchschnitt 61 ± 14 Jahre. 42 % der Kranken war zur Zeit der Therapie älter als 65 Jahre, 30 % älter als 70 Jahre. Die hier zu besprechenden angezielten arteriellen Verschlußlokalisationen waren 65 Femoralisverschlüsse, 13 Iliacaverschlüsse, 12 Iliacastenosen sowie 14 Femoralisstenosen. Unter den Femoralisverschlüssen hatten 65 % eine Anamnese unter 6 Wochen, in 20 % betrug das Verschlußalter 6 bis 12 Wochen, und in 10 % lag sie über 12 Wochen. Für die Iliacaverschlüsse ergaben sich entsprechend eine Verteilung von 46 % (bis 6 Wochen) 31 % (6 bis 12 Wochen) und 23 % (über 12 Wochen). Bei den Stenosen variierte die Beschwerdedauer zwischen 3 Wochen und 8 Jahren.

Die Behandlung bestand in der Regel in einer UHSK-Serie über 6 Stunden. 12 Femoralis- und 7 Iliaca-Patienten erhielten, nachdem mit einer Infusionsserie keine Gefäßeröffnung erzielt werden konnte, am nächsten Tag noch eine zweite UHSK-Serie. Diese führte in 60 bis 70 % der Fälle dann noch zu der gewünschten Eröffnung. Bei den 26 Stenosen wurde 21 mal eine Serie und 5 mal zwei Serien appliziert.

IV. Ergebnis

A) Verschlüsse

1. Iliacaverschlüsse

Von 13 Iliacaverschlüssen konnten 10/13 = 77 % direkt durch UHSK-Therapie beseitigt werden. 5/10 besaßen direkt nach der Lyse ein vollständig offenes Lumen ohne Reststenose, wobei es noch während des Klinikaufenthaltes in 1 dieser 5 erfolgreichen Fälle zu einem Reverschluß kam und 4 Iliacaarterien definitiv offen blieben. 5 der 10 eröffneten Segmente erhielten wegen persistierender Reststenose eine PTA-Nachbehandlung (Katheterdehnung) und blieben danach sämtlich offen. Bei 2 der 3 auch nach Lyse noch verschlossenen Arterien erfolgte ebenfalls eine PTA-Nachbehandlung, die in beiden Fällen zur direkten und definitiven Eröffnung des Gefäßsegments führte. Unter Einbeziehung der genannten Reverschlüsse betrug somit die globale Eröffnungsrate bei Iliacaverschlüs-

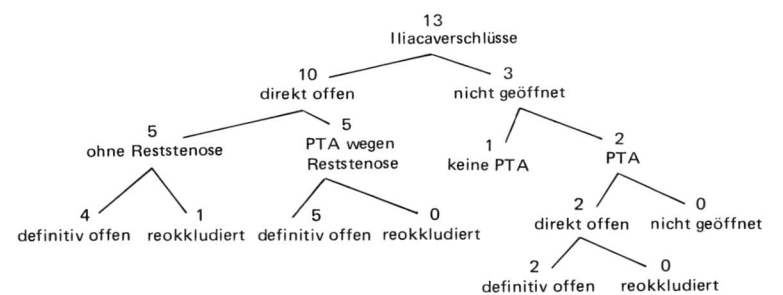

Abb. 1 Flußdiagramm mit den Ergebnissen einer kombinierten UHSK-PTA-Behandlung bei 13 Iliacaverschlüssen

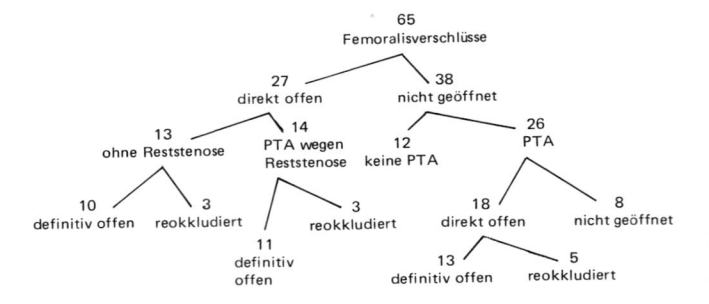

Abb. 2 Flußdiagramm mit den Ergebnissen einer kombinierten UHSK-PTA-Behandlung bei 65 Femoralisverschlüssen

sen unter Einsatz von UHSK und PTA 11/13 = 85 % (Abb. 1).

2. Femoralisverschlüsse

Von 65 Femoralisverschlüssen konnten 27/65 = 42 % direkt durch UHSK-Therapie beseitigt werden. 13 von 27 behandelten Femoralisarterien besaßen nach der Lyse ein vollständig offenes Lumen ohne Reststenose. In 3 dieser 13 erfolgreichen Fälle kam es noch während des Klinikaufenthaltes zu einem Reverschluß, 10 blieben definitiv offen. 17 der 27 eröffneten Segmente erhielten wegen einer noch vorhandenen Reststenose eine PTA-Nachbehandlung (Katheterdehnung). Innerhalb der nächsten Tage reokkludierten hiervon 3 Arterien, während 11 offen blieben (Abb. 2).
Bei 26 der 38 auch nach der Lyse noch verschlossenen Arterien erfolgte eine PTA-Nachbehandlung, die in 18 der 26 Fälle zu einer direkten Eröffnung führte. Fünf dieser 18 erfolgreich revaskularisierten Arterien reokkludierten im Laufe des stationären Aufenthaltes (Abb. 3).
Unter Einbeziehung der erwähnten Reverschlüsse betrug somit die globale Eröffnungsrate bei Femoralisverschlüssen 34/65 = 52 %. Diese Zahl läßt sich durch Stratifizierung des Kollektivs wesentlich anheben. Wird zum Beispiel die Gruppe der bis 6 Wochen alten Femoralisverschlüsse betrachtet, bei denen 2 oder 3 Unterschenkelarterien offen waren (guter Run-off), so erhöht sich die Eröffnungsfrequenz auf 83 %.

B) Stenosen

Als erfolgreich wurde die fibrinolytische Behandlung angesehen, sofern der Druckgradient (Differenz von systolischem Knöcheldruck und systolischem Systemdruck) längs des durchblutungsgestörten Beines um 20 mm oder mehr abfiel.

1. Iliacastenosen

Von 12 Iliacastenosen konnten 8/12 = 67 % durch UHSK-Therapie geweitet werden. Eine von 8 Stenosen besaßen direkt nach der Lyse keine hämodynamische Wirksamkeit mehr (Gradient 0). Sieben der geweiteten Stenosen wurden wegen Resteinengung mit PTA nachbehandelt, wobei

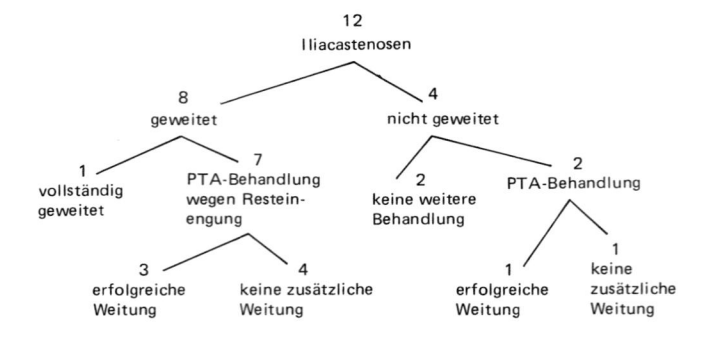

Abb. 3 Flußdiagramm mit den Ergebnissen einer kombinierten UHSK-PTA-Behandlung bei 12 Iliacastenosen

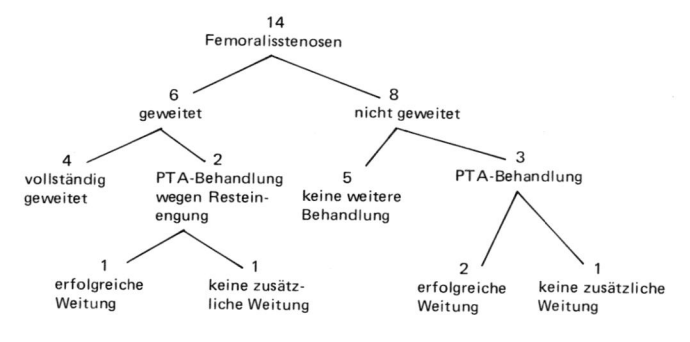

```
                    14
              Femoralisstenosen
               /            \
          6                   8
       geweitet          nicht geweitet
       /      \            /      \
     4         2          5         3
vollständig PTA-Behandlung keine weitere PTA-Behandlung
 geweitet  wegen Restein-  Behandlung
           engung
     |      /    \                  /    \
     1    1       1                2      1
 erfolgreiche keine zusätz-    erfolgreiche keine zusätzliche
  Weitung   liche Weitung      Weitung    Weitung
```

Abb. 4 Flußdiagramm mit den Ergebnissen einer kombinierten UHSK-PTA-Behandlung bei 14 Femoralisstenosen

eine weitere Besserung dreimal zustande kam. Von den 2 der 4 lytisch nicht geweiteten Stenosen wurde eine mit PTA nachbehandelt, wobei in einem Fall die zusätzliche Weitung gelang.
Insgesamt fand sich somit eine definitive Stenoseweitung in der Iliacagruppe von 9/12 = 75 %.

2. Femoralisstenose

Von 14 Femoralisstenosen konnten 6/14 = 43 % durch UHSK-Therapie geweitet werden. Vier dieser 6 geweiteten Stenosen besaßen direkt nach der Lyse keine hämodynamische Wirkung mehr. Zwei der geweiteten Stenosen wurden wegen Resteinengung mit PTA nachgedehnt, wobei eine weitere Besserung dreimal zustande kam. Drei der 8 lytisch nicht geweiteten Stenosen erhielten ebenfalls eine PTA-Nachbehandlung mit dem Erfolg der zusätzlichen Weitung in 2 Fällen.
Insgesamt fand sich somit eine definitive Stenoseweitung in der Femoralisgruppe von 8/14 = 57 % (Abb. 4).

V. Zusammenfassung

Es wird über die fibrinolytische Therapie von Femoralis- und Iliacaverschlüssen bzw. Stenosen berichtet. Hierbei kam eine UHSK-Behandlung (1.5 Mill. E SK/h über 6 h) zur Anwendung. Dort wo primär keine Wiederdurchgängigkeit eines Verschlusses durch UHSK möglich war, bzw. in Fällen mit verbleibenden hämodynamisch wirksamen Reststenosen, wurde eine perkutane transluminale Angioplastie (PTA, Katheterbehandlung nach Dotter) angeschlossen. Die unter diesen Bedingungen erzielten Eröffnungsraten waren wie folgt:

Iliacaverschluß	79 %
Femoralisverschluß	52 %
Iliacastenose	75 %
Femoralisstenose	57 %

Die genannten Eröffnungshäufigkeiten ließen sich insbesondere für Femoralisverschlüsse durch Auswahl bestimmter Vorbedingungen erhöhen. Besonders günstige Ergebnisse ließen sich in der Gruppe der bis 6 Wochen alten Femoralisverschlüsse mit 2 oder 3 offenen Unterschenkelarterien erzielen. Hier betrug die Rate der definitiven Eröffnung 83 %.
Die UHSK-Behandlung wurde selbst von Hochbetagten relativ gut vertragen. Bei insgesamt 142 behandelten Patienten kam es zu keinen tödlichen Zwischenfällen und zu keinen zerebralen Blutungen. Die einfache Handhabung (jeweils Serien von nur 6 Stunden Dauer) und die Möglichkeit, bereits am Tag nach der letzten Infusion eine evtl. notwendige Katheterbehandlung anzuschließen, lassen dieses neue SK-Regime zu einer wertvollen Therapiemöglichkeit bei chronisch arteriellen Verschlußkranken erscheinen.

Systemic Thrombolysis with Urokinase (UK) in Peripheral Arterial Occlusive Disease (PAOD)

H. Ehringer, R. Ahmadi, U. Konecny, L. Marosi, E. Minar

Division of Angiology, University of Vienna, Austria

Widespread experience with systemic thrombolysis using streptokinase (SK) in peripheral arterial occlusive disease (PAOD) has been reported since 1968 (1,5,6,7,14,15,20,21,22).
The experience with systemic thrombolysis using urokinase (UK) in PAOD is – in contrast to that and also to venous thrombosis – rather limited (8,9).
It was, therefore, the aim of this study to collect more experience, using UK in PAOD in the following respect:
1. Different dose schemes
2. Dependence of the rate of thrombolysis using UK in PAOD on:
   a) Dose scheme: optimal dosis
   b) Morphology: stenosis or occlusion
   c) Localisation of the occlusion (stenosis)
   d) Duration of history
3. Fibrinogen level with different dose schemes of UK
4. Side effects of UK in PAOD.

Patients and Methods

51 patients (age 18 to 71 – mean 54.3 ± 10.2 – years) were included in the study. As can be seen in Tab. 1 they were treated with increasing (historical order) doses of UK intravenously using a motor-driven pump: with the increase of dose the duration of thrombolysis was decreasing from an average of 9.6 to 3.7 days and furthermore the duration of treatment in stenoses was shorter compared with occlusions. Before the start of treatment all patients were subjected to an exact internal and special angiological history and examination also in respect of contraindications to thrombolysis (7,8,15). The noninvasive tests included oscillography, distal arterial pressure (Doppler ultrasound) and venous occlusion plethysmography. Morphological documentation was achieved by angiography before and after UK. The following tests of blood coagulation were done twice daily during the course of treatment: thrombin time, fibrinogen level *(Clauss)* and *Quick* test. If necessary simultanous with UK heparin was given at intervals of 8 hours subcutanously in order to get an increase of thrombin time to 50 seconds. Heparin treatment was continued until the subsequent phenprocoumon long-term therapy was fully active.

Results

Typical angiograms may serve to illustrate the results: In Fig. 1 the angiogram of a 57-year old man with recurrent occlusion of the right branch of an aorto-bifemoral graft (history 4 weeks) is shown before (A) and after (B) "complete thrombolysis" with urokinase (UK). Since then the graft has been patent for 5 years so far.
In Fig. 2A the angiogram of a 69-year old woman suffering from rather recent occlusions of the right common iliac artery (black arrow) and a major collateral of the homolateral deep femoral artery (white arrow); history: 4 weeks – probably embolic in origin – is shown. The chronic bilateral occlusions of the superficial femoral arteries had been known for 7 years. After UK treatment (Fig. 2B) the right common iliac artery was patent again; thrombolysis was "incomplete"; the remaining moderate stenosis of the common iliaca artery (2b,

Tab. 1 Systemic urokinase (uk) in PAOD-dose, schemes and fibrinogen levels

Initial dose (ID)	Maintenance dose (MD)	N	Duration of lysis (days)			Fibrinogen level (mg/100 ml)
			Total	Occlusion	Stenosis	
A) 100,000 I.U./12.5 min.	25,000 I.U./h	3	9.6 ± 4.6	9.6 ± 4.6		215.3 ± 25.8
B) 200,000 I.U./12.5 min.	50,000 I.U./h	5	6.0 ± 1.4	6.0 ± 1.4		174.2 ± 28.6
C) 400,000 I.U./25.0 min.	100,000 I.U./h	29	4.3 ± 1.9	5.3 ± 1.7	3.0 ± 0.7 (17)*	125.4 ± 5.7
D) 600,000 I.U./25.0 min.	150,000 I.U./h	14	3.7 ± 1.6	4.9 ± 2.2	2.9 ± 1.5 (6)*	91.8 ± 4.1
Total		51				

* Number of stenoses

black arrow), however is accessible to percutaneous transluminal angioplasty (PTA). The occlusion of the major collateral in the area of the deep femoral artery was removed with UK at the same time: "Complete thrombolysis" again; these vessels have been patent for 4.5 years so far. The chronic bilateral occlusions of the superficial femoral arteries remained unchanged: "no thrombolysis". The results are summarised in Tab. 2 according to the angiographic criteria defined in the examples of Fig. 1 and 2 – separately for complete occlusions and stenoses – : "complete thrombolysis", "incomplete thrombolysis" and "no thrombolysis": As can be seen easily the low dose A and B were not effective. Using dose scheme C the majority of 17 stenoses was completely (7) or partially (4) thrombolised whereas only 4 (1 complete, 3 incomplete) of 15 occlusions could be removed. Using UK dose scheme D the rate of thrombolysis was improved as in arterial occlusions: out of 10 occlusions 5 times "complete thrombolysis" and once "incomplete thrombolysis" could be achieved. The rate of thrombolysis was not only dependent on the angiographic morphology (stenosis or complete occlusion) and the dose scheme but also on the history and localisation of the lesion. Analysing the results of UK dose C and D according

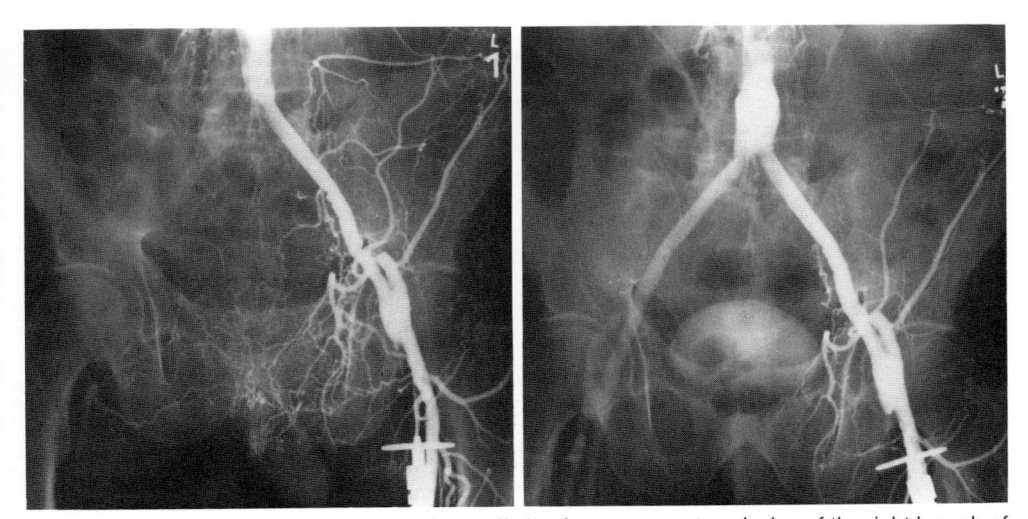

Fig. 1a/b Angiogram of a 57-year old patient suffering from recurrent occlusion of the right branch of an aorto-bifemoral Dacron graft (history: 4 weeks) before (a) and after (b) "complete thrombolysis" with systemic UK

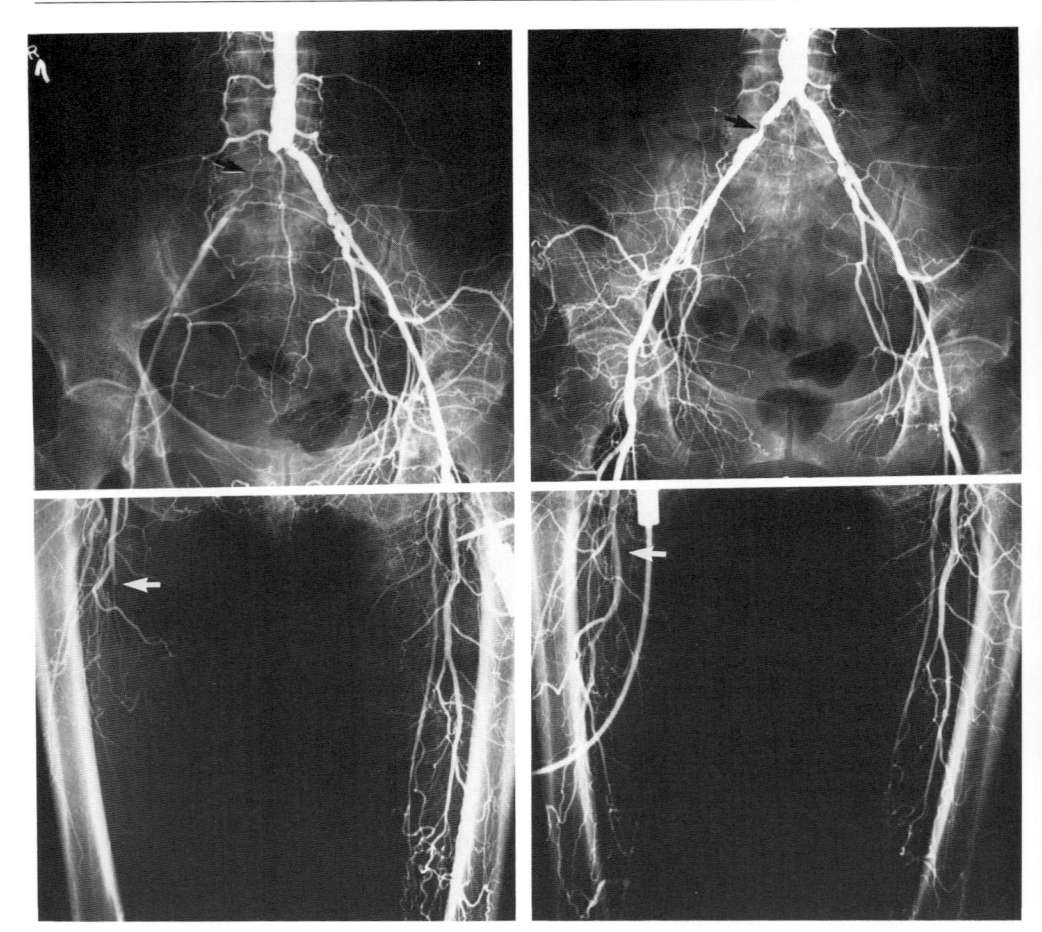

Fig. 2a/b Angiogram of a 69-year old patient suffering from a rather recent occlusion of the right common iliac artery (black arrow) and a main collateral of the right deep femoral artery (white arrow) (history: 4 weeks) combined with chronic (history: 7 years) bilateral occlusions of the superficial femoral arteries before therapy (a). After UK therapy (b): Right common iliac artery patent (b) but remaining stenosis (black arrow): "incomplete thrombolysis"; collateral of the right deep femoral artery completely cleared (white arrow, b): "complete thrombolysis"; occlusions of the superficial femoral arteries unchanged (b): "no thrombolysis".

to 3 groups of history – I: up to 6 weeks; II: 6 weeks to 6 months and III: more than 6 months – the following additional information can be derived (see Tab. 2): The rate of thrombolysis was higher in stenoses of each group of history compared with occlusions and, in addition, the higher, the shorter the history. For arterial stenoses UK dose C is obviously sufficient. In arterial occlusion, however, the higher UK dose D is superior; the dependence of the rate of thrombolysis on the history is evident (see Tab. 2).

The *fibrinogen level* during UK treatment were clearly dependent on the dose of UK, used, as can be clearly seen in Tab. 1. Medically effective thrombolysis could be achieved with an average fibrinogen level of 125.4 ± 5.7 (dose C, stenoses) and 91.8 ± 4.1 mg./100 ml. (Dose D, occlusions), respectively.

Tab. 2 Systemic urokinase (uk) in paod rate of lysis dependent on dose-scheme, morphology and history

Scheme	Initial Dose (ID)	Maintenance Dose (MD)	Morphology	N	Complete Lysis total* (I,II,III)**	Incomplete Lysis total* (I,II,III)**	No Lysis total* (I,II,III)**
A	100,000 I.U./12.5 min.	25,000 I.U./h	occlusion	3	0	0	3
B	200,000 I.U./12.5 min.	50,000 I.U./h	occlusion	5	0	1	4
C	400,000 I.U./25.0 min.	100,000 I.U./h	occlusion	15	3 (3, 0, –)	1 (1, 0, –)	11 (8, 3, –)
			stenosis	17	7 (2, 3, 2)	4 (2, 2, 0)	6 (1, 2, 3)
D	600,000 I.U./25.0 min.	150,000 I.U./h	occlusion	10	5 (4, 1, 0)	1 (0, 1, 0)	4 (2, 1, 1)
			stenosis	6	1 (–, 0, 1)	3 (–, 2, 1)	2 (–, 1, 1)

* total number without separation into groups of history
** numbers in parentheses: separation into groups of history: I: up to 6 weeks
– : no observation   II: 6 weeks to 6 months
                                                                 III: more than 6 months

In addition it might be mentioned that occlusions not removed with UK treatment (for example dose C) might be thrombolised with subsequent SK therapy. On the other hand, recurrent arterial occlusions after successful SK thrombolysis can on principle be removed with subsequent UK thrombolysis.
In 35 arterial occlusions or stenoses "complete" or "incomplete" thrombolysis could be achieved using systemic UK. In all patients long-term anticoagulation followed successful thrombolysis. Out of these 35 arteries at risk, a rate of *recurrent occlusion* of 3 % per year was registered during an average period of observation of 5 years.
Complications and *side effects* of systemic UK thrombolysis are detailed in respect to bleedings and thromboembolism in the following paper, and compared with those during systemic SK lysis (13).
During the UK heparin therapy an increase in transaminases was regularly observed. However, a similar increase in transaminases in respect of extent and frequency can be registered during heparin monotherapy, (16). The increase in transaminases during UK heparin therapy might, therefore, be mainly due to heparin. An increase in body temperature or a disturbance in the general condition of the patients during UK therapy was observed only rarely; no signs of allergy were registered.

The same contraindications as with systemic SK therapy were applied strictly for systemic UK thrombolysis: 1. Haemorrhagic diathesis. 2. Still active anticoagulation. 3. After arterial puncture: In peripheral arteries: 1 week and after lumbal aortography: 2 weeks: 4. After intramuscular injection: 2 weeks 5. After surgery: 4 weeks. 6. Dissecting or thrombosed aneurysms (ultrasound examination). 7. Stenoses of the carotid artery caused especially by soft plaques and after cerebral stroke (bruits in the neck, duplex scanning). 8. Arterial hypertension: systolic more than 200, diastolic more than 100 (fundoscopy). 9. Diabetic retinopathy with bleedings or microaneurysms. 10. Complete arterial ischaemia. 11. Ulcers of the gastrointestinal tract (gastroscopy!). 12. Recent infections of all kinds: sepsis, endocarditis etc. 13. Severe diseases of parenchymatous organs, cancer, 14. Embolism (examination of the heart including echocardiography and ECG). 15. Age more than 70 years.

Discussion:

In short arterial stenoses and short femoro-popliteal occlusions with a of to 6 months with local lysis (LL) or/and transluminal angioplasty (PTA) excellent acute and long-term results are reported in literature, the risk being rather low (2,3,4,10,11, 12,17,18,19,23). In these patients systemic UK thrombolysis might be considered as

second choice of therapy if local lysis (LTL) and/or PTA are not available for local reasons.
However, in those arterial lesions not accessible to PTA or LTL systemic lysis with SK or UK can still be the therapy of first choice in experienced centres. This may include: 1. Lesions which cannot be properly reached by catheter because of kinking. 2. Lesions of the common iliac artery beginning at its origin 3. Lesions of the superficial femoral artery beginning at ist origin, especially with peripheral embolism (see Fig. 2). 4. Occlusions of the common femoral artery. 5. Reocclusions of Dacron grafts (see Fig. 1) and 6. Occlusions of the distal abdominal aorta (Leriche's syndrome).
The final decision in favour of systemic lysis should be dependent on the absence of contraindications on the one hand, and on the history on the other hand: In lesions above the groin with a history of up to 6 months and below the groin of up to 6 weeks.
Systemic UK might have some advantages over systemic SK in respect of side effects (13,14,15), whereas tissue activator is clinicaly not available at the moment (24).
Our recommended dose of systemic UK would be in *stenoses dose C:* ID 400.000 I.U. MD 100.000 I.U/h and in *occlusions dose D:* ID 600.000 I.U. MD 150.000 I.U/h.
In our department of angiology the frequency of systemic UK lysis in PAOD has decreased to less than 10 % compared with PTA and LTL. The early referral of patients after onset of signs of peripheral ischaemia to an experienced centre, is of importance for systemic UK as well as for LTL or PTA; it is still a problem to be improved upon.
However, the actual decision in therapy in a given patient should always take into account the local possibilities, experiences and alternatives.

Summary

The clinical effectiveness of 4 different systemic urokinase (UK) doses and the corresponding levels of fibrinogen were examined in patients with peripheral arterial occlusive disease (PAOD).
In stenoses UK dose C (initial dose (ID): 400.000 I.U., maintenance dose (MD): 100.000 I.U./h) was effective, whereas in occlusions dose D (ID: 600.000 I.U.; MD: 150.000 I.U./h) was necessary, the fibrinogen levels being 125.4 ± 5.7 (C) and 91.8 ± 4.1 mg/100 ml (D), respectively.
Systemic UK-lysis might be the first choice of therapy in PAOD in experienced centres in lesions not accessible to PTA or local lysis (LTL): 1. Lesions not properly to be reached by catheter because of kinking, 2. lesions of the common iliac artery including its origin, 3. of the common femoral artery, 4. lesions of the superficial femoral artery including its origin, 5. recurrent occlusion after surgery (Dacron grafts), 6. occlusions of the distal aorta (Lerichei syndrome). Absence of contraindications must be examined. With regard to the history in lesions above the groin, systemic UK-lysis can be considered up to 6 months and in those below the groin up to 6 weeks. Local possibilities, experiences and alternatives must be taken into account.

References

(1) Alexander, K., V. Buhl, D. Holsten, H. Poliwoda, H.H. Wagner: Fibrinolytische Therapie des chronischen Arterienverschlusses. Med. Klin. *63*, (1968) 2067 – 2070.

(2) Dotter, D.T., A. Grüntzig, W. Schoop, E. Zeitler (Eds.): Percutaneous transluminal angioplasty. Springer-Verlag Berlin, Heidelberg, 1983

(3) Dotter, C.T., M.P. Judkins: Transluminal treatment of arteriosclerotic obstruction: description of a new technique and the preliminary report of its application. Circulation *30*, (1964) 654

(4) Dotter, C.T., J. Rösch, A.J. Seaman: Selective clot lysis with low-dose streptokinase. Radiology *111*, (1974) 31

(5) Ehringer, H., M. Fischer: Erfolgreiche thrombolytische Therapie bei subakuten arteriellen Thrombosen. Med. Welt, (1968) 1726 — 1730

(6) Ehringer, H., M. Fischer, K. Lechner, E. Mayerhofer: Thrombolytische Therapie nicht akuter arterieller Verschlüsse. Dtsch. Med. Wschr. 95 (1970) 610 — 615

(7) Ehringer, H., R. Dudczak, F. Widhalm, K. Lechner: Thrombolytische Therapie bei subakuten und chronischen Gliedmaßenarterienverschlüssen. In: Sailer (Hrsg.) Aktuelle Probleme in der Fibrinolyse-Behandlung, Verlag Brüder Hollinek Wien, (1972) 41 — 55

(8) Ehringer, H., R. Ahmadi, E. Deutsch, B. Grubeck, H. Ingerle, U. Konecny, L. Marosi, E. Minar: Thrombolyse mit Urokinase bei Gliedmaßenarterienverschlüssen: Erfahrungen mit drei verschiedenen Dosierungsschemata. Blut 40 (1980) 62

(9) Ehringer, H., E. Minar, U. Konecny, R. Ahmadi, M. Hirschl, L. Marosi: Urokinase (UK) bei peripherer arterieller Verschlußkrankheit (PAVK). In: Zerebrale Ischämie, Verlag Hans Huber, (1984) 357 — 379

(10) Grüntzig, A., H. Hopff: Perkutane Rekanalisation chronischer arterieller Verschlüsse mit einem neuen Dilatationskatheter. Dtsch. Med. Wschr. 99, (1974) 2502

(11) Hess, H., A. Mietaschk, H. Ingrisch: Niedrig dosierte Thrombolytische Therapie zur Wiederherstellung der Strombahn bei arteriellen Verschlüssen. Dtsch. Med. Wschr. 105, (1980) 787

(12) Hess, H., H. Ingrisch, A. Mietaschk, H. Rath: Local low-dose thrombolytic therapy of peripheral arterial occlusion. New. Engl. J. Med. 307, (1982) 1627

(13) Konecny, U., H. Ehringer, E. Minar, L. Marosi, H. Hirschl, R. Ahmadi: Nebenwirkungen der Thrombolyse-Therapie der peripheren arteriellen Verschlußkrankheit mit Streptokinase (SK) und Urokinase (UK). VASA, Suppl. 8, 76, 1981; In: F. Mahler, B. Nachbur (Hrsg.) Zerebrale Ischämie, Hans Huber-Verlag, (1984) 379 — 382

(14) Heinrich, F. (Hrsg.): Streptokinase-Therapie bei chronischer arterieller Verschlußkrankheit. Ergebnisse einer multizentrischen Studie. Die Medizinische Verlagsgesellschaft GmbH, Marburg/Lahn, 1975

(15) Martin, M., W. Schoop, E. Zeitler: Thrombolyse bei chronischer Arteriopathie. In: Aktuelle Probleme in der Angiologie 8, Verlag Hans Huber, Bern 1970

(16) Minar, E., H. Ehringer, M. Hirschl, H. Ingerle, U. Konecny, L. Marosi, T. Endler, F. Gabl, E. Deutsch: Transaminasenanstieg: eine weitgehend unbekannte Nebenwirkung der Heparintherapie. Dtsch. Med. Wschr. 105, (1980) 1713

(17) Minar, E., R. Ahmadi, H. Ehringer, L. Marosi, H. Czembirek: Local low-dose thrombolytic therapy of peripheral arterial occlusive disease. International Symposium on Conservative Therapy of Arterial Occlusive Disease, Bonn, May 24 — 25, 1984

(18) Schneider, E., A. Grüntzig, A. Bollinger: Long-term patency rates after percutaneous transluminal angioplasty for iliac and femoropopliteal obstructions. In: Percutaneous transluminal angioplasty (Eds.: C.T. Dotter, A. Grüntzig, W. Schoop, E. Zeitler); Springer-Verlag Berlin, Heidelberg, 1983, 175

(19) Schneider, E., A. Bollinger, W. Siegenthaler: Die lokale Thrombolyse, kombiniert mit perkutaner, transluminaler Angioplastie bei akuten und subakuten Arterienverschlüssen: Früh- und Spätergebnisse. 90. Tagung der Deutschen Gesellschaft für Innere Medizin, Wiesbaden, April 1984

(20) Schoop, W., M. Martin, E. Zeitler: Thrombolytische Therapie bei chronischer okklusiver Arteriopathie. Verhandl. Dtsch. Ges. Kreisl. Forsch. 34, (1968) 287 — 289

(21) Schoop, W., M. Martin, E. Zeitler: Beseitigung von Stenosen in Extremitätenarterien durch intravenöse Streptokinase-Therapie. Dtsch. Med. Wschr. 93, (1968) 1629 — 1633

(22) Schoop, W., M. Martin, E. Zeitler: Beseitigung alter Arterienverschlüsse durch intravenöse Streptokinase-Infusion. Dtsch. Med. Wschr. 93, (1968) 2312 — 2324

(23) Schoop, W.: Indications for percutaneous transluminal angioplasty: the angiologist's point of view. In: Percutaneous transluminal angioplasty (Eds.: C.T. Dotter, A. Grüntzig, W. Schoop, E. Zeitler); Springer-Verlag Berlin, Heidelberg, (1983) 332

Urokinase Treatment of Special Forms of Chronic Atherosclerotic Arteriopathy of the Lower Limbs: Chronic Evolutive Arteriopathy

M. Tesi, G.F. Bronchi, A. Carini.

Department of Medical Angiology, Hospital of S. Maria Nuova, Florence, Italia

Chronic atherosclerotic arteriopathy

In chronic atherosclerotic disease the thrombus constricting or occluding the vascular lumen is formed slowly. When clinical symptoms appear fibrin is nearly allways absent and the thrombus is organised by the parietal connective tissue. Only in the large arteries (the aorta, the iliac arteries, *Sinapius,* 1966) can fibrin be found again even years after the thrombogenetic phase. In the greater number of cases of chronic occlusion a thrombolytic therapy is not possible, because, in the absence of fibrin, there is no substrate for plasmin to work on.

The problem arises of what therapy to use; in our opinion it is reasonable to carry out either medical or surgical treatment. As our department is of internal medicine, we prefer medical therapy, with which we have been obtaining good results. Surgery is reserved for those rare cases that do not respond to pharmacological treatment.

In particular, we control arterial hypertension and diabetes (should they be present), make our patients perform daily physical exercise (especially walking), advise a diet with a reduced quantity of carbohydrates and animal fats, and administer certain therapeutic combinations for long periods (years). They consist in the administration by systemic route of platelet inhibitors (ticlopidine, 500 mg/day), antifibrin drugs (subcutaneous heparin 5,000 U. twice daily), minor fibrinolytic agents (mesoglycan, 144 mg./day) and rheological drugs (pentoxiphylline, 1,200 mg/day). In cases of absolute insufficiency we add an arterial infusion of acetylcholine (*Pratesi* et al., 1962; *Tesi,* 1975) and venous infusion of dextran of low molecular weight (*Tesi* et al., 1967).

Evolutive chronic arteriopathy

The term indicates a form of chronic aterosclerotic arteriopathy of the lower limbs in an advanced stage (pain at rest and gangrene) characterised by a progressive course with a more or less rapid development, moving irreversibly towards amputation.

These are patients in whom medical therapy has been unable to modify the course of the disease and in which occlusive conditions have reached a point where vascular surgery is inadmissible.

In these cases – as a last resort before effecting amputation – we tried treatment with a thrombolytic drug, not for achieving recanalisation of the occluded arteries, which is not possible on account of the "organisational" transformation of the thrombus, but to see whether the course of the disease could be modified to the point of avoiding amputation by inducing an intense state of fibrinolysis lasting several days.

With this idea in mind we carried out a pilot study on 12 patients treating them with UK (= urokinase) and recording clinical, laboratory and angiographic findings before and after infusion of the drug. We underline the term "clinical", given that in this progressing form it seems to us that the clinical result is the fundamental element of research. In acute thrombotic arteriopathy and in deep venous thrombosis, the principal data of a research based on thrombolytic therapy cannot be other than angiographic showing the recanalisation of occluded vessels. On the contrary, in the progressive form the aim of therapy cannot be to remove obstruction, but can only hope to alter the clinical course of the disease, thus avoiding amputation.

Material and methods

Patients were 12 with a kind of chronic atherosclerotic arteriopathy of the lower limbs in an advanced stage.
The characteristics of treatment with UK were the same as those used in the acute forms.
- Initial dose: 4,000 I.U./Kg/20 min.
- Maintenance dose: 4,000 I.U./Kg/hour/72 hours (3 days)

Here, too, the total dose administered to a person weighing 70 kg was 20.440.000 I.U. At the end of the infusion, in order to induce antithrombotic protection and to consolidate the clinical conditions reached, the above-mentioned therapeutic combinations were administered for several months. We repeat: platelet inhibitors, antifibrin drugs, minor fibrinolytic agents and rheological drugs. Haematological tests, on fibrinolysis and coagulation were controlled.

Results

Haematological tests carried out on the 12 treated patients showed excellent activation of lysis during treatment without an excessive consumption of coagulation or fibrinolytic factors (Tab. 1).
Angiographic data obtained from the difference observed between the arteriography carried out before commencement of therapy and thereafter did not bring to light in any of the treated patients total lysis of the various occlusion present in the area of the lower limbs. However, in all the patients partial lysis was apparent, not of important vessels, but of small arteries or arterial branches (Tab. 2).

Tab. 1 Haematological data. Principal tests carried out morning and evening during the 3 days of treatment. Mean values.

Tests	Methods	Days 1°	2°	3°
Euglobulin lysis (minutes)	(3)	590 / 100	150 / 130	250 / 100
Plasminogen (mg/100 ml)	(6)	8.6 / 3.5	4.8 / 3.4	5.1 / 3.1
Fibrinogen (mg/100 ml)	(4)	360 / 250	180 / 200	220 / 160
Thrombin time (seconds)	(2)	18 / 28	25 / 33	35 / 30
α_2 antiplasmin (percentage %)	(5)	100 / 36	35 / 33	40 / 38

Tab. 2 Angiographic data. Comparison between arteriography carried out before and after treatment.

Cases treated	Total lysis	Partial lysis
12	–	12 (100%)

Clinical data on pain at rest and gangrene underwent a decided change under treatment with UK. Regarding pain at rest, in all the patients treated important variations took place, characterized by total disappearance or at least reduction of this symptom. In cases of gangrene, in a certain number of cases – those of patients with initial gangrene – we witnessed its disappearance; in cases of advanced gangrene we observed an arrest in the formation of gangrene and its demarcation (Tab. 3).

Tab. 3 Clinical data. Variations in the principal symptoms after treatment with UK.

Symptoms	Patients	Disappearance	Reduction
Pain at rest	12	10 (83%)	2 (17%)
Gangrene	7	3 (43%)	2 (28%)

Conclusions

The results obtained by this pilot study are not easy to interpret and do not serve as a definite mean of orientation. In order to interpret them, the only certain data resulting from the research is the appearance of partial lysis of the occlusion of the small arteries and arterial branches. Perhaps these occlusions, probably of recent data, even though of little importance in the general context of the disease, brought about failure of the circulatory equilibrium already altered and deteriorated, thus priming the final step towards gangrene. On the other hand an intense fibrinolytic activity constantly maintained for 3 days, may help tissues to recuperate a certain defensive capacity indispensable for cellular survival in ischaemic disease. With regard to this some observations of microvascular angiogenesis showed that reproduction of endothelial cells was partly regulated by fibrinolytic processes; furthermore, observations of microvascular rheology showed positive variations during treatment with UK.

Regarding the second aspect – to evaluate whether the clinical results of the study are fortuitous or represent something repeatable – the number of patients treated does not allow for conclusions of any sort. In our opinion the results obtained only authorise us to ask the question whether a therapy with the characteristic methodology described above should or should not be attempted in cases of chronic progressive arteriopathy which has reached the pre-amputation stage. To find a reply to this question, our group has embarked upon an Italian multicentre trial, which is to be carried out on 300 cases kept rigorously under observation, recording both clinical and angiographic data. This study may be able to provide a sufficiently certain answer during the next few years.

The University and Hospital centres which have adhered to the proposal made by the Department of Angiology in Florence are the following and are listed in alphabetical order for each town:

Department of Surgery: Ancona, Department of Internal Medicine: Bar, Department of Surgery: Brescia, Department of General Surgery: Cagliari, Chair of Medical Angiology: Catania, Chair of Vascular Surgery: Catania, Chair of Medical Pathology: Florence, Department of General Surgery: Mantova, Department of First Aid Surgery: Napoli, Chair of First Aid Surgery – II Faculty of Medicine: Napoli, Department of Vascular Surgery: Napoli, Surgical Pathology – II Faculty: Napoli, Chair of Angiology: Palermo, Department of Internal Medicine: Palermo, Medical Pathology: Palermo, Chair of Vascular Surgery: Pavia, Department of Cardiological Surgery: Potenza, Department of Angiology: Reggio Emilia, Department of General Surgery: Sassari, Department of Angiology: Torino, Department of Geriatrics and Gerontology: Torino, Department of First Aid Surgery: Trento.

Summary

Chronic Atherosclerotic Arteriopathy. – In these forms the thrombi slowly stratify on the vascular wall which has been altered by the fibrous plaque. The lysable fibrin is missing and thrombolytic treatment cannot be effected.

Evolutive Chronic Arteriopathy. – This is an ingravescent form which irreversibly leads to amputation. In these cases, we have tried urokinase treatment prior to amputation. The purpose was not to recanalise arteries which cannot be disoccluded, but to see whether in an intense and prolonged fibrinolytic status, the clinical course could be modified and amputation avoided. A pilot study conducted on 12 patients did not show any significant recanalisation. Only a few small arteries and some arterial branches appeared disoccluded after treatment. The clinical symptoms however changed considerably: rest pain disappeared, almost completely and the gangrene was circumscribed in many cases.

To evaluate the efficacy of this treatment, we organised a Polycentric Italian Trial to gather 300 cases of evolutive chronic arteriopathy and treat them with urokinase. Twenty-three hospitals and university angiological centres take part in the study.

References

(1) Astrup, T., by Vascular Occlusion, Ed. Tesi, Dormandy: Academic Press, London 1981, pag. 89.

(2) Austen, D.E.G., I.L. Thymes: by A Manual Laboratory of Blood Coagulation, Blackwell, Oxford 1975, pag. 118.

(3) Buckell, M.: J. Clin. Path. II, (1958) 403.

(4) Davies, J.A., H. Tundal, R.C. Potan: Thromb. Res. 27, (1982) 365

(5) Clauss, A.: Acta Haemathologica 17, (1957) 237

(6) Mancini, G., A.O. Carbonari, J.F. Heremans: Immunochem. 2, (1965) 235

(7) Pratesi, F., L. Andreotti, G. Nuzzaci, A. Panerai, M. Frosecchi: Folia Angiol. 9, (1962) 36

(8) Sinapius, D., by Symp. on Platelets and Vessel Wall Fibr. Deposit.: Stuttgart, Thieme 1969, pag. 215.

(9) Tesi, M.: Progress in Chemic. Fibrinolysis and Thrombolysis, Ed. Davison, Raven Press, New York 1975, pag. 257.

(10) Tesi, M., A. Carini, F. Torrini, P. Trechas, G.F. Bronchi: Riv. Farmacol. e Therapia XI, (1980) 309

(11) Tesi, M., G.F. Bronchi, A. Carini, R. Mirchioni: 1984 (in press).

Fibrinolytische Behandlung arterieller Verschlüsse nach retrograder Katheterisierung im Kindesalter

R. Schreiber, G. Schumacher, K. Bühlmeyer

Deutsches Herzzentrum München, Bundesrepublik Deutschland

Nach retrograden Katheterisierungen im Kindesalter ist mit einer arteriellen Verschlußrate von 1–3 % zu rechnen, auch wenn die Untersuchung unter Heparinschutz erfolgte (1, 2, 4). Betroffen sind in erster Linie Säuglinge und Kleinkinder, deren geringe Arteriendurchmesser eine katheterbedingte Endothelläsion und eine nachfolgende lokale Thrombosierung begünstigten (4). Da eine chirurgische Revision sehr englumiger Arterien kein befriedigendes Operationsergebnis erwarten läßt, haben wir 1978 mit der systemischen Streptokinase-Therapie derartiger Verschlüsse begonnen; trotz detaillierter Mitteilungen zur Methodik (4, 5) und günstiger Behandlungsergebnisse (6, 7, 8) haben bisher keine weiteren pädiatrisch-kardiologischen Arbeitsgruppen über Erfahrungen mit den vorgeschlagenen Thrombolyseverfahren berichtet. Der folgende Beitrag befaßt sich mit bisherigen Erfolgen, Nebenwirkungen und Versagen dieser Behandlung bei 13 Patienten unseres Krankenguts.

Auswahlkriterien

Die Indikation zur systemischen Streptokinase-Behandlung nach katheterbedingtem Arterienverschluß wurde dann gestellt, wenn trotz kontinuierlicher intravenöser Heparinisierung nach 12–24 Stunden die betroffene Extremität kühl blieb und mit der Doppler-Methode kein arterieller Fluß meßbar war. In allen Fällen war eine chirurgische Revision wegen geringer Gefäßkaliber oder ungünstiger Lokalisation abgelehnt worden. Außerdem wurde sichergestellt, daß mindestens 5–6 Tage vor der geplanten Lysetherapie kein operativer Eingriff stattgefunden hatte und auch innerhalb der folgenden 2–3 Tage nicht vorgesehen war. Schließlich mußte ein Fibrinogenmangel ausgeschlossen und die Steuerung der Streptokinase-Behandlung durch Bestimmung des Proaktivator-Plasminogen-Komplexes gewährleistet sein.

Methodik

Die fibrinolytische Behandlung wurde durch folgende Laborparameter kontrolliert:
1. Fibrinogen-Spiegel nach *Clauss* (Fibrinogen-Reagenz Boehringer/Mannheim): Mindestwert vor Lysetherapie 150 mg/100 ml.
2. Schermodul ε des Thrombelastogramms nach *Hartert* (Thrombelastograph D Hellige/Freiburg): Ausgangswert 80–100.
3. Thrombinzeit (Test-Thrombin Behring/Marburg): Ausgangswert unter 24 s.
4. Proaktivator-Plasminogen-Komplex (modifizierte trombelastographische Schnellmethode, 3): Ausgangswert mindestens 60–80 %.

Die Streptokinase-Behandlung wurde in üblicher Dosierung nach folgendem Prinzip (5) durchgeführt:
Unmittelbar nach Absetzen der intravenösen Heparin-Behandlung (10 000 E/m² Körperoberfläche / 24 Stunden) wurde ein initialer Streptokinase-Bolus von 4000 E/kg Körpergewicht innerhalb von 25–30 min gegeben und eine kontinuierliche Streptokinase-Infusion von 1000 E/kg Körpergewicht über einen durchschnittli-

chen Zeitraum von 12–24 Stunden angeschlossen. Innerhalb von 3–6 Stunden mußte der primär normale Proaktivator-Plasminogen-Komplex den therapeutischen Bereich von 1–5% erreicht haben; andernfalls wurde zur Vermeidung einer Hyperplasminämie nochmals ein Streptokinase-Bolus von etwa 2000 E/kg Körpergewicht nachgegeben. Unter dieser Behandlung zeigte sich bei Säuglingen nach 12–24 Stunden, bei älteren Kindern innerhalb von 2–3 Tagen ein Abfall des primär normalen Fibrinogen-Spiegels in einen Bereich um 100 mg/100 ml, begleitet von einer Verminderung des Schermoduls ε im Thrombelastogramm auf Werte von 60. War zu diesem Zeitpunkt die betroffene Arterie nicht rekanalisiert, wurde zur Vermeidung einer Afibrinogenämie die Streptokinase-Behandlung durch eine intravenöse Heparinisierung mit 400 E/m² Körperoberfläche/Stunde ersetzt. Blieb die Arterie während der folgenden 12–24 Stunden weiterhin verschlossen, wurde nach Normalisierung der Laborparameter eine weitere Lyseperiode mit initialem Bolus begonnen.

Ergebnisse

Dieses Behandlungsverfahren führte bei 11 der insgesamt 13 Patienten zur erfolgreichen Thrombolyse ohne wesentliche Nebenwirkungen. Bei 8 dieser Patienten handelte es sich um Säuglinge mit einem medianen Alter von 5,5 Monaten und einem medianen Gewicht von 6,0 kg; die weiteren 3 Kinder hatten ein medianes Alter von 2,6 Jahren und ein medianes Gewicht von 8,9 kg. In 9 Fällen war die A.femoralis, in 2 Fällen die A.brachialis verschlossen gewesen. Die systemische Streptokinase-Behandlung wurde 10–46 Stunden nach Arterienverschluß begonnen; in 7 Fällen genügte eine Lyseperiode, in 3 Fällen waren 2 und in einem Fall 3 Lyseperioden erforderlich. Die Gesamtdauer der Streptokinase-Applikation lag zwischen 4 und 56 Stunden. Nach Abschluß der Behandlung waren mit Hilfe der Doppler-Methode in 7 Fällen seitengleiche Pulse und in 4 Fällen geringe Pulsdifferenzen nachweisbar.

Im Fall eines 17jährigen Mädchens mit multiplen arteriellen Stenosen war ein Thrombolyseversuch mit Streptokinase erfolglos. Unmittelbar nach retrograder Katheterisierung der rechten Arteria brachialis war ein Fehlen des rechten Radialis-Pulses bei kühler Hand festzustellen; dennoch erfolgte nach einer Heparinisierung über 24 Stunden die Entlassung. 3 Wochen später wurde die Patientin wegen Parästhesien der rechten Hand erneut stationär aufgenommen; angiographisch fand sich eine langstreckige Thrombose der rechten Arteria brachialis (Abb. 1). Nach einer Streptokinase-Behandlung über 24 Stunden war keine Besserung des Befundes festzustellen; eine weitere Lysetherapie sowie ein Thrombektomie-Versuch wurden von der Patientin abgelehnt. Bei späterer Kontrolle bestanden weiterhin Parästhesien; periphere Nekrosen traten jedoch im weiteren Verlauf nicht auf.

Im Fall eines 13jährigen Jungen mit kongestiver Kardiomyopathie führte die Streptokinase-Behandlung zur erfolgreichen Thrombolyse, war jedoch von einer Spätkomplikation gefolgt. 5 Tage nach retrograder Katheterisierung der rechten A.femoralis wurde der Patient wegen heftiger Schmerzen im Bereich des rechten Nierenlagers sowie Fehlens der Pulse am deutlich kühlen rechten Bein erneut stationär aufgenommen. Bei der Angiographie über die linke A.brachialis fand sich eine Thrombose der rechten A. iliaca (Abb. 2). Nach Streptokinase-Behandlung über 90 Stunden und Normalisierung der Pulswelle des rechten Beines wurde eine intravenöse Heparinisierung begonnen. 30 Stunden später klagte der Patient über Kopfschmerzen und zeigte eine Hemiparese links. Nach Ausschluß einer Stauungspapille wurde 3 Tage nach Beendigung der Streptokinase-Therapie eine Computertomographie des Schädels durchgeführt, bei der sich eine zirkumskripte intrazerebrale Blutung im Bereich der rechten Hemisphäre fand, deren Alter auf 1–2 Tage geschätzt wurde (Abb. 3). Innerhalb von 2 Wochen zeigte die Hemiparese eine rasche Remission, so daß der Patient mit geringen neurologischen Residuen entlassen werden konnte.

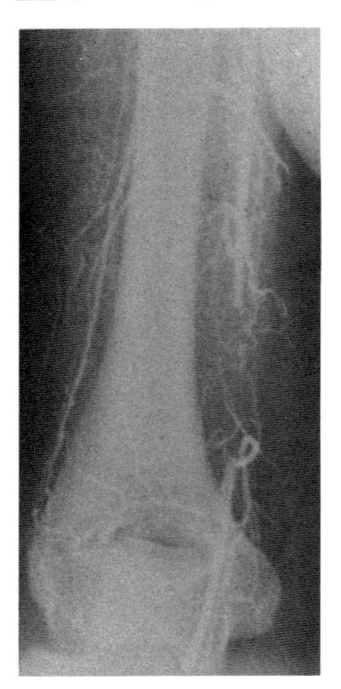

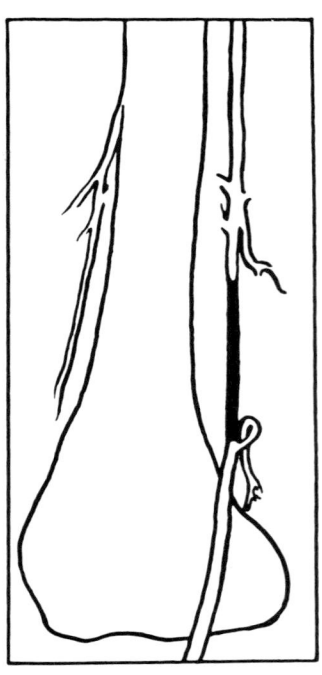

Abb. 1 Katheterbedingter langstreckiger Verschluß der rechten A. brachialis bei einer 17jährigen Patientin (Diagnose: Multiple arterielle Stenosen bei ätiologisch unklarer Arteriopathie); Arteriographie 3 Wochen nach Eintritt der arteriellen Obstruktion.

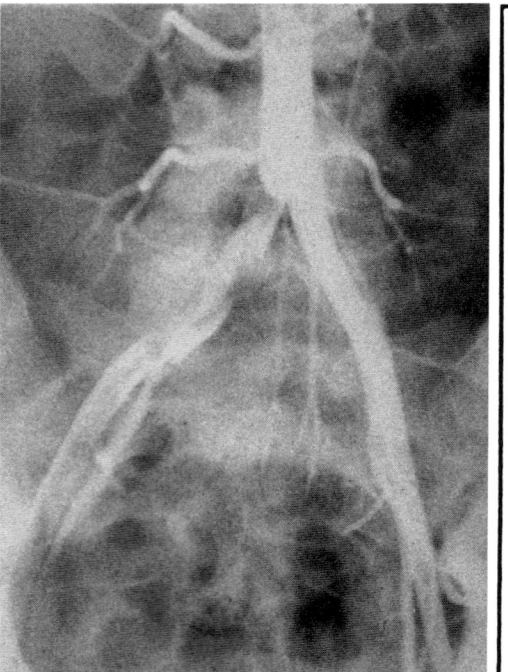

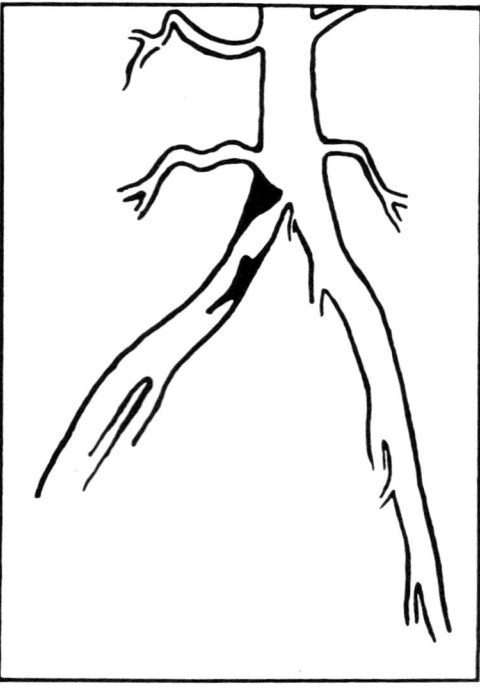

Abb. 2 Katheterbedingter thrombotischer Verschluß der rechten A. iliaca bei einem 13jährigen Patienten (Diagnose: Kongestive Kardiomyopathie); Arteriographie 7 Tage nach Eintritt der arteriellen Obstruktion.

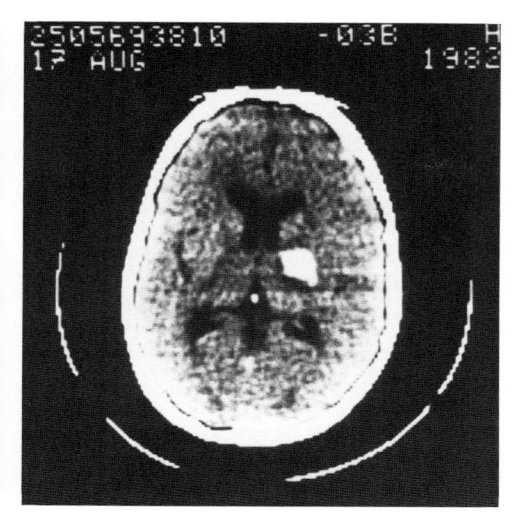

Abb. 3 Computertomographie des Schädels (gleicher Patient wie Abb. 2) 2 Tage nach Auftreten einer passageren Hemiparese links, welche sich 30 Stunden nach Absetzen der Streptokinase-Behandlung manifestiert hatte; das geschätzte Alter des Blutungsherdes (rechts) von 1—2 Tagen läßt annehmen, daß dieser erst unter der Heparin-Behandlung im Anschluß an die Streptokinase-Therapie aufgetreten war.

Diskussion

Den Erfolg der systemischen Streptokinase-Behandlung bei 11 der 13 Patienten, bei denen es sich überwiegend um Säuglinge und Kleinkinder handelte, führen wir auf folgende Faktoren zurück:
1. Frühzeitiger Behandlungsbeginn innerhalb von 12—48 Stunden nach Arterienverschluß.
2. Vermeidung einer Hyperplasminämie durch Kontrolle des Proaktivator-Plasminogen-Komplexes.
3. Vermeidung einer Afibrinogenämie durch Bestimmung der Fibrinogen-Konzentration und des Schermodul ϵ.

Als Ursachen des Versagens der Streptokinase-Behandlung in einem der 13 Fälle sind zum einen der sehr späte Behandlungsbeginn 3 Wochen nach Arterienverschluß, zum anderen aber auch die zu kurze Behandlungsdauer anzuführen; erschwerend kamen das Vorliegen einer unklaren, stenosierenden Arteriopathie sowie das restriktive Verhalten der Patientin hinzu.

Die einzige gravierende Spätkomplikation nach erfolgreicher Fibrinolyse-Therapie kann nicht eindeutig der Streptokinase-Behandlung zur Last gelegt werden, da sich die neurologische Symptomatik der intrazerebralen Blutung erst 30 Stunden nach Beendigung der Lyse-Behandlung manifestierte. Ätiologisch ist zu diskutieren, ob im Rahmen der 2. retrograden Katheterisierung unmittelbar vor Beginn der Streptokinase-Therapie eine zerebrale Mikroembolisation erfolgte, welche möglicherweise während der späteren Heparinisierung zu einer umschriebenen Hämorrhagie führte.

Zusammenfassung

Retrograde Katheterisierungen bei jungen Kindern sind mit einem hohen Risiko arterieller Thrombosen an der Stelle des Katheterzugangs verbunden. Trotz prophylaktischer Heparinisierung tritt diese Komplikation überwiegend bei Säuglingen auf, deren geringe Arteriendurchmesser für eine chirurgische Thrombektomie nicht geeignet sind. Seit 1978 führten wir eine systemische Fibrinolyse-Behandlung mit Streptokinase bei 13 Patienten mit kompletten Arterienverschlüssen infolge retrograder Katheterisierungen durch. Diese Behandlung war erfolgreich bei 8 Säuglingen (medianes Alter: 5,5 Monate/medianes Gewicht: 6,0 kg) und bei 3 Kindern (medianes Alter: 2,6 Jahre/medianes Gewicht: 8,9 kg), deren Arterienverschlüsse ohne wesentliche Nebenwirkungen behoben werden konnten. Bei einem 17 Jahre alten Mädchen versagte die Streptokinase-Therapie, vermutlich wegen des zu späten Behandlungsbeginns 3 Wochen nach erfolgter Thrombose. Bei einem 13 Jahre alten Jungen trat eine intrazerebrale Blutung 30 Stunden nach Absetzen der erfolgreichen Streptokinase-Behandlung auf; die nachfolgende Hemiparese klang innerhalb von 2 Wochen weitgehend ab. Möglicherweise war diese Komplikation nicht unmittelbar durch die fibrinolytische Behandlung verursacht, sondern durch eine zerebrale Mikroembolisation während der vorangegangenen retrograden Katheterisierung. Die günstigsten Ergebnisse der systemischen Fibrinolyse-Behandlung fanden sich überwiegend bei Säuglingen, deren Arterienverschlüsse einer chirurgischen Behandlung nicht zugänglich waren. Bei diesen Patienten führte die frühzeitig begonnene Streptokinase-Behandlung ohne wesentliche Nebenwirkungen zur raschen Thrombolyse.

Literatur

(1) Ho, C.S., L.I. Krovetz, R.D. Rower: Major complications of cardiac catheterization and angiography in infants and children. Johns Hopkins Med. J. *131* (1972) 247

(2) Mocellin, R., R. Schreiber, H. Wünschmann, K. Bühlmeyer: Komplikationen retrograder arterieller Katheteruntersuchungen bei Säuglingen und Kindern. Z. Kardiol. *71* (1982) 295

(3) Schreiber, R.: Proaktivator-Plasminogen-Komplex bei zyanotischen Herzfehlern. In: R. Schreiber (Hrsg.): Hämostase bei Herzfehlern und Angiopathien. Müller & Steinicke München 1981, p. 266

(4) Schreiber, R., H.P. Lorenz, G. Schumacher, K. Bühlmeyer: Streptokinase-Therapie arterieller Gefäßverschlüsse nach Herzkatheter-Untersuchung im Säuglings- und Kleinkindalter. In: R. Schreiber (Hrsg.): Hämostase bei Herzfehlern und Angiopathien. Müller & Steinicke München 1981, p. 283

(5) Schreiber, R., K. Bühlmeyer: Systemische Lyse-Therapie mit Streptokinase bei Gefäßverschlüssen nach arterieller Katheterisierung im Kindesalter. In: G. Trübestein, F. Etzel (Hrsg.): Fibrinolytische Therapie. F.K. Schattauer Verlag Stuttgart-New York 1983, p. 119

(6) Schreiber, R., G. Schumacher, H.P. Lorenz, K. Bühlmeyer: Fibrinolyse-Therapie von Gefäßverschlüssen im Kindesalter. In: F. Pohlandt (Hrsg.): Pädiatrische Intensivmedizin V. Georg Thieme-Verlag Stuttgart-New York 1983, p. 104

(7) Schreiber, R., G. Schumacher, K. Bühlmeyer: Traitement fibrinolytique des thromboses artérielles après cathétérisation rétrograde chez l'enfant. XXeme Congrès Annuel A.E.P.C. Bordeaux 1983, Abstracts, p. 70

(8) Schreiber, R. G. Schumacher, K. Bühlmeyer: Systemische Fibrinolyse-Therapie katheter-bedingter arterieller und venöser Gefäßverschlüsse im Kindesalter. In: R. Schreiber (Hrsg.): Hämostase bei kardialen und vaskulären Erkrankungen. Müller & Steinicke München 1984, p. 93

Ergebnisse von systemischer Streptokinasetherapie nach Reverschlüssen im aorto-iliaco-femoralen Bereich: Langzeitstudie

F. Heuss*, M. Fischer*, P. Hopmeier*, H. Lorber*, D. Thrubert*, H. Denck**, F. Olbert**

Zentrallaboratorium* und 1. Chrirurgische Abteilung** des Krankenhauses der Stadt Wien-Lainz, Österreich

Rezidivverschlüsse in arterillen Interponaten peripherer Gefäße bedeuten für den Gefäßchirurgen eine nicht immer einfache Indikation zu einer Reoperation. Die thrombolytische Therapie mit Streptokinase (SK) oder Urokinase (UK) stellt eine Alternative dar, um den thrombotischen Verschluß zu beseitigen und die Zirkulation wieder herzustellen (1,2,3,4,6,7). In ca. 45 % der arteriellen thrombotischen Gefäßverschlüsse gelingt es, mit SK oder UK eine partielle oder komplette Wiedereröffnung zu erreichen (4,6).

Im folgenden Beitrag wird nun unsere Erfahrung der SK-Therapie bei peripheren arteriellen Reverschlüssen mitgeteilt, wobei uns speziell der weitere Verlauf des Gefäßleidens bei diesen Patienten interessierte.

Patientengut und Methodik

Von insgesamt 63 Patienten, welche wegen eines Reverschlusses im aorto-iliaco-femoralen Bereich einer thrombolytischen Therapie mit Streptokinase unterzogen wurden, konnten Langzeitergebnisse von 45 Patienten ausgewertet werden. Zwischenzeitlich waren von den 63 Patienten 9 verstorben, 9 weitere leisteten wiederholten Aufforderungen zur Nachuntersuchung keine Folge und konnten daher nicht berücksichtigt werden.

Das Alter der 16 weiblichen Patienten lag im Durchschnitt bei 59,8 ± 11,1 Jahren, das der 29 männlichen Patienten bei 56,8 ± 10 Jahren. Bei allen Patienten handelt es sich um arterielle chronische Reverschlüsse im Stadium II−III nach Fontaine. An den 45 Patienten waren primär folgende Gefäßrekonstruktionen vorgenommen worden: Kunststoffbypass im iliaco-femoralen Bereich: 20; Y-Prothese im aorto-iliaco-femoralen Bereich: 17; Venenbypass im iliaco-femoralen Bereich: 8.

Das Alter der arteriellen thrombotischen Reverschlüsse in den Interponaten konnte großteils nur grob anamnestisch erfaßt werden und lag zwischen 1 Woche und 3 Monaten.

Für die Indikationsstellung zur thrombolytischen Therapie und zur Feststellung der unmittelbaren Ergebnisse während und nach der SK-Therapie und den weiteren ambulanten Verlaufskontrollen wurden klinische Funktionsmessungen (Fußpulse, Gehstrecke), sowie apparative Messungen (Ultraschall-Doppler, Flowmessung, Angiographie – letztere nur *nach* der SK-Lyse) vorgenommen.

SK-Therapie und Dosierung

Die Dosierung der Streptokinase (Streptokinase-Behring) erfolgte nach einem einheitlichen Schema: Initial wurden 250.000 E SK (Streptase-Behring/BR.) unter Vorgabe von 25 mg Prednisolon® verabreicht; als Dauerinfusion für 48−62 Stunden wurden anschließend 100.000 E SK pro Stunde gegeben. War die Thrombinzeit nach 24−48 stündiger SK-Therapie wieder unter 30 sec., wurde zusätzlich eine Heparininfusion mit 250 E/h verabreicht. Nach Beendigung der SK-Lyse wurde eine Antikoagulation mit Heparin (3 x 7.500 E subkutan) vorgenommen und eine orale Langzeitantikoagulation mit Cumarinderivaten eingeleitet.

Ergebnisse

Auf Grund der unmittelbaren Ergebnisse der Thrombolysetherapie konnten die Patienten zunächst 2 Gruppen zugeordnet werden. In der 1. Gruppe wurden alle jene Patienten zusammengefaßt, bei welchen sich nach der SK-Lyse angiographisch eine komplette oder partielle Wiedereröffnung des Gefäßverschlusses nachweisen ließ; bei 22 Fällen konnte ein Erfolg nachgewiesen werden, bei 14 Patienten war kein weiteres chirurgisches Vorgehen mehr notwendig, da angiographisch und funktionell eine komplette Wiedereröffnung erreicht wurde. Bei 8 Patienten zeigte sich ein nur partieller Erfolg, so daß zur optimalen Herstellung der Zirkulation eine Folgeoperation vorgenommen werden mußte. In der 2. Gruppe wurden jene Patienten zusammengefaßt, welche unmittelbar nach der SK-Lyse angiographisch keinen Erfolg zeigten. Dies war bei 23 Patienten der Fall, wovon bei 16 wegen der weiterbestehenden Ischämie eine sofortige Gefäßrekonstruktion vorgenommen werden mußte;

bei 5 Patienten war eine Amputation unaufschiebbar. 1 Patient verstarb infolge einer hypertonen Krise während der SK-Therapie an einer cerebralen Blutung, 1 Patient wurde wegen Verdacht auf Myokardinfarkt in die kardiologische Intensivstation verlegt und angiologisch nicht weiter behandelt.

Auf Grund dieser unmittelbaren Lyseergebnisse wurde nun der weitere Verlauf des Gefäßleidens bei diesen Patienten verfolgt. Die Kontrolluntersuchungen erfolgten ambulant im Rahmen der Gefäßambulanz der 1. Chirurgischen Abteilung und des Thrombosedienstes im Zentrallaboratorium. Bei dieser Analyse unterschieden wir 3 Gruppen:

Gruppe 1: Jene 14 Patienten, bei denen die Lyse erfolgreich war und sich keine Notwendigkeit zu einem weiteren chirurgischen Vorgehen ergab (Abb. 1).
Gruppe 2: Jene 8 Patienten, bei denen die Lyse teilweise erfolgreich war, aber dennoch eine Indikation zur Operation gegeben war (Abb. 2).
Gruppe 3: Jene 21 Patienten, bei denen kein Lyseerfolg nachweisbar war und die daher operiert werden mußten (Abb. 3).

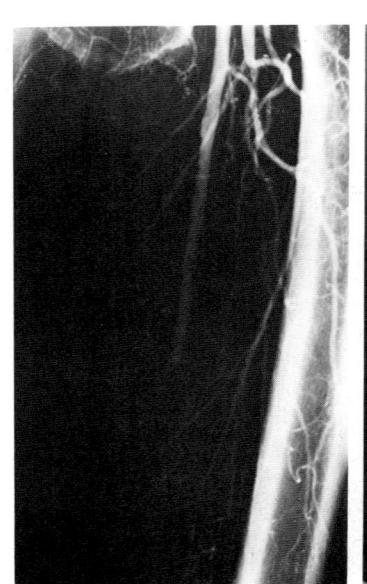

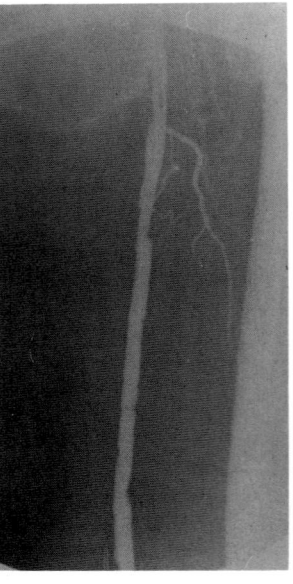

Abb. 1 Thrombotischer Verschluß des Gefäßinterponates im Bereich der A.fem.sin., ca. 3 Wochen alt; linke Seite vor der SK-Lyse, rechte Seite nach erfolgreicher SK-Lyse.

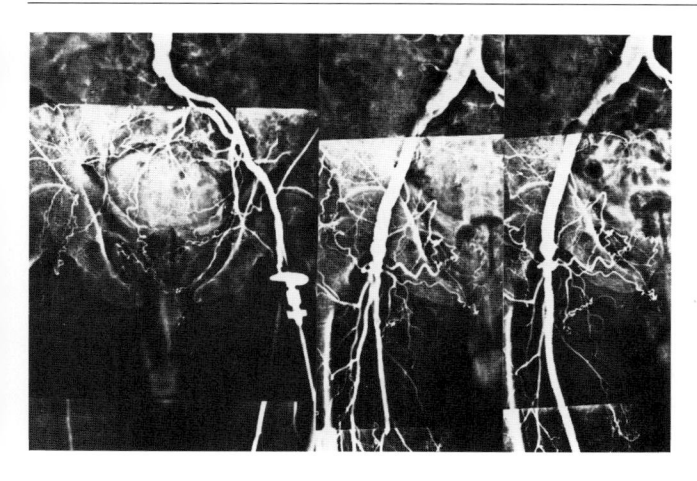

Abb. 2 Thrombotischer Verschluß des Interponates im Bereich der A.iliaca dext., ca. eine Woche alt. Linke Seite vor der SK-Lyse, Mitte nach erfolgreicher SK-Lyse, rechte Seite nach Korrekturoperation.

Die Ergebnisse der Verlaufsbeobachtung sind in den Tab. 1 zusammengefaßt: Kam es in der 1. Gruppe im 1. Jahr bei 14 Patienten nur 3mal zu einem Reverschluß, so stieg die Reverschlußrate im 2. Jahr sprunghaft auf 7 Patienten an. In den folgenden Jahren wurde eine Stabilisierung beobachtet, so daß es nach mehr als 5 Jahren bei 5 von 13 Patienten noch zu keinem Reverschluß gekommen war. Bei 8 Patienten mußte bis dahin wegen eines Reverschlusses wieder eine Gefäßoperation vorgenommen werden. In der 2. Gruppe waren 5 von 8 Patienten nach 4 Jahren noch immer beschwerdefrei, innerhalb von 5 Jahren mußten aber alle Patienten wegen eines Reverschlusses operiert werden. In der 3. Gruppe waren bei 11 der 21 Patienten bereits nach 1 Jahr Revisionen oder Amputationen notwendig; nach 5 Jahren waren nur 3 Patienten ohne Revision. Die übrigen mußten zum Teil mehrfach reoperiert oder auch zum Teil amputiert werden. Auf Grund dieser Beobachtungen ergibt

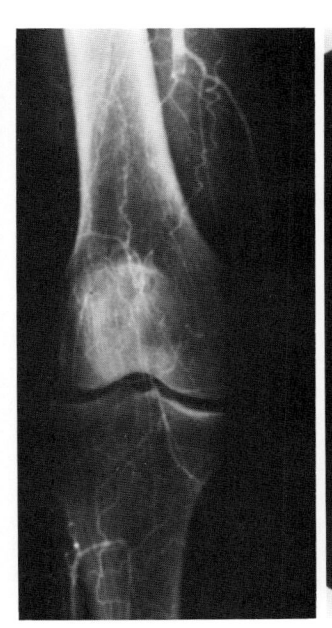

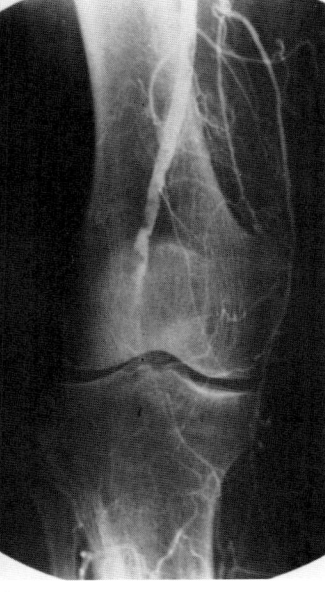

Abb. 3 Thrombotischer Verschluß des Interponates im Bereich der A.fem./popl.dext., ca. 2 Monate alt. Linke Seite vor der SK-Lyse, rechte Seite nach erfolgloser SK-Lyse.

□ Bypass offen
▨ Bypass revidiert
■ Amputiert

ERFOLGLOS

ERFOLGREICH

ERFOLGREICH + OP

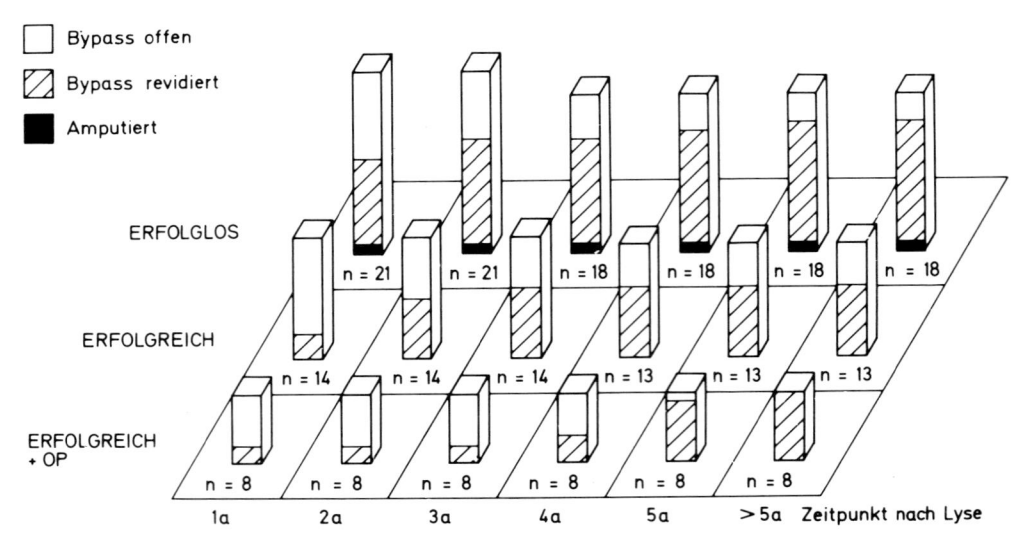

n = 21 n = 21 n = 18 n = 18 n = 18 n = 18
n = 14 n = 14 n = 14 n = 13 n = 13 n = 13
n = 8   n = 8   n = 8   n = 8   n = 8   n = 8
1a   2a   3a   4a   5a   >5a   Zeitpunkt nach Lyse

Tab. 1 Darstellung der Langzeitergbnisse der SK-Behandlung thrombotischen Verschlüssen arterieller Interponate.

sich die Feststellung, daß der Langzeiterfolg bei den Patienten mit erfolgreicher Lyse nach Streptokinasetherapie – auch dort, wo noch eine Korrekturoperation vorgenommen werden mußte – besser war als bei jenen Patienten, bei denen nach dem Reverschluß die Streptokinaselyse erfolglos war und eine Rekonstruktion durchgeführt wurde.

Interessant war der Vergleich der unmittelbaren Lyseergebnisse und der Langzeitergebnisse, jeweils bezogen auf die Art des Interponates. In 7 von 8 Fällen war die Lyse bei Vorliegen eines VBP erfolgreich, und 4 dieser Fälle waren auch nach 5 Jahren noch nicht operativ revidiert. Diese Ergebnisse sind weit besser, als diejenigen der anderen Gefäßrekonstruktionen.

Der Vergleich der Arten der Folgeoperationen nach der SK-Lyse zeigte, daß die operativen Eingriffe bei den Patienten mit erfolgloser Lysetherapie nach einem neuerlichen Gefäßverschluß wesentlich ausgedehnter waren: 6 Y-Prothesen, 5 Amputationen, 9 Patch-Operationen und 2 Sympathektomien. Die Korrekturoperation bei den Patienten mit erfolgreicher Lyse waren vorwiegend Thrombektomien, Patch und Sympatektomie. Das Thrombusalter der Reverschlüsse hatte weder auf den Lyseer-

folg noch auf den weiteren Verlauf einen erkennbaren Einfluß.

Komplikationen

In 2 Fällen mußte die SK-Lyse wegen Fieber, in 2 weiteren Fällen wegen einer allergischen Reaktion, in 2 weiteren wegen einer Blutung (Hämatombildung) vorzeitig abgebrochen werden. In 3 Fällen kam es zu einer Makroembolie in die Peripherie, wovon sich zweimal bei Fortsetzung der SK-Lyse dieser neuerliche Verschluß wieder auflöste, das andere Mal eine Akutoperation notwendig war. 1 Patient wurde wegen Verdacht auf Myokardinfarkt auf die kardiologische Intensivstation verlegt und angiologisch nicht weiter behandelt.

Diskussion

Nach *Hargrove* (5) sind bei peripheren arteriellen Reverschlüssen die Langzeitergebnisse nach einfacher Thrombektomie ungünstig. Zumeist ist der Einsatz eines neuerlichen Gefäßinterponates notwendig, was aber zu einem großen chirurgischen Eingriff führt. Die Streptokinasetherapie stellt so gesehen für diese Indikation eine Alternative dar, sofern akute arterielle

Reverschlüsse nicht eine unmittelbare Gefährung der Extremität verursachen. Die Ergebnisse unserer Langzeitbeobachtung von Patienten mit peripheren arteriellen Reverschlüssen zeigen, daß die Vorstellung eines primären Therapieversuches mit SK vor einem neuerlichen vaskulärchirurgischen Eingriff berechtigt ist. In fast der Hälfte der arteriellen Verschlüsse ist ein unmittelbarer Lyseerfolg zu erreichen (4). In der Mehrzahl der Fälle erfolgte zwar im Anschluß an die SK-Behandlung eine Korrekturoperation, da sich auf Grund der Angiographie die Notwendigkeit für eine chirurgische Verbesserung zeigte, doch war der Langzeiterfolg dieser Gruppe bedeutend besser als jener der Gruppe mit negativer Streptokinase-Lyse. In der zuletzt genannten Gruppe waren die Folgeoperationen wesentlich öfter und nicht nur rekonstruierend (TE), sondern es mußten größere Eingriffe durchgeführt werden.
Bei allen Patienten wurde nach erfolgreicher Streptokinasetherapie oder/ und neurlichen Reoperation eine Dauerbehandlung mit Antikoagulantien im Sinne einer Thromboseprophylaxe vorgenommen. Auf das Fortschreiten der obstruierenden Gefäßerkrankung hatte die Antikoagulation aber keinen erkennbaren Einfluß.
Komplikationen bei der SK-Therapie sind bekannt. Es sind vor allem Fieber, Mikro- oder Makroblutungen. Besonders wird in diesem Zusammenhang bei Reverschlüssen im Bereich von Interponaten auf die Möglichkeit einer akuten peripheren Embolie während der SK-Therapie hingewiesen. Wir konnten 3 Fälle beobachten, bei welchen sich thrombotisches Material aus dem Gefäßinterponat durch die SK-Therapie löste und zu einer akuten peripheren Embolie mit schwerer Ischämie führte. In einem Fall war eine Amputation unumgänglich, in 2 anderen konnte durch Fortsetzen der SK-Lyse der Verschluß wieder eröffnet werden. Auf Grund eines tödlichen Zwischenfalles im Rahmen einer hypertonen Krise während einer Streptokinasetherapie haben wir Verlaufskontrollen des Blutdrucks während der SK-Lyse vorgenommen. Dabei zeigten sich bei mehreren Patienten deutliche Blutdruckanstiege (systolische Werte über 200) während der SK-Lyse. Wir sind dabei, dies genauer zu verfolgen, empfehlen aber auf Grund unserer derzeitigen Erfahrung bei allen derartigen SK-Lysenbehandlungen ein Blutdruckmonitoring.

Zusammenfassung

Es wird über 45 Patienten berichtet, die wegen eines Reverschlusses nach Gefäßinterponaten im aorto-iliaco-femoralen Bereich einer systemischen Streptokinasetherapie unterzogen wurden. Zunächst konnte in 22 Fällen eine partielle oder vollständige Eröffnung der thrombosierten Gefäßstrecke erreicht werden; bei 8 Patienten mit partiellem Erfolg wurde zur Verbesserung eine Korrekturoperation vorgenommen. Von den 23 Patienten mit negativer SK-Lyse mußten 16 einer gefäßrekonstruierenden Operation unterzogen werden, in 5 Fällen waren Amputationen notwendig, bei 2 Patienten erfolgte ein Abbruch der Streptokinaselyse.
Nach einem Beobachtungszeitraum von 5 Jahren waren in der 1. Gruppe 5 der 22 Patieten ohne weiteren Reverschluß. In der 2. Gruppe waren hingegen nur 3 von 23 Patienten ohne Reverschluß, die übrigen mußten teils mehrfach revidiert werden oder sogar amputiert werden. Zur Thromboseprophylaxe wurde eine orale Antikoagulantientherapie durchgeführt, die ohne erkennbaren Einfluß auf den Status der Gefäßstrecke blieb.

Literatur

(1) Charles J. Jr. MD Bisig, D. Morris, MD Kerstein: Successful thrombolytic therapy for acute and chronic occlusions of polytef vascular grafts. Arch. Surg. 118: (1983) 1218–20

(2) Denck H., M. Fischer: Thrombolyse als Primärtherapie beim thrombotischen Schenkelverschluß. angio archiv Bd. 3: (1982) 101–2

(3) Ehringer, H., R. Dudczak, K. Lechner, F. Widhalm: Streptokinasetherapie bei Gliedmaßenarterienverschlüssen. In: Schneider KW (Hrsg.) Fibrinolytische Therapie. Schattauer-Verlag Stuttgart-New York (1974)

(4) Fischer M., H. Denck, F. Olbert: Erfolge, Mißerfolge und Komplikationen der thrombolytischen Therapie bei peripheren, arteriellen und venösen Gefäßverschlüssen. Folia Haematol., Leipzig 5/6: (1979) 938 – 45

(5) Hargrove WC., H. Berkowitz, D. Freimann, G. McLean, E. Ring, B. Roberts: Recanalization of totally occluded femoropopliteal vein grafts with low-dose streptokinase infusion. Surgery 92: (1982) 890 – 95

(6) Hess H.: Systemische und selektive Streptokinasetherapie bei arteriellen Verschlüssen. Internist 23: (1982) 405 – 9

(7) Sharma GV., G. Cella, A. Parisi, A. Sasahara: Thrombolytic therapy. N. Engl. J. 306: (1982) 1268 – 76

(8) Sladen JG., JL. Gilmour: Vein graft stenosis: Characteristics and effect of treatment. Am. J. Surg. 141: (1981) 549 – 53

(9) Straub H.: Letale Komplikation der Fibrinolyse. Münch. med. Wschr. 124: (1982) 57 – 61

Akute Digitalarterienverschlüsse. Ergebnisse medikamentöser Therapie

N. Klüken

Angiologische Abteilung des Universitätsklinikum Essen, Bundesrepublik Deutschland

Unter den akuten Arterienverschlüssen haben die akuten Digitalarterienverschlüsse bisher in der Literatur erstaunlich wenig Beachtung gefunden. *Wenz* und *Beduhn* beziffern aufgrund ihres operativen Krankengutes die Häufigkeit der akuten Digitalarterienverschlüsse an den Zehen mit 3 %, an den Fingern mit 1 %. Im eigenen Krankengut fanden sich unter 600 Kranken mit akuten oder chronischen arteriellen Verschlüssen aufgrund angiographischer Kriterien 43 Patienten vom digitalen Lokalisationstyp. Im Gegensatz zu *Wenz* und *Beduhn* überwiegen in unserem Krankengut die Fingerarterienverschlüsse sowohl akut als auch chronisch. Dabei lassen wir uns von der klinischen Symptomatologie leiten. Von den 43 Patienten mit Arterienverschlüssen wiesen 18 akute Verschlüsse auf. Die möglichen Ursachen akuter Verschlüsse ergeben sich aus Tab. 1. Die Differenzierung zwischen einem embolischen Geschehen und einem akuten thrombotischen Verschluß ist bekanntlich nicht unproblematisch. Der Nachweis der Emboliequelle ergibt sich indirekt, in dem man entsprechende Grundleiden versucht nachzuweisen und hieraus den Wahrscheinlichkeitsschluß zieht, daß von diesem ein Embolus oder mehrere Emboli sich gelöst haben. Der Häufigkeit nach spielen die kardialen Störungen, wie sie in Tab. 1 aufgelistet sind, als Emboliequelle wohl mit die häufigste Ursache, konkurrierend neben einer proximal lokalisierten arteriellen Verschlußkrankheit. Die anderen Grundleiden, wie arterielle Aneurysmen oder Tumoreinbruch

Tab. 1 Akuter arterieller Verschluß

	Pathogenese	Differentialdiagnose

Embolie	Kardiale Affektionen
	    Mitralvitium
	    Vorhofflimmern
	    Endocarditis
	    Zustand nach Herzinfarkt
		Im Angiogramm glatte Gefäßwand im Bereich des akuten arteriellen Verschlusses

	Tumoreinbruch in eine Arterie mit Teilverschleppung	Nachweis der Emboliequelle?
	Arterielle Aneurysmen	
	Arterielle Verschlußkrankheit mit Loslösung von Thrombenteilen	
Akute arterielle Thrombose	Gefäßwandveränderung als Voraussetzung plötzlicher Thrombenbildung	Im Angiogramm: Im Bereich des akuten Verschlusses bereits bestehende Wandveränderung
		Grundkrankheiten zum Beispiel: Polycythaemia vera.

in eine Arterie mit partieller Loslösung, sind wesentlich seltener. Auch wenn die Emboliequelle nicht ohne weiteres nachweisbar ist, ist nicht auszuschließen, daß das akute Verschlußsyndrom durch einen Embolus hervorgerufen worden ist. So ist die Differenzierung gegenüber einem akuten thrombotischen Verschluß nicht unproblematisch, besonders an kleinlumigen Gefäßen, wo es schwierig ist, verläßliche Kriterien nachzuweisen, die eine solche Abgrenzung erlauben. Trotz der somit nur mit Wahrscheinlichkeit zu gebenden Ursache, bleiben dennoch zahlreiche Fälle ungeklärt.

Bei einem mikroembolischen Geschehen – aus welchen Gründen auch immer – sind häufiger Einzelverschlüsse der Digitalarterien anzunehmen. Bei akuten Thrombenbildungen finden sich wohl häufiger multiple Verschlüsse. In unserem Krankengut verteilen sich die 18 akuten Verschlüsse der Digitalarterien auf 11 Solitär- und 7 multiple Verschlüsse.

Die diagnostische Abklärung des akuten Digitalarterienverschlusses gegenüber akuten funktionellen Durchströmungshindernissen führten wir in der Doppler-Ultraschall-Sonographie durch, in dem wir nicht nur die Digitalarterien abtasteten und periphere Druckmessungen nicht nur hier, sondern auch die A. radialis und ulnaris betreffend duchführten, sowie auch feststellten, ob überhaupt noch Strömungssignale an den Fingerbeeren festzustellen waren. Außerdem wurde die Oszillographie und Fingeroszillographie und in *jedem* Falle auch die Brachialisangiographie angewandt.

Zur lokalen Thrombolysetherapie verwandten wir im allgemeinen den Katheter zur Brachialisangiographie nicht, sondern wählten den dünstmöglichen, damit dieser selbst nicht zu einem erheblicheren Strömungshindernis wurde. Nach Klärung der Diagnose lassen wir nicht unnötig Zeit mit der Bestimmung des Antistreptolysintiters versteichen und wenden deshalb zur lokalen Thrombolyse nicht Streptokinase sondern Urokinase an. Als Dosis werden 12.000 Einheiten Ukidan pro Stunde und 20.000 Einheiten Heparin pro die verabfolgt.

Täglich werden neben der klinischen Beobachtung apparativ die Strömungssignale an den Fingerbeeren überprüft. Eine erneute Brachialisangiographie erfolgt nach 8 Tagen. Aufgrund dieses Röntgenbefundes wird zu diesem Zeitpunkt die Therapie beendet, wenn die Strombahn wieder vollständig hergestellt ist, oder wenn sich zu diesem Zeitpunkt keinerlei Therapieeffekte zeigen. Wird die Therapie weiter fortgeführt, erfolgt eine nächste Kontrollangiographie in 8 Tagen.

Von den 18 multiplen oder solitären Digitalarterienverschlüssen wiesen 8 eine angiographisch nachgewiesene komplette oder partielle Thrombolyse auf.

In Tab. 2 sind die Ergebnisse der lokalen Lyse bei den 18 Patienten mit akuten Digitalarterienverschlüssen mitgeteilt. Bei den in Klammern gesetzten Zahlen handelt es sich um Thrombolysen nach 14 Tagen. Wie sich aus der Tabelle ergibt, sprachen Solitärverschlüsse zahlenmäßig besser auf die Therapie an, als die multiplen. Bei den Solitärverschlüssen fanden sich alle vollständigen Wiedereröffnungen, die – will man trotz der sehr kleinen Fallzahl die Prozente zur besseren Orientierung angeben – insgesamt von den 18 behandelten akuten Digitalarterienverschlüssen einen Anteil von 27 % ausmachten. Die partiellen Thrombolysen hatten demgegenüber einen Anteil von 17 %, davon entfielen 6 % auf den Solitärverschluß, das heißt, das Lumen war nicht vollständig eröffnet und 11 % auf Mehretagenverschlüsse. Beachtenswert ist auch, daß 27 % der behandelten Kranken erst nach 14 Tagen lokaler

Tab. 2 Lokale Urokinase-Therapie bei akuten Digitalarterienverschlüssen

insgesamt	Einzelverschlüsse	Mehrarterienverschlüsse
18	11	7
vollständige Thrombolyse	5 (2)	—
partielle Thrombolyse	1 (1)	2 (2)

In Klammern: Kranke, die 14 Tage lang mit lokaler Urokinasetherapie behandelt wurden.

Thrombolyse das Optimum des Erreichten zeigten.
Insgesamt ist die Erfolgsquote sämtlicher erfolgreicher lokaler Thrombolysen – ob vollständig oder partiell – mit 44% zu beziffern. Das ist nicht sehr hoch. Jedoch muß man berücksichtigen, daß gegebenenfalls das losgelöste embolische Material älter und deshalb einer Thrombolyse nicht mehr zugängig oder wie bei Atheromemboli von der Zusammensetzung her nicht lysierbar ist.
Gravierende Nebenwirkungen haben wir nicht beobachtet. Eine systemische Wirkung, die sich etwa in den Laborparametern zeigt, ist bei der angewandten Dosierung nicht nachweisbar. Bei zwei Patientinnen sahen wir eine umschriebene Livedo reticularis. In einem Falle befand sich handflächengroß ein solcher Herd am Oberarm, im zweiten Fall waren die Livedo reticularis-Veränderungen am Unterarm nur diskret angedeutet. Beide Patientinnen hatten immerhin allgemein eine diskret angedeutete Cutis marmorata. Ein Zusammenhang mit der Thrombolyse ist unseres Erachtens wenig wahrscheinlich.
In den Fällen, in denen gemäß dem angiographischen Befund die Verschlüsse nicht mehr lysiert werden konnten, traten dennoch gewisse Durchblutungsverbesserungen ein. Diesen Effekt konnten wir durch die Anwendung von fibrinogenspaltenden Enzymen noch erheblich verbessern. Zu diesem Zweck wandten wir bei jenen Kranken anschließend eine Defibrasetherapie an. Bei sämtlichen Patienten, ob erfolgreich lysiert oder teillysiert oder nicht lysiert, konnten wir auf diese Weise eine Finger- oder Teilfingeramputation verhindern.

Zusammenfassung

Digitalarterienverschlüsse sind in unserem Krankengut nicht so selten wie es in der Literatur den Anschein hat.
Die Abgrenzung akuter digitaler Arterienverschlüsse gegenüber ausgeprägter Zirkulationsbehinderungen funktioneller Art gelingt am zuverlässigsten mit der Angiographie und gegebenenfalls auch nur dann, wenn sie unter bestimmten Kautelen durchgeführt wird.
Wegen der vorangegangenen Angiographie, ist eine im unmittelbaren Anschluß durchzuführende systemische Thrombolyse nicht möglich. Aus diesem Grunde wurde eine lokale Thrombolyse durchgeführt, über deren Anwendung und den dabei erzielten Resultaten im Detail berichtet wird.
In weniger als der Hälfte der Fälle gelang die partielle oder vollständige Thrombolyse. Dennoch konnte auch in den nicht erfolgreich durchgeführten Thrombolysen eine gewisse Verbesserung der Zirkulation herbeigeführt werden. Diese konnte durch anschließende Anwendung fibrinogenspaltender Enzyme tardiert werden, so daß bei allen Kranken eine Teilfinger- oder Fingeramputation vermieden werden konnte.

Complications of Thrombolysis with Streptokinase (SK) or Urokinase (UK) in Peripheral Arterial Occlusive Disease (PAOD)

U. Konecny, H. Ehringer, L. Marosi, E. Minar, R. Ahmadi

Division of Angiology, First Department of Internal Medicine, University of Vienna, Austria

Systemic thrombolysis with streptokinase (SK) or urokinase (UK) is in one of the different possibilities of arterial reconstruction in peripheral arterial occlusive disease (PAOD). Side effects and complications of systemic SK thrombolysis in PAOD had been published by different groups (1, 2, 3, 4, 5, 7, 9). Experience, indication and dosage schemes were rather different, however, which is in agreement with the frequency and severity of the complications reported. Summarising the results of a special meeting *Hess* (1) reported in 1966 the early experiences in 458 systemic SK thrombolyses in PAOD. (152 = 55 % were embolic and 206 = 45 % thrombotic occlusions) with 3.2 and 1.5 % lethal embolisms respectively and 4.9 % lethal bleedings. In the German multicentre study published 1975 (2), 2.53 % life-threatening complications were reported in 708 systemic SK-thrombolyses in patients suffering from PAOD resulting in a hospital letality of 1.12 %.

Using systemic UK in PAOD, information on side effects and complications is available from our group only (8).

In the following the side effects and complications in 239 systemic thrombolyses in PAOD and its dependence on the following details of therapy are reported:
1. thrombolytic agent used: SK or UK
2. dosage a scheme
3. SK dependence on the additional anticoagulation during the changeover from SK to phenprocoumon – heparin or ancrod.

All data include the whole thrombolytic therapy, i.e. also the changeover phase until full activity of phenprocoumon.

Patients and dosage schemes

The different dosage schemes and the duration of systemic thrombolysis are summarised in Tab. 1, as well as the number, sex and age of the patients in the different groups.

A standard-dose of SK was used in 184 patients: The initial dose of 400.000 I.U./50 min. was followed by a maintenance dose (MD) of 100.000 I.U./h. for an average period of 66.6 ± 26.4 hours.

163 out of 184 patients received heparin (every 8 hours subcutaneously: An increase of the thrombin time (TT) to more than 50" was aimed at) during the changeover phase to full action of phenprocoumon; 21 patients were treated with ancrod (standard dose of 154 I.U. intravenously every 12 hours starting after the end of the SK infusion: fibrinogen levels: < 50 mg./100 ml.).

55 patients suffering from PAOD received UK in a sequentially increasing order of dosage scheme and decreasing duration of thrombolysis (Tab. 1). Simultaneously and during the changeover phase until full action of the following phenprocoumon therapy, heparin was given every 8 hours subcutaneously (thrombin time $\geq$ 50"). SK and UK were infused intravenously by means of a motor-driven pump (6 ml fluid/hour). Indications and contraindications for systemic thrombolysis were strictly considered.

Results

Complications and side effects of systemic thrombolysis in PAOD include – in respect

Tab. 1 Systemic Thrombolysis with Streptokinase (SK) or Urokinase (UK) in PAOD — patients and therapeutic schemes

			n	♂	♀	age (years)	duration of lysis (hours)
1)	Streptokinase (SK):		184	158	26	58.5 ± 9.5 (30–77)	66.6 ± 26.4
	ID	MD					
	400,000 I.U./50 min.	100,000 I.U./h					
1)	SK – Heparin – Phenprocoumon (subcutaneously every 8 hours; TT > 50″)		163	142	21	57.7 ± 9.4 (30–73)	65.3 ± 26.8
2)	SK – Ancrod – Phenprocoumon (154 I.U. intravenously every 12 hours; fbgn < 50 mg %)		21	16	5	63.7 ± 8.4 (45–77)	75.6 ± 22.2
II)	Urokinase (UK) – Heparin – Phenprocoumon		55	45	10	54.2 ± 10.3 (18–71)	115.1 ± 52.9
	ID	MD					
A:	100,000 I.U./12.5 min.	25,000 I.U./h	2	2	0		264.0 ± 135.8
B:	200,000 I.U./12.5 min.	50,000 I.U./h	5	5	0		163.2 ± 39.4
C:	400,000 I.U./24.0 min.	100,000 I.U./h	28	22	6		104.0 ± 41.6
D:	600,000 I.U./24.0 min.	150,000 I.U./h	20	16	4		103.7 ± 30.4

of type and severity — mainly bleeding complications, thromboembolic complications and general side effects.

The *thromboembolic complications* of systemic thrombolytic therapy in PAOD are summarised in Tab. 2 according to the three therapeutic schemes:

New arterial thromboses were observed in 2.5 and 1.8 % in the SK heparin and UK groups, respectively. This is in accordance with the literature in the SK heparin group (2, 3, 4, 5). One thromboembolic complication in 55 UK heparin treatments was so severe that it should be described more accurately: The 54-year old patient was suffering from asymmetric stenoses of the femoral and popliteal artery and in addition from occlusion of two of the three arteries of the calf of the right leg. The duration of the history of claudication was two weeks. He was treated according to UK dose scheme B (ID: 200.000 I.U., MD: 50.000 I.U./h) for 6 days in the initial phase of the study. After 6 days an increase of the ischaemic symptoms of the right leg initiated a control angiography: This showed complete occlusion of the distal superficial femoral artery as well as of the popliteal artery. Doubling the UK dose to scheme C was followed by a fairly large haematoma of the left arm so that UK infusion was stopped before thrombolysis

Tab. 2 Thromboembolic complications of systemic thrombolysis with SK or UK in PAOD

	SK – Heparin	SK – Ancrod	UK – Heparin
1. New thrombotic arterial occlusions	4/163 = 2.5 %	0/21 = 0 %	1/55 = 1.8 % **)
2. Peripheral embolism: major	5/163 = 3.1 %*)	0/21 = 0 %	0/55 = 0 %
minor	7/163 = 4.3 %	3/21 = 14.3 %	1/55 = 1.8 %
3. Early recurrent arterial occlusions (changeover to phenprocoumon)	14/ 89 = 15.7 %	0/13 = 0 %	1/35 = 2.9 %

*) successful embolectomy
**) new occlusion of the femoral artery; myocardial infarction; amputation of the lower leg

Tab. 3 Bleeding complications of systemic thrombolysis with SK or UK in PAOD

n	SK – Heparin	SK – Ancrod	UK – Heparin
Total	89/163 = 54.6 %	17/21 = 81.0 %	25/55 = 45.5 %
Minor	106 = 49.7 %	22 = 62.0 %	32 = 41.9 %
Severe	8 = 4.9 %	4 = 19.0 %*)	2 = 3.6 %

*) 1 fatal

of the new arterial occlusions could be achieved. Heparin treatment was continued at a rather low dosis, so that the thrombin time was not sufficiently long. 12 hours later – obviously in the rebound phase – a recent myocardial infarction and simultaneously a complete ischaemia of the right leg occurred, so that an acute amputation of the right lower leg was necessary. A few days later acute complete ischaemia of the left leg was followed by amputation of the left lower leg.

Massive peripheral embolisation was observed in 5 patients of the SK heparin group. The sources of these embolisms were 3 times recurrent thrombotic occlusions of an aorto-bifemoral Dacron graft. Obviously nearly the whole thrombus was subjected to "en bloc" embolisation within several hours after the beginning of SK treatment. In a further patient embolism arose from a thrombosed popliteal aneurysm. The fifth major embolism occurred in a patient with preceding unsuccessful UK therapy during the following SK lysis from a femoral occlusion: Embolectomy was necessary in all five patients.

Minor peripheral embolisms were observed in all three groups of treatment. The emboli were removed by continuing the thrombolytic therapy.

Early recurrent occlusions during the changeover phase from thrombolysis to phenprocoumon were most frequent in the SK heparin group (15.7 %), the heparin dose being not optimal during the rebound phase in these patients mainly in the early phase of the study. The complete absence of early recurrent occlusions in the small SK ancrod group seemed to be an argument in favour of this combination.

The analysis of the *bleeding complications* led to a quite different assessment, as can be seen from Tab. 3. Frequency and severity of bleeding complications increased in the following order in the different groups of treatment: UK heparin (total 45.5 %, 3,6 % severe), SK heparin (total 54.6 %, 4.9 % severe) and SK-ancrod (total 81.0 %, 19.0 % severe), respectively. Whereas the difference in complication between the UK heparin and the SK heparin group was rather small, the increase in frequency of severe bleeding complications in the SK ancrod group was quite evident: 4 patients had severe bleeding complications. One of them died from bleeding, haematoma and rupture of the liver with haemaskos; a further patient suffered from bleeding, hematoma and rupture of the spleen with haemaskos, so that emergency splenectomy was necessary; one patient had a severe gastrointestinal bleeding and the fourth patient a major haematoma into soft tissue. In the SK heparin group the severe bleedings included: 3 times bleedings into soft tissue, 3 times bleedings from the site of arterial puncture (start of thrombolysis too early after angiography in the early phase of the study), 2 times macrohaematurias. In the UK heparin group the severe bleedings were localised once in the area of soft tissue and once at the site of arterial puncture (start of UK to early after angiography). Bleedings that were not severe were observed relatively often; they consisted mainly of microhaematuria, bleedings at the site of venous or arterial puncture, into soft tissue and different other localisations, as can be seen from Tab. 4.

General side effects were in agreement with literature in respect to quality and frequency (2, 3, 5); increase of body temperature, general weakness and increase in leukocyte count seemed to be less pronounced in the UK heparin group than with the SK groups. A similar increase of transaminases was observed in the UK he-

Tab. 4 Localisation and frequency of bleeding complications of systemic thrombolysis with SK or UK in PAOD

n	SK – Heparin		SK – Ancrod		UK – Heparin	
	89/163	= 54,6 %	17/21	= 81,0 %	25/55	= 45.5 %
Venous puncture site	15	= 9.2 %	4	= 19.1 %	8	= 14.5 %
Arterial puncture site	6	= 3.7 %	0	= 0 %	3	= 5.5 %
Soft tissue bleeding	15	= 9.2 %	3	= 14.3 %	6	= 10.9 %
Urological bleeding						
microhaematuria	65	= 39.9 %	12	= 57.1 %	14	= 29.5 %
macrohaematuria	5	= 3.1 %	0	= 0 %	0	= 0 %
Gastrointestinal bleeding	2	= 1.2 %	1	= 4.7 %	0	= 0 %
Intrahepatic bleeding	0	= 0 %	1*)	= 4.7 %	0	= 0 %
Intraspleenal bleeding	0	= 0 %	1**)	= 4.7 %	0	= 0 %
Intracerebral bleeding	0	= 0 %	0	= 0 %	0	= 0 %
Haemoptysis	1	= 0.6 %	0	= 0 %	0	= 0 %
Epistaxis	3	= 1.8 %	0	= 0 %	1	= 1.8 %
Gingival bleeding	0	= 0 %	1	= 4.7 %	1	= 1.8 %
Into necrotic area	2	= 1.2 %	1	= 4.7 %	0	= 0 %
Purpura	0	= 0 %	1	= 4.7 %	0	= 0 %
Posttraumatic bleeding	0	= 0 %	1	= 4.7 %	1	= 1.8 %

*) fatal **) emergency splenectomy

parin group compared with SK heparin thrombolysis (2); this applies, however, also for heparin monotherapy (6).

Conclusions

1. Complications are to be expected in systemic thrombolysis of PAOD with SK as well as with UK.
2. In respect of clinical relevance they concern: a) bleeding complications; b) thromboembolic complications; c) general side effects.
3. If ancrod is used instead of heparin during the changeover from SK to phenprocoumon, the risk of bleeding complications is too high – at least in the very high dosage mentioned. This dosage scheme should not be used.
4. Frequency and severity of bleeding complications, thromboembolic complications and general side effects were less pronounced in the UK heparin group compared with the SK heparin group (dose effectiveness?).
5. The correlation between effectiveness and complications has to be proven in a greater number of patients for UK lysis.
6. The letality of SK lysis was 1/184 = 0.54 %, compared with 0/55 in UK lysis.
7. These statements are representative only: a) for an experienced centre in PAOD (not for venous thrombosis); b) with strict consideration of indications and contraindications. c) with very strict control of therapy.

References

(1) Hess H. (Hrsg.): Thrombolytische Therapie. F.K. Schattauer-Verlag, Stuttgart, 101 (1966)

(2) Tilsner V.: Nebenwirkungen der Streptokinase-Therapie. In: Heinrich F. (Hrsg.): Streptokinase-Therapie bei chronischer arterieller Verschlußkrankheit. Ergebnisse einer multizentrischen Studie. Die Medizinische Verlagsgesellschaft mbH, Marburg/Lahn, 55, (1975)

(3) Martin M., W. Schoop, E. Zeitler: Thrombolyse bei chronischer Angiopathie. In: Aktuelle Probleme in der Angiologie. Verlag Hans Huber, Bern-Stuttgart-Wien, Bd. 8, (1970) 97

(4) Martin M., W. Schoop, E. Zeitler: Frische arterielle Verschlüsse als Komplikation der Infusionsbehandlung mit Streptokinase. Dtsch. Med. Wschr. 94, (1969) 1240

(5) Ehringer H., R. Dudczak, F. Widhalm, K. Lechner: Thrombolytische Therapie bei subakuten und chronischen Gliedmaßenarterienverschlüssen. In: Sailer S. (Hrsg.): Aktuelle Probleme der Fibrinolysebehandlung. Verlag Brüder Hollinek, Wien, 41 (1972)

(6) Minar E., H. Ehringer, M. Hirschl, H. Ingerle, U. Konency, L. Marosi, T. Endler, F. Gabl, E. Deutsch: Transaminasenanstieg: Eine weitgehend unbekannte Nebenwirkung der Heparintherapie. Dtsch. Med. Wschr. 49, (1980) 1713 — 1717

(7) Weidinger P., E. Mannheimer: Ergebnisse und Komplikationen der Streptokinasetherapie peripherer Gefäßverschlüsse. Fol. angiol. 20, (1972) 174

(8) Ehringer H., E. Minar, U. Konecny, R. Ahmadi, M. Hirschl, L. Marosi: Urokinase (UK) bei peripherer arterieller Verschlußkrankheit (PAVK). In: Mahler F., Nachbur B. (Hrsg.): Zerebrale Ischämie. Verlag Hans Huber, Bern-Stuttgart-Wien, 375 (1981)

(9) Ehringer H., M. Fischer, K. Lechner, E. Mayerhofer: Thrombolytische Therapie nicht akuter arterieller Verschlüsse. Dtsch. Med. Wschr. 95, (1970) 610 — 615

Der dringliche Gefäßeingriff nach Fibrinolyse und Angioplastie im Becken-Bein-Bereich – eine retrospektive Studie aus chirurgischer Sicht

U. Rühlmann**, T. Canellas-Waldenfels**, H. Müller-Wiefel*

* Aus der Gefäßchirurgischen Klinik, St. Johannes Hospital, Duisburg, Bundesrepublik Deutschland
** Katschhof 3, Aachen, Bundesrepublik Deutschland

Einleitung

Bei arteriellen Verschlüssen im Becken-Bein-Bereich hat die Strombahnwiederherstellung bei entsprechender Indikation, wenn immer möglich, das Primat. Zwingt der akute Gefäßverschluß mit bedrohlicher Gliedmaßenischämie so gut wie immer zur sofortigen Operation, können dagegen im chronischen Verschlußstadium verschiedene Verfahren der Strombahnwiederherstellung zur Anwendung kommen. Neben den gebräuchlichen gefäßchirurgischen Techniken (TEA, Bypass) stehen semioperative (PTA, Katheter-Lyse) und medikamentöse Verfahren einzeln oder in Kombination zur Verfügung. Klinisches Stadium, Erfolgsprognose und individuelle Risikoabschätzung einerseits; Lokalisation, Ausdehnung und Alter des Verschlusses andererseits sind für das jeweilige Vorgehen bestimmend (2, 4, 5, 12, 14).
Für die nicht chrirurgischen Verfahren der Strombahnwiederherstellung liegt das Behandlungsrisiko in geübter Hand sicherlich niedriger als für die gefäßchirurgische Rekonstruktion (4,14). Dennoch sind PTA und Fibrinolyse keineswegs als harmlose Alternativen zu den angiochirurgischen Standardtechniken anzusehen, besteht doch auch hier die Möglichkeit von ernst zu nehmenden Komplikationen und Zwischenfällen (4, 6, 9, 13, 15).

Eigenes Krankengut

Vom 10. 1. 1981 – 31. 12. 1983 wurden an der Gefäßchirurgischen Klinik des St. Johannes-Hospitals in Duisburg-Hamborn insgesamt 27 Akutoperationen wegen verschiedener PTA- bzw. Lyse-Komplikationen vorgenommen; 16 wegen inkompletter Ischämie dringlich und 11 wegen kompletter Bein-Ischämie, Rupturblutung bzw. Katheterabriß notfallmäßig (Tab. 1).

Tab. 1 Akutoperation bei 22 Patienten mit Komplikationen nach PTA/Lyse

1. 1. 1981 – 31. 12. 1983 Gefäßchirurgische Klinik St. Johannes-Hospital, Duisburg-Hamborn	
Akut-Operationen nach PTA/Lyse n = 25	
Dringlich (16) Inkomplette Ischämie	Notfallmäßig (11) Komplette Ischämie 8 Rupturblutung 1 Katheterabriß 2

Die von insgesamt fünf auswärtigen Kliniken zugewiesenen 22 Patienten wurden mittels PTA in 9 Fällen, Systemlyse in 5 Fällen und Systemlyse kombiniert mit PTA in 8 Fällen behandelt, wobei die femoropopliteale Strombahn in über 70% der Fälle betroffen war. Elf der uns zugewiesenen 22 Patienten waren primär wegen einer Claudicatio intermittens behandelt worden. Von den insgesamt 23 Komplikationen war der thrombotische Gefäßverschluß häufigster Zwischenfall (Abb. 1a, b). An zweiter Stelle der Komplikationsursachen fand sich in unserem Kollektiv die resistente periphere Embolie, die ausschließlich bei lysierten Patienten beobachtet wurde. In zwei Fällen waren abgerissene Katheterfragmente zu entfernen, wobei gleichzeitig entstandene Appositionsthromben unproblematisch zu entfernen waren. Problematisch dagegen waren stets embolische Abschwemmungen in die krurale Strombahn. So war bei einem 47jährigen Mann mit Femoropopliteal- und Truncusverschluß eine systemische Lysetherapie durchgeführt worden. Als Ursache fand sich ein thrombosiertes Popliteaaneurysma mit partieller Eröffnung und konsekutiver Gerinnselverschleppung in die krurale Gefäßperipherie, so daß nur ein langes krurales Bypassverfahren mit simultaner lumbaler Sympathektomie die Amputation verhindern konnte ohne jedoch eine befriedigende Durchblutung wiederherzustellen. Bei demselben Patienten kam es gleichzeitig zu einem embolischen Trifurkationsverschluß der Gegenseite bei nicht erkanntem Poplitealaneurysma. Eine Gefäßruptur nach Systemlyse und Femoralis-PTA mit langstreckiger Überdehnung des Gefäßes beobachteten wir einmal. Die notfallmäßige Versorgung erfolgte hier durch einen langen Saphena-Bypass. Tab. 2 zeigt eine Zusammenstellung der von uns behandelten Komplikationen.

Von allen 27 operativen Eingriffen war nur in sieben Fällen die alleinige Thromb-Embolektomie erfolgreich (Tab. 3).
Von allen 22 Patienten waren 16 postoperativ gut oder gebessert (Tab. 4). In drei Fällen waren aber Zweit- bzw. Dritteingriffe notwendig, um ein akzeptables Ergebnis zu erzielen. Bei vier Patienten konnte die Extremität nicht gerettet werden. Bedenklich dabei stimmt die Tatsache, daß bei drei der Amputierten primär ein Gehschmerzstadium vorgelegen hatte. Drei weitere Patienten haben wir verloren, einmal nach transperitonealer aorto-iliakaler Rekonstruktion infolge Darm-Ischämie, einmal nach kruraler Probefreilegung wegen toxischen Nierenversagens und einmal nach Oberschenkelamputation durch akutes Linksherzversagen.

Diskussion

Im Gegensatz zu den Akutverschlüssen besteht bei der chronischen AVK im Becken-Bein-Bereich in vielen Fällen neben der gefäßchirurgischen Versorgung die Möglichkeit, mittels nicht chirurgischer Verfahren die Strombahn wiederherzustellen. Zunehmende Erfahrungen, auch in der Kombination von verschiedenen Möglichkeiten (Systemlyse/PTA; Katheterlyse/PTA; ultrahohe SK/PTA), haben zu einer Ausweitung der Indikation sowohl in mor-

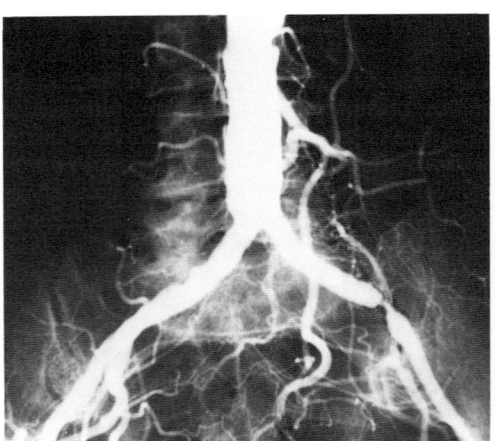

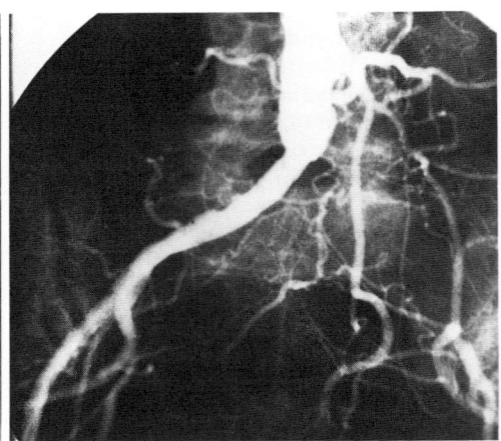

Abb. 1 Langstreckiger thrombotischer Verschluß der linken Beckenarterie (1b) nach PTA einer hochgradigen isolierten Stenose der A.iliaca communis (1a)

Tab. 2 PTA/Lysekomplikationen bei 22 Patienten

Ursache	PTA	Syst.-Lyse	Syst.-Lyse + PTA
thrombotischer Verschluß	8	2	2
resistente periphere Embolie	–	4	4
Katheterabriß (Lokale Thrombose)	1	–	1
Gefäßruptur ("Over-Stretching")	–	–	1
n = 23*	9	6	8

(* 1 Patient mit bilateraler Beinembolie)

phologischer (Lokalisation und Ausdehnung der Obstruktion) als auch in klinischer (Stadium IIa) Hinsicht geführt (4, 5, 8, 14).
Auch bei geringer Inzidenz darf die Möglichkeit schwerwiegender Komplikationen nicht außer Acht gelassen werden. Ischämische Komplikationen sollten ebenso wie Rupturblutung oder Katheterabriss sofort dem Gefäßchirurgen zugeführt werden. Die Ischämietoleranz der Gliedmaßen ist individuell sehr unterschiedlich und um so kürzer je besser die Durchblutungssituation vor der therapeutischen Maßnahme war. Damit sind gerade die Patienten mit relativer Indikation besonders gefährdet. In dem von uns untersuchten Kollektiv sind drei dieser Patienten wegen zeitlicher Verschleppung nach Komplikationseintritt amputiert worden, da die gefäßchirurgische Behandlung zu spät kam.
Auch bei rechtzeitiger Operation ist bei diesem Kollektiv mit spezifischen Handicaps zu rechnen, die zwar den Operationserfolg nicht von vorneherein vereiteln, aber das Ergebnis gefährden und den Eingriff erschweren. Dabei sind 3 Punkte besonders wichtig:

1. Erhöhtes Infektrisiko

Wegen ausgeprägter Hämatome, Hauterosionen und Gewebsödem – insbesondere nach Systemlyse – war in vielen Fällen das Infektrisiko erhöht, was sich auch in einer höheren Rate an postoperativen Wundheilungsstörungen klinisch bestätigte.

2. Erschwerte Operation

Wegen perivaskulärer Verschwielung, nicht mehr durchführbarer TEA und somit Bypasszwang sowie vermehrter Blutungsneigung war der Gesamtaufwand in der Regel erschwert und zeitaufwendiger.

Tab. 3 Art und Anzahl der insgesamt durchgeführten Operationen
Rühlmann et al. Operative Maßnahmen

Aorto-iliakale Rekonstruktion	4
Profundaplastik	1
FEM-POP./Crur. Rekonstruktion[+]	13
Embolektomie/Thrombektomie	7
Probefreilegung (Inoperabel!)	2
([+] 1x mit LSE) n = 27	

Tab. 4 Art und Häufigkeit der PTA u./o. Lysekomplikation von 22 Patienten
Rühlmann et al. OP.-Resultat

Gut/gebessert		16
Unverändert → davon:		4
→ Unterschenkelamputation	1	
→ Kniegelenk-Exartikulation	1	
→ Oberschenkelamputation	2	
	1†	
Gestorben		2 = 3
		n = 22

3. Schlechteres Operationsresultat

In einer ganzen Reihe von Fällen ist das Operationsresultat unbefriedigend, wobei der gestörte „run-off" das entscheidende funktionelle Hindernis darstellt. Ursächlich hierfür verantwortlich – wiederum bei den lysierten Patienten – sind Mikroembolien in die Gefäßperipherie, die zusammen mit einem Intimaödem zur Blockade der Endstrombahn führen können.
Gerade die periphere Mikroembolie ist besonders problematisch. Vermeidbar ist sie dann, wenn fakultative Emboliequellen rechtzeitig erkannt werden. Große atheromatöse aorto-iliakale Beete und Aneurysmen im Becken-Bein-Bereich sind neben kardialem Ursprung wichtigste Emboliequellen und verbieten in der Regel eine fibrinolytische Behandlung. Es ist somit vor jeder Lyse bei Verschlußprozessen im Becken-Bein-Bereich eine genaue gefäßmorphologische Abklärung auch der nicht zu behandelnden Gefäßabschnitte durchzuführen.
Weiterhin hat die funktionell-angiologisch höherwertige Gefäßstenose immer therapeutischen Vorrang. Ein typischer Femoralisverschluß beim 60jährigen muß nicht unbedingt behandelt werden, wenn gleichzeitig eine hochgradige Profundaabgangsstenose vorliegt. Hier sollte in jedem Fall bei freiem Empfängersegment zunächst eine gefäßchirurgische Profundaplastik durchgeführt werden, da nur dann der Befund langstreckig mit simultaner Sanierung der Femoraligaben korrigiert werden kann. Bei der PTA dieses neuralgischen Gefäßabschnittes ergibt sich nicht nur das Risiko der Verschlechterung der zu behandelnden Seite, sondern auch das Risiko einer ischämischen Komplikation der gesunden oder besseren Gegenseite.
Vom gefäßchirurgischen Standpunkt aus besonders interessant ist die PTA einmal für den Zwei-Etagen-Verschluß, so daß von der Leiste aus wahlweise nach zentral oder nach peripher dilatiert werden kann bei simultaner operativer Korrektur der jeweils beteiligten Gefäßprovinz (1,3,7,10, 11). Zum anderen ergibt sich die Möglichkeit, operativ nur aufwendig zu korrigierende Rezidivstenosen eines femoropoplitealen oder femoro-kruralen Bypass perkutan transluminal aufzudehnen.
Ebenso ist die Lysetherapie bei einem Bypassverschluß unter Umständen eine elegante und schonende Methode zur Wiederherstellung der Funktion und der gleichzeitigen Möglichkeit, die gefäßmorpholoigschen Befunde z. B. im Anastomosenbereich angiographisch abzuklären, um dann in einem zweiten Akt bedarfsweise gezielt operativ zu korrigieren.

Zusammenfassung

Fibrinolyse und perkutane transluminale Katheterdilatation im Becken-Bein-Bereich sind auch für den Gefäßchirurgen keine Konkurrenzverfahren zur operativen Strombahnwiederherstellung, sondern haben bei strenger Indikationsstellung ihren festen Platz im Therapierepertoire der chronischen arteriellen Verschlußkrankheit und lassen sich darüber hinaus oft sinnvoll mit gefäßchirurgischen Maßnahmen kombinieren. Auch wenn diese Verfahren oftmals als harmlose Alternativen zu einem großen chirurgischen Eingriff hingestellt werden, darf nicht außer acht gelassen werden, daß auch hierbei ernste Komplikationen und Zwischenfälle auftreten können, die sofortiges operatives Handeln erfordern. Nicht selten gelingt es dann nicht mehr, die Extremität zu retten. Am eigenen Krankengut von 22 Patienten wird die besondere Problematik des gefäßchirurgischen Akuteingriffs nach PTA/Lysekomplikationen ausführlich dargelegt. Eine ständige konstruktive Zusammenarbeit zwischen den angiologischen Einzeldisziplinen mit gemeinsamer Erarbeitung der individuellen Differentialindikation erscheint notwendig, um eine optimale Versorgung gefäßkranker Patienten zu garantieren.

Literatur

(1) Brunner, U., E. Schneider, P. Gygax: Kombination der PTA mit chirurgischen Eingriffen im femoro-poplitealen Bereich. VASA 11, (1982) 278–281

(2) Denck, H., M. Hold, O. Russe, G. Kobina: Indikationen zur transluminalen Arteriendilatation (Dotter) aus chirurgischer Sicht. VASA 7, (1978) 16–21

(3) Fogarty, T.J., A. Chin, P.M. Shoor, G.L. Blair J.J. Zimmerman: Adjunctive intraoperative arterial dilatation. Arch. Surg. 116, (1981) 1391–1398

(4) Hess, H.: Systemische und selektive Streptokinase-Therapie bei arteriellen Verschlüssen. Internist 23, (1982) 405–409

(5) Hess, H.: Differentialtherapie zur Wiederherstellung der arteriellen Strombahn. In: Zerebrale Ischämie. Hrsg. von Mahler, F., Nachbur, B. Huber Verlag, Bern-Stuttgar-Wien 1984

(6) Konecny, U., H. Ehringer, E. Minar, L. Marosi, H. Hirschl, R. Ahmadi: Nebenwirkungen der Thrombolysetherapie der peripheren arteriellen Verschlußkrankheit mit Streptokinase und Urokinase. In: Zerebrale Ischämie. Hrsg. von Mahler, F., Nachbur, B. Huber Verlag, Bern-Stuttgart-Wien 1984

(7) Martin, E.C., E.I. Fankuchen, K.B. Karlson, C. Dolgin, R.H. Collins, A.B. Voorhees, W.J. Casarella: Angioplasty for femoral artery occlusion: comparison with surgery. AJR, 137 (1981) 915–919

(8) Martin, M., B.J.O. Fiebach, T. Godula: Fibrinolyse und transluminale Katheterbehandlung: Eine sinnvolle Mehrschritt-Therapie chronisch arterieller Verschlüsse. VASA 11, (1982) 287–290

(9) Menges, H.-W., F. Altenstaedt, P. Bayer, L. W. Storz, J. Hoevels: Art und Häufigkeit PTA-induzierter Komplikationen und ihre Bedeutung für die Notfallchirurgie. VASA 11, (1982) 274–277

(10) Motarjeme, A., J.W. Keifer, A.J. Zuska: Percutaneous transluminal angioplasty as a complement to surgery. Radiology 141, (1981) 341–346

(11) Porter, J.M., L.R. Eidemiller, C.T. Dotter, J. Rösch, R.M. Vetto: Combined arterial dilatation and femorofemoral bypass for limb salvage. Surg. Gynecol. Obstet. 137, (1973) 409–412

(12) Rush, D.S., B.L. Gewertz, Ch.-T. Lu, D.G. Ball, K. Zarins: Limb salvage in poor-risk patients using transluminal angioplasty. Arch Surg. 118, (1983) 1209–1212

(13) Tilsner, V.: Nebenwirkungen der Streptokinase-Theraie bei chronischer arterieller Verschlußkrankheit. Ergebnisse einer multizentrischen Studie. Hrsg. von Heinrich, F. Medizinische Verlagsgesellschaft, Marburg 1975

(14) Zeitler, E.: Rekanalisation arterieller peripherer Gefäßverschlüsse mittels Katheterdilatation. Internist 23, (1982) 396–404

(15) Zeitler, E., M. Ernsting, E.-J. Richter, W. Seyferth: Komplikationen nach PTA femoraler und iliakaler Obstruktionen. VASA 11, (1982) 270–273

Pharmakologische Untersuchung von TPA in Humanplasma

W. Haarmann

Biologische Forschung, Dr. Karl Thomae GmbH, Biberach an der Riß, Bundesrepublik Deutschland

Die therapeutische Fibrinolyse durch Streptokinase und Urokinase hat in den letzten Jahren – insbesondere auf dem Gebiet der Kardiologie – zunehmendes Interesse erlangt. Hohe Erwartungen hinsichtlich Wirksamkeit und geringer Nebenwirkungen werden auf den aus dem Gewebe stammenden Fibrinolyseaktivator (TPA) gesetzt, der heute auf gentechnologischem Wege hergestellt werden kann.
Wir untersuchten den TPA in vitro in Humanplasma im Vergleich zu Streptokinase.

Fragestellungen

1. Besteht für beide Substanzen hinsichtlich der thrombolytischen Wirkung eine Dosisabhängigkeit?
2. Beeinflussen die Substanzen Fibrinogen, α_2-Antiplasmin und Plasminogen?
3. Ist ein Einfluß auf die Thrombozytenaggregation zu erkennen?

Methodik

Die Thrombolyse wurde mittels der hanging-clot-Methode gravimetrisch bestimmt. Das Fibrinogen wurde mit dem Multifibrentest® (Behringwerke, Marburg), das α_2-Antiplasmin mittels des COA-Testes® (Kabi GmbH) gemessen. Die Bestimmung des Plasminogenes erfolgte mit Hilfe des chromogenen Substrates S 2251 nach einer Laborvorschrift der Firma Kabi. Die Thrombozytenaggregation wurde mit der Methode nach *Born* bestimmt.
Verwendet wurde Streptokinase in Form von Streptase® (Behringwerke) sowie gentechnologisch hergestelltes TPA der Firma Dr. Karl Thomae GmbH, Biberach an der Riß (1 mg entsprach 100 000 E.). Die Untersuchungen wurden mit dem Blut gesunder Versuchspersonen durchgeführt, die versichern konnten, für 10 Tage kein Medikament eingenommen zu haben.
Bei den In-vitro-Testen stammten Blutgerinnsel und Plasma jeweils vom gleichen Spender. Untersucht wurden 2 Stunden alte Vollblutthromben, die in vitro unter Zusatz von Thrombokinase hergestellt wurden (Methode nach *Benthaus*).

Ergebnisse

1. Messung der Dosisabhängigkeit der Fibrinolyse

Sowohl Streptokinase als auch TPA zeigten im untersuchten Konzentrationsbereich zwischen 10 und 500 bzw. 10 und 250 Ein-

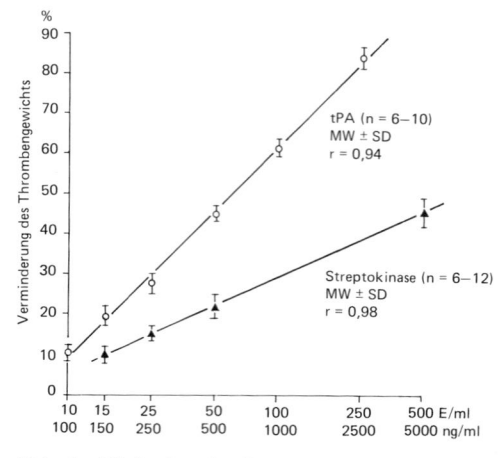

Abb. 1 Fibrinolyse in vitro • Vergleich von Streptokinase mit TPA

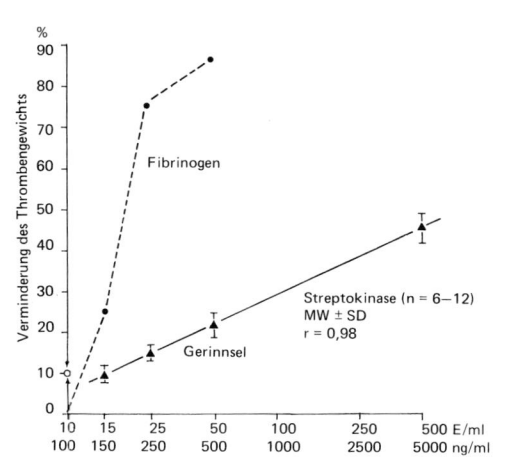

Abb. 2a Fibrinolyse in vitro • Untersuchung von Streptokinase

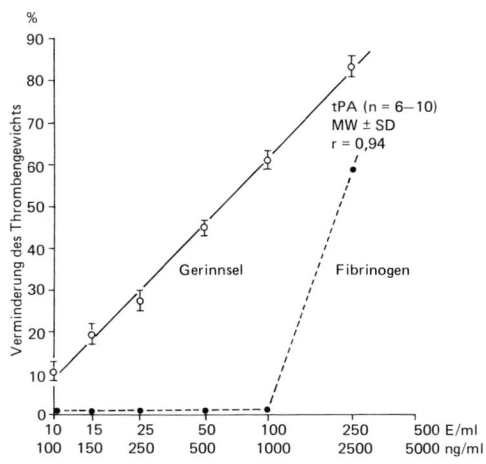

Abb. 2b Fibrinolyse in vitro • Untersuchung von TPA

heiten/ml eine dosisabhängige Zunahme der fibrinolytischen Wirkung. Die Korrelationskoeffizienten für die Regressionsgeraden betrugen 0,98 bzw. 0,94. Beide Kurven verliefen jedoch nicht parallel. Dies dürfte auf die unterschiedliche Art der Plasminogenaktivierung der Substanzen zurückzuführen sein. Die thrombolytische Wirkung von TPA je Einheit war deutlich stärker als bei Streptokinase. Da die Dosiswirkungsgeraden nicht parallel verlaufen, kann aber keine Angabe über die relativen Wirkungsstärken gemacht werden. Abb. 1 zeigt die Dosiswirkungskurven für beide Substanzen

2. Einfluß auf das Plasmafibrinogen, α_2-Antiplasmin und Plasminogen

a) Fibrinogen:

Streptokinase zeigt bereits in der niedrigsten der thrombolytisch wirksamen Dosie-

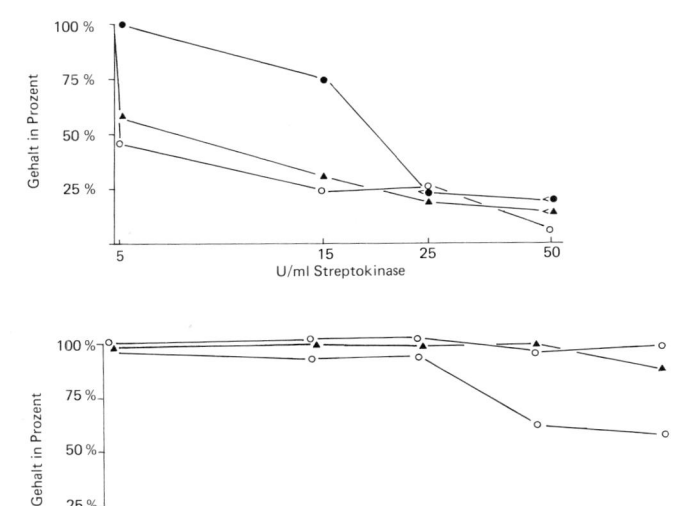

Abb. 3a Gehalt an Fibrinogen • Plasminogen △ und Antiplasmin ○ bei verschiedenen Dosen Streptokinase

Abb. 3b Gehalt an Fibrinogen • Plasminogen △ und Antiplasmin ○ bei veschiedenen Dosierungen von TPA

rungen einen Einfluß auf das Fibrinogen, der bei höherer Dosierung noch deutlicher zu Tage tritt. In unserem In-vitro-Ansatz gelingt eine Trennung von thrombolytischer und fibrinogenolytischer Wirkung nicht. TPA wirkt dagegen stark thrombolytisch, ohne in den Konzentrationen bis zu 100 Einheiten/ml (= 1000 ng/ml) das Plasmafibrinogen anzugreifen. Erst darüber hinaus kam es bei Prüfung von 250 Einheiten/ml zu einer Verminderung des Fibrinogens. Die Ergebnisse sind in Abb. 2a und b dargestellt.

b) α_2-Antiplasmin und Plasminogen:

Nach Zugabe von nur 5 Einheiten/ml Streptokinase kam es bereits zu einem deutlichen Abfall von Plasminogen und α_2-Antiplasmin. Dieser Abfall verstärkt sich mit weiter steigender Dosierung. Bei 25 Einheiten/ml und darüber waren die Werte jeweils um 75 % und mehr gefallen. Nach Zugabe von TPA trat erst ab 50 Einheiten ein leichter Abfall von α_2-Antiplasmin auf, während sich der Gehalt an Plasminogen auch bei 100 Einheiten/ml statistisch nicht vom Ausgangswert unterscheiden ließ. Die Veränderungen sind in Abb. 3a und b dargestellt.

Einfluß von TPA auf Plasmafibrinogen ohne vorhandenes Gerinnsel:
Uns interessierte die Frage, ob TPA das Plasmafibrinogen quantitativ beeinflußt, wenn kein Gerinnsel im Plasma vorliegt. Wie aus Abb. 4 zu ersehen, treten nach 10minütiger Inkubation bis zu 2500 ng/ml keine Veränderungen des Fibrinogens auf, erst nach 60 Minuten kommt es zu einem geringen, statistisch aber nicht signifikanten Abfall des Plasmafibriogens um 12 %.

Wegen der in vivo kurzen Halbwertszeit von TPA von etwa 3,5 Minuten dürften die 60-Minuten-Werte indes nur theoretisches Interesse haben.

3. Einfluß von TPA und Streptokinase auf die Thrombozytenaggregation

Die durch Kollagen induzierte Thrombozytenaggregation wurde während der ersten 10 Minuten weder durch TPA noch durch Streptokinase beeinflußt. Bei längerer Inkubation beobachtete man eine fortschreitende Beeinflussung der Thrombozytenaggregation durch Streptokinase und nach 60 Minuten war im Mittel der fünf untersuchten Plasmen die Aggregation unter Einwirkung von 50 Einheiten/ml Streptokinase um 60 %, unter Einfluß von 500 Einheiten/ml Streptokinase sogar um 90 % gehemmt. Die pharmakologisch etwa gleich wirksamen TPA-Konzentrationen von 15 Einheiten bzw. 50 Einheiten/ml vermochten über den Beobachtungszeitraum von 60 Minuten keine wesentliche Veränderung der Thrombozytenaggregation hervorzurufen (s. Abb. 5). Auch nach Ergänzung des unter dem Einfluß von Streptokinase erniedrigten Fibrinogengehaltes oder nach Aufschwemmung der Thrombozyten in frischem, plättchenfreiem Plasma blieb die Thrombozytenaggregation gestört. Da dies unter Umständen für die Behandlung von Blutungskomplikationen im Rahmen der Lysetherapie

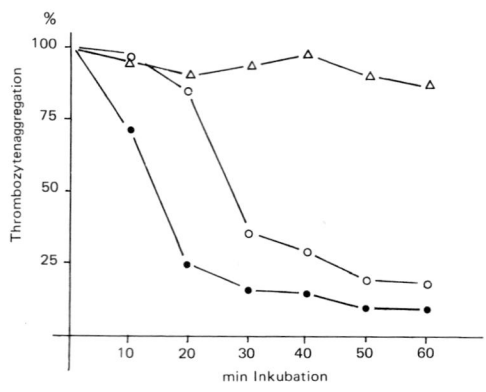

Abb. 4 TPA-Wirkung auf den Fibrinogengehalt (ohne Gerinnsel) in vitro

TPA	U/ml	25	50	250
	ng/ml	250	500	2500
Änderung des Fibrinogen-gehaltes nach min	10°	0	0	0
	60°	0	−5.3 % n.s.	−12 % n.s.

Abb. 5 Einfluß von Streptokinase (○ = 50 E./ml, ● = 500 E./ml) und TPA (△ = 50 E./ml) auf die Thrombozytenaggregation in vitro (n = 4−6)

von Bedeutung sein kann, bedarf der Einfluß von Streptokinase auf die Thrombozytenfunktion der Beachtung, aber auch noch weiterer Klärung.

Zusammenfassung

Die Ergebnisse lassen sich wie folgt zusammenfassen:
1. Streptokinase und TPA wirken in vitro im Humanblut dosisabhängig thrombolytisch. TPA erweist sich dabei in gleicher Konzentration als der Streptokinase überlegen.
2. Durch Streptokinase kommt es schon bei niedrigen Konzentrationen zu einem deutlichen Abfall von Fibrinogen, α_2-Antiplasmin und Plasminogen. Für TPA läßt sich dagegen eine gute thrombolytische Wirkung ohne Einfluß auf diese Plasmaproteine belegen.
3. Unter Einfluß von Streptokinase wurde eine Hemmung der Thrombozytenaggregation beobachtet. (Diese bedarf noch weiterer Klärung.)

Lokale fibrinolytische Therapie
Intra-arterial Fibrinolytic Therapy

Lokale fibrinolytische Therapie bei arteriellen Durchblutungsstörungen der Extremitäten

H. Hess

Medizinische Universitäts-Poliklinik München, Bundesrepublik Deutschland

Seit mehr als 20 Jahren stehen ausreichend gut verträgliche Streptokinasepräparate zur Verfügung, und seit dieser Zeit wird fibrinolytische Therapie auch bei arteriellen Durchblutungsstörungen der Extremitäten durchgeführt. Anfänglich glaubte man, daß Gerinnsel in Arterien bereits wenige Tagen nach ihrer Entstehung schon so weit homogenisiert wären, daß sie einer fibrinolytischen Therapie nicht mehr zugänglich seien. Später konnte zunächst an Thrombendarteriektomiematerial und dann auch an Patienten gezeigt werden, daß sogar monatealte intraarterielle Gerinnsel noch lysierfähiges Fibrin enthalten und segmentale arterielle Verschlüsse einer Spätlysebehandlung mit intravenös zugeführter Streptokinase zugänglich sein können. Trotz spektakulärer Erfolge konnte sich diese Therapie nicht in größerem Umfang durchsetzen. Der entscheidende Grund dafür war das schwer abschätzbare Blutungsrisiko und die damit zusammenhängende große Zahl von Kontraindikationen (Tab. 1) der systemischen Streptokinasebehandlung.

Zur systemischen thrombolytischen Therapie werden meist 2 Mio. E Streptokinase/Tag in kontinuierlicher Infusion gegeben. In Abhängigkeit von der Länge des verschlossenen Segments kann die notwendige Behandlungsdauer 1/2 – 5 Tage und mehr in Anspruch nehmen. Mit der Dauer der Behandlung steigt die Zahl der Blutungskomplikationen. Bei der systemischen Streptokinasebehandlung wird das gesamte zirkulierende Plasminogen aktiviert und ein Teil davon in das proteolytisch wirksame Plasmin übergeführt, das nicht nur den Thrombus von außen angreift (exogene Lyse), sondern gleichzeitig auch Gerinnungsfaktoren, und damit zu deren Alteration führt. Nur eine minimale Menge der systemisch gegebenen Streptokinase dringt in den Thrombus ein, aktiviert das darin enthaltene Plasminogen und bricht das Gerinnsel von innen her auf (endogene Lyse). Seit langem weiß man, daß diese endogene Lyse der entscheidende pathophysiologische Mechanismus der intravasalen Thrombolyse ist. Wenn das richtig ist, sollte durch gezielte Einbringung von Streptokinase in den Thrombus eine direkte Aktivierung der endogenen Lyse möglich sein und damit die Auflösung eines intravasalen Gerinnsels mit vergleichsweise minimalen Mengen von Streptokinase in einer wesentlich kürzeren Zeit als mit systemischer Behandlung. Die klinische Praxis hat diese Annahme vollauf bestätigt und ergeben, daß durch Infiltration eines intraarteriellen Gerinnsels mit Streptokinase dieses, auch wenn es sehr ausgedehnt ist, mit einigen tausend Einheiten innerhalb weniger Stunden zur Auflösung gebracht werden kann.

Die Vorteile der lokalen niedrig dosierten thrombolytischen Therapie gegenüber der systemischen Thrombolyse sind das geringere Risiko, Blutungen oder Embolien im arteriellen System zu provozieren, und damit eine wesentliche Verringerung der Kontraindikationen (Tab. 1), sowie die Tatsache, daß eine Wiederherstellung der Strombahn praktisch so schnell gelingen kann, wie mit einem operativen Verfahren. Nachteil der lokalen Thrombolyse ist ein unvermeidliches Gefäßtrauma mit der

Tab. 1 Kontraindikationen der thrombolytischen Therapie

systemische Thrombolyse	lokale niedrig dosierte Thrombolyse
Erhöhtes Blutungsrisiko	
Blutungsübel	Blutungsübel
Alle Magen-Darm-Geschwüre	Blutende Magen-Darm-Geschwüre
Blutende Hämorrhoiden	
Nierenstein	
Frische Wunde oder Operation	Polytrauma
Hypertonie	Maligne Hypertonie
Intramuskuläre Injektion (kurz vorher)	
Endocarditis lenta (mykotisches Aneurysma)	
Hohes Alter (> 70 J.)	
Überstandener cerebraler Insult	Kürzlich überstandener cerebraler Insult
Embolierisiko	
Mitralvitium	
Dilatatio cordis + Rhythmusstörung	
Dilatierende Arteriosklerose	Aneurysma als Basis des Verschlusses

Möglichkeit auch einer Verschlechterung der Durchblutungssituation durch weitere Ausdehnung eines Verschlusses, oder bei segmentalen Verschlüssen das Risiko einer Makroembolie.

Technik der lokalen Thrombolyse

Nach einer 4jährigen Erfahrung mit über 500 lokalen Lysebehandlungen empfehlen wir folgendes Vorgehen: In *Seldinger*-Technik Einführung eines 6-French-Teflonkatheters mit nur einer endständigen Öffnung von der A. femoralis communis aus in Richtung auf das Obturat, ohne zunächst mit Führungsdraht oder Katheter in dieses einzudringen. Unter Sichtkontrolle wird die Katheterspitze dicht vor den Beginn des Verschusses plaziert. An dieser Stelle werden in Abständen von 5 Minuten jeweils tausend Einheiten Streptokinase in einer Lösung von 500 E/ml physiologischer NaCl-Lösung 2–3mal injiziert, um damit den Beginn des Obturats aufzuweichen. Dadurch gelingt es dann leichter, den Katheter intraluminal zunächst einige Millimeter in das Obturat einzuführen. Jetzt beginnt die eigentliche Infiltration des Obturats mit 1000 E Streptokinase. Dann wird der Katheter mit oder ohne Führung durch den Draht in Intervallen von 3–5 Minuten und in Schritten von 0,5–1 cm vorgeschoben und jeweils wieder mit 1000 E Streptokinase infiltriert. Je kürzer das obturierte Segment, desto länger die Intervalle. Dieses Vorschieben muß ohne Widerstand gehen; sobald ein solcher auftritt, besteht Gefahr, vom intraluminalen Weg abzukommen. Weil an solchen Stellen meist eine alte Stenose vorliegt, wird hier in gleicher Katheterposition wiederholt infiltriert. Meist gelingt es dann, den Führungsdraht ohne besonderen Widerstand durch solche Stenosen hindurch zu manipulieren. Über den nachgeschobenen Katheter kann dann die Infiltration wieder fortgesetzt werden, bis schließlich Anschluß an ein distal wieder offenes Gefäß gefunden ist, was durch Injektion von 1–2 ml verdünntem Kontrastmittel geprüft wird. Wichtig ist, daß das gesamte Obturatmaterial gut mit Streptokinase infiltriert ist, bevor Durchströmung eintritt. Dies verhindert am ehesten peristierende Makroembolien und unvollständige Auflösung von an sich lysierfähigem Verschlußmaterial. Die lokale Lyse wird beendet, wenn anhaltend gute Strömung 15 Minuten besteht. Verlangsamt sich dagegen nach anfänglich guter Strömung die Flußgeschwindigkeit wieder, dann hat das meist seinen Grund in einer nicht mehr lysierbaren verbliebenen höhergradigen Stenose, die angiographisch dokumentiert, markiert und in gleicher Sitzung nach Wechsel auf einen adäquaten Grüntzig-Katheter dilatiert wird. Wichtig ist, daß die Dilatation auf solche Stenosen beschränkt bleibt und möglichst nicht über das ganze vorher verschlossene Segment ausgedehnt wird, auch wenn in diesem noch Restgerinnsel vorhanden sind. Je größer das Segment, das dilatiert wird, desto größer die Rethrombosierungsgefahr.

Zur medikamentösen Prophylaxe einer frühen Rethrombosierung bekommt der Patient täglich 1,0 g Acetylsalicylsäure, beginnend 1 Tag vor dem Eingriff. Wir geben zum Abschluß kein Heparin, weil dieses das lokale Blutungsrisiko erhöht und vieles dafür spricht, daß Thrombozytenfunktionshemmung die entscheidende prophylaktische Maßnahme gegen Frühthrombose ist und nicht Antikoagulation.

Während wir früher Gesamtdosen von 70.000 − 120.000 E Streptokinase verwendet haben, streben wir jetzt an, mit 20 − 30.000 E auszukommen, um so das Risiko einer Blutung im System oder einer Mobilisierung von Embolien noch weiter zu verringern.

Ergebnisse

Die Frühergebnisse der ersten 322 so behandelten Fälle, eingeschlossen alle verzweifelten Behandlungsversuche in schweren Stadien IV, sind in Tab. 2 dargestellt. Bei 220 Patienten konnte primär eine Rekanalisation erreicht werden. In 62 Fällen kam es zu einem Frühverschluß innerhalb der ersten Tage. Bei 36 davon konnte ein zweiter Lyseversuch gemacht werden, der in 14 Fällen erfolgreich war. Bei 172 von 322 Patienten (= 53,4 %) blieben die rekanalisierten Gefäße über 2 Wochen durchgängig (Tab. 2). Die kumulative Durchgängigkeitsrate ist nach 3 Jahren mit 55 % befriedigend und vergleichbar mit jener von gefäßchirurgischen Maßnahmen in den gleichen Arteriensegmenten.

Die Aufschlüsselung des Krankengutes nach Art des Verschlusses (Thrombose oder Embolie) und Dauer des Bestehens ergab, daß thrombotische Verschlüsse der A.femoralis und A.poplitea bis zu einem Alter von 6 Monaten eine gute Chance haben gelöst zu werden, während embolische Verschlüsse nur innerhalb von 6 bis maximal 8 Wochen zur Auflösung gebracht werden konnten.

Mißerfolge und Komplikationen

Das Eindringen des Katheters in die Wand, was immer zum erfolglosen Abbruch des Eingriffs zwingt, war der häufigste Grund für einen primären Mißerfolg und geschah in fast 20 % der Behandlungsversuche. Wenn der Thrombus zu alt war (7 %) oder die Einführung des Katheters in

Tab. 2   Results of Local Low-Dose Thrombolytic Therapy in 322 Patients with Peripheral Arterial Occlusions

Location of Occlusion	No. of Patients	No. of primary Recanalizations	No. of early Reocclusion	No. of Recanalizations lasting > 2 weeks
Femoral and popliteal arteries with trifurcation open	226	172	48	124
Femoral and popliteal arteries involving trifurcation	90	45	14	31
Aortoiliac area	6	3	0	3
Totals second lysis	322 36	220	62	158 14
Totals	322			172 (53,4 %)

das angestrebte Gefäß nicht gelang (3 %), mußte der Eingriff ebenfalls erfolglos abgebrochen werden; ebenso, wenn sich herausstellte, daß die Basis des Verschlusses ein vorher nicht bekanntes Aneurysma war (0,6 %). In 3 Fällen, in denen die Ursache eines Verschlusses der A.poplitea eine Kompression von außen war, erreichten wir zwar zunächst Durchgängigkeit, aber nach Rückzug des Katheters kam es immer gleich wieder zum Verschluß. Durch nachfolgende Operation konnte in allen Fällen die Diagnose Entrapment-Syndrom bestätigt und die Strombahnbehinderung behoben werden.

Ein weiterer Teil der Mißerfolge geht auf das Konto von Komplikationen, die in Tab. 3 zusammengestellt sind. Die mit 4 % häufigste Komplikation bei lokaler Lysebehandlung segmentaler Femoralis- und/oder Popliteaverschlüsse war die Makroembolie, deren Auflösung durch sofortige erneute Infiltration des verschleppten Gerinnsels in 3/4 der Fälle gelang.

In einem Viertel der Fälle kam es jedoch zu anhaltender Veschlechterung der Durchblutung. Kritisch wird es immer, wenn durch lokale Lyse allein nicht ein ausreichend rascher Blutstrom zustande kommt, weil höhergradige, nicht mehr lysierfähige Stenosen fortbestehen und deshalb Katheterdilatation notwendig wird. In 3 % der Fälle kam es dadurch zu einer über das Maß des vorher bestehenden Verschlusses hinausgehenden Thrombosierung, die in 2 Fällen (0,4 %) eine Amputation notwendig machte.

Große lokale Hämatome waren mit 1,5 % relativ selten, was wir der Nichtverwendung von Heparin und einer guten manuellen Kompression bis zum vollständigen Stillstand der Blutung, und einem anschließenden Druckverband ohne Sandsack oder zusätzliche mechanische Kompression zu verdanken glauben.

Während bei den ersten 250 Patienten, die mit Gesamtdosen von 4000 – 180.000 E Streptokinase behandelt wurden, weder eine Blutung noch eine Embolie im System beobachtet wurde, kam es bei den nächsten 250 Behandlungen zu zwei cerebralen Blutungen und einer Nierenblutung, in jedem Fall ca. 10 Stunden nach der lokalen Applikation von 40.000 – 70.000 E und einmal zu einer zerebralen Embolie 6 Stunden nach dem Eingriff.

Von 500 mit lokaler niedrig dosierter Thrombolyse behandelten Patienten starben 4 in Verbindung mit dem Eingriff. Einer an einer wahrscheinlichen Dissektion der Bauchaorta, 12 Stunden nach erfolgreicher Lyse eines Femoro-poplitea-Verschlusses und einer nach cerebraler Blutung. Eine Patientin starb 4 Wochen nach Oberschenkelamputation, verursacht durch Verschlechterung der Durchblutung nach dem Eingriff. Ein Patient mit lange bestehender schwerer Ischämie entwickelte nach erfolgreicher Rekanalisation eines Femoro-poplitea-Verschlusses einschließlich aller Unterschenkelarterien ein irreversibles Tourniquet-Syndrom und starb. Gesamtmortalität demnach 0,8 %.

Gerinnung und Fibrinolyse im System

Bei Dosen bis zu 30.000 E Streptokinase konnten wir zwar eine geringe Aktivierung des fibrinolytischen Systems nachweisen, aber keine nennenswerte Fibrinogenolyse, gemessen am gravimetrisch bestimmten Fibrinogen und der Plasmathrombinzeit. Bei Dosen zwischen 30.000 und 70.000 E kam es nie zu einer Erhöhung der Plasmathrombinzeit auf mehr als das Doppelte des Ausgangswertes. Auch bei Dosen zwischen 70.000 und 120.000 E verlängerte

Tab. 3 Komplikationen bei 500 lokalen Lysebehandlungen

Makroembolien (lokal)	4 %
Makroembolien mit Verschlechterungen	1 %
Ausgedehnte Thrombose	3 %
Spasmus der Femoralarterie	0,2 %
Großes lokales Hämatom	1,5 %
Tiefe Beinvenenthrombose der behandelten Extremität	0,2 %
Läsion des N. femoralis	0,2 %
Zerebrale Blutung	0,4 %
Renale Blutung	0,2 %
Zerebrale Embolie	0,2 %
Dissektion der Bauchaorta (?)	0,2 %
Amputation wegen Komplikation	0,4 %
Letalität	0,8 %

sich in 80 % der Fälle die Thrombinzeit weniger als auf das Dreifache des Ausgangswertes, in 20 % der Fälle kam es aber zu einer einige Stunden anhaltenden Erhöhung der Plasmathrombinzeit darüber hinaus bis maximal auf das 9-fache. Zu einem gefährlichen Fibrinogenabfall ist es in Dosen bis 210.000 E Streptokinase nie gekommen. Der niedrigste Fibrinogenwert 4 Stunden nach Beendigung der Therapie betrug 148 mg %. Aus diesen Befunden ziehen wir den Schluß, daß versucht werden sollte, mit einer Gesamtstreptokinasedosis möglichst unter 30.000 E auszukommen, was in der Mehrzahl der Fälle möglich ist.

Indikationen zur lokalen niedrig dosierten thrombolytischen Therapie

Lokal niedrig dosierte thrombolytische Therapie ist die Behandlung der Wahl bei allen akuten, subakuten und chronischen bis zu (6 bis 8 und 12 Monate) alten thrombotischen Femoro-poplitea-Verschlüssen einschließlich der Trifurkation und bei allen embolischen Verschlüssen der gleichen Lokalisation, wenn die Embolektomie abgelehnt wird. Es ist jedoch wichtig zu wissen, daß Embolien in gesunden Arterien rascher organisiert werden als Gerinnsel in arteriosklerotischen Gefäßen und deshalb nur 4 bis max. 8 Wochen alte embolische Verschlüsse durch thrombolytische Therapie beseitigt werden können.

Segmentale Verschlüsse der A.femoralis und/oder der A. poplitea, die länger als 4 cm sind und für die transluminale Angioplastie mit dem Katheter allein in Erwägung gezogen wird, dürften eine bessere Chance auf anhaltenden Erfolg haben in Kombination mit lokal niedriger thrombolytischer Behandlung. Thrombolyse erleichtert die Passage des Führungsdrahtes und des Katheters durch die Occlusion infolge Aufweichung des Gerinnsels. Thrombolyse beseitigt den lysierfähigen Anteil des Verschlußmaterials, indem es ihn in normal fließendes Blut zurückverwandelt. Auf diese Weise kann in machen Fällen auf eine Katheterdilatation vollständig verzichtet werden, in vielen Fällen aber verbleibt nur eine kurzstreckige Stenose, die es erlaubt, die Dilatation auf ein kurzes Gefäßsegment zu beschränken und dadurch das Gefäßtrauma und das Risiko einer Rethrombosierung entscheidend zu verringern.

Lokale Thrombolyse ist schließlich indiziert in allen Fällen, in denen es bei primärer Katheterdilatation zu einer thrombotischen Verschlußkomplikation gekommen ist.

Mit lokaler Thrombolyse kann heute Patienten mit peripheren arteriellen Verschlüssen in einem Maße geholfen werden, wie mit keiner anderen koservativen Therapie.

Lokale Fibrinolyse mit Streptokinase

K. Hasler, K. Mathias, M. Geiger, J. Klink

Abteilung Innere Medizin I, Institut für Röntgendiagnostik des Universitätsklinikums Freiburg, Bundesrepublik Deutschland

Bei den Patienten mit einer peripheren arteriellen Verschlußkrankheit (AVK) ist die lokale Fibrinolyse mit Streptokinase unter Beachtung der Kontraindikationen eine erfolgreiche konservative Behandlungsmethode zur Wiederherstellung der arteriellen Strombahn mit nur geringer Komplikationsrate. Nach der Fibrinolysetherapie verbliebene Stenosen können in gleicher Sitzung mit einem Ballonkatheter dilatiert werden. Muß eine lokale Fibrinolysetherapie wegen aufgetretener Nebenwirkungen der Streptokinase abgebrochen werden, so dokumentieren unsere Kasuistiken auch eine erfolgreiche lokale Fibrinolysebehandlung mit Urokinase.

Patienten und Methodik

Patienten

84 Patienten im Alter von 33 bis 83 Jahren mit einer peripheren arteriellen Verschlußkrankheit (AVK), Stadien IIa/b − IV nach Fontaine wurden lokal fibrinolytisch behandelt. 90 % der AVK waren an der unteren Extremität lokalisiert. 58 Patienten waren Männer, 26 Patienten waren Frauen.

Methodik

Bei akuter Thrombose auf dem Boden einer Arteriosklerose wird mit der Seldinger-Technik ein Dilatationskatheter antegrad eingeführt und in den Thrombus vorgeschoben. Bei der Thromboembolie findet ein dünner Diagnostikkatheter F 5 Verwendung, um lokale Blutungen zu vermeiden.

Indikation und Kontraindikation

Die lokale Fibrinolysetherapie ist indiziert bei akuten, subakuten und chronischen thrombotischen femoropoplitealen Verschlüssen einschließlich der Trifurkation als auch bei embolischen Verschlüssen dieser Lokalisation, bei denen der Chirurg die Embolektomie ablehnt. Blutungsübel, Magen- Darmblutungen, Polytraumen, zerebraler Insult, Aneurysmen als Basis des arteriellen Verschlusses sind Kontraindikationen der lokalen Fibrinolysebehandlung.

Laborkontrollen

Fibrinogen (Methode nach Clauss), Reptilase- und Thrombinzeit werden bestimmt. Die „systemische Fibrinolyse" ist definiert als Fibrinogenkonzentration < 100 mg %.

Ergebnisse

Bei 18 von 20 Patienten mit kurzstreckigen arteriellen Verschlüssen konnte in 1 bis 4 Stunden mit 30 000 bis 160 000 IE Streptokinase der arterielle Verschluß eröffnet werden, s. Tab. **1** und **2**.
Bei 64 Patienten mit einem langstreckigen arteriellen Verschluß sowie in mehreren Gefäßetagen vorliegenden arteriellen Verschlüssen wurde eine Langzeitfibrinolyse über 6 bis maximal 92 Stunden mit einer Streptokinasedosis von 4800 IE pro Stunde, bzw. 30 000 bis 550 000 IE Streptokinase druchgeführt. Die Eröffnungsrate betrug 75 %. Bei 8 Patienten mußte die lokale Fibrinolysetherapie wegen Nebenwir-

Tab. 1 Arteriographische Befunde – lokale Fibrinolysetherapie der Patienten mit peripherer arterieller Verschlußkrankheit (AVK)

lokale Fibrinolyse AVK	Pat. n.	Erfolg n	%
Kurzzeitfibrinolyse	20	18	90
Langzeitfibrinolyse Streptokinase (SK)	56	40	75
SK + Urokinase (UK)	8	7	

Tab. 3 Häufikeit der „systemischen Fibrinolyse" bei der lokalen Fibrinolyse mit Streptokinase der peripheren arteriellen Verschlußkrankheit (AVK)

lokale Fibrinolyse AVK	systemische Fibrinolyse Fibrinogen <100 mg% (Clauss)
Kurzzeit- fibrinolysen n = 20	30 %
Langzeit- fibrinolysen n = 64	43 %

Tab. 4 Komplikationen unter der lokalen Fibrinolyse bei Patienten mit einer AVK

Komplikationen %	Pat. n	AVK akut n	AVK chron. n	AVK akut-chron. n
periphere Embolie	6	7	1	2	4
lokale Blutung	9	11	5	3	3

kungen der Streptokinase abgebrochen werden. Nachdem arteriographisch noch Thromben in den Arterien nachgewiesen wurden, setzten wir die lokale Fibrinolysetherapie mit Urokinase in einer Dosierung von 10 000 IE pro Stunde über 24 bis 48 Stunden fort, siehe Tab. 1 und 2.
Die nach der Fibrinolysetherapie verbliebenen Stenosen wurden in gleicher Sitzung katheterdilatiert. Die Nachbehandlung der Patienten mit AVK erfolgte in der Regel mit einem Thrombozytenaggregationshemmer.
Bei den Kurzzeitfibrinolysen wurden bei 30 % der Kasuistiken, bei den Langzeitfibrinolysen bei 43 % der Patienten eine „systemische Fibrinolyse" nachgewiesen (Tab. 3). Die beobachteten Blutungen unter der lokalen Fibrinolyse waren unabhängig von dem Auftreten einer „systemischen Fibrinolyse". Es trat insbesondere keine zerebrale Blutung auf trotz des hohen Patientenalters. Nur bei einem Patienten mußte wegen ausgedehnter lokaler Blutung in die Leiste und in die Geni-

Tab. 2 Dosierung und Dauer der lokalen Fibrinolysetherapie bei den Patienten mit einer AVK

lokale Fibrinolyse	Streptokinase (SK) Urokinase (UK)
Kurzzeitfibrinolyse (SK) 1–4 h	30 000 – 160 000 IE $\bar{X}$ = 83 000 IE 1 s = 31 000
Langzeitfibrinolyse 6– max. 92 h Streptokinase	4 800 IE / h 30 000 – 550 000 IE Gesamtdosis
Langzeitfibrinolyse 24–48 h Urokinase	10 000 IE / h 260 000 – 580 000 IE Gesamtdosis

talregion mit entsprechendem Hb-Abfall transfundiert werden. Die Blutungsrate betrug 9 %, während es bei 6 % der Patienten unter der lokalen Fibrinolyse mit Streptokinase zur peripheren Embolisierung kam (Tab. 4).

Diskussion

Frische und kurzstreckige thrombotische bzw. embolische arterielle Verschlüsse sind mit einer höheren Rate durch lokale Fibrinolysebehandlung mit Streptokinase zu eröffnen als ältere und langstreckige sowie sich über mehrere Gefäßetagen erstreckende periphere arterielle Verschlüsse. Die Erfolgsrate der lokalen Fibrinolysetherapie mit Streptokinase wird in der Literatur zwischen 70 bis 91 % angegeben, bei der intravenös systemisch verabreichten Streptokinasetherapie bei frischen arteriellen Verschlüssen mit 60 bis 80 %, während sie bei älteren Verschlüssen maximal bei 30 % liegt.
Nach den vorliegenden Ergebnissen ist die lokale Fibrinolysetherapie der AVK mit Streptokinase eine erfolgreiche konserva-

tive Behandlungsmethode mit wenigen Komplikationen. Keine der Komplikationen war lebensbedrohlich. Bei 9 % der Patienten wurden lokale Blutungen, bei 6 % der Patienten eine periphere Embolisierung unter der lokalen Fibrinolysetherapie mit Streptokinase beobachtet. Die Blutungen waren unabhängig vom Auftreten einer systemischen Fibrinolyse. Durch manuelle Kompression und lokalem Druckverband nach Katheterentfernung, sowie Bettruhe des Patienten konnten wir die zunächst höhere Blutungsrate von 14 % auf 9 % senken.

Wird die lokale Fibrinolysetherapie wegen Streptokinasenebenwirkungen abgebrochen, wie z. B. wegen Fieber, Schüttelfrost, Hämaturie, ausgedehnter lokaler Blutung, so kann die lokale Fibrinolyse mit Urokinase mit einer hohen Erfolgsrate fortgesetzt werden.

Local Low-Dose Thrombolytic Therapy of Peripheral Arterial Occlusive Disease

E. Minar, R.A. Ahmadi, H. Ehringer, L. Marosi, R. Schöfl, M. Czembirek, H. Czembirek

Division of Angiology First Department of Internal Medicine University of Vienna, Austria

Treatment of peripheral arterial occlusive disease by means of percutaneous transluminal angioplasty (PTA) – introduced in 1964 by *Dotter* and *Judkins* (4) – was improved in the following years by introducing a double-lumen balloon catheter (7), and the good early and late results (6,14) have established the indications for PTA (16). The transluminal catheter treatment was further improved in its therapeutic possibilities by combination with local low-dose thrombolytic therapy as described by *Hess* and coworkers (8) who have modified a method first reported by *Dotter* et al. in 1974 (5).

Patients and Methods

In the Department of Angiology of the 1stMedical University Clinic Vienna local low-dose thrombolytic therapy of peripheral arterial occlusions was performed in 46 patients between September 1982 and December 1983. The 27 male and 19 female patients ranged in age from 40 to 91 years (mean: 66). 32 patients were in stage II *(Fontaine)*, – 25 of them had a pain-free walking distance of less than 200 m *(Fontaine* stage IIb) –, 10 patients were in stage III and 4 in stage IV.

Both the femoropopliteal area and the iliac artery were treated by this method (Tab. 1). The time from the onset of symptoms to the administration of local low-dose thrombolytic therapy ranged from one week to twelve months (mean: 3 months).

The treatment was done according to the procedure reported by *Hess* (8). Under fluoroscopic control the catheter tip was first placed approximately 1 cm into the occluding clot, and 5000 units of streptokinase (SK) solution (containing 1000 I.U. SK/ml) were infiltrated. Every 5 – 10 minutes the catheter was advanced 1 cm further into the clot, administering 5000 I.U. of SK, respectively. The therapeutical procedure took 30 minutes to 3 hours, according to the length of the occlusion. The total

Tab. 1 Distribution and length of occlusion in 46 patients (in 3 patients occlusions of both femoral arteries were treated, and in 1 patient two sites of occlusions – femoral artery and distal popliteal artery involving trifurcation – were treated at the same time). Primary results of 50 catheter lyses.

Location of occlusion	Length of occlusion (cm)	No. of occlusions	No. of recanalizations	No. of failure
Common and external iliac artery	15 – 18	2	2	0
Femoral and/or popliteal artery with trifurcation open	< 5 5–10 >10	10 25 5	9 20 4	1 5 1
Femoral and/or popliteal artery involving trifurcation	< 5 5–10 >10	4 2 2	3 2 1	1 0 1

dose of streptokinase was between 40.000 and 150.000 units. When the catheter had reached the open lumen of the artery distal to the occlusion angiography was performed, and the remaining stenotic lesions – that were demonstrated angiographically in all but 4 patients – were treated immediately by catheter dilatation (*Olbert*-catheter).
All patients were given acetylsalicylic acid (ASA) 500 mg 2 (-3) x daily before the procedure, starting at least 3 days before local low-dose thrombolytic therapy, and during the first 4 days after the procedure a standard intravenous heparin therapy was given in all patients. Secondary prophylaxis of reocclusion was further done by application of platelet aggregation inhibitors (in most patients ASA 0.5 g twice daily) or by longtime anticoagulation with phenprocoumon (9 patients). Long term follow up was done by careful clinical evaluation of pulse status and auscultation and by Doppler pressure measurements. Reocclusions and severe restenoses were verified angiographically.

Results

Typical arteriograms might illustrate the results.
Fig. 1 shows the arteriograms of a 74-year-old man suffering from intermittent claudication for 8 weeks. A: before, B: after local lowdose thrombolytic therapy and C: after further catheter dilatation.

Fig. 2 shows the arteriograms A: before and B: after successful treatment of an occlusion of the common and external iliac artery. Reconstructive arterial surgery was impossible in this 91-year-old female patient with rest pain because of poor general condition.

Fig: 3 demonstrates the socalled aftereffects of thrombolysis in a 69-year-old man with rest pain since four weeks. Arteriograms A: before treatment, B: after application of 100.000 units of SK; C: after application of further 40.000 units, showing residual clots in the truncus tibiofibularis at the end of the procedure, disappearing D: 4 days later.

Fig. 4 demonstrates the arteriograms of a 68-year-old woman with rest pain since 2 months, A: before, B: after successful local thrombolytic therapy and catheter dilatation of occlusions of the distal femoral artery and popliteal artery involving trifurcation.

Fig. 5 summarizes the early and late results of local low-dose thrombolytic therapy in our patients. In 41 of 50 occlusions (= 82%) a primary recanalization could be achieved, and the mean ratio of ankle to

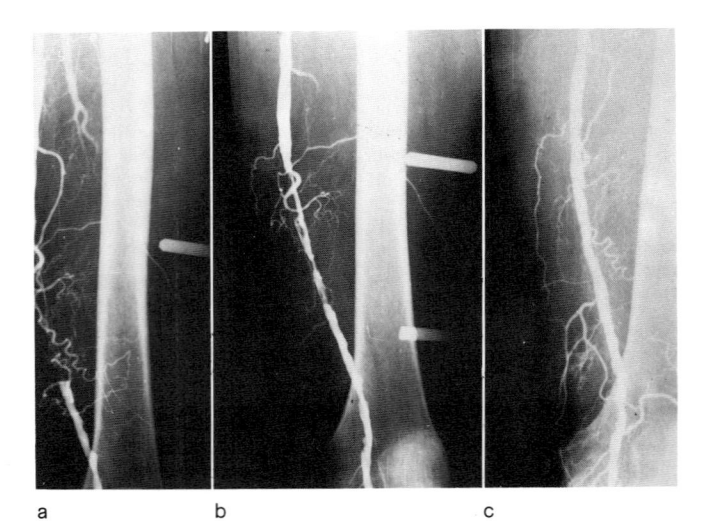

Fig. 1 Arteriograms of a 74-year-old man who suffered from intermittent claudication for 8 weeks a: before, b: after local low-dose thrombolytic therapy, and c: after further catheter dilatation.

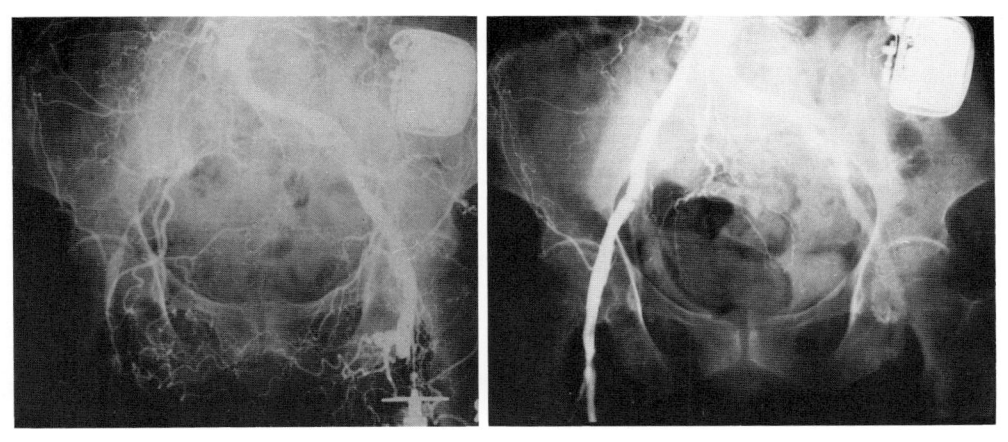

Fig. 2 Angiograms of a 91-year-old woman with rest pain. A: before, B: after successful treatment of an occlusion of the common and external iliac artery. Reconstructive arterial surgery was impossible in this patient because of poor general condition.

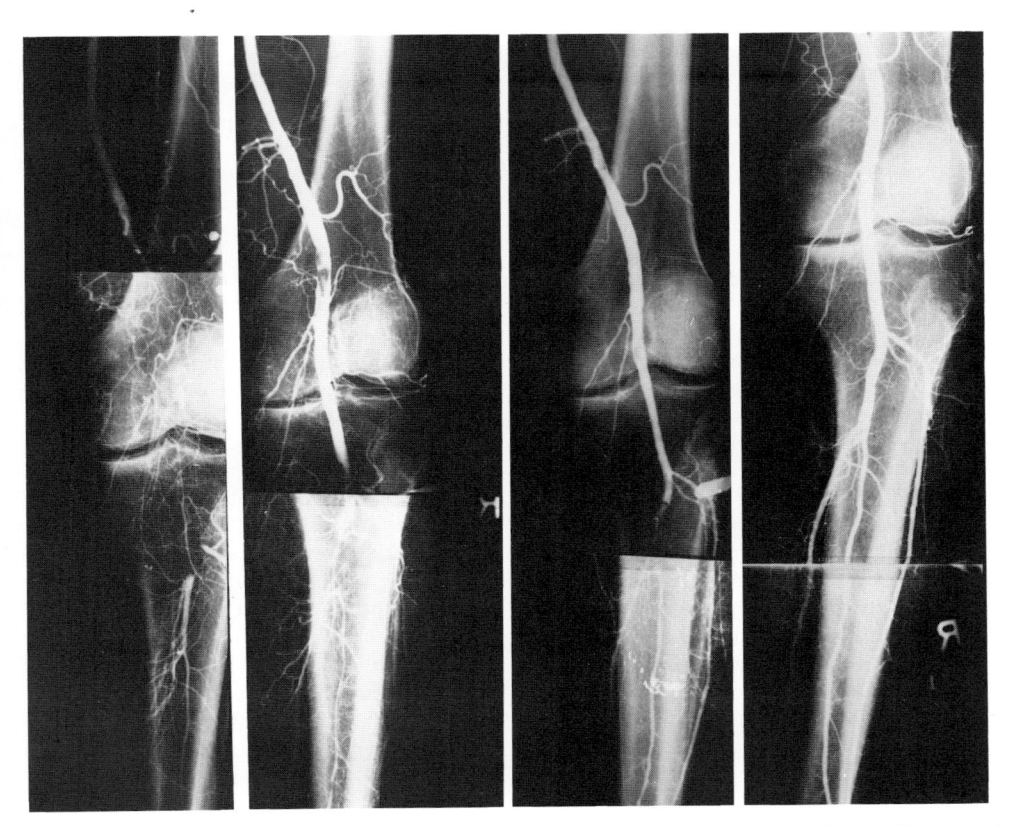

Fig. 3 Demonstration of the so-called aftereffects of thrombolysis in a 69-year-old man with rest pain since 4 weeks: A: before treatment; B: after application of 100.000 units of SK; C: after application of further 40.000 units, showing residual clots in the truncus tibiofibularis at the end of the procedure, disappearing D: 4 days later.

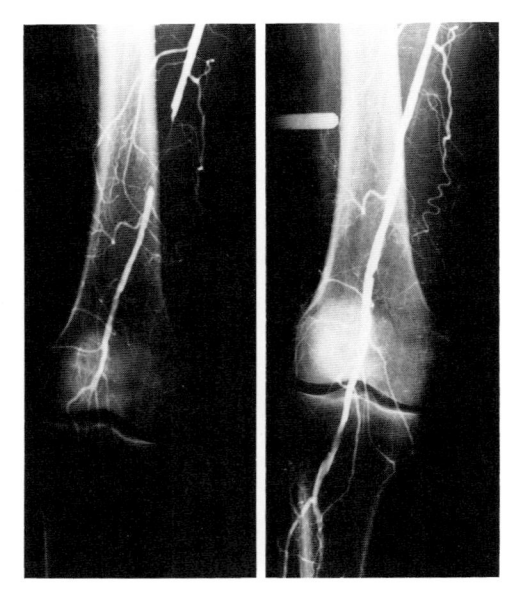

Fig. 4 Angiograms of a 68-year-old woman with rest pain since 2 months. A: before treatment, B: after successful local thrombolytic therapy and catheter dilatation of occlusions of the distal femoral artery and the popliteal artery involving trifurcation.

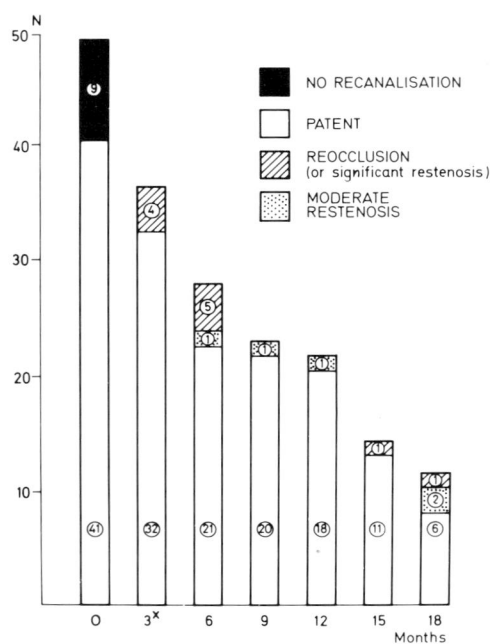

Fig. 5 Early and late results of local low-dose thrombolytic therapy in 46 patients with peripheral arterial occlusive disease. (*in 5 patients no controls)

arm pressure was improved from 0.44 to 0.89.
In 9 cases a recanalization could not be accomplished. 8 of these 9 patients had an age of occlusion of at least 5 months, and the mean duration of symptoms was with 7 months significantly longer compared to the successfully treated patients (2.2 months). The 9 patients in whom the procedure failed did not suffer a deterioration in condition. In 6 patients the occlusion could not be passed, mostly because of intramural route of the catheter.
In 5 patients early reocclusion occurred within two days because of insufficient recanalization, and in 2 of these 5 patients a permanent recanalization could be achieved within a few days by a second treatment with local low-dose thrombolytic therapy.
During a follow up period of up to 18 months reocclusion – or highgrade restenosis – occurred in 11 out of 46 patients at risk. They were observed mainly within the first six months. 4 of these 11 patients had discontinued the secondary prophylaxis shortly after the treatment, and 5 had not stopped smoking heavily.
There was no correlation between the site and length of occlusion or the duration of history on the one hand and the occurrence of a reocclusion on the other hand.
4 of the 11 patients with reocclusions after primarily successful local thrombolysis were treated by successful PTA, and 1 patient by a second local thrombolysis. 3 patients underwent surgery, and 3 were conservatively treated.
Complications of local thrombolysis included mainly thromboembolism and local bleedings, similar to systemic thrombolysis (10). Peripheral embolization at the site of the popliteal trifurcation occurred in 3 patients, and these macroemboli were dissolved completely in all of them by local infiltration of the thrombus with streptokinase. Considerable local hematomas at the site of arterial puncture in the groin were

observed in the majority of patients; a surgical removal of this local hematoma was necessary in only one patient, however.

Discussion

The important role of PTA in the treatment of stenotic and occlusive arterial disease has been established because of favourable early and late results and a low complication rate. However, the chances of success are smaller in occlusions of the femoropopliteal artery exceeding about 10 cm in length (2,11,16), especially when the trifurcation is involved. In acute and subacute occlusions up to 3 months duration the risk of embolic complications is enlarged. Therefore combination of low-dose fibrinolytic therapy and PTA was suggested in these patients, and the results published until now are very promising (1,3,9,12,13).

It can be assumed that thrombolysis softens the occluding mass and thereby facilitates the passage of the guide wire and the catheter. The lysable component is removed by thrombolysis, and the remaining stenoses can be removed by restricted catheter dilatation.

Local low-dose fibrinolytic therapy has extended the indications of the dilatation procedure, and possibilities of nonsurgical recanalization of peripheral arterial occlusions have increased by this therapeutic procedure also in our department. Because of the small effects on the fibrinolytic and coagulation system, local low-dose thrombolysis is possible also in patients in whom systemic lysis is contraindicated (9). A great advantage of local thrombolytic therapy is the possibility that thromboembolic complications occurring during the catheter treatment can be treated very effectively by infiltration of the embolus with the lytic agent so that surgical embolectomy will be necessary only in rare cases.

The complication rate of low-dose fibrinolytic therapy is very low, so that this therapeutic procedure should be considered as the primary therapy for the above mentioned indications, especially in patients who are in poor general condition with a high risk at operation.

It will be possible to improve the early and late results of this technique by the following points:
a) treatment of patients with a shorter duration of symptoms;
b) increasing experience with this method in specialized departments;
c) improvement of the catheters with the possibility of removal of larger thrombotic or embolic material (15);
d) improvement of the long-term patency rate by further developments in secondary prophylaxis.

Summary

Local low-dose thrombolytic therapy – in combination with perutaneous transluminal angioplasty – was performed in 46 patients (mean age: 66 years) with peripheral arterial occlusive disease. The treatment was done according to the procedure reported by *Hess*. In 41 of 50 occlusions (= 82 %) a primary recanalization could be achieved, and the mean ratio of ankle to arm pressure was improved from 0.44 to 0.89. In 9 patients a recanalization could not be accomplished. During a follow up period of up to 18 months reocclusion – or highgrade restenosis – occurred in 11 patients. Peripheral embolization at the site of the popliteal trifurcation occurred in 3 patients, and these macroembolies were dissolved completely in all of them by local infiltration of the thrombus with streptokinase.

References

(1) Ahmadi, R.A., H. Ehringer, E. Minar, L. Marosi, H. Czembirek, R. Koppensteiner: Transluminale Katheterdilatation und lokale Lyse bei peripherer arterieller Verschlußkrankheit. 4. Gemeinsame Jahrestagung der Angiologischen Gesellschaften der Bundesrepublik Deutschland, der Schweiz und Österreichs, Oktober 1983, Wien.

(2) Berkowitz, H.D., R.K. Spence, D.B. Freiman, C.F. Barker, B. Roberts, G. McLean, E. Ring: Long-term results of transluminal angioplasty of the femoral arteries. In: Percutaneous transluminal angioplasty (Eds.: C.T.Dotter, A. Grüntzig, W. Schoop, E. Zeitler); Springer-Verlag Berlin, Heidelberg, (1983) 175

(3) Brock, F.E., F. Nobbe, P. Hausding: Ergebnisse der regionalen Katheterlyse mit Urokinase bei chronisch arteriellen Verschlüssen älterer Patienten. 4. Gemeinsame Jahrestagung der Angiologischen Gesellschaften der Bundesrepublik Deutschland, der Schweiz und Österreichs, Oktober, 1983 Wien

(4) Dotter, C.T., M.P. Judkins: Transluminal treatment of arteriosclerotic obstruction: description of a new technique and the preliminary report of its application. Circulation 30 (1964) 654

(5) Dotter, C.T., J. Rösch, A.J. Seaman: Selective clot lysis with low-dose streptokinase. Radiology 111 (1974) 31

(6) Gailer, H., A. Grüntzig, E. Zeitler: Late results after percutaneous transluminal angioplasty of iliac and femoropopliteal lesions – a cooperative study. In: Percutaneous transluminal angioplasty (Eds.: C.T. Dotter, A. Grüntzig, W. Schoop, E. Zeitler); Springer-Verlag Berlin, Heidelberg (1983) 215

(7) Grüntzig, A., H. Hopff: Perkutane rekanalisation chronischer arterieller Verschlüsse mit einem neuen Dilatationskatheter. Dtsch. med. Wschr. 99 (1974) 2502

(8) Hess, H., A. Mietaschk, H. Ingrisch: Niedrig dosierte thrombolytische Therapie zur Wiederherstellung der Strombahn bei arteriellen Verschlüssen. Dtsch. med. Wschr. 105 (1980) 787

(9) Hess, H., H. Ingrisch, A. Mietaschk, H. Rath: Local low-dose thrombolytic therapy of peripheral arterial occlusions. New Engl. J. Med. 307 (1982) 1627

(10) Konecny, U., H. Ehringer, E. Minar, L. Marosi, M. Hirschl, R.A. Ahmadi: Nebenwirkungen der thrombolysetherapie der peripheren arteriellen Verschlußkrankheit mit Streptokinase (SK) und Urokinase (UK). In: F. Mahler, B. Nachbur (Eds.): Die zerebrale Ischämie und freie Mitteilungen der 3. Gemeinsamen Jahrestagung der Deutschen, Österreichischen und Schweizer Gesellschaft für Angiologie. Verlag Hans Huber, Bern (1984) 379–382

(11) Mahler, F., A. Gallino, P. Probst, B. Nachbur: Factors influencing early and late follow-up results after percutaneous transluminal angioplasty of the lower limb arteries. In: Percutaneous transluminal angioplasty (Eds.: C.T. Dotter, A. Grüntzig, W. Schoop, E. Zeitler); Springer-Verlag Berlin, Heidelberg (1983) 199

(12) Roth, F.J., G. Cappius, I. Schmidtke: Early experience of catheter lysis. In: Percutaneous transluminal angioplasty (Eds.: C. T. Dotter, A. Grüntzig, W. Schoop, E. Zeitler); Springer-Verlag Berlin, Heidelberg (1983) 154

(13) Schneider E., A. Bollinger, W. Siegenthaler: Primärergebnisse nach lokaler Thrombolyse kombiniert mit perkutaner transluminaler Angioplastie bei über 70jährigen Patienten mit amputationsgefährdeten Extremitäten. 4. Gemeinsame Jahrestagung der Angiologischen Gesellschaften der Bundesrepublik Deutschland, der Schweiz und Österreichs, Oktober 1983 Wien

(14) Schneider, E., A. Grüntzig, A. Bollinger: Long-term patency rates after percutaneous transluminal angioplasty for iliac and femoropopliteal obstructions. In: Percutaneous transluminal angioplasty (Eds.: C.T. Dotter, A. Grüntzig, W. Schoop, E. Zeitler); Springer-Verlag Berlin, Heidelberg (1983) 175

(15) Schneider, E., A. Bollinger, W. Siegenthaler: Die lokale Thrombolyse, kombiniert mit perkutaner, transluminaler Angioplastie bei akuten und subakuten Arterienverschlüssen. Früh- und Spätergebnisse. 90. Tagung der Deutschen Gesellschaft für Innere Medizin, Wiesbaden, April, 1984

(16) Schoop, W.: Indications for percutaneous transluminal Angioplasty: The angiologist's point of view. In: Percutaneous transluminal angioplasty (Eds.: C.T. Dotter, A. Grüntzig, W. Schoop, E. Zeitler); Springer-Verlag Berlin, Heidelberg (1983) 332

Effectiveness and Safety of Various Dosage Regimens of Streptokinase During Catheter lysis of Peripheral Arterial Occlusive Disease

V. Videčnik, M. Šurlan, D. Keber

University Clinical Center, University Institute of Gerontology – Internal Clinic Trnovo, Ljubljana, Yugoslavia

Introduction

Conventional systemic thrombolytic therapy with streptokinase in amounts of more then 100 000 units/hour in the treatment of acute or chronical arterial occlusions produces systemic hyperfibrinolytic state with considerable complication rate, especially severe bleeding. In the last decade several reports have dealt with the intraarterial local application of the low dose streptokinase (1–9). Due to the smaller total dose of streptokinase and the local application, complications were expected to be fewer than with systemic therapy. However, systemic activation of fibrinolysis was reported to occur quite often even with the small dose (1–3, 7, 9) and hemorrhage remains a possible complication. In the present study we tested the possibility that the use of even lower dose of streptokinase (i.e. less than 5 000 U/h) avoids systemic activation of fibrinolysis without diminishing therapeutic success.

Patients and Methods

58 patients (33 males, 25 females, mean age 69 years) were treated with the low dose streptokinase.
Diagnosis of occlusion was confirmed by angiography. The duration of the occlusion prior to the streptokinase therapy varied from 12 hours to 6 weeks.
In all cases surgeons refused to operate because of the location of occlusion or because of the serious clinical state of the patients.
The catheter F 5 or F 7 was introduced into the femoral artery.

To prevent retrograde propagation of thrombosis along the infusing catheter a coaxial catheter system was often used. In the case of occluded femoroiliacal segment the catheter was inserted from the opposite femoral artery. The catheter tip was placed as close as possible to occlusion or was placed into the thrombus.
Streptokinase, diluted in saline was given continuously using the infusion pump. Dose ranged from 3 750 – 7 500 units/hour (38 patients on 3 750, 20 patients on 5 000 – 7 500 units/hour). When coaxial system was used, heparin 300 units/hour was given via proximal catheter.
The duration of the infusion varied from 12 hours to 6 days (mean 3,1 days).
Lysis was controlled angiographically (injection via perfusion catheter) every day.
Blood samples were taken before and during treatment (every day) from the cubital vein and from affected artery via perfusion catheter. The following tests were performed: euglobulin clot lysis time (ECLT), fibrinogen, thrombin time and activated partial thromboplastin time (aPTT).

Results

Significant thrombolysis was established in 24 out of 58 treated patients, in 27 patients no angiographic changes were observed. In 11 out of these an improvement of clinical state was achieved and only 16 patients required ultimate amputation. In 7 patients the therapy had to be discontinued prematurely (Tab. 1).
There was small but significant decrease in

Tab. 1 Summary of the Location of the Occlusion and the results obtained

Location of Occlusion	No. of Patients	Results of Treatment				
		Comp. Recan.	Partial Recan.	Clinical Improv.	Amputation	Treatment Discon.
A. Fem. Spfc.	34	9	2	7	11	5
A. Poplit.	12	8		1	2	1
Aa. Crur.	5	2		1	2	
Fem. Poplit. Bypass	2		1	1		
A. Fem. Com.	2			1	1	
A. Iliaca Ext.	1					1
A. Iliaca Com.	1	1				
Arcus Palm. Aa. Digitales	1		1			
Total	58	20	4	11	16	7

ECLT during treatment (Tab. 2), the decrease being even more pronounced in the group of successfully treated patients. Coagulation tests were not influenced by different dose rate of streptokinase.
There was no difference in the rate of success between 3 750 and 5 000 – 7 500 units/hour.

Complications

Four minor and four major, most local haemorrhagic complications occurred and constituted the most serious complication of the treatment. There were significant changes in ECLT and thrombin time in patients with local haemorrhagic complications but these changes were only minor in absolute value.

There was only 1 out of 38 cases on 3 750 units/hour treatment that exhibited systemic activation of fibrinolysis, as evidenced by hypofibrinogenaemia of less than 30 % of original value. On the contrary, there were 3 out of 20 cases on 5 000 – 7 500 units/hour treatment exhibiting sys-

Tab. 2 Coagulation Tests ($\bar{x} \pm s$) in all patients performed before and during Streptokinase Treatment.

	Before Treatment		During Treatment	
	Venous Blood	Arterial Blood	Venous Blood	Arterial Blood
Euglobulin Clot Lysis Time (min)	186 ± 97	169 ± 78	114 ± 88[xxx]	85 ± 71[xxx]
Fibrinogen (g/l)	5.0 ± 1.5	4.7 ± 1.7	4.6 ± 1.5	4.4 ± 1.5
Thrombin Time (sek)	27.7 ± 12.7	26.6 ± 8.1	30.8 ± 8.2	35.7 ± 16.2
Activated partial Thromboplastin Time (sek)	42.4 ± 8.1	47.3 ± 12.2	42.1 ± 6.6	44.5 ± 12.1

[xxx] p 0,001

temic activation of fibrinolysis, one of them suffering intracranial haemorrhagia.

Conclusions

There was no difference in the rate of success between the dose rate of 3 750 and 5 000 – 7 500 units/hour of streptokinase. Taking into account also the high rate of systemic activation of fibrinolysis reported in literature, when doses of 5 000 units/hour or higher were used (1–4, 7–9), it seems that the dose rate of 3 750 units/hour is the limit beyond which systemic activation and hemorrhagic complications at a higher rate could occur.

The great variations in coagulation tests in individual patients on the same dose regimen stress the need for the careful laboratory monitoring of every case. Slight changes in ECLT, fibrinogen, aPTT and thrombin time prove that the lytic effect of streptokinase has been attained, but probably they do not mean that systemic activation has occurred. Abrupt fall of fibrinogen over several hours to less than 30% and prolongation of thrombin time and/or aPTT to more than twice probably mean systemic fibrinolysis due to plasminaemia. However, slow changes of these parameters over several days have not been evaluated: they do not necessarily mean the systemic activation but only exhaustion of several coagulation factors due to the local action of streptokinase. The best indicator of systemic activation of fibrinolysis in this case would probably be ECLT or whole plasma clot lysis. In any event, a patient with low fibrinogen and prolonged thrombin time and/or aPTT has some kind of haemorrhagic tendency even without systemic activation of fibrinolysis and should be treated accordingly.

References

(1) Becker, G.J. et al.: Low dose fibrinolytic therapy. Radiology *148* (1983), 663–670.

(2) Berni, G.A. et al.: Streptokinase treatment of acute arterial occlusion. Ann. Surg. *198* (1983), 185–191.

(3) Dotter, C.T. et al.: Selective clot lysis with low-dose streptokinase. Radiology *111* (1974), 31–37.

(4) Hargrove, W.C. et al.: Treatment of acute peripheral arterial and graft thromboses whith low-dose streptokinase. Surgery *92* (1982), 981–993.

(5) Hess, H. et al.: Niedrig dosierte thrombolytische Therapie zur Wiederherstellung der Strombahn bei arteriellen Verschlüssen. Dtsch. Med. Wschr. *105* (1980), 787–791.

(6) Hess, H. et al.: Niedrig dosierte thrombolytische Therapie und Kateterdilatation. Verhandlungen der Deutschen Gesellschaft für innere Medizin. 87 Band. Bergman, München (1981), 357–360.

(7) Katzen, B.T., A. Van Breda: Low-dose streptokinase in the treatment of arterial occlusions. Am. J. Rentgenol. *136* (1981), 1171–1178.

(8) Mori K.W. et al.: Selective streptokinase infusion: clinical and laboratory correlates. Radiology *148* (1983), 667–682.

(9) Totty, W.G. et al.: Low-dose intravascular fibrinolytic therapy. Radiology *143* (1982), 59–69.

Treatment of Acute Peripheral Arterial and Graft Thromboses with Intra-Arterial Infusion of Urokinase and Lys-Plasminogen

J.F. Vitoux, M. Roncato, J.M. Pernes, J.N. Fiessinger, M. Aiach, M.D. Vandenbroek, J.C. Gaux

Chaire de Clinique Médicale et de Pathologie Vasculaire, Laboratoire d'Hémostase, Service de Radiologie Vasculaire. Hôspital Broussais, Paris, France, Laboratoire Choay, Paris, Fance

The intra-arterial administration of thrombolytic agents is intended to limit the circulating plasmin concentration and thus systemic complications of thrombolytic therapy (2). Small doses of streptokinase (5 000 units/hour) are frequently used but rapidly induce proteolytic activity in the circulating blood. (1, 5, 6).
Our preliminary findings (3, 4) indicate that the combination of urokinase and lys-plasminogen develops a thrombolytic effect comparable with that of streptokinase despite moderate circulating plasmin levels. We report on our actual results.

Materials and Methods

Twenty-seven patients (10 women and 17 men) with a mean age of 68.5 years (range 21 to 88) were treated.
In every case the acute arterial occlusion was less than one month old and surgery had been rejected. Each patient had severe ischaemia and no known contraindications to anticoagulant or thrombolytic therapy. The mean age of the obstruction was 10 days but twenty patients were treated within the first two weeks. Sensory-motor ischaemia was present in half of the patients. Two patients could not be treated under the protocol because the catheter could not be properly placed. One of these patients developed an acute occlusion of the controlateral popliteal artery as a result of the catheterisation.
Hence, 25 cases are included in the results:
  9 cases of distal superficial femoral artery occlusion
  8 cases of proximal superficial femoral artery occlusion
  3 cases of iliac artery occlusion and
  5 cases of polytetrafluoroethylene (PTFE) bypass occlusion.

The catheter was applied to the occluded site by the homolateral route in 13 cases, controlaterally in 9 cases and by the axillary route in 3 cases.
The continuous infusion of urokinase was begun as soon as the catheter was in place, at the rate of 1 000 units/kg/hour. This infusion was interrupted every 30 minutes for a 15 microkatal bolus injection of lys-plasminogen. Concurrent treatment with intravenous heparin in effective doses was administered systematically. The treatment sequence lasted 4 hours. The catheter was mobilized on the basis of clinical developments and angiographic findings. The mean duration of treatment was 11.5 hours and a mean of 18 vials of lys-plasminogen were injected.
Biological tests were carried out before initiation of therapy and at 4-hour intervals. These tests included assays of fibrinogen, plasminogen, alpha-2-antiplasmin and fibrin degradation products (FDP) as well as heparin therapy monitoring tests.

Results and Discussion

The results were defined in terms of three categories:
  "Success" in case of angiographic repermeation and clinical recovery
  "Failure" in case of lack of angiographic improvement or clinical recovery

Early results

The thrombolytic therapy was successful in 14 patients (56 %) but thrombosis recurred within 3 days in 3 patients, in 2 cases because of the poor state of the downstream vascular bed and in the third case because of persisting severe stenosis of the superficial femoral artery.

The treatment failed in 4 patients. One patient had venous gangrene affected both legs, two patients prematurely pulled out the axillary catheter and one patient had vessel's dissection masked by the occlusion.

Partial improvement occurred in 7 cases.

Tab. 1 Overall Results – 25 Patients

Early Results	
Success	14 (56 %)
Partial	7 (28 %)
Failure	4 (16 %)

Rethrombosis (within 72 hours)	
3 success	
2 partial	5 (20 %)

Long-Term Results (mean 5 months follow-up)	
Success	11 (44 %)
Adjuvant Surgery	9 (36 %)
Amputation	3 (12 %)
Death	2 (8 %)

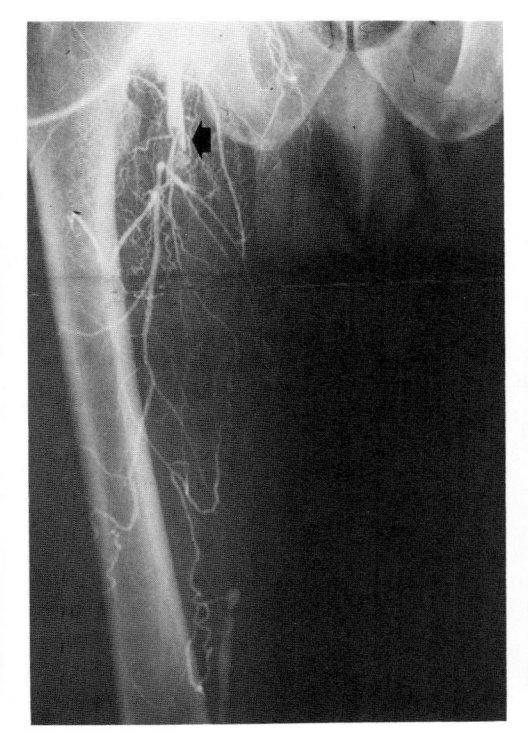

Fig. 1 a Three-day old acute proximal superficial femoral artery occlusion (see the blind alley at the top of the radiogram) in a man of 71 years of age.

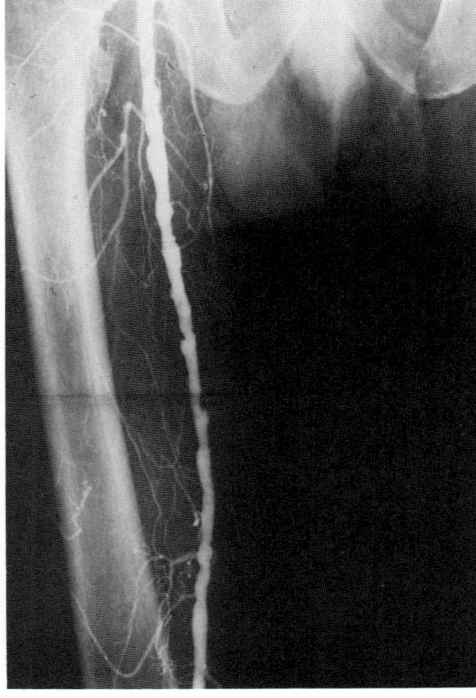

Fig. 1 b State after 11 hours of intra-arterial therapy completed by a percutaneous transluminal angioplasty of the distal femoral superficial artery. Permeability remained for a post-treatment period of 7 months.

Long-term results

These results reflect a mean follow-up time of 5 months (Tab. 1). Vascular permeability was maintained in 11 patients (44 %). One of them had percutaneous transluminal angioplasty (PTA) performed immediately after thrombolytic therapy (Fig. **1a** + **1b**).
In 3 patients amputation was necessary (including one case of an early thrombosis recurrence).
2 patients died from complications of ischaemic disease but deaths were unrelated to the treatment.
9 patients had a complementary surgical procedure.
These results are comparable with those reported with locally administered streptokinase (1, 5, 6).

Complications

Distal embolism occurred in 3 cases and regressed in 2 under heparin therapy. Three patients had haematomas in Scarpa's triangle; only one of them, who previously had thrombocytopenia, required transfusions (Tab. 2).
The thrombolytic treatment used in this study was well tolerated and appeared to be less complicated than streptokinase therapy. Becker reported complications in 15.7 % of streptokinase-treated patients, including one cerebral haemorrhage. *Hargrove* reported a cerebral haemorrhage and 5 haematomas for 17 patients.
Proteolytic activity in the circulating blood was limited, as demonstrated by fibrinogen concentrations which never decreased below 1 g/l and remained above 2 g/l in 23 patients.
Thus, the findings of this study assess the value of lys-plasminogen and urokinase combination. The low rate of complication with this treatment is probably according to the low circulating plasmin levels.
The problems of adjunctive treatment measures such as angioplasty and especially, the complications of the route of catheterisation, remained important.

Tab. 2 Complications

Directly related to thrombolytic therapy	n = 25
Distal embolism	3 (12 %)
Local haematoma	3 (12 %)
Secondary to catheterisation procedure	n = 27
Failure of procedure	1 (3.7 %)
Failure of procedure complicated by controlateral embolism	1 (3.7 %)

References

(1) Becker, G.J., F.E. Rabe, B.D. Richmond, R.W. Holden, H.Y. Yune, R.S. Dilley, N.U. Bang, J.L. Glower, E.C. Klatte: Low dose fibrinolytic therapy. Radiology 148 (1983), 663–670.

(2) Fiessinger J.N., M. Aiach, L. Capron, M. Devanlay, M. Vayssairat, Y. Juillet: Effect of local urokinase on arterial occlusion of lower limbs. Thrombosis Haemostasis (Stuttgart) 45 (1981), 230–232.

(3) Fiessinger, J.N., M. Aiach, M. Roncato, C. Debure, J.C. Gaux: Critical ischaemia during heparin-induced thrombocytopenia. Treatment by intra-arterial streptokinase. Thrombosis Research 33 (1984), 235–238.

(4) Fiessinger, J.N., M. Roncato, J.C. Gaux, J.F. Vitoux, M. Aiach, M.D. Vandenbroek: Intra-arterial infusion of Urokinase-Lys-Plasminogen in arterial ischaemia of lower limbs. In Proceedings of the 7th International Congress on Fibrinolysis. 1984, March 27–30, Venezia. (In Press).

(5) Hargrove W.C., C.F. Barker, H.D. Berkowitz, L.J. Perloff, G. McLean, D. Freiman, E.J. Ring, B. Roberts: Treatment of acute peripheral arterial and graft thromboses with low-dose streptokinase. Surgery 92 (1982), 981–993.

(6) Hess H., H. Ingrisch, A. Mietaschk, H. Rath: Local low dose thrombolytic therapy of peripheral arterial occlusions. N Engl J Med. 307 (1982), 1627–1630.

Ergebnisse nach selektiver Katheterlyse und konsekutiver perkutaner transluminaler Angioplastie bei segmentalen und langstreckigen arteriellen Verschlüssen

E. Pilger*, J. Lammer°, E. Justich°, S. Sailer*, H. Bertuch*

Medizinische Universitätsklinik Graz* und Universitätsklinik für Radiologie Graz°, Österreich

Einleitung

Die lokale fibrinolytische Therapie peripherer arterieller Verschlüsse erfolgte zunächst in Form von kontinuierlichen Infusionen von Streptokinase für die Dauer von bis zu 14 Tagen (1, 2, 5). Bei der selektiven Katheterlyse nach *Hess H.* et al. (3) sind die Therapiedauer und der Streptokinaseverbrauch wesentlich geringer. Dadurch wird auch die Gefahr einer lokalen oder systemischen Blutungskomplikation drastisch reduziert. Diese Methode scheint eine wertvolle Ergänzung der bisherigen Rekanalisationsverfahren bei obstruierten Arterien zu sein. Die selektive Katheterlyse mit niedrig dosierter Streptokinase wird in Zusammenarbeit an der Medizinischen Universitätsklinik und der Universitätsklinik für Radiologie in Graz angewandt. Im folgenden sollen die ersten Ergebnisse vorgestellt werden.

Patienten und Methodik

Als Indikation für eine selektive Katheterlyse galt eine PAVK im Stadium II – IV mit einer maximalen Anamnesedauer von 12 Monaten, wobei weder eine systemische Fibrinolyse noch eine chirurgische Rekonstruktion möglich waren.

Patientenalter – x (min/max) = – 58,2 (38/73)
Geschlecht – mask/fem = – 16/9
Thrombus/Embolie – 25/0
Anamnesedauer – x (min/max) = – 39, Mo (8 Tage/12 Monate)
Verschlußlänge – x (min/max) = – 21,8 cm (5/65)

Ein Angiographiekatheter (5F) wurde bei distalen Verschlüssen der A. femoralis und/oder der A. poplitea antegrad, bei proximalen Verschlüssen der A. femoralis und/oder der A. iliaca mittels "cross over" Technik über die Aortenbifurkation bis an die Obstruktion vorgeschoben, und 5 ml einer Streptokinaselösung (1 250 IE/ml) appliziert. In weiterer Folge wurden jeweils nach 3 – 5min 2 ml der SK-Lösung appliziert und der Katheter weiter geschoben bis das freie Gefäßlumen erreicht oder ein Weiterschieben des Katheters unmöglich wurde.

Ergebnisse

Thrombolysedauer – x (min/max) – 2,3 h (30 min/7 h)
SK-Dosis (gesamt) – x (min/max) – 70 000 IE (70 000 – 185 000)

Nach erfolgreicher Thrombolyse kamen jeweils eine oder mehrere Stenosen als primäre Ursachen des thrombotischen Verschlusses zur Darstellung, die in allen Fällen durch die konsekutive PTA weitgehend beseitigt werden konnten. Die Antikoagulation erfolgte zunächst mit Heparin (500 IE/h während des Eingriffes, 1 000 IE/h nach Abschluß) und anschließend mit Dicoumarol (Tab. **1**, Abb. **1**).

Tab. 1 Ergebnisse

	n	primäre Rekanalisation	offen nach 1 Woche	offen nach 4 Wochen
Verschlüsse bis 15 cm	17	13 (76,4 %)	12	12 (70,5 %)
Verschlüsse 16–65 cm	8	6 (75 %)	5	5 (62,5 %)
gesamt	25	19 (76 %)	17	17 (68 %)

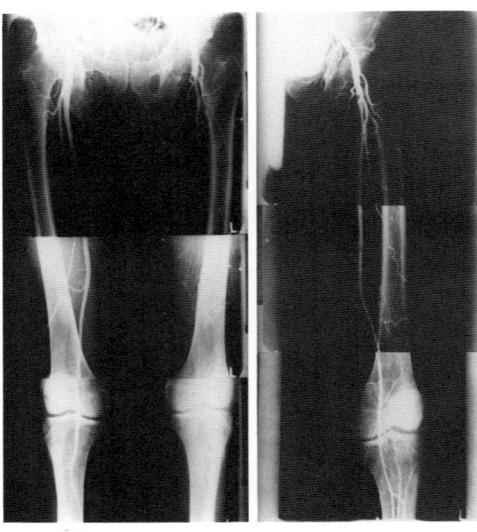

Abb. 1 W.J. mask., 58a: PAVK III-IV seit 3 Monaten, Verschlußlänge 65 cm, Dauer des Eingriffes 7 h, SK-Dosis 185 000 IE
a) vorher b) nach selektiver Katheterlyse und PTA

Komplikationen und Nebenwirkungen

Subintimale Dissektion mit Abbruch 4
periphere Embolie (nachfolgende vollständige Lyse) 3
periphere Embolie (nachfolgende Embolektomie bzw. Verschlechterung der Durchblutungssituation) 0
Gefäßspasmus 1
subkutanes Hämatom an der Punktionsstelle 1
Frührezidiv (innerhalb von 24 h) 1

Diskussion

Die vorliegenden Ergebnisse entsprechen weitgehend den von *Hess* et al. (4) publizierten Erfahrungen. Mit dieser Technik gelang nicht nur die Beseitigung segmentaler arterieller Obstruktionen, sondern auch langstreckige Verschlüsse mit einer max. Länge von 65 cm konnten erfolgreich lysiert werden. Ein Langzeiterfolg darf jedoch nur dann erwartet werden, wenn es gelingt, die meist für den thrombotischen Verschluß verantwortlichen Stenosen mittels konsekutiver PTA zu beseitigen. Ein Thrombusalter von mehr als 8–12 Monaten, die fehlende Sondierbarkeit des obstruierten Abschnittes und ein mangelhafter peripherer Abstrom scheinen die limitierenden Faktoren einer selektiven Katheterlyse zu sein. Neben der niedrigen Komplikationsrate sehen wir den wesentlichsten Vorteil dieser Technik darin, daß bei der Mehrzahl jener Patienten, die für eine systemische Fibrinolyse oder eine chirurgische Gefäßrekonstruktion nicht in Frage kommen, eine Rekanalisation mittels lokaler niedrig-dosierter Streptokinase möglich ist.

Literatur

(1) Dotter CT., J. Rösch, AJ. Seaman: Selective clot lysis with low-dose streptokinase Radiology 111 (1974), 31–37

(2) Dembski IC., E. Zeitler: Selective arterial clot lysis with angiography catheter In: Zeitler E., Grüntzig A., Schoop W., eds. Percutaneous vascular recanalization: technique application, clinical results, Springer-Verlag, Berlin (1978), 157–159

(3) Hess H., A. Mietaschk, H. Ingrisch: Niedrig dosierte thrombolytische Therapie zur Wiederherstellung der Strohmbahn bei arteriellen Verschlüssen. Dtsch med Wschr 105 (1980), 787–791

(4) Hess H., H. Ingrisch, A. Mietaschk, H. Rath: Local low-dose thrombolytic therapy of peripheral arterial occlusions. N Engl J Med 307 (1982), 1627–1630

(5) Katzen BT., A. van Breda: Low dose streptokinase in the treatment of arterial occlusions. AJR 136 (1981), 1171–1178

Langzeitergebnisse lokaler niedrig dosierter Thrombolyse arterieller Embolien (der unteren Extremitäten)

P. v. Bilderling[1], H. Stiegler[2], A. Mietaschk[1], H. Ingrisch[3], H. Hess[1]

1 Medizinische Poliklinik der Universität München,
2 Dritte Medizinische Klinik, Krankenhaus München Schwabing,
3 Radiologische Klinik und Poliklinik der Universität München,
 Bundesrepublik Deutschland

Einleitung

Seit der Einführung der Katheterembolektomie nach *Fogarty* im Jahre 1963 gilt diese Methode beim akuten embolischen Gefäßverschluß der Extremitäten als Therapiemaßnahme der ersten Wahl. Seit *Martin* et al. 1969 (5) über therapieinduzierte Embolien als Komplikation einer systemischen Thrombolysebehandlung embolischer Verschlüsse berichtete, boten sich bislang auch keine alternativen Behandlungsverfahren an. *Gryska* et al. (2) berichten 1983 erstmals über die kombinierte Anwendung von Embolektomie und lokaler Thrombolyse, nachdem es im Anschluß an einen mehrmaligen Embolektomieversuch postoperativ zum thrombotischen Verschluß kam. Die intra-arterielle Streptokinasegabe in den nach Embolektomie entstandenen Thrombus führte zur bleibenden Rekanalisierung. In unserer Klinik wurden seit 1980 500 Patienten mit Arterienverschlüssen der unteren Extremitäten mit der niedrig dosierten lokalen Thrombolyse behandelt. Es lag in 57 Fällen ein embolischer Verschluß der unteren Extremität vor, der durch lokale Gabe von Streptokinase behandelt wurde.
Auf der Suche nach einer Alternative zur Embolektomie stellen wir die Ergebnisse einer Langzeitkontrolle von 57 Patienten nach lokaler Thrombolyse embolischer Verschlüsse der unteren Extremität vor.

Patientengut und Methode

57 Patienten (35 ♂, 22 ♀, mittleres Alter 71 Jahre) mit embolischen Verschlüssen der unteren Extremitäten, die zwischen 7 Stunden und 12 Wochen bestanden, wurden im Zeitraum von 1980 bis 1984 mit lokaler Thrombolyse behandelt.
Bei 53 % der Patienten bestanden Nekrosen (n = 6) bzw. Ruheschmerz (n = 24).
Bei 45 % (n = 26) bestand eine hochgradige Einschränkung der Gehstrecke entsprechend Stadium IIb nach Fontaine (n.F.).
1 Patient wurde wegen intermittierendem Hinken entsprechend Stad. IIa n.F. behandelt.
In diese Studie wurden nur Patienten aufgenommen, bei denen aus Anamnese und Klinik, den technischen Befunden wie EKG, Echokardiogramm, Oberbauchsonogramm und Arteriogramm die Diagnose Embolie gestellt werden konnte.
Der Eingriff wurde in der von *Hess* (3) beschriebenen Weise vorgenommen, wobei aufgrund der Genese des Verschlusses auf eine Dilatation verzichtet wurde, auch wenn nicht alles Material in einer Sitzung lysiert werden konnte. Der Katheter wird dabei bis zum proximalen Ende des embolischen Verschlusses vorgeschoben. Hier wird beginnend mit 1 000 I.E. Streptokinase infiltriert. In Intervallen von 5 bis 10 Minuten wird der Katheter zentimeterweise im Embolus vorgeschoben und je-

weils die gleiche Menge Streptokinase infiltriert. Zur Vermeidung peripherer Makroembolien sollten bei weniger langen Verschlüssen die Intervalle länger sein, damit der proximale Anteil weitestgehend aufgelöst ist, bevor das distale Verschlußende lysiert wird.

Die fibrinolytische Aktivität wurde während und nach der lokalen Thrombolyse gemessen: bis zu einer Dosierung von 30 000 I.E. Streptokinase fanden wir keine erhöhte Fibrinolyse im System. Um die eingangs erwähnten embolischen Komplikationen zu vermeiden, wurde die anfänglich verwendete Dosierung von 60–70 000 I.E. Streptokinase je Eingriff auf 30–40 000 I.E. reduziert.

Um einer Rethrombosierung vorzubeugen, wurde Colfarit® in einer Dosis von 2 bis 3 × 0,5 g täglich beginnend am Tag vor dem Eingriff und während der ersten zwei Wochen nach dem Eingriff gegeben.

Zur Emboliprophylaxe wurde zwei Tage nach der lokalen Lyse eine Dauerantikoagulation mit Cumarin eingeleitet und ein Quickwert zwischen 15 und 25 % angestrebt.

Bei jedem Patienten wurde spätestens 14 Tage nach gelungener Thrombolyse ein Kontrollangiogramm erstellt.

Bei den weiteren Nachuntersuchungen wurde ein genauer angiologischer Status erhoben und sowohl bei allen Patienten mit Restgerinnseln im vorangegangenen Arteriogramm, mit der Frage nach einer Spätlyse, als auch bei Verdacht auf eine Verschlechterung erneut arteriographiert.

Ergebnisse

Von den 57 Patienten konnte bei 44 Patienten (77,2 %) die Strombahn primär erfolgreich wiederhergestellt werden, bei 13 Patienten gelang dies nicht, bedingt durch das Alter der Embolie oder das Abweichen des Katheters in die Gefäßwand. Die *Abhängigkeit des Lyseerfolges vom Alter der Embolie* ist in Tab. 1 dargestellt: Von den 44 Patienten, deren Embolie jünger als 4 Wochen war, ließ sich in 36 Fällen (81,8 %) eine lokale Thrombolyse erzielen, während bei den 13 Patienten, bei denen der Verschluß länger als 4 Wochen bestand, der Eingriff nur in 8 Fällen (61,5 %) primär erfolgreich war.

Bei 3 Patienten erfolgte der Eingriff an beiden Beinen, wobei es in einem Fall zu einem einseitigen Reverschluß am nächsten Tag kam. *Abhängigkeit des primären Lyseerfolges von der Lokalisation* des embolischen Verschlusses: Bei 40 Patienten (70,2 %) war von dem embolischen Verschluß die A. poplitea und die Trifurkation der Unterschenkelarterien betroffen, hier ließ sich nur bei 7 Patienten (17,5 %) die Strombahn nicht rekanalisieren.

Bei 10 Patienten lag ein segmentaler Verschluß der A. femoralis superficialis und zusätzlich ein Verschluß der A. poplitea vor; hier war die Lyse bei 4 Patienten (40,0 %) nicht erfolgreich. Bei 7 Patienten bestand ein isolierter A. femoralisverschluß, wobei bei 2 Patienten (28,6 %) keine Rekanalisierung gelang.

Insgesamt kam es zu zwei schwerwiegen-

Tab. 1 Abhängigkeit des Lyseerfolges von der Dauer des Bestehens des embolischen Verschlusses

Alter der Embolie	Anzahl der Patienten	mit Erfolg		nicht lysierbar	Reverschluß		durchschnittliche Nachbeobachtungszeit und Extremwerte
	n	n	%	n	n	Zeitpunkt	
7 Std.–7 Tage	7	5	71	2	1	2 Tage	8 Mo. (2–18 Mo.)
1–2 Wochen	22	20	91	2	1 + 1 Pat. p.o. Tourniquet verstarb am 2. p.o. Tag	3,5 Mo.	11 Mo. (2–36 Mo.)
3–4 Wochen	15	11	73	4	2	Je nach 4 Wochen	16 Mo. (1–30 Mo.)
5–6 Wochen	4	3	75	1	0		8 Mo. (1–12 Mo.)
7–12 Wochen	9	5	56	4	0		20 Mo. (18–31 Mo.)

Tab. 2 Ergebnis der Nachkontrolle n = 34* – (Mittlere Beobachtungsdauer 16 Monate)
* von den 44 ursprünglich erfolgreich lysierten Patienten waren
 – 8 zwischenzeitlich verstorben
  (7 nicht in zeitlichem u. kausalem Zusammenhang mit der Lyse)
  (1 einen Tag nach der Lyse infolge Tourniquet-Syndrom)
 – 2 waren nicht erreichbar.

	n	%	Klinischer Befund
Wiedereröffnetes Gefäßsegment weiterhin durchgängig	30	89	Bei allen Patienten unverändert im Vergleich zum Primär-Ergebnis
Reverschluß	4	11	1 x Asymptomatischer Reverschluß 1 x Stad. III → n. Lyse: Stad. I → n. Reverschluß Stad. IIb 1 x Reverschluß → OP n. Fogarty → Stad. I 1 x Reverschluß → Amputation
Gesamt	34	100	

den Komplikationen: ein Patient mit 10 Tage alter kompletter Ischämie entwickelte ein Tourniquetsyndrom, das 2 Tage nach der lokalen Thrombolyse zum Tode führte.
Bei einem anderen Patienten kam es nach dem Eingriff zu einem ausgedehnten Hämatom, das operativ ausgeräumt werden mußte. Der Lyseerfolg wurde dadurch nicht beeinträchtigt.
Langzeitergebnis und Symptomatik sind in Tab. 2 dargestellt: Von den 44 primär erfolgreich behandelten Patienten konnten nach einer mittleren Beobachtungsdauer von 16 Monaten (1 bis 38 Monate) *34 Patienten* nachuntersucht werden.
8 Patienten waren zwischenzeitlich verstorben: 7 nicht im Zusammenhang mit und mehr als 1 Monat nach dem Eingriff.
2 Patienten erschienen nicht zur Nachuntersuchung.
30 Patienten (89 %) zeigten ein weiterhin durchgängiges Gefäßsystem, die Besserung der klinischen Symptomatik blieb in allen Fällen bestehen: 28 Patienten mit anhaltend uneingeschränkter Gehstrecke (Stad. I n.F.), 2 Patienten mit anhaltender Verbesserung ihrer Gehstrecke auf mehr als 200 m (Stad. IIa n.F.).
4 Patienten (11 %) zeigten einen Reverschluß: davon blieb 1 Reverschluß asymptomatisch (Stad. I n.F.), 1 Reverschluß führte zwar erneut zu intermittierendem Hinken, jedoch blieb eine Verbesserung der ursprünglichen Symptomatik bestehen (vorher Stad. IIb, nach Reverschluß Stad. IIa n.F.); bei 2 Patienten, bei denen es nach Ablauf von 2 Tagen zu Reverschlüssen gekommen war, verschlechterte sich die Symptomatik perioperativ nicht über den Aufnahmebefund hinaus (Stad. III n.F.).
Von den 34 Nachuntersuchten zeigte bei 6 Patienten das Kontrollangiogramm 1 bis 14 Tage nach der Lyse noch Restthromben im ehemals verschlossenen Segment; wie oben beschrieben, wurden diese Patienten erneut nachangiographiert. In allen 6 Fällen konnten die zuvor beschriebenen Wandveränderungen nicht mehr nachgewiesen werden.
Die Abbildungen demonstrieren diese verzögerte Wirkung einer lokalen Thrombolyse:
Bei einem 70jährigen Patienten zeigte das Ausgangsangiogramm einen langstreckigen embolischen Verschluß der linken A. femoralis superficialis mit Wiederauffüllung proximal des Adduktorenkanals und Verschluß der A. poplitea in Kniegelenkshöhe einschließlich der Trifurkation (Abb. 1). Diese Embolie hatte der Patient vermutlich vom flimmernden erweiterten

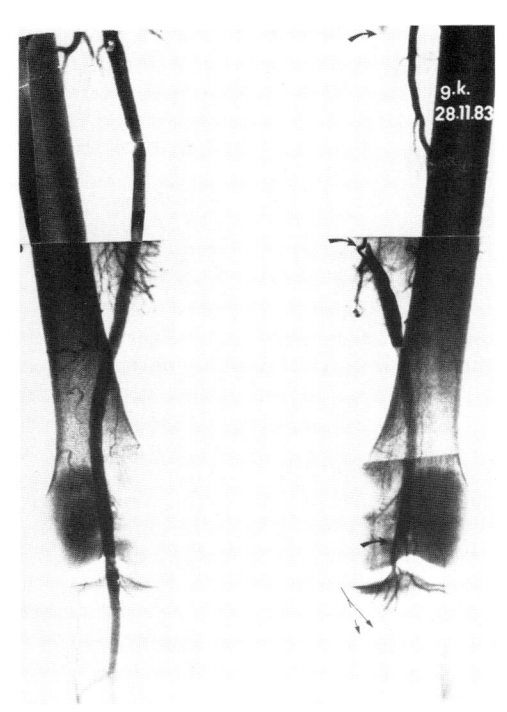

Abb. 1 18 Tage alter embolischer Verschluß der linken A. femoralis superficialis (Pfeil am oberen Bildrand) und der Trifurkation (Pfeile)

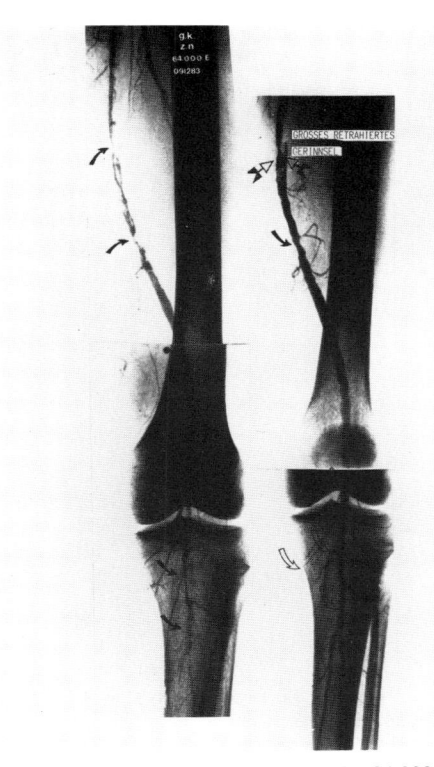

Abb. 2 Links Befund sofort nach 64 000 I.E. Streptokinase: Im Bereich der rekanalisierten Gefäßsegmente sowohl im Femoralis- als auch im Poplitea- und Trifurkationsbereich erhebliche wandständige Restgerinnsel. (Pfeile) Rechts Befund 3 Tage später durch "Nachlyseeffekt" Auflösung der Thromben im Trifunkationsbereich, jedoch weiterhin großes retrahiertes Gerinnsel in der A. femoralis.

linken Vorhof ausgehend 18 Tage zuvor erlitten.
Abb. 2 zeigt links im Bild den Befund während der Lyse nach 64 000 I.E. Streptokinase: Die Gefäßkontinuität ist wiederhergestellt, es sind noch deutliche Restgerinnsel zu erkennen;
Rechts im Bild das Ergebnis 3 Tage nach der Lyse; während A. poplitea und Trifurkation frei durchgängig sind, bestehen weiterhin Restgerinnsel in der A. femoralis superficialis.
Abb. 3 zeigt das Ergebnis der lokalen Thrombolyse 41 Tage nach dem Eingriff: Die Restthromben in der A. femoralis sind völlig verschwunden (Effekt des strömenden Blutes).

Diskussion

In unserer Klinik wurden seit Einführung der lokalen Thrombolyse 1980 mittlerweile 500 Eingriffe dieser Art bei Patienten mit Gefäßverschlüssen der unteren Extremitäten vorgenommen. Hiervon hatten 57 Patienten (=11,4 %) einen embolischen Verschluß erlitten. Nur ein Patient kam innerhalb der ersten 24 Stunden nach dem embolischen Ereignis in unsere Klinik. 6 Patienten kamen zwischen dem 2. und 6. Tag, bei 50 Patienten war die Embolie älter als 1 Woche, die ältesten Verschlüsse bestanden bis zu 12 Wochen. Demnach bestand bei unseren Patienten für eine Embolektomie eine ungünstige Ausgangssituation. Trotzdem konnten wir bei 44 Patienten

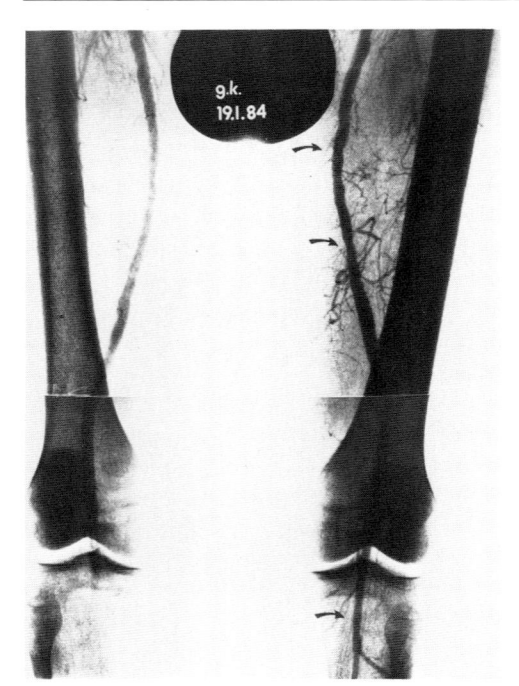

Abb. 3 Befund 40 Tage nach der Lyse die Gerinnsel im Bereich der A. femoralis sind völlig verschwunden (Effekt des strömenden Blutes).

(77,2 %) die Strombahn primär wiederherstellen.
Obgleich es bisher während bzw. unmittelbar nach einer Thrombolyse zu keiner weiteren Embolie kam, muß trotz der wenn auch geringen systemischen Wirkung von Streptokinase auf die Möglichkeit einer induzierbaren Embolie hingewiesen werden. Aus diesem Grund verwenden wir jetzt Dosierungen, die möglichst unter 40 000 I.E. Streptokinase je Eingriff liegen, da bis zu einer Dosierung von 30 000 I.E. keine Veränderungen im Gerinnungssystem festgestellt wurden.
Ein Vergleich der lokalen Thrombolyse mit der Embolektomie nach *Fogarty* ist nur eingeschränkt möglich, da in den bisher veröffentlichten Ergebnissen keine Angaben über primär nicht erfolgreiche Embolektomien gemacht wurden.
Levin (4) berichtet zusammenfassend über die Ergebnisse von Spätembolektomien (mittleres Alter 10 Tage) an 172 Extremitäten: in 48 Fällen mußte eine Amputation vorgenommen werden. Die Mortalitätsrate wird in den verschiedenen Spätembolektomie-Studien mit 15 % bis 41 % angegeben, bedingt durch den schlechten Allgemeinzustand der Patienten.
Die von uns lysierten Verschlüsse waren überwiegend im Poplitea-Trifurkationsbereich lokalisiert. Eine erfolgreiche Thrombolyse war in diesem Segment in 82,5 % der Fälle möglich.
William et al. (7) vergleichen in ihrer Arbeit die Ergebnisse der Emboliebehandlungen von 1946 bis 1963 mit denen der *Fogarty*-Ära. Während sich die Rekanalisierungsrate im Femoralisbereich von 78 % auf 89 % durch die Embolektomie nach Fogarty steigern ließ, kam es bei Popliteaverschlüssen zu einer Verschlechterung der Rekanalisierungsrate von 91 % auf 76 %. In diesem Sinne sind auch die Überlegungen von Levin (4) zu verstehen, der gerade bei älteren Embolien der A. poplitea die direkte Arteriotomie empfiehlt, basierend auf Mißerfolgen mit dem Fogartykatheter, die er auf die Häufigkeit gefäßwandadhärenter Gerinnsel in diesem Segment zurückführt.
Nach unserer Ansicht sind Mißerfolge im Popliteasegment entweder durch Endothelverletzungen mit intramuraler Lage des Lysekatheters oder durch die gefäßwandschädigende Wirkung des *Fogarty*katheters bedingt.
Wir konnten bei einer angiographischen Nachuntersuchung embolektomierter Patienten die im Tierversuch (1) gefundene atherogene Wirkung der Embolektomie verursacht durch eine Endothelläsion bestätigen (6): von 21 embolektomierten Gefäßen zeigten 8 eine sekundär entwickelte Angiopathie, in 7 Fällen kam es bei einer vorbestehenden Angiopathie zu einer deutlichen Progression im embolektomierten Segment. Nur bei 6 Patienten fanden wir hier keine arteriosklerotischen Veränderungen.
In einer prospektiven Studie wird zu überprüfen sein, welchem der Therapieverfahren – lokale Lyse, Früh- bzw. Spätembolektomie – unter Berücksichtigung der Dauer und der Lokalisation eines embolischen Verschlusses der Vorzug zu geben ist.

Zusammenfassung

Von 1980 bis 1984 wurde bei 57 Patienten eine lokale niedrig dosierte Thrombolyse 1 bis 12 Wochen alter Embolien durchgeführt. Bei 44 Patienten konnte die Strombahn primär wiederhergestellt werden. Von diesen konnten 34 Patienten nachkontrolliert werden (8 Patienten waren zwischenzeitlich verstorben, 2 Patienten nicht erreichbar).

Bei 30 von diesen 34 Patienten (89 %) war das betroffene Segment bei der in fraglichen Fällen angiographischen sonst klinischen Kontrolluntersuchung weiterhin durchgängig. In 4 Fällen war eine Rethrombose eingetreten. Die Beobachtungsdauer betrug im Mittel 16 Monate (1 Monat bis 3 Jahre).

Es zeigte sich, daß bis zu 4 Wochen bestehende Verschlüsse eher thrombolytisch behoben werden können, von 44 Patienten 36 (= 81,8 %), als länger bestehende, von 13 Patienten war der Eingriff bei 8 erfolgreich (= 61,5 %).

Entsprechende Untersuchungen an einem chirurgisch behandelten Krankengut müssen zeigen, welchem der Therapieverfahren – lokale Lyse, Früh- bzw. Spätembolektomie – unter Berücksichtigung der Dauer des Bestehens und der Lokalisation eines embolischen Verschlusses der Vorzug zu geben ist.

Literatur

(1) Baumgartner, H.R., A. Studer: Smooth muscle cell proliferation and migration after removal of arterial endothelium in rabbits. In: Schettler, G., Stange, E., Wissler, R.W., (Eds.) Atherosclerosis – is it reversible? Springer Berlin, Heidelberg, New York 1978. p. 12

(2) Gryska, P.v.R., E.J. Raker: Post Embolectomy Thrombosis Treated with Intra-Arterial Streptokinase. Angiology (1983), 620–625

(3) Hess, H., H. Ingrisch, A. Mietaschk, H. Rath: Local Low-Dose Thrombolytic Therapy of Peripheral Arterial Occlusions. N. Engl. J.o.-Med. 307 (1982), 1627–1630

(4) Levin, B.H., J.M. Giordano: Delayed Arterial Embolectomy. Surgery, Gynecology and Obstetics, Vol 155 (1982), 549–551

(5) Martin, M., W. Schoop, E. Zeitler: Frische arterielle Verschlüsse als Komplikation der Infusionsbehandlung mit Streptokinase. Dtsch. Med. Wochenschr. 94 (1969), 1240

(6) Stiegler, H., P.v. Bilderling, H.F. Welter, O. Thetter, H.M. Becker: Angiographische Veränderungen der Arterienwand nach Embolektomie an der unteren Extremität, im Druck, Angio

(7) William, M., W.M. Abbott, R.D. Maloney, Ch.C. McCabe, Ch.E. Lee, L.S. Wirthlin: Arterial Embolism: A 44 Year Perspective. M.J. Surg. Vol. 143 (1982), 460–464

Klinische Erfahrungen mit der intermittierenden intraarteriellen Infusion von Urokinase im Stadium III und IV der peripheren arteriellen Verschlußkrankheit

H. Böhme, S. Heil

Institut für Gefäßerkrankungen, Zentralkrankenhaus Gauting, München, Bundesrepublik Deutschland

Bei einer systemischen Fibrinolysetherapie im Stad. III oder IV finden wir oftmals keine im Angiogramm nachweisbare Rekanalisation der Strombahn. Trotzdem ist häufig der Ruheschmerz nach 24−48 Std. Lyse nicht mehr vorhanden und der Patient erreicht Gehstrecken von mehr als 800 m, bzw. es kommt zur Abheilung akraler Nekrosen. Dadurch angeregt, haben wir versucht, auch bei älteren Patienten bzw. bei Patienten, die wegen Kontraindikationen einer systemischen Lyse nicht zugeführt werden können, Urokinase intermittierend i.a. zu applizieren. Es handelt sich dabei vorwiegend um chronische arterielle Verschlüsse mit entweder akuter oder sich progredient über Wochen entwickelnder Verschlechterung im fem.-popl. u. periph. Bereich. Alle bekannten konservativen Therapieverfahren, einschließlich der Katheterlyse waren erfolglos. Auch gefäßrekonstruktive Maßnahmen wurden vom Chirurgen wegen eines zu hohen Risikos bei z.B. bereits einseitiger Amputation, fehlendem Ausstrom bzw. kardialer oder renaler Dekompensation abgelehnt. Der nächste Schritt hätte somit in einer Amputation bestanden.

Methodik

Bei 60 Patienten, 11 im Stad. III, 49 im Stad. IV wurden 500 000 I.E. Urokinase* i.a. mittels Perfusor über 30 min infundiert.

---

* Urokinase medac,® Hamburg

Tab. 1 Urokinase intermittierend i. a. bei periph. art. VK

n = 60:	Stad. III (11)
	Stad. IV (49)
Dosierung	500 000 I.E. Urokinase tägl.; 8 - 35 ($\bar{x}$ 21) Tage
Applikation	i.a. mit Perfusor
	Infusionsdauer 30 min

Die Infusion wurde täglich wiederholt. Die Gesamtzahl der i.a.-Injektionen betrug 8 bis 35 ($\bar{x}$ 21). Alle Patienten erhielten zusätzlich 3 × 5 000 E Heparin s.c. (Tab. 1)

Ergebnisse

Die Bewertung des Therapieerfolges muß sich im Stad. III und IV vorzugsweise nach klinischen Kriterien richten, d.h. Beseitigung bzw. Verminderung des Ruheschmerzes, Abheilung von Nekrosen, Verschiebung der Amputationsgrenze bzw. Grenzzonenamputation und Amputationsrate (3).

Im *Stad. III* konnte bei 3 von 11 Patienten eine völlige Beseitigung des Ruheschmerzes, d.h. Rückführung in ein Stad. II b erreicht werden. Bei 8 Patienten war der Ruheschmerz nicht zu beeinflussen. Bei diesen 8 Patienten wurde danach 4 x eine krurale Bypass-Op. erfolgreich durchgeführt; bei einem weiteren Patienten mit Reverschluß eines Bypass konnte der Ruheschmerz durch eine Defibrinogenierung beseitigt werden; bei 3 Patienten war

Tab. 2 Ergebnisse n. tägl. 500 000 I.E. Urokinase i. a. ($\bar{x}$ 21 Tage), Stad. III n = 11	
Erfolg	ohne Erfolg
3	8 weiterer Verlauf: 4 Bypass-Op. + 1 Ancrod + 3 Amputation −

eine Oberschenkelamputation nicht zu vermeiden (Tab. 2)
Im *Stad. IV* wurde bei 9 Patienten ein voller Erfolg mit Abheilung der Ulzera sowie Beseitigung des Ruheschmerzes erreicht, d.h. es gelang die Rückführung in ein Stad. II b (Tab. 3)
Bei 17 Patienten wurde ein *Teilerfolg* erzielt, d.h. bei 12 Patienten bestand kein Ruheschmerz mehr und der Lokalbefund blieb stabil. Invasive therapeutische Maßnahmen waren nicht erforderlich.
4 Patienten erhielten nach ausreichender Demarkierung und Grenzzonenamputation erfolgreich einen cruralen Bypass.
Nur bei 1 Patienten wurde eine Amputation notwendig, nachdem zwischenzeitlich über ca. 3 Monate ein Teilerfolg mit beseitigtem Ruheschmerz und stabilem Lokalbefund bestanden hatte.
Ein *kurzfristiger Erfolg* lag bei 6 Patienten vor; d.h. unter der Urokinasetherapie verschwand der Ruheschmerz und die Wundverhältnisse blieben stabil. Aber wenige Tage nach Absetzen der Urokinase kam es zur erneuten Verschlechterung mit Zunahme von Ruheschmerz und Nekrosen. Es konnte danach bei einem Patienten noch durch einen Bypass, bei einem weiteren durch eine PGE-1-Therapie ein Erfolg erreicht werden, so daß nur 4 Amputationen notwendig wurden.
Ohne Erfolg blieb die Urokinasetherapie bei 17 Patienten, so daß bei 7 Patienten eine Amputation erforderlich wurde. 5 Patienten konnten noch erfolgreich mit einem kruralen Bypass therapiert werden; bei 1 Patienten wurde ein Teilerfolg mit PGE-1 erreicht. Von 2 Patienten, die weitere Therapiemaßnahmen ablehnten, ist der Verlauf nicht bekannt.
Eine *angiographische Kontrolluntersuchung* unserer Patienten war nur z.T. möglich. Das hohe Alter und der schlechte Allgemeinzustand, häufig mit kardialer und renaler Insuffizienz sowie die ablehnende Haltung gegenüber einer nochmaligen Angiographie reduzierten die Zahl der möglichen Kontrollen auf 10. Unter diesen war lediglich bei einem einzigen Patienten nach 12maliger Urokinaseapplikation i.a. die A. femoralis bis auf eine Reststenose wieder durchgängig.
Die *Ultraschall-Doppler-Drucke* der Knöchelarterien wurden dagegen während des gesamten Therapieverlaufes regelmäßig kontrolliert. Eine hämodynamisch bedeutsame Druckänderung wurde nie gemessen.

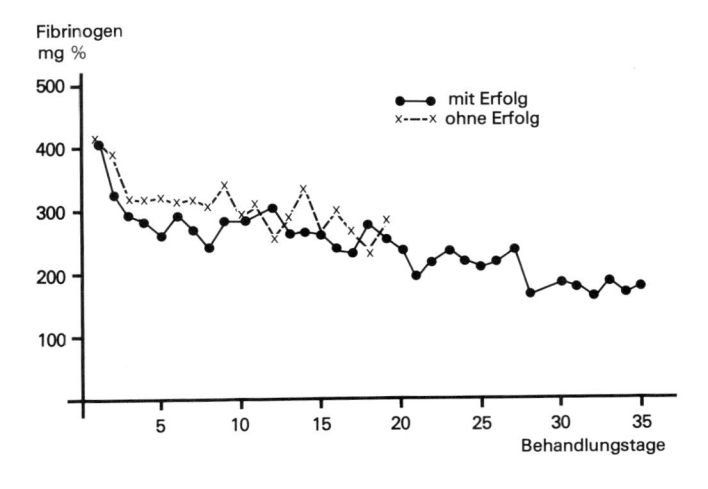

Abb. 1 Fibrinogen (Mittelwerte) unter tägl. 500.000 I.E. UROKINASE i.a. n = 30

Tab. 3   Ergebnisse n. tägl. 500 000 I.E. Urokinase i. a. ($\bar{x}$ 21 Tage) Stad. IV   n = 49

Erfolg	Teilerfolg		kurzfristiger Erfolg		ohne Erfolg	
9	17		6		17	
	weiterer Verlauf:					
	12 kein Ruheschmerz lokal stabil	+	1 Bypass	+	5 Bypass	+
			1 PGE-1	+	3 PGE-1	1±; 2−
	4 krur. Bypass	+				
			4 Amputation	−	2 unbekannt	?
	1 Amputation	−			7 Amputation	−

Außer einer geringen Verminderung des Fibrinogen um im Mittel 37 % des Ausgangswertes wurden keine nennenswerten Beeinflussungen der Gerinnungswerte beobachtet. Das Ausmaß der Fibrinogen-Senkung bei erfolgreich behandelten Patienten und den ohne Erfolg therapierten zeigte keinen Unterschied. Blutungen als Komplikation traten nie auf (Abb. 1).

Diskussion

Der von uns beobachtete Therapieerfolg durch i.a. Urokinaseapplikation im Stad. III und IV ist sicher *nicht* auf eine thrombolytische Rekanalisation großer Strombahnabschnitte zurückzuführen. Wir möchten eher eine Verbesserung der Fließfähigkeit im Bereich der Mikrozirkulation und eine homogenere Blutverteilung in der Endstrombahn mit Verbesserung der Gewebeperfusion dafür verantwortlich machen (5).
Möglicherweise trägt der beobachtete mäßige Abfall des Fibrinogen dazu bei.
Hinweise auf einen durch fibrinolytisch wirksame Substanzen auslösbaren Effekt auf die Mikrozirkulation sind bisher aus einer Reihe klinischer Beobachtungen bekannt (2, 4, 6). So ist der bereits eingangs erwähnte Erfolg auf Ruheschmerz und Nekrosen auch bei scheinbar erfolgloser Lyse ohne Rekanalisation im Angiogramm klinisch nachweisbar (1). Rheologische Untersuchungen müssen zeigen, welche Wirksamkeit die intraarterielle Injektion von Urokinase auf die Mikrozirkulation hat.
Als *vorläufige Indikation* für eine intermittierende i.a. Anwendung von Urokinase im Stad. III und IV sehen wir

1. den Therapieversuch bei zunächst zweifelhafter oder auch fehlender OP.-Indikation und nach Ausschöpfung aller konservativer Maßnahmen *vor* einer Amputation. Dies inbes. bei hohem Alter und schlechtem Allgemeinzustand.

2. Die Schaffung einer günstigeren Ausgangssituation (Demarkierung) vor einer notwendigen Grenzzonenamputation und Verbesserung der Heilungstendenz nach bereits durchgeführter Teilresektion.

Da hämostaseologische Kriterien allein keinen schlüssigen Beweis über die Wirksamkeit einer fibrinolytischen Therapie geben, kommt im Stad. III und IV sicher der klinischen Wirksamkeit die entscheidende Aussage zu (5, 6).

Literatur

(1) Alexander K., V. Buhl, D. Holsten, H. Poliwoda, H.H. Wagner: Fibrinolytische Therapie des chronischen Arterienverschlusses. Med. Klinik 63 (1968), 2067

(2) Benda L., L. Redtenbacher, A. Spieß, Th. Steinbach: Fibrinolytische Behandlung bei schwerer Angina pectoris. Dtsch. Med. Wschr., 96 (1971), 771

(3) Böhme H.: Leistungsmessung im Stad. III und IV der peripheren arteriellen Verschlußbarkeit. Symposion BGA, Münch. Med. Wschr., (i. Druck)

(4) Breddin K., A.M. Ehrly, L. Fechler, D. Frick, H. König, H. Kraft, H. Krause, H.J. Krzywanek, J. Kutschera, H.W. Lösch, B. Mikat, F. Rausch, P. Rosenthal, S. Sartory, G. Voigt, P. Wylicil: Die Kurzzeitfibrinolyse beim akuten Myokardinfarkt. Dtsch. Med. Wschr., 98 (1973) 861

(5) Ehrly A.M.: Hämorheologische Therapie durch fibrinogensenkende Maßnahmen. Hämostaseologie 4, Nr. 1 (1984), 51

(6) Wenzel E., H. Kiesewetter: Hämorheologische Wirkungen der Fibrinolysebehandlung. 2. Kongr. Dtsch. Ges. Klin. Hämorheologie, München 1983

Management of Acute Severe Ischaemia of the Lower Limb by Combination of Surgical Desobstruction and Regional Arterial Streptokinase Perfusion

P. Depuydt, B. van Kerschaver

Department of Surgery
Sint Jozef Hospital, Oostende, Belgium

Introduction

No vascular surgeon is happy about late surgical intervention for acute arterial thrombosis of the lower limb, in which case no satisfying revascularisation can be obtained. This severe ischaemia may provoke the socalled 'loosing limb' syndrome resulting in amputation. Since peroperative angiographic control can detect the quality of the distal run-off, part of the total residual thrombosis can be localised. If after restoration of the circulation no satisfactory irrigation of the extremity can be obtained, resolution of the thrombotic material is aimed at by intra-arterial perfusion of the affected leg.

In this presentation we do not explain the technique proper to surgical desobstruction, nor the technical data of the installation of the arterial catheter and the monitoring of coagulation. We hope to demonstrate the possibilities, the ability and the safety of the combination of surgery and postoperative fibrinolytic therapy in the difficult management of the patients with persisting severe ischaemia after surgery, in which streptokinase perfusion is performed, according to our own experience.

Method

During a 12-month period from April 1982 onwards, we used combined surgical and postoperative thrombolytic therapies in the case of 8 limbs in 7 patients showing a loosing limb syndrome. The patients had a mean age of 76 years. The most frequent site of occlusion was the superficial femoral atery. The residual thrombotic material was found in the arteries of the calf. In all cases we noticed major atherosclerotic wall changes. The average time elapsing between onset of the symptoms to the admission to the hospital was 24 hours (Tab. 1a).

The list of products, materials and techniques used especially for that therapy includes:

– X-Ray control in the operating room after performing the desobliteration and daily intra-arterial perfusion;
– Infusion pump or manual injection for administration of the fibrinolytics
– Pressure monitoring to detect possible proximal thrombosis;
– Corticosteroids are administered before streptokinase perfusion to prevent allergic reaction;
– Heparin is administered in a dose of

Tab. **1a** Patients treated during 12 months with indication of sex, site of obstruction, time lapse of admission and cause of thrombosis

Patients					
	sex	age	site	T. E.	cause
M. A.	M	84 y	L. P.	48 h	T
H. J.	F	75	L. F. S.	12	E
O. R.	M	68	L. F. S.	18	T
V. R.	F	78	L. R. F. S.	12	E
D. G.	M	71	R. F. S.	36	E
V. G.	M	92	R. F. S.	36	T
V. J.	F	62	L. P.	4	E
range		76		24	

Tab. 1b Duration of therapy, total and hourly dose of streptokinase, hourly intra-arterial and daily intravenous dose of heparin and outcome of the patient

Method	dur	Streptokinase Tot	Proc /b	Heparin	Result
M. A.	48	202,500 U	4,200 D	200 U/h + 10,000 U/D	D
H. J.	13	180,000	14,000 C	200 10,000	...
J. R.	72	410,000	5,700 S	200 5,000	A KD
V. R.	42	470,000	11,200 C	200 5,000	...
D. G.	48	290,000	6,000 S	200 5,000	A BK
V. C.	16	155,000	10,000 C	200 5,000	.
V. J.	66	490,000	7,500 S	200 5,000	...
range	43	275,000	6,300		

10 000 U/day and locally in a maximal dose of 200 U/hour.

Good laboratory control is imperative for adequate therapy monitoring, to obtain an adequate local fibrinolytic activity without systemic effect. Daily control of Quick time, A.P.T.T., F.D.P., fibrinogen, platelets and blood cell count is mandatory.

Technique

When the decision is made to start fibrinolytic therapy, we inject 50 000 U of streptokinase within a period of 20 minutes during the wound closure, after administration of the corticosteroids. Then, after the patient has been installed in the intesive-care unit, further intra-arterial infusion, starting with 5,000 U/hour, is based on 3 criteria:
- clinical and radiological results of revascularisation;
- clinical evidence of hemorrhage;
- laboratory findings.

After 4 hours, X-ray photographs are taken, and the coagulation factors are checked again. If the infusion rate remains constant, the coagulation factors are controlled 2 times a day, but they are monitored anyway 4 hours after adjusting the infusion rate. Every morning after the start of the procedure, the entire radiological and laboratory control is repeated (Abb. 1) Table 1b gives a survey of the duration of the procedure, the total and hourly dose of

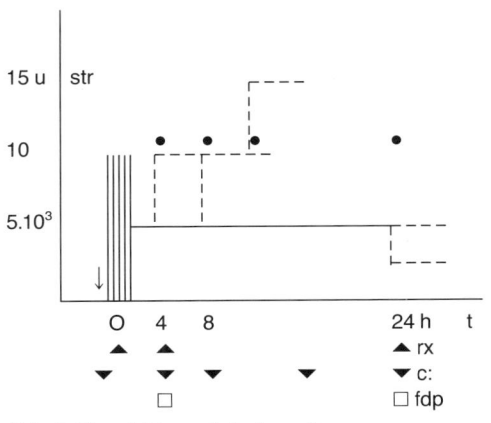

Abb. 1 Streptokinase infusion rate

streptokinase, the hourly and daily dose of heparin and the outcome of the patients.
Five patients presented complications:
- 1 death by retroperitoneal bleeding due to systemic coagulation deficiencies provoked by liver insufficiency
- 1 rethrombosis during therapy, resolved by increased dose
- 1 infection due to contamination of the arterial catheter
- 2 haematoma of the groin requiring adjustment but no interruption of therapy.

Results

Besides the death of our first patient, 2 amputations were inevitable:

- 1 knee disarticulation because of infection
- 1 below knee amputation because of persistance of severe ischaemia

One patient has continued claudication of 200 meter and 4 patients have no complaints.

Conclusion

Although at first sight there seems to be an important risk, intra-arterial infusion even in the operated leg in addition to the surgical procedure presents no problems.

In these cases of "loosing limb", when amputation seems to be inevitable, surgical and fibrinolytic therapies – not opposing each other but hand in hand – can help to decrease the number of mutilating amputations.

We would like to thank the entire medical and nursing staff for their support and Mr F. Rombouts for his linguistic assistance.

Local Intraarterial Fibrinolytic Therapy within the Brain Supplying Arteries

H. Zeumer, R. Hündgen, E.B. Ringelstein

Department of Neurology – Neuroradiology, University Hospital RWTH Aachen, Federal Republic of Germany

Introduction

The aim of local intraarterial fibrinolytic (LIF) therapy is the recanalisation of surgically inaccessible lesions in the brain-supplying arteries (1, 2, 3). However, the risks of the therapeutical intervention must be lower than the risk of the natural course of the disease e.g. in stroke. These conditions are always fulfilled in cases of vertebrobasilar occlusions, as such lesions regularly lead to death of most severe neurological deficits. The clinical course of vertebrobasilar thromboembolic disease is characterised in most cases by prodromal transient ischaemic attacks followed by evalution of a progressive stroke. This course with prodromal attacks offers or should offer an opportunity to instigate early treatment in order to prevent severe deficits. But early treatment requires, first and foremost, an early diagnosis. The discrimination of prodromal microembolic strokes with transient ischaemic symptoms from the small vessel disease of the brain stem arteries themselves might by very difficult employing only clinical criteria. In this situation Doppler sonography (DS) was found to be an excellent aid (4, 5). The intracranial segment of the vertebral arteries is in most cases the site of ulceration, thrombus and an emboli-spreading lesion, more than any other part of this artery.

Case reports

One important aspect should kept in mind when discussing the prognosis in vertebrobasilar thromboembolic disease:
Clinical examination reveals neurological deficits but does not answer the question whether these deficits result from definite cell death or possibly from functional disturbances of the nerve cells only. This question can only be answered by the clinical outcome after therapy.

This is documented impressively in our two cases with the occlusion at the top of the basilar artery. Both of them had been admitted because of TIA's in the hind circulation. DS revealed a unilateral intracranial vertebral lesion with a typical resistance profile. Within the next 12 hours both patients exhibited acute loss of consciousness, tetraparesis and multiple oculomotor disturbances. Angiography revealed occlusion of the top of the basilar artery. LIF led to recanalisation as well as almost complete recovery.

Angiographic examination regularly reveals occlusion of the large and medium-sized vessels, but does not answer the question whether there are possibly some very small vascular pathways left that are not demonstrable by this method.

From the angiographic point of view one would suppose that a patient presenting with bilateral vertebral artery occlusion and non-opacification of the basilar artery due to missing posterior communicating arteries must suffer clinically from extended brain stem lesions.

But this was not true in the case demonstrated in Fig. 1. Clinically the patient presented with acute hearing loss, vertigo, vomiting, somnolence, bilateral Babinsky signs and minor ataxia. Diagnosis: basilar thrombosis in evalution, was made very early by our colleagues of the Landeskrankenhaus Bonn by means of clinical and DS signs. Thus we had the opportunity to

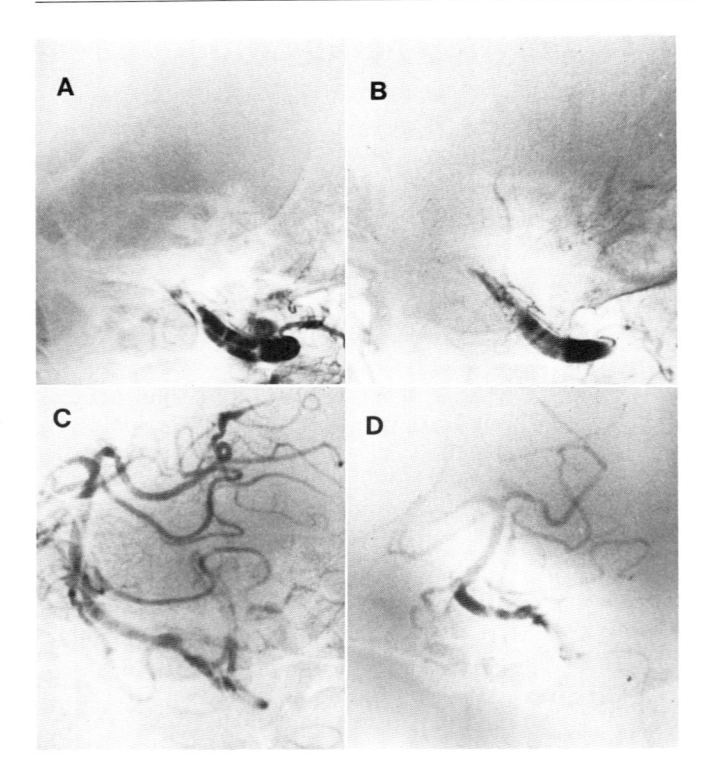

Fig. 1 55-year old male patient with bilateral vertebrobasilar occlusion.
LIF within the intracranial segment of the left vertebral arteries. Angiography: A) after one hour, B) after two hours.
C, D) after six hours the basilar artery is demonstrated in the oblique and ap view.

Tab. 1 Survey of Clinical Results in 27 Patients after Local Intra-arterial Fibrinolysis

Clinical outcome	Site of Lesion			
	15 Vertebrobasilar Territory	8 Carotid A. territory		4 Sinusthrombosis
Success (i. e. clinical improvent)	2 Top of the basilar A.	2 Carotid syphon		2 Superior, inferior sagittal, rectus and trans- transverse sinus involved
	4 Bilateral vertebro-basilar lesion	1 Carotid bifurcation and middle cerebral A.		
	2 Subtotal embolising vertebral A. stenosis	3 Middle cerebral A.		2 Bilateral transverse and rectus sinus involved
18	8	6		4
failure	1 Basilar A. reocclusion	2 Middle cerebral A.		
	1 Vertebral A. re-occlusion			
	3 Midbasilar A.			
	2 Bilateral vertebral and midbasilar A.			
9	7	2		0

initiate therapy 12 to 24 hours earlier than usual. This case demonstrates very strikingly that, firstly early diagnosis is possible, and, secondly, that early diagnosis provides sufficient time to perform successful treatment. Full recovery could be achieved in this case. Advanced technique permits placing the lysis catheter direct to the thrombus. Nevertheless, lysis of such large clots usually found in the vertebral arteries takes more than two hours despite the fact that bolus injections with 40.000 I.U. urokinase per hour were performed. Generally full recanalisation should be demonstrated after six hours or if treatment was performed at night, on the following morning.

LIF treatment in subtotal thrombotic occlusion of a vertebral artery spreading small emboli provided optimal results in one patient who suffered from cortical blindness; and in another patient who had thalamocapsular infarction due to posterior chorioideal artery embolism. Tab. 1 gives a survey of our results in respect of clinical success and failure.

Failure was always found when the occlusion was located in the midbasilar area. Patients with this type of lesion are usually in their late 'sixties or 'seventies with a long history of recurring hind circulation ischaemia. The initial symptoms, indicating definite thrombosis, are usually taken for another TIA with a good prognosis. Thus they have been admitted in all instances very lately in a bad clinical condition and often presenting with brain stem hypodensities on CT. However, recanalisation is possible without haemorrhage but not followed by clinical improvement. Due to lack of experience we cannot answer the question whether or not early LIF treatment would improve the prognosis.

As we have stated (6) LIF in the carotid territory is delicate for technical as well as pathophysiological reasons. The lenticulostriatal arteries that are frequently involved in middle cerebral artery occlusion are known as endarteries e.g. they are by no means collateralised. Even spontaneous fibrinolysis very often leads to haemorrhagic infarction of the basal ganglia. Haemorrhage occurred in two of our cases which were treated later than five hours after onset of stroke. We consider these five hours a time limit for instigating LIF in case the lenticulostriatal arteries are involved. However, in the cases only mild paresis remained and severe brain swelling was avoided. Two cases with occlusion of the carotid syphon or the intracranial carotid bifurcation, respectively, have been described elsewhere (6).

To achieve recanalisation and to avoid possible mobilisation of a carotid syphon embolus onto the middle cerebral artery (MCA), balloon occlusion of the ICA is mandatory.

In the case of a subtotal stenosis of the MCA with fluctuating clinical symptoms only, the use of a calibrated leak catheter placed at the site of stenosis provides maximal local concentration of the fibrinolytic drug. We succeeded in one case only merely by administering the drug into the ICA. This patient presented with acute embolic occlusion of the MCA from a ICA thrombus due to a severe ICA stenosis (7). The stroke occurred just before plane angiography was performed, so to say "ante portas" of the neuroradiological department.

In contrast to the vertebrobasilar occlusion we do not generally recommend LIF within the carotid territory: The time interval for successful treatment is small, the risk of possibly fatal haemorrhage is more difficult to assess, and the natural course in most cases less life-threatening than in the hind circulation. In short: life with a hemiparesis is to be perferred to death from haemorrhage.

In cases of segmental sinus thrombosis we have been sucessfully performing for long time a treatment course with heparin and we are decided to do so further on. However, in cases with extremely generalised sinus thrombosis and concomitant brain swelling we believe that in our 4 successfully treated cases the intra-arterial application of the fibrinolytic drug was the only chance for these patients to survive.

With regard to the fibrinolytic drugs we wish to state that dosage problems are not yet definitely solved. However, we have definitely decided against streptokinase

(SK) and for urokinase (UK) Actosolv Behring. Initially we used SK in a short-term high-dosage regimen. Subsequently we found that a low-dose long-term regimen was superior in respect of recanalisation rate. Administration of SK in low doses over longer periods of time leads to development of plasminaemia and fibrinogen depletion. Elevation of fibrinogen split products and thus a potentially increased risk of haemorrhagic complications may force termination of fibrinolytic therapy. Since using UK, no significant changes of the haemostasiological laboratory parameters have been observed. Concerning dosage problems in LIF our experience showed that one achieves good results without any complications using 40,000 I.U. UK per hour. This is twice the dose we last used with SK.

References

Zeumer, H., W. Hacke, H.L. Kolmann, K. Poeck: Lokale Fibrinolysetherapie bei Basilaris-Thrombose. Dtsch. Med. Wschr. 107 (1982), 728 – 731

Zeumer, H., E.B. Ringelstein, W. Hacke: Gefäßrekanalisierende Verfahren der interventionellen Neuroradiologie. Fortschr. Röntgenstr. 139 (1983), 467 – 475

Zeumer, H., W. Hacke, E.B. Ringelstein: Local intraarterial thrombolysis in vertebrobasilar thromboembolic disease. Amer. J. Neuroradiol. 4 (1983), 401 – 404

Ringelstein, E.B., H. Zeumer: The role of continuous-wave Doppler sonography in the diagnosis and management of basilar and vertebral artery occlusions, with special reference to its application during local fibrinolysis. J. Neurology 228 (1982) A, 161 – 170

Ringelstein, E.B., H. Zeumer, R. Hündgen, U. Meya: Angiologische und prognostische Beurteilung von Hirnstamminsulten. Klinische, dopplersonographische und neuroradiologische Befunde. Dtsch. Med. Wschr. 108 (1983) B, 1625 – 1631

Zeumer, H., R. Hündgen, A. Ferbert, E.B. Ringelstein: Local intraarterial fibrinolytic therapy in inaccessible internal carotid occlusion. Neuroradiology 1984 (in press)

Ringelstein, E.B., H. Zeumer, D. Angelou: The pathogenesis of strokes from internal carotid artery occlusion. Diagnostic and therapeutical implications. Stroke 14 (1983) C, 867 – 875

Digital Control of Arterial Streptokinase Therapy

J. Timmermann, M. v. Buttlar, J. Frölich

Marienhospital Essen-Altenessen, Radiological Department, Bundesrepublik Deutschland

Cases of vasular sclerosis stages III to IV according to la *Fontaine,* are subjected to different therapeutical procedures (1, 2, 3, 4, 5, 8, 10). At present, the method of recanalising defined vascular alternations combined with lysis therapy appears to be most effective (6, 9).

The technical development of digital imaging has greatly facilitated diagnosis and the procedure during therapy (7, 11).

Obviously the first step is to inject a bolus intravenously to demonstrate the vascular section that is to be improved.

Knowledge about the pathology of the arterial vascular system reduces the risk by the induced catheter.

Example: The intravenous digital image of the vascular systems shows a stage III patient with acute embolic vascular occlusion of the arteria iliaca externa over the whole vascular distance. After introducing the catheter through the right arteria femoralis comm., the catheter in a cross-over reaches the left completely occluded vessel.

Subsequently, 180,000 units of streptokinase are administered over a period of 240 minutes, while the catheter tip is being continuously advanced. This partly digests the occlusion. The apparent remaining stenosis in the middle vascular section is reduced by the effect of the streptokinase. The stenosis is then dilated by PTA (6).

This procedure is improved by two developments:
1. Digital measurement to determine the blood stream in the vascular system that is to be recanalised.
2. Reduction of catheter size during PTA due to the reduction of the catheter lumen.

ad 1: Measurement is carried out by a DF 3,000 GE. This is based on the following principle:

In an arterially punctured vessel with partial occlusion or a functionally effective stenosis, two fixed vascular test sections of the same length are established, one above the stenosis and one below.

Then the flow of the contrast medium is measured in the two defined sections. These relative values above and below stenosis are compared.

It is then possible to determine the flow rate per minute under same catheter tip position and defined contrast medium injection before and after the treatment of stenosis.

This procedure of direct flow-rate measurement is possible because the digital processor records the contrast medium flow with regard to time and quantity.

To our knowledge, this measuring technique offers the first possibility of inter-arterially "calculating" the effect of a therapy in a defined vascular section.

Own experiments with thermodilution did not lead to comparable values, because the individual heart beat volume influenced the values too strongly.

ad 2: In addition to this measurement there is a new development in balloon catheters: recently the size of the induced catheter has been reduced by one-third.

Own experiences show that it is useful – especially in heavy vascular sclerosis in elderly people – to dilate the lumen of the vessel only to two-thirds of the surrounding vascular lumina. This partial recanalisation is based on the consideration that the media is sclerotically altered over a longer stretch of the vessel and that the mechanical principle of dilatation causes a collapse of the vessel mostly below the balloon-dilated section.

There is, however, the problem of the low-contrast medium flow in a thinly lumed balloon catheter with spiral. This problem is lessened by the digital arterial process that offers vascular images in spite of low contrast medium flow.

The procedure is thus a digitally supported angiography, then dilatation and lysis, followed after a period of 20 min by the first control measurement. Streptokinase is applied in such a manner that after a dosis of 50.000 units the arterial flow rate in the distal part of the vessel is measured again.

The subsequent lysis rates are determined according to the remaining peripheral resistance.

The technical development of this digital procedure including streptokinase gives us (some) hope as to progress in the revascularisation of stage IV patients.

Literatur

(1) Bollinger, A.: Funktionelle Angiologie, Thieme, Stuttgart (1979), 291

(2) Buda, J.A., C.J. Weber, F.F. Mc Allister, A.B. Voorhees: Factors influencing patency of femoropopliteal artery bypass grafts. Am. J. Surg. 8 (1976), 132

(3) Ehringer, H., R. Dudczak, F. Widhalm, K. Lechner: Thrombolytische Therapie bei subakuten und chronischen Gliedmaßenarterienverschlüssen. Aus: Sailer, G., Gotsch, K. (Hrsg.): Aktuelle Probleme der Fibrinolyse-Behandlung. Brüder Hollinek, Wien (1972) 41

(4) Grüntzig, A., D.A. Kumpe: Technique of Percutaneous Transluminal Angioplasty with the Grüntzig Balloon Catheter. Am. J. Radiol. 132 (1979), 547

(5) Hess, H., A. Mietaschk, H. Ingrisch: Niedrig dosierte thrombolytische Therapie zur Wiederherstellung der Strombahn bei arteriellen Verschlüssen. DMW 105 (1980), 787

(6) Hess, O.H., A. Mietaschk, H. Ingrisch: Kombination der perkutanen transluminalen Angioplastie (PTA) mit lokaler Thrombolyse. VASA 11 (1982), 282

(7) Hübener, K.H.: Digitale Radiographie – Röntgendiagnostik der Zukunft?! Röntgenpraxis 36 (1983), 249 – 267

(8) Kuhlmann, H.-W., J. Timmermann, H.-P. Horn, A. Berzeg: Therapieoptimierung und Risikominimierung durch Kombination von PTA und Gefäßoperation bei Becken- und Oberschenkeletagenverschlüssen. ANGIO – Demeter-Verlag, Gräfelfing – im Druck

(9) Schmitt, H.E.: Zur Technik der Katheterlyse. VASA 12 (1983), 79

(10) Timmermann, H., H.-W. Kuhlmann, A. Berzeg, M. v. Buttlar, H.-P. Horn: Kombinierte angioplastische und chirurgische Behandlung von Becken- und Oberschenkelgefäßverschlüssen. Probleme der Vor- und Nachsorge und der Narkoseführung bei invasiver angiologischer Diagnostik und Therapie. Begutachtung arterieller und venöser Gefäßschäden. Pflaum-Verlag, München (1983), 303 – 305

(11) Timmermann, J., F. Buchmann, J.J.H. Coumans, J.M. Kosanetzky: Advances in Chest Radiography by Digital Imaging. V. Europäischer Radiologenkongress. Bordeaux, 5. – 10. Sept. 1983

Angioplastie bei arterieller Verschlußkrankheit
Angioplasty in Arterial Occlusive Disease

Die Angioplastie (PTA) aus der Sicht des Angiologen

A. Bollinger, E. Schneider, K. Jäger, M.J. Piquerez

Universitätsspital, Department für Innere Medizin, Poliklinik, Zürich, Schweiz

Bisher entwickelte sich die perkutane, transluminale Kathetertherapie bei der peripheren arteriellen Verschlußkrankheit in drei wesentlichen Stufen. *Dotter*'s prinzipielle Entdeckung, daß sich Stenosen und Verschlüsse ohne unangenehme Folgen durchstoßen lassen, führte zu einem Verfahren, mit welchem das Strombahnhindernis durch koaxiale Katheter aufgedehnt wird (2). Erst die breite Anwendung der Technik in Europa durch *Zeitler* (16) verhalf der Methode zur ersten Anerkennung. Den nächsten wesentlichen Schritt ermöglichte *Grüntzig,* der einen doppellumigen Ballonkatheter baute (6, 7). Mit diesem Instrument ließen sich trotz des relativ dünnen Katheters beliebige Dilatationsdurchmesser erzielen. Die Ballonlänge wurde der Länge der Obstruktion angepaßt. Als bisher letzte Stufe darf die Kombination der PTA mit der lokalen Fibrinolyse bezeichnet werden. Der thrombotische Anteil des Verschlusses wird durch Streptokinase oder Urokinase aufgelöst, anschließend die zugrunde liegende arteriosklerotische Stenose mit dem Ballonkatheter dilatiert. Nach Vorarbeiten von *Schoop* und *Zeitler* verhalf *Hess* dieser Kombinationsbehandlung zum Durchbruch (10).

Der internistische Angiologe, sofern er nicht selbst die Kathetertherapie durchführt, ist in der Abklärung, Therapieindikation und Nachkontrolle involviert. Die *Indikationen* richten sich nach dem Schweregrad der Durchblutungsstörung und nach der anatomischen Situation. Im frühen Stadium II kommen noch persönliche Motive von seiten des Patienten hinzu. Eine "helvetische" Indikation besteht zum Beispiel dann, wenn ein begeisterter Bergwanderer nicht mehr seinem Hobby frönen kann und als Ursache der Claudicatio intermittens eine isolierte Stenose der Becken- oder Femoralarterien vorliegt. Eine optimale technische Situation ist Voraussetzung. Unter diesen Umständen sind nicht nur die Komplikationen ausgesprochen selten, sondern auch die Langzeitergebnisse günstiger als bei fortgeschrittenen Stadien (11).

Im späten Stadium II gelten die klassischen Indikationen zur PTA. Günstige Voraussetzungen bestehen bei Beckenarterien- und Femoralarterienstenosen sowie bei kurzen Totalverschlüssen der Oberschenkelstrombahn von weniger als 10 cm Länge (3, 5, 7, 8, 14). Heute ist es wesentlich, auch das Verschlußalter zu berücksichtigen. Liegt der Beginn der Symptome erst Wochen oder wenige Monate zurück, hat die lokale Thrombolyse, eventuell kombiniert mit transluminaler Extraktion von Thrombusstücken *(Schneider)* und mit der Dilatation von Reststenosen, Aussicht auf Erfolg. Unter diesen Umständen kann die Indikation zur Kathetertherapie erweitert werden, wobei es noch zu früh ist, allgemein gültige Richtlinien zu formulieren. In den Stadien III und IV wird grundsätzlich die Indikation weiter gefaßt. Auch bei langen Verschlüssen besitzt die Therapie ihre Chancen. Allerdings liegt der Prozentsatz der Primärerfolge im femoro-popliteaten Gebiet bei diesen fortgeschrittenen Stadien mit 79 % (15) deutlich unter den Werten im selben Gesamtkrankengut (88 %, 14). Gerade bei diesen Fällen ist es entscheidend, daß die Situation im Gespräch zwischen internistischen Angiologen, Kathetertherapeuten und Gefäßchirurgen geklärt und das individuell optimale Behandlungsverfahren gewählt wird. Bei popliteo-kruralen Verschlußprozessen dreht sich die Diskussion oft darum, ob ein femorokruraler Bypass oder eine PTA mit lokaler Lyse die besseren Erfolgschancen hat. Der Allgemeinzustand des Patienten spielt dabei mit eine Rolle.

Verlaufskontrollen sind von erheblicher Bedeutung, da sich Rezidivstenosen- oder Verschlüsse meist innerhalb des ersten halben Jahres entwickeln (5, 7, 13, 15). Neben einer klinischen Untersuchung umfassen sie apparative Methoden wie die elektronische Pulsschreibung und die periphere systolische Blutdruckmessung mit der Doppler-Sonographie in Ruhe und nach Belastung.

Abb. 1a und b illustrieren die mittleren systolischen Druckgradienten zwischen Arm- und Knöchelarterien in einem Kollektiv von 70 Patienten, die prospektiv während eines Jahres nach erfolgreicher PTA im femoro-poplitealen Bereich untersucht wurden. Die Ergebnisse sind in verschiedener

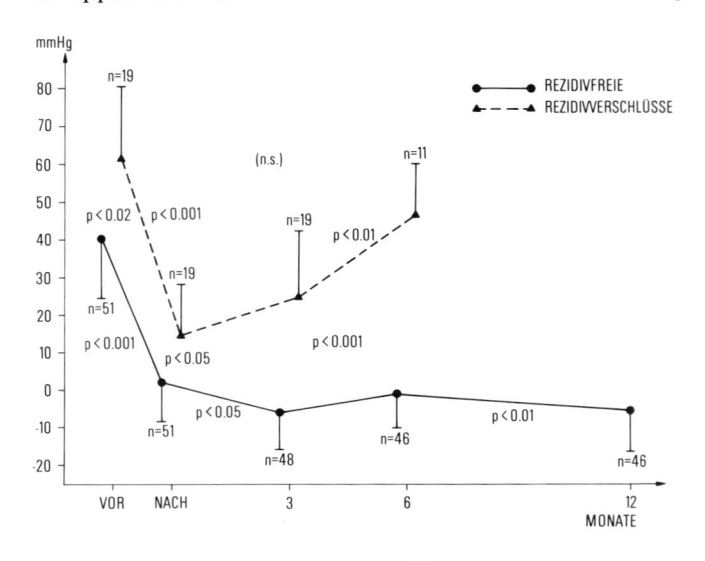

Abb. **1a** Systolischer Druckgradient zwischen Arm- und Knöchelarterien in Ruhe vor und nach PTA im femoro-poplitealen Segment mit und ohne Spätrezidiv.

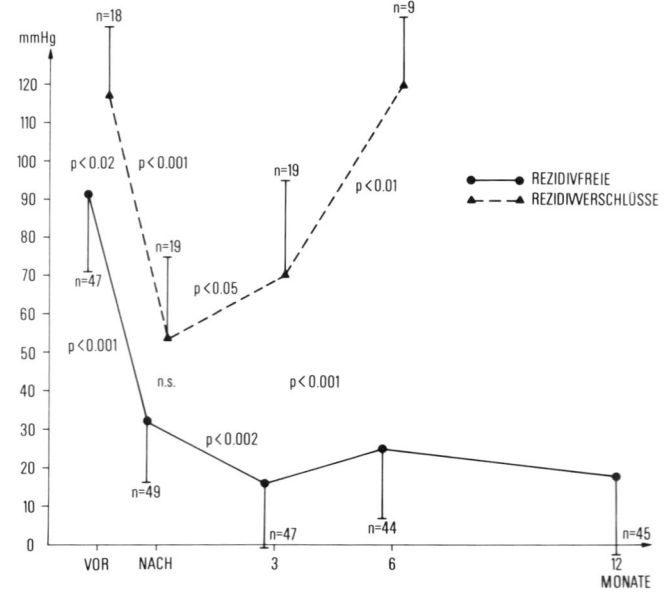

Abb. **1b** Dieselben Messungen nach standardisierter Belastung durch 30 Zehenstände.

Hinsicht interessant. Bereits vor der PTA lagen die durchschnittlichen Druckgradienten bei den Patienten mit späterem Rezidiv signifikant ($p < 0{,}02$) höher als bei den während der Beobachtungsperiode Rezidivfreien. Wahrscheinlich beruht diese Differenz vor allem darauf, daß sich unter den Patienten mit ungünstigem Verlauf gehäuft Hypertoniker fanden (mittlerer systolischer Armblutdruck $152{,}1 \pm 26{,}2$ mmHg, bei den Rezidivfreien hingegen $134{,}5 \pm 24{,}1$ mmHg, $p < 0{,}01$). Wie erwartet führte die Behandlung durch PTA zu einer drastischen Verbesserung der peripheren Hämodynamik. Bei den Rezidivfreien verbesserten sich die mittleren Druckgradienten innerhalb der ersten 3 Monate weiter, ein Verhalten, das sich durch die Messungen nach Belastung noch signifikanter erfassen läßt. Offenbar kommt es im behandelten Segment bei günstigem Verlauf zu einer spontanen Regression der noch vorhandenen Stenosierung, während die Zunahme des mittleren Druckgradienten im gleichen Zeitraum auf das sich anbahnende oder bereits eingetretene Rezidiv hinweist. Die Messungen 3 Monate nach PTA können somit, worauf bereits früher *Grüntzig* hingewiesen hat (7), prognostisch verwertet werden.

Die *Langzeitergebnisse* variieren nach dem Ort der Behandlung, den Stadien nach *Fontaine* und dem Fehlen oder Vorliegen eines Diabetes. Nach 5 Jahren erreicht die kumulative Durchgängigkeitsrate in einem

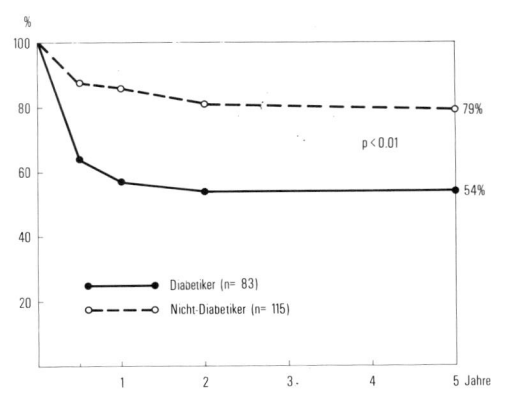

Abb. 2 Kumulative Durchgängigkeitsraten nach erfolgreicher PTA im femoro-poplitealen Gebiet bei Diabetikern und Nicht-Diabetikern.

Tab. 1 Kumulative Durchgängigkeitsraten nach PTA (14)

	früh*	nach 5 J.**
iliakal (n = 200)	93 %	85 %
femoro-popliteal (n = 682)	88 %	68 %

* Die Versager in der frühen Phase teilen sich in nicht gelungene Eingriffe und Frühverschlüsse auf.

** Kumulative Durchgängigkeitsraten nach 5 Jahren ausgehend von den primär erfolgreichen Eingriffen.

gemischten Krankengut für das iliakale Segment 85 % und für das femoro-popliteale 68 % (Tab. 1, 14). Ähnliche Zahlen ergaben sich in anderen Studien (3, 5, 13). Bei Diabetikern entwickeln sich signifikant mehr Früh- und Spätrezidive als bei Stoffwechselgesunden (Abbildung 2, 1). Die ungünstigere Verschlußsituation mit starkem Befall der Unterschenkelarterien und die Häufigkeit des Stadiums IV dürften in erster Linie dafür verantwortlich sein.

Welches sind die zukünftigen Entwicklungen der PTA bei der peripheren arteriellen Verschlußkrankheit? Die *Rezidivprophylaxe* sollte optimiert werden. Gegenwärtig wird zur Frühprophylaxe einem Vorschlag Zeitlers (17) folgend Azetylsalizylsäure (1 g/die) eingesetzt. Die Medikation beginnt vor der PTA und wird fortgeführt, bis die Prothrombinzeit unter Kumarinpräparaten in den therapeutischen Bereich abgesunken ist. Über kontrollierte Langzeitergebnisse mit Thrombozytenfunktionshemmern verfügen wir noch nicht. Zusätzlich wird an der Verbesserung der *Technik* gearbeitet. Bessere Materialien und neue Katheterprinzipien werden zur Zeit geprüft (3).

Aus der Sicht des Angiologen ist die PTA mit und ohne lokale Fibrinolyse aus der Behandlung peripherer arterieller Durchblutungsstörungen kaum mehr wegzudenken. Sie erlaubt, erhebliche Verbesserungen der Durchblutungssituation auf wenig belastende Weise zu erzielen. Auch die Kosten der PTA sind in Anbetracht der kurzen Hospitalisationsdauer von 2 — 3 Tagen wesentlich günstiger als diejenigen bei vergleichbaren Gefäßoperationen. Nicht zu Unrecht erschien kürzlich ein Artikel im New England Journal of Medicine mit dem Titel "The cost of underutilization: percutaneous transluminal angioplasty for peripheral vascular disease" (4).

Literatur

(1) Bollinger A., M. Schlumpf, A. Grüntzig, E. Schneider: Perkutane transluminale Angioplastie (PTA) bei Diabetikern mit peripherer arterieller Verschlußkrankheit. Akt. Endokr. Stoffw. 2 (1983), 61 — 64

(2) Dotter C.T., M.P. Judkins: Transluminal treatment of arteriosclerotic obstruction. Circulation 30 (1964), 654 — 670

(3) Dotter C.T., A.R. Grüntzig, W. Schoop, E. Zeitler (ed.): Percutaneous transluminal angioplasty. Springer, Berlin, 1983

(4) Doubilet P., H.L. Abrams: The cost of underutilization, percutaneous transluminal angioplasty for peripheral vascular disease. N. Engl. J. Med. 310 (1984), 95 — 101

(5) Gallino A., F. Mahler, P. Probst, B. Nachbur: Früh- und Spätergebnisse bei 250 perkutanen transluminalen Dilatationen an den unteren Extremitäten. Vasa 11 (1982), 319 — 321

(6) Grüntzig A., H. Hopf: Perkutane Rekanalisation chronischer arterieller Verschlüsse mit einem neuen Dilatationskatheter. Modifikation der Dotter-Technik. Dtsch. med. Wschr. 99 (1974), 2502 — 2505

(7) Grüntzig, A.: Die perkutane transluminale Rekanalisation chronischer Arterienverschlüsse mit einer neuen Dilatationstechnik. G. Witzstrock, Baden-Baden, 1977

(8) Grüntzig, A.: Rekanalisation stenosierter Arterien mit dem Dilatationskatheter. Cedip-Verlag, München, 1980

(9) Hess H., H. Müller-Fassbender, H. Ingrisch, A. Mietaschk: Verhütung von Wiederverschlüssen nach Rekanalisation obliterierter Arterien mit der Kathetermethode. Dtsch. med. Wschr. 103 (1978), 1994 — 1997

(10) Hess H., H. Ingrisch, A. Mietaschk, H. Rath: Local low-dose thrombolytic therapy of peripheral arterial occlusions. N. Engl. J. Med. 307 (1982), 1627 — 1630

(11) Jäger K., E. Schneider, A. Grüntzig, A. Bollinger: Perkutane transluminale Angioplastie (PTA) im frühen Stadium II der peripheren arteriellen Verschlußkrankheit. Vasa 11 (1982), 332 — 335

(12) Olbert F., P. Kasprzak, N. Muzika, A. Schlegl: Perkutane transluminale Dilatation und Rekanalisation: Langzeitergebnisse und Erfahrungsbericht mit einem neuen Kathetersystem. Vasa 11 (1982), 327 — 331

(13) Schmidtke I., E. Zeitler, W. Schoop: Langzeitergebnisse der perkutanen Katheterbehandlung (Dotter-Technik) bei femoro-poplitealen Arterienverschlüssen im Stadium II. Vasa 4 (1975), 210 — 226

(14) Schneider, E., A. Grüntzig, A. Bollinger: Langzeitergebnisse nach perkutaner transluminaler Angioplastie bei 882 konsekutiven Patienten mit iliakalen und femoro-poplitealen Obstruktionen. Vasa 11 (1982), 322 — 326

(15) Schneider E., A. Grüntzig, A. Bollinger: Die perkutane transluminale Angioplastie in den Stadien III und IV der peripheren arteriellen Verschlußkrankheiten. Vasa 11 (1982), 336 — 339

(16) Zeitler E.: Die perkutane Rekanalisation arterieller Obliterationen mit Katheter nach Dotter (Dotter-Technik). Dtsch. med. Wschr. 97 (1972), 1392 — 1394

(17) Zeitler E., J. Reichold, W. Schoop, D. Loew: Einfluß von Acetylsalicylsäure auf das Frühergebnis nach perkutaner Rekanalisation arterieller Obliterationen nach Dotter. Dtsch. med. Wschr. 98 (1973), 1285 — 1288

Dilatation oder Rekonstruktion aus gefäßchirurgischer Sicht

U. Stockmann

Franziskus-Krankenhaus Berlin, Bundesrepublik Deutschland

Die Konkurrenz von Dilatation und Rekonstruktion sollte nicht verschleiert, sondern pointiert dargestellt werden, um die Überlegenheit eines Verfahrens in einer bestimmten Krankheitssituation zu erarbeiten.
Die differentialtherapeutischen Überlegungen kann man nach verschiedenen Gefäßprovinzen anstellen. So hat die Dilatation in der Behandlung einer Einfach-Koronarstenose und der Nierenarterienstenose zu Recht die Priorität. Die Chirurgie bleibt dem Rezidiveingriff vorbehalten, oder seltenen Indikationen, wie z.B. bei der exzentrischen Stenose der Arterie einer Einzelniere.
Genauso eindeutig ist die Situation in der Therapie von Stenosen supraaortischer Äste. Über die Verfahrenswahl bei Subklaviastenosen kann man diskutieren, aber Karotisstenosen kann nur der mit dem Ballonkatheter angehen, der keine Grenzen im Experiment kennt. Gerade die besondere Beschaffenheit der stenosierenden Prozesse in der Karotisgabel in Kombination mit weichem Material ulzerativer Plaques läßt diese Methode als Schlaganfallprophylaxe obsolet erscheinen. Aus meiner Sicht verkehrt sich die Verantwortung dem Patienten gegenüber in skrupellose Ignoranz, wenn man auf diesem Weg weiterschreitet.
Kommen wir zu einem ganz wesentlichen Problem: Die Differentialtherapie im klinischem Stadium III und IV. Bei vital bedrohten Extremitäten lassen sich grob drei Kategorien bilden:
A) Verschlußprozesse, die von vornherein nicht dilatierbar sind,
B) Stenosen und kurzstreckige Verschlüsse, die, vom Röntgenbild allein her gesehen, möglicherweise dilatierbar sind.
C) Kombinationen von Veränderungen, die teils dilatierbar und teils nicht dilatierbar erscheinen.
Neben dieser Gliederung entsprechend dem "technisch Machbaren" muß aber noch ein besonders wichtiges Kriterium berücksichtigt werden: Der Zeitfaktor. Je bedrohlicher die Situation erscheint, umso eher muß der chirurgische Weg beschritten werden.
An einem fingierten Beispiel möchte ich unsere differential-therapeutischen Ansichten darlegen: Patient mit Ruheschmerz und feuchter Gangrän. Die Angiographie zeigt einen langstreckigen Verschluß der A. Femoralis sup. und A. Poplitea. Die Peripherie distal des Kniegelenkspaltes ist so schlecht gefüllt, daß man sie nicht beurteilen kann. Vorgeschaltet ist eine Stenose in der Beckenetage und additiv liegt eine Stenose im Profundaabgang vor. Bei dieser Situation wäre es das Beste, wenn bei der Angiographie dilatierbare Stenosen in der "cross-over"-Technik beseitigt werden und auch mit dieser Methode der optimale Zustrom zur Profunda hergestellt würde. Wir befürworten also die primäre Dilatation der Profunda, wenn sie auf Anhieb problemlos gelingt und zu diesem Zweck nicht die Leistenbeuge des betroffenen Beines punktiert wird.
In jedem anderen Fall ist bei vital bedrohtem Bein die chirurgische Rekonstruktion des Zustroms zum Profundakreislauf die schnellste und sicherste Methode, um die entsprechende Perfusionsverbesserung zu erreichen und ihren Erfolg beurteilen zu können. Dabei verstehe ich unter "Erfolg" die Antwort auf die Frage: kann die Extre-

mität mit dieser Maßnahme erhalten werden?
Der große Vorzug der Kathetertechnik im Vergleich zur Chirurgie ist – gerade bei der feuchten Gangrän – die kleine Punktionswunde weit weg von infiziertem Gebiet und außerhalb des eventuell infizierten Lymphabstromgebietes.
Ist die Rekonstruktion der Einstrombahn zur Profunda gelungen und der Profundahauptstamm selbst saniert, so besteht keine Eile mehr. Der Ruheschmerz ist in der Regel beherrscht und die antiobiotische Therapie kann jetzt wirksam werden. In aller Ruhe entscheidet man nach dem Verlauf, ob weitere rekonstruktive Maßnahmen erforderlich sind. Wie wir alle wissen, ist dies nach einer Profundaplastik häufig nicht mehr erforderlich. In unserem Beispiel würden wir beim Persistieren der trophischen Störungen eine neue antegrade Angiographie fordern, die auf jeden Fall die optimale Darstellung der cruralen Gefäße liefern muß. Anschließend würden wir die notwendige Art des femoro-cruralen Bypass auswählen.
Ein zweites Beispiel: Wiederum ein Patient mit Ruheschmerz und Gangrän. Die Beckenetage ist frei von stenosierenden Prozessen und der Profundahauptstamm ist nicht verbesserungsfähig. Hintereinander geschaltete Verschlüsse der A.Fem.sup. und A. Poplitea. Das wesentliche hämodynamische Hindernis liegt in den hochgradigen Veränderungen der cruralen Arterien.
Auch hier überlegen wir, ob durch die Kathetertechnik der Zustrom zum Rete Genu oder zur Trifurkation der Poplitea verbessert werden kann. Je bedrohlicher die Situation, umso kleiner ist der Entscheidungsspielraum. Wir meinen, daß bei diesem Krankheitsbild die femoro-crurale Rekonstruktion den Vorrang hat. Bei jedem Zweifelsfall muß der Patient fest im OP-Programm eingeplant sein, um bei Nichtgelingen der PTA oder irreparabler Embolie ohne Zeitverzug dem chirurgischen Erhaltungsversuch zugeführt werden zu können. Die Dilatation von cruralen Arterien – zumal wenn von dieser letzten offenen Unterschenkelarterie das Schicksal des Beines abhängt – lehnen wir kategorisch ab. Diesen Standpunkt vertreten wir deswegen so kompromißlos, weil die crurale Chirurgie seit gut 10 Jahren unser wesentliches Arbeitsgebiet ist.
Vor einer Amputation wäre die alleinige Dilatation eine überlegenswerte Alternative, wenn es keine crurale Chirurgie gibt. Diese Relativierung wäre ein treffender Schluß unseres Versuches der Differentialtherapie, der die Gegebenheiten der Praxis berücksichtigen muß.
Aber ein wichtiger allgemeiner Gesichtspunkt muß noch erwähnt werden: Die Gefäßchirurgen haben viele Jahre den Fehler gemacht, die Operationsindikation im wesentlichen auf das Röntgenbild zu gründen. Das klassische Beispiel ist die Rekonstruktion des Verschlusses im Adduktorenkanal im klin. Stadium II.
Die Betreuung unserer Patienten durch die Gefäßsprechstunde – die in Deutschland interessanterweise überwiegend von Gefäßchirurgen betrieben wird – förderte im Zusammenklang mit der Kritik kompetenter Internisten die Einsicht, daß das Schicksal des Patienten im Verlauf der nächsten Jahre wichtiger ist, als die engstirnige Bearbeitung eines Röntgenbildes.
Dieser Vorwurf gilt heute zum Teil für die angiotherapeutischen Radiologen auch. Jeder Therapeut sollte in eine Gefäßsprechstunde eingebunden sein, damit seine Selbstkritik wach bleibt und die Erkenntnis nicht versiegt, daß Nichthandeln manchmal sehr segensreich sein kann.

Die digitale Subtraktionsangiographie (DSA) zur Verlaufskontrolle der perkutanen transluminalen Angioplastie (PTA)

Ph. Hendrickx, G. Luska, F. Gantino, A. Creutzig

Diagnostische Radiologie I und Abteilung Angiologie der Medizinischen Hochschule Hannover, Bundesrepublik Deutschland

Zur Verlaufs- und Erfolgsbeurteilung der perkutan transluminalen Angioplastien (PTA) werden in der Regel die klinische Untersuchung und einfache apparative Untersuchungen als ausreichend erachtet. Alternativ bietet sich als wenig invasives Verfahren die digitale Subtraktionsangiographie (DSA), zu Kontrolluntersuchungen an (3—6).
Um zu überprüfen, ob die Untersuchungsergebnisse den Einsatz der eingreifenderen Methode rechtfertigen, haben wir einen Teil der bei uns dilatierten Patienten mit Hilfe der DSA unter den Fragestellungen kontrolliert:
1. Reicht das Auflösungsvermögen der DSA aus, um eine semiquantitative Verlaufsbeurteilung nach dem Score-System von Bollinger und Mitarbeitern vorzunehmen?
2. In welchem Maß stimmen klinische Untersuchungsergebnisse und angiographische Kontrollen überein?

Material und Methodik

Die Untersuchung wurde mit dem DVI-2-V der Firma Philips vorgenommen. Mit Hilfe der DSA wurden nur die dilatierten Gefäßsegmente kontrolliert. Bei allen Patienten, die im Femoropoplitealbereich dilatiert worden waren, wurde die Unterschenkeltrifurkation dargestellt, da bei ihnen gehäuft Embolien in diese Gefäße aufgetreten waren. Die Injektion von 40 ml mit 40 ml Kochsalzlösung überschichtetem Kontrastmittel erfolgte über eine kubitale Vene mit einer Hochdruckspritze und einem Flow von 15 ml/sec.

Die klinischen Untersuchungen umfaßten Bestimmung der Fußarteriendrucke mit der Doppler-Sonde sowie des brachio-pedalen Druckgradienten, Stufenoscillogramm und akrale Lichtplethysmographie. Um den Verlauf der Gefäßläsionen durch die PTA zu erfassen, wurden 28 Patienten kurzfristig jeweils eine Woche und drei Wochen nach Dilatation mit der DSA kontrolliert (Frühergebnisse). Eine zweite Gruppe bestand aus 44 Patienten, bei denen die Dilatation sechs Monate bis drei Jahre zurücklag (Spätergebnisse). Nur diese Patienten wurden zusätzlich klinisch untersucht.
Eine semiquantitative Beurteilung der Früh- und Spätergebnisse wurde mit dem additiven Scoresystem nach Bollinger und Mitarbeitern durchgeführt (1).
Für den klinischen Vergleich wurden bei den Patienten, bei denen mehrere Segmente an einer Extremität dilatiert worden waren, Mittelwerte gebildet und als verbessert — verschlechtert ein Scorewert mit minus bzw. plus vier Punkten definiert.

Ergebnisse

1. Frühergebnisse

Bei 28 Patienten konnten 32 Gefäßsegmente kurzfristig ein und drei Wochen nach der Dilatation untersucht werden. In diesem Patientenkollektiv interessierte in erster Linie der Ablauf reparativer Vorgänge nach der durch die PTA gesetzten Läsion. Bei 19 der 32 dilatierten Gefäßsegmente waren unmittelbar nach der Dilatation Wanddissektionen im konventionellen Kontrollangiogramm zu erkennen. Mit der digitalen Subtraktionsangiographie waren nach einer Woche noch 15 von 19, nach drei Wochen noch 9 von 19 Dissektionen nachweisbar.

Die semiquantitative Erfolgsbeurteilung im additiven Score ergab eine Befundverbesserung von 6,7 vor Dilatation auf 2,4 unmittelbar nach PTA. Nach einer Woche betrug sie 2,5 und nach drei Wochen 2,1.

Tab. 1 Vergleich der klinischen und angiographischen Untersuchungsergebnisse mit DSA (44 Patienten, 48 Beine)

	verbessert	unverändert	verschlechtert
Klinik	30	16	2
Score	34	6	8

In Tab. 1 sind die klinischen und die mit der digitalen Subtraktionsangiographie erhobenen Befunde aufgezeichnet.

2. Spätergebnisse

Von 68 dilatierten Patienten aus der angiologischen Klinik konnten nur 51 klinisch und 44 wegen einer Kontrastmittelallergie auch mit der DSA nachuntersucht werden. Zwei Patienten waren verstorben, zwei amputiert und 13 bei gutem Befinden zur Kontrolle nicht erschienen. Damit ergibt sich für die Erfolgsbeurteilung durch DSA-Kontrollen zwangsläufig ein selektioniertes Krankengut.

a. Verlauf arterieller Embolien

Bei 20 von 51 klinisch kontrollierten Patienten und 17 der 44 mit der DSA kontrollierten Patienten waren infolge der PTA arterielle Embolien in 27 Segmentarterien aufgetreten. Bei den Spätkontrollen waren erstaunlich häufig Residuen der Embolien zu erkennen. In 9 Arterien hatten sich Verschlüsse nicht rekanalisiert, in 4 Arterien waren Reststenosen zu erkennen und in 14 Arterien waren keine Residuen mehr nachweisbar.

b. Erfolgsbeurteilung mit dem additiven Score und klinische Korrelation

Eine semiquantitative Erfolgsbeurteilung mit dem additiven Scoresystem konnte bei 44 mit der DSA kontrollierten Patienten (56 Segmentarterien) vorgenommen werden. Es fand sich eine Verbesserung des Befundes von dem mittleren Scorewert 8,7 vor PTA zu dem mittleren Scorewert 2,8 unmittelbar nach PTA, ähnlich wie bei den Frühergebnissen. Ein halbes Jahr bis drei Jahre nach PTA betrug der additive Score noch 4,2.

Diskussion

Seit Juli 1983 steht uns das DVI-2-V (Philips), ein Gerät der zweiten Generation zur Verfügung, mit dem wir 72 im Bereich der unteren Extremität dilatierte Patienten nachuntersucht haben. Wie der Vergleich zwischen konventioneller Angiographie, arterieller DSA und peripher venöser DSA bei 28 Patienten mit kurzfristigen Kontrollen nach PTA zeigte, reichte das Auflösungsvermögen des DVI-2 aus, um morphologische Wandveränderungen (Dissektionen, Plaques, Stenosen) zu differenzieren. Damit war es möglich, das von Bollinger und Mitarbeitern inaugurierte Scoresystem auch bei der peripher transvenösen Subtraktionsangiographie zur Verlaufsbeurteilung anzuwenden.

Vergleicht man die Befunde der 44 Patienten, die sowohl klinisch als auch mit Hilfe der DSA kontrolliert worden waren, ergeben sich hinsichtlich einer Befundverbesserung nur geringfügige Differenzen. Für diese Patienten ist demnach die risikolose klinische Funktionsdiagnostik sicherlich weiterhin ausreichend. Sind die klinischen Befunde unverändert oder verschlechtert, sollte eine Kontroll-DSA durchgeführt werden, um die Ursache für die fehlende Befundverbesserung zu erkennen.

Über die Erfolgskontrolle hinaus hat die DSA bei den von uns dilatierten Patienten noch weitere wichtige Aufschlüsse ergeben. Bei den kurzfristig kontrollierten Patienten konnten die reparativen Vorgänge nach Intimaeinrissen, im DSA verfolgt werden. Wegen der relativ großen Zahl von arteriellen Embolien in die proximalen Unterschenkelgefäße infolge PTA wurde bei diesen auch die Trifurkation des Unterschenkels dargestellt. Persistierende Verschlüsse und Stenosen nach unvollständiger Lyse wurden noch bei 50 % der Patienten gefunden.

Zusammenfassung

Es wurden 72 Patienten, 28 kurzfristig ein – und drei Wochen und 44 Patienten sechs Monate bis drei Jahre nach Angioplastie mit der peripher transvenösen DSA und klinisch nachuntersucht. Das Auflösungsvermögen des DVI-2-V reichte aus, die reparativen Wandveränderungen nach Dissektionen bei den kurzfristig kontrollierten Patienten zu verfolgen.

Die Darstellung war ausreichend, um zur Verlaufsbeurteilung ein Codesystem einzusetzen, das Art und Schweregrad der Gefäßveränderungen beschreibt. Klinische Kontrollbefunde und angiographische Befunde stimmten hinsichtlich einer Verbesserung gut überein. Sind die klinischen Befunde unverändert oder verschlechtert, sollte eine Kontroll-DSA durchgeführt werden, um die Ursache für die fehlende Befundverbesserung zu erkennen.

Literatur

(1) Bollinger, A., E. Schneider, G. Pouliadis, Ch. Torres, M. Schlumpf: Erfolgsbeurteilung der peripheren Transluminalen Angioplastie (PTA) mit einem computerfähigen, angiographischen Score-System. Vasa 11 (1982), 309–312

(2) Castaneda-Zuniga, W.R., K.A. Amplatz: The Mechanism of transluminal Angioplasty. In: Transluminal Angioplasty, Castaneda-Zuniga, W.R. (Hrsg.) Thieme Stratton Inc. New York 1983

(3) Schwarten D.E.: Percutaneous transluminal angioplasty of the iliac arteries: Intravenous digial subtraction angiography for follow up. Radiology (1984) 363–367

(4) Seyfert W., G. Dilbat, E. Zeitler, G. Bolle: Digital subtraction angiography – A method for following percutaneous transluminal angioplasty. Springer, Berlin, Heidelberg, New York, Tokyo 1983

(5) Stark E., M. Herzer, J. Kollath, T. Lauterbach: Digitale Subtraktionsangiographie bei perkutaner transluminaler Angioplastie der Extremitäten und Nierengefäße. Dtsch. Med. Wschr. 108 (1983), 655

(6) Wilms G., F. De Somer, N. Nijssens, A.L. Baert, D. Crolla, J. Beyls, R. Verhaeghe, J. Vermijlen, M. Verstraete: Transluminal angioplasty: Late results sustained by digital intravenous subtraction angriography, Europ. J. Radiol. 3 (1983), 103–107

Einsatz der digitalen Subtraktionsangiographie bei der Angioplastie

K. Lackner, Th. Harder

Radiologische Universitätsklinik Bonn, Bundesrepublik Deutschland

Mit der digitalen Subtraktionsangiographie hat ein neuartiges Angiographieverfahren Eingang in die angiologische Diagnostik gefunden, bei dem zwar die gleichen diagnostischen Kriterien wie in der konventionellen Angiographie Anwendung finden, das aber aufgrund seiner geringeren Invasivität als i.v. DSA und aufgrund der Vereinfachung des Untersuchungsablaufs mit Verkürzung der Untersuchungszeit und Kostenreduzierung als i.a. DSA zunehmend die konventionelle Angiographie verdrängt. Das Aufnahmeprinzip beruht bei der digitalen Subtraktionsangiographie darauf, daß nach Digitalisierung der Bildinformation ein Leerbild der Zielregion – die Maske – und eine Aufnahme zum Zeitpunkt der Kontrastierung der darzustellenden Gefäßregion – das Füllungsbild – voneinander subtrahiert werden, so daß unter günstigen Bedingungen alle statischen Bildelemente wie Skelettstrukturen, Weichteilstrukturen und Darmgas im Subtraktionsbild eliminiert sind. Nur die Gefäßstrukturen werden nach elektronischer Kontrastverstärkung abgebildet. Bereits kleine Patientenbewegungen wie Atemexkursionen, Schluckbewegungen und Peristaltik zwischen Maske und Füllungsbild führen zu Artefakten im Subtraktionsbild, die nur teilweise durch Bildnachverarbeitungen wie geänderte Zeitabstände der Maske und Füllungsbilder oder pixel shift ausgeglichen werden können (4, 5, 7, 8, 9, 10).

Zusammenfassend liegen die wesentlichen Vorteile der digitalen Subtraktionsangiographie im Vergleich zur konventionellen Angiographie in:

1. Sofortige Bildinformation in Form des Subtraktionsbildes auf dem Fernsehmonitor des Untersuchungsraums während der Kontrastmittelinjektion.
2. Vereinfachung des Untersuchungsablaufs (einfache Programmwahl; keine Belichtungsprobleme; Bildnachverarbeitung mit der begrenzten Möglichkeit, Bewegungsartefakte zu eliminieren; verkürzte Untersuchungszeit)
3. Geringere subjektive Patientenbelastung bei der i.a. DSA durch Reduzierung des Kontrastmittelvolumens pro Einzelinjektion.
4. Subtraktion störender Skelettstrukturen und Luftüberlagerungen.
5. Verbesserte Darstellung der Parenchymphase bei der Angiographie parenchymatöser Organe als Folge der Kontrastverstärkung und Subtraktion.
6. Kostenreduzierung durch Einsparung von Kontrastmittel (i.a. DSA), Filmmaterial und ambulante Untersuchung (i.v. DSA). Dem stehen als Nachteile der digitalen Subtraktionsangiographie gegenüber:
1. Geringere räumliche Auflösung.
2. Durch das Bildverstärkerformat begrenztes Bildfeld.
3. Möglichkeit nur einer Verschiebestufe bei Arteriographien der Extremitäten.

Das technische Vorgehen entspricht bei den digitalen Subtraktionsangiographien demjenigen der konventionellen Angiographie. Sie unterscheidet sich von der konventionellen Angiographie nur in der Bildgebung und Bildnachverarbeitung. Allerdings können bei der DSA kleinlumige Katheter verwandt werden, da hierbei mit Ausnahme der intravenösen DSA lediglich

Einsatz der digitalen Subtrationsangiographie 467

1a

1b

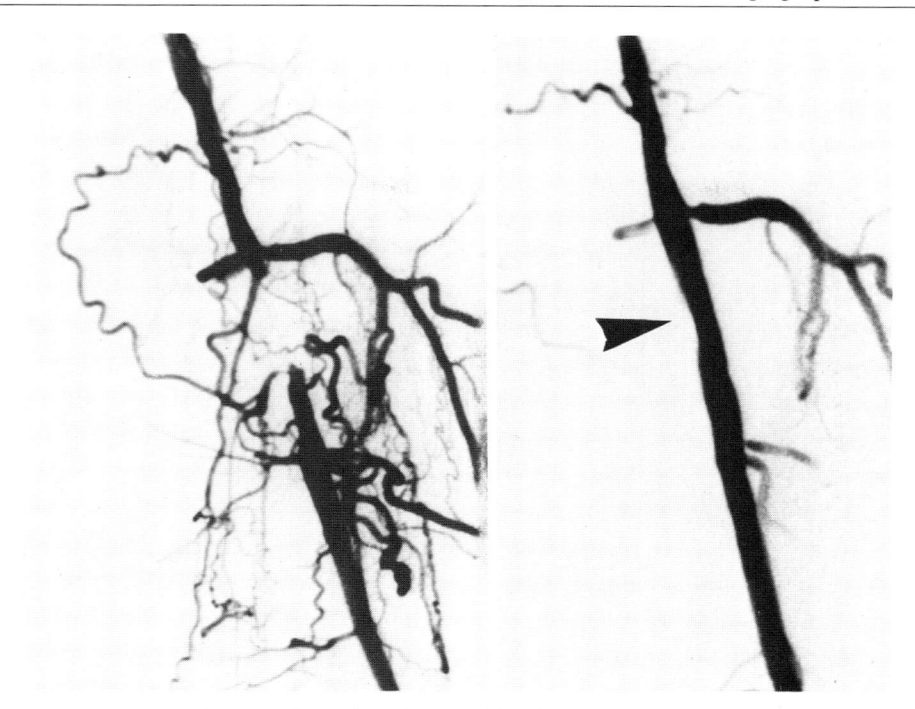

Abb. **1a** Intraarterielles DSA vor Dilatation. Kurzstreckiger Verschluß der A. femoralis mit guter Kollateralisation.
Abb. **1b** Intraarterielles DSA nach Dilatation. Rekanalisation der Verschlußstrecke ▷.

kleine Kontrastmittelvolumina mit niedrigen Flußraten injiziert werden müssen. Die Kostenreduzierung durch die digitale Subtraktionsangiographie resultiert aus der erheblichen Einsparung an Filmmaterial. Während bei der konventionellen Blattfilmangiographie grundsätzlich Aufnahmeserien bei einem Einzelfilmpreis von ca. 3,50 DM durchgeführt werden, erfolgt bei der DSA die Filmdokumentation nur diagnostisch relevanter Phasen der Aufnahmeserie auf kleinformatigen Filmen mit einem Einzelfilmpreis von ca. 0,50 DM. Zusätzlich reduzieren sich die Kontrastmittelkosten bei der intraarteriellen DSA im Vergleich zur konventionellen Angiographie um ⅔ der Kosten. Bei der intravenösen DSA ist zusätzlich dadurch eine Kostenreduzierung zu erreichen, daß die Untersuchung aufgrund ihrer geringeren Invasivität ambulant durchgeführt werden kann. Die Vereinfachung des Untersuchungsablaufs der DSA führt zu einer Verkürzung der Untersuchungszeiten, da die Bildinformation ohne Verzögerung auf dem Fernsehmonitor erscheint, und die umständliche, vergleichsweise zeitraubende Filmentwicklung entfällt. Hierdurch wird eine bessere Auslastung der angiographischen Arbeitsplätze ermöglicht.
Die geringere räumliche Auflösung der digitalen Subtraktionsangiographie ist aus theoretischen Überlegungen und experimentellen Voruntersuchungen bekannt (3, 11). Auch bei der intraarteriellen DSA mit hoher Kontrastmittelkonzentration im darzustellenden Gefäßgebiet wird in der arteriellen Gefäßperipherie parenchymatöser Organe in ca. 50 % der Untersuchungen eine Gefäßaufzweigung weniger als mit der konventionellen Blattfilmangiographie dargestellt. In größeren interindividuellen Vergleichsuntersuchungen haben sich hieraus jedoch keine Nachteile für die diagno-

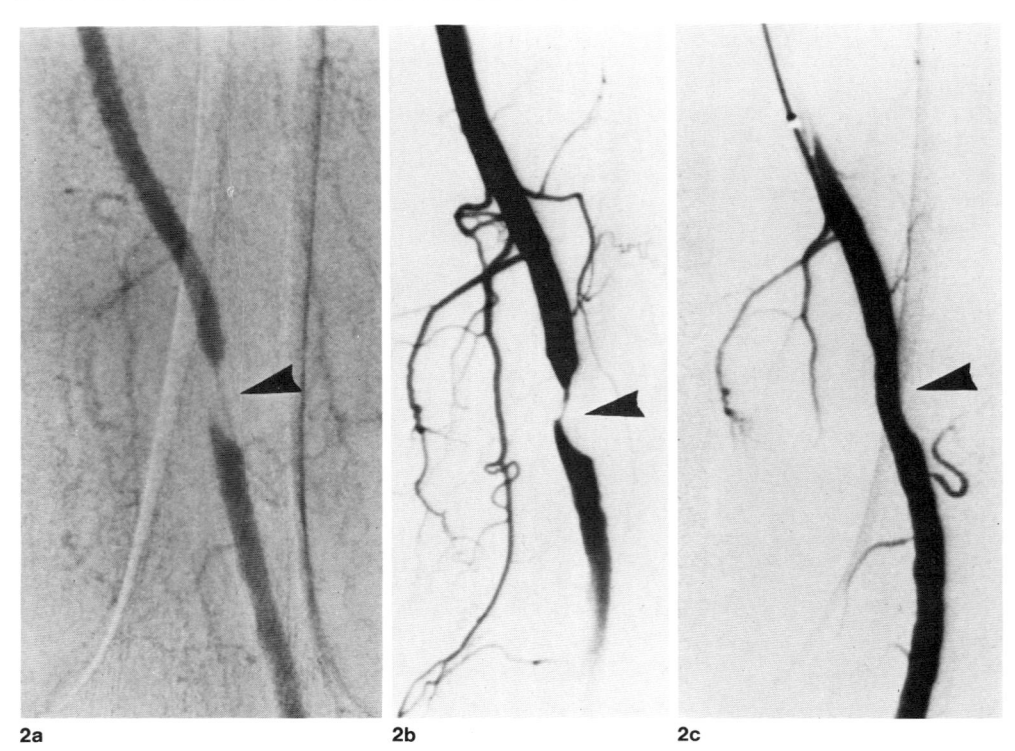

2a
Abb. 2a Intravenöses DSA in der Vordiagnostik. Kurzstreckige, hochgradige Stenose der A. femoralis ▷.
Abb. 2b Intraarterielles DSA vor Dilatation
Abb. 2c Intraarterielles DSA nach Dilatation. Fast normale Lumenweite in der ehemaligen Stenosestrecke ▷.

stische Aussage hinsichtlich der Beantwortung klinisch relevanter Fragestellungen in der angiographischen Diagnostik von Raumforderungen und bei Patienten mit arterieller Verschlußkrankheit ergeben (7). Für die Darstellung der gesamten arteriellen Strombahn bei Extremitätenangiographien sind mit der digitalen Subtraktionsangiographie mehrere Aufnahmesequenzen erforderlich, da aus technischen Gründen nur eine Verschiebestufe pro Kontrastmittelinjektion durchgeführt werden kann. Bei sehr unruhigen Patienten ist die diagnostische Aussage der DSA aufgrund der Bewegungsartefakte eingeschränkt. Bei Patienten mit verlängerter Kreislaufzeit kann die intravenöse DSA wegen der verzögerten Anflutung des Kontrastmittels in der darzustellenden Gefäßregion und der schlechten Boluskonfiguration oft nur ungenügende Bildergebnisse liefern.

Im Zusammenhang mit Maßnahmen der interventionellen Radiologie ist eine ausführliche Bilddokumentation der diagnostischen und therapeutischen Phasen der Eingriffe erforderlich. Hieraus ergeben sich bei Anwendung der konventionellen Angiographie aufgrund der jeweiligen Entwicklungszeiten störende Zeitverzögerungen, die bei Einsatz der digitalen Subtraktionsangiographie aufgrund der sofortigen Bildinformation entfallen. Die jeweils diagnostisch relevante Phase einer Aufnahmeszene wird als Standbild auf dem Fernsehmonitor des Untersuchungsraumes festgehalten und ermöglicht damit eine unmittelbare Befundkontrolle, eine exakte topographische Orientierung und eine verzögerungsfreie Entscheidung über das weitere diagnostische oder therapeutische Vorgehen (2, 14). Auch bei peripherer, selektiver Kontrastmittelinjektion sind bei Anwendung der DSA-Technik geringe Kontrastmittelmengen (3 – 10 ml) für eine vollständige morphologische und funktionelle Diagnostik ausreichend (Abb. 1 u. 2). Die Kontrastmittelinjektionen werden dabei von den Patienten kaum wahrgenommen.

Die Position der DSA im Zusammenhang mit der Angioplastie stellt sich aufgrund unserer bisherigen Erfahrungen folgendermaßen dar.

In der Vordiagnostik genügt neben den klinischen Parametern die ambulant durchgeführte intravenöse DSA für die Therapieplanung und Indikationsstellung zur Angioplastie. Nur in Ausnahmefällen muß die Untersuchung bei schlechten Aufnahmebedingungen als intraarterielle DSA stationär durchgeführt werden, der wir generell den Vorzug vor der konventionellen Verschiebeangiographie geben. Trotz der im Vergleich zur konventionellen Angiographie etwas geringeren Ortsauflösung werden hiermit in den diagnostisch relevanten Gefäßbereichen Stenosen, Verschlüsse und das Ausmaß der Kollateralisation sowie die Qualität des Kontrastabstroms ausreichend genau dargestellt.

Im Verlauf der zweizeitig durchgeführten Angioplastie wird zu Beginn nach Einführung eines arteriellen Angiographiekatheters erneut der Gefäßsitus im Zielgebiet dargestellt und als Orientierungshilfe für die weitere Katheterführung auf dem Fernsehmonitor festgehalten. Während und nach der in üblicher Technik durchgeführten Gefäßdilatation erfolgt die Befundkontrolle hinsichtlich des Dilatationseffektes und möglicher Komplikationen ebenfalls in Form der i.a. DSA. Dieses Vorgehen hat abgesehen von der Kostenreduzierung zu einer deutlichen Verkürzung der Untersuchungszeiten geführt. In keinem Fall war der ergänzende Einsatz der konventionellen Angiographie in Verbindung mit der Angioplastie erforderlich.

Moderne DSA-Anlagen ermöglichen es, mit speziellen Auswerteprogrammen aus den in digitalisierter Form vorliegenden Bildern in einer region of interest innerhalb des Gefäßlumens aus der zeitlichen Densitätsänderung nach der Kontrastmittelinjektion die Strömungsgeschwindigkeit zu extrahieren (1, 6). Damit ist über die diagnostischen Möglichkeiten der konventionellen Angiographie hinaus neben der Darstellung der Morphologie die hämodynamische Relevanz einer Stenose und der therapeutische Effekt einer Gefäßdilatation bzw. Lysetherapie zu objektivieren. In dieser Synopse von morphologischen und objektiven funktionellen Befunden ist auch die i.v. DSA bei angiographischen Kontrolluntersuchungen in der Nachsorge dieser Patienten (12, 13) der konventionellen Angiographie überlegen.

Literatur

(1) Bürsch, J.H.: Use of digitized functional angiography to evaluate arterial blood flow. Cardiovasc. Intervent. Radiol. 6 (1983), 303

(2) Chang, R., S.L. Kaufman, S. Kadir, S.E. Mitchell, R.J. White: Digital subtraction angiography in interventional radiology AJR 142 (1984) 363

(3) Fischer, P., E. Schulz: Zum Auflösungsvermögen der digitalen Videosubtraktionsangiographie (DVSA). Fortschr. Röntgenstr. 138 (1983), 45

(4) Harder, Th., R. Janson, K. Lackner, Th. Franken, P. Fischer: Digitale Videosubtraktionsangiographie (DVSA) der Bauchaorta, der Becken- und Beinarterien. Fortschr. Röntgenstr. 138 (1983), 301

(5) Harder, Th., K. Lackner, Th. Franken: Digitale Subtraktionsangiographie (DSA) der oberen Extremität. Fortschr. Röntgenstr. 139 (1983), 609

(6) Kaufman, S.L., K.H. Barth, S. Kadir, G.M. Williams, G.W. Smith, G.L. Stone, G.L. Stonesiter, P.M. Leand, P.E. Adams, F. Wenham, R.J.

White: Hemodynamic measurements in the evaluation and follow-up of transluminal angioplasty of the iliac and femoral arteries. Radiology 142 (1982), 329

(7) Lackner, K., Th. Harder, M. Herter, N. Leipner: Vergleich der intraarteriellen digitalen Subtraktionsangiographie mit der konventionellen Arteriographie. Fortschr. Röntgenstr. 1984 (im Druck)

(8) Neufang, K.F.R., G. Friedmann, U. Mödder: Indikationen zur intraarteriellen digitalen Subtraktionsangiographie (IA-DSA) bei Gefäßprozessen. Fortschr. Röntgenstr. 139 (1983), 160

(9) Picus, D., W.G. Totty: Iatrogenic femoral arteriovenous fistulae; evaluation by digital vascular imaging. AJR 142 (1984), 567

(10) Rosen, R.J., S.J. Roven, R.F. Taylor, A.M. Imparato, T.S. Riles: Evaluation of aorto-iliac occlusive disease by intravenous digital subtraction angiography. Radiology 148 (1983), 7

(11) Schultz, E., P. Fischer: Zum Auflösungsvermögen der digitalen Subtraktionsangiographie (DSA). Fortschr. Röntgenstr. 139 (1983), 296

(12) Schwarten, D.E.: Percutaneous transluminal angioplasty of the iliac arteries: Intravenous digital subtraction angiography for follow-up. Radiology 150 (1984), 363

(13) Schwarten, D.E.: Percutaneous transluminal angioplasty of the renal arteries: Intravenous digital subtraction angiography for follow-up. Radiology 150 (1984), 369

(14) Turski, P.A., M.F. Stieghorst, C.M. Strother, A.B. Crummy, R.P. Lieberman, C.A. Mistretta: Digital subtraction angiography "road map". AJR 139 (1982), 1233

Haemodynamic Evaluation of Transluminal Iliac Artery Balloon Dilatation

P.J. Breslau, M. van Soest, B. Janevski, P.J.G. Jörning

St. Annadal Hospital Maastricht, The Netherlands

Introduction

Treatment of arterial occlusive disease by percutaneous transluminal angioplasty (PTA) has become increasingly common since the introduction of the inflatable balloon by *Grüntzig* and *Hopff* in 1974 (1, 2). However, little attention has been given to a detailed description of functional results of the procedure.
In assessing the outcome of PTA in the aortoiliac segment, it is important that the results are expressed in terms of functional improvement and not in patency of the procedure, since the presence of distal disease may lead to an inadequate improvement of symptoms, despite an apparently successful dilatation. Therefore, there is a need for objective parameters to document the haemodynamic improvement after PTA. The introduction of noninvasive haemodynamic studies both in rest and after standard exercise has provided a useful means of documenting changes in the peripheral circulation after surgical aortoiliac reconstruction (3, 4).
Haemodynamic parameters used for the identification of aortoiliac improvement after treatment are in general: indirect ankle pressure measurements (3), velocity waveform analysis of the Doppler signal from the common femoral artery (5), and intraarterial pressure measurements with or without the use of peripheral vasodilatation (6).
The aim of this study was to document the results of PTA in the iliac segment in terms of clinical improvement and the extent to which there was a corresponding improvement in ankle pressure indices, velocity waveform analysis and intra-arterial pressure measurements.

Methods and materials

In our institution patients with evidence of obstructive arterial disease of the lower extremities are evaluated noninvasively at rest and after standard exercise (7). Velocity wave form analysis from the common femoral artery, the popliteal artery and the pedal arteries are obtained. In addition indirect ankle pressure measurements are measured at rest and after standard exercice. Whenever, by noninvasive studies, patients are considered candidates for reconstructive vascular surgery or percutaneous transluminal angioplasty, contrast arteriography is performed. With the presence of a short iliac stenosis, PTA is considered after the significance of the stenosis is objectivated by intra-arterial pressure measurements (6). Haemodynamic significant disease is present when: a) the mean arterial pressure drop in the common femoral artery after the injection of 50 mg papaverine is more than 10 mmHg, or b) the pressure waveform is pathological at rest.
The technique of percutaneous transluminal angioplasty is performed as described by van *Andel* (8). To evaluate the direct success of dilatation, intra-arterial pressure measurements are made during the procedure again before and during peripheral vasodilatation.
Haemodynamic improvement after 6 months was documented by ankle pressure measurements at rest and after standard

exercise, by velocity waveform analysis of the common femoral artery, and by intra-arterial pressure measurements with 50 mg papaverine. An improvement of the ankle pressure index at rest and after exercise of 0.10 was considered significant. The velocity wave forms were considered improved whenever they were read as normal.

23 aortoiliac segments were available for evaluation. These segments were divided into two groups: a) aortoiliac segments with an open superficial femoral artery and b) aortoiliac segments with an occluded superficial femoral artery.

Results

In the group with an open superficial femoral artery all eight patients were free from symptoms after dilatation at six months follow-up. In all cases the ankle pressure index in rest and after standardised exercise became normal again (ankle pressure index above 100 %). Velocity wave form analysis of the common femoral artery did not correlate with this improvement. In three cases only the wave form became normal again, whereas there was no improvement in the remaining five cases. Intra-arterial pressure measurements at six months' follow-up demonstrated a normal aortoiliac segment in all eight instances, both at rest and after peripheral dilatation with 50 mg papaverine.

In the group of 15 patients with an occluded superficial femoral artery clinical improvement at six months follow-up was found in 67 % (10/15), the ankle pressure measurements improved in 33 % (5/15). Velocity waveform analysis of the common femoral artery improved in 20 % (3/15). Intra-arterial pressure measurements showed a normal aortoiliac segment in 60 % (9/15). In two cases the intra-arterial pressure measurements improved without clinical improvement, in one patient there was clinical improvement without a change in the intra-arterial pressure measurements.

Considering the intra-arterial pressure measurements as "gold standard" (9), haemodynamic improvement at six months follow-up after PTA of the iliac segment was found in 100 % in the group with an open superficial femoral artery and in 60 % in patients with an occluded superficial femoral artery.

Discussion

Difficulties in the accurate assessment of the haemodynamic significance of aortoiliac disease are well known. Incorrect prediction of segmental disease may result in arterial reconstruction or dilatation unaccompanied by significant improvement of these symptoms (10). It is also a well-known fact that contrast arteriography alone, providing only anatomical information, is not sufficient to predict the haemodynamic significance of aortoiliac disease (11). Therefore, invasive intra-arterial pressure measurements are performed in our institution prior to, during, and six months after dilatation (6).

The assessment of successful dilatation of iliac stenoses can theoretically be documented by haemodynamic noninvasive methods (ankle pressure indices and velocity wave form analysis). The present data demonstrates that in patients with an isolated stenotic iliac segment ankle pressure measurements correlate very well with haemodynamic improvement after iliac PTA. Velocity wave form analysis of the common femoral artery should not be used to assess the results of PTA in the iliac segment.

In patients with a stenotic segment in the iliac artery in combination with an occluded superficial femoral artery both ankle pressure measurements and velocity waveform analysis of the common femoral artery are not suitable to assess the haemodynamic improvement after dilatation of the iliac segment. In this group of patients only invasive arterial pressure measurements will provide reliable information of the haemodynamic improvement in long-term studies.

It should be emphasised that in describing results of percutaneous transluminal dilatation of the iliac segment, there are two separate groups of patients. Patients with isolated iliac stenoses without distal obstructive arterial disease will demonstrate a high incidence of clinical and haemodynamic improvement. In patients with iliac stenoses in combination with distal obstructive disease clinical and haemodynamic improvement will be found in approximately 60 %.

References

(1) Grüntzig, A., H. Hopff: Perkutane Rekanalisation chronischer arterieller Verschlüsse mit einem neuen Dilatationskatheter. Dtsch. Med. Wschr. 99 (1974), 2502 – 2510

(2) Grüntzig, A., D.A. Kumpe: Technique of percutaneous transluminal angioplasty with the Grüntzig balloon catheter. Amer.-Jour. Roentgenol. 132 (1979), 547 – 552

(3) Garrett, W.V., E.E. Slaymaker, S.E. Heintz, R.W. Barnes: Intraoperative prediction of symptomatic result of aorto-femoral-bypass from changes in ankle pressure index. Surgery, 82 (1977), 504 – 509

(4) Collins, G.J., N.M. Rich, C.A. Andersen, P.I. Mc.Donald: Staged aortofemoropopliteal revascularisation. Arch.Surg. 113 (1978), 149 – 152

(5) Thiele, B.L., D.F. Dandyk, R.E. Zierler, D.E. Strandness, Jr.: A systematic approach to the assessment of aortoiliac disease. Arch. Surg. 118 (1983), 477 – 481

(6) Breslau, P.J. P.J.G. Jörning: Difficulties in assessing the extent of aortoiliac disease by haemodynamic and arteriographic methods. Neth. J. Surg. 35 (1983), 111

(7) Breslau, P.J., H. Bruins Slot, J.M. Greep: Comparative study of strain gauge plethysmography and Doppler ultrasound in patients with occlusive arterial disease of the lower extremities. Angiology 32 (12) (1981), 840 – 845

(8) van Andel, G.J.: Percutaneous transluminal angioplasty. Thesis, Amsterdam 1976

(9) Moore, W.S., A.D. Hall: Unrecognized aortoiliac stenosis: a physiologic approach to the diagnosis. Arch. Surg. 103 (1971), 633 – 638

(10) Sumner, D.S., D.E. Strandness, Jr.: Aortoiliac reconstruction in patients with combined iliac and superficial femoral artery occlusion. Surgery 84 (1975), 348 – 355

(11) Brewster, D.C., A.C. Waltman, P.J. O'Hara, D.C. Darling: Femoral artery pressure measurements during aortography. Circulation 60 (1979), 120 – 124

Positive und negative Ergebnisse der perkutanen transluminalen Angioplastik (PTA) mit Dilatationskatheter in den Stadien II a und II b der chronisch arteriellen Verschlußkrankheit

A. Mietaschk, H. Ingrisch*, H. Hess, Ch. Thiele, A. Markl*, K.W. Frey*

Medizinische Poliklinik der Universität München und Klinik und Poliklinik für Radiologie* München, Bundesrepublik Deutschland

Die positiven und negativen Ergebnisse der Behandlung mit PTA im Stadium II nach *Fontaine* wurden überprüft, um die Indikation für diese Behandlung im Stadium II sicherer stellen zu können. Insbesondere soll zwischen Stadium II a (Gehstrecke > 200 m) und Stadium II b (Gehstrecke < 200 m) unterschieden werden.

Methode und Patienten

Den Patienten, die in dieser Arbeit berücksichtigt wurden, waren folgende Kriterien gemeinsam:
1. klinisches Ausgangsstadium II nach *Fontaine,*
2. Behandlung mit dem Dilatationskatheter nach *Grüntzig,*
3. Mindestbeobachtungsdauer: ½ Jahr,
4. gleichartige Vor- und Nachbehandlung.

Zur Vorbereitung benötigen wir an Gerinnungsparametern nur Quickwert und Thrombozytenzahl. Ferner bekommt jeder Patient spätestens am Tag vor dem Eingriff einen Thrombozytenfunktionshemmer. Verwendet wurde ein Kombinationspräparat von 330 mg Acetyl-Salicylsäure und 75 mg Dipyridamol*. Die lokale Nachbehandlung besteht in Druckverband und Bettruhe bis zum nächsten Tag, die medikamentöse Langzeitbehandlung erfolgt wiederum mit Thrombozyten-Funktionshemmer* oder insbesondere bei Magenunverträglichkeit mit Dauerantikoagulation. Gehtraining und Reduktion der Risikofak-

---
* Asasantin®, Dr. Karl Thomae GmbH, Biberach an der Riß

toren runden in der Folgezeit die Nachbehandlung ab.

129 mit PTA behandelte Patienten, die diese Kriterien erfüllten, wurden in die Studie aufgenommen. Positives Ergebnis heißt: nachweislich Verbesserung der Gehstrecke mit Stadiumwechsel, unterstützt durch Verminderung des Gradienten zwischen Knöchelarteriendruck und Systemsdruck. Negatives Ergebnis heißt: Keine klinische Besserung, bedingt durch technische Schwierigkeiten (sogenannte primäre Versager) oder Frührezidiv, – ferner Verschlechterung, bedingt durch Komplikationen. Nach 14 Tagen können noch Rezidive die negativen Ergebnisse vergrößern. Eine klinische Untersuchung, im Zweifelsfall unterstützt durch Angiographie sichert das Primärergebnis bzw. das Ergebnis nach 6 Monaten.

Ergebnisse

108 Patienten (84 %) von 129 Patienten zeigten nach 14 Tagen ein positives Primärergebnis. 6 Monate später reduzierte sich die Zahl durch 8 Rezidive auf 78 % (siehe Tab. 1). Die negativen Ergebnisse waren zum großen Teil (11 %) bedingt durch primäre Versager, d.h. technische Schwierigkeiten bzw. Frührezidiv von gleicher Ausdehnung. Ein kleinerer Teil der negativen Ergebnisse, und zwar 5 %, führte durch Komplikationen mit Verschlechterung des Zustandes des Patienten zu nachfolgender Operation bzw. systemischer oder lokaler Lyse (siehe Tab. 1).

Tab. 1 Positive und negative Ergebnisse bei 129 Patienten im Stadium II

	Stadium II n = 129 (100 %)	
Ergebnis	positiv	negativ
14 Tage (Primärergebnis)	108 (84 %)	21 (16 %) − 14 (11 %) status idem − 7 (5 %) Verschlechterung
		− 8 (6 %) Rezidive
6 Monate	100 (78 %)	29 (22 %)

Die Aufgliederung im Stadium II a und Stadium II b bzw. in Stenosen und Verschlüsse bzw. die Unterteilung der verschiedenen Lokalisationen zeigt folgende Ergebnisse:
1. Stadium II a (siehe Tab. 2):
Von 49 Patienten zeigten 44 (89 %) ein positives Primärergebnis, bzw. 41 (84 %) nach 6 Monaten ein positives Ergebnis. 71 % der Patienten konnten in das Stadium I der völligen Beschwerdefreiheit überführt werden, bei 13 % der Patienten resultierte eine Gehstreckenverlängerung. 8 Patienten (16 %) zeigten nach 6 Monaten ein negatives Ergebnis: davon waren 4 Patienten primäre Versager, 1 Patient erlitt eine Komplikation mit Verschlechterung, 3 Patienten bekamen innerhalb der 6 Monatsfrist ein Rezidiv (siehe Tab. 2).
2. Stadium II b (siehe Tab. 3)
Im Vergleich zu Stadium II a war im Stadium II b der Erfolg um 10 % niedriger. Nach 6 Monaten zeigte sich von 80 Pat. bei 59 Patienten noch ein positives Ergebnis (74 %).
51 % der Patienten konnten in das Stadium I der völligen Beschwerdefreiheit rückgeführt werden. Bei 23 % der Patienten resultierte eine Gehstreckenverlängerung ('Stadium II a). 21 Patienten (26 %) zeigten nach 6 Monaten ein negatives Ergebnis: davon waren 10 Patienten primäre Versager, 6 Patienten (8 %) erlitten Komplikationen mit Verschlechterung. Bei 5 Patienten trat innerhalb der 6 Monate ein Rezidiv auf.

Tab. 2 Positive und negative Ergebnisse bei 49 Patienten im Stadium II a (Gehstrecke > 200 m)

	Stadium IIa n = 49 (100 %)	
Ergebnis	positiv	negativ
14 Tage (Primärergebnis)	44 (89 %)	5 (11 %) − 4 (8 %) status idem − 1 (2 %) Verschlechterung
		− 3 (5 %) Rezidiv
6 Monate	41 (84 %)	8 (16 %)
	Stad. I 35 (71 %)	Stad. I-IIa 6 (13 %)

Tab. 3 Positive und negative Ergebnisse bei 80 Patienten im Stadium II b (Gehstrecke < 200 m)

Ergebnis	Stadium IIb n = 80 (100 %)	
	positiv	negativ
14 Tage (Primärergebnis)	64 (80 %)	16 (20 %) – 10 (12 %) status idem – 6 (8 %) Verschlechterung
		– 5 (6 %) Rezidiv
6 Monate	59 (74 %)	21 (26 %)
	Stad. I 41 (51 %)	Stad. IIa 18 (23 %)

3. Stenosen im Stadium II a und Stadium II b
43 Patienten im Stadium II a stehen 42 Patienten im Stadium II b gegenüber. Das positive Primärergebnis im Stadium II a lag bei 95 % und im Stadium II b bei 90 %. Durch je 3 Rezidive innerhalb der ersten 6 Monate verringerte sich das positive Ergebnis auf 88 % im Stadium II a und 83 % im Stadium II b. Komplikationsrate (je 1 Patient) mit Verschlechterung sowie Rezidivrate war in beiden Gruppen gleich. Im Stadium II b gab es 3 primäre Versager, im Stadium II a nur 1 primären Versager.

4. Verschlüsse im Stadium II a und Stadium II b
Im Stadium II a wurden 6 Verschlüsse behandelt, davon zeigten 3 ein positives Ergebnis nach 6 Monaten, und 3 x war das Verschlußmaterial zu hart, so daß sie als primäre Versager eingestuft werden mußten. Im Stadium II b waren von 38 Patienten nach 6 Monaten noch 24 Patienten (63 %) deutlich gebessert bzw. beschwerdefrei. Die negativen Ergebnisse bei den Verschlüssen im Stadium II b wurden vor allem geprägt durch die primären Versager (7 Patienten = 18 %) und durch die Komplikationen mit Verschlechterung und Operationsfolge (5 Patienten = 13 %). Innerhalb der ersten 6 Monate ereigneten sich zudem noch 2 Rezidive. Insgesamt ist also ein Mißerfolg bei 37 % der Behandelten dieser Gruppe festzustellen.

5. Positive und negative Ergebnisse unterteilt nach Stenosen und Verschlüssen

Tab. 4 Positive Ergebnisse bei 129 Patienten im Stadium II, geordnet nach Stenosen und Verschlüsse und nach der Lokalisation

	Stadium II positive Ergebnisse (n = 129)			
	Stenosen		Verschlüsse	
	Iliaca	Fem.-Pop.	Iliaca	Fem.-Pop.
Fallzahl	36 (100 %)	49 (100 %)	3	41 (100 %)
14 Tage (Primärergebnis)	32 (89 %)	47 (96 %)	1	28 (68 %)
6 Monate: insgesamt	32 (89 %)	41 (84 %)	1	26 (63 %)

Tab. 5 Negative Ergebnisse bei 129 Patienten im Stadium II, geordnet nach Stenosen und Verschlüsse sowie geordnet nach der Lokalisation.

	Stadium II negative Ergebnisse (n = 129)			
	Stenosen		Verschlüsse	
	Iliaca	Fem.-Pop.	Iliaca	Fem.-Pop.
Fallzahl	36 (100 %)	49 (100 %)	3	41 (100 %)
14 Tage (Primärergebnis)				
– status idem	4 (11 %)	0	2	8 (20 %)
– Verschlechterung	0	2 (4 %)	0	5 (12 %)
– Rezidiv	0	6 (12 %)	0	2 (5 %)
6 Monate: insgesamt	4 (11 %)	8 (16 %)	2	15 (37 %)

bei verschiedenen Lokalisationen sind in Tab. 4 und 5 dargestellt.

Bei den Stenosen liegt das positive Ergebnis nach 14 Tagen zwischen 90 und 100 % und nach 6 Monaten zwischen 80 und 90 %. Bei den Verschlüssen dagegen bewegt sich das positive Ergebnis sowohl nach 14 Tagen als auch nach 6 Monate zwischen 60 und 70 %. Die negativen Ergebnisse bei den Iliacastenosen waren vor allem geprägt durch primäre Versager, bei den Stenosen im femoropoplitealen Abschnitt meist durch die Rezidive innerhalb des ersten ½ Jahres (12 %). Die negativen Ergebnisse bei den Verschlüssen waren vor allem geprägt durch die primären Versager (z.B. Verschlußmaterial zu hart, intramuraler Weg des Katheters oder sofortige Rethrombosierung). Den 20 % primären Versagern stehen allerdings 12 % Komplikationen mit Verschlechterung des Zustandes des Patienten gegenüber. Nach gelungener PTA muß außerdem innerhalb der ersten 6 Monate noch mit 5 % Rezidiven gerechnet werden.

Schlußfolgerungen

Wir ziehen daraus folgende Schlüsse für die Indikationsstellung: Wir befürworten die Indikation zur PTA bei Stenosen im Becken- und Oberschenkelbereich im Stadium II a und Stadium II b, bei den Verschlüssen nur im Stadium II b.

1. Für die Indikation zur Behandlung von Stenosen im Stadium II a und II b sehen wir folgende Argumente:
   – eine Rückführung in das Stadium I der vollständigen Beschwerdefreiheit ist umgehend möglich,
   – die ursprüngliche natürliche Strombahn wird wieder hergestellt,
   – und die mögliche Grundlage eines Verschlusses beseitigt.

2. Für die PTA-Behandlung von Verschlüssen im Stadium II a sehen wir keine Indikation, da wir wissen, daß bei Verschlüssen in 12 % eine Verschlechterung und damit eine Folge-Behandlung (Operation oder Lyse) verursacht werden kann. Es besteht jedoch bei kurzstreckigen Verschlüssen eine Ausnahme, nämlich dann, wenn der Leidensdruck des Patienten so groß ist, daß er sogar einem operativen Eingriff zustimmen würde.

3. Bei den Verschlüssen im Stadium II b müssen wir folgende Argumentation anwenden:
   Wenn die Indikation für die rekonstruktive Gefäßchirurgie gegeben ist, so kann die Katheterbehandlung – wenn sie vom Angiogramm her möglich ist – auf jeden Fall versucht werden, da man dann in ca. 60 bis 70 % den Patienten die Operation erspart. In 20 % der Fälle muß allerdings der Eingriff ergebnislos ohne Verschlechterung abgebrochen werden.

Da ein kürzerer Verschluß günstigere Voraussetzungen für ein Gelingen der PTA mit sich bringt, sollte man sich aber in der Indikationsstellung auf kurzstreckige segmentale Verschlüsse bis 4 cm beschränken. Wie *Hess* und Mitarb. zeigen konnten, sind längerstreckige Verschlüsse mit gutem Erfolg einer lokalen niedrig dosierten thrombolytischen Therapie zugänglich, ggf. in Kombination mit Katheterdilatation. Die 12% Komplikationen der PTA mit nachfolgender Verschlechterung des Zustandes könnten durch die Indikationsteilung sicher deutlich gesenkt werden.

Angioplasty in Severe Late P.V.D.

H. Loose, J. Holdsworth, J. Chamberlain, G. Proud

Freeman Hospital, Newcastle Upon Tyne, England

A series of 236 consecutive patients with severe late peripheral vascular disease in the legs is presented.

REST PAIN
(> 1 month)

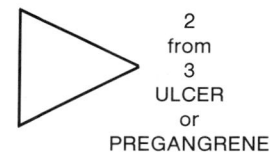

2 from 3

ULCER or PREGANGRENE

INTERMITTENT CLAUDICATION
< 25 metres

All patients had intermittent claudication of less than 25 metres together with rest pain sufficient to wake them at night and which required medication; or ischaemic ulceration, pregangrene or gangrene in the foot. Two of the three factors were required to be present for inclusion in the series.

Tab. 1 Associated Problems

Ischaemic heart disease	118
	(50 %)
MVD or cardiomyopathy	7
Cerebrovascular disease	28
Diabetes	22
Severe hypertension	47
Others (Ca, TB, etc)	29

Many of the patients had concurrent evidence of widespread arterial disease or other serious pathology and were therefore poor candidates for major surgical procedures and 47 of the patients had already undergone previous bypass surgery to the legs (Tab. 1).

The purpose of this paper is to assess the contribution of angioplasty in this group of patients.

Tab. 2 Patients (n : 236)

Angioplasty (76)	69
Aorto-femoral bypass	31
Ilio or fem – popliteal bypass	52
Femoral – femoral bypass	8
TEA	1
Axillo – femoral bypass	5
Embolectomy	14
Amputation	49
No treatment	7
	236

and a summary of the treatment undertaken is shown in Tab. 2.

Tab. 3 Angioplasty Indications

1. Primary treatment for stenosis or occlusion
2. Combined treatment with surgery
3. Tertiary treatment to avoid amputation

The indications for angioplasty are summarised as the primary type where on assessment of the diagnostic angiogram, Doppler results and exercise testing showed that percutaneous T.D. would be indicated as the sole method of treatment (Tab. 3). The secondary type where T.L.D. would be performed prior to or in conjunction with a surgical bypass procedure and the tertiary type where the angioplasty was performed in order to try to prevent amputation as there was no possible alternative therapy.

76 T.L.D. were performed in the group as a whole and 69 were technically successful (Tab. 4).

Tab. 4 Angioplasty

76	Attempted Procedures
7	Failed
	(5 Tertiary
	2 Primary)
69	Technical Success
7	No Symptomatic improvement
62	Clinical Success

7 of the procedures that were successful from a technical standpoint had no clinical benefit and were therefore failures, leaving 62 that were beneficial to the patient. Only 36 of these procedures meant that a surgical procedure was avoided as 12 had previously been thought to be unsuitable for surgery, but 14 were performed as a preliminary to or combined with a surgical bypass procedure (Tab. **5, 6**).

These procedures have benefitted the patients and have a dramatic economic benefit to the hospital services and community. We therefore conclude that in this

Tab. **5** Angioplasty

12	Unsuitable for surgery (Ca, IHD, etc)
14	Combined with surgery
36	Avoided surgery

The surgical procedures that had been avoided were assessed and these are shown in Tab. **5**.

Tab. **6** Angioplasty
36 Avoided Surgery

Amputations	4
Aorto – femoral bypass	9
Femoro – popliteal bypass	23

group of patients angioplasty alone or in combination with a surgical procedure, was useful in 62 of the total of 236 or approximately 25 % with a dramatic saving in costs and bed occupancy within the hospital service.

Änderung des Potenzverhaltens nach perkutaner transluminaler Angioplastie (PTA) der aorto-iliakalen Strombahn

R. Rückner, W. Krings, F.-J. Roth

Radiologische Abteilung, Aggertalklinik für Gefäßerkrankungen, Engelskirchen, Bundesrepublik Deutschland

Einleitung

1923 erfolgte die Erstbeschreibung der vaskulären Impotenz bei tiefem Aortenverschluß durch *Leriche* (1). *Carstensen* (1969) konnte durch eine beidseitige Thrombendarteriektomie der Art. iliaca int. eine Impotentia coeundi beheben (2).
Zwischenzeitlich ist die vaskuläre Ursache der sekundären männl. Impotenz mehrfach belegt (3, 4, 5, 6)
Michal u. *Pospíchal* (5) fanden in einem hohen Prozentsatz wegen sekundärer Impotenz untersuchten Patienten angiographisch und histologisch schwerwiegende Gefäßveränderungen der den Penis versorgenden Arterien (1978).
Dies führte zu verschiedenen operativen Verfahren der Revaskularisation des Corpus cavernosum mittels direkter Implantation der Art. epigastr. inf. oder eines venösen Interponats zur Behebung der Impotenzbeschwerden. Die Ergebnisse sind jedoch unbefriedigend und erreichen bestenfalls 20 % anhaltende Erfolge (7, 8).
Wenngleich der komplexe Mechanismus der erektilen Funktion im Zusammenspiel von arteriellem in-flow, venösem out-flow und nervaler Regulation der a.v. shunts innerhalb des Corpus cavernosum noch nicht vollends geklärt ist (8), scheint doch dem arteriellen in-flow die hauptsächliche Bedeutung zuzukommen (5).
Der Vorteil der PTA entgegen allen anderen Verfahren liegt in der Änderung nur eines Parameters, nämlich des arteriellen in-flows. Die nervale Regulation und der venöse Ausstrom werden nicht beeinträchtigt.

Krankengut und Methodik

16 männl. Patienten im Alter von 43.0 – 63,1 Jahren ($\bar{x}$ 51.9 J.) wurden wegen peripherer arterieller Verschlußkrankheit im klinischen Stadium II nach La Fontaine mit PTA behandelt.
Bei 14 Patienten wurden hämodynamisch wirksame Stenosen der Art. iliaca comm. mit PTA behandelt. 1 Patient erhielt nach PTA eines Art. iliaca comm. Verschlusses eine Systemlyse mit Streptokinase.
Bei 1 Patienten wurde eine hochgradige Stenose der infrarenalen Aorta gedehnt (Tab. 1). Die Technik der PTA erfolgte nach dem von *Zeitler* und *Roth* beschriebenen und etablierten Verfahren (9, 10).
Bei 9/16 Pat. wurde der Erfolg der PTA durch Messung des Druckgradienten proximal und distal der Stenose überprüft (Tab. 1).
Patienten mit Alkoholabusus, Diabetes mellitus, langdauernder Medikamententherapie (Antihypertensiva), Alter über 65 Jahren und psychischen Potenzstörungen wurden nicht in die Untersuchung aufgenommen.

Klassifikation des Potenzverhaltens

Alle Patienten wurden zum Zeitpunkt der PTA in einem persönlichen ärztlichen Gespräch auf ihr Potenzverhalten befragt. Folgende Klassifikation wurde vorgenommen: o — vollständiger Verlust von Erektionen. + — Erektionen noch vorhanden, jedoch ungenügende Steifigkeit bzw. Ausdauer zur Penetration beim Geschlechtsverkehr. + + — normale Erektionen, Pe-

Tab. 1 Klinische Daten und röntgenologische Diagnogse von 16 Patienten mit arterieller Verschlußkrankheit und vaskulärer Potenzstörung.
Pat.: Patient
AVK : Klin. Stadium der Durchblutungsstörung
Stad.: Stadium der Potenzstörung

				Vor PTA					nach PTA		
				Stenose %	Lokalisation				Stenose %	Lokalisation	
Pat	Alter	AVK	Sex	re	li	△ p (mm Hg)	AVK	Sex	re	li	△ p (mm Hg)
1	62·5	II b	1		A. i. c.: 78 % A. i. i. Stenose		I	2	A. i. i. Stenose	A. i. c.: 17 % A. i. i. Stenose	
2	57·0	II b	1	A. i. i. Stenose	A. i. c.: 89 % A. i. i. Verschluß	40	II b	2	A. i. i. Stenose	A. i. c.: 44 % A. i. i. Verschluß	12
3	56·1	II b	1		A. i. c.: 87 % A. i. i. Verschluß	45	I	2		A. i. c.: 9 % A. i. i. Verschluß	0
4	50·9	II a	1	A. i. c.: 62 %	A. i. c.: 78 % A. i. i. Stenose		I	2	A. i. c.: 31 %	A. i. c.: 0 % A. i. i. Stenose	
5	47·2	II b	1	A. i. c.: 85 %	A. i. c.: 55 % A. i. i. Stenose	57	I	3	A. i. c.: 15 %	A. i. c.: 33 % A. i. i. Stenose	13
6	44·3	II a	3	infrarenale Aorta: 80 %			I	3	infrarenale Aorta: 20 %		
7	47·6	II a	1		A. i. c.: 89 % A. i. i. Verschluß	75	II a	1		A. i. c.: 33 % A. i. i. Verschluß	0
8	55·4	II a	0	A. i. c. Verschluß			I	2	A. i. c.: 0 % (PTR + Systemlyse)		
9	63·1	II b	1	A. i. c.: 67 % A. i. i. Stenose	A. i. c.: 62·5 %	66 74	II a	1	A. i. c.: 33 % A. i. i. Stenose	A. i. c.: 0 %	15 0
10	48·9	II a	3	A. i. c.: 75 %	A. i. c.: 50 %	46	I	3	A. i. c.: 0 %	A. i. c.: 0 %	0
11	46·2	II b	0	A. i. c.: 75 % A. i. i. Stenose	A. i. c.: 78 % A. i. i. Stenose		I	2	A. i. c.: 25 % A. i. i. Stenose	A. i. c.: 33 % A. i. i. Stenose	
12	43·0	II a	1	A. i. c.: 67 %	A. i. c.: 65 % A. i. i. Stenose		I	2	A. i. c.: 0 %	A. i. c.: 0 % A. i. i. Stenose	
13	43·3	II a	3	A. i. c.: 78 % A. i. i. Stenose	A. i. c.: 75 % A. i. i. Stenose		I	3	A. i. c.: 33 % A. i. i. Stenose	A. i. c.: 40 % A. i. i. Stenose	
14	53·4	II b	2	A. i. c.: 73 %	A. i. c.: 50 %	55	I	3	A. i. c.: 23 %	A. i. c.: 35 %	15
15	59·2	II b	3	A. i. c.: 75 % A. i. i. Stenose		40	II a	3	A. i. c.: 25 % A. i. i. Stenose		5
16	51·8	II a	1		A. i. c.: 75 %	46	I	2		A. i. c.: 20 %	21

x̄ = 51·9

netrationen möglich, Geschlechtsverkehr nur gering eingeschränkt (meistens aufgrund ungenügender Dauer der Erektion). + + + − normale Potenz (Tab. 2).

Durchschnittlich 4 Wochen nach PTA wurden alle Pat. schriftlich zur Änderung ihres Potenzverhaltens nachbefragt. Der Beobachtungszeitraum umfaßte bis 6 Monate.

0	Impotent
+	Schwache Erektionen, Geschlechtsverkehr nicht möglich
++	Starke Erektionen Geschlechtsverkehr eingeschr. möglich
+++	normal potent

Tab. 2 Klassifikation des Potenzverhaltens

		vor PTA	nach PTA			
Stad	h	0	+	++	+++	
0	2	–	–	2	–	
+	9	–	2	6	1	
++	1	–	–	1	–	
+++	4	–	–	–	4	

Stad = 0 – +++
n = 16 Pat

Tab. 3 Ergebnis vor und nach PTA hinsichtlich des Potenzverhaltens (n:16).

Ergebnisse

12/16 Pat. (75 %) klagten vor PTA über eine Beeinträchtigung ihrer Potenz.
9/12 Pat. (75 %) gaben nach PTA eine Besserung mit der Befähigung zur Penetration und nur geringgradig eingeschränktem Geschlechtsverkehr an. Die Besserung setzte nach der Behandlung ein. Die Einschränkung bestand zumeist aus vorzeitiger Erschlaffung der Erektionen.
Bei 1/12 Pat. (8.3 %) normalisierte sich die Potenz vollständig. Bei keinem Patienten trat durch die PTA eine Verschlechterung ein (Tab. 3).

Die Korrelation der Behandlungsergebnisse vor und nach PTA mit dem Stenosegrad der Art. iliaca comm. und der Mitbeteiligung der Aa. iliacae int. ist aus Abb. 1 ersichtlich.
Bei allen Pat. konnten die hämodynamisch wirksamen Stenosen erfolgreich aufgedehnt werden.

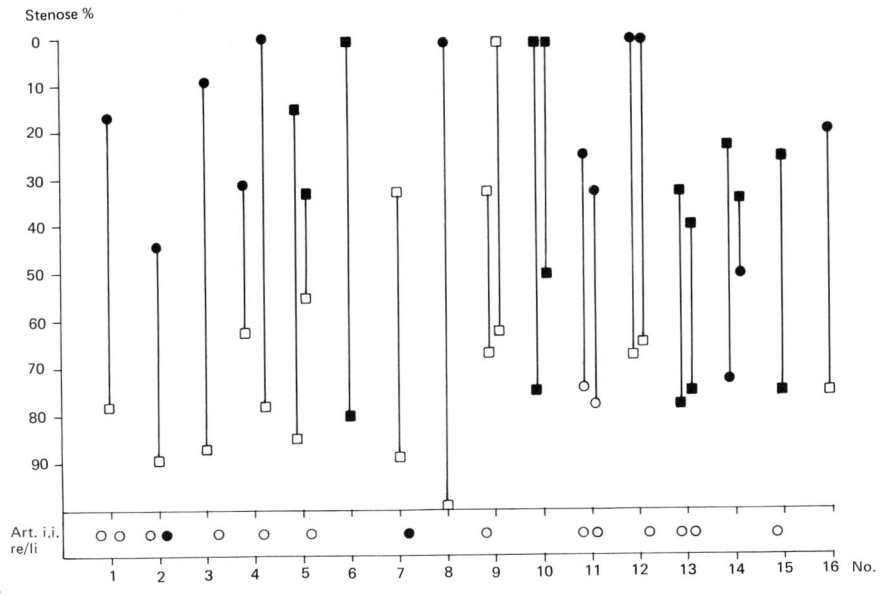

Abb. 1 Potenzverhalten und Stenosegrad der Art. iliaca comm. vor und nach PTA. Abszisse: Mitbeteiligung der Art. iliaca interna re/li. (○ = Stenose ● = Verschluß)

Potenz:
○ = 0   ● = ++
□ = +   ■ = +++

Bei den Pat. mit regelrechter Potenz ist der Mitbefall der Art. iliaca int. deutlich weniger häufig als bei den Patienten ohne vollständige Normalisierung der Potenz.
Daraus folgt, daß bei eingeschränktem Behandlungserfolg eine Mitbehandlung stenosierter Aa. iliacae. int. durch PTA die Ergebnisse noch deutlich bessern kann!

Diskussion

Die Häufigkeit der vaskulären Impotentia coeundi bei Patienten mit peripherer arterieller Verschlußkrankheit wird in der Literatur zwischen 50 % (11) und fast 80 % (3, 4, 12) angegeben. Diese Angaben werden am eigenen Patientenmaterial mit 75 % gestützt.
Eine so schwere Beeinträchtigung der vita sexualis stellt für diese Patienten in einer altersmäßig aktiven Lebensphase ($\bar{x} =$ 51.9 J.) eine erhebliche Minderung der Lebensqualität dar, die eine Störung der Persönlichkeitsstruktur nach sich ziehen kann.
Mit Hilfe der PTA im Bereich der aortoiliacalen Strombahn kann der Potenzverlust entscheidend gebessert werden (13, 14). Eine Mitbehandlung der Aa. iliacae int. läßt eine noch höhere Erfolgsrate erwarten.
Infolge der einfachen und komplikationsarmen Handhabung ist die PTA den operativen Verfahren bei Stenosen im proximalen Stromgebiet (Art. iliaca comm und int.) vorzuziehen.
Operative Maßnahmen kommen bei Gefäßveränderungen im distalen Stromgebiet der Art. pud. int. bzw. der penilen Arterien zur Behebung der vaskulären Impotenz zum Einsatz. Die Erfolgsaussichten sind jedoch mäßig (Tab. 4).
Voraussetzung einer erfolgreichen Behandlung ist eine gezielte Indikationsstellung mit gründlicher Selektionierung der Patienten. Hierbei sollten in Zukunft als non-invasive Diagnostikverfahren die Doppler-Druckmessung der Art. dors. penis (6, 11, 12), bzw. ein Radioisotopenpenogramm (15) vor der diagnostischen Angiographie Anwendung finden.

Tab. 4 Therapie der vaskulär bedingten Impotentia coeundi

vaskuläre Impotentia coeundi	
Art. iliaca comm.	Art. pud. int.
Art. iliaca int.	Art. dors. penis
▼	▼
PTA	Op (?)

Zusammenfassung

Vaskulär bedingte Funktionsstörungen der männl. Potenz gelten als die häufigste Ursache der sekundären Impotentia coeundi. Bei Patienten mit peripherer arterieller Verschlußkrankheit wird sie zwischen 50 % bis 80 % der Fälle angegeben (3, 4, 11, 12).
16 Patienten (Durchschnittsalter: 51.9 J.) wurden nach erfolgreicher PTA im aortoiliakalen Gefäßbereich hinsichtlich ihres Potenzverhaltens nachbefragt.
12/16 Pat. (75 %) gaben vor der PTA Potenzbeschwerden an. 9/12 Pat. (75 %) berichteten nach der PTA über eine deutliche Potenzverbesserung mit der Befähigung zu nur geringgradig eingeschränktem Geschlechtsverkehr. Bei 1/12 Pat. (8,3 %) normalisierte sich die Potenz vollständig. Bei keinem mit PTA behandelten Pat. trat eine Verschlechterung ein.
Die Ergebnisse sind von der Morphologie des Beckenarterienbefalls bei der Arteriellen Verschlußkrankheit (AVK), insbes. vom Mitbefall der Aa. iliacae int. abhängig.
Die PTA der Art. iliaca comm. und int. wird als einfache und überlegene Behandlungsmaßnahme der vaskulären Impotentia coeundi eine gezielte Indikation erhalten.

Literatur

(1) Leriche R.: Des oblitérations artérielles hautes (oblitération de la terminaison de l'aorte). Comme cause d'insuffisance circulatoire des membres inférieures. Bull. Mem Soc Chir Inter Paris 49 (1923), 1404

(2) Carstensen G.: Die Behandlung der Impotentia coeundi durch Wiederherstellung der Blutstrombahn in der Arteria iliaca interna. Langenbecks Arch Chir 325 (1969), 885 – 88

(3) Banzer D., W. Schörner, R. Rossdeutscher: Angiographische Diagnostik der vaskulär bedingten Impotentia coeundi. Fortschr. Röntgenstr. 138,6 (1983), 677 – 680

(4) Gray R., A. Keresteci, E. Louis, H. Grosman, M. Jewett, J. Rankin, J. Provan: Investigation of Impotence by Internal Pudendal Angiography. Radiology 144 (1982), 773 – 80

(5) Michal V, C. Pospíchal: Phalloarteriography in the Diagnosis of Erectile Impotence World J. Surg., 2 (1978), 239 – 48

(6) Zorgniotti A, G. Rossi, G. Padula, R. Makovsky: Diagnosis and Therapy of Vasculogenic Impotence. J. Urology 123 (1980), 647 – 76

(7) Michal V., R. Kramar, J. Pospíchal, L. Hejhal: Arterial epigastricavernous anastomosis for the treatment of sexual impotence. World J. Surg. 1 (1977), 515

(8) Newman HF., JD. Northup: Mechanism of Human Penile Erection: An overview. Urology 17,5 (1981), 399 – 408

(9) Zeitler E., FJ. Roth: Technik und Instrumentarium für periphere perkutane transluminale Angioplastie (PTA). VASA 11, 4 (1982), 250 – 57

(10) Dotter, C.T., E. Zeitler, A. Grüntzig, W. Schoop: Percutaneous vascular Recanalization. Springer, Berlin-Heidelberg-New York 1983

(11) Forsberg L., AM. Olsson, P. Neglén: Erectile Function before and after aorto-iliac Reconstruction: A Comparision between Measurements of Doppler Acceleration Ratio, Blood Pressure and Angiography. J. Urology 127 (1982), 379 – 82

(12) Nath R., J. Menzoian, K. Kaplan, Th. McMillian, M. Siroky, R. Krane: The Multidisciplinary Approach to Vasculogenic Impotence. Surgery 89,1 (1981), 124 – 133

(13) Castañeda-Zuniga WR., A. Smith, K. Kaye, B. Rusnak, M. Herrerra, R. Miller, K. Amplatz, C. Weens, D. Ketchum: Transluminal Angioplasty for Treatment of Vasculogenic Impotence. Am J. Rontgen. 139 (1982) 371 – 73

(14) Castañeda-Zuniga WR., KA. Amplatz: Transluminal Angioplasty of Pelvic Arteries in the Management of Vasculogenic Erectile Impotence in: Castañeda-Zuniga WR. Transluminal Angioplasty (1983), 192 – 95. G. Thieme, Stuttgart/New York

(15) Fanous HN., M. Jevtich, D. Chen, M. Edson: Radioisotope Penogramme in Diagnosis of Vasculogenic Impotence. Urology XX,5 (1982), 499 – 502

Die Angioplastie bei Rezidiven nach gefäßchirurgischen Eingriffen

W. Krings, F.-J. Roth

Röntgenabteilung der Aggertalklinik, Engelskirchen, Bundesrepublik Deutschland

Patientengut

In der Aggertalklinik wurden von Anfang 1981 bis Ende 1983 105 Angioplastien wegen Rezidivbeschwerden nach gefäßchirurgischen Eingriffen im operierten Arteriensegment oder im unmittelbar benachbarten Gefäßabschnitt durchgeführt. Das entspricht ca. 5 % aller Katheterbehandlungen des gleichen Zeitraumes.
Es handelte sich um 82 Patienten (14 Frauen und 68 Männer) im Alter von 37 bis 77 Jahren (mittleres Alter 57 Jahre). Bei 11 Patienten wurde die *Dotter*-Behandlung wegen erneuter Rezidive mehrfach vorgenommen. 4 Patienten wurden an voroperierten Arterien beider Beine mit dem Ballonkatheter behandelt.
Die Indikation war in 36 % der Fälle wegen Amputationsgefahr (Stadium III/IV) und in 60 % wegen erheblicher Geheinschränkung (Stadium II B) sowie 4 mal wegen schlecht einstellbarer Hypertonie bei aortorenalem Venenbypass gegeben (Tab. 1). 84 Katheterbehandlungen fanden im femoropoplitealen Gefäßabschnitt, 17 im Beckenbereich und 4 am aortorenalen Bypass statt.

Tab. 1 Indikationen und Primärergebnisse

	+	−	Σ
Stadium II B	57	6	63 (60 %)
Stadium III	12	5	17 (16 %)
Stadium IV	14	7	21 (20 %)
Hypertonie (aortoren. Byp)	4	−	4 (4 %)
Summe	87 (83 %)	18 (17 %)	105 (100 %)

Als morphologisches Korrelat des klinischen Rezidivs nach Gefäßoperationen fanden sich am häufigsten Reobliterationen bzw. Rezidivstenosen des operierten Segments und Bypassobliterationen. Seltener wurden Bypass-Stenosen oder neue arteriosklerotische Läsionen proximal oder distal der Gefäßrekonstruktion angiographisch nachgewiesen.
Die PTA wurde in 29 Fällen nach Überbrückungsoperationen durchgeführt. Im einzelnen wurden 9 Venenbypass-Stenosen dilatiert und 8mal vor- und 4mal nachgeschaltete Strombahnhindernisse behandelt. Bei 3 Patienten ließ sich das überbrückte Gefäß bei Bypassobliteration rekanalisieren. In 5 Fällen wurde bei verschlossenem Femoralisbypass die A. femoralis profunda mit dem Ballonkatheter angegangen (Tab. 2).
Bei weiteren 5 Patienten erfolgte die Angioplastie nach intraluminalen Desobliterationen wie Thrombektomie und Embolektomie.
70 postoperative Katheterbehandlungen fanden nach intramuralen Desobliterationen, 61 nach Thrombendarteriektomie und 9 nach Profundaplastik statt (Tab. 2). Bei fast ¾ der Fälle fand sich das klinische Rezidiv im operierten Segment.

Methodik

Das technische Vorgehen entspricht im Wesentlichen dem der Routineangioplastie (*Zeitler, Roth* 1982; *Abele* 1983; *Olbert, Muzika* 1983). Im femoropoplitealen Abschnitt ergeben sich Abweichungen häufig dann, wenn wegen derber Konsistenz des obliterierenden Materials nur der Führungsdraht und nicht der Ballonkatheter bis zur Wiederauffüllung durch das Strombahnhindernis vorgeschoben werden kann,

Tab. 2 Behandlungsergebnisse in Abhängigkeit von Voroperation und PTA-Ort

PTA	Erfolg	Thrombendarteriektomie			Profundaplastik			Bypass			intraluminale Desobliteration		
		Σ	+	−	Σ	+	−	Σ	+	−	Σ	+	−
Op-Gebiet / Bypass		48	41	7	4	3	1	9	8	1	5	4	1
distal offenes Op-Gebiet		7	5	2	−	−	−	4	3	1	−	−	−
proximal oblit. Op-Gebiet		3	3	−	2	1	1	8	6	2	−	−	−
Kollaterale A. fem. profunda		3	3	−	−	−	−	5	5	−	−	−	−
A. fem superficialis Bypass-Obl / nach Profundaplastik		−	−	−	3	1	2	3	3	−	−	−	−
Summe		61	52	9	9	5	4	29	25	4	5	4	1

so daß der Dehnungsvorgang von proximal nach distal vorgenommen werden muß (*Krings, Roth* 1984).
Die technische Durchführbarkeit hängt außer von der Lage und Länge der Obliteration von den Verhältnissen im Punktionsbereich ab. Derbe Narben und sehr harte Gefäße erschweren die Punktion oder machen sie unmöglich. Punktionen von alloplastischem Patch- oder Bypassmaterial sind wegen des Verbleibens irreversibler Materialdefekte, wegen eines erhöhten Nachblutungsrisikos sowie wegen der Gefahr der Neointimaablösung und der konsekutiven lokalen Thrombose zu vermeiden (*Schneider* 1984, *Krings, Roth* 1984). Aus diesen Gründen war in ca. 40 % der Fälle ein Vorgehen in der schwierigeren Cross-over-Technik und selten (1 %) eine Punktion der A. axillaris notwendig.

Komplikationen

Bei 105 postoperativen Katheterbehandlungen waren 5 Komplikationen zu verzeichnen. Eine Embolie führte bei erfolgloser Behandlung im Stadium III zu einer klinischen Verschlechterung. Ein Patient mußte wegen eines thrombotischen Verschlusses im Punktionsbereich operiert werden. 2 weitere Embolien in die Ausstrombahn verliefen klinisch blande. Bei einem Patienten entwickelte sich nach transfemoraler Angioplastie ein großes durch Kompression beherrschbares Hämatom im Punktionsbereich.
Insgesamt ist die Rate der zum sofortigen chirurgischen Eingriff zwingenden Komplikationen mit 1 % etwas niedriger als *Seyferth* et al. (1983) für die Routineangioplastie angegeben (2−3 %). Die Rate der konservativ beherrschbaren Komplikationen ist mit 3,8 % genauso hoch, wie von *Roth* et al. (1984) für ein größeres Kollektiv beschrieben wurde.

Primärergebnisse

Als technisch erfolgreich wird eine Angioplastie bezeichnet, wenn das Kontrollangiogramm die Eröffnung eines Verschlusses oder die weitgehende Beseitigung einer Stenose zeigt. Ein klinischer Erfolg liegt sowohl bei einer Stadiumverbesserung als auch bei einer nachweisbaren Verbesserung der objektiven hämodynamischen Parameter wie Doppler-Druck und Oszillogramm ohne Stadiumänderung vor.
Von den 105 postoperativen Katheterbehandlungen wurden 87 (83 %) primär technisch erfolgreich abgeschlossen (Tab. 1). Bei 6 dieser Behandlungen blieb der klinische Erfolg entweder wegen akuter Reobliteration oder wegen unzureichender hämodynamischer Verbesserung aus, so daß die klinische Erfolgsrate mit 77 % anzugeben ist.

Diese relativ hohe Erfolgsquote ist vergleichbar mit der der Routineangioplastie, was vor allem damit zusammenhängt, daß es sich bei fast ¾ der postoperativen Angioplastien um Dilatationen von Stenosen handelte, die wie bei der üblichen Katheterbehandlung eine bessere Erfolgsaussicht aufweisen als die Rekanalisation von Verschlüssen (*Roth, Cappius,* 1983; *Zeitler,* 1983).
Schlüsselt man die Behandlungsergebnisse nach der Art der vorausgegangenen Operation auf (Tab. 2), so zeigt sich, daß sich die Primärergebnisse, soweit es sich bei der z. T. geringen Behandlungszahl sagen läßt, nicht wesentlich unterscheiden. Ein Vergleich der Rezidivlokalisationen demonstriert (Tab. 2), daß fast ⅔ (66 von 105) der Angioplastien im operierten Gefäßbereich bzw. am Bypass, 56 davon mit Erfolg, durchgeführt wurden.
Die übrigen Katheterbehandlungen wurden wegen neuer Läsionen, die durch das Fortschreiten der Arteriosklerose entstanden waren, notwendig. Sie betrafen Obliterationen, die sich in den dem operierten Segment benachbarten, weiter proximal (13; 10+, 3−) oder distal (11; 8+, 3−) gelegenen Arterienabschnitten befanden. 8 mal wurde die A. femoralis profunda als Kollateralgefäß bei Superficialis-Verschluß mit Erfolg behandelt. Die A. femoralis superficialis wurde 3 mal (3+) bei verschlossenem Femoralisbypass und 3 mal (1+, 2−) nach Profundaplastik (Tab. 2) mit dem Ballonkatheter angegangen. Bei einem Patienten wurde eine Anastomosenstenose der A. femoralis profunda nach End-zu-Seit-Implantation in ein Gore-Tex-Femoralis-Interponat erfolgreich aufgedehnt.

Erste Langzeitresultate

Insgesamt wurden 56 behandelte Arterien bei 42 Patienten nachuntersucht. Die übrigen 40 Patienten (49 behandelte Arterien) konnten aus unterschiedlichen Gründen (zu große Entfernung vom Heimatort, fehlende Kooperationsbereitschaft, Beschwerdefreiheit nach ambulanter Behandlung und anschließender Kontrolle im Heimatkrankenhaus) nicht in den Nachuntersuchungsgruppen erfaßt werden.
Von den kontrollierten Patienten mußten sich 8 einer zweiten und 3 einer dritten Angioplastie wegen Rezidiven im operierten Gefäßabschnitt unterziehen. Insgesamt fanden sich 35 Rezidive, was einer Quote von 63% entspricht.
Das nachuntersuchte Kollektiv läßt sich in 2 Gruppen unterteilen (Tab. 3): Gruppe A besteht aus Patienten, die routinemäßig in vierteljährlichen Abständen nachuntersucht wurden (27 nachuntersuchte Gefäße; mittlere Nachbeobachtungszeit 7,8 Monate). In Gruppe B befinden sich Patienten, die sich in Abhängigkeit vom klinischen Beschwerdebild in unterschiedlichen Zeitabständen zwischen 1 und 6 Monaten zur Kontrolluntersuchung wieder vorstellten (29 nachuntersuchte Gefäße; mittlere Nachuntersuchungszeit 7,2 Monate). In Gruppe B sind vor allem Patienten zusammengefaßt, die sich vor Behandlung im Stadium IV befanden, und solche, bei denen nach Angioplastie Reststenosen oder deutliche Intimaläsionen verblieben.
Es fällt auf, daß bei Gruppe B Rezidive in 66% der Fälle (mittlere Nachbeobachtungszeit 6 Monate) auftraten und damit häufiger waren als bei Gruppe A (59%), bei der die Nachbeobachtungszeit im Schnitt mit 6,1 Monaten etwas geringer war (Tab. 3).
Bei den während des Kontrollzeitraums offenen Gefäßen betrug die mittlere Nachbeobachtungszeit 9,9 Monate, unterschied sich aber in beiden Gruppen nicht wesentlich (9,6 Monate bei der Risikogruppe; 10,2 Monate bei der Routinegruppe) (Tab. 3).
Betrachtet man das behandelte Gefäßareal, so fällt auf, daß die Rezidivzahl nach PTA im Operationsgebiet mit 23 von 34 Behandlungen besonders hoch ist (Tab. 3). Hierbei muß allerdings berücksichtigt werden, daß das betrachtete Kollektiv noch sehr klein ist. Genauere Angaben über die Prognose der postoperativen Angioplastie in Abhängigkeit von der Operationsart und dem Rezidivort sind deshalb noch nicht möglich.

Tab. 3 Langzeitergebnisse zweier Kontrollgruppen

PTA-Ort	Kontr. Gruppe			Gruppe A					Gruppe B					
	N	of.	Rez.	N	T	offen		Rezidiv		N	T	offen		Rezidiv	
						n	T	n	T			n	T	n	T
Bypass	4	1	3	2	10,0	–	–	2	10,0	2	7,0	1	6,0	1	8,0
Op-Gebiet	34	11	23	18	7,8	7	10,1	11	6,3	16	6,7	4	7,3	12	6,5
distal	5	2	3	2	3,0	–	–	2	3,0	3	5,3	2	7,5	1	1,0
proximal	6	4	2	3	12,7	3	12,7	–	–	3	4,3	1	2,0	2	5,5
Kollaterale	5	2	3	–	–	–	–	–	–	5	11,9	2	22,0	3	5,2
A. fem. super.	2	1	1	2	3,0	1	3,0	1	3,0	–	–	–	–	–	–
Summe	56	21	35	27	7,8	11	10,2	16	6,1	29	7,2	10	9,6	19	6,0
	100%	37%	63%	100%		41%		59%		100%		34%		66%	

N = Gesamtzahl der untersuchten Arterien der einzelnen Gruppen
n = Anzahl der offenen Arterien bzw. der Rezidive
T = mittlere Nachbeobachtungszeit
of.: im Kontrollzeitraum offene Gefäße
Rez.: Rezidiv
Gruppe A: routinemäßige Nachuntersuchungen in 3monatigen Abständen
Gruppe B: Nachuntersuchungen in unterschiedlichen Zeitabständen (in Abhängigkeit von klinischem Bild)

Diskussion

Angiographisch finden sich als Ursache für das klinische Rezidiv nach gefäßchirurgischen Eingriffen häufig Reobliterationen des voroperierten Segments und Bypassverschlüsse. Seltener lassen sich weiter proximal oder distal gelegene, neu entstandene Strombahnhindernisse, die durch den Spontanverlauf der AVK bedingt sind, nachweisen. Zur Behandlung des klinischen Rezidivs bietet sich die perkutane transluminale Angioplastie in ausgewählten Fällen als Alternative zum erneuten gefäßchirurgischen Eingriff an.

Der Primärerfolg der postoperativen Angioplastie ist vergleichbar mit dem der Routine-PTA, obwohl die Behandlung in den meisten Fällen technisch etwas schwieriger ist (*Motarjeme* et al., 1983; *Krings, Roth* 1984; *Schneider* 1984). Der Langzeiterfolg ist nach ersten Untersuchungen im eigenen Krankengut deutlich schlechter als bei der Behandlung nichtvoroperierter Arterien. Auch die Arbeitsgruppen von *Schneider* (1984) sowie *Gomes* und *Castaneda-Zuniga* (1983) berichten über eine hohe Rezidivquote bei allerdings noch kleiner Fallzahl.

Die Angioplastie nach vorausgegangener Gefäßoperation ist bei Rezidivbeschwerden aus folgenden Gründen mit in das therapeutische Konzept einzubeziehen:
1. Eine erneute Gefäßoperation ist meist technisch schwieriger und zeigt nicht selten schlechtere Ergebnisse als der Ersteingriff (*Vollmar* 1982).
2. Die Angioplastie ist deutlich risikoärmer als ein operativer Eingriff (*Roth* et al. 1984).
3. Wenn im Stadium IV die PTA nach Gefäßoperation zur Nekrosenabheilung führt, ist die Kompensation auch bei erneuter Reobliteration in vielen Fällen deutlich besser als vor Behandlung, so daß die Patienten im Stadium II verbleiben (*Schmidtke* et al. 1983).

Bei der Entscheidung zu einer erneuten invasiven Therapie des Rezidivs nach Gefäßrekonstruktion müssen die Risiken und Erfolgschancen der Angioplastie einerseits und der erneuten Gefäßoperation andererseits gegeneinander abgewogen werden.

Der Katheterbehandlung ist immer dann der Vorzug zu geben, wenn die Operabilität des Patienten durch Begleiterkrankungen bzw. reduzierten Allgemeinzustand eingeschränkt ist. Sie ist nicht selten auch bei schlechtem Ausstrom erfolgversprechend und besitzt eine deutlich geringere Komplikationsrate als der operative Eingriff. Stenosen der die unteren Extremitäten versorgenden Arterien lassen sich in der Regel mit gutem Erfolg dilatieren. Im femoropoplitealen Gefäßabschnitt können auch Verschlüsse perkutan rekanalisiert werden, wenn diese von der Lokalisation und Ausdehnung her mit dem Katheter angehbar sind. In diesem Bereich ist die Angioplastie vor allem dann indiziert, wenn als Alternative hierzu ein alloplastischer Gefäßersatz implantiert werden müßte.

Rezidivstenosen nach aortorenalen Venenbypassoperationen stellen eine besondere Indikation dar, da hier vor allem in der Hand eines versierten Teams ein deutlich geringeres Behandlungsrisiko als bei der Reoperation vorliegt.

Die Gefäßoperation bietet den Vorteil, daß sie auch noch bei technisch unmöglicher oder bereits gescheiterter PTA durchführbar ist. Ihr sollte gerade bei Verschlüssen und exzentrischen, verkalkten Stenosen im Leistenbereich, wo eine Operation in Lokalanästhesie möglich und die Angioplastie wenig aussichtsreich ist, der Vorzug gegeben werden. Bei Verschlüssen der Beckenarterien oder von Gefäßüberbrückungen ist in der Regel bei entsprechender klinischer Indikation eine operative Gefäßrekonstruktion notwendig.

Wie auch bei der nicht vorbehandelten Arterie gilt auch beim postoperativen Rezidiv der Grundsatz, daß bei AVK im Stadium III/IV schwere irreversible Schäden durch eine rasche Lumeneröffnung zu vermeiden sind, so daß das im Vergleich zur PTA höhere Risiko der Gefäßoperation eingegangen werden kann, wenn ein chirurgisches Vorgehen die bessere Erfolgsaussicht bietet. Bei weniger dringlicher Indikation (im Stadium II B) sollte ein invasives Vorgehen erst nach dem Scheitern intensiver konservativer Verfahren erwogen werden. Hier ist wegen des verminderten Behandlungsrisikos auch bei geringerer Erfolgsaussicht der Angioplastie der Vorzug vor der Gefäßoperation zu geben.

In allen Fällen ist eine gute Kooperation zwischen dem klinischen Angiologen, dem Gefäßchirurgen und dem Angioradiologen notwendig, um für den Patienten die besten Behandlungsergebnisse zu erzielen.

Zusammenfassung

Von 1981 bis 1983 wurden 105 Angioplastien wegen Rezidivbeschwerden nach vorausgegangenen Gefäßrekonstruktionen (Thrombendarteriektomie, Profundaplastik, Thromb- und Embolektomie, Bypassoperationen) im operierten Gefäß oder unmittelbar benachbarten Areal durchgeführt. Der Primärerfolg ist trotz größerer technischer Schwierigkeiten mit 83 % ähnlich hoch wie bei der üblichen Katheterbehandlung.

Erste Langzeitbeobachtungen zeigen, daß die Tendenz zum Rezidiv höher ist als bei der Angioplastie nicht vorbehandelter Gefäße. Dennoch sollte die postoperative PTA wegen ihres geringen Risikos bei Patienten mit reduziertem Allgemeinzustand – vor allem im Stadium III und IV – vor einer erneuten, meist auch technisch schwierigeren chirurgischen Gefäßrekonstruktion versucht werden.

Voraussetzung hierfür ist die gute Zusammenarbeit zwischen einem erfahrenen Behandlungsteam, dem Gefäßchirurgen und dem klinischen Angiologen.

Literatur

Abele, J.E.: Basic technology of balloon catheters in: Percutaneous Transluminal Angioplasty – Technique, Early and Late Results. ed. by: Ch. D. Dotter, A. Grüntzig, W. Schoop, E. Zeitler: Springer-Verlag Berlin, Heidelberg, New York, Tokyo 1983

Castaneda-Zuniga, W.: Transluminal Angioplasty. Thieme-Stratton Inc. New York 1983

Dotter, Ch.D., A. Grüntzig, W. Schoop, E. Zeitler: Percutaneous Transluminal Angioplasty – Technique, Early and Late Results. Springer-

Verlag Berlin, Heidelberg, New York, Tokyo 1983

Gomes, A.S., W. Castaneda-Zuniga: Transluminal Angioplasty of Stenotic Venous Grafts. In: Transluminal Angioplasty ed. by W. Castaneda-Zuniga. Thieme-Stratton Inc. New York 1983

Krings, W., F.-J. Roth: Die Angioplastie nach gefäßchirurgischen Eingriffen. Kongreßbericht der 4. gemeinsamen Jahrestagung der Angiologischen Gesellschaften der Bundesrepublik Deutschland, der Schweiz und Österreichs 1983 (im Druck)

Motarjeme, A., J.W. Keifer, A.J. Zuska, P. Nabavi: Percutaneous transluminal angioplasty as a complement to surgery. In: Percutaneous Transluminal Angioplasty – Technique, Early and Late Results ed. by: Ch. D. Dotter, A. Grüntzig, W. Schoop, E. Zeitler. Springer-Verlag Berlin, Heidelberg, New York, Tokyo 1983

Olbert, F., N. Muzika: Dilatation and the expanding balloon catheter. Advantages of the expanding balloon catheter. In: Percutaneous Transluminal Angioplasty – Technique, Early and Late Results ed. by: Ch. D. Dotter, A. Grüntzig, W. Schoop, E. Zeitler. Springer-Verlag Berlin, Heidelberg, New York, Tokyo 1983

Roth, F.-J., G. Cappius: "Cross-over"-Technik zur Behandlung von Leistenarterien. Vasa 11 (1982) 4 (291 – 296)

Roth, F.-J., G. Cappius: Angioplasty of the iliac and inguinal arteries in: Percutaneous Transluminal Angioplasty – Technique, Early and Late Results. Ed. by: Ch. D. Dotter, A. Grüntzig, W. Schoop, E. Zeitler. Springer-Verlag Berlin, Heidelberg, New York, Tokyo 1983

Roth, F.-J., G. Cappius, W. Krings: Die perkutane transluminale Angioplastie der Becken- und Beinarterien. In: Degenerative arterielle Gefäßerkrankungen Hrsg. W. Frommhold, P. Gerhardt, Thieme-Verlag Stuttgart, New York 1984

Schmidtke, I., F.-J. Roth, W. Schoop, G. Cappius: Perkutane transluminale Katheterbehandlung bei Kranken mit arteriellen Durchblutungsstörungen im Stadium III und IV. in: Mikrozirkulation und Blutrheologie. Therapie der arteriellen Verschlußkrankheit. Hrsg. Müller-Wiefel, H., J.-P. Barras, M. Krüger Mitzstrock Baden-Baden 1980 (411 – 42)

Schneider, E.: Limitierende Faktoren morphologischer Natur für die perkutane transluminale Angioplastie der Beinarterien. In: Degenerative Gefäßerkrankungen Hrsg. W. Frommhold, P. Gerhardt. Thieme Verlag Stuttgart, New York 1984

Seyferth, M., M. Ernsting, R. Grosse-Vorholt, E. Zeitler: Complications during and after percutaneous transluminal angioplasty. In: Percutaneous Transluminal Angioplasty – Technique, Early and Late Results ed. by: Ch. D. Dotter, A. Grüntzig, W. Schoop, E. Zeitler Springer Verlag Berlin, Heidelberg, New York, Tokyo 1983

Vollmar, J: Rekonstruktive Chirurgie der Arterien. Thieme Verlag Stuttgart 3. Auflage 1982

Zeitler, E., E.-I. Richter, W. Seyferth: Femoropopliteal arteries in: Percutaneous Transluminal Angioplasty – Technique, Early and Late Results. Ed. by: Ch. D. Dotter, A. Grüntzig, W. Schoop, E. Zeitler. Springer-Verlag Berlin, Heidelberg, New York, Tokyo 1983

Zeitler, E., F.-J. Roth: Technik und Instrumentarium für periphere transluminale Angioplastie (PTA). Vasa 11 (1982) 4 (250 – 257)

Früh- und Spätergebnisse der PTA in Abhängigkeit vom Run-Off

H.-M. Carl, R. Spyra, R. Kühn, F. Heinrich

Medizinische Klinik und Chirurgische Klinik des Krankenhauses Fürst-Stirum-Stiftung Bruchsal, Bundesrepublik Deutschland

Innerhalb von 3 Jahren (Januar 1981 – Dez. 1983) wurden bei 98 Patienten insgesamt 108 perkutane transluminale Angioplastien (PTA) durchgeführt. Die Früher- gebnisse als auch die Resultate der nach der Behandlung durchgeführten Kontrollen werden zum Run-Off in Beziehung gesetzt, um daraus noch bessere Indika-

Tab. 1 Ergebnisse der PTA von Femoralartarienstenosen und Femoralarterienverschlüssen in Abhängigkeit vom Run-Off

	Stadium nach Fontaine	Run-Off	Zahl der Patienten	nicht gelungen	Komplikationen	Verkauf unbekannt	zusätzliche beh. Stenosen	PTA eines Rezidivs	Tod innerhalb 6 Mon.	Zahl der behandelten Extr.	6–12 Monate					13–36 Monate				
											gebessert	unverändert	amputiert	operiert	verstorben	gebessert	unverändert	verschlechtert	operiert	verstorben
Femoralarterienverschlüsse	II	gut	13	1			3		1*	12	3	2			1	1	4			1
	III	gut	5	4	1			1		1			1	3		1				
	IV	gut	6		1					6	1		1	1	1	1				1
	II	schlecht	1	1											1					
	III	schlecht	3	1						2		1				1				
	IV	schlecht	7	5	1		1	1		2	1		2		1	2				1
Summe			35	12	3		4	1	2	23	5	3	4	4	4	6				3
Femoralarterienstenosen	II	gut	20	1	2	2		1		24	6			1		12	2	1	1	
	III	gut	2							2	1			1						
	IV	gut	4							4	1		2		1					
	II	schlecht	5					1		6	3					3				
	III	schlecht	2							2		1				1				
	IV	schlecht	4	1				1		5	3			1	1					
Summe			37	2	2	2		3		43	14	1	2	2	4	15	2	1	1	

* Tod infolge PTA

tionskriterien für den Einsatz der PTA ableiten zu können.

Ergebnisse

Es wurden drei Gruppen gebildet:
Gruppe A enthält die Patienten mit Femoralarterienstenosen (n = 37; 27 Männer, 10 Frauen, mittleres Alter, 69,3 Jahre)
Gruppe B enthält alle Patienten mit Femoralarterienverschlüssen und zusätzlich behandelten Stenosen der gleichen Seite (n = 35, 20 Frauen; 15 Männer; mittleres Alter 71,6 Jahre).
In *Gruppe C* sind alle Patienten mit Beckenarterienstenosen zusammengefaßt (n = 26; 1 Frau und 25 Männer).
Die Ergebnisse der Gruppe A und B sind in Tab. 1 aufgeführt, die Ergebnisse der Gruppe C in Tab. 2.
Für die Femoralarterienstenosen und Femoralarterienverschlüsse wurde ein guter Run-Off angenommen, wenn zwei oder drei Unterschenkelarterien offen waren. Ein schlechter Run-Off wurde bei einer oder keiner offenen Unterschenkelarterie angenommen. Für die Beckenarterienstenosen wurde ein guter Run-Off postuliert, wenn die ipsilaterale Strombahn offen war, ein schlechter Run-Off lag bei ipsilateralen Verschlüssen oder Stenosen vor.

Schlußfolgerungen

1.) Bei Femoralarterienstenosen mit gutem Run-Off sind sowohl die primäre Erfolgsrate (95 %) als auch die Früh- und Spätergebnisse (3–6 und 13–36 Monate) sehr günstig: Unter 26 Patienten konnte bei 22 Patienten eine Besserung um ein oder mehr Stadien nach Fontaine erreicht werden (85 %). Bei schlechtem Run-Off konnte bei elf Patienten mit dreizehn behandelten Extremitäten immerhin bei neun Patienten und Extremitäten eine Besserung um

Tab. 2 Ergebnisse der PTA von Beckenarterienstenosen bezogen auf den Run-Off (Stenose und/oder Verschluß) in der femoropoplitealen Strombahn

Stadium nach Fontaine	Run-Off	Zahl der behandelten Stenosen	primär nicht gelungen	primär verschlechtert	OP	PTA eines Rezidivs in 6 Mon.	Verlauf unbekannt	Tod in den ersten 6 Monaten	Nachuntersuchungen	6–12 Monate			13–36 Monate			Summe		
										Beschwerdefrei	gebessert im Stadium II	unverändert im Stadium II	verstorben	beschwerdefrei	gebessert im Stadium II	unverändert im Stadium III	beschwerdefrei	gebessert im Stadium II	unverändert im Stadium II/III	verstorben
II	gut	12			1		11		1		8	2			8	2	1	
III		1		1			0											
IV		1	1				0											
II	schlecht	13	2	1	3		7	1	1		2*		1		1	3	2*	
III		1					1						1		1			
IV		2			2		0											
Summe		30	4	1	4	2	19	1	2	1	2*	8	3	1	9	5	2	2*

* Ein Pat. mit doppelseitig behandelten Stenosen – verstorben

mindestens 1 Stadium nach Fontaine erzielt werden (81 %).

Bei Femoralarterienstenosen spielt somit der Run-Off keine entscheidende Rolle. Rezidive können jederzeit erneut und mit Erfolg mittels PTA behandelt werden. Demnach ist der Versuch der PTA vor chirurgischen Maßnahmen jederzeit gerechtfertigt.

2.) Bei Femoralarterienverschlüssen ist die primäre Erfolgsrate bei gutem Run-Off 79 %, bei schlechtem Run-Off nur 36 %. Bei Verschlüssen über 10 cm Länge beträgt die primäre Erfolgsrate nur 50 %, bei Verschlüssen unter 10 cm Länge 68 %. Bei der Nachuntersuchung war keine Abhängigkeit der Patency Rate vom Run-Off zu erkennen, bei allerdings nur kleiner Patientenzahl in der Gruppe mit schlechtem Run-Off.

3.) Von 30 Beckenarterienstenosen konnten 26 primär beseitigt werden (86 %). Die Nachuntersuchungen ergaben bei gutem Run-Off-Beschwerdefreiheit bei acht von elf Stenosen, bei schlechtem Run-Off nur bei einer von fünf Stenosen. Berücksichtigt man darüber hinaus auch die gebesserten Fälle, so zeigten 14 der 16 nachuntersuchten Stenosen ein gutes Langzeitergebnis. Damit bestätigt sich die Beckenarterienstenose als gute Indikation für die PTA.

Perkutane transluminale Dilatation. Langzeitergebnisse erzielt mit dem Olbert-Katheter-System. Ein Vergleich mit anderen Kathetern

F. Olbert, H. Mendel, N. Muzika

Röntgenstation der 1. Chirurgischen Abteilung des Krankenhauses Wien-Lainz, Österreich

Die transluminale Dilatation und Rekanalisation können, in Anbetracht der anatomischen und funktionellen Grundlage, als Behandlungsmethoden mit denselben Indikationen wie der Gefäßchirurgie angesehen werden.

Zwischen Jänner 1973 und Juli 1981 wurden an der Röntgenstation der 1. Chir. Abteilung des Krankenhauses Lainz der Stadt Wien 316 Eingriffe dieser Art durchgeführt. In diesem Zeitraum benutzten wir verschiedene Dilatationskathetersysteme.

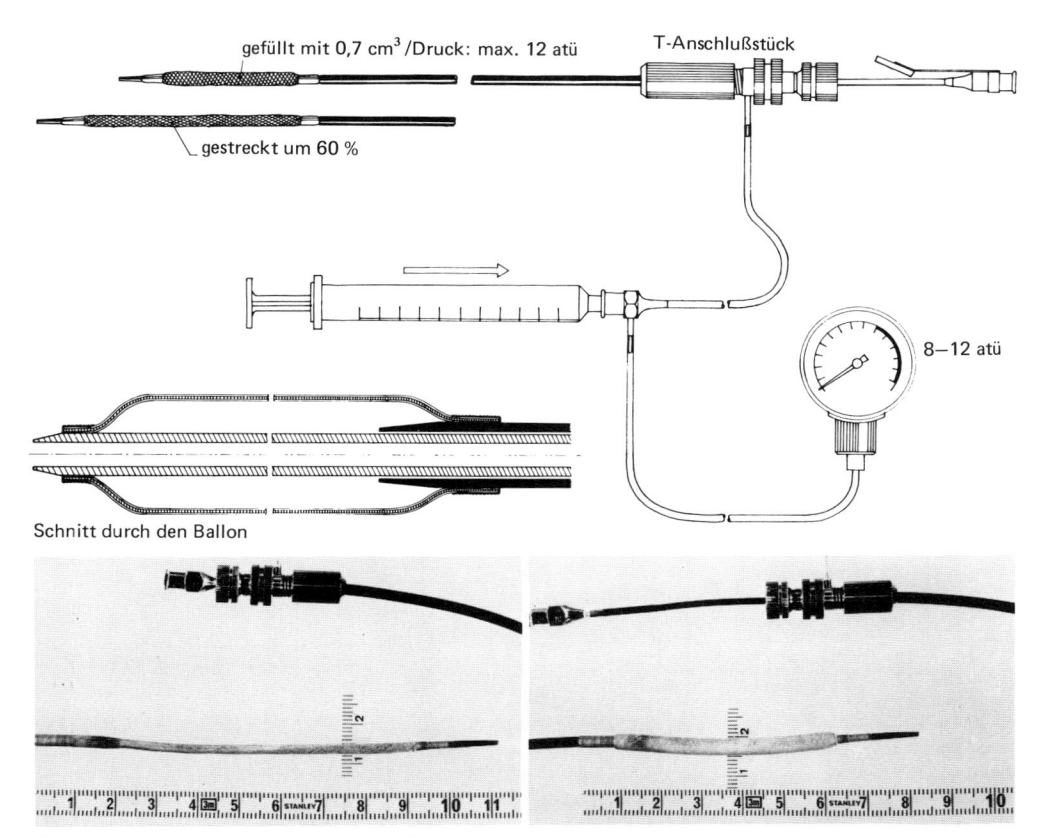

Abb. 1 Dilatationskathetersystem (n. Olbert)

Seit August 1981 kam bei 364 Patienten ausschließlich das Olbert-Katheter-System zur Anwendung.
Der bedeutende Vorteil des Ballonkatheters besteht in der Tatsache, daß der Außendurchmesser in unaufgeblasenem und gestrecktem Zustand dem restlichen Katheterdurchmesser entspricht (Abb. 1.1., 1.2.). Folglich kann er ohne Faltenbildung leicht durch Haut und Subcutis in das Gefäß eingeführt werden. Zur Einführung des Katheters kann jedes Standardschleusensystem verwendet werden. Dadurch wird ein schmerzloses Wechseln auf ein Modell differenten Lumens, oder Länge bzw. Breite des Ballons ermöglicht. Die Verwendung einer Schleuße ist außerdem bei stark adipösen Patienten indiziert. Der Ballondurchmesser besteht aus einem Coaxialkatheter mit einer proximal gelegenen Spannungsvorrichtung.
Weil der Ballon und der Rest des Katheters denselben Außendurchmesser besitzen, kann eine zusätzliche Beschädigung der Gefäßwand, wie auch eine Loslösung von Plaques mit darauffolgender peripheren Embolisation weitgehend vermieden werden, wenn der Katheter in unaufgeblasenem und gestrecktem Zustand bewegt wird. Sobald die Spannungsvorrichtung am proximalen Ende des Katheters gelöst wird, kann der innere Katheter axial verschoben werden. Bei Insufflierung von Kontrastmittel steigt demgemäß der Durchmesser des Ballons auf Kosten dessen Länge an, was den Dilatationseffekt bewirkt. Nach Druckentlastung des Ballons erreicht dieser nach Streckung den ursprünglichen Durchmesser (6–10).

Tab. 1 Efficiency of Angioplasty in Relation to the Clinical Stage before and after Treatment

Before Treatment		IIa	IIb	III	IV
	IIa	36			
	IIb		153		
	III			84	
	IV				79
After Treatment	I	18	35	8	0
	IIa	15	88	31	28
	IIb	3	30	35	30
	III			10	13
	IV				8

Die Eigenschaften des Katheters erlauben eine Kombination von transaxillärer Katheterangiographie und Dilatation der distalen Aorta abdominalis sowie der Beckenarterien in einer Sitzung (5).
Die häufigste Indikation für die PTA stellt sich für den Bereich der Arteria femoralis superficialis. Die Methode kommt immer häufiger für die Behandlung von Stenosen der distalen Aorta abdominalis sowie der Beckenarterien in Betracht. Die Bedeutung für die Behandlung von Verschlüssen im Bereich der A. poplitea, sowie der Unterschenkelarterien gewinnt immer mehr an Bedeutung. In 12 Fällen von Stenosen der A. subclavia konnte erfolgreich dilatiert werden, wobei 5 Fälle vorher ein Subclavian-Steal-Syndrom aufwiesen. Ebenso wurden Nierenarterienstenosen zur Behandlung der arteriellen Hypertonie sowie der Nierenfunktionsverbesserung erfolgreich behandelt (6–10).

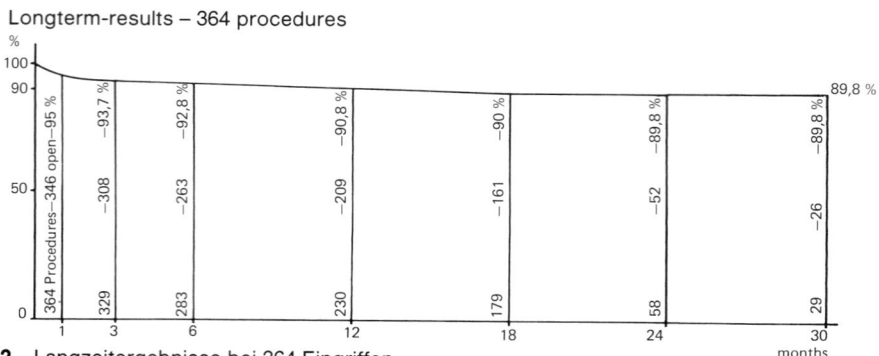

Abb. 2 Langzeitergebnisse bei 364 Eingriffen

Als Parameter für den Behandlungserfolg verwenden wir die Verbesserung des klinischen Stadiums (Tab. 1) sowie den Anstieg des Doppler-Index.
Über Langzeitergebnisse gibt folgende Tabelle Auskunft (Abb. 2).

Diskussion

Die Verwendung des Olbert-Katheter-Systems zur Behandlung von Stenosen und Verschlüssen in peripheren Gefäßen hat die Komplikationsrate deutlich gesenkt. Hämatome an der Punktionsstelle sowie Re-Verschlüsse werden wesentlich seltener beobachtet. Aufgrund der außerordentlichen Druckstabilität des Ballons können auch sehr harte Stenosen dilatiert werden. Durch die Formstabilität des Ballons kann eine Überdilatation distal und proximal der zu dilatierenden Gefäßstrecke vermieden werden.
Während des gesamten Eingriffes bleibt der Katheter über einen Draht geschient.

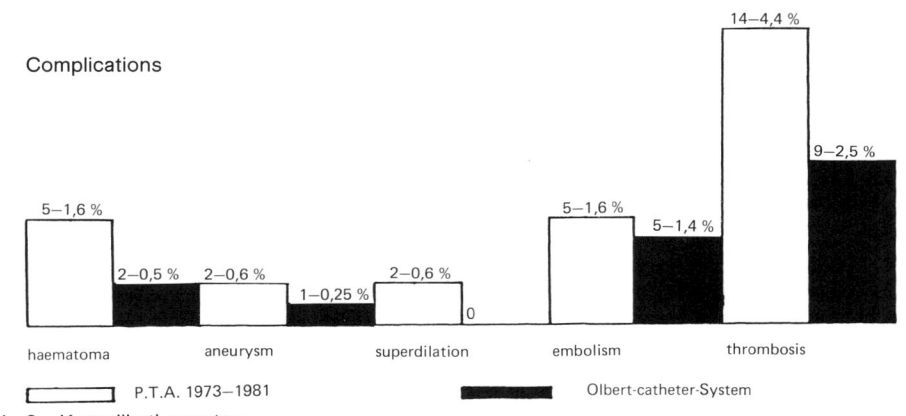

Complications

	haematoma	aneurysm	superdilation	embolism	thrombosis
P.T.A. 1973–1981	5–1,6 %	2–0,6 %	2–0,6 %	5–1,6 %	14–4,4 %
Olbert-catheter-System	2–0,5 %	1–0,25 %	0	5–1,4 %	9–2,5 %

Abb. 3 Komplikationsraten

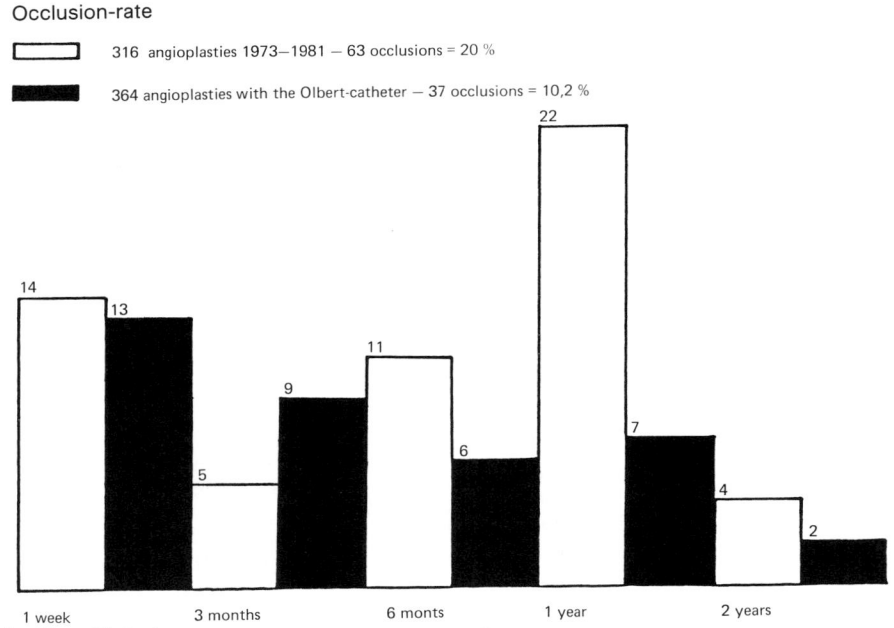

Occlusion-rate

☐ 316 angioplasties 1973–1981 – 63 occlusions = 20 %
■ 364 angioplasties with the Olbert-catheter – 37 occlusions = 10,2 %

	1 week	3 months	6 monts	1 year	2 years
☐	14	5	11	22	4
■	13	9	6	7	2

Abb. 4 Verschlußraten

Anfangs wird ein 0,35 mm teflonummantelter gerader Draht verwendet, der später gegen einen 0,25 mm Draht gewechselt wird. Dadurch wird eine Kontrolle des Dilatationseffektes mittels Kontrastmittel sowie die wichtige dauernde Spülung des Katheters mittels Heparinlösung ermöglicht. Durch diese Schienung ist die Gefahr einer Dissektion bzw. peripheren Plaqueembolisation deutlich geringer.

Die Anzahl der Komplikationen während oder nach diesen Eingriffen ist bei Verwendung des Olbert-Katheter-Systems wesentlich niedriger als bei den anderen Systemen (Abb. 3). Die Re-Verschlußrate liegt bei 10,2 % und damit um 50 % unter dem Wert, der vor der Verwendung des Olbert-Katheter-Systems erreicht wurde (Abb. 4) (1 – 7, 11 – 14).

Zusammenfassung

Die perkutane transluminale Dilatation mit dem Olbert-Katheter-System zeigt eine Weiterentwicklung im Sinne einer Reduzierung der Komplikationsrate als auch eine Verbesserung der Langzeitergebnisse. Der typische Mechanismus des Coaxialkatheters bewirkt einen maximalen Dilatationseffekt bei gleichzeitiger minimaler Traumatisierung des Gefäßes bei Einführung und Bewegung.

Literatur

(1) Dotter, C.T., M.P. Judkins: Transluminal treatment of arteriosclerotic obstruction. Description of a new technique and a preliminary report of its application. Circulation 30, 654 (1964)

(2) Dotter, C.T., M.P. Judkins: Percutaneous transluminal treatment of arteriosclerotic obstruction. Radiology 84, 631 (1965)

(3) Grüntzig, A., A. Bollinger, U. Brunner, M. Schlumpf, J. Wellauer: Perkutane Rekanalisation chronischer arterieller Verschlüsse nach Dotter. Eine nicht operative Kathetertechnik. Schweiz, med. Wschr. 103, (1973), 825

(4) Grüntzig, A., H. Hoff: Perkutane Rekanalisation chronischer arterieller Verschlüsse mit einem neuen Dilatationskatheter. Modifikation der Dotter-Technik. Dtsch. med. Wschr. 99 (1974), 2502

(5) Kumpe, D.A.: Percutaneous dilatation of an aortic abdominal stenosis. Three-Balloon-Catheter-Technique. Radiology 141 (1981), 536 – 538

(6) Olbert, F., L. Hanecka: Transluminale Gefäßdilatation mit einem modifizierten Dilatationskatheter. Fortschr. Medizin 95 (1977), 867 – 869

(7) Olbert, F., L. Hanecka: Transluminal vascular dilatation with a modified dilatation catheter. In: Percutaneous Vascular Recanalisation. S. 32 – 38. Berlin-Heidelberg-New York: Springer 1978

(8) Olbert, F., I. Neumann, A. Schlegl, P. Weidinger: Zur transluminalen Dilatation und Rekanalisation im Becken- und Oberschenkelbereich mittels eines modifizierten Katheters, Indikation – Technik – Ergebnisse. Seminar Gefäß – Patient – Therapie (Loose, K.E., Loose, D.A., Hrsg.), (1980) 107 – 114

(9) Olbert, F., P. Weidinger, A. Schlegl, G. Teiner, G.W. Hagmüller, H. Denck: Combined transluminal percutaneous dilatation and surgical reconstruction of the iliac, femoral and popliteal arteries. Ann. Radiol. 24 (1981), 369 – 374

(10) Olbert, F., H. Mendel, N. Muzika, A. Schlegl: Percutane transluminale Gefäßdilatation. Wr. Klin. Wschr. 95, 15.

(11) Van Andel, G.J.: Percutaneous transluminal angioplasty. Amsterdam: Excerpta Medica. 1976

(12) Velasquez, G., W. Castaneda Zuniga, A. Formanek, C. Zollikofer, A. Barreto, D. Nicolo-Nicoloff, K. Amplatz, A. Sullivan: Nonurgical aortoplasty in Leriche-syndrome. Radiology 134 (1980), 359 – 360

(13) Zeitler, E., I. Schmidtke, W. Schoop, R. Giessler, F. Dembski, H. Mansjoer: Ergebnisse nach perkutaner transluminaler Angioplastik bei über 700 Behandlungen. Röntgenpraxis 29 (1976), 78 – 87

(14) Zorn-Bopp, E., H. Ingrisch, A. Mietaschk, K.W. Frey: Transluminale Gefäßdilatation der distalen Bauchaorta, der A. iliaca communis und externa. Roefo, 134 (1981), 471 – 475

PTA of Renal Arteries.
A Therapeutical Principle for Treatment of Renal Hypertension. A Follow-up Study of 96 Patients with 114 Stenoses

E. Löhr, P. Birkner

Röntgendiagnostisches Zentralinstitut and Chirurgische Universitätsklinik Essen, Bundesrepublik Deutschland

Dilatation of renal arteries to correct hypertension due to renal artery stenosis is a special form of interventional urology radiology. Since this method was first described by *Dotter* and *Judkins* multiple reports have been published by various investigators in Anglo-American and European literature.
During the workshop of the European Society of Cardiovascular Radiology in Nuremberg 2 years ago, the different authors presented their results for a cooperative study.
PTA of renal artery stenosis has two aims:
  1. to lower arterial pressure
  2. to save the affected kidney.
For these reasons, reports on long-term studies concerning the fate of those patients who had to undergo such treatment are of the particular interest.

Material and Methods

Against the background of nearly 220 patients treated with PTA of renal arteries in the course of the last five years, a follow-up study was performed ranging from 3 months to 3 years for 96 patients with 114 stenoses. This study comprises observations in the acute post-PTA phase. As we could not get complete information of each patient (according to questionnaires sent to other hospitals and practice doctors, and basing also on our own investigation, this total is reduced to 71 patients. 53 of them suffered from arteriosclerotic and 18 from fibrodysplastic vascular disease of the renal arteries.
All patients were treated by means of the wire-guided balloon catheter system according to the method of *Dotter* and *Judkins,* partly also with the *Olbert* catheter. Patients with peripheral stenoses and highly graded proximal stenoses were examined and treated by the *Grüntzig* coaxial catheter system.

Results

The following tables represent the results and complications in our patients treated by this method. As to the development of arterial pressure there are in all 16 patients (22.5 %) in Group I not requiring any drug at all. 26 patients in Group II (36.5 %) continue to require antihypertensive drugs even today but at a remarkably reduced level to maintain normal arterial pressure.
Although there was a good dilatation effect, in about 42.5 % of the patients Group III PTA had no influence at all on the renal hypertension, a.g. the same quantities of hypertensive drugs had to administered before and after PTA.
This is particularly the case with the patients in Group IV (4 = 5.6 %)
Although PTA was perfectly performed (pressure ratio below 5 mm Hg between the aorta and the former poststenotic segment) arterial hypertension still persisted.
9 patients in Group V had to undergo surgical treatment (this is not the "Emergency group" due to the complications).

The total of occurrences must be estimated at 10.5 %, whereas surgery was required in 5.2 % of the cases. All these complications occurred during the first two years. On reaching the limit of nearly 200 patients, only one more severe incident occurred (rupture of renal vessel).

Summary

Basing on an experience of 5 years regarding the PTA of renal arteries, it can be stated that this is a very succesful method to reduce arterial hypertension in renal artery stenosis.

Comparing surgical procedure with PTA the risk of severe incidents is clearly reduced by the latter method. PTA of renal arteries can be extended to individuals with advanced arteriosclerosis, even if the vascular lesions are severe and renal function is reduced.

The treatment of these hypertensive patients requires full cooperation between surgeon, internist and radiologist during all stages of decision and procedure.

Percutaneous Transluminal Angioplasty of the Supraaortal Vessels, especially in Stenoses at the Orifice of the Vertebral Artery

R. Hündgen, H. Zeumer, W. Hacke, E. B. Ringelstein

Department of Neurology – Neuroradiology University Hospital RWTH Aachen, Bundesrepublik Deutschland

Introduction

Percutaneous transluminal angioplasty (PTA) has meanwhile become a well-established interventional procedure in neuroradiology (1,2,3,4).
So far, we treated in our department 35 subclavian stenoses with manifest steal. No severe complications were noticed. The feared complication of thromboembolism into the brain did not occur, since we could demonstrate that the reversal of blood flow in the vertebral artery is established with a delay of 2 to 30 minutes (5). Furthermore we removed three postoperative strictures of the internal carotid artery which were no longer surgically accessible. In the following we report on the 10 stenoses at the orifice of the vertebral artery which were successfully removed.

Indication

As only one vertebral artery is needed for sufficient blood supply (6), in our opinion PTA of stenoses at the orifice of the vertebral artery is indicated under the following conditions.
1. Bilateral high-grade stenoses at the orifice of the vertebral arteries.
2. Unilateral high-grade stenosis with contralateral occlusion.
The indication is even more urgent if angiography additionally reveals insufficient collateralisation. Only under these morphological conditions and if clinical signs of brainstem ischaemia are present is there a probability that PTA will improve vascularly caused symptoms due to slow flow state of the brainstem vessels. Furthermore one should consider that in thrombogenesis an important factor is the poststenotic deceleration of the blood flow velocity. The two other factors in *Virchow*'s triad, such as lesion of the endothelium and increased coagulation of blood, are regularly given in these multimorbid patients. From our experiences with occluding lesions of the intracranial part of the vertebral artery we know that at least in many cases the high-grade stenosis at the orifice of the vertebral artery was an important factor in the aetiology of thrombosis in the vertebrobasilar pathway.
In contrary to the typical arteriosclerotic lesions within the intracranial vertebral artery or in the carotid artery with ulcerated plaques and thrombi, the stenoses at the orifice of the vertebral artery are regularly smooth and circular (8).
Thus, there is a much higher risk of releasing emboli in PTA of the internal carotid artery than of the orifice of the vertebral artery.

Method

After angiography of the orifice of the vertebral artery an *Olbert* balloon catheter (French 5, balloon calibre 4 mm) is placed into the stenosis. Generally we prefer this type of catheter because of its easy handling via a femoral introducer set. The balloon is inflated three or four times and subsequently an angiography is performed for documentation and control.
During the entire procedure monitoring is performed by means of Doppler sonogra-

Tab. 1 Clinical Findings

No.;	Sex;	Age	Vertigo Cent./Vest.	Paraesthesiae Perioral/Fingers	Nausea Vomiting	Oculomotor Disturbances Blurred Vision	Drop Attacks	Neurological Examination	Remarks
1	♂	58	+	+		+	+	Rotary Nystagmus	Dilatation of left subclavian Artery
2	♂	61	+			+	+	0	
3	♂	52	+		+		+	Rotary Nystagmus Ataxia	
4	♀	53		+ +	+	+	+	Pontine Lesion	
5	♂	56					+		Occluded right middle cerebral Artery
6	♂	42	+		+		? +	0	Surgery of the subclavian Artery (1982)
7	♀	60	+		+			Bilateral Babinski Reflex	
8	♀	58	+		+		+	Recurring Brainstem Strokes	Died of myocardial Infarction
9	♂	56	+			+		Bilateral Occlusion of the vertebrobasilar Pathway	Local intra-arterial Fibrinolysis

Tab. 2 Electrophysiological Findings on Admission

Pat. No.	Median nerve SFP		Sural nerve SEP		Blinkreflex		BEAP	
	Lt	Rt	Lt	Rt	Lt	Rt	Lt	Rt
1	N	N	N	P	N	N	0	0
2	0	0	0	0	0	0	0	0
3	0	0	P	P	P	P	P	P
4	P	N	P	N	P	P	P	P
5	P	P	P	P	P	P	0	0
6	N	N	N	N	P	P	P	N
7	P	P	N	N	P	P	P	P
8	0	0	0	0	0	0	0	0
9	P	P	P	P	P	P	P	P

Intraoperative Monitoring of BAEP (Brainstem Acoustic Evoked Potentials)
– (1) Reduction of Amplitude and Delay of Potentials including Peak P I and P II for 2 Minutes
– (1) Reduction and Delay including Peak P I and P II for 10 Minutes
– (2) Preexisting pathological Interpeak Latency (IPL) even increased, in one Case followed by complete Nomalisation of the Potentials

phy and brainstem acoustic evoked potentials (BAEP) (9). Tab. 1 shows the clinical findings of the patients. They all suffered from symptoms which are considered to be part of the basilar insufficiency. Two patients already had a brainstem stroke, one additionally an occlusion of the middle cerebral artery, and in one patient surgical revision of the subclavian artery had already been performed but without relief of symptoms.

Tab. 2 demonstrates the electrophysiological findings on admission. Nearly all examined patients revealed pathological results especially in blinkreflex and brainstem acoustic evoked potentials, which control neuronal function within the brainstem.

In the lower part of Tab. 2 the results of the electrophysiological monitoring are shown. In four cases we could register changes of the potential during dilatation. In two patients reduction of the amplitude and a delay of the potentials occurred including peak P I and P II for 2 and 10 minutes respectively. In two patients the pre-existing pathological interpeak latency (IPL) even increased, in one of both complete normalisation of the potential was noticed subsequently.

Monitoring by means of Doppler sonography was helpful as the dilatation was terminated only after a powerful blood flow had been established. In this way we could avoid manipulations with the catheter in order to achieve angiographic control of a possibly still insufficient result.

The following picture (Fig. 1) shows the angiographic results before and after dilatation in a patient with a high-grade stenosis at the orifice of the right vertebral artery, the left vertebral artery being occluded. The tip of the angiographic catheter, measuring less than 2 mm, completely occluded the orifice before actual PTA was performed.

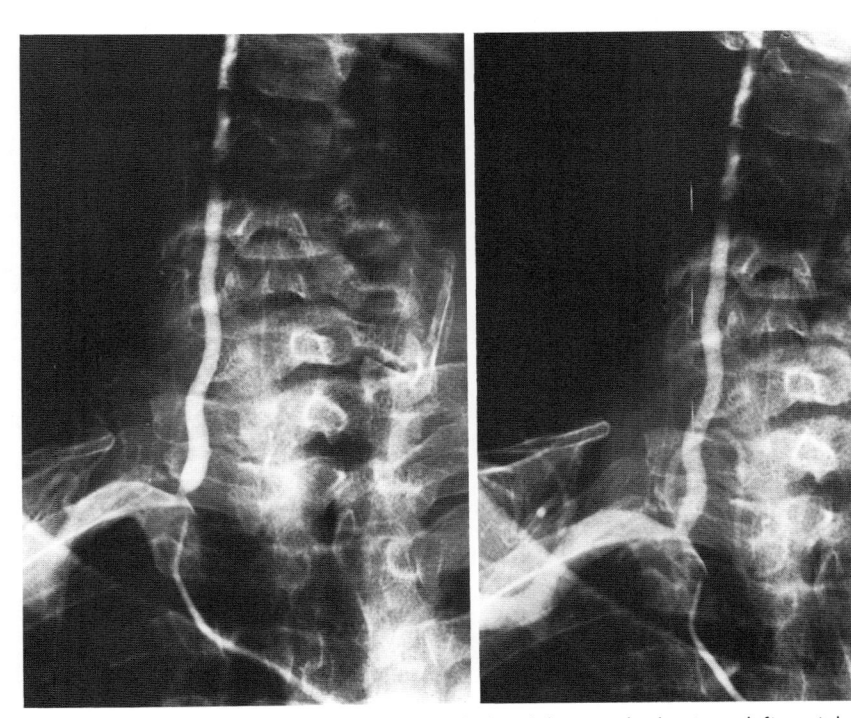

Fig. 1 High-grade stenosis at the orifice of the right vertebral artery, left vertebral artery being occluded (left side). The angiographic catheter with a diameter of 2 mm at tip completely occluded the orifice.
Result after dilatation (right side).

So far complications were not noticed. Neither lesions of the vessels nor thromboembolism occurred.

Results

From the angiological point of view the results of the dilatations were good. No complications due to PTA were noticed so far. Subsequent controls by means of Doppler sonography up to 18 months later revealed that restenoses did not occur. From the clinical point of view most of the patients were relieved of their symptoms, unless a complete stroke had occurred. This is consistent with the results of surgical treatment of slow-flow lesions within the hind circulation (6,7).

Conclusion

We consider the risks of vertebral PTA to be less hazardous than in the internal carotid artery. Nevertheless, we strictly confine the indication for PTA of stenoses at the orifice of the vertebral artery to patients presenting with bilateral stenoses or unilateral stenosis with a contralateral occlusion. This is in contrast to *Motarjeme* (3) who performs PTA even in unilateral lesions.

We wish to point out once again the results of electrophysiological monitoring: The partly severe but always reversible changes of the brainstem acoustic evoked potentials during PTA and the subsequent interruption of blood flow demonstrate two important facts:
1. The indication for PTA was urgent, since occlusion of the vessel would probably not be tolerated.
2. PTA was the procedure of choice, since long-term interruption of the blood flow e.g. in surgery would not be tolerated.

Finally, we believe that a treatment like PTA, providing good results in relieving symptoms, is superior to difficult surgery of the vertebral artery, as it is less hazardous.

References

(1) Zeumer, H., E.B. Ringelstein, W., Hacke: Gefäßrekanalisierende Verfahren der interventionellen Neuroradiologie. Fortschr. Röntgenstr. 139: (1983) 467–475

(2) Mathias, K., S., Bockenheimer, G.M., von Reutern, H.W. Heiss, W. Ostheim-Dzerowycz: Katheterdilatation hirnversorgender Arterien. Radiologie 23: (1983) 208–214

(3) Motarjeme, A., J.W. Keifer, A.J. Zuska: Percutaneoustransluminal angioplasty of the vertebral arteries. Radiology 139: (1981) 715–717

(4) Motarjeme, A., J.W. Keifer, A.J. Zuska: Percutaneous transluminal angioplasty of the brachiocephalic arteries. Amer. J. Radiol. 138: (1982) 457–462

(5) Ringelstein, E.B., H. Zeumer: Delayed reversal of vertebral artery blood flow following percutaneous transluminal angioplasty for subclavian steal syndrome. Neuroradiology 26: (1984) (in press)

(6) Edwards, W.H., J.L. Mulherin: The surgical approach to significant stenosis of vertebral and subclavian arteries. Surgery 87: (1980) 20–28

(7) Beebe, H.G., R. Stark, M.L. Johnson, P.C. Jolly, L.D. Hill: Choices of operation for subclavian-vertebral arterial disease. Amer. J. Surg. 139: (1980) 616–623

(8) Korbicka, J.: Klassifizierung und Topographie atherosklerotischer Veränderungen in den einzelnen Segmenten der A. vertebralis alter Menschen. ZBl. allg. Path. 109: (1966) 461–480

(9) Hacke, W.: Methodische Aspekte intraoperativer Überwachung evozierter Potentiale Z. EEG-EMG (1984) (in press)

Angioplastie und Endarterektomie bei langstreckigen Karotisstenosen

H. Wassmann, L. Solymosi

Neurochirurgische Universitätsklinik Bonn, Bundesrepublik Deutschland

Einleitung

Langstreckige und oder weit distal oder proximal gelegene stenosierende Prozesse der A. carotis interna oder communis stellen für die Therapie Problemfälle dar. Einerseits lassen sich solche hämodynamisch wirksamen Stenosierungen aufgrund der Lokalisation und Ausdehnung durch die direkte Endarterektomie nicht beseitigen, andererseits ist die Durchführung einer extra-intrakraniellen Bypassoperation zur Verbesserung der kollateralen Hirnblutversorgung mit der Gefahr verbunden, daß es durch anschließende Strömungsveränderungen im eingeengten Segment zu einem Gefäßverschluß mit neurologischen Ausfallserscheinungen kommen kann (*Gumerlock* 1983).

Die Anwendung von Kathetertechniken bei der Behandlung von stenosierten hirnversorgenden Arterien erfolgte bisher perkutan vorwiegend bei nicht atherosklerotisch bedingten Einengungen, wie bei der fibromuskulären Dysplasie oder beim Versuch der Thrombektomie des akuten Karotisverschlusses. Bei den am häufigsten vorkommenden atherosklerotischen, ulzerösen Karotisstenosen besteht die erhebliche Gefahr der Hirngefäßembolie durch vom Katheter gelöste Partikel.

Methodik

Wir versuchten daher, die Karotisendarterektomie mit der Angioplastie in geeigneten Fällen zu kombinieren. Bei 9 Patienten mit neurologischen Zeichen einer ischämisch bedingten Hirnfunktionsstörung zeigte die Panangiographie der Hirngefäße eine in bezug auf die neurologische Störung ipsilaterale Obliteration der Karotis, die durch die Karotisdesobliteration alleine nicht zu beseitigen war (Tab. 1). Nach Stellung der Operationsindikation wurde präoperativ ein ipsilateraler Karotiskompressionstest unter EEG-analytischer Überwachung zur Feststellung der zerebrovaskulären Reserve durchgeführt (*Wassmann* et al. 1984).

Tab. 1 Übersicht über 9 Patienten mit zerebrovaskulärer Insuffizienz durch langstreckig stenosierte und nahezu verschlossene Karotiden, bei denen eine Karotisdesobliteration und Angioplastie durchgeführt wurde

Patient	Alter – Geschlecht	Stadium der Hirndurchblutungsstörung	A. carotis interna flow prä Op.	post Op.	postoperativer Verlauf
1	63 – m	II	0 ml/min	126	1 Woche Durchgangssyndrom
2	66 – w	III B	47	264	unauffällig
3	49 – w	III B	0	282	unauffällig
4	59 – m	III B	24	141	unauffällig
5	69 – m	II	0	182	unauffällig
6	65 – w	III B	0	250	unauffällig
7	54 – m	III B	30	35	keine sichere Änderung
8	57 – m	II	0	130	unauffällig
9	45 – m	II	0	250	unauffällig

Abb. 1a

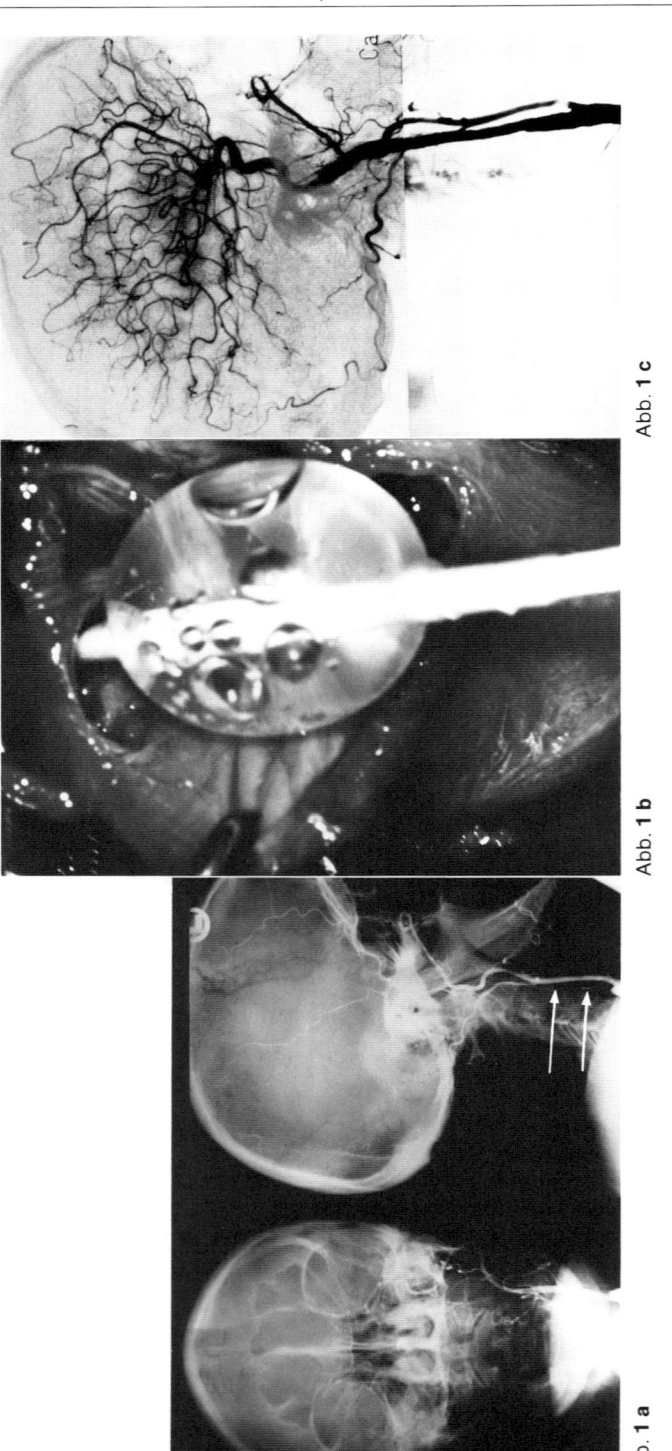

Abb. 1b

Abb. 1c

Abb. 1 a Karotisangiographie einer 65jährigen Patientin mit der Diagnose eines Verschlusses der A. carotis interna. Die späte Phase der linksseitigen Karotisangiographie zeigt eine diskrete Kontrastmittelstraße (Pfeile) im Bereich der A. carotis interna.

Abb. 1 b Intraoperative Aufdehnung der A. carotis interna mit einem Ballonkatheter.

Abb. 1 c Die postoperative Kontrollangiographie bei diesem Fall nach Karotisdesobliteration und Angioplastie zeigt eine ausreichende Durchblutung der A. carotis interna mit orthograder Füllung der linken Hemisphäre.

Bei der Operation erfolgte zunächst die Freilegung der Karotis im Halsbereich und die direkte intraoperative Bestimmung der Gefäßdurchströmung mit einer Doppler-Gefäßklemme. Nach der Arteriotomie wurden die Wandablagerungen im Bifurkationsbereich und nach distal zu im Bereich der A. carotis interna – soweit erreichbar – in üblicher Weise ausgeschält. Darauf wurde ein Ballonkatheter (Fa. Shiley, Irvine, California 92714) durch die Arteriotomie in die A. carotis interna nach distal eingeführt bei abgeklemmter A. carotis communis. Dieser Katheter mit einem maximalen Ballondurchmesser von 9 mm wurde bis in den Karotissyphonbereich vorgeschoben und unter mehrmaligem wiederholtem Aufblasen langsam zurückgezogen, wobei eventuell gelöste Partikel durch den Reflux aus der Arteriotomie ausgeschwemmt werden konnten zur Vermeidung einer Hirnembolie. Falls der Reflux nach diesem Vorgehen keine deutliche Zunahme erkennen ließ, wurde der Dilatationsversuch wiederholt. Nach der mikrochirurgischen Gefäßnaht wurde die Änderung der Durchblutung erneut bestimmt.

Ergebnisse

Als Beispiel soll der Verlauf bei einer 65jährigen Patientin dargestellt werden, die seit September 1983 unter rezidivierenden prologierten reversiblen ischämischen neurologischen Ausfallserscheinungen litt. Die auswärtig durchgeführte Angiographie erbrachte die Diagnose eines Verschlusses der linken A. carotis interna im Bifurkationsbereich, so daß die Indikation zur extra-intrakraniellen Bypassoperation gestellt wurde.
Die erneute Durchsicht dieser Röntgenbilder ließ den Verdacht zu, daß es sich bei einer fadenförmigen diskreten Kontrastmittelanreicherung um ein minimales Restlumen der Karotis handeln könnte. Dieser Verdacht verstärkte sich bei einer Reangiographie mit verlängerter, langsamer Serie (Abb. 1 a). Wir entschlossen uns daher zur Freilegung der Karotis, wobei kein sicherer Durchfluß meßbar war. Das Lumen der A. carotis interna war durch atheromatöses, ulzeriertes Material verlegt, ein sicherer Reflux bestand nicht. Auch nach Ausräumung dieses Materials und Ausschälung der Arterie ließ sich kein sicherer Reflux nachweisen. Es wurde sodann ein Dilatationskatheter bis in den Karotissiphonbereich eingeführt und die A. carotis interna soweit möglich aufgedehnt (Abb. 1 b). Beim Zurückziehen des Katheters wurde mit plötzlich einsetzendem retrogradem Blutstrom u. a. ein etwa erbsgroßer Thrombus ausgeschwemmt. Nach Verschluß der Arteriotomie ergab die Durchblutungsmessung eine Durchströmung der A. carotis interna von 250 ml/min. Der postoperative Verlauf war komplikationslos. Die bisherigen Kontrolluntersuchungen ergaben keinen Anhalt für das Auftreten neuer ischämischer Attacken oder für eine Restenosierung. Die postoperative Kontrollangiographie (Abb. 1 c) zeigte eine ausreichend gefüllte A. carotis interna, die die zugehörige Hemisphäre gut versorgte.

Bei einem 45jährigen Patienten, der seit einem Jahr unter rezidivierenden TIAs mit Halbseitensymptomatik links litt, fand sich angiographisch ein chronischer kompletter Verschluß der A. carotis communis im Abgangsbereich (Abb. 2 a). Bei der Karotisdesobliteration ließ sich aus dem Bifurkationsbereich atheromatöses Material ausräumen, welches das Lumen vollständig verlegt hatte. Bei der anschließenden Angioplastie wurde nach proximal zu ein langer Thrombus und nach distal über den Karotissiphonbereich hinaus mehrere kleinere Thromben entfernt (Abb. 2 b). Die postoperative Kontrollangiographie zeigte eine ausreichende Füllung der rechten Karotis (Abb. 2 c) und eine orthograde Versorgung der rechten Hemisphäre über die rekanalisierte rechte Karotis.
Insgesamt zeigten 4 Patienten des Stadium II und 2 Patienten des Stadium II B vor der Desobliteration und Dilatation keinen meßbaren Durchfluß durch die A. carotis interna. Bei den übrigen Patienten wurden zu Beginn der Operation Werte zwischen 24 und 30 ml/min gemessen, die durch den Eingriff auf bis zu 282 ml/min verbessert werden konnten (Tab. 1). Lediglich bei einem Patienten mit multiplen intrakraniellen Gefäßstenosierungen ließ sich keine

Abb. 2 a   Abb. 2 b   Abb. 2 c

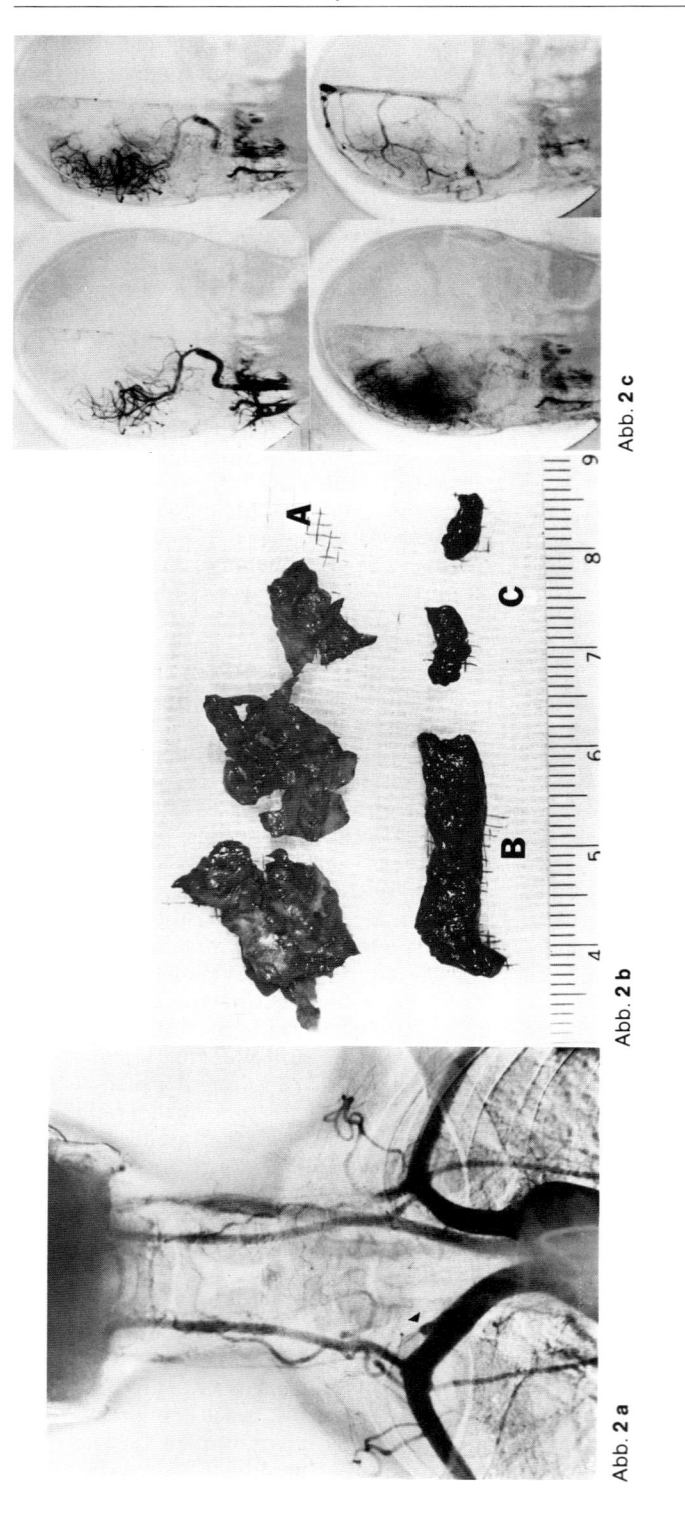

Abb. 2 a   Angiographie eines 45jährigen Patienten mit komplettem chronischem Verschluß der A. carotis communis im Abgangsbereich rechts. Die rechte Hemisphäre wird über die linke Karotis versorgt.

Abb. 2 b   Bei der Endarterektomie wurde atheromatöses, ulzeriertes Material aus dem Bifurkationsbereich entfernt (A), bei der Angioplastie ein langer Thrombus aus dem proximalen Bereich der A. carotis communis (B) und aus dem distalen Karotissiphonbereich mehrere kleine Thromben (C).

Abb. 2 c   Die postoperative Kontrollangiographie zeigt eine orthograde Versorgung der rechten Hemisphäre über die rekanalisierte rechte Karotis.

Verbesserung des Durchflusses erreichen. Die durchschnittliche Zunahme der Durchblutung der A. carotis interna betrug bei diesen Patienten unmittelbar intraoperativ im Mittelwert 173 ml/min. In einem Falle zeigte der Patient während der ersten postoperativen Woche ein Durchgangssyndrom. Die übrigen Verläufe waren komplikationslos, es traten keine zusätzlichen neurologischen Ausfälle auf, und die Verlaufsuntersuchungen ergaben bisher keinen Anhalt für erneute ischämische Attacken oder für eine Restenosierung der betreffenden Arterie.

Schlußfolgerungen

Wir erachten daher derzeit bei Patienten mit derartigen Gefäßprozessen folgendes Vorgehen als günstig:
1. Eine genaue Auswertung der Panangiographie und beim Verdacht auf Verschluß der Karotis die Durchführung einer verlängerten, späten arteriellen Serie, um eine eventuelle noch vorhandene Restdurchströmung zu erkennen.
2. Wenn immer möglich, sollte sodann versucht werden, die Stenosierung durch eine direkte Karotisdesobliteration zu beseitigen.
3. Ist dies nicht möglich, versuchen wir, durch Kombination von Endarterektomie und Angioplastie die Durchströmung der A. carotis interna zu verbessern.
4. Erscheint auch dieses Vorgehen aussichtslos, kontrollieren wir vor Durchführung einer extra-intrakraniellen Bypassoperation durch einen Karotiskompressionstest, ob im Falle des möglichen Verschlusses des stenosierten Segmentes in der akuten Phase die zerebrovaskuläre Reserve ausreichend zur Versorgung dieser Hemisphäre ist.
5. Wird dieser Test nicht toleriert, bevorzugen wir eine konservative Therapie.

Die Kombination von Karotisdesobliteration und Angioplastie erscheint uns aufgrund der Ergebnisse in geeigneten Fällen eine sinnvolle Methode, zumal wir eine mittlere Zunahme der Durchströmung der A. carotis interna erreichen konnten, die um etwa 80 ml/min höher lag als die mittlere Zunahme nach alleiniger Endarterektomie (*Wiberg* und *Nornes* 1983). Ebenso zeigten die bisherigen Verlaufsuntersuchungen bei diesen Patienten, die allerdings erst über einen Zeitraum von 9 Monaten erfolgten, ein zufriedenstellendes Ergebnis ohne Anhalt für rezidivierende ischämische Attacken oder Restenosierung.

Literatur

Gumerlock, M.K., H. Ono, E.A. Neuwelt: Can a patent extracranial-intracranial bypass provoke the conversion of an intracranial stenosis to a symptomatic occlusion? Neurosurgery 12 (1983) 391–399

Wassmann, H., G. Fischdick, K.K. Jain: Cerebral protection during carotid endarterectomy – EEG monitoring as a guide to the use of intraluminal shunts. Acta Neurochirurgica 71 (1984) 99–108

Wiberg, J., H. Nornes: Effects of carotid endarterectomy on blood flow in the internal carotid artery. Acta Neurochirurgica 68 (1983) 217–226

Prophylaxe und Beeinflussung der arteriellen Verschlußkrankheit
Prophylaxis in Arterial Occlusive Disease

Risikoprofil und Morbidität bzw. Mortalität bei peripher arterieller Verschlußkrankheit

L.K. Widmer, L. Biland, A. Delley

Angiologische Abteilung, Departement Innere Medizin Basel, Schweiz

Im Rahmen der prospektiv-epidemiologischen Basler Studie (5) über Herz-Kreislaufkrankheiten wurde bei berufstätigen Männern die Korrelation zwischen Risikoprofil und Morbidität an peripher arterieller Verschlußkrankheit bzw. Mortalität untersucht (1).

Morbidität

Informationen zur Morbidität wurden beschafft durch Befragung und Untersuchung (Arterienauskultation, elektronische Oszillographie) von 2 630 zu Beginn der Studie arteriengesunden, 5 Jahre später nachkontrollierten Männern. Eine PAVK wurde angenommen bei Claudicatio intermittens und/oder Arteriengeräuschen bzw. Oszillogrammveränderungen. Als Risikoträger wurden Zigarettenraucher, sowie Männer mit zu Beginn der Studie anamnestischem Diabetes, und/oder erhöhtem Blutdruck- bzw. Cholesterinwert (IV. altersspezifische Quartile) bezeichnet (1). Eine PAVK stellte sich signifikant häufiger bei den zu Beginn mit einem der genannten Faktoren Belasteten ein als bei den ursprünglich Risikofreien (Tab. 1). Demgegenüber fand sich keine Korrelation zwischen PAVK-Inzidenz und Übergewicht (Broca $\leq$ 15%), Nüchtern- oder Belastungsblutzucker. Synoptisch gesehen stellte sich die PAVK bei Männern mit 3

Tab. 1 Inzidenz PAVK, Basler Studie II/III 2630 Männer

	nicht erhöht (Q I-III)	erhöht (Q IV)
Syst. Blutdruck	48 ‰	85 ‰
Diast. Blutdruck	53	70
β-Lipoproteide	44	73*
Nüchtern- Blutzucker	52	53
Belastungs-	50	47
Rel. Gewicht (Broca ≥ 15)	60	49

	nein	ja
Zigarettenraucher	52	117
An. Diabetes	39	80

*p < 0.005 Q = Quartile

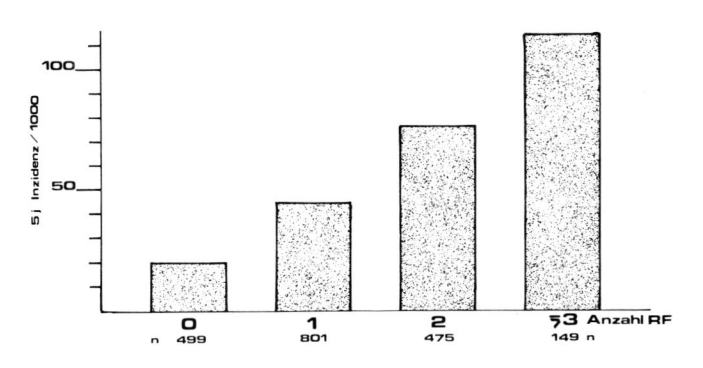

Abb. 1 Risikoprofil und 5-Jahres-Inzidenz an PAVK, Basler Studie II/III. Zwischen der Anzahl der Risikofaktoren, die eine Person zu Beginn der Studie in sich vereinigte, und der Inzidenz zeigte sich ein eindrücklicher Zusammenhang. Von den Männern, die zu Beginn der Beobachtungsperiode 3 oder mehr Risikofaktoren hatten, erkrankten 6 × mehr als von den ursprünglich Risikofreien.

Risikofaktoren 6 x häufiger ein als bei den zu Beginn Risikofreien* (Abb. 1).

Bei der ersten Nachkontrolle, 5 Jahre nach Diagnosestellung, wurde bei den zumeist im Frühstadium erfaßten PAV-Kranken eine geringe Inzidenz lokaler Komplikationen (akuter Verschluß, akrale Läsion) festgestellt; bei nur 2 % war es zur Amputation gekommen (1). Demgegenüber waren konkomitierende kardiovaskuläre Krankheiten häufig aufgetreten. Schließlich zeigte die PAVK-Gruppe eine rund 2 x höhere 5-Jahres-Sterblichkeit (15,5 %) als die gleichaltrigen Kontrollen (7,4 %).

Mortalität Basler 11-Jahres-Follow-up

Da einige Resultate überraschten, wurden zusätzliche Informationen über den Langzeitverlauf durch eine weitere Nachkontrolle 11 Jahre nach Diagnosestellung beschafft. Dabei wurden 239 dieser Verschlußkranken analysiert, z. T. erneut befragt und eingehend auf PAVK, zerebrovaskuläre sowie koronare Herz-Krankheit untersucht, und mit einer randomisierten Kontrollgruppe von 239 gleichaltrigen Männern verglichen, bei denen Befragung und Untersuchung „at entry" weder Claudicatio intermittens noch Zeichen einer asymptomatischen PAVK aufgedeckt hatten.

---

* Als risikofrei werden bezeichnet: Männer, die Zigarettenkonsum, Diabetes mellitus verneint hatten bzw. die Gruppe mit Blutdruck- bzw. Cholesterinwert in den altersspezifischen Quartilen I – III.

Bei den Überlebenden ergab sich wiederum bzgl. der lokalen Komplikationen ein günstiges Bild; nur 8 % hatten akute Verschlüsse, 2 % akrale Läsionen durchgemacht und 4 % waren amputiert worden. Demgegenüber hatte sich bei den Verschlußkranken 3,5 x häufiger (33,3 %) eine konkomitierende kardiovaskuläre Krankheit eingestellt als bei den Arteriengesunden (9 %). Überraschenderweise lag die Mortalität der früherfaßten Verschlußkranken rund 3 x höher (37 %) als jene der arteriengesunden Kontrollen (13 %). Unter den Todesursachen führten coronare Herzkrankheit und Tumor (siehe Tab. 2).

Tab. 2 Todesursachen bei Verschlußkranken und arteriengesunden Kontrollen

	Basler 11 Jahres Follow-up	
	239 Kontr.	239 PAVK
	%	
Kardiovaskulare	3	*20
isch. Herzkrankheit	1	*14
Tumor	5	11
Bronchus-Ca	2	6
andere	5	6

* p < 0.001

Risikoprofil und Mortalität

Die Frage, ob sich die Mortalität anhand des Risikoprofils voraussagen läßt, konnte eindeutig beantwortet werden. Gemäß Abb. 2 hatten die bei Eintritt in die Studie mehrfach Risikobelasteten eine 2,5 x höhere 11-Jahres-Mortalität als die ursprünglich wenig Belasteten (Abb. 2).

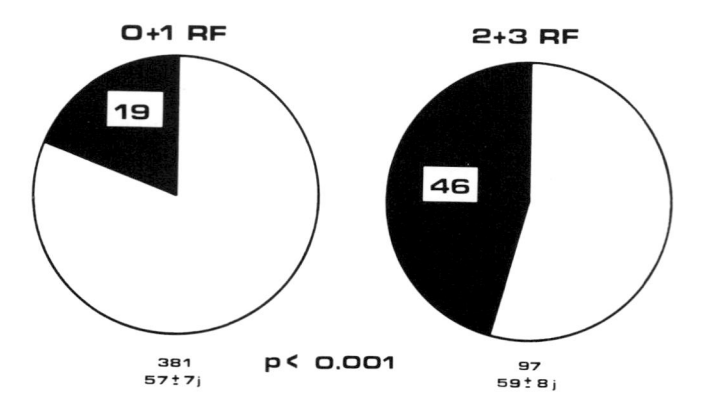

Abb. 2 Risikoprofil und 11-Jahres-Mortalität 478 Verschlußkranke bzw. Kontrollen. Berücksichtigt: Zigarettenrauchen, anamnestischer Diabetes, erhöhte Blutdruck- bzw. Lipidwerte. Die Mortalität der zu Beginn der Studie mit mehreren Risikofaktoren Behafteten (rechts) war 2,5 x größer als jene der wenig Belasteten bzw. Risikofreien (links).

Folgerungen

Die Untersuchung zeigt, daß nicht nur, wie aus der Literatur bekannt (2,5), der *symptomatische*, sondern auch der *früherfaßte* PAV-Kranke erheblich gefährdet ist, nicht so sehr durch die PAVK sondern vor allem durch die konkomitierende koronare Herzkrankheit. Zudem sind sowohl Morbidität als auch Mortalität anhand eines einfachen Risikoprofils voraussehbar. Angesichts dieser Tatsachen stellt sich die Frage, ob Risikoprofil und koronarer Status bei der Planung der Langzeittherapie genügend berücksichtigt werden.

Zusammenfassung

Anhand von Daten der prospektiv epidemiologischen Basler Studie über Herz-Kreislaufkrankheiten wurde die Korrelation zwischen Risikoprofil und Morbidität bzw. Mortalität untersucht.
Eine frische PAVK stellte sich innerhalb von 5 Jahren bei zu Beginn mit einem Risikofaktor Belasteten (Zigarette, anamnestischer Diabetes, erhöhter Blutdruck-, Cholesterinwert) 1,7 – 2,4 × häufiger ein als bei den ursprünglich Risikofreien: synoptisch bei zu Beginn mit 3 Risikofaktoren behafteten Männern rund 6 × häufiger als bei den zu Beginn Risikofreien.
Der Langzeitverlauf wurde bei 239 früherfaßten Verschlußkranken 11 Jahre nach Diagnosestellung bzw. 239 Kontrollen untersucht. Bezüglich lokaler Komplikationen ergab sich ein relativ günstiges Bild, mit niedriger Inzidenz von behindernder Claudicatio, akutem Verschluß, akraler Läsion bzw. Amputation.
Demgegenüber stellten sich beim Verschlußkranken 3,5 × häufiger konkomitierende kardiovaskuläre Krankheiten ein, die bei 20 % tödlich verliefen. Insgesamt war die Mortalität der PAVK-Gruppe rund 3 × höher als jene der Arteriengesunden.
Die Mortalität erwies sich als eng mit dem „at entry", d. h. 11 Jahre zuvor festgehaltenen Risikoprofil korreliert, starben doch von seinerzeit wenig oder nicht-Belasteten lediglich 19 %, von den Mehrfachbelasteten aber 46 %. Somit ist selbst der im Frühstadium erfaßte Verschlußkranke hauptsächlich durch koronare Herzkrankheit gefährdet, und die Gefährdung läßt sich in einem hohen Prozentsatz anhand eines einfachen Risikoprofils erfassen. So stellt sich die Frage, ob bei der PAVK-Therapieplanung Risikoprofil und koronarer Status genügend berücksichtigt werden.

Literatur

(1) Da Silva, A., L.K. Widmer: Peripher arterielle Verschlußkrankheit – Frühdiagnose, Häufigkeit, Verlauf, Bedeutung, Basler Studie I – III, Huber Bern (1979)

(2) Kaelleroe, K.S.: Mortality and Morbidity in Patients with Intermittent Claudication as defined by Venous Occlusion Plethysmography. A Ten Year Follow-up Study J. Chron. Dis. 34, (1981) 455

(3) Nissen, C., W. Schweizer: Burkart, F., Renggli, I., Roesel, F., Berger, W., Hartmann, G., da Silva, A., Staehelin, H.B., Widmer, L.K., Kardiologisches Projekt, Koronare Herzkrankheit, Seite 239 in 5 (1981)

(4) Widmer, L.K., E.P. Schelling: Morbidität an koronaren, cerebralen und peripheren Arterienverschlüssen Bibl. Cardiologica 13, 67, Karger Basel (1963)

(5) Widmer, L.K., H.B., Staehelin, C. Nissen, A. da Silva: Venen- Arterien-Krankheiten, koronare Herzkrankheit bei Berufstätigen, Basler Studie I – III. Huber Bern (1981)

Long-Term Control of Patients with Ischaemic Disease of the Lower Extremities

J. Linhart

Institute for Clinical and Experimental Medicine Prague, CSSR

It has been shown that with the spontaneous course of ischemic disease of the lower extremities the percentage of local as well as general complications increases gradually (Da Silva and Widmer, 1979). Ischaemic heart disease and in part also cerebrovascular disease are the main factors responsible for the mortality which is several times higher than in comparable subjects without the vascular disease in the lower extremities. The local complications include worsening of intermittent claudication as well as an increasing number of persons with rest pain and necroses. It was the aim of the present study to show whether long-term control can reverse the unfavourable spontaneous course.

Methods

Fifty-four patients aged 48 years (30–71) were included in a long-term retrospective study. Mean duration of ischaemic symptoms before treatment was 2.5 years (1–7), mean period of active intervention was 7 years (1–25). The diagnosis of occlusive arterial disease was confirmed by angiography in 34 subjects and by non-invasive investigation in 20 patients. Biochemical examination included estimation of serum cholesterol (upper limit of normality 6.5 mmol/l), total lipids (upper limit of normality 8.0 g/l) and triglycerides (upper limit of normality 2.0 mmol/l) and the search for overt or latent diabetes (glycaemia at rest over 5.7 mmol/l, after ingestion of 100 g glucose over 7.7 mmol/l); the measurements were performed at the beginning of the study and repeated periodically every two years. The history of smoking was carefully analysed and evaluated by repeated questioning. Abnormalities in saccharide and lipid metabolism, hypertension, persistent smoking and positive family history of vascular occlusion of the limbs, heart or brain before the age of 50 served as a basis for calculating the risk score

$$\frac{\text{Nr. of positive factors}}{\text{Nr. of evaluated factors}} \times 100) \text{ in } \%.$$

The progress of vascular disease was evaluated in clinical terms. Plain disappearance of claudication, or healing of necroses were termed "significant improvement". The term "systemic complications" was used for myocardial infarction or cerebrovascular accidents.

Throughout the observation period all patients were on an original "long-term control and treatment programme" (Linhart, 1983) comprising

(1) *Treatment planning* with periodic check-ups several times a year
(2) *Control of risk factors*
(3) *Differential therapy* according to the results of functional vascular examination
(4) *Antithrombotic prophylaxis* with aspirin 1 g/day and dipyridamol 225 mg/day as a basic dosage scheme.

Therapy was adjusted to the specific findings in the individual patients.

Results and discussion

Systemic complications were found only in patients with a high risk score above 50 % (7 of 21) but did not occur in subjects with a low risk score (0 of 33) – see Fig. 1. Significant improvement was seen in 22 of 54 claudicating patients (Fig. 2) and in all 6

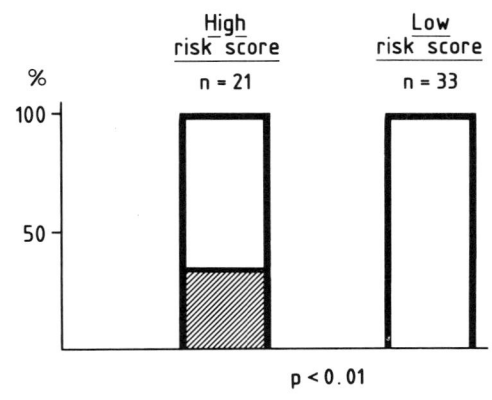

Fig. 1 Systemic complications (myocardial infarctions, cerebrovascular accidents) in relation to the risk score.

patients with necroses which healed during therapy.

Of the risk factors, the effect of smoking was most marked. Significant clinical improvement was found in 21 of 31 (67.7 %) ex-smokers but only in 8 of 23 (34.8 %) persistent smokers ($P < 0,01$). The percentage of smokers at the beginning of the study was 92.6 % but decreased to 42.6 % ($P < 0,05$). With regard to the other risk factors, the control was effective in hypertension with a diastolic pressure of 105 torr or more which was found in 18.5 % at the beginning and in 9.4 % in the course of the study. Although blood lipids were effectively controlled in some patients, they increased in others so that the overall percentage did not change (at the beginning 55.8 %, in the course of study 62.2 %). On the contrary, the percentage of overt and latent diabetics nearly doubled (35.0 % at the beginning, 63.0 % during the study); the patients were repeatedly reminded of the necessity of careful diabetic control according to well-known principles.

Antithrombotic prophylaxis with aspirin and dipyridamole probably contributed to the favourable clinical effects. The significant clinical improvement was found in 21 of 36 (58.3 %) patients on the therapy as compared to 7 of 18 (38.9 %) subjects without the prophylaxis. Although the difference per se is not statistically significant, it is corroborated by parallel findings on physical examination (mean change in the number of patent arteries in the untreated patients was -1.3 ± 1.3 while in the subjects on antithrombotic prophylaxis it was $+ 0,04 \pm 1.2; P < 0.01$).

Conclusion

The effect of an original long-term control and treatment programme was evaluated in a retrospective study on 54 patients with occlusive arterial disease treated for a mean period of 7 years (1–25). Intermittent claudication disappeared in 22 of 44 patients and all six ischaemic necroses healed; there were no amputations. The favourable clinical effect was correlated to tobacco abstinence, control of risk factors

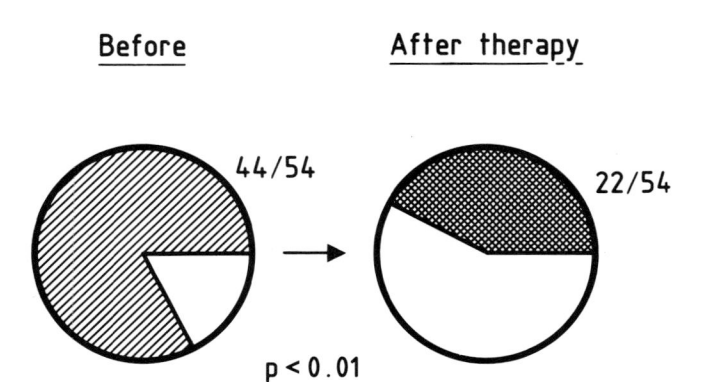

Fig. 2 The decrease of claudicating subjects after therapy.

(mainly hypertension) and antithrombotic prophylaxis with aspirin and dipyridamole. It is concluded that the long-term therapeutic control is highly effective in preventing complications which must otherwise be expected with spontaneous course of the disease.

References

Da Silva, A., L.K. Widmer: Periphere arterielle Verschlusskrankheit. Hans Huber, Bern, Stuttgart, Wien, (1979) 61 – 76.

Linhart, J.: Long-term control of patients with chronic ischaemic disease of lower extremities. European Heart J. 4: Suppl. E, (1983) 11

Triglyceridreiche Lipoproteine bei insulinpflichtigen Diabetikern mit peripherer arterieller Verschlußkrankheit

K.H. Vogelberg, K. Grimm, E. Maucy

Klinische Abteilung des Diabetes-Forschungsinstitutes an der Universität Düsseldorf, Bundesrepublik Deutschland

Hyperlipidämien sind wichtige Risikofaktoren der Arteriosklerose. Bei Diabetikern werden bevorzugt Hypertriglyceridämien (HTG)* beobachtet; Hypercholesterinämien sind nicht häufiger als bei Nicht-Diabetikern (16). Das Arterioskleroserisiko von erhöhten Serumtriglyceriden ist jedoch umstritten. Epidemiologische Untersuchungen haben sowohl dafür – (2, 4, 11, 14) als auch dagegensprechende Befunde geliefert (3, 6, 13, 18). Ob eine zur Triglyceriderhöhung oft beobachtete reziproke Verminderung von HDL-Cholesterin bei Diabetes mellitus das Arterioskleroserisiko besser anzeigt, ist ebenfalls unklar: Zumindest bei insulinpflichtigem Diabetes mellitus (IDDM) waren nicht nur normale, sondern sogar erhöhte HDL-Cholesterinkonzentrationen nachweisbar (9); und weder HDL-Cholesterin noch Apoprotein AI oder AII waren zu arteriosklerotischen Gefäßerkrankungen korreliert (7).

Nachfolgend ist untersucht worden, ob durch Lipoprotein-Lipidbestimmungen, speziell triglyceridreicher Lipoproteine, die Beurteilung des Arterioskleroserisikos bei IDDM im Vergleich zur Gesamttriglyceridbestimmung verbessert werden kann.

Patienten

Für die Untersuchungen wurden 174 insulinpflichtige Diabetiker ausgewählt, bei denen zu Beginn einer stationären Behandlung im Diabetes Forschungsinstitut an der Universität Düsseldorf ein kompletter Lipoproteinlipidstatus durchgeführt worden war. Von den Patienten, die keine lipidsenkenden Pharmaka erhielten, wurden zwei Gruppen gebildet: Eine Gruppe mit HTG (n=77) und eine Gruppe ohne Fettstoffwechselstörungen (n=97). Als HTG wurde eine Serumtriglyceridkonzentration ≥ 200 mg/dl definiert. Eine Fettstoffwechselstörung galt als ausgeschlossen, wenn die Triglyceridkonzentration im Serum < 200 mg/dl und die des Gesamtcholesterins < 260 mg/dl lagen. Patienten mit chronischer Niereninsuffizienz (Serumkreatinin > 1,2 mg/dl), Schilddrüsenerkrankungen, Hypogonadismus, Hepatitis, Leberzirrhose, Paraproteinämie oder Pankreatitis wurden von der Untersuchung ausgeschlossen.

Methoden

a) Angiologische Untersuchungen: Eine koronare Herzerkrankung wurde aufgrund klinischer Zeichen (Herzbeschwerden mit Herzinsuffizienz) und aufgrund elektrokardiographischer Befunde im Sinne einer Koronarinsuffizienz diagnostiziert (6-Kanal-Schreiber, Firma Siemens). Der Blutdruck wurde aus 3 Meßwerten morgens vor

---

* *Im Text gebrauchte Abkürzungen:*
HTG = Hypertriglyceridämien
AVK = periphere arterielle Verschlußkrankheit
IDDM = insulinpflichtiger Diabetes mellitus
VLDL = very low density lipoproteins
LDL = low density lipoprotein
HDL = high density lipoproteins
CH = Cholesterin
TG = Triglyceride
KG = Körpergewicht
Br. = Broca

dem Aufstehen mit einer handelsüblichen Oberarmdruckmanschette (12 cm Breite) ermittelt. Die Feststellung einer peripheren arteriellen Verschlußkrankheit (AVK) erfolgte aufgrung des klinischen (Claudicatio intermittens, Pulsdefizit, akrale Läsionen) und Oscillographiebefundes (Fa. Bucke, Tübingen). Die Diagnose einer AVK galt als gesichert, wenn klinischer und oscillographischer Befund übereinstimmten. Eine diabetische Nephropathie lag vor, wenn dreimal aufeinander folgend eine Proteinurie von ≥ 300 mg/Tag nachweisbar war. Die diabetische Retinopathie wurde aufgrund einer augenfachärztlichen Untersuchung* gesichert. Die periphere Neuropathie wurde durch Oberflächen- und Tiefensensibilitätsprüfung (z. B. Zahlenlesen, Vibrationsempfindung) und die autonome Neuropathie am Herzen mittels der Herzfrequenzvariationsanalyse eines 3-Min.-EKG nachgewiesen.

b) Laboruntersuchungen: Die Blutglucose, Serumtriglycerid- und Cholesterin-Konzentrationen wurden nüchtern enzymatisch mit Hilfe handelsüblicher Testpackungen bestimmt (Fa. Boehringer GmbH, Mannheim). Die Serumlipoproteinlipide wurden entsprechend dem Manual des LRC-Programms ermittelt (17) und die mittlere Blutglucosekonzentration des Untersuchungstages aus 5 postprandialen Einzelbestimmungen (8, 10, 12, 14, 16 Uhr) berechnet.

c) Statistische Untersuchungen: Die Mittelwertberechnung der Substratkonzentration erfolgte logarithmisch. Gruppen-Unterschiede wurden anhand des T-Testes (stetige Variable) bzw. X^2-Testes (diskrete Variable) geprüft und Beziehungen zwischen einzelnen Parametern mit Hilfe einfacher Korrelationsanalysen gesichert.

Ergebnisse

1. Klinische Befunde:
Patienten mit HTG waren im Durchschnitt 4 Jahre älter und 3 Jahre länger diabeteskrank als Patienten ohne HTG. Frauen waren in beiden Kollektiven häufiger als Männer (62 % bzw. 59 %). Körpergewicht

* Die Untersuchungen wurden konsiliarisch dankenswerterweise von der Augenklinik der Universität Düsseldorf durchgeführt.

Tab. 1 Klinische Daten zu Beginn der stationären Behandlung bei insulinpflichtigem Diabetes mellitus mit und ohne Hypertriglyceridämie.

	mit Hypertriglyzeridämie	ohne Hypertriglyzeridämie
Anzahl	77	97
Alter (Jahre)	51 ± 17	47 ± 18
Diabetes-Dauer (Jahre)	14 ± 7	11 ± 8
Geschlecht ($\male$/$\female$)	29 / 48	39 / 58
Relatives Körpergewicht (nach Broca %)	117 ± 23	106 ± 22
Blutdruck (MM/HG) Syst.	136 ± 29	131 ± 21
Diast.	80 ± 11	78 ± 10
Nikotinkonsum (über 5 Zigaretten/Tag)	18	22
Insulinbedarf (E/Tag)	51 ± 30	43 ± 23
Gesamtcholesterin (MG/DL)	282 (416/191)	175 (224/137)
Triglyceride (MG/DL)	442 (933/209)	109 (161/74)
Mittlere Blutglucose-Tageskonzentration (MG/DL)	184 (261/129)[+]	146 (208/102)

[+] $p < 0,001$

und Blutdruck waren bei HTG höher, und obwohl hier auch der tägliche Insulinbedarf größer war, wurden schlechtere Blutglucosewerte im Tagesprofil gemessen als bei Patienten ohne HTG (Tab. 1).

Sowohl bei Patienten mit als auch ohne HTG waren zahlreiche neuro- und angiopathische Spätkomplikationen festzustellen (Tab. 2). Signifikante Unterschiede ergaben sich lediglich bei den angiopathischen Erkrankungen: Koronare Herzkrankheiten und AVK waren bei Patienten mit HTG 1,5 bzw. 1,4 mal, Mikroangiopathie sogar 1,6 mal häufiger als bei Patienten ohne HTG. Oszillographisch war die AVK bevorzugt in Fuß- und Unterschenkelarterien nachweisbar, bei HTG stärker als bei Kontrollen (Tab. 3).

Tab. 2 Häufigkeit angio- und neuropathischer Spätkomplikationen bei insulinpflichtigem Diabetes mellitus mit und ohne Hypertriglyceridämie. Prozentzahlen in Klammern

	mit Hypertriglyzeridämie	ohne Hypertriglyzeridämie
Anzahl	77	97
koronare Herzkrankheit (mit Herzinsuffizienz)	45 (58)*	37 (38)
Aortensklerose	35 (45)	32 (33)
periphere arterielle Verschlußkrankheit	34 (45)	31 (32)
Gangrän	4 (5)	3 (3)
Mikroangiopathie (Nephro- und/oder Retinopathie)	56 (73)**	46 (47)
periphere Neuropathie	40 (52)	45 (46)
autonome Neuropathie	14 (18)	23 (24)

*) $p < 0,01$ **) $p < 0,001$

Tab. 3 Oscillographisch gesicherte Lokalisationen der peripheren arteriellen Verschlußkrankheit (AVK) bei insulinpflichtigem Diabetes mellitus mit und ohne Hypertriglyzeridämie. Prozentzahlen in Klammern

	mit Hypertriglyzeridämie	ohne Hypertriglyzeridämie
AVK (Anzahl)	34	31
Fuß	20 (59)	13 (42)
Unterschenkel	23 (68)	17 (55)
Oberschenkel	8 (24)	7 (23)
Becken	2 (6)	1 (3)

Tab. 4 Lipoproteinlipide (geometrischer Mittelwert ± Standardabweichung) zu Beginn der stationären Behandlung bei insulinpflichtigem Diabetes mellitus mit und ohne periphere arterielle Verschlußkrankheit (AVK) bzw. Hypertriglyceridämie, Konzentrationsangabe der Lipide in mg/dl (Abkürzungen: CH = Cholesterin, TG = Triglyceride)

		mit Hypertriglyzeridämie		ohne Hypertriglyzeridämie	
		mit AVK (n = 34)	ohne AVK (n = 43)	mit AVK (n = 29)	ohne AVK (n = 68)
Nativ	CH	268 (374/191)	253 (331/192)	189 (230/124)	178 (221/144)
	TG	397 (710/222)	332 (528/208)	123 (182/ 83)	104 (153/ 71)
VLDL	CH	84 (155/ 45)***	53 (102/ 28)	20 (49/ 8)**	13 (31/ 6)
	TG	273 (624/119)	278 (425/122)	65 (120/ 36)	56 (97/ 33)
LDL	CH	115 (187/ 71)	133 (230/ 78)	98 (159/ 61)	107 (158/ 72)
	TG	55 (97/ 31)	56 (100/ 32)	28 (50/ 15)	21 (46/ 10)
HDL	CH	37 (48/ 29)*	44 (67/ 29)	37 (56/ 25)****	48 (65/ 35)
	TG	26 (47/ 14)	21 (55/ 8)	19 (33/ 10)	18 (36/ 9)

* $p < 0,05$; ** $p < 0,025$; *** $p < 0,005$; **** $p < 0,0005$

Tab. 5 VLDL/HDL-Cholesterinquotient zu Beginn der stationären Behandlung bei insulinpflichtigem Diabetes mellitus mit und ohne periphere arterielle Verschlußkrankheit (AVK) bzw. Hypertriglyzeridämie

mit Hypertriglyzeridämie		ohne Hypertriglyzeridämie	
mit AVK (n = 34)	ohne AVK (n = 43)	mit AVK (n = 29)	ohne AVK (n = 68)
3,11 ± 3,63*	1,66 ± 1,38	0,99 ± 1,52**	0,42 ± 0,45

* $p < 0{,}0125$; ** $p < 0{,}0025$

2. Lipidbefunde:

Bei 36 (47 %) Patienten mit HTG war neben dieser Fettstoffwechselstörung gleichzeitig eine Hypercholesterinämie festzustellen. Die Lipoproteinlipidbestimmung zeigte (Tab. 4), daß die Cholesterinzusammensetzung bei AVK deutlich von der der Patienten ohne AVK (Kontrollen) abwich. Der LDL-Cholesteringehalt war nicht höher, sondern sogar geringer als bei Kontrollen; auffällig war besonders, daß in beiden Kollektiven bei AVK HDL-Cholsterin signifikant niedriger, VLDL-Cholesterin jedoch gleichzeitig signifikant höher war als bei Kontrollen. Zwischen VLDL-Cholesterin und HDL-Cholesterin bestand im Gesamtkollektiv eine negative Beziehung; sie war jedoch nur bei Patienten ohne HTG signifikant ($r = -0{,}338$, $p < 0{,}001$).
Der VLDL/HDL-Cholesterin Quotient war bei AVK in beiden Kollektiven signifikant größer als bei Kontrollen (Tab. 5). Wurden die Patienten anhand des VLDL/HDL-Cholesterin-Quotienten in 2 Gruppen eingeteilt, konnten bei einem Quotienten von ≥1,0 65,1 % der AVK Patienten und von <1,0 66,7 % der Kontrollen richtig charakterisiert werden (Abb. 1).

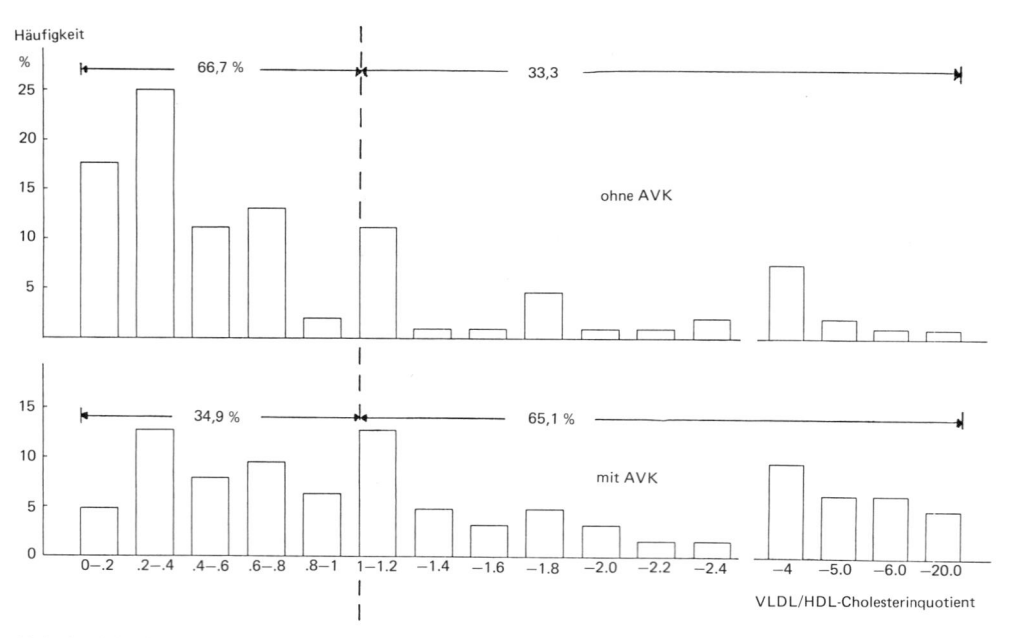

Abb. 1 Häufigkeit kalibrierter VLDL/HDL-Cholesterinquotienten und deren Gruppierung nach Werten ≥1,0 und <1,0 bei insulinpflichtigem Diabetes mellitus mit und ohne periphere arterielle Verschlußkrankheit (AVK)

Diskussion

Die vorliegenden Befunde bestätigen epidemiologische Untersuchungsdaten, wonach HTG zumindest bei Diabetikern als atherogene Risikofaktoren anzusehen sind (2, 3, 11, 14). Hypercholesterinämien waren gleichzeitig bei 47% von HTG nachweisbar; sie konnten ausschließlich als Folge einer VLDL-Vermehrung charakterisiert werden. LDL-Cholesterin war im Einklang mit Voruntersuchungen (20) nicht vermehrt. Da sich die Behandlung erhöhter VLDL von der vermehrter LDL deutlich unterscheidet, ist eine Differenzierung der Hypercholesterinämie bei Diabetes mit HTG aus klinischen Erwägungen dringend erforderlich.

Untersuchungen von *Cabin* und *Roberts* (5) zeigten, daß eine Koronarsklerose bei Typ IV- stärker als bei Typ II-Hyperlipoproteinämien ausgeprägt sein kann. In Fibroblasten-Kulturen konnte gezeigt werden, daß VLDL nicht nur über den „Scavenger-Pahtway", sondern auch über den LDL-Rezeptor- spezifischen Stoffwechselweg abgebaut werden können. Über beide Wege könnten erhöhte VLDL die Arterioskleroseentwicklung begünstigen.

Die Ursache für eine Vermehrung von cholesterinreichen VLDL ist bislang noch unklar. *Zilversmit* (19) zeigte, daß sie vor allem postprandial auftreten, d. h. als normales Phänomen eines gesteigerten Fettstoffwechsels angesehen werden können. Die vorliegenden Untersuchungen dokumentieren, daß sie zumindest bei Diabetikern auch unter Nüchternbedingungen vermehrt anzutreffen sind und hier auf einen gestörten VLDL-Katabolismus hindeuten. Für diese Annahme spricht auch, daß bei HTG im Gegensatz zu Patienten ohne HTG keine negative Korrelation zwischen VLDL-Cholesterin und HDL-Cholesterin nachweisbar war.

Der exakte Nachweis von VLDL-Remnants ist z. Zt. noch zu aufwendig (12, 15), um ihn in der Routinediagnostik sinnvoll nutzen zu können. Die Bestimmung des VLDL/HDL-Cholesterinquotienten bereitet ebenfalls einen diagnostischen Mehraufwand. Da heute jedoch nicht nur das Gesamtcholesterin, sondern auch das LDL- und HDL-Cholesterin mittels Präzipitation selektiv bestimmbar sind, kann durch Subtraktion auch VLDL-Cholesterin und damit der VLDL/HDL-Cholesterinquotient als indirekter Parameter für VLDL-Remnants leicht ermittelt werden. Vorliegende Untersuchen zeigen, daß es mit Hilfe des Quotienten möglich ist, das spezifische Arterioseroserisiko bei IDDM mit HTG im Vergleich zur Gesamttriglyceridbestimmung besser zu erfassen. Die prognostische Bedeutung des Quotienten bedarf jedoch weiterer namentlich epidemiologischer Untersuchungen.

Zusammenfassung

Hypertriglyceridämien (HTG) sind die häufigsten bei Diabetikern mit arterieller Verschlußkrankheit (AVK) beobachteten Fettstoffwechselstörungen. Trotz zahlreicher, namentlich epidemiologischer Untersuchungen ist das Arterioseroserisiko dieser Erkrankungen nach wie vor schlecht zu beurteilen. Bei 77 insulinpflichtigen Diabetikern (IDDM) (29 männl., 48 weibl., Alter 51 ± 17 Jahre, KG: 117 ± 23% n. Br.) mit HTG und 97 IDDM (39 männl., 58 weibl., Alter 47 ± 18 J., KG 106 ± 22% n. Br.) ohne HTG wurde untersucht, ob Lipoproteinlipidbestimmungen speziell triglyceridreicher Lipoproteine, ein besseres Arterioseroserisiko anzeigen als die der Gesamttriglyceride.

Die klinische Untersuchung ergab, daß AVK bei 45% der Patienten mit und 32% der Patienten ohne HTG nachweisbar waren. In beiden Kollektiven waren bei AVK HDL cholesterinärmer ($p < 0,05$ bzw. $p < 0,0005$), VLDL hingegen cholesterinreicher als bei Kontrollen ($p < 0,005$ bzw. $p < 0,025$). Eine negative Beziehung zwischen VLDL-Cholesterin und HDL-Cholesterin war nur bei IDDM ohne HTG signifikant ($p < 0,001$). Wurden die Patienten anhand des VLDL/HDL-Cholesterinquotienten in 2 Guppen eingeteilt, konnten bei einem Quotienten von $\geq 1,0$ bzw. $< 1,0$ 65,1% der AVK Patienten und gleichzeitig 66,7% der Kontrollen richtig charakterisiert werden.

Aus den Untersuchungen wird gefolgert,

daß bei IDDM mit HTG der VLDL/ HDL-Cholesterinquotient erhöht ist und daß die Bestimmung des Quotienten zur Beurteilung des Arterioskleroserisikos bei diesen Patienten besser geeignet ist als die der Gesamttriglyceride.

Literatur

(1) Assmann, G., H. Schriewer: Bedeutung der Hypertriglyceridämie als Risikofaktor der koronaren Herzkrankheit. Int. Welt *12*, (1981) 485–496

(2) Böttiger, L., L.A. Carlson: Risk factors for ischaemic vascular death for men in the Stockholm prospective study. Atherosclerosis *36*, (1980 389–408

(3) Brown, D.F., S.H. Knich, J.T. Doyle: Serum triglycerides in health and ischaemic heart disease. New Engl. J. Med. *273*, (1975) 947–952

(4) Cabin, HS, W. Roberts: Relation of serum total cholesterol and triglyceride levels to the amount and extent of coronary arterial narrowing by atherosclerotic plaque in coronary heart disease. Quantitative analyse of 2,037 five mm segments of 160 major epicardial coronary arteries in 40 necropsy patients. Am. J. Med. 1982 Aug; 73 (2): 227–234

(5) Carlson, L.A., L.E. Böttiger, P.E. Ahfeld: Risk factors for myocardial infarction in the Stockholm prospective study. A 14-year follow-up focussing on the role of plasma triglycerides and cholesterol. Acta Med. Scand. *206*, (1979) 351–360

(6) Castelli, W.P., J.T. Doyle, T. Gordon, C.G. Hames, M.C. Hiortland, S.B. Hully, A. Kagan, W.J. Zukel: HDL-cholesterol and other lipids in coronary heart disease. The cooperative lipoprotein phenotyping study. Circulation *55*, (1977) 767–772

(7) Eckel, R.H., J.J. Albers, M.C. Cheung, P.W. Wahl, F.T. Lindgren, E.L. Biermann: High density lipoprotein composition in insulin-dependent diabetes mellitus. Diabetes *30*, (1981) 132–138

(8) Lippel, K., H. Tyroler, H. Eder, A.Jr. Gotto, G. Vahouney: Relationship of hypertriglyceridemia to atherosclerosis. Arteriosclerosis *1*, (1981) 406–417

(9) Nikkilä, E.A.: High density lipoproteins in diabetes mellitus. Diabetes 30, (1981) 32–89

(10) Oster, P., G. Schlierf: Sind die Serumtriglyceride ein Risikofaktor für die koronare Herzkrankheit? Innere Medizin 3, (1982) 114–116

(11) Pelkonen, R., E.A. Nikkilä, S. Koskinen, K. Penttinen, S. Sarna: Association of serum lipids and obesity with cardiovascular mortality. Brit. med. J. *2*, (1977) 1185–1187

(12) Reardon, M.F., G. Steiner: The use of kinetics in investigating the metabolim of very low and intermediate density lipoproteins in lipoprotein kinetics and modeling. Bierman, M., Grundy, S.M., Howard, B., Eds. New York, Academic Press 1981, in press

(13) Rhoads, G.G., C.L. Gulbrandsen, A. Kagan: Serum lipoproteins and coronary heart disease in a population study of Hawaii Japanese men. New Engl. J. Med. *294*, (1976) 293–298

(14) Scott, D.W., A.M. Gotto, J.S. Cole, G.A. Gorry: Plasma lipids as collateral risk factors in coronary artery desease – A study of 371 males with chestpain. J. chron. Dis. *34*, (1978) 337–345

(15) Steiner, G.: Diabetes and atherosclerosis, an overview Diabetes, *30*, (1981) 1–7

(16) Vogelberg, K.H., F.A. Gries, K. Jahnke: Diabetes mellitus und Hyperlipoproteinämie. Oberdisse, K. (Hrsg.): Diabetes mellitus, Teil II Handbuch Inn. Med. Band VII/2B, Springer-Verlag Berlin, Heidelberg, New York 1977, S 117–174

(17) Vogelberg, K.H., N. Szymanski: Geschlechtsunterschiede der Triglycerid- und Cholesterinzusammensetzung des „normalen" Serumlipoproteinmusters (sog. UZ-Lipidstatus) J. Chin. Chem. Clin. Biochem. *17*, (1979) 523–527

(18) Wilhelmsen, L., H. Wedel, G. Tibblin: Multivariate analysis of risk factors for coronary heart disease. Circulation *48*, (1973) 950–958

(19) Zilversmit, D.B.: Atherogenesis: a postprandial phenomenon. Ciirculation *60*, (1979) 473–483

(20) Zimmermann, B.R., P.J. Palumbo, W.M. O'Fallon, R.D. Ellefson, P.J. Osmundson, F.J. Kazmier: A prospective study of peripheral occlusive arterial disease in diabetes. III. Initial lipid and lipoprotein findings. Mayo Chin. Proc. *56*, (1981) 233–242

Atherosklerotische Gefäßwandveränderungen im Modell der mikrochirurgischen arteriovenösen Anastomose – Entstehung und medikamentöse Beeinflussung

H.M. Mehdorn, S. Hickler, W. Grote, V. Reinhardt

Neurochirurgische Klinik und Institut für Neuropathologie, Universitätsklinikum Essen, Bundesrepublik Deutschland

Atherosklerotische Gefäßwandveränderungen können durch eine Vielzahl von Faktoren entstehen, insbesondere durch Veränderungen der lokalen Hämodynamik. Durch Zunahme der Wanddicke und Abnahme ihrer Elastizität beeinflussen sie die Fähigkeit der Gefäße, sich bei Bedarf durch Dilatation an eine Erhöhung des Durchflusses zu adaptieren. Derartige Wandveränderungen können auf lange Sicht die Operationsergebnisse, insbesondere bei arteriovenösen Fisteln zur Hämodialyse, negativ beeinflussen, ebenso die Ergebnisse der zur Verbesserung der Hirnblutung bei Verschlüssen und Stenosen hirnversorgender Arterien mikroneurochirurgisch angelegten extraintrakraniellen Anastomosen zwischen der A. temporalis superficialis und einem kortikalen Ast der A. cerebri media.

Um diese Gefäßwandveränderungen und ihre medikamentöse Beeinflussung im Langzeitversuch zu untersuchen, entwickelten wir ein mikrochirurgisches Tiermodell, das die hohen Flußraten nachahmt, die bei den beiden genannten klinischen Situationen vorkommen.

Modell

Bei männlichen Wistarratten wird die rechte Leistengegend durch Inzision über dem Lig. inguinale freigelegt. A., V. und N. femoralis werden in mikrochirurgischer Technik präpariert und voneinander getrennt. Über eine Distanz von 4–6 mm werden nun an die Arterie 2 atraumatische Mehdorn-Mikrogefäßclips (Aesculap, Tuttlingen) angelegt, anschließend wird die Arterie knapp proximal des distalen Clips durchtrennt. Die Vene wird ebenfalls mit 2 Mikrogefäßclips verschlossen und zwischen diesen über 1 mm Länge inzidiert. Arterie und Venen werden in mikrochirurgischer Technik mit 8 Einzelknopfnähten von 10–0 monofilamentem Nylon (Fadenstärke 22 µm) an einer 80 µm starken Nadel durch End-zu-Seit-Anastomose (ESA) verbunden. Nach schrittweiser Freigabe des Blutflusses durch die arteriovenöse Fistel erfolgt der einschichtige Wundverschluß.

Die Tiere werden nach postoperativen Intervallen von 30 Min. bis 25 Monate durch In-vivo-Perfusions-Fixierung getötet. Die Präparate der Anastomosen werden en bloc herausgelöst und für Licht und Rasterelektonenmikroskopie aufgearbeitet. Um die medikamentöse Beeinflussung der Entwicklung von reaktiven Gefäßwandveränderungen zu untersuchen, erhielt ein Teil der Tiere Acetylsalicylsäure (ASS) in der für die Prophylaxe ischämischer Hirninsulte erprobten Dosierung von 20–30 mg/kg/die in der Trinkflüssigkeit angeboten.

Die hier mitgeteilten Ergebnisse stützen sich auf die Untersuchung von 120 Tieren.

Ergebnisse

Tiere, die ohne ASS-Medikation operiert wurden

Nach Freigabe des Blutflusses kommt es in der *Arterie* sowie in einem trichterförmig unter der Anastomose gelegenen Teil der

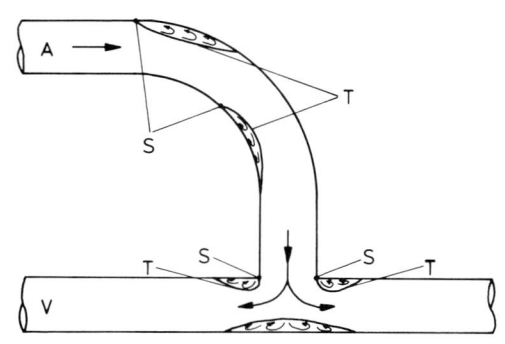

Abb. 1 Hämodynamisches Modell der hier verwandten End-zu.Seit-Anastomose zwischen A. und V. femoralis, modifiziert nach der Grenzzonentrennungstheorie (1, 2)
A = Arterie; V = Vene; S = Separationspunkt; T = Trennungslinie

Vene zur Abschilferung des Endothels. Auf dem Subendothel lagern sich Thrombozytenhaufen auf, die sich entsprechend den hämodynamischen Bedingungen (Abb. 1) teilweise abflachen.
Die Re-Endothelialisierung der Arterie beginnt 2–3 Tage postop., indem sich Endothelzellen aus dem gesunden Areal in Blutrichtung auf das Subendothel vorschieben. Diese Zellen wachsen vorwiegend an der Innenseite der Kurvatur vor und sind wirbelartig angeordnet. Auch nach 25 Monaten ist dieser Vorgang nicht abgeschlossen, vielmehr finden sich immer wieder Areale im distalen Abschnitt der Arterie und im Anastomosenbereich selbst, die noch von Thrombozyten bedeckt sind.
In mehr als der Hälfte der 17–25 Monate postop. untersuchten Präparate sind die Endothelzellen zu Kissen von myointimaler Hyperplasie (MIH) angeordnet, die zu einer deutlichen Lumeneinengung der Arterie führen. Diese Stenosierung des Arterienlumens ist im distalen Abschnitt (Abb. **2a, b**) ausgeprägt. Lipidablagerungen sind in diesen Kissen und Polstern nicht nachweisbar.
Die Membrana elastica interna (MEI) ist besonders unter diesen Kissen unterbrochen, und Myozyten aus der Media muscularis dringen in die Intimapolster vor. Nur selten weist die Arterienwand Verkalkungen auf.
In den Bereichen, in denen die Arterienwand keine Polster aufweist, d. h. in dem der Arterienkrümmung vorgeschalteten Abschnitt, kommt es zur ausgeprägten Erweiterung des Arterienlumens.
In der *Vene* beginnt die Re-Endothelialisierung am Ende der ersten Woche und verläuft im wesentlichen wie in der Arterie. Mit zunehmender Beobachtungszeit bilden sich, stärker als in der Arterie, deutliche, teils wirbel-, teils polypenartige Hyperplasiezonen aus, besonders unterhalb der Anastomose. Lichtmikroskopisch bestehen sie aus myointimalen Zellen, die auf einer

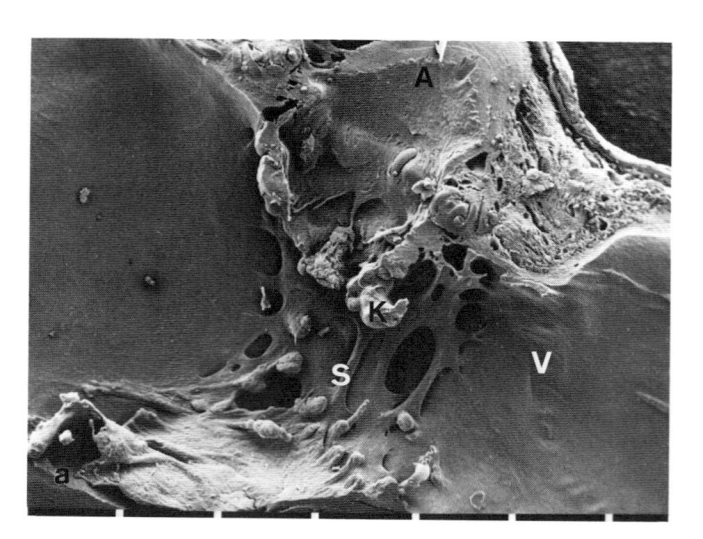

Abb. 2 Postoperative Untersuchungen; a,b: Tiere, die ohne ASS operiert worden waren; c,d: Tiere, die unter ASS operiert wurden

Abb. **2a** ESA, 3 Monate postop: deutliche Intimahyperplasie in der distalen Arterie (A), sowie knollige (K) und strangförmige (S) Hyperplasie im Anastomosenbereich mit ausgeprägter Verkalkungstendenz. V = Vene

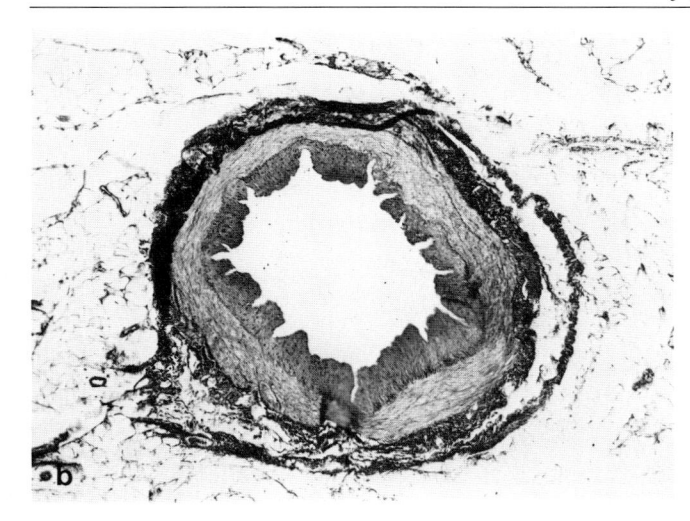

Abb. 2b Arterie im distalen Abschnitt, 21 Monate postop. EvG x 100: deutliche Intimahyperplasie; ---- = 300 µm

verdickten, gelegentlich aufgesplitterten MEI liegen. Im Gegensatz zu den Kissen auf der arteriellen Seite lassen sich in den Kissen auf der venösen Seite ausgeprägte Lipidansammlungen in den und um die Endothelzellen nachweisen.

Im Anastomosenwinkel zwischen Arterie und Vene bilden sich ebenfalls deutliche Hyperplasiebezirke aus, die eine ausgeprägte Verkalkungstendenz aufweisen. Sie führen gelegentlich zu einer labyrinthartigen Einengung des Venenlumens, wenn sie Anschluß an die Hyperplasien auf der der Anastomose gegenüberliegenden Venenseite gewinnen.

Tiere, die unter ASS-Medikation operiert wurden

In der Arterie und Vene der ASS-behandelten beginnt die Re-Endothelialisierung einige Tage später als in den ohne ASS behandelten Ratten. In der Arterie ist die Ausbildung der MIH deutlich geringer als in den ohne ASS operierten Tieren, wenn auch der Unterschied zwischen beiden Gruppen erst nach mehreren Monaten auffällt. Entsprechend ist die Dilatation der Arterie in dieser Gruppe deutlicher und erstreckt sich über die gesamte Länge der Arterie (Abb. 2c, d).

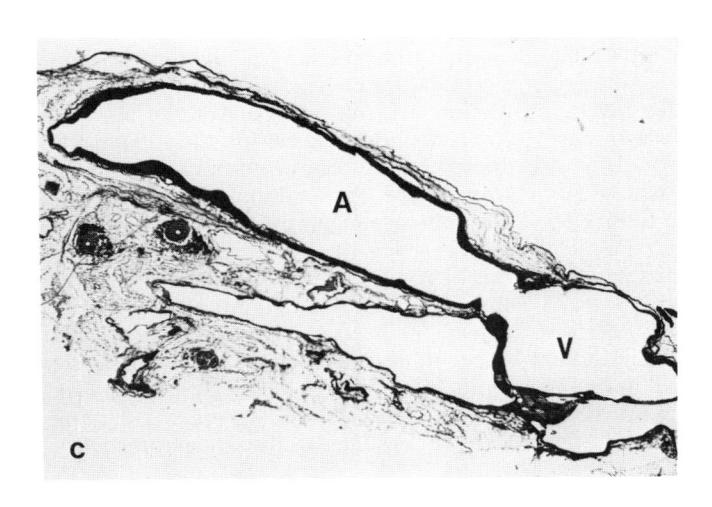

Abb. 2c ESA, 22 Monate postop, Längsschnitt: nur geringgradig ausgebildete Intimahyperplasie sowohl in Arterie (A) als auch in Vene (V); EVG x 25

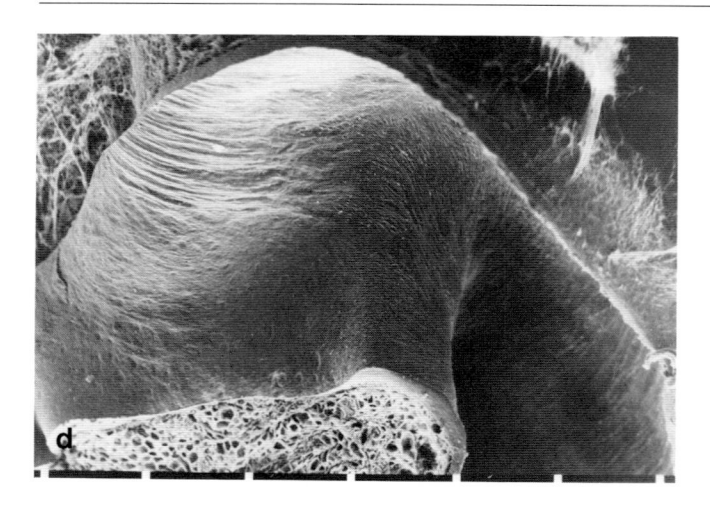

Abb. **2d** Arterie im Krümmungsbereich, 22 Monate postop: nur geringgradige Ausbildung von Strömungsfiguren durch Intimahyperplasie; ---- = 300 µm.

In der Vene ist die MIH gegenüber der Anastomose geringer als in den unbehandelten Tieren. Hingegen ist der Unterschied hinsichtlich der Ausprägung der polypenartigen MIH im Anastomosenwinkel nicht wesentlich.

Diskussion

Chirurgische Manipulationen und Veränderungen der lokalen Hämodynamik nach Anlegen der mikrochirurgischen arteriovenösen ESA führen zu Schäden des Endothels und der Gefäßwand, die mit der Ausbildung der myointimalen Polstern reagieren. Ihre Ausprägung ist abhängig von 1. der hämodynamischen Situation; 2. dem Grad der Endothelabschilferung und 3. der Adhäsivität der Thrombozyten.

Die hämodynamische Situation in Anlehnung an die Grenzzonentrennungstheorie (1,2) erklärt die Lokalisation der MIH in der Kurvatur und in der Anastomose selbst.

Da die hämodynamische Belastung der Gefäßwand mit zunehmendem Fluß eher mit der Zeit weiter zunimmt, zeigt sich auch im Lauf der Zeit eine Zunahme der MIH in der Arterie, insbesondere im distalen Teil der Arterie, d. h. dem Teil, der als letzter vom vorwachsenden Endothel bedeckt wird. Entsprechendes gilt auch für die MIH im venösen Schenkel der ESA. Der wesentliche Unterschied zwischen der MIH im arteriellen und im venösen Schenkel, das Vorkommen von Lipiden im venösen Anteil, läßt sich wohl durch die unterschiedlichen Antworten der Gefäßwände auf die unterschiedliche relative Intensität der hämodynamischen Belastungen erklären.

Die medikamentöse Beeinflussbarkeit der MIH durch den Thrombozytenaggregationshemmer ASS zeigt eindeutig, daß die Ausbildung der MIH von der Adhäsivität der Thrombozyten abhängig ist.

Aus den hier zusammengefaßt vorgelegten Ergebnissen läßt sich folgern, daß ASS als Dauermedikation gegeben werden sollte, wenn durch einen operativen Eingriff eine lokale erhöhte hämodynamische Belastung hervorgerufen wird. Inwieweit niedrigere ASS-Dosen ausreichend sind, um denselben Effekt hervorzurufen, läßt sich anhand unserer Untersuchungen nicht sagen. Hingegen läßt sich eindeutig feststellen, daß ASS in der von einigen Autoren als hoch empfundenen Dosis von 20 – 30 mg/kg/die nicht die unerwünschten Nebenwirkungen wie Provokation überschießender Thrombozytenaggregationsneigung aufwies.

Das hier vorgestellte Modell der mikrochirurgischen End-zu-Seit-Anastomose zwischen A. und V. femoralis der Ratte erscheint als praktisches Modell zur Austestung thrombozytenaggregationsbeeinflußender Medikamente wie auch zur annähernden Festlegung der Dosierung geeignet.

Literatur

(1) Fox, JA, AE Huch: Localisation of atheroma: Theory based on boundary layer separation. Br Heart J 28: (1966) 388–399

(2) Houle, S., MR Roach: Flow studies in a rigid model of an aorto-renal junction. Atherosclerosis 40: (1981) 231–244

Langzeitantikoagulation bei PAVK – provisorische Richtlinien

L. Biland, L. K. Widmer, E. Zemp

Angiologische Abteilung, Department Innere Medizin Basel, Schweiz

Einleitung

Die Behandlung der chronischen peripher-arteriellen Verschlußkrankheit (PAVK) hat einerseits zum Ziel, die Muskel- und Hautdurchblutung chirurgisch oder mit konservativen Maßnahmen zu fördern und andererseits die thromboembolischen Komplikationen zu vermeiden. Um dieses Ziel zu erreichen, wurde anfangs der 50er Jahre die Langzeitantikoagulation eingeführt. Seither haben sich jedoch die Ansichten etwas geändert. Der Einsatz der Antikoagulation machte drei Phasen durch:

1. Phase: Enthusiasmus (1960 – 1970)

In dieser Zeit war es fast eine Reflexhandlung, Patienten mit peripher-arterieller Verschlußkrankheit zu antikoagulieren. Dies ist wohl darauf zurückzuführen, daß große Feldstudien, z. B. die Arbeiten von *Fischer, Hess, Heine* und *Tillgren,* die antikoagulierte und nicht-antikoagulierte Verschlußkranke nach 3,5 – 4,2 Jahren nachuntersuchten, eine 4 – 12 mal niedrigere Amputationsrate und eine Senkung der Mortalität von 1,3 – 4,5 mal bei den Langzeit-Antikoagulierten fanden (2 – 4,8).

2. Phase: Zweifel (1970 – 1976)

Schon bald jedoch wurde man etwas zurückhaltender. Einerseits führte die von *Kuthan/Widmer/Baitsch* durchgeführte Studie, in der 108 Paare in bezug auf die Antikoagulation verglichen und nach 4,8 Jahren reangiographiert wurden, zu einer kritischen Einschätzung des Therapieerfolges (5). Es zeigte sich, daß man die Progression zur Stenose nicht beeinflussen kann, wohl aber das Fortschreiten einer Stenose zum Verschluß und die Verlängerung eines bestehenden Verschlusses. Andererseits traten mit zunehmender großzügiger Indikationsstellung zur Antikoagulation auch vermehrt Nebenwirkungen auf. Wenn auch insgesamt die Blutungen vorwiegend leicht sind und zudem nur eine Blutung auf 296 Patientenjahre auftritt, imponieren doch jene Blutungen mit tödlichem Ausgang. So wurden 1976 74 Patienten mit einer schweren Blutung in das Kantonsspital Basel eingewiesen, wovon 24 tödlich ausgingen. Zu jenem Zeitpunkt waren im Raume Basel ca. 12 000 Patienten antikoaguliert. Bei näherer Untersuchung der eingewiesenen Patienten stellte sich heraus, daß bei 12 keine, bei 28 eine fragliche und nur bei 34 eine sichere Indikation gegeben war. Zudem war die Qualität der Antikoagulation mangelhaft: Bei total 50 % lag der Quick unter 15 % (6). Daß die Langzeitantikoagulation in der Praxis oft schwierig durchzuführen ist, zeigt auch eine Arbeit von *Schweizer,* nach welcher nur ¼ seiner Patienten 75 % der Quickwerte im therapeutischen Bereich aufwiesen, trotz häufiger und sorgfältiger Kontrollen (7).

3. Phase: Differenzierte Indikationsstellung

In den folgenden Jahren bemühte man sich deshalb, die Indikation strenger zu stellen und innerhalb des Departementes für Innere Medizin in Zusammenarbeit mit der neurochirurgischen Klinik und dem Gerinnungslabor provisorische Richtlinien für die Indikation zur Antikoagulation aufzustellen (10).

Gefordert wurden allgemeine und lokale Voraussetzungen:

A. *Allgemeine Voraussetzungen*

Als allgemeine Voraussetzungen gelten Alter, Verläßlichkeit, Einstellbarkeit sowie das Fehlen von Kontraindikationen. Das Alter stellt nur eine relative Kontraindikation dar. In der Regel wird eine Antikoagulation beim über 70jährigen nicht neu begonnen. Ist jedoch die Indikation streng genug gestellt worden und ein Patient schon jahrelang antikoaguliert und gut eingestellt, besteht kein Grund, die Antikoagulation beim über 70jährigen abzusetzen.

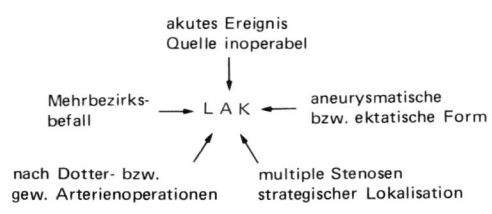

```
                    akutes Ereignis
                   Quelle inoperabel
                          |
Mehrbezirks-  ──→  L A K  ←──  aneurysmatische
befall                         bzw. ektatische Form
                   /     \
nach Dotter- bzw.     multiple Stenosen
gew. Arterienoperationen  strategischer Lokalisation
```

Abb. 1   Langzeitantikoagulation: Lokale Voraussetzungen

B. *Lokale Voraussetzungen* (Abb. 1)

a) *Akuter arterieller Verschluß*

Erfahrungsgemäß neigen akute arterielle Verschlüsse zu Rezidiven. Beispielsweise traten bei einer Gruppe von 225 Patienten, die mit einem akuten arteriellen Verschluß auf die medizinische Notfallstation bzw. Gefäßchirurgie eingewiesen wurden, in 37 % Rezidive auf, davon 5 % nach Absetzen der Antikoagulation. Von den 225 Patienten verstarben 57 während des Spitalaufenthaltes, und zwar 23% an einem zerebralen oder mesenterialen Rezidiv (1).

b) *Inoperable Emboliequelle*

Bei Kammerwandaneurysmen, gewissen Klappenfehlern und bestimmten Rhythmusstörungen, die mögliche Emboliequellen darstellen, wird in der Regel antikoaguliert.

c) *Ektatische bzw. aneurysmatische Form der Atherosklerose*

In den aneurysmatischen Ausweitungen bilden sich gerne Gerinnsel, die in die Peripherie embolisieren oder lokal zu einem thrombotischen Gefäßverschluß führen können. *Vollmar* hat in einer Literaturübersicht 1966 für die dilatierende Form der arteriellen Verschlußkrankheit eine Prävalenz von 7 % gefunden (9). In Übereinstimmung damit fanden sich in der Basler Studie 1972 5 % (11). Bei den obenerwähnten 225 Patienten mit einem akuten arteriellen Verschluß fiel hingegen eine Prävalenz von 18 % auf (1).

d) *Strategisch lokalisierte Verschlüsse und Stenosen*

Vor allem bei Diabetikern sind die Unterschenkelarterien oft hochgradig stenosiert bzw. kurzstreckig verschlossen. Kleinste Thromben genügen, um diese Gefäße zu verschließen.

e) *Mehrbezirksbefall*

Wenn Gefäßveränderungen kombiniert im cerebralen, kardialen, mesenterialen oder peripheren Bereich vorliegen, spricht man von einem Mehrbezirksbefall. Diese multiplen, meist chirurgisch nicht zugänglichen Veränderungen werden in der Regel antikoaguliert, um thromboembolische Komplikationen zu vermeiden.

f) *Status nach Kathetertherapie bzw. Gefäßoperationen*

Von den meisten Gefäßchirurgen werden Patienten mit Bypass oder nach Thrombendarterektomie antikoaguliert. In anderen Zentren wird die Indikation differenzierter angegangen und zum Teil werden Plättcheninhibitoren angewendet; dasselbe gilt für den Status nach perkutaner transluminaler Angioplastie.

Zusammenfassend hat sich heute bei der peripher arteriellen Verschlußkrankheit die Indikation zur Antikoagulation bei Berücksichtigung der allgemeinen Bedingungen auf die erwähnten lokalen Voraussetzungen reduziert. Kritisch und kontrolliert eingesetzt hat die Antikoagulation im konservativen Therapieplan bei der peripher arteriellen Verschlußkrankheit immer noch ihren Platz.

Literatur

(1) Biland, L.: Der akute Arterienverschluß der Extremitäten. Habilitation, Basel, 1984

(2) Heine, H.: Arterielle Gefäßerkrankungen – Klinik und Prognose. Berlin (DDR), Akademie (1972) 88

(3) Hess, H.: Langzeit-Antikoagulation und Verschlußkomplikationen. In: Arterielle Durchblutungsstörungen in der Praxis Ed. Widmer, L.K., Waibel, P., Huber, Bern (1972) 142

(4) Fischer H.: Langzeitstudie über die Prognose peripher arterieller Verschlußkrankheiten unter besonderer Berücksichtigung der Auswirkungen einer Antikoagulation-Langzeit-Prognose. Thesis, München, 1970

(5) Kuthan, F., A. Burkhalter, R. Baitsch, H. Ludin, L.K. Widmer: Development of Occlusive Arterial Disease in Lower Limbs, Arch Surg (1971) 545

(6) Schärer, H.U., L. Biland, G. Baitsch, U. Laffer: Schwere Blutungen unter Antikoagulation. In: Blutgerinnung und Antikoagulation. Aktuelle Probleme für Klinik und Praxis, Ed. Neuhaus, K. Duckert, F. Schattauer, Stuttgart, (1976), 9

(7) Schweizer, W.: Qualitätskontrolle der Antikoagulation in der Praxis. In: Blutgerinnung und Antikoagulation. Aktuelle Probleme für Klinik und Praxis. Ed. Neuhaus, K., Duckert, F., Schattauer, Stuttgart, (1976), 15

(8) Tillgren, C.: Obliterative Arterial Disease of the Lower Limbs. Evaluation of Long-term Anticoagulant Therapy. Acta Med Scand 178, (1965) 203

(9) Vollmar, J.: Rekonstruktive Chirurgie der Arterien. Thieme Verlag, Stuttgart, 1967

(10) Widmer, L.K., A. da Silva, L. Biland: Long-term Anticoagulation in Occlusion of Peripheral Artery Disease. A Review with Tentative Recommendations. In: Basler Antikoagulantien-Symposium, Hrsg. Duckert, F. Gruber, U.F. Basel, Editiones "Roche", 1980

(11) Widmer, L.K., H.B. Staehelin, C. Nissen, A. da Silva: Venen-, Arterien-Krankheiten, koronare Herzkrankheit bei Berufstätigen, Huber, Bern, 1981

Spätergebnisse nach operativer Korrektur von arteriellen Verschlüssen der Becken-Bein-Etage und ihre Beziehung zur postoperativen Antikoagulation

R. Zundl, F.R. Matthias, H. Scheld

Zentrum Innere Medizin und Zentrum für Chirurgie der Justus-Liebig-Universität Gießen,
Bundesrepublik Deutschland

Problemstellung

Die Wahl der geeigneten medikamentösen Rezidivprophylaxe nach Arterienrekonstruktionen im Becken-Bein-Bereich ist immer noch umstritten und wird unterschiedlich bewertet. Der überwiegende Teil der Arbeiten, die sich mit der medikamentösen Thromboseprophylaxe nach Arterienrekonstruktionen beschäftigt, haben vergleichenden Charakter, indem sie Thrombozytenaggregationshemmer der Antikoagulation mit Cumarinderivaten gegenüberstellen. Der Qualität der Antikoagulation wurde jedoch in keiner der Studien entscheidende Bedeutung zugemessen. Entweder wird die Qualität der Antikoagulantienbehandlung überhaupt nicht erfaßt oder sie wurde aus einigen wenigen Werten für die gesamte Überwachungsdauer extrapoliert (3, 5, 8, 16, 17, 18, 22).

Loeliger konnte bei Herzinfarktpatienten nachweisen, daß die Wirksamkeit einer effektiven Reinfarktprophylaxe mit Cumarinen von der sorgfältigen Einstellung auf Gerinnungswerte im therapeutischen Bereich abhängig ist (11).

Die vorliegende Studie untersucht die unterschiedliche Qualität der Antikoagulationsbehandlung und ihre Auswirkung auf das Langzeitergebnis nach Arterienrekonstruktionen im Becken-Bein-Bereich.

Patientengut und Methode

Das untersuchte Kollektiv umfaßte 153 Patienten mit angiographisch gesicherten Stenosen bzw. Verschlüssen im Becken-Bein-Bereich. Betroffen waren 83mal die Arteria femoralis, 47 mal die Iliakalarterien und 23mal kombiniert die Becken-Beinartierien. Es handelte sich um 150 Männer und 3 Frauen, deren Altersverteilung eine Häufung zwischen dem 50. und 70. Lebensjahr aufwies.

In 64 % der Fälle ergab eine Claudicatio intermittens (Stadium II), in 21 % Ruheschmerz (Stadium III) und in 13 % akrale Nekrosen die Indikation zur Operation. In 2 % der Fälle lag eine akute arterielle Thrombose vor. Insgesamt wurde 76 mal eine Thrombendartiektomie (TEA), in 15 Fällen eine Venenbypassimplantation, in 58 Fällen die Anlage eines Kunststoffbypass und viermal eine Thrombektomie durchgeführt.

Die postoperative Thromboseprophylaxe erfolgte unmittelbar postoperativ zunächst mit Heparin. Die Langzeitantikoagulation mit dem Cumarinderivat Phenprocoumon (Marcumar®) wurde 48 bis 72 Stunden postoperativ eingeleitet. Die Überlappungsdauer der Heparinapplikation mit der Phenprocoumon-Behandlung betrug in der Regel 48 Stunden.

Die Überwachung der Antikoagulation mit Marcumar® erfolgte durch die Bestimmung der Thromboplastinzeit während des stationären Aufenthaltes täglich, danach zunächst in wöchentlichen Abständen, später im Abstand von 4 Wochen. Der angestrebte optimale Bereich lag bei der Originalmethode von Quick (Thromborel® Behring) zwischen 15 % und 25 %, bei Thrombotest® (Nygegaard, Oslo) zwischen 8 % und 12 % und beim Hepato-Quick® (Boehringer) zwischen 10 % und 20 %.

Dementsprechend wurde die Qualität der Cumarinprophylaxe nach einem besonderen Schlüssel beurteilt. Lagen 90 % und mehr der Quick-Werte im therapeutischen Bereich, so wurde die Cumarintherapie als sehr gut beurteilt. Eine gute Antikoagulation lag vor, wenn mindestens 75 % der Werte im therapeutischen Bereich lagen. Bei einer Häufigkeit von 50 % bis 75 % der Werte im therapeutischen Bereich wurde eine mäßige und bei einer Häufigkeit der optimalen Werte unter 50 % eine schlechte bzw. sicher ineffektive Antikoagulation angenommen (9, 19).

Die erste klinische Kontrolluntersuchung bezüglich der AVK wurde bei Kliniksentlassung vorgenommen, die folgenden nach 3, 12, 24, 36 bis zu 48 Monaten nach der Operation. Bei subjektiven Änderungen der Beschwerden wurden jederzeit Kontrolluntersuchungen durchgeführt.

Bei jeder Nachuntersuchung wurde der Therapieerfolg durch die Anamnese, an der Änderung des Pulsstatus, anhand der Gehleistung auf dem Laufbandergometer, durch eine Segmentoszillographie der Beine, ein Belastungsoszillogramm sowie durch eine Messung der systolischen Drucke der A. tibialis posterior und der A. dorsalis pedis mit Hilfe der Ultraschall-Doppler-Sonde und des Druckgradienten zwischen Arm- und Fußarterien gemessen. Präoperativ waren die gleichen Parameter erfaßt worden.

Für die Auswertung wurden alle Untersuchungsbefunde kodiert und auf einen Lochkartenbeleg übertragen. Die Auswertung aller Daten erfolgte am Hochschul-Rechenzentrum der Universität Gießen. Die therapeutischen Ergebnisse wurden anhand der kumulativen Durchgängigkeitsrate nach der „life-table"-Methode verglichen und auf ihre statistische Signifikanz geprüft. Hierzu haben wir das Statistikprogramm „Survival Analysis BMDP 1 L" der Health Sciences Computing Facility, Department of Biomathematics School of Medicine, University of California, Los Angeles, gewählt (6). Im vorliegenden Statistikprogramm stehen zwei statistische Methoden – von *Mantel* (13) und *Breslow* (2) zur Verfügung, um die für eine Gruppe resultierenden „Überlebenskurven" auf ihre Gleichheit hin zu prüfen.

Ergebnisse

Tab. 1 veranschaulicht deutlich die in der Literatur beschriebene und beklagte Schwierigkeit einer guten Antikoagulation (12, 19, 20). So waren über 50 % der Patienten mäßig bis schlecht eingestellt, d. h. ihre Quickwerte waren in weniger als 75 % der Kontrollen im therapeutischen Bereich. Unter 75 % wird allgemein eine insuffiziente Antikoagulation angenommen (15, 19, 21). Nur 9 % der Patienten waren sehr gut eingestellt, d. h. 90 % oder mehr der Thromboplastinzeiten waren bei den Kontrollen im therapeutischen Bereich.

Tab. 1 Qualität der Antikoagulation beim untersuchten Patientengut.

Gruppe	Qualität der Antikoagulation % der Werte im therap. Bereich	n	%
1	> 90	13	9
2	76 – 90	49	32
3	50 – 75	54	35
4	< 50	37	24

Abb. 1a demonstriert die Abhängigkeit der Langzeitdurchgängigkeitsrate von der Qualität der Antikoagulation. Die Gruppen 1 und 2 mit sehr guter bzw. guter Antikoagulation haben eine deutlich bessere Durchgängigkeit als die Gruppen 3 und 4 mit mäßiger bzw. schlechter Antikoagulation. Die Langzeitergebnisse der Gruppen 1 und 2 liegen nach 4 Jahren sehr nahe zusammen mit einer Durchgängigkeitsrate von 84 % bei sehr guter und 81 % bei guter Einstellung. Auch die Gruppen 3 und 4 liegen mit ihren Langzeitergebnissen nach 4 Jahren dicht zusammen mit 63 % durchgängigen Gefäßen und Transplantaten bei mäßiger Antikoagulation und 61 % Durchgängigkeitsrate bei schlechter Antikoagulation. Zur besseren Anschaulichkeit zeigt die Abb. 1b die Langzeitergebnisse der Gruppen 1 und 2 (sehr gut und gut = gut) und ebenso der Gruppen 3 und 4 (mäßig und schlecht = schlecht) zusammengefaßt.

Abb. 1a Langzeitergebnis und Qualität der Antikoagulation (DGR: Durchgängigkeitsrate).

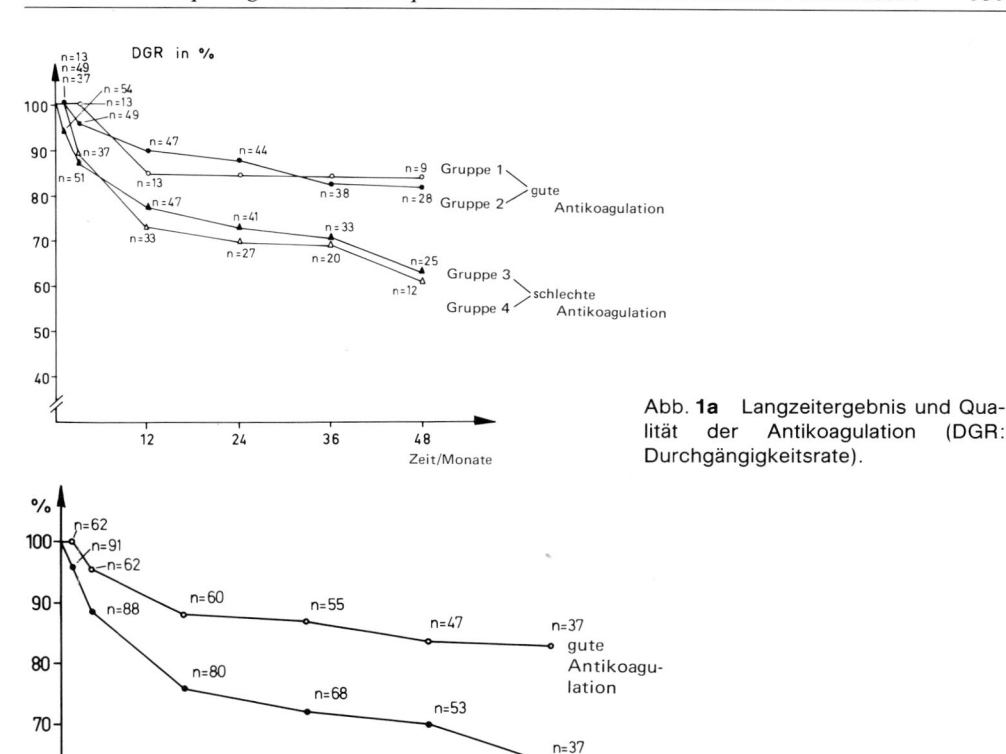

Abb. 1b Langzeitergebnis und Qualität der Antikoagulation. Gruppe 1+2 und 3+4 zusammengefaßt (DGR: Durchgängigkeitsrate).

Schon nach einem Jahr differieren die beiden Durchgängigkeitsraten deutlich, so sind bei guter Antikoagulation (Gruppen 1 und 2) nach einem Jahr noch 87% der operierten Gefäße und Transplantate offen gegenüber einer Durchgängigkeitsrate von 75% bei mäßiger und schlechter Antikoagulation (Gruppen 3 und 4).
Nach 4 Jahren unterscheiden sich die beiden Durchgängigkeitsraten mit 82% in den Gruppen 1 und 2 gegenüber einer Durchgängigkeitsrate von 62% in den Gruppen 3 und 4 signifikant ($p < 0{,}02$).

Betrachtet man nur die Patienten, die sich vor der Operation im Stadium II nach Fontaine befanden (Abb. 2), so zeigt sich, daß die Patienten, die eine gute Antikoagulation aufweisen, eine signifikant bessere Durchgängigkeitsquote zeigen ($p < 0{,}02$). Bei dieser Patientengruppe sind nach 4 Jahren noch nahezu 90% der operierten Gefäße bzw. Transplantate durchgängig. Die Patienten mit schlechter Antikoagulation zeigen schon nach 1 Jahr eine signifikant schlechtere Durchgängigkeitsrate und nach 4 Jahren sind noch 66% der Trans-

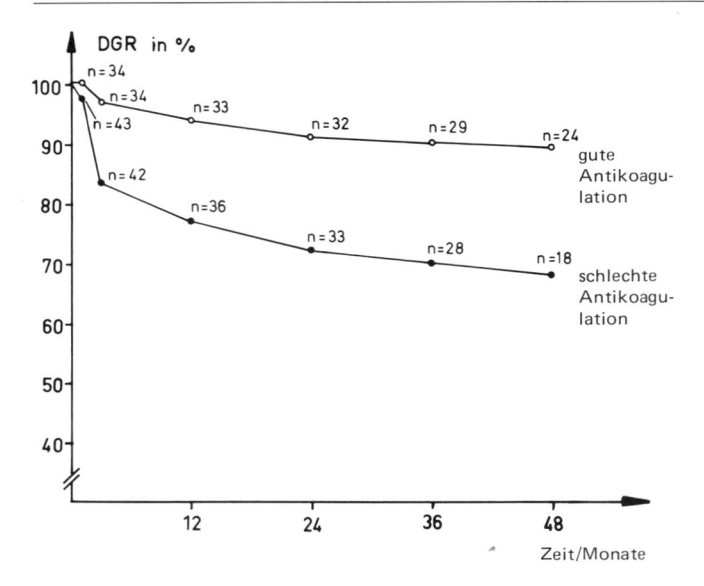

Abb. 2 Langzeitergebnis nach Operation im Stadium II nach Fontaine in Abhhängigkeit von der Qualität der Antikoagulation (DGR: Durchgängigkeitsrate).

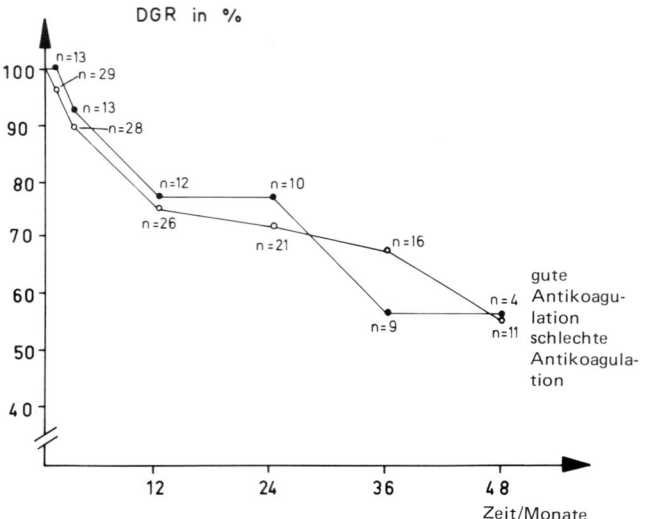

Abb. 3 Langzeitergebnis nach Operation im Stadium III/IV nach Fontaine in bezug zur Qualität der Antikoagulation (DGR: Durchgängigkeitsrate.

plantate und Gefäße durchgängig. ($p < 0{,}02$).

Abb. 3 zeigt die postoperativen kumulativen Durchgängigkeitsraten der Patienten im präoperativen Stadium III/IV nach Fontaine in Abhängigkeit von der Qualität der Marcumarbehandlung. Sowohl die gut antikoagulierten Patienten als auch die schlecht eingestellten haben ein signifikant schlechteres Langzeitergebnis als die Patienten im Stadium II ($p < 0{,}05$), während sie sich untereinander kaum unterscheiden. Bei den gut antikoagulierten Patienten im Stadium III/IV sind nach 4 Jahren noch 56 % der operierten Gefäße durchgängig gegenüber 55 % nach 4 Jahren bei den schlecht eingestellten Patienten. Selbst die gut eingestellten Patienten im Stadium III/IV haben eine deutlich schlechtere Prognose als die schlecht antikoagulierten Patienten, die im Stadium II der Erkrankung operiert wurden.

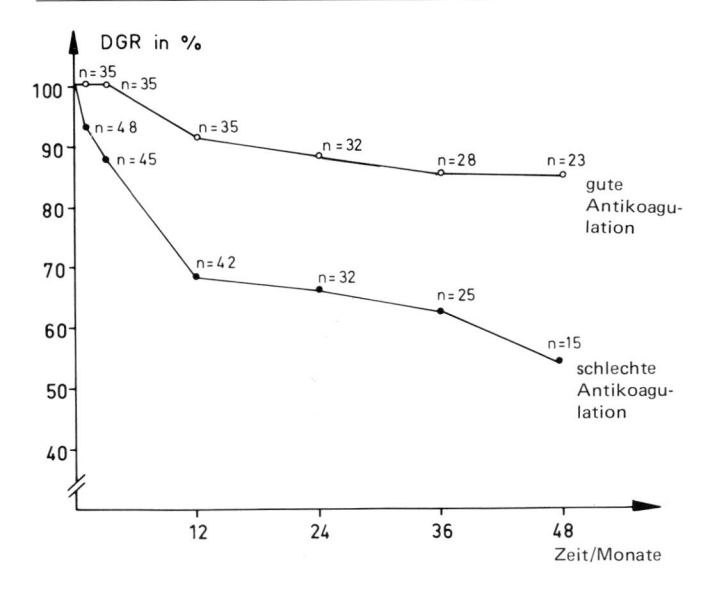

Abb. 4 Langzeitergebnis nach Gefäßrekonstruktion im Oberschenkelbereich in bezug zur Qualität der Antikoagulation (DGR: Durchgängigkeitsrate).

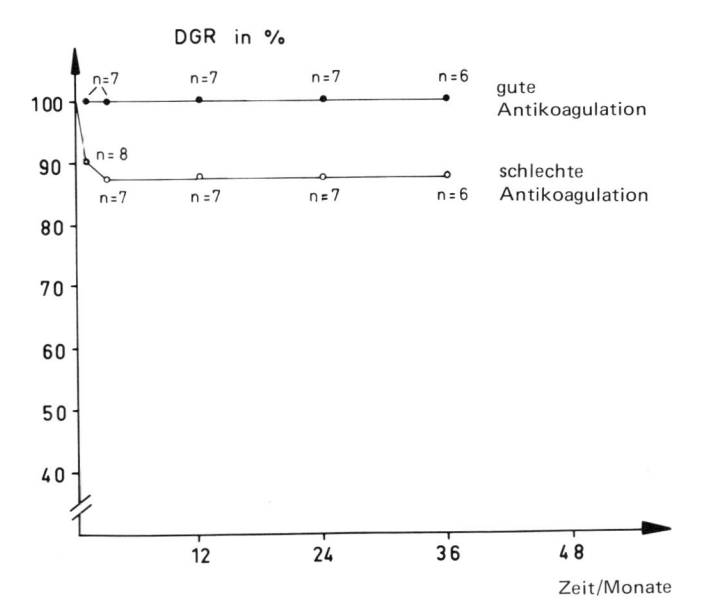

Abb. 5 Langzeitergebnis nach Operation mittels autologen femoro-poplitealen Venenbypass in bezug zur Qualität der Antikoagulation (DGR: Durchgängigkeitsrate).

Abb. 4 zeigt das Langzeitergebnis nach Rekonstruktion im Oberschenkelbereich. Hier wird der Einfluß einer guten und konsequenten Antikoagulation deutlich sichtbar. Bei der Gruppe mit guter Antikoagulation waren nach einem Jahr 91 % der operierten Gefäße durchgängig. In der Gruppe mit schlechter Antikoagulation betrug die Durchgängigkeitsrate nur 67 %. Der Unterschied ist signifikant ($p < 0{,}01$). Nach 4 Jahren sind in letzterer Gruppe nur noch 54 % der Gefäße/Bypass durchgängig. In der Gruppe mit guter Antikoagulation waren noch 84 % der Gefäße/Bypass durchgängig ($p < 0{,}01$).

Abb. 5 zeigt die Durchgängigkeitsraten nach Implantation eines femoro-poplitealen autologen Venenbypass. Hierbei be-

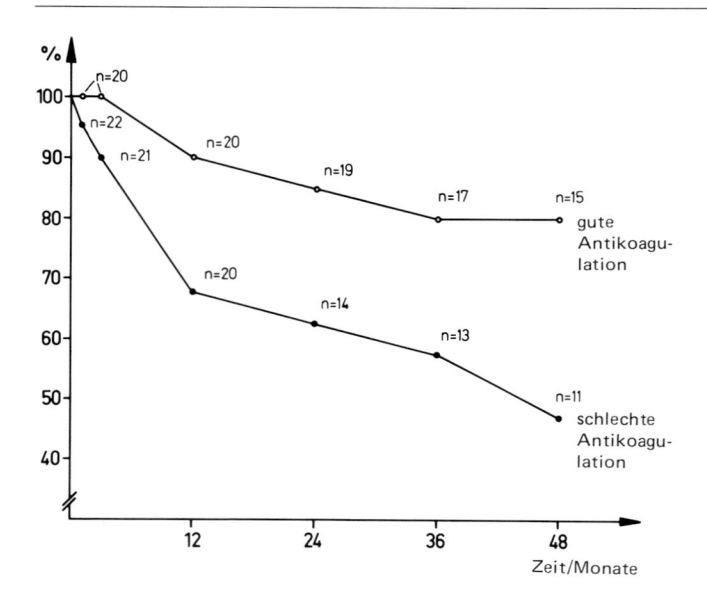

Abb. 6 Langzeitergebnis nach femoro-poplitelaer TEA in bezug zur Qualität der Antikoagulation.

steht in bezug auf das Langzeitergebnis bei unterschiedlicher Qualität der Antikoagulation kein signifikanter Unterschied. Sowohl bei guter als auch bei schlechter Antikoagulation hat das Implantat eine gute Prognose. Bei Patienten mit schlechter Antikoagulation waren noch 87 % der Transplantate durchgängig. Bei guter Antikoagulation kam es im Beobachtungszeitraum von 3 Jahren zu keinem Reverschluß.

Deutliche Unterschiede im Langzeitergebnis bei guter oder schlechter Antikoagulantienbehandlung traten bei den Thrombendarteriektomien im Oberschenkelbereich auf (Abb. 6). Hier differieren die kumulativen Durchgängigkeitsraten schon nach 3 Monaten beträchtlich und nach einem Jahr signifikant ($p < 0,03$). Nach 4 Jahren sind in der ersten Gruppe mit sehr guter und guter Antikoagulation noch 80 % der operierten Gefäße durchgängig, während in der Gruppe mit mäßiger und schlechter Antikoagulation nur noch 46 % der thrombendarteriektomierten Gefäße durchgängig sind.

Zusammenfassung und Diskussion

An 153 Patienten mit arteriellen Gefäßrekonstruktionen (TEA, autologer Venenbypass, Kunststoffprothese) im Becken-Bein-Bereich wurde eine Rezidivprophylaxe mit Antikoagulantien vom Cumarintyp durchgeführt. Nur 41 % der Patienten zeigten während der Beobachtungsdauer eine gute Antikoagulation ($>75 \%$ der Gerinnungswerte im therapeutischen Bereich). Die Ergebnisse der vorliegenden Arbeit stimmen mit denen der Literatur überein (4, 14, 19).

Die Langzeit-Durchgängigkeit ist abhängig von der Qualität der Antikoagulation. Die vorliegenden Ergebnisse ergänzen somit die Untersuchungen *Loeligers* bei Herzinfaktpatienten (11).

Nach den vorliegenden Ergebnissen scheint eine Antikoagulantienbehandlung nur bei den im Stadium II operierten Patienten erfolgversprechend, denn hier kommt es durch eine effektive postoperative Cumarinbehandlung zu einer signifikanten Verbesserung der Durchgängigkeitsraten. In einer Untersuchung von *Müller-Wiefel* et al. (14) waren 84 % der Patienten im Stadium II der Erkrankung. Geht man davon aus, daß der Anteil der im Stadium III/IV operierten Patienten klein ist, so bestätigen seine Resultate die vorliegenden Ergebnisse.

Bei Patienten mit forgeschrittenen Stadien peripherer Ischämie (Stadium III und IV) ist hingegen die positive Langzeitwirkung indirekter Antikoagulantien vom Cumarintyp fraglich. Die im Stadium III/IV ope-

rierten Patienten erreichen durch eine gute Antikoagulation kein wesentlich besseres Langzeitergebnis. Dies entspricht den Erfahrungen von *Linke* (10) und *Egghart* (7).
Die prophylaktische Wirkung einer guten Antikoagulation erweist sich besonders nach Rekonstruktionen im Oberschenkelbereich (p < 0,03). Diese Resultate werden durch eine Reihe von Untersuchungen anderer Autoren bestätigt (7, 14, 17).
Wird bei Venentransplantationen im Oberschenkelbereich eine Reokklusionsprophylaxe durchgeführt, so erscheint diese besonders im ersten postoperativen Jahr sinnvoll, da alle festgestellten Verschlüsse bei schlechter Antikoagulation in diesem Zeitraum auftraten. Die Bedeutung einer postoperativen Antikoagulantienbehandlung nach femoro-poplitealen Venenbypass im ersten postoperativen Jahr unterstreicht auch das Ergebnis einer Studie von *Schneider* et al. (18).
Nach TEA im Oberschenkel ergibt sich nach der vorliegenden Studie bei guter Antikoagulation eine signifikante Verminderung der Rezidivquote (p < 0,03). Nach *Schneider* et al. und nach Ergebnissen von *Bollinger* et al. (1) ist die Behandlung mit Thrombozytenaggregationshemmern in der postoperativen Rezidivprophylaxe nach Endarteriektomie im Oberschenkel der Antikoagulation mit Cumarinen deutlich überlegen. Bemerkenswert jedoch ist, wie *Bollinger* selbst feststellt, daß der mittlere eingestellte Quickwert mit 34 % ± 10,2 % über dem therapeutischen Bereich lag.

Literatur

(1) Bollinger, A. et al.: In: Gefäßwand, Rezidivprophylaxe, Raynaudsyndrom. Hrsg.: Ehringer, H., Betz, E., Bollinger, A., Deutsch, E., G. Witzstrock Verlag, Baden-Baden, Köln, New York 1979, S. 274 – 278

(2) Breslow et al.: Biometrika *57*, (1970), 579 – 594

(3) Buda et al.: Am. J. Surg. *132*, (1976) 8 – 12

(4) Burkhalter et al.: Vasa 3, (1974), 185 – 189

(5) Denck et al.: Hämostaseologie *2*, (1981), 41 – 48

(6) Dixon, W.J.: BMDP-Biomedical Computer Programs. Univ. of Calif. Press, Los Angeles 1975

(7) Egghart, F.: Wien. Med. Wochenschr. *16*, (1973), 259 – 260

(8) Grimley et al.: Br. J. Surg. *66*, (1979) 723 – 726

(9) Hess, H.: Therapiewoche *41*, (1967) 1617 – 1621

(10) Linke, H., Z. Inn. Med. *25*, (1970) 688 – 693

(11) Loeliger et al.: Acta Med. Scand. *182* (1967) 549 – 566

(12) Loeliger, E.A.: Schweiz. Med. Wochenschr. *106* (1976) 809 – 812

(13) Mantel, N.: Chancer Chemother. Rep. *50* (1966) 163 – 170

(14) Müller-Wiefel, H.: Vasa *1* (1972) 256 – 261

(15) Müller-Wiefel et al.: Verh. Dtsch. Ges. Inn. Med. *78* (1972) 636 – 638

(16) Popov, S.: Med. Welt *23* (1972) 610 – 612

(17) Saggau, W.: In: Klinische und ambulante Anwendungen klassischer Antikoagulantien. Hersg. Marx, R., H. A. Thies, F. K. Schattauer Verlag Stuttgart, 1977, S. 171 – 176

(18) Schneider, E.: Angio *1*, (1979) 73 – 77

(19) Schweizer, W.: In: Blutgerinnung und Antikoagulation. Aktuelle Probleme für Klinik und Praxis. Hrsg.: Neuhaus, K., Duckert, F., F.K. Schattauer Verlag Stuttgart 1976, S. 15 – 18

(20) Schwilden, E.D.: Angio *1* (1979) 78 – 83

(21) Waibel, P.: Vasa *5* (1976) 107 – 110

Distale Extremitätennekrose als Kumarinnebenwirkung bei Protein-C-Mangel

R. Karnik, H. Niessner, I. Pabinger, J. Slany

II. Medizinische Abteilung Krankenanstalt Rudolfstiftung und I. Medizinische Universitäts-Klinik Wien, Österreich

Hämorrhagische Hautnekrosen gehören neben Blutungen zu den klinisch bedeutsamsten Komplikationen einer oralen Antikoagulantienbehandlung. Cumarinnekrosen treten bevorzugt zwischen dem 3. und 10. Behandlungstag auf. Befallen werden vor allem adipöse Frauen, bevorzugt postpartal und in der Menopause. Prädilektionsstellen sind Oberschenkel, Mammae, Bauchdecken, Gesäß und Unterschenkel, dagegen sind Manifestationen in der Peripherie der Extremitäten selten (5).

Kasuistik

Bei einer 23jährigen Patientin trat 11 Tage post partum eine tiefe Venenthrombose im linken Bein auf. Die Thrombose reichte phlebographisch und computertomographisch von den Unterschenkelvenen bis zur Vena iliaca communis. Es wurde eine Thrombektomie durchgeführt. Im Anschluß daran erhielt die Patientin 1,500–2,000 E Heparin pro Stunde als Dauerinfusionen. Am 7. postoperativen Tag bekam sie 4 Tbl. Marcumar, an den beiden folgenden Tagen je 3 Tbl. sowie 3x8.000 E Heparin s.c. Am Abend des 3. Tages der Marcumarbehandlung traten an Heftigkeit zunehmende Schmerzen im linken Vorfuß auf. Innerhalb weniger Stunden traten dunkellivide Flecken auf. Am folgenden Morgen waren die ersten 3 Zehen sowie die anschließende Vorfußpartie blaurot verfärbt, die Umgebung stark geschwollen. Unter der Annahme einer Cumarinnekrose wurde Marcumar abgesetzt und alternierend für je 12 Stunden eine Dauerinfusion mit 1 000 E Heparin pro Stunde bzw. 10 ng Prostacyclin pro kg Körpergewicht pro Minute für die nächsten 5 Tage gegeben. Während dieser Zeit klangen die Schmerzen allmählich ab, die Nekrose zog sich auf die Endglieder der ersten und zweiten Zehe zurück und es entstanden hämorrhagische Blasen, die nach einer Woche abgetragen wurden. In den folgenden Wochen bildeten sich an den Zehenkuppen oberflächliche trockene Nekrosen aus. Zwei Wochen nach Einsetzen der Cumarinnekrose wurde neuerlich eine orale Antikoagulation mit täglich 1 Tbl. Marcumar begonnen und ohne weitere Probleme bis zuletzt fortgesetzt. Die Gerinnungsbefunde unserer Patientin zeigten in den Tagen vor Auftreten der Nekrosen eine Thrombozytose von etwa 700.000 Thrombozyten und einen Anstieg des Fibrinogens bis auf 636 mg %. Am Tage des Ereignisses betrug der Thrombotest 37 %. Antithrombin 3 war mehrfach über 100 %.

Die Bestimmung der Faktoren II und X und von Protein C ergaben das typische Muster eines kongenitalen Protein C-Mangels mit starker Verminderung von Protein C und des Quotienten von Protein C : Faktor II bzw. Protein C : F X unter 0,5 bei der Patientin und zwei ihrer Schwestern, die alle bisher symptomfrei waren. Die Befunde der Mutter waren unauffällig; andere Familienmitglieder konnten bisher nicht untersucht werden (4).

Diskussion

Die Diagnose der Cumarinnekrose ist aufgrund des typischen Aussehens und des charakteristischen Verlaufs relativ einfach. (Tab. 1) Die Pathophysiologie der Cumarinnekrose ist unbekannt (3).

Tab. 1

Cumarinnekrosen – Befunde

- Plötzliche schmerzhafte „Blutungen" in Cutis und Subcutis hämorrhagische Nekrosen Blasenbildung – Gangrän
- Labor: PTZ/TT über dem Therapiebereich
- Histo: Lymphozytäre Vasculitis (2/4) Gefäßwanddestruktion Plättchen- u. Fibrinthromben in Venen der Subcutus und Dermis Erythrozytenextravasate Nekrobiose im mittleren/unteren Corium

1983 wies *Broekmanns* et al. erstmals auf den Zusammenhang Cumarinnekrose und angeborenen Protein-C-Mangel, wie er auch bei unserer Patientin nachweisbar war, hin (1).
Protein C spielt eine wichtige Rolle im hämostatischen Gleichgewicht. Protein C liegt im Blut in einer inaktiven Vorstufe vor. Es wird durch Thrombin in eine aktive Serinprotease umgewandelt, wobei ein endothelständiger Kofaktor, das Thrombomodulin, diese Umwandlung beschleunigt. Aktiviertes Protein C inaktiviert Faktor Va und VIIIa und hemmt damit an zentraler Stelle die Umwandlung von Prothrombin in Thrombin. Der Mangel an Protein C führt ähnlich wie der Antithrombin 3-Mangel zum gehäuften Auftreten thromboembolischer Komplikationen bei den Betroffenen. Protein C ist Vitamin K abhängig. Bei Beginn einer Cumarinbehandlung findet ein rascher Abfall von Protein C und Faktor VII statt, während die Faktoren II, IX und X langsamer abfallen. Das kann zu Beginn einer Cumarinbehandlung zu einem vorübergehend Überwiegen prokoagulatorischer Faktoren führen, besonders bei präexistentem Protein C-Mangel (2). Das Zusammentreffen von hereditärem Protein-C-Mangel und Auftreten von Cumarinnekrosen könnte dahingehend interpretiert werden, daß beim Fehlen von Protein C eine ungehemmte Thrombinbildung an geschädigten Endothelzellen zu lokalen Fibrinniederschlägen führt; diese könnten einerseits Gewebshypoxien, andererseits Austritt von Blut in das geschädigte Gewebe zur Folge haben.
Die Vielfalt der Therapievorschläge bei Cumarinnekrosen zeigt deutlich, daß gesichertes Wissen fehlt. Die Behandlung mit Heparin, kurzfristiger Fibrinolyse und Rheomacrodex geht von der Vorstellung aus, daß Mikrothromben und Vasospasmen eine Rolle spielen und Verbesserung der Mikrozirkulation erreicht werden sollte. Wir haben aus den gleichen Überlegungen Prostacyclin infundiert, das ein potenter Vasodilatator der Endstrombahn ist.

Literatur

(1) Broeckmans, A.W., J. Veltkamp, R. Bertina: Congenital Protein C Deficiency and venous Thromboembolism New Engl. J. Med. *309* (1983) 340–344

(2) Griffin J.H., B. Evatt, Th.S. Zimmerman, A.J. Kleiss, C. Wideman: Dificiency of Protein C in congenital Thrombotic Diesease

(3) Klingemann, H.-G.: Die Kumarinekrose. Med. Welt 33 (1982) 676–677

(4) Pabinger-Fasching, I., R. Bertina, K. Lechner, H. Niessner, Ch. Korninger: Protein C Deficiency in two Austrian Families

(5) Trautmann, K.S., E. Grom, A. Schröder, G. Wittemann: Cumarinnekrose mit seltener akraler Lokalisation bei peripherer arterieller Verschlußkrankheit. Herz/Kreisl. 12 (1980) 305–308

Sekundäre Prophylaxe nach femoro-poplitealer Endarteriektomie (EA) durch Thrombozytenfunktionshemmer

A. Bollinger, A. Leu, E. Schneider, U. Brunner

Universitätsspital, Department für Innere Medizin, Poliklinik, Zürich, Schweiz

In einer prospektiven randomisierten Studie wurde die Frage geprüft, ob sich die Reokklusionsrate nach femoro-poplitealer Endarteriektomie (EA) durch Verabreichung von Acetylsalicylsäure (ASS, 1 g/die), die Kombination von ASS und Dipyridamol (ASS-D, 1 g/die und 225 mg/die) oder durch Kumarinderivate (AK) am besten senken läßt. Als Ursache für die erhebliche Rezidivneigung nach EA kommt in erster Linie die neointimale fibröse Hyperplasie in Frage (5). Gelingt es, diesen Prozeß medikamentös zu dämpfen, so sollte sich die Langzeitprognose nach diesem Eingriff verbessern.

Die Studie umfaßte initial 120 Patienten, von denen 40 der ASS-, 41 der ASS-D- und 39 der AK-Gruppe zugeteilt wurden. Der Vergleich zwischen den beiden ersten Kollektiven erfolgte doppelblind, mit dem dritten offen. Über die Organisation der Untersuchung, Patientengut, Compliance und Nebenwirkungen wurde früher berichtet (1).

Die medikamentöse Prophylaxe wurde in den 3 Behandlungsgruppen konsequent während 2 Jahren durchgeführt. In der ASS-Gruppe erreichte die kumulative Durchgängigkeitsrate, die mit der lifetable-Methode berechnet wurde, 84 %, in der ASS-D-Gruppe 76 % und in der AK-Gruppe 58 %. Die Differenz zwischen der ersten und letzten Gruppe war statistisch signifikant ($p < 0.05$), während der Unterschied zwischen den beiden Hemmergruppen nicht signifikant ausfiel (2). Die Ergebnisse einer anderen postoperativen Studie, in der zwar Bypassverfahren und EA nicht getrennt untersucht wurden, aber die EA stark überwog, stützen die vorliegenden Resultate (3).

Durch Thrombozytenfunktionshemmer läßt sich somit die Prognose nach femoropoplitealer EA stark verbessern. Diese Operation, die wegen vieler Rezidive von manchen Chirurgen verlassen wurde, läßt sich durch die Wahl der geeigneten sekundären Prophylaxe in ihrer Bedeutung aufwerten. Auch die Langzeitergebnisse nach EA an der A. carotis interna werden durch ASS günstig beeinflußt (4). Dasselbe gilt für die spontane Progression der Arteriosklerose im Bereich der A. femoralis superficialis (6).

Am Ende der 2 Jahre dauernden Studie wurden die Hausärzte über den Verlauf beim einzelnen Patienten informiert. Die weitere Behandlung wurde aber freigestellt. Nach 5 Jahren wurden alle noch lebenden Patienten erneut kontrolliert. Die Unterschiede in den kumulativen Durchgängigkeitsraten, die zwischen den beiden Hemmergruppen und der AK-Gruppe bei der 2-Jahres-Kontrolle festgestellt wurden, blieben auch nach 5 Jahren erhalten. Die Raten betrugen nun 64 % in der ASS-, 68 % in der ASS-D- und 48 % in der AK-Gruppe. Wegen der durch Todesfälle und Wegzug der Patienten zahlenmäßig reduzierten Kollektive ließ sich die Differenz nicht mehr statistisch sichern. Bei 78 % der Patienten wurde auch zwischen dem 2. und 5. postoperativen Jahr eine medikamentöse Prophylaxe durchgeführt, davon in mehr als der Hälfte eine Antikoagulation. Die restlichen Patienten, die keine Behandlung mehr erhielten, schnitten aber prognostisch ebenso gut ab.

Aufgrund der vorliegenden Resultate läßt sich folgern, daß die Rezidivprophylaxe mit Thrombozytenfunktionshemmern im ersten Jahr nach EA die besten Resultate bringt. Wahrscheinlich hemmen ASS und die Kombination ASS-D die Ausbildung einer neointimalen fibrösen Hyperplasie, die sich in den auf die Operation folgenden Monaten entwickelt.

Literatur

(1) Bollinger A., E. Schneider, G. Pouliadis, C. Torres, U. Brunner: Antiplatelet drugs and anticoagulants after reconstructive surgery of the femoro-popliteal arteries, results of a prospective study. In K. Breddin, D. Loew, K. Ueberla, W. Dorndorf, R. Marx (ed.): Prophylaxis of venous, peripheral, cardiac and cerebral vascular diseases with acetylsalicylic acid. F. K. Schattauer Stuttgart, New York, 1981, p. 73

(2) Bollinger A., K. Rhyner (Hrsg.): Thrombozytenfunktionshemmer, Wirkmechanismen, Dosierung und praktische Anwendung. G. Thieme Stuttgart, New York, 1983

(3) Ehresmann U., J. Alemany, D. Loew: Prophylaxe von Rezidivverschlüssen nach Revaskularisationseingriffen mit Acetylsalicylsäure. Med. Welt 28 (1977) 1157

(4) Fields W.S., N.A. Lemak, R.F. Frankowski, R.J. Hardy: Controlled trial of aspirin in cerebral ischemia. Part II: Surgical group. Stroke 9 (1978) 309

(5) Leu H.J., U. Brunner, W. Stamm: Zur Morphologie der Neointima nach Endarteriektomie. p. 63. 10. Jahresvers. Oest. Ges. Gefäßchir. Egermann, Wien 1978

(6) Schoop W., H. Levy, B. Schoop, A. Gaentzsch: Experimentelle und klinische Studien zu der sekundären Prävention der peripheren Arteriosklerose. In A. Bollinger, K. Rhyner (Hrsg.): Thrombozytenfunktionshemmer. G. Thieme Stuttgart, New York, 1983, p. 49

Der Verlauf einer peripheren arteriellen Verschlußkrankheit unter dem Einfluß von Thrombozytenaggregationshemmern unter besonderer Berücksichtigung von Risikofaktoren

A. Mietaschk, H. Hess

Medizinische Poliklinik der Universität München, Bundesrepublik Deutschland

Zur Frage der Prophylaxe der Progredienz einer arteriellen Verschlußkrankheit liegen zahlreiche klinische Studien vor. Diese sind ganz überwiegend als Reinfarktstudien mit Antikoagulantien oder Thrombozytenaggregationshemmern durchgeführt worden (1, 2).
Zur Frage der medikamentösen Prophylaxe der Progredienz einer obliterierenden Arteriosklerose der Extremitätengefäße liegen mit diesen Medikamenten ebenfalls nur mit klinischen Methoden kontrollierte Studien vor (3, 4).
Da klinischer Befund und morphologischer Gefäßbefund nicht notwendig korrelieren, sagen alle diese Studien höchstens etwas über den klinischen Verlauf unter den verschiedenen Therapien aus, geben aber keine genaue Auskunft darüber, ob mit solchen Medikamenten die Progredienz der arteriellen Verschlußprozesse verhindert oder verringert werden kann. Gerade aber dies war das Ziel unserer Studie.
Bei 240 Patienten mit manifester obliterierender Arteriosklerose der unteren Extremität wird in einer Doppelblindstudie der Einfluß von Acetylsalicylsäure bzw. einer Kombination mit Dipyridamol auf die Progression bzw. Regression einer obliterierenden Arteriopathie untersucht.
Bei jedem Patienten wurde zu Beginn der Studie und nach Ablauf von 2 Jahren bzw. nach Eintritt einer wesentlichen Verschlechterung ein Serienarteriogramm der unteren Extremitäten angefertigt. Die Patienten bekamen in der Zeit zwischen den beiden Arteriogrammen doppelblind zugeteilt: entweder 3 x 330 mg Acetylsalicylsäure (ASA) oder 3 x tgl. eine Kombination von 330 mg ASA mit 75 mg Dipyridamol* oder ein Plazebo.
Die Compliance wurde durch regelmäßige Urinuntersuchungen überprüft, Patienten mit fehlender Compliance wurden aus der Studie entfernt. Thrombozytenaktive Begleitmedikationen wurden ausgeschlossen. Klinische Kontrolluntersuchungen (Gefäßbefund, Ultraschall-Doppler-Druckmessung, Risikofaktoren) erfolgten in vierteljährlichen Abständen.
Die Angiogramme wurden in den verschiedenen Gefäßabschnitten, nach dem gemeinsam mit *Bollinger* et al. (5) entwickelten Scoresystem, semiquantitativ ausgewertet. Jede Stenose oder jeder Verschluß bekommt hier nach Ausdehnung und Schweregrad eine Zahl von Punkten zugeordnet. Die Höhe der Gesamtpunktzahl entspricht der Schwere der Verschlußkrankheit. Das System ist computermäßig gut speicher- und auswertbar.
Beurteilt wurde an beiden unteren Extremitäten der gesamte Gefäßverlauf von der

---

* Asasantin®, Dr. Karl Thomae GmbH, Biberach an der Riß

Der Verlauf einer peripheren arteriellen Verschlußkrankheit 545

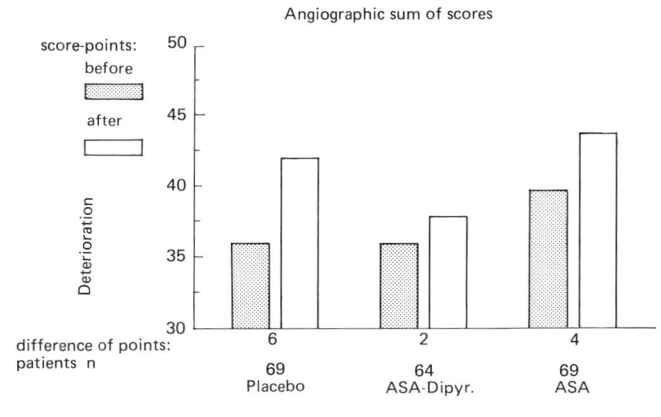

Abb. 1 Veränderungen des Gesamtsummenscores (Mittelwerte) über alle Arterienabschnitte (nach *Bollinger* et al.) in den einzelnen Behandlungsgruppen während der Beobachtungszeit.

Aorta abdominalis bis zur Aufzweigung in die drei Unterschenkelgefäße.

Ergebnisse: Von den je 80 Patienten, die in die einzelnen Gruppen aufgenommen wurden, waren 193 männlich und 47 weiblich. Das mittlere Alter betrug 61,8 Jahre.

Von den 240 ursprünglich aufgenommenen Patienten konnten 202 im Sinne der Studie reangiographiert werden. Dabei fielen auf die Plazebogruppe und die ASA-Gruppe je 69, auf die ASA und Dipyridamol-Gruppen 64 Patienten.

Gründe für die Ausfälle waren schlechte Compliance, Todesfälle, Medikamentenunverträglichkeit und verschiedene Begleiterkrankungen.

Abb. 1 zeigt die Auswertung nach dem additiven Summenscore nach *Bollinger* et al. Der durchschnittliche Summenscore der Patienten war zu Beginn der Studie in der Plazebogruppe und ASA und Dipyridamol-Gruppe mit 36 Punkten identisch, wogegen die Patienten der ASA-Gruppe einen Summenscore von 40 Punkten hatten und somit insgesamt schwerere Veränderungen.

Der Summenscore der Kontrollangiogramme zeigte in der Plazebogruppe mit 6 Punkten die höchste Zunahme, während im ASA-Kollektiv die Zunahme nur 4 Punkte und in der ASA-Dipyridamol-Gruppe nur 2 Punkte betrug, womit diese Patientengruppe die geringste Progredienz aufweist. Der Unterschied zwischen der Plazebo- und der ASA-Dipyridamol-Gruppe ist statistisch signifikant ($p < 0,01$), während in der ASA-Gruppe nur ein Trend in dieser Richtung zu erkennen ist.

Untersucht man die Bedeutung der Risikofaktoren, so sieht man, daß die Hyperlipidämie und der Diabetes mellitus in den verschiedenen Behandlungsgruppen keinen statistisch gesicherten unterschiedlichen Einfluß auf den Krankheitsverlauf bewirken.

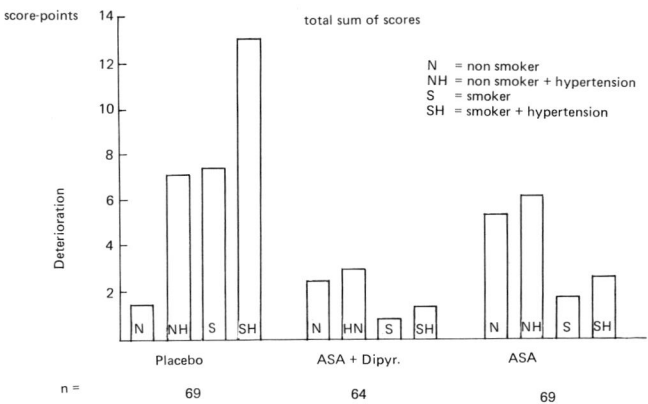

Abb. 2 Durchschnittliche Punktzunahme des Gesamtsummenscores (Mittelwerte) in den einzelnen Behandlungsgruppen unter Berücksichtigung der Risikofaktoren Rauchen und Hypertonie während der Beobachtungszeit.

Doppler-pressure exchange (Average)
left / right Tib.p. / Dors. p.

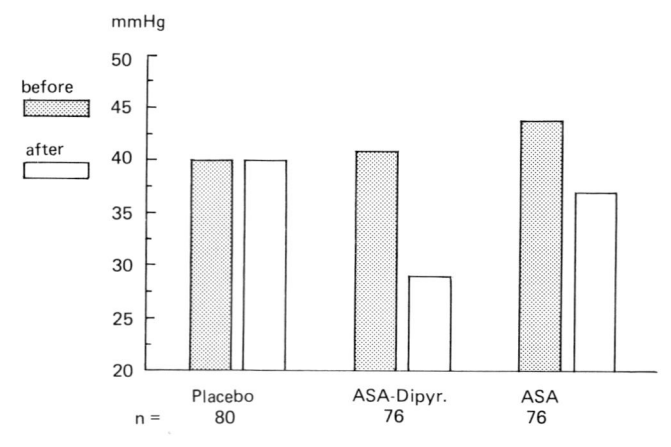

Abb. 3 Verhalten des Doppler-Druck-Gradienten in den einzelnen Behandlungsgruppen über den Behandlungszeitraum.

Dies ist aber gerade der Fall bei den Risikofaktoren: Rauchen und Hypertonie (Abb. 2).

In der Plazebogruppe zeigen die Nichtraucher die geringste Progredienz, Nichtraucher mit Hypertonie und Raucher zeigen innerhalb von 2 Jahren eine deutliche Verschlechterung, die am ausgeprägtesten ist bei den Rauchern, die gleichzeitig Hypertoniker waren.

Interessant und bisher nur zum Teil erklärbar sind die Befunde in den Verumgruppen: Sowohl in der ASA-Dipyridamol-Gruppe als auch in der ASA-Gruppe zeigen die geringste Progredienz die Raucher mit und ohne gleichzeitig bestehender Hypertonie, während die Nichtraucher vergleichsweise eine deutliche Progredienz aufweisen.

Mit Vorsicht ist daraus zu schließen, daß möglicherweise Raucher mit und ohne Hypertonie den größten Gewinn durch eine Behandlung mit Thrombozytenfunktionshemmern erfahren. Der Gefäßtast- und Auskultationsbefund sowie die Untersuchung der Druckgradienten mittels Doppler-Gerät ergab in der Tendenz die gleichen Befunde, die allerdings statistisch teils nur schwach oder gar nicht signifikant waren (Abb. 3). In einem Teil der Fälle waren aber trotz röntgenologisch nachweisbaren Zunahmen der stenosierenden Wandveränderungen die Druckgradienten deutlich kleiner geworden. Dies wird verständlich, wenn man bedenkt, daß die Hämodynamik nicht allein von den stenosierenden Prozessen bestimmt wird, sondern gleichzeitig von der Qualität der kompensierenden Kollateralkreisläufe.

Auch wenn man die verschiedenen Grup-

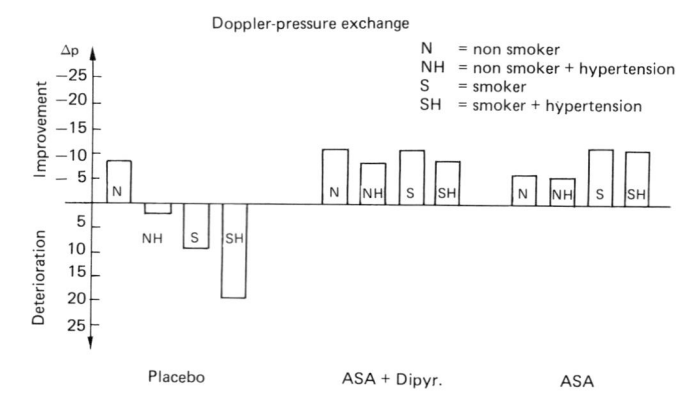

Abb. 4 Verhalten des mittleren Doppler-Druck-Gradienten in den einzelnen Behandlungsgruppen während der Behandlungszeit unter Berücksichtigung der Risikofaktoren Rauchen und Hypertonie.

pen in Nichtraucher und Raucher mit und ohne Hypertonie unterteilt, zeigt es sich klar, daß Nichtraucher auch ohne Behandlung einen ähnlich günstigen Verlauf nehmen, wie die Patienten in den Verum-Gruppen, daß aber die Raucher und vor allen Dingen die Raucher mit gleichzeitig bestehender Hypertonie ohne Behandlung eine deutliche Verschlechterung ihres Doppler-Gradienten erleiden (Abb. 4).

Zusammenfassend kann gesagt werden, daß durch Thrombozytenfunktionshemmung, insbesondere durch die Kombination mit Dipyridamol in der verwendeten Dosis, eine wirksame Hemmung des Fortschreitens einer obliterierenden Angiopathie besonders bei Rauchern und Hypertonikern zu erreichen ist.

Literatur

(1) Persantin – Acetylsalicylsäure – Reinfarkt – Studie (P.A.R.I.S.-Studie). Circulation, Vol.62, No.3, (1980) 449–461

(2) Breddin, K., D. Loew, K. Lechner, K. Überla, E. Walter: Secondary prevention of myocardial infarction. A comparison of acetylsalicylic acid, Placebo and Phenprocoumon. Haemostasis 9, (1980) 325–344.

(3) Linke, H.: Langzeit-Prophylaxe mit ASS (Colfarit) bei arteriellen Angiopathien, insbesondere bei der Angiopathia diabetica. Colfarit-Symposion III, Köln, 23. Oktober 1975.

(4) Hess, H., E. Keil-Kuri: Theoretische Grundlagen der Prophylaxe obliterierender Arteriopathien mit Aggregationshemmern und Ergebnisse einer Langzeitstudie mit ASS (Colfarit). Colfarit-Symposion III, Köln, 23. Oktober 1975.

(5) Bollinger, A., K. Breddin, H. Hess, F.M.J. Heystraten, J. Kollath, A. Konttila, G. Pouliadis, M. Marshall, T. Mey, A. Mietaschk, F.-J. Roth, W. Schoop: Semiquantitative Assessment of Lower Limb Atherosclerosis from Routine Angiographie magnes. Atherosclerosis, 38 (1981) 339–346.

Prevention of Post-Operative Thrombosis in Peripheral Arteriopathies. Pentoxifylline VS. Conventional Antiaggregants: A six-month Randomised Follow-up Study

Miguel Angel Lucas

Cirugia Cardiaca y Vascular Facultad de Medicina Universidad del Salvador Buenos Aires, Argentina

Introduction

By-pass patency after peripheral vascular surgery appears to depend on a number of factors which include lesion site, good distal run-off and flow rate in the prosthesis. In previous patient series, the rate of postoperative thrombosis, in the affected area has ranged between 12 % for the aortoiliac sector and 27 % for combined lesions and has been even higher in the case of atypical by-passes (axillobifemoral, cross-femorofemoral type, etc.).
The potential antithrombotic effect of the acetylsalicylic acid and dipyridamole combination in presenting post-operative thrombosis has been the subject of several reports. Pentoxifylline, a drug with rheological and anti-aggregant properties has also been used in the field of cerebral and peripheral ischaemia. This study compares the antithrombotic efficacy of both treatments in preventing reocclusion in a series of 97 patients subjected to direct arterial surgery in the peripheral sector and followed up for a 6-month period.

Material and Methods

The purpose of this study was to compare the postoperative course over six month of two parallel cohorts of peripheral arteriopathy patients, one treated with pentoxifylline (PTX) and the other with conventional antiaggregant medication (acetylsalicylic acid (ASA) + dipyridamole (D), in particular with regard to the incidence of rethrombosis in the operated area after direct arterial surgery.
From a total of 100 patients three were excluded at the onset and were therefore not evaluated (1 due to intraoperative coronary ischaemia, 1 due to chronic myeloid leukaemia and 1 due to digestive haemorrhage prior to surgery).
Forty-eight patients received PTX and 49 ASAD. Patients were assigned to one of the treatments using a random number table. Once patients had been assigned, the individual envelope containing the treatment to be followed in each case was opened. Furthermore, each group was divided into four subgroups with patients classified according to the site of occlusion: I (aortoiliac), II (femoropopliteal), III (both sites combined), IV (included surgical patients whose treatment was commenced one month after surgery). Sites of occlusion were detected by conventional angiography and in each case these were consistent with the operated area. In addition the following routine examinations were performed before surgery: assessment of walking distance on a treadmill (except in cases of acute emergency operation), measurement of local systolic pressure in the tibial artery by Doppler technique (except in some cases of acute emergency operation). After discharge from hospital follow-up controls were carried out on day 30, 90, 120 and 180 and included clinical status, examination for new thrombotic events in operated areas (confirmed by clinical examination, angiogra-

phy and/or repeated arterial surgery) and a record of adverse effects attributable to medication.
Patients received either PTX 1,200 mg/day (3 x 400 mg doses of Trental 400), or ASA 1,050 mg/day + D 150 mg/day (ASAD, divided into three doses), during a six-month period.
Three assessment categories were employed:
a) six-month treatment without complications (no recurrence of occlusion),
b) appearance of confirmed rethrombosis within said period (recurrence),
c) treatment discontinued due to adverse effects or other reasons (lost to follow-up, non-evaluable).

All patients were put on a strict hygienic diet including no alcohol or tobacco. The clinical data are shown in Tab 1.
No significant differences were detected when the patients' ages in each treatment group were compared for each occlusion site. Most patients were males (subgroup range: 71.4% to 100%). Functional classification according to *Fontaine* showed a substantial number of patients with very severe impairment (stages III-IV: 52 of the 97 patients admitted). No functional classification differences were noted between the PTX and the ASAD patients ($x^2 = 3.02$; n.s.). Twenty-four patients had undergone previous direct arterial surgery and/or sympathectomy before the operations which were the object of this study (11 in the PTX group and 13 in the ASAD group).

Eighty-eight of the 97 patients studied received single or multiple by-passes of different materials depending on the site and characteristics of the pathology to be treated. Twenty-four received autologous vein by-passes (12 in each treatment group) and the rest had synthetic prosthetic by-passes (30 in the PTX group and 34 in the ASAD group). Dacron prostheses were used in 44 patients and Gore-Tex prostheses were used in 20. No by-passes were used in the remaining 9 patients who underwent thromboendarterectomies (sometimes with synthetic material patches) and, where necessary, sympathectomy. PTX and ASAD patients received both types of prostheses in a very similar proportion; non-significant differences were found by the x^2-method.

Baseline values for Doppler pressure index (obtained by dividing the systolic arterial pressure values in the ankle of the affected limb and the arm) showed no differences between treatments and sites except when comparing ASAD subgroups I vs. II ($p < 0.05$).

The initial walking distance until the onset of claudication did not very significantly, although the PTX subgroups I and II showed lower average values than the corresponding ASAD groups. These two parameters were not recorded for all patients on account of clinical impediments, such

Tab. 1 Baseline clinical data of patients in the PTX and ASAD groups

	n	Age (years)	Males %	Functional class				Baseline Doppler*	Baseline walking distance
				I	II	III	IV		
PTX Group									
I Aortoiliac	8	72.5 + 7.8	87.5	1	5	2	–	0.52 ± 0.24	204.3 ± 357
II Femoropopliteal	14	66.1 + 9.9	71.4	–	4	5	5	0.46 ± 0.27	110.0 ± 109
III Combined	16	66.2 + 8.8	94.0	–	3	8	5	0.45 ± 0.20	361.7 ± 484
IV Late entry	10	64.8 + 10.5	93.0	–	5	3	2	0.53 ± 0.22	713.0 ± 699
ASAD Group									
I Aortoiliac	8	66.8 ± 10.2	100	1	5	1	1	0.63 + 0.49	642.5 + 919
II Femoropopliteal	19	68.5 ± 8.2	80	–	9	7	3	0.33 ± 0.33	403.3 + 560
III Combined	14	59.9 ± 13.5	90	–	7	3	4	0.49 ± 0.17	268.0 + 417
IV Late entry	8	64.2 ± 10.1	94	–	5	3	–	0.41 + 0.25	825.0 + 789

* Doppler pressure index: ankle SBP/arm SBP

Tab. 2 Rethrombosis incidence and adverse effects during 6 months follow-up

PTX Group	General total	Evaluation	Rethrombosis	Observations
I	8	8	0/8	Heartburn in 1 pat. not discontinuing treatment
II	14	12	2/12	1 pat. discontin. treatment due to adverse effect / 1 pat. has dropped out
III	16	15	3/15	1 pat. died due to AMI on day 5 of treatment
IV	10	9	0/9	1 pat. stopped medication due to adverse effect
Total	48	44	5/44 (11.4 %)	Adverse effects 3/48 (6.3 %)
ASAD Group				
I	8	6	1/6	2 pat. stopped drug due to adverse effect
II	19	15	5/15	3 pat. stopped drug due to adverse effect/1 lost to follow up/ heartburn in 1 pat. not stopping treatm.
III	14	7	3/7	5 pat. stopped drug due to adverse effect/2 lost to follow up
IV	8	5	1/5	1 pat. stopped drug due to adverse effect/2 lost to follow up
Total	49	33	10/33 (30.3 %)	Adverse effects 12/49 (25 %)

as previous amputation, inability to walk, acute ischaemic episodes or emergency surgery.
Baseline data were analysed statistically using an analysis of variance (ANOVA). X^2-test and life table analysis were used to evaluate the treatment course.

Results

Forty-nine patients in the ASAD group and 48 patients in the PTX group were available for the final evaluation.
During the follow-up period a total of 17 patients (17.5 %) showed clinical evidence of new peripheral thrombosis (verified by control angiography in 13 patients). Two men in the ASAD group did not undergo control angiography and were clinically considered to be rethrombosed. Two other ASAD patients with major reductions in the Doppler pressure index in the contralateral limbs and with significant concomitant claudication were left out of account because of non-involvement of the operated limb.
Of the 15 patients with confirmed rethrombosis, 5 belonged to the PTX group and 10 to the ASAD group (Tab. 2). Life table analysis revealed a difference on 10 % significance level in favour of the PTX group (Fig. 1). When only those patients who completed the 6-month observation period were considered, the superiority of PTX treatment reached the 5 % level ($x^2 = 4.31$, $p < 0.05$).
Nine patients had received synthetic by-passes (Fig. 2), 3 autologous vein by-passes (Fig. 3, Fig. 4) and 3 had undergone thromboendarterectomy. Eight of this number (PTX 3 and ASAD 5) ultimately required amputation of the affected limb.

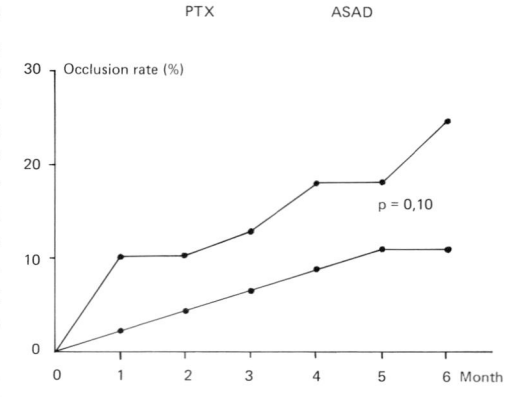

Fig. 1 Cumulative reocclusion rate (life table analysis in the PTX and ASAD groups during 6-month postoperative follow-up.

Fig. 2

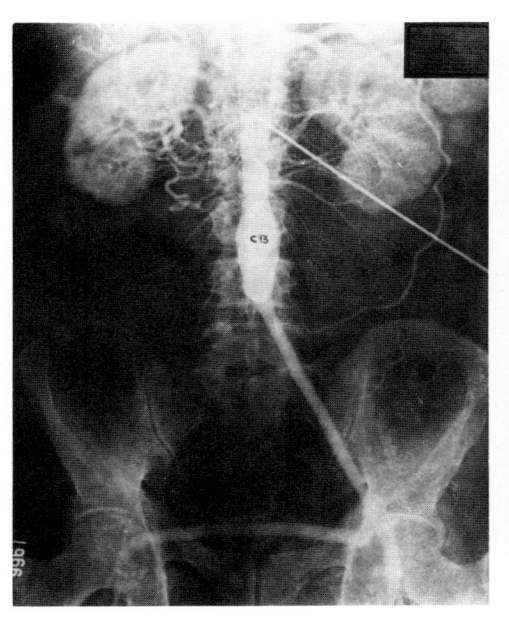

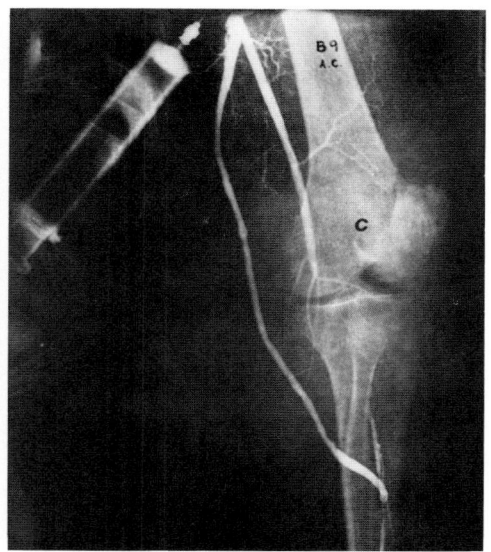

Fig. 3

The Doppler pressure index in the affected limb and the walking distance as indication of the successful outcome of vascular surgery increased significantly ($p < 0.05$) in ASAD subgroups II and III. The peripheral pressure indeces in the PTX groups showed a similar range of improvement but failed to achieve significance due to major variations. Significantly increased walking distances were calculated for all four PTX subgroups.

Fifteen patients showed adverse effects. Three of them in the PTX group (6.3 %) and 12 in the ASAD group (24.5 %). This difference was statistically significant ($p < 0.05$) in favour of the PTX treatment. Two patients in the PTX group had to discontinue treatment at the end of the first and fifth month respectively, due to gastric intolerance. A third patient had pyrosis which improved with alkaline agents and he did not have to discontinue medication. ASAD medication was discontinued in 11 patients: in 3 due to petechial rash, in 3 to gastric hemorrhage (1 requiring transfusion), in 1 to unclear Raynaud-type symptoms and in the other 4 due to gastric intolerance.

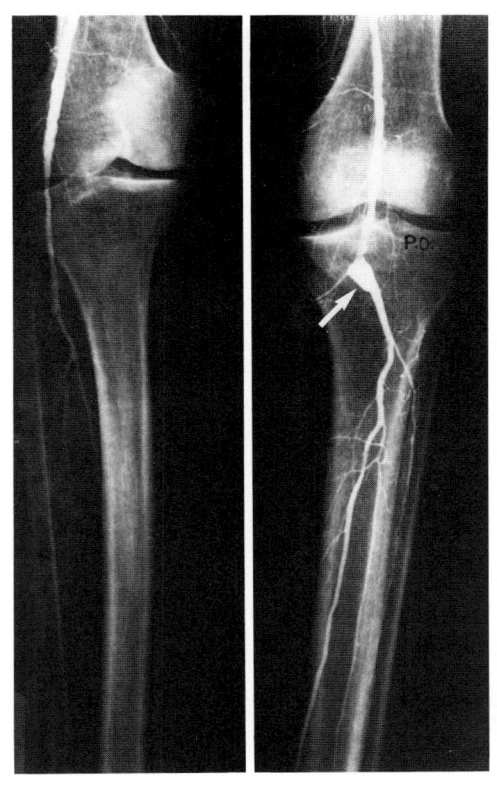

Fig. 4

Discussion

It has been reported that the xanthine derivative pentoxifylline regulates disturbed blood fluidity and coagulation. The present study was, therefore, designed to determine in a randomised long term clinical trial, the incidence of reocclusion and the frequency of adverse reactions during a 6-month follow-up period (on PTX or ASAD) in patients undergoing reconstructive vascular surgery necessitated by peripheral occlusive arterial disease. Both treatment groups were virtually comparable in terms of age, type of vascular obstruction and the surgical operations performed.

Differences between the treatment groups in the reocclusion and patency rates were noted respectively in that 10 ASAD patients suffered from an occlusive relapse compared with only 5 patients in the PTX group. Based on the number of patients who completed the 6-month follow-up period, this corresponds to a relapse rate of 30.3 % in the ASAD group and 11.4 % in the PTX group. When drop-outs due to side effects and those lost to follow-up are incorporated in the analysis (life table), the percentages are 24.6 % for the ASAD group and 10.9 % for the PTX group, with the PTX treatment still significantly superior at the 10 % level.

The two treatments were characterised by a difference in tolerability. In the ASAD group 12 of the evaluable cases displayed adverse effects; they necessitated discontinuation of therapy in 11 patients. In the PTX group 3 patients suffered from side-effects which resulted in drug discontinuation in 2 cases. The incidence in the PTX group was significantly lower compared to the ASAD group ($p < 0.05$). In addition, the superior tolerability of pentoxifylline suggests that oral medication with Trental 400 at the dosage used is a promising measuring in post-operative antithrombotic therapy.

Verhalten der Plättchensekretion bei Mikrozirkulationsstörungen am Beispiel der thrombotisch-thrombozytopenischen Purpura (TTP)

R.E. Scharf, C. Aul, Th. Königshausen, W. Schneider

Medizinische Klinik und Poliklinik, Klinik A, Universität Düsseldorf, Bundesrepublik Deutschland

Einleitung

Akute und chronische Mikrozirkulationsstörungen infolge thrombotischer oder thromboembolischer Prozesse können durch mindestens drei Mechanismen hervorgerufen werden (*Mustard* et al., 1981; *Scharf* u. *Schneider*, 1984):
1. durch embolisches Material aus wandständigen Thromben proximal gelegener Arterien,
2. durch intravasale Stimuli, die zu einer Aktivierung der korpuskulären und plasmatischen Komponenten des Hämostasesystems führen, und
3. durch direkte Schädigung des Gefäßdothels der Endstrombahn, wodurch gleichfalls eine Aktivierung des Hämostasesystems ausgelöst wird.

Klinische und experimentelle Hinweise sprechen dafür, daß in der Pathogenese der thrombotisch-thrombozytopenischen Purpura (TTP) die beiden zuletzt genannten Mechanismen von Bedeutung sind. (*Bukowski*, 1982; *Aul* et al., 1985). Pathologisch-anatomisches Substrat dieser seltenen Erkrankung sind Plättchen-Fibrin-Thromben, die in der Mikrostrombahn fast aller Organe nachgewiesen werden können. Das Ausmaß der bei der TTP ablaufenden intravasalen Thrombozytenaktivierung und -destruktion kann neuerdings durch Bestimmung der In-vivo-Plättchensekretion beurteilt werden (*Scharf* u. *Schneider*, 1983).

Kasuistik

Bei einem 28jährigen Patienten, der sich mit Fieber und Zeichen der hämorrhagischen Diathese in unserer Klinik vorstellte, wurde die Diagnose einer TTP gestellt. Bei den Laboratoriumsuntersuchungen fanden sich eine mikroangiopathische hämolytische Anämie (Hämoglobin 9,5 g/dl, LDH 1 350 U/l, alpha-HBDH 712 U/l, Bilirubin 1,9 mg/dl, absolute Retikulozytenzahl 54 000/µl, Vermehrung von Fragmentozyten im Blutausstrich), eine Thrombozytopenie (3 800/µl) bei fehlenden Zeichen einer Verbrauchskoagolopathie sowie eine kompensierte Niereninsuffizienz (Serumkreatinin 4,6 mg/dl, Harnstoff-N 74 mg/dl, Erythrozyturie, Proteinurie). Der bei der Aufnahme deutlich verlangsamte Patient entwickelte im weiteren Krankheitsverlauf ein akutes neurologisches Bild mit Bewußtlosigkeit, zentraler Ateminsuffizienz und intermittierend auftretenden Streckkrämpfen bei computertomographisch nachweisbaren Zeichen eines diffusen Hirnödems. Unter Behandlung mit Frischplasma (insgesamt sechs Liter über eine Woche) und Methylprednisolon (250 mg/die) wurde keine Besserung der neurologischen Symptomatik und hämatologischen Parameter beobachtet. Erst durch wiederholte Plasmaseparationen gelang es, den akuten Krankheitsprozeß zu durchbrechen. Dabei wurde in fünf Einzelsitzungen eine Gesamtplasmamenge von 20 Litern ausgetauscht. Gleichzeitig kam es zu einem Anstieg der peripheren Thrombozytenzahl, Rückbildung der Hämolysezeichen und allmählicher Normalisierung der Nierenfunktion. Über Einzelheiten des Krankheitsverlaufs und der Behandlung wurde an anderer Stelle ausführlich berichtet (*Aul* et al., 1984). Heute – vier Jahre nach der akuten Erkrankung – ist der Patient bis auf eine Schlafepilepsie als Residuum der zerebralen Funktionsstörung voll rehabilitiert.

In-vivo-Plättchensekretion

Die Bestimmung der plättchenspezifischen Proteine als Maß der In-vivo-Thrombozytenaktivität ergab während der Akutphase der Erkrankung – vor Frischplasmasubstitution und Plasmaseparation – signifikant erhöhte Plasmaspiegel an ß-Thromboglobulin (ßTG) und Plättchenfaktor 4 (PF4). Gleichzeitig waren die intrathrombozytären ßTG- und PF4-Konzentrationen signifikant erniedrigt (Tab. 1). Im Unterschied zu Probanden mit stabiler Niereninsuffizienz, bei denen die ßTG-Plasmaspiegel infolge der gestörten renalen Elimination von ßTG proportional zum Grad der gestörten renalen Funktionseinschränkung ansteigen (*Deppermann* et al., 1980), beobachteten wir bei unserem Patienten keine Korrelation zwischen ßTG-Plasmakonzentrationen und Serumkreatininwerten. Auch ergab sich kein Zusammenhang zwischen der peripheren Thrombozytenzahl und den Plasmakonzentrationen an ßTG und PF4.

Diskussion

Die Diagnose der TTP stützt sich bei unserem Patienten auf das klinische Bild (Fieber, Purpura, neurologische Ausfälle) und die charakteristische Laborkonstellation (mikroangiopathische hämolytische Anämie, Thrombozytopenie ohne Hinweise für eine gleichzeitig bestehende Verbrauchskoagulopathie, Nierenfunktionsstörung). Damit sind alle drei Hauptkriterien sowie drei der vier Nebenkriterien erfüllt, die von *Bukowski* (1982) für die Diagnosestellung einer idiopathischen TTP gefordert werden. Eine Nierenbiopsie konnte im Akutstadium der Erkrankung nicht durchgeführt werden.

Als Ausdruck der für die TTP charakteristischen disseminierten Plättchenmikrothrombosierung beobachteten wir in der Akutphase der Erkrankung, in der die Thrombozytopenie am stärksten ausgeprägt war, signifikant erhöhte ßTG- und PF4-Plasmaspiegel (Tab. 1). Qualitativ und quantitativ entsprechende Untersuchungsergebnisse wurden von *Han* et al. (1979) sowie *Rubenstein* und *Wall* (1981) erhoben. Zusätzlich konnten wir bei unserem Patienten in der akuten Krankheitsphase eine Herabsetzung des thrombozytären ßTG- und PF4-Gehaltes auf etwa ein Drittel der Norm feststellen (Tab. 1). Aus dieser Beobachtung kann gefolgert werden, daß bei der TTP partiell degranulierte Blutplättchen in der Zirkulation vorhanden sind. Es handelt sich hierbei um das klinisch und experimentell belegte Phänomen, daß aktivierte Thrombozyten auch nach stattgehabter Freisetzungsreaktion ihre Integrität be-

Tab. 1 Periphere Thrombozytenzahl, Serumkreatinin sowie Plasma- und Plättchenkonzentrationen der alpha-Granula-Inhaltsstoffe während Akutphase und Remission der TTP.

	Thrombozyten (/μl)	Kreatinin (mg/dl)	Plasmakonzentration ßTG (ng/ml)	PF4	Plättchengehalt ßTG (μg/10⁹ Plä)	PF4
6/1981	3 800	3,7	78	21	22	5
7/1981	11 900	2,9	70	12	20	2
8/1981	255 000	1,3	110	46	38	13
5/1982	243 000	1,2	28	4	52	18
2/1983	169 000	1,1	15	2	70	19
Kontrolle (n = 20)			19 ± 7	4 ± 2	57 ± 17	18 ± 6

wahren und als entspeicherte Zellelemente („exhausted platelets") mit einer normalen Überlebenszeit weiter zirkulieren können (*Reimers* et al., 1976; *Pareti* et al., 1980). Da diese Plättchen hämostatisch nur eingeschränkt wirksam sind, muß davon ausgegangen werden, daß die erniedrigte Thrombozytenzahl allein nicht das volle Ausmaß des bei der TTP bestehenden korpuskulären Hämostasedefektes widerspiegelt. So konnten wir kürzlich nachweisen, daß partiell degranulierte, zirkulierende Thrombozyten nur noch über eine eingeschränkte Thromboxan A_2-Synthesekapazität verfügen (*Scharf* u. *Schneider*, 1984).

Nach Drucklegung gelangte uns zur Kenntnis, daß die während der Akutphase einer thrombotisch-thrombozytopenischen Purpura elektronenmikroskopisch nachweisbaren Veränderungen an den Blutplättchen auch noch Monate nach Eintritt einer klinischen Remission zu beobachten sind (R. *Scolozzi* et al., Acta Haematologica, 1985, im Druck). Dieser Befund steht in Einklang mit unseren Untersuchungsergebnissen. So bestand bei dem Patienten auch nach Besserung der klinischen Symptomatik und Normalisierung der Thrombozytenzahl auffallenderweise noch eine abnorm gesteigerte Plättchensekretion (siehe Tab. 1, 8/1981).

Literatur

Aul, C., R.E. Scharf, Th.,Königshausen, H. Küppers, B. Grabensee: Differentialtherapie der thrombotisch-thrombozytopenischen Purpura (TTP): Frischplasmagabe versus Plasmaseparation. Dtsch. med. Wschr. 109 (1984), 1922

Aul, C., R. E. Scharf, Th. Königshausen, W. Schneider: Thrombotisch-thrombozytopenische Purpura. Klin. Wschr. 63 (1985), 123

Bukowski, R.M.: Thrombotic thrombocytopenic purpura. A review. In: T.H. Spaet (ed.): Progress in hemostasis and thrombosis. Vol. 6. Grune & Stratton, New York, (1982) p. 287

Deppermann, D., K. Andrassy, H. Seelig, E. Ritz, D. Post: ß-Thromboglobulin is elevated in renal failure without thrombosis. Thromb. Res. 17 (1980), 63

Han, P., A.G.G. Turpie, E. Genton: Plasma ß-thromboglobulin. Differentation between intravascular and extravascular platelet destruction. Blood 54 (1979), 1192

Mustard, J.F., M.A. Packham, R.L. Kinlough-Rathbone: Mechanisms in thrombosis. In: A.L. Bloom, D.P. Thomas (eds.): Haemostasis and thrombosis. Churchill Livingstone, Edinburgh-London-Melbourne-New York, 1981. p. 503

Pareti, F.I., A. Capitano, L. Manucci, C. Ponticelli, P.M. Manucci: Acquired dysfunction due to the circulation of exhausted platelets. Amer. J. Med. 69 (1980), 235

Reimers, H.-J., R.L. Kinlough-Rathbone, J.-P. Cazenave, A.F. Senyi, J. Hirsh, M.A. Packham, J.F. Mustard: In vitro and in vivo functions of thrombin-treated platelets. Thromb. Hemost. 35 (1976), 151

Rubenstein, M.D., R.T. Wall: Clinical use of ß-thromboglobulin levels in diagnosing and treating consumptive and immune thrombocytopenia. Amer. J. Hematol. 10 (1981), 369

Scharf, R.E., W. Schneider: Biologische, pathophysiologische und klinische Aspekte der Plättchensekretion. Arzneim.-Forsch. 33 (1983), 1384

Scharf, R.E., W. Schneider: Die Rolle der Blutplättchen bei Mikrozirkulationsstörungen. Dtsch. med. Wschr. 109 (1984), 306

Scharf, R.E., W. Schneider: In-vitro-Thromboxan A_2-Synthesekapazität degranulierter Blutplättchen nach Nierentransplantation. In: E.A. Beck (ed.): Thrombose- und Hämostaseforschung. Verhandlungsbericht 3. Kongr. für Thrombose und Blutstillung. Schattauer, Stuttgart-New York, 1984. p. 229

The Choice Between Medical and Surgical Therapy During Evolutive Poussée of a Chronic Arteriopathy and in Acute Ischaemia

C. Pratesi, L. Rega, A. Frullini, A. Alessi Innocenti, D. Bertini

Cattedra di Chirurgia Vascolare Firenze Italia

The natural history of obstructive and aneurysmatic arteriopathies is marked by aggressive phases with variable frequency and impredictible course: an acute evolutive poussée often marks the beginning of the disease. This is true for the atherosclerotic arteriopathies which are the most common arterial lesions, but is particularly true also in the other pathological forms, affecting young people who can suddenly show a severe claudication without prodromic symptoms.

In case of aneurysmatic pathology is possible to have evolutive episodes which are represented by acute complications as thrombosis and embolism. Particularly thrombosis is seen with a greater incidence in peripheric aneurysms and sometimes causes a sudden stop of the blood flow; this is especially true in case of popliteal aneurysm, the most frequent topographic variety of peripheric aneurysm, which at the moment of the first observation often shows its presence with the outcome of an acute complication and requests amputation in 15 – 20 % of cases.

For stenotic and obstructive arteriophaties, too, the course is often marked by phases of sudden aggravation; this is particularly true in cases of atherosclerosis of the limbs. The so-called "evolutive poussée" are therefore represented by the local pathologic proceeding that with impredictible course can evolve from a stenosis with efficient haemodynamic condition to a critical phase with thrombotic obstruction.

In this events, in order to decide about treatment, the physician must consider the clinical factors, the haemodynamic parameters obtained through non-invasive methods and the angiographic morpho-functional assessment.

Therapy is both medical and surgical, in order to remove etiological factors which caused the aggravation (common risk factors for atherosclerosis, embolic and thrombotic arterial acute obliterations, infective or traumatic affections) and, moreover, to improve blood flow in the ischaemic limb.

A careful medical therapy can accomplish the first purpose, through restoring the normal cardiologic haemodynamic condition, correcting hypovolaemia, shock, polyglobulia or thrombocytosis, controlling local infections or postural oedemas, in order to avoid irreversible ischaemic lesions.

On the contrary, an improvement of the peripheric flow is feasible either by means of vasoactive and fibrinolytic drugs or through surgical procedures.

The AA. present their experience. Recently they complied with a protocol based upon medical therapy during the poussée and, secondly, a surgical operation, where and when is necessary. The posology adopted was the administration of a single bolus of 200.000 U.I. of urokinase in 15'– 20', followed by a maintenance dose of 75.000 U.I./hours, for a total of 72 hours. Before the initial fibrinolytic bolus, heparin in dose of 1 ml (5.000 U.I.) was administered i.v. and also it was given in dose adapted to the aPTT value during and after the fibrinolytic treatment.

Some patients, depending on well known parameters of exclusion, were not treated by means of this therapeutic protocol,

Fig. 1a Acute ischaemia of right lower limb.

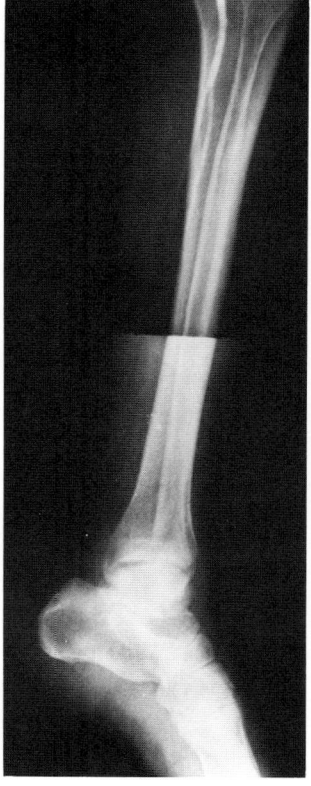

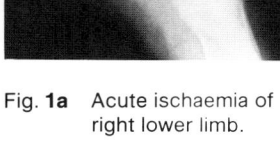

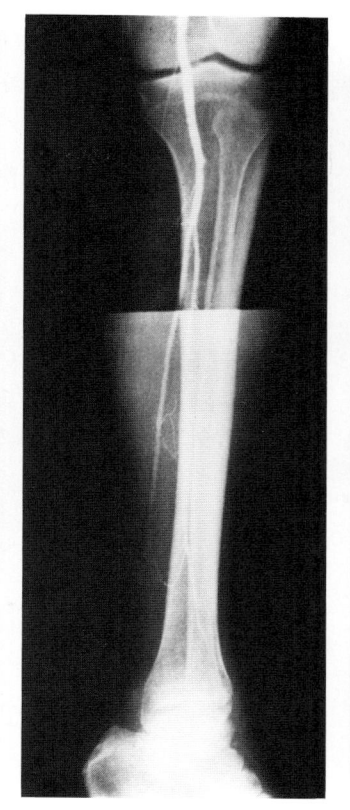

Fig. 1b 24hrs control

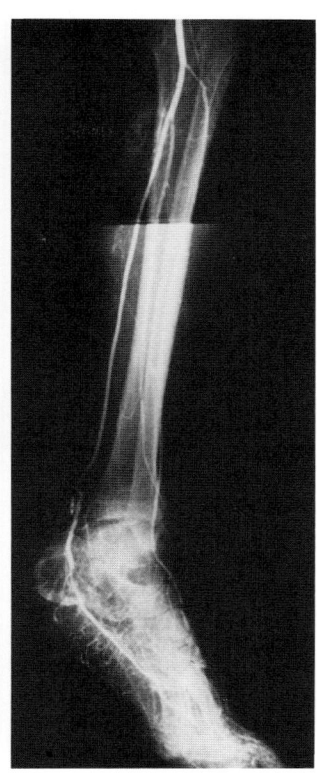

Fig. 1c Final control

while we have included the cases of distal limb embolism and of acute thrombosis during evolutive poussée.
Our experience is based on 14 observations, of which 12 males and 2 females; the age ranged between 48 and 88 years, with a mean age of 62. The period elapsed from the beginning of the symptomatology and the fibrinolytic treatment ranged between 12 hours and 40 days: about this problem we should stress that the two cases in which a late treatment was made, respectively after 15 and 40 days, presented late thrombosis of graft limbs; while, concerning the acute thrombosis and embolism, the treatment began generally after clinical exordium.
All patients were submitted to haemodynamic evaluation by means of Doppler tensiometry and velocimetry, before starting with the treatment. These tests have been repeated every 24 hous in order to evaluate the effects of therapy.
The protocol was always observed except that in three cases of treatment of evolutive poussée, in which the administration was repectively extended for 120, 144 and 210 hours, using a dose of 50.000 I.U./h after the initial 72 hours.
Concerning the use of heparin, generally we administered calcic heparin while recently we made use of an infusion pump, adapting the i.v. dose to the aPTT and the thrombin time test.
We performed the fibrinolytic drug administration by local injection with arterial catheter and we had no problem about hypofibrinogenaemia, without important

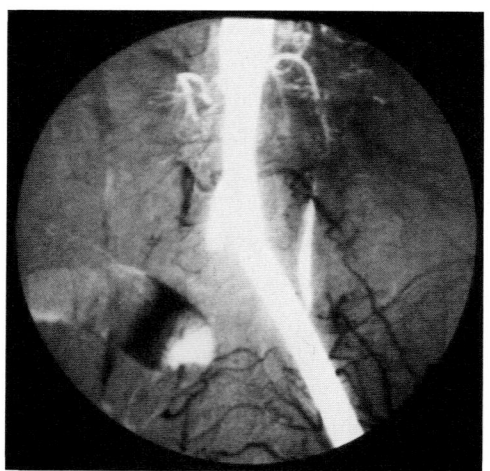

Fig. 2a Prosthetic graft late thrombosis

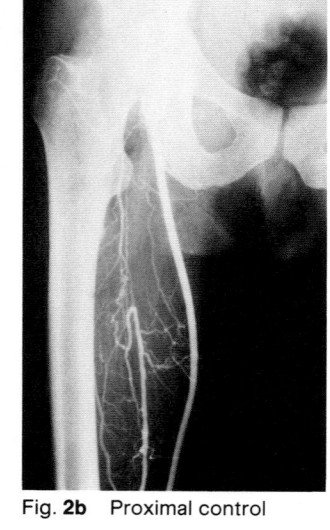

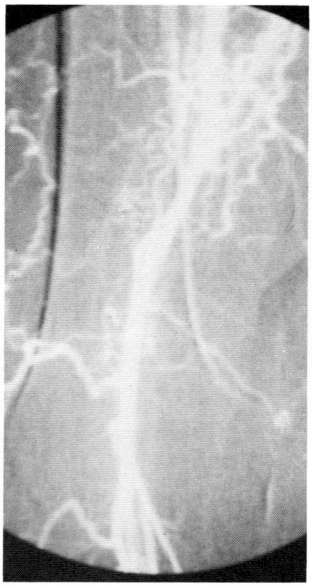

Fig. 2b Proximal control

Fig. 2c Distal control with complete recanalization

haemorrhagic complications, which, on the contrary has been observed when the administration was i. v.
A conventional angiographic study was performed after the treatment. Concerning clinical effects, we obtained 4 very good results (28.57 %), 5 good results (35.71 %), 4 sufficient results (28.57 %), 1 poor result (7.14). The improvement of the pressure index turned out very good in 3 cases (21.42 %), good in 4 (28.57 %), sufficient in 3 (21.42 %) and poor as ankle-brachial index but good as calf-brachial and thigh-brachial index in 4 observations (28.57 %).
Concerning angiographic aspects, we saw 6 complete revascularizations (42.85 %), 7 partial (50 %) and 1 poor (7.15 %).
A peculiarity is represented by two observations of distal acute ischaemia outcoming in patients with popliteal aneurysms, because of embolism. In these situations, first a fibrinolytic therapy was performed

in order to improve the distal vascular bed and then an aneurysmectomy and grafting procedure was performed with very good results, contrary to all literature reviews that refer 15 – 20 % of amputations.

Finally, according to our experience, the fibrinolytic therapy is useful in the treatment of acute distal peripheric ischaemia, in the graft thrombosis, even in the late ones, and during evolutive poussées.

References

Bell W.G., A.G. Meek: Guidelines for the use of thrombolytic agents. NEJM 301 (1979) 1266

D'Addato, M.: Il punto di vista del chirurgo sulla terapia trombolitica. Comunicazione al Convegno su: Urokinasi nel trattamento della patologia tromboembolica. Modena (1979) 6 – 8

Malinovsky N.N., V.A. Kozlov: Anticoagulant and thrombolytic therapy in surgery. The C.V. Mosby Company. St. Louis 1979.

Mazel M.S., R. Riera: "Obstructive vascular disease treated by urokinase." Vasc. Surg. 12, (1978) 113

Totty W.G., L.A. Gilula, B.L. McClennan: Low-dose intravascular fibrinolytic therapy. Radiol. 143 (1982) 59

The White Clot Syndrome or Heparin-associated Thrombocytopenia and Thrombosis (WCs or HATT) (26 Cases)

A.C. Benhamou,* Y. Gruel,** J. Barsotti,* L. Castellani,* M. Marchand,* C. Guerois,** M.H. Leclerc,** B. Delahousse,** P. Griguer,** J. Leroy**

Hôpital Trousseau, *Department of Vascular Surgery, **Department of Hematology, Tours, France

Case reports

— In the 34 cases under observation, there were twenty-one females and thirteen males; their age ranged between 46 to 88 years (mean age 69 years). All of them received standard heparin of porcine mucosa origin (IV and/or subcutaneous infusion)
— Thirty cases were treated by standard heparin along with surgery, for prevention of deep vein thrombosis (DVT) or pulmonary embolism. 27 cases involved orthopaedic surgery, with 18 total hip replacements and 9 cases involving traumatologic surgery of the lower limbs, 3 cases involved cardiovascular surgery and 1 case cholecystectomy.
— Three patients were treated for medical disease by standard heparin: deep vein thrombosis (2 cases) and myocardial infarction (1 case).
— All 34 patients presented a *thrombocytopenia* ($<100.10^9$ platelets/l) between the 4th and 13th day of heparin treatment.
—*26 patients presented extensive arterial and/or venous thrombosis associated with thrombocytopenia*
* One-third of the patients presented premonitory symptoms such as pain in abdomen or in lower limbs 24 to 48 h before clinical evidence of thrombosis. Several vascular sites may be affected simultaneously:
arterial thrombosis: 24 cases
arteries of lower limbs: 12 cases
aorta and iliac arteries: 5 cases
mesenteric artery: 1 case
cerebral arteries: 5 cases
humeral arteries: 1 case.

Deep vein thrombosis of the lower limbs was observed in 12 cases, 8 of which lead to pulmonary embolisms.
— In 16 cases, the aortogram showed a parietal aortic thrombus without evidence of ulcerated atheromatous plaques.
— Surgical thrombectomy was necessary in 16 cases. The extracted clot was white, friable, without red fibrin structure and was not adhesive. Electron microscopy study showed a large number of platelets, leukocytes, macrophages and strong polymerized spindles of fibrin.
— *Eight out of 34 patients with thrombocytopenia had no clinical thrombotic complications* and were revealed by the systematic survey of platelet count during each heparin treatment.
Biologically, thrombocytopenia remained isolated most of the time. However, associated symptoms of disseminated intravascular coagulation were observed in 3 patients.
In 9 patients increased F.D.P. and positive ethanol tests were observed.
The most important test is the study of *control platelet aggregation* in presence of patient plasma with low platelet count, and standard heparin.
In our series this aggregation test was positive with standard heparin in 27 cases, negative in 7 cases.
However, these last 7 patients presented thrombocytopenia with clinical symptoms of heparin-associated thrombocytopenia. Thrombocytopenia was quickly corrected after discontinuing standard heparin.

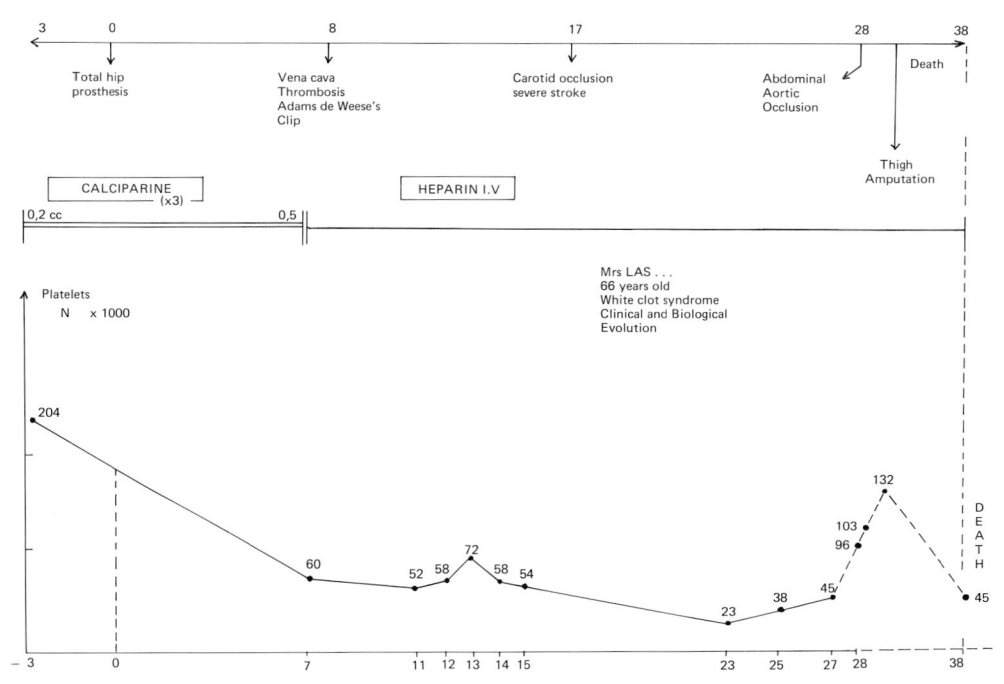

Fig. 1 Typical Evolution of WCS

Treatment

Standard heparin was stopped as soon as thrombocytopenia was discovered.
Anticoagulant therapy prescribed in its place was low molecular weight heparin (CY 216 CHOAY*).
Initial dose was 0.3 ml every 8 hours by subcutaneous infusion (22.500 anti-Xa units per day) later adapted to obtain global hypocoagulability (APPT, Howell time, TEG).
It is very important to verify control platelet aggregation tests in presence of patient platelet-poor plasma and low molecular weight heparin. Low molecular weight heparin can induce aggregation in the same way as standard heparin and then involves

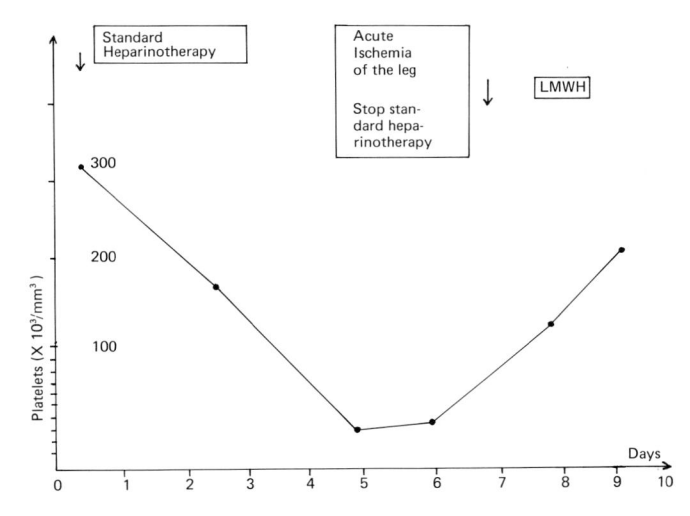

Fig. 2 WCS Evolution of thrombocytopenia after interruption of standard heparin therapy and administration of low molecular weight heparin (LMWH).

the same clinical risks. Antivitamin K is generally used in place of LMH heparin, (in these cases).

Thrombectomy with a Fogarty catheter was necessary for 12 patients who presented acute ischaemia of the lower limbs.

Fibrinolytic treatment was used in 4 patients: 3 pulmonary embolisms: Urokinase (2.700.000 CTA. u per day) and Lys-plasminogen (15 UKt) and 1 arterial thrombosis of the lower limbs: Urokinase (1.000.000 CTA. u per day) (Fig. 1, 2).

Results

31 recoveries were observed with survival of the patient and normal platelet count.
* 3 deaths occurred that were directly linked to thrombotic complications.
* 7 patients presented severe ischaemic sequelae: 4 hemiplegic strokes and 3 amputations above the knee.
* 7 cases of recurrent thrombosis occurred within 48 h and repeat surgery was necessary.
* In 2 cases thrombocytopenia persisted under low molecular weight heparin and was corrected only after treatment with antivitamin K.
* 3 patients recovered under fibrinolytic treatment but 1 patient died with recurrent arterial thrombosis, and liver and adrenal necrosis.

Discussion

HATT appears to be a new iatrogenic complication of heparinotherapy and corresponds perhaps to an increasing use of heparin for prevention of deep vein thrombosis.

In our experience the high frequency of this complication along with orthopaedic surgery (especially total hip replacement), must be noted (for example, in chu trousseau-tours (france) in 1983, hatt was not observed in cardiologic department where about 4.000 patients were treated by standard heparin. However, in the orthopaedic department, HATT occurred at a rate of 1:1.000 for heparin treatment and of 4:100 for total hip replacement).

Physiopathology remains controversial: an immunological mechanism is generally evoked. IgG antibody will, in the presence of heparin, fixed on platelet membrane, allowing platelet activation, extensive thrombosis and thrombocytopenia (Kapsh).

Various arguments call for a more complex procedure:
– in some cases, thrombocytopenia subsided despite continuation of standard heparin.
– accidental re-administration of standard heparin does not always result in recurrence of thrombocytopenia.
– The fact that not all control platelets will aggregate in presence of patient platelet-poor plasma and heparin suggests a specific susceptibility.

Prevention and conclusion

Platelet count of patients submitted to heparin therapy should be systematically surveyed to prevent severe thromboembolic complications, when thrombocytopenia occurs during this treatment.
– Physiopathology of this syndrome remains controversial.
– However, for the management of thrombocytopenia, standard heparin must be stopped.
– LMW Heparin can be an alternative therapy which gives an immediate anticoagulant effect. But indirect platelet aggregating tests with LMW heparin must be performed before the beginning of this treatment to prevent cross matching reactions and recurrent thrombosis.

Summary

The white clot syndrome (WCS) or heparin-associated thrombocytopenia and thrombosis (HATT) is an anatomic-clinical and biological entity occurring as a complication under heparin treatment (standard heparin (SH) PM 15 000).

HATT is characterised by a variable thrombocytopenia ($< 100.10^9/l$) often associated with thrombotic complications (arterial and/or venous) often severe, sometimes fatal.

The „white clot" is macroscopically characteristic and responsible for clinical complications. It is white, friable, suspended to vessel walls and highly emboligenic.
Its physiopathology remains controversial but it would appear that an immunogenic mechanism is partly responsible.
It is imperative to discontinue standard heparin treatment. An alternative therapy can be antivitamin K which, however, takes 36 or 48 hours to reach hypocoagulability, or low molecular weight heparin (LMW Heparin), which gives immediate anticoagulant effects. Surgical procedures may be necessary for treating thrombotic complications.
A series of 34 oberservations of HATT which were treated by LMW Heparin (CY 216 CHOAY*) is presented.

___

* Laboratoires CHOAY – 75782 Paris France

References

(1) Barsotti J., A.C. Benhamou, C. Guerois, B. Gratteau, J.L. Guilmot, C. Jolidon: Le syndrome du caillot blanc. Thromboses arérielles et veineuses sous héparinothérapie avec thrombopénie après chirurgie osseuse. J. Mal. Vasc. 8, (1983) 139–142

(2) Benhamou A.C., C. Guerois, C. Jolidon, P. Griguer, B. Bratteau, J. Leroy, J. Barsotti: Le syndrome du caillot blanc. Actualités chirurgicales. Monographie de l'Association Française de chirurgie. Travaux du 84ème congrès français de chirurgie, (1983), 34–43, Masson Paris

(3) Kapsch D.N., E.H. Adeistrein, G.R. Rhodes, D. Silver: Heparin-induced thrombosis and haemorrhage. Surgery 86 (1979), 148–155

(4) Bell W.R., P.A. Tomasulo, B. Alving, T.P. Duffy: Thrombocytopenia occuring during the administration of heparin. A prospective study of 52 patients. ANN. Int. med., 85, (1976) 155–160

(5) Baird R.A., R. Convery: Arterial thromboembolism in patients receiving systemic heparin therapy. J. Bone Joint Surg., 59, (1977) 1061–1068

(6) Rhodes G.R., R.H. Dixon, D. Silver: Heparin-induced thrombocytopenia with thrombotic and haemorrhagic manifestations Surg. Gyn. Obst., 136 (1973), 409–416

(7) Salzmann E.W., R.D. Rosenberg, M.H. Smith, J.N. Lindon, L. Favreau: Effect of heparin fractions on platelet agregation. J. Clin. Invest., 65 (1980) 64–73

(8) Huisse M.G., Y. Huet, M. Zygelman, M. Guillin: Thrombopenie induite par l'héparine standard. Tentative thérapeutique à l'aide d'une héparine de bas poids moléculaire. Presse méd., 12, (1983) 643

(9) Chong B.H., C.S. Grace, M.C. Rosenberg: Heparin-induced thrombocytopenia, effects of heparin platelet antibody on platelets. Brit. J. Haematology, 49 (1981), 531–540

Rehabilitation beim Beinamputierten – Möglichkeiten und Grenzen

K. Müller, F. Huber, L. Biland, L.K. Widmer

Medizinisch-Geriatrische Klinik I / Felix Platter-Spital Basel, Angiologische Abteilung, Department für Innere Medizin, Kantonsspital Basel, Schweiz

Das Ziel dieser retrospektiven Untersuchung ist, die 159 beinamputierten Patienten einer geriatrischen Klinik, die von 1974 bis 1983 rehabilitiert wurden, näher zu analysieren. Es werden lediglich die ersten Resultate anhand dieses Posters präsentiert. Dabei beziehen sich die meisten Zahlen auf die erste Rehabilitation. Es sind 66 Frauen und 93 Männer. Das mittlere Alter beträgt 73,8 ($\pm 10,4$) Jahre, bzw. 69,2 ($\pm 11,2$) Jahre; davon sind bis 1983 31 Frauen und 51 Männer gestorben. Die mittlere Überlebenszeit nach der ersten Amputation beträgt 3,0, bzw. 2,9 Jahre. 9/10 der Patienten wohnen allein oder bei ihren Angehörigen. Die Frauen sind zu 80 % alleinstehend, d. h. entweder ledig, verwitwet, geschieden oder getrennt, während knapp die Hälfte der Männer alleinstehend ist (45 %).

Gemäß Abb. 1 (Altersverteilung) sind die Männer zwischen 70 und 79 Jahren am stärksten vertreten.

Die für den geriatrischen Patienten typische Polymorbidität zeigt sich an folgenden Häufigkeiten der gleichzeitig vorhandenen Krankheiten und Gefäßrisikofaktoren:

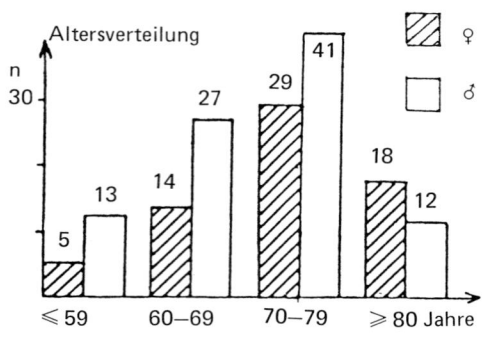

Auf dieser Liste fallen die sehr häufig vorhandenen Risikofaktoren Diabetes, Hypertonie und Rauchen auf. Daneben spielen die koronare Herzkrankheit bezüglich Anstrengungstoleranz und die Sehbehinderung bezüglich Raumorientierung während der Prothesenhandhabung und des Gehtrainings eine große Rolle. Im weiteren erschweren Depression und das psychoorganische Syndrom (mittelschwere Form: bedeutende Affektlabilität und starres Denken; schwere Form: selten vorhanden) die ohnehin schwierige psychisch-emotionale Auseinandersetzung nach erfolgter Amputation.

Die typischerweise verminderte physische und geistige Anpassungsfähigkeit des betagten Menschen macht sich in hohem Maße bei der Prothesenanpassung und der Mobilisation bemerkbar, je nach Situation auch bei der Handhabung des Rollstuhles. Der Zeitaufwand dafür zeigt sich in der langen Rehabilitationsdauer: Für die Frauen beträgt sie 16,0 ($\pm 9,1$) Wochen, für die Männer 13,3 ($\pm 8,5$) Wochen.

Mit Hilfe einer 7stufigen Funktionsskala* werden die Rehabilitationsresultate bei Eintritt und Austritt festgehalten.

Bei Eintritt befinden sich 97 % der Frauen und 92 % der Männer auf den drei unteren Stufen 7 bis 5; dagegen erreichen die Männer bei Austritt in 69 % die Stufen 4 bis 1,

Abb. 1 Altersverteilung

Gemäß Abb. 1 (Altersverteilung) sind die Männer zwischen 70 und 79 Jahren am stärksten vertreten.

* Die Funktionsskala nach K.H. Kohn und E.E. Gordon, 1965, beschreibt den Mobilisationsgrad und die Abhängigkeit von Personen und Hilfsmitteln innerhalb und außerhalb der Wohnung in Stufen 7 bis 1: Z. B. Stufe 7 = unselbständig im Rollstuhl und für den Transfer Bett-Rollstuhl; Stufe 4 = unabhängig im Haus mit Stöcken; Stufe 1 = vollständig unabhängig von Stöcken und Hilfsmitteln, inkl. in öffentlichen Verkehrsmitteln.

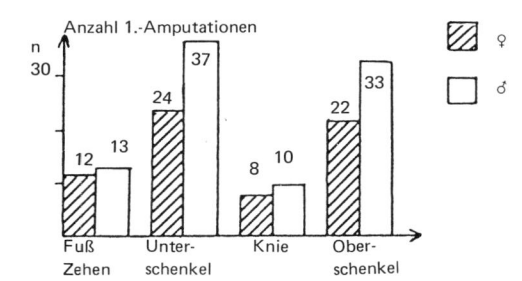

Abb. 2   Amputationsraten

die Frauen in 56 %. 31 % der Männer und 44 % der Frauen bleiben in den Stufen 7 bis 5.
Der größte Teil der Amputationen werden mit der Indikation einer PAVK IV vorgenommen (77 %); der thrombotische Verschluß mit 9 % und der embolische Verschluß mit 3 % folgen an zweiter und dritter Stelle für beide Geschlechter zusammen.
Bei den Amputationshöhen (Abb. 2) sind Unterschenkel und Oberschenkel/Knie fast gleichmäßig vertreten. Da die Unterschenkelamputation mit einer größeren Zahl von Wundheilungsstörungen belastet ist, muß bei rund jedem 2. Patienten eine Oberschenkelamputation (22 Frauen, 33 Männer) oder eine Knieexartikulation (8 Frauen, 10 Männer) vorgenommen werden.
Die sich oft über Monate hinziehende Rehabilitation durch das multidisziplinäre Team zielt vorwiegend auf eine Rückkehr in die gewohnten Wohnverhältnisse oder auf eine Plazierung in einer Institution hin. 65 % der Männer können zurück in die Wohnung austreten, während dies vergleichsweise nur 51 % der Frauen können. 30 % der Männer und 37 % der Frauen treten in ein Altersheim oder in ein Leichtpflegeheim über. Je 12 % der Männer, bzw. 5 % der Frauen bleiben im Geriatriespital. Der frühere soziale Integrationsgrad des Beinamputierten entscheidet maßgeblich das spätere mehr oder weniger selbständige Leben bei Austritt, hierbei sind konstante, verläßliche Bezugspersonen wie Angehörige, Bekannte und Medizinalpersonen wichtige Garanten für die Erhaltung einer möglichst optimalen Lebensqualität.

Autorenverzeichnis

Prof. Dr. T. Abe
Teikyo University School
of Medicine
11-1, Kaga 2-chome
Itabashi-ku
Tokyo/Japan

Prof. Dr. B. Angelkort
Medizinische Klinik Nord
Städtische Kliniken Dortmund
D-4600 Dortmund

Dr. M. Aylward
Medical Division
Department
Health and Social Security
Gabalfa
GB-CF48 4DR Cardiff

Prof. Dr. H. M. Becker
Klinikum Großhadern
Marchioninistr. 15
D-8000 München 70

Dr. A. C. Benhamou
Hôpital Trousseau
Department of Vascular Surgery
F-37044 Tours Cedex

Dr. E. Bieder
Medizinische Univ.-Poliklinik
Department Innere Medizin
Kantonsspital Basel
CH-4031 Basel

Dr. S. Biedert
Zentralinstitut für
Seelische Gesundheit, J5
D-6800 Mannheim

PD Dr. L. Biland
Angiologische Abteilung
Kantonsspital
CH-4031 Basel

Dr. H. Bisler
Gefäßchirurgische Abteilung
Elisabeth Krankenhaus
Moltkestr. 61
D-4300 Essen 1

Prof. Dr. H. Böhme
Institut für Gefäßerkrankungen
Zentralkrankenhaus Gauting
Unterbrunner Str. 85
D-8035 Gauting

Prof. Dr. A. Bollinger
Department Innere Medizin
Poliklinik
Universitätsspital
Ch-8091 Zürich

Dr. H. Bounameaux
Center for Thrombosis and Vascular
Research
University of Leuven
Herestraat 49
B-3000 Leuven

Dr. P. J. Breslau
St. Annadal Hospital
NL-Maastricht

PD Dr. H. P. Bruch
Chirurgische Univ.-Klinik
Josef-Schneider-Str. 2
D-8700 Würzburg

Dr. T. Burema
Department of Clin. Phys.
Ignatius Hospital Breda
NL-4817 JX Breda

Prof. Dr. M. Cachovan
Herz-Kreislauf-Klinik Bevensen
Römstedter Str. 25
D-3118 Bad Bevensen

Dr. H.-M. Carl
Georg-Oegg-Str. 14
D-8722 Werneck

Dr. A. Catano
Centre de gériatrie
Traumatologie et réadaptation
B-6110 Montigny-le-Tilleul

G. N. Chaldakov, M. D., Ph. D.
Department of Anatomy and
Histology
Varna Institute of Medicine (VIM)
BG-9002 Varna

Dr. J. B. Cohn, M. D.
University of California
at Los Angeles (U.C.L.A.)
Los Angeles
California 90024 / USA

Prof. Dr. A. Creutzig
Abteilung Angiologie
Zentrum Innere Medizin und
Dermatologie
Medizinische Hochschule Hannover
Podbielskistr. 380
D-3000 Hannover 51

Dr. F. De Clerck
Laboraty of Haematology
Department of Life Sciences
Janssen Pharmaceutica
Turnhoutseweg 30
B-2340 Beerse

Dr. J. De Cree
Clinical Research Unit
St. Bartholomeus
B-2060 Merksem

P. Depuydt, M. D.
Department of Surgery
Sint Jozef Hospital
Oostende B-8400

Prof. Dr. V. Djukić
Institute for Surgery Belgrade School
of Medicine
Clinical Centre
Višegradska 26
Y-11 000 Belgrade

Prof. Dr. H. Ehringer
Abteilung für Angiologie
I. Medizinische Univ.-Klinik
Lazarettgasse 14
A-1090 Wien

Prof. Dr. A. A. Ehrly
Zentrum der Inneren Medizin
Johann-Wolfgang-Goethe-Universität
Abteilung Angiologie
Theodor-Stern-Kai 7
D-6000 Frankfurt/M. 70

Dr. E. Ernst
Klinik für Physikalische Medizin
Universität München
Ziemssenstr. 1
D-8000 München 2

Docent B. Fagrell
Karolinska Institutet at
Department of Medicine
Danderyds Hospital
S-182 03 Danderyd

PD Dr. M. Fischer
Medizinische Klinik II
Städtisches Klinikum
Salzdahlumer Straße
D-3300 Braunschweig

Prof. Dr. M. Fischer
Krankenhaus der Stadt Wien-Lainz
Wolkersbergenstr. 1
A-1130 Wien

Dr. H. Forst
Institut für Anästhesiologie
Klinikum Großhadern
Marchioninistr. 15
D-8000 München 70

Prof. Dr. U. Gottstein
Medizinische Klinik
Bürgerhospital
Nibelungenallee 37-41
D-6000 Frankfurt/M.

Dr. J. D. Gruss
Diakonissen-
Krankenhaus Kassel
Postfach
D-3500 Kassel

Dr. W. Haarmann
Fa. Dr. Karl Thomae GmbH
– Abteilung Pharmakologie –
D-7950 Biberach/Riss

Prof. Dr. A. Hartmann
Neurologische Univ.-Klinik
Venusberg
D-5300 Bonn

PD Dr. Karola Hasler
Abteilung Innere Medizin I
Universitätsklinikum Freiburg
Hugstetterstr. 55
D-7800 Freiburg

Prof. Dr. K. Held
Innere Abteilung
Evangelisches Krankenhaus
D-3400 Göttingen-Weende

Prof. Dr. M. G. Hennerici
Neurologische Univ.-Klinik
Moorenstr. 5
D-4000 Düsseldorf 1

Dr. E. Herskovits
Hospitals Juan A. Fernández
Sirio-Libanés
Buenos Aires
Argentina

Prof. Dr. H. Hess
Medizinische Univ.-Poliklinik
Pettenkoferstr. 8 a
D-8000 München 2

PD Dr. V. Hossmann
Innere Medizin II
Universität Köln
Krankenhaus Köln-Merheim
Ostmerheimer Str. 200
D-5000 Köln 91

Dr. med. R. Hündgen
Friedrich-Wilhelm-Platz 7/8
D-5100 Aachen

Dr. V. Hudolin, M. D.
University Hospital
Department for Neurology, Psychiatry,
Alcoholism and other Dependencies
Vinogradska c. 29
Y-41000 Zagreb

PD Dr. M. Jacobs
St. Annadal Hospital
Department of Surgery
NL-6201 BX Maastricht

PD Dr. H. U. Janka
III. Medizinische Abteilung
München-Schwabing
Kölner Platz 1
D-8000 München 40

Dr. R. Jelnes
Maglekrogen 32
DK-2860 Søborg

Prof. Dr. J. F. Kaliman
Kardiologische Universitätsklinik
Garnisongasse 13
A-1090 Wien

Dr. R. Karnik
Zollergasse 29/3
A-1070 Wien

PD Dr. H. Kiesewetter
Abteilung für Klinische Hämostaseologie
und Transfusionsmedizin
Universitätskliniken
D-6650 Homburg/Saar

Prof. Dr. N. Klüken
Medizinische Einrichtungen
Universitätsklinikum Essen
Klinik und Poliklinik für Angiologie
Hufelandstr. 55
D-4300 Essen 1

Dr. N. Körber
Augenklinik
Städtisches Krankenhaus Köln
Ostmerheimer Straße
D-5000 Köln

Dr. U. Konecny
Abteilung für Angiologie
I. Medizinische Univ.-Klinik
Lazarettgasse 14
A-1090 Wien

Prof. Dr. K. Koppenhagen
Klinik für Radiologie und
Nuklearmedizin
Klinikum Steglitz
Spandauer Damm 130
D-1000 Berlin 19

Prof. Dr. A. Kriessmann
Medizinische Klinik
Städt. Krankenanstalten
Hirschlandstr. 97
D-7300 Esslingen

Dr. W. Krings
Bonhoefferstr. 43
D-4400 Münster

Prof. K. Lackner
Radiologische Universitäts-Klinik
Venusberg
D-5300 Bonn

Dr. C. Le Devehat
Centre de Diabetiologie et des
Maladies de la Nutrition
Centre Hospitaliére de Nevers
F-58320 Pougues-Les-Eaux

Prof. Dr. J. Linhart
Institute for Clinical and
Experimental Medicine
P.O. Box 10 Videňskà 800
140 00 Prague 4/CS-Prague

Prof. Dr. E. Löhr
Röntgendiagnostisches Zentralinstitut
Klinikum der Universität Essen
Hufelandstr. 55
D-4300 Essen 1

Dr. H. Loose, F.R.C.R.
Freeman Hospital
GB-Newcastle Upon Tyne
NE 1 1DN

Prof. Dr. K. E. Loose
Lohmühlenweg
D-2214 Hohenlockstedt

Prof. Dr. M. A. Lucas
Membrillar No. 60
40 PISO
C. P. 1406
Buenos Aires – Argentina

PD Dr. U. Maass
Angiologische Abteilung
Fachklinik
Der Fürstenhof
Brunnenallee
D-3590 Bad Wildungen

Prof. Dr. M. Martin
Geriatrische Klinik
Städtische Kliniken Duisburg
Zu den Rehwiesen 9
D-4100 Duisburg 1

Prof. Dr. F. R. Matthias
Zentrum für Innere Medizin
Klinikum der Justus Liebig-Universität
Klinikstr. 36
D-6300 Giessen

Dr. H. M. Mehdorn
Neurochirurgische Klinik u. Poliklinik
Klinikum der Gesamthochschule Essen
Hufelandstr. 55
D-4300 Essen 1

Prof. Dr. K. Meßmer
Klinikum der Universität Heidelberg
Abteilung für Experimentelle
Chirurgie
Im Neuenheimer Feld 347
D-6900 Heidelberg 1

Dr. A. Mietaschk
Klinik Josefinum
Schönfeldstr. 16
D-8000 München 22

Dr. E. Minar
Abteilung für Angiologie
Universität Wien
I. Medizinische Universitätsklinik
Lazarettgasse 14
A-1090 Wien

Dr. A. Moesker
Pain Department
Refaja Ziekenhuis
Boerhaavestraat 1
NL-9501 HE Stadskanaal

Dr. K. Müller
Felix Platter Spital
Medizinisch-Geriatrische Klinik I
CH-4055 Basel

Dr. D. Neuerburg-Heusler
Aggertalklinik der Landesver-
sicherungsanstalt Rheinprovinz
Klinik für Gefäßerkrankungen
D-5250 Engelskirchen

Dr. T. Ohta
Department of Surgery
Nagoya University Branch Hospital
1-1-20 Daikominami
Higashi-ku
Nagoya/Japan

Prof. Dr. F. Olbert
Röntgenstation der I. Chirurgischen
Abteilung
Krankenhaus der Stadt Wien-Lainz
Wolkersbergenstr. 1
A-1130 Wien

Prof. Dr. E. Ott
Universitäts-Nervenklinik
Auenbruggerplatz 22
A-8036 Graz

Prof. T. Di Perri
Ist. Patologia Medica
Universitá di Siena
Policlinico Le Scotte
I-53100 Siena

Dr. E. Pilger
Medizinische Universitätsklinik
Auenbruggerplatz 15
A-8036 Graz

Dr. C. Pratesi
Cattedra di Chirurgia Vascolare
Universitá di Firenze
I-50100 Firenze

Prof. Dr. T. Reich
Departments of Surgery and
Rehabilitation Medicine
New York University Medical Center
New York, N. Y. 10016
USA

Prof. Dr. H. Rieger
Aggertalklinik der Landesversicherungsan-
stalt Rheinprovinz
Klinik für Gefäßerkrankungen
D-5250 Engelskirchen

PD G. Rudofsky
Bundeswehrkrankenhaus Ulm
Oberer Eselsberg 40
D-7900 Ulm/Donau

Dr. K. U. Rühlmann
Katschhof 3
D-5100 Aachen

PD Dr. R. E. Scharf
Medizinische Klinik und
Poliklinik, Klinik A,
Universität Düsseldorf,
Moorenstr. 5
D-4000 Düsseldorf

Dr. A. Scheffler
Aggertalklinik der Landesversicherungsan-
stalt Rheinprovinz
Klinik für Gefäßerkrankungen
D-5250 Engelskirchen

Prof. Dr. H. E. Schmitt
Kardiovaskuläre Röntgendiagnostik
Universitätsinstitut für Medizinische
Radiologie
Kantonsspital Basel
CH-4031 Basel

Dr. T. Schmitz-Rixen
Chirurgische Univ.-Klinik
Köln Lindenthal
Kreislauflabor, Haus 6
Joseph-Stelzmann-Str. 9
D-5000 Köln 41

Dr. R. Schneider
Psychiatrische Klinik
Univ.-Klinik im Landeskrankenhaus
Homburg
Universität des Saarlandes
D-6650 Homburg/Saar

PD Dr. R. Schreiber
Deutsches Herzzentrum
Lothstr. 11
D-8000 München 2

Prof. Dr. J. T. Shepherd
Mayo Clinic and Foundation
Department of Physiology
200 First St. S.W.
Rochester
Minnesota 55905/USA

Dr. L. Simić
Zavod za vaskularna
Oboljenja
„Dr. E. Grin"
Y-71000 Sarajevo

Dr. A. Staehelin-Bosshard
Bankstr. 20
CH-8400 Winterthur

PD Dr. U. Stockmann
Chirurgische Abteilung
Franziskus-Krankenhaus
Burggrafenstr. 1
D-1000 Berlin 30

Prof. Dr. A. Strano
Institute of General Clinical
Medicine
University of Palermo
Via Nic. Gallo 14
I-90139 Palermo

Prof. M. Tesi
Divisione di Angiologia
Ospedale di S. Maria Nuova
I-50122 Firenze

Prof. Dr. K. H. Tønnesen
Department of Clinical Physiology
Bispebjerg Hospital
DK-2400 Copenhagen NV

Prof. Dr. G. Trübestein
Medizinische Universitäts-Poliklinik
Wilhelmstr. 35–37
D-5300 Bonn 1

Dr. J. Timmermann
Radiologische Abteilung
Marienhospital-Altenessen
Hospitalstr. 24
D-4300 Essen 12

Prof. Dr. L. Urai
Clinic of Cardiology
Department of Angiology
Semmelweis Medical University
H-Budapest

Dr. B. Urbanyi
Chirurgische Universitätsklinik
Abteilung für Herz- u. Gefäßchirurgie
Hugstetterstr. 55
D-7800 Freiburg

Dr. H. Van de Wal
Clinical Vascular Laboratory
Institute of Thoracic-, Cardiac- and Vascular Surgery
Sint Radboud University Hospital
NL-6500 Nijmegen

Dr. V. Videcnik
University Clinical Center
University Institute of Gerontology
and Internal Clinic Trnovo
Riharseva 24
Y-61000 Ljubljana

Dr. J. F. Vitoux
Chaire de Clinique Médicale et de
Pathologie Vasculaire
Laboratoire d'Hémostase
Service de Radiologie Vasculaire
Hôpital Broussais
96 rue Didot
F-75674 Paris, Cedex 14

Dr. D. Völker
Sonnenhofklinik
Klinik für Herz- und Gefäßkrankheiten
Brahmsstr. 8
D-4970 Bad Oeynhausen

PD Dr. K. H. Vogelberg
Klinische Abteilung des
Diabetes-Forschungsinstitutes
Universität Düsseldorf
Auf dem Hennekamp 65
D-4000 Düsseldorf 1

Prof. Dr. H. Wassmann
Neurochirurgische Univ.-Klinik
Venusberg
D-5300 Bonn

Dr. M. H. Weber
Medizinische
Universitätsklinik Göttingen
Robert-Koch-Str. 40
D-3400 Göttingen

Prof. Dr. L. K. Widmer
Angiologische Abteilung
Kantonsspital
Petersgraben
CH-4031 Basel

Dr. H.-J. Wilhelm
Universitäts-HNO-Klinik
D-6650 Homburg/Saar

Prof. Dr. H. Zeumer
Abteilung Neurologie/Neuroradiologie
Klinikum RWTH Aachen
Pauwelsstraße
D-5100 Aachen

Dr. W. J. Ziegler
Institut für Forschungsplanung
Bettingerstr. 90
CH-4125 Riehen/Basel

Dr. N. Zinnagl
Konservativ-angiologische Station
Landeskrankenanstalten Salzburg
A-5020 Salzburg

Sachverzeichnis

A
ACD-Beutel 209
Acetylcholine 4, 378
Acetylsalicylic acid (ASA) 197 f, 204, 225, 352 f, 422, 548 ff
Acetylsalicylsäure (ASS) 18, 183 f, 190, 296 f, 308, 415, 459, 474, 525 ff, 542 ff
Acidosis 43 ff
Acral flow disorder 250
Acrocyanosis 229 ff, 246 f
Actihaemyl 157
Activated partial thromboplastin time (aPTT) 427 ff, 447, 556 f
Activities of Daily Living Scale (ADL) 331 f, 346, 348
Actovegin 157
Adenosindiphosphat 183 f, 187, 189
Adenosine 4
– diphosphate (ADP) 7, 135
Adenosintriphosphat 242
Adenosine triphosphate (ATP)
– eryhtrocyte 92 ff, 330
– rate 326
– red cell see: adenosine triphosphate (ATP), erythrocyte
ADP
    siehe Adenosin diphosphat
    see: adenosine diphospate
Adrenalin 183 f, 187, 189
Afibrinogenämie 383, 385
Aggration 556
Aggregation 337
– platelet 560
AICA
    see: arteries, anterior inferior cerebellar
Aktivatorlyse 367
Alcoholism 339 ff
Alpha-1-adrenergic receptor 129
Alpha adrenoceptor 3 f
Alpha 1 adrenoceptor 4 f
Alpha 2 adrenoceptor 4 f
Alpha 2 - Antiplasmin 103, 187, 343, 379, 430
Alpha-1-antitrypsin 103, 343
Alpha-Blocker
    siehe α-Rezeptorblocker
Alpha-2-macroglobulin 103, 116, 343
Alzheimer Krankheit 299

Anämie
– mikroangiopathische hämolystische 553 f
Anästhesie 11, 13 f, 268
Anästhetika 11, 13
Anastomose 404, 525 ff
– End-zu-Seit 525 ff
– Riolansche 159
– extra-intrakranielle 525
– Stenose 488
Anastomosis 119 f
– arterio-venous 65
Ancrod 259 ff, 265, 396 ff, 443
– Resistenz 265
Aneurysma 209, 393, 404, 414, 416, 418, 497
– Poplitea 401 f
Aneurysm
– peripheric 556
– popliteal
– – thrombosed 398, 556, 558
Angina pectoris 156, 174
Angiogenesis
– microvascular 380
Angiogramm 179, 286 f, 368 f, 393, 437 f, 442, 444, 463, 477, 545
Angiographie 87 f, 157, 297, 355 f, 363, 369, 383, 387 f, 391, 395, 444, 461 f, 464, 466 ff, 474, 484, 506 f
– Brachialisangiographie 394
– digitale Subtraktions-A. 31, 33, 363, 463 ff, 467
– – Artefakte 466 f
– – Füllungsbild 466
– – intraarteriell 466 ff
– – intravenös 466 ff
– – Leerbild 466
– – Nachteile 466
– – Parenchymdarstellung 466
– – Skelettstrukturen 466
– – Vorteile 466
– Fluoreszensangiographie 318 f
– Katheter 468
– transaxilläre Katheter-A. 496
Angiography 118, 203, 230, 290 ff, 340, 372, 379, 397 f, 422, 427, 430, 446, 449, 451, 454, 501, 516, 548 ff, 558
Angiopathie 143, 440, 547
– obliterierende 16, 18, 157
Angiopathy

– diabetic 121
Angioplastie 162, 417, 455, 457, 456, 467 ff, 486 ff, 490, 496, 505 ff
– perkutane transluminale (PTA) 164, 368, 371, 401 ff, 433 f, 457 ff, 462 ff, 474, 477 f, 481 ff, 486 f, 489 f, 492 ff, 496 f, 531
– – Gefäßläsionen 463
– – Revaskularisierung 369 f
Angioplastie
– perkutane transluminale
– – Dilatation 369, 495
– – Komplikationen 478
– transfemorale 487
Angioplasty 8, 479 f
– percutaneous transluminal (PTA) 373, 375 f, 421, 424 f, 431 f, 453, 471 f, 499 f, 501, 503 f
Angiosklerose
– retinal 319
– systemische 319
Angiotensin 4, 131
– II 143
Anoxämie 157
Antiaggregant 548
Antibiotika 87, 186, 199
Anticoagulation 396, 422
Antigen titre 347 f
Antikoagulation 174, 214, 296 f, 388, 391, 415, 433, 437, 474, 530 ff, 533 ff, 540, 542, 544
Antiplasmin
– α-Antiplasmin 406 ff
Antistreptolysintiter 394
Antithrombin 187, 540
– III 278, 280
Antithrombotic prophylaxis 516 f
Antivitamin K 562 f
AOD
see: arterial obliterative disease
Aorta 126, 129, 378, 499
– abdominal distal (Leriche's syndrom) 376
– abdominalis 269 f, 496, 545
– Bifurkation 433
– descendens 31 f
– infrarenal 209 f, 481
Aortographie
– transbrachial 31 f
– translumbal 31
Aortenobliteration 159
Aorta-bifemoral Dacron graft 372 f, 376, 398
Aortoiliac
– segment 471 f
System 109
Aplasie 287
Apoprotein
– A 1 519
– A 2 519
Applanatationstonimeter nach Goldmann 318
Appositionsthrombus 401

aPTT
see: activated partial thromboplastin time
Archer and Horenstein, method 291
Arm-Retina-Zeit (ART) 319
– time 321
ART
siehe: Arm-Retina-Zeit
see: arm-retina time
Arteria
– axillaris 487
– brachialis 31 f, 78 f, 83, 122, 187, 189, 383 f
– calica media 159
– – sinistra 159
– carotis 287, 507
– – Bifurkationsbereich 507
– – communis 355, 505 ff
– – externa 355
– – interna 296, 302, 355 f, 505 ff, 542
– – Siphonbereich 507 f
– cerebri media 301 f, 525
– cochlearis 334 f
– dextra 389
– – externa 268, 366
– – interna 481, 483 f
– dorsalis pedis 79, 83, 174, 187, 534
– – penis 484
– epigastrium 481
– femoralis 31, 39, 75 f, 90, 158, 173 ff, 199, 268, 278 f, 363 f, 366, 370 f, 383, 388 f, 415, 417, 433, 439, 444, 457, 468 f, 476 f, 525 f, 528, 533
– – communis 122, 268, 414
– – cranialis 268
– – profunda 181, 268, 279, 461 f, 486, 488
– – superficialis 124, 179 ff, 268, 279, 437 ff, 488 f, 496, 542
– – superior 461 f
– ileolumbalis 159
– iliaca 75 f, 90, 180 f, 210, 279, 363 ff, 371, 383 f, 433, 476 f, 533
– – communis 38, 481, 483 f
– labyrinthii 334
– lumbales 159
– mesenterica inferior 159
– poplitea 179, 268 f, 364, 415 ff, 437 ff, 461, 476 f
– – antegrad 433
– – dextra 389
– pudendus interna 484
– radialis 394
– subclavia 287 f, 296
– supratrochlearis 355
– temporalis superficialis 525
– tibialis posterior 75 f, 78 ff, 83, 122, 174, 176, 187, 534
– ulnaris 394
– vestibularis 334
– vestibulo-cochlearis 334 f
– vertebralis 285 ff

Sachverzeichnis

Arterial
- blood flow 113
- circulation 339
- disease 479
- – chronic 104
- obliterative disease (AOD) 64 ff
- obstructive disease 472 f
- occlusion 245, 373, 375
- occlusive disease 109, 113, 121, 192, 203, 224 f, 238, 471, 516 f
- stenosis 245, 290

Arterielle Verschlußkrankheit (AVK) 20, 34, 36, 38, 41 f, 54 f, 58, 62, 68, 73, 75, 80, 87, 90, 98, 122, 143 ff, 153, 157, 161 f, 165, 167 f, 171, 173, 177, 179, 183 f, 186, 190, 199, 201 f, 210, 218 ff, 260, 265 f, 268 ff, 277 ff, 288, 357, 393, 418 f, 455, 467, 482, 489 f, 511, 521 ff, 534, 544
- arteriosklerotisch 199
- chronische 61, 63, 82 f, 85, 96 ff, 209 f, 214 f, 259 ff, 268, 270 f, 371, 402, 404
- periphere (PAVK) 50 ff, 68 ff, 96, 124, 153 ff, 165, 183, 190, 199, 213, 216, 273, 287, 294, 417 ff, 433 f, 442, 457, 459, 481, 484, 513 ff, 519 ff, 530 ff, 544, 565
- – Morbidität 513, 515
- – Mortalität 513 ff

Arterien,
- arteriosklerotische 143, 222, 363
- gehirnversorgende 355
- – arteriosklerotische Veränderungen 294
- – extrakraniell 297
- Obstruktion 368, 384
- Rekonstruktion 533
- Stenose 368 f
- Thrombose 385

Arteries
- anterior inferior cerebellar (AICA) 291 f
- of the calf 397, 446
- renal 499 f

Arteriogramm 436 f, 544
Arteriographie 31, 82, 365 f, 384, 466
Arteriography 101, 254, 471 f
Arteriopathie 17 ff, 384 f, 544
- Fettstoffwechsel 17 f

Arteriopathy
- aneurysmatic 556
- atherisclerotic
- – chronic 378 ff, 556
- evolutive
- – chronic 378, 380
- obstructive 556
- peripheral 548
- progressive
- – chronic 380
- thrombotic
- – acute 379

Arteriosclerosis 6, 8, 64, 112, 118, 120 f, 203 f, 224, 354, 500, 556

- obliterans 192, 194 f

Arteriosklerose 16 ff, 54, 143, 162 f, 164, 166 ff, 183, 294, 418, 488, 519, 531, 542, 544
- Entwicklung 523

Arteriotomie 440, 506 f

Arteriovenös
- Passagezeit (AVP) 319 f
- Shunt, Regulation 481

Arterio-venous passage time (AVP) 321

Artery
- brachial 291
- carotid 291, 339 f, 375, 450
- – internal 501, 504
- cerebral middle 503
- chorioideal posterior 451
- dorsalis pedis 140
- femoral 101, 109, 203
- – – distal 397, 430 ff
- – – common 471 f
- – distal 422, 424
- – popliteal 421, 424 f, 427
- – right deep 372 ff, 397
- – superficial 373 f, 376, 430 ff, 446, 472
- iliac 101, 126, 378, 421, 423, 430, 472
- – extern 453
- – common right 372 ff
- lenticulostriatal 452
- messenteric caudal 126, 129
- middle cerebral (MCA) 451
- popliteal 397, 471
- – contralateral 430
- posterior cerebral 291
- – inferior cerebellar (PICA) 291 ff
- radialis 249
- subclavian 290, 503
- superficial
- – proximal 430, 432
- – right 453
- superior cerebellar 291 f
- tibial 548
- tibialis posterior 138 f, 140
- tibio-peroneal 109
- vertebral 339, 450, 501, 503 f
- – distal 290
- – intracranial 501
- – left 503
- – right 503

Arthritis rheumatoid 252
Arthropathie 174
Arwin
  siehe: Ancrod
Arwin
- Resistenz
  siehe: Ancrod
- Resistenz
ASA
  see: acetylsalicylic acid
Asasantin
  siehe: Dipyridamol

Asphyxia digitorum 229 ff
Aspirin 292, 516 ff
ASS
  siehe: Acetylsalicylsäure
Atherogenesis 225
Atheromembolie 395
Atherothrombotic brain infarction
  see: stroke
  – ischaemic
Atlas loop 290 f
Atlasschlinge 285 ff
ATP
  siehe: Adenosintriphosphat
  see: adenosine triphosphate
  – rate, see: adenosine triphosphate rate
Atropine 126
Augeninnendruck 318
AVK
  siehe: Arterielle Verschlußkrankheit
AVP
  siehe: Arterio-venöse-Passagezeit
  see: arterio-venous passage time
Azidose 41

B
Ballonkatheter 418, 457, 486, 488, 496, 506
Batroxobin 265, 395
Beckenarterien 209, 457, 496
Beckenstrombahn 179, 181
Bencyclan 122, 125
Benthaus-Methode 406
Bernsteinsäure-Dehydrogenase 173
Beta-Blocker siehe: β-Rezeptorblocker
Beta thromboglobulin 100 ff
Bierse blocks 148
Blood
– hyperviscosity 100 f, 104, 240
– rheology 102
– viscosity 102, 104, 110, 112 f, 354
Blood flow 3 ff, 28 ff, 64 f, 101, 126 f, 192 f, 235 f, 250, 254 f, 263, 311, 313, 501, 504
– blood vessel
– cerebral 311 ff
– forefoot 29
– – nocturnal 29
– nutritious 102
– regional cerebral (rCBF) 311 ff
– velocity 339, 501
– resistance
– – muscle 3, 5 f
– – skin 3 f, 6
Blut
– Azidose 299
– Filterabilität 96 ff
– Fließbedingungen 271
– Fließeigenschaft 13, 90, 96 f, 99, 146, 182, 213, 259, 261, 271, 273, 302, 305

– Fließfähigkeit 13 f, 213 ff, 275 f, 306, 444
– Fließverhalten 304, 307
– Fluidität
  siehe: Blut-Fließeigenschaft
– Gasanalyse 201
– Gerinnung 16, 188
– Gesamtblutfluß 268, 270
– Glucose 520 f
– heparinisiertes 187
– Konserven, autologe 211
– pCO_2 201, 221 f, 300
– pH 201
– PO_2 201, 221 f, 300
– Rheologie
  siehe: Blut, Fließeigenschaft
– rheologische Eigenschaften 265
– Transfusion, autologe 210
– – homologe 210
Blutung
– intracerebral 383, 385 f, 388, 416
– parenchymal 299
– subarachnoidal 295, 300
– Verteilung 268
– Viskosität 209, 211, 281, 299, 306 ff, 335, 337
– Vollblutviskosität 187 f, 259, 265, 277 ff, 304, 306, 308
– Zirkulation, choroidale 318
– – retinale 318
Boehringer ultraviolet spectrophotomethic method 93
Bradykinin 148
Brain infarction 311, 313
Brain metabolism 313
Brainstem acoustic evoked potentials (BAEP) 502 ff
Breddin
– Methode nach 187 ff
Bufedil
  siehe: Buflomedil
Buflomedil 51 f, 65 f, 75 ff, 82 ff, 87 ff, 90, 92 ff, 157, 238 ff, 268, 270 f
– haemorheological effect 92
– rheologic effect 92
Buerger-Syndrom 162 f, 166 ff
Buerger's disease 121, 203 ff, 224, 291 f
Bypass 401, 442 f, 487 ff, 531
– coronarer 356
– extra-intrakraniell 505 f, 508
– Femoralis b. 488
– femoro-krural 404, 458, 462
– femoro-popliteal 404
– kruraler 401, 442 ff
– Kunststoffbypass 533
– Material, alloplastisches 487
– saphenabypass 402
– stenosen 486
– Venenbypass
– – aortorenal 486, 490

– – autologer 538
– – femoro-popliteal 537, 539
– – iliaco-femoral 387
– – Implantation 533
– Verschluß 489

C
Calcitonin 153 ff
Gene-Related Peptide 156
Calcium
   (als grundlegendes Medikament) 157
Calcium ion 225
Calmodulin antagonist 224
cAMP 224 f
Capillary microscopy 229 ff, 238, 240 f
Cardiomyopathy 479
Carotid artery disease 290
Carotid syphon 451
Catheter 421 f, 425, 427, 430, 446 f, 499, 503, 557, 562
– Grüntzig
– – coaxial system 499
– Olbert 422, 499, 501
CBF
   siehe: Hirndurchblutung
CdTe detector 29
Cell secretion 224
Cerebral vascular accident (CVA) 325 f, 329, 516 f
Cerebrovascular disease 311 f, 339, 479, 516
cGMP 224
CGRP
   siehe: Calcitonin Gene-Related Peptide
CH
   siehe: Cholesterin
Cholecystectomy 560
Cholesterin (CH) 186, 513 ff, 520 ff
– Gesamt 523
– HDL-Fraktion 186, 519, 521 f
– LDL-Fraktion 521 ff
– VLDL-Fraktion 521 ff
Cholesterinfütterungsateriosklerose 154
Cibacalcin 154 f
Circulatory resistance 340
Claudicatio intermittens 34, 36, 50, 54, 58, 61 f, 70, 75, 77, 82 f, 96, 122, 173 ff, 179 f, 221, 273, 401, 436, 438, 457, 513 ff, 520, 533
Claudication intermittent 6, 29 f, 43, 65, 104, 106 f, 109 ff, 131, 135 ff, 148, 197 f, 397, 422, 448, 479, 516 f, 549 f, 556
COA-Test (Kabi) 406
Coagulation intravascular 560
Coaxialkatheter 496, 498
Complamin
   siehe: Xantinol-Nicotinat
Colchicine 224 f
Colfarit 437

Collateral circulation 120, 139
Collateral vascular resistence 127, 129
Collateralisation 501
Corpus cavernosum 481
Corticosteroid 446 f
Covette Viskosimeter LS2 (Contraves) 187
Creatine kinase 252
Cumarin 388, 437, 459, 533 f, 538 f, 541 f
– Nebenwirkungen 540
– Nekrose 540 f
CVA
   see: cerebral vascular accident
CVI
   siehe: Insuffizienz
– cerebro-vaskuläre
CW-Ultraschall-Doppler Gerät (D400) 286
Cyclooxygenase 197
Cytochalasine-B 225
Cytoskeletal microtubules 224

D
Dacronprothese 16
Defibrase
   siehe: Batroxobin
Defibrinisierung 165, 265, 267
– Komplikationen 266 f
– Nebenwirkungen 266
Defibrinogenation 262 f
Defibrinogenisierung 214, 260, 442
Dermatomyositis 229
Dermothermometrie 222
Desobliteration 297, 357 f, 507
– intramurale 486 f
Dextran 300 ff, 308, 335 ff
Dextran 40 20, 22 f, 273 f, 276, 302
Dextran 60 209 ff, 270
Dextrane 291, 378
Diabetes mellitus 16, 143, 161 ff, 168, 174 f, 179, 183, 186, 199, 213, 215, 267, 274, 459, 513 ff, 519, 523, 545, 564
– insulinpflichtiger (IDDM) 519 ff
– Mikroangiopathie 143
– Nephropathie 143, 520
– Neuropathie 143, 162
– Retinopathie 143, 520
Diabetes mellitus 112, 203 f, 378, 479, 516 f
– angiopathy 92, 121
– patients 92 ff, 340
– retinopathy 375
Diagnostikkatheter F5 418
Diathese
– hämorrhagische 214, 553
Differentialblutbild 200
Digital circulation 229
Digitalistherapie 179
Digit Span 331 f
Digit Symbol 331 f

578 Sachverzeichnis

Dikumarol 54, 433
Dilatation 415, 417, 436, 457, 461 f, 463 f,
    468 f, 488, 495 f, 498, 507, 525, 527
– Durchmesser 457
– Katheter 418, 474, 495, 507
2,3 diphosphoglycerate (2,3 DPG)
– erythrocyte 92 ff
– red cell
    see: 2,3 diphosphoglycerate
Dipyridamol (ASS-D) 18, 296, 308, 474, 542 ff
Dipyridamole 325, 352 f, 515 f, 548 ff
Dissektion 463 ff, 498
Distribution index 25 f, 193
Diuretika 163
Doppler
– apparatus 140
– carotid 325
– continuous wave 240 f, 247
– device
– – bi-directional 239
– index 115 f
– pressure 139, 422, 549 ff
– probe 138 f
– signal 138, 471 f
– sonography 286, 291 f, 339 ff, 352, 449, 501,
    503 f
– spectra arterial 247, 249
– technique 548
– tensiometry 557
– ultrasound 93, 372
– value 138 f
– velocimetry 137, 557
Doppler
– Druckmessung
    siehe: Ultraschall-Doppler-Druckmessung
– Gefäßklemme 507
– Sonde 463, 534
– Sonographie
    siehe: Sonographie
Dormandy and Read, method 116
Dotter and Judkins, method 499
DPG
    see: plethysmograph
– distal phalangeal air-cup
2,3 DPG
    see: 2,3 diphosphoglycerate
DSA
    siehe: Angiographie
– digitale Subtraktions A.
Durchblutung 301, 337
– arterielle 20, 22 f, 221, 277
– Menge, peripher 219
– periphere 54, 56, 58, 96, 157 f, 161, 218 ff
– reaktive 219
– Regulation, peripher 218
– Ruhe 218, 269, 277
– Störung, akrale 242
– – arterielle 14, 179, 242, 259, 278, 413, 457,
    459

– – muskuläre 202
– – periphere 14, 75, 125, 173, 182
– – zerebrale 283, 294, 299, 302
– untere Extremität 21 f, 144
Durchflußvolumen 295
Durchströmungsvolumen 218
Duplex-System 294, 296
Dusodril
    siehe: Naftidrofuryl
    see: Praxilene
– Retard 183, 244
    siehe auch: Naftidrofuryl
DVT
    see: thrombosis
– deep vein
DVI-2-V (Philips) 463 ff
Dysarthria 291
Dysplasie
– fibromuskuläre 505
Dystrophy
– chronic sympathetic 148, 152

E
Echokardiogramm 436
ECLT
    see: euglobulin clot lysis time
EDTA-K-Röhrchen 304
Effect index 25 ff
EFT
    siehe: Erythrozytenfiltrierbarkeit
EKG 436
Elektrolyte 200
Elektrophorese 200
Embolectomy 119, 398, 425
Embolektomie 402, 441, 490
– Katheter-E. nach Fogarty 436, 440
Embolie
– akut
– – peripher 391
– arteriell 464
– Quelle 404, 531
Embolism 119, 396, 431, 556 ff
– arterioarterial 352
– pulmonary 560, 562
Embolisation
– peripheral 398, 424
Erektion 481 ff
Endangiitis obliterans
    siehe: Buerger-Syndrom
Endarteriektomie 357, 359, 505, 507 f, 537,
    540 f
Endarteritis inflammatory 121
Endocarditis Lenta 414
Endothelläsion
– Katheterbedingte 382
Endothelium 6 f, 501
Endothelzellen 526 ff, 541

Sachverzeichnis 579

Endstrombahn 10, 13 f, 82, 89, 162, 404, 444, 541, 553
Entrapment-Syndrom 416
Enzyme
– defibrinogenisierende 257
Epinephrine 4
Erythrocyte
– deformability 8, 43 f, 46, 102, 104, 115 f, 136, 322 f
– filterability 43 ff, 92 ff, 113, 136
– fluidity 43, 46, 115
– suspension 45
– – filtration pressure 45 ff
Ergotherapie 213
Ersatzkreislauf
   siehe: Kollateralisation
Erythrozyten 13 f, 187 f, 304, 306, 309, 335, 337
– Aggregation 213 ff, 259, 274 ff, 278, 281, 307 ff
– EFT, Filtrierbarkeit 306, 308 f
– Elastizität 307 f
– Rigidität 182, 214, 275 f, 306, 308
– – Tendenz 164, 304, 306
– Verformbarkeit 82, 90, 96,146, 213, 216, 259, 274 f, 304, 306, 309
– Verklumpung 334
– Zahl 259
Erythrozyturie 553
ESA
   siehe: Anastomose
– End-zu-Seit-A
Ethanol 65
Euglobulin clot lysis time (ECLT) 103, 113 f, 343, 379, 427 ff
Exhausted platelets 555
Extrakranielle Strombahn 285, 287
Extrakranieller Gefäßprozeß 294 f, 297
Extremitätenarterien-Verschluß 31

F
Faktor II 540 f
Faktor V 187
Faktor V a 541
Faktor VII 541
Faktor VIII a 541
Faktor IX 541
Faktor X 187, 540 f
Faktor XII 187
Fat metabolism 117
FDP
   siehe: Fibrinspaltprodukte
   see: fibrin degradation products
Femoralis-Interponat
– Gore-Tex 488
Fettstoffwechselstörung 213, 519, 522 f
Fibrin 343, 345, 378, 390, 560

– degradation products (FDP) 430, 447
– Monomerkomplex 187
Fibrinogen 103 f, 113 f, 187, 263, 278 f, 308, 354, 372 ff, 379, 396, 406, 408, 409, 416, 427 ff, 430 f, 443 f, 447, 452, 540
– Bestimmungsmethode von Clauss 265, 304, 382, 418
– Gehalt 408, 417
– Konzentration, Plasma 97 f, 164, 259 f, 306, 385, 418
– Mangel 382
– Lyse 416
– Plasma f. 407 f
– Senkung 163, 260, 267, 281, 444
– – spaltende Enzyme 395
– Spiegel 260, 265 f, 308, 383
Fibrinolyse 16, 162, 188, 213 f, 273, 386, 401, 404, 406 f, 418 f, 433 f, 437, 457, 459, 541
– Aktivator (TPA) 406, 409
– – fibrinolytische Wirkung 407
– thrombolytische Wirkung 407 f
Fibrinolysis 292, 378 f, 427 ff, 450 f
Fibrinolytic system 101
Fibrinopeptid A 187
Fibrinspaltprodukte 187, 278
– Fibroblasten 523
Finger Tapping 331 f
Fisteln
– arteriovenöse 525
Fließschubspannung 213, 215 f, 274 f, 337
Fließwiderstand 259
Flow-Messung 387
Flowmeter
– elektromagnetisch 268
Fludilat retard
   siehe: Bencyclan
Flüssigkeitsaustausch, transkapillarer 13
Fluorescence-angiography retina 321, 323
Fluoreszeindilution 319
Flußgeschwindigkeit 286 ff, 414
Flußminderung 287
Fogartykatheter 440
Fontaine
– Stadien nach F. 459, 492, 497
– Stadium I 183, 218, 220, 222, 438, 475, 477
– Stadium II 38, 50 ff, 54, 75, 80, 82, 85, 87 f, 90 f, 96 ff, 122, 124 f, 144, 156, 161, 164, 173, 177, 179, 181, 183, 199 f, 213 ff, 218 ff, 222, 259 f, 265 f, 269 f, 273, 387, 403, 418, 433, 436, 438, 443, 457, 462, 474 ff, 481, 486, 489 f, 496, 505, 507, 533, 535 f, 538
– Stadium III 20 f, 96 ff, 156 f, 164, 186, 190, 209 f, 213 f, 222, 265 ff, 271, 273, 277 f, 387, 418, 433 f, 438, 442 ff, 457, 461, 486 f, 490, 496, 505, 533, 536, 538
– Stadium IV 20 f, 62, 87 ff, 144, 156 ff, 161 f, 164 f, 167 f, 186, 190, 199, 209 f, 213, 222, 259, 266 f, 271, 273, 277 f, 415, 418, 433 f, 442 ff, 457, 459, 461, 486, 488 f, 490, 496,

536, 538, 565
- stage II 101, 103 f, 113, 115, 118
- stage III 104, 113, 453, 549
- stage IV 453 f, 549
Fossa supraclavicularis 290 f
Fundus hypertonicus
- Stadium I 319
Fundus hypertonicus
- Stadium II 319

G
Gangrän 157 f, 161, 221, 278, 461 f
- diabetisches 186
Gangrene 65, 100, 110 f, 206, 378 ff, 431, 479
Gefäßaktive Substanz
 siehe: vasoaktive Präparate
Gefäß
- Chirurgie 20, 33, 157, 209
- Erkrankung, degenerative 213
- - entzündliche 199, 213
- Muskulatur, glatte 13, 173, 189, 219
- Netz, retinales 318, 320
- - Werk 10 f
- Rekonstruktion 387 f, 390, 461 f, 490, 537 ff
- - aorto-iliakale
- - transperitoneal 402
- Veränderungen, arteriosklerotische 186, 417, 517, 525
- - Einteilungsschema von Neubauer + Sauter 318
- Sprechstunde 462
- System, vertebrobasiläres 334
- Wand-Bluthomöostase 16 f, 18
- Widerstand 13
Gehgeschwindigkeit 34 ff
Gehirnmikroendothelzellen 154
Gehleistung 34 f, 39, 50, 52, 57, 70, 84 f, 89, 96 f, 99, 216, 534
Gehstrecke 22 f, 34, 36, 39, 50 ff, 54 ff, 68 ff, 76 f, 79 f, 91, 96 ff, 124 f, 158, 174 ff, 179 ff, 214 ff, 269, 274 f, 387, 436, 438, 442, 474 ff
- gesamt 50 ff, 54 ff, 58 f, 70, 76 ff, 82 ff, 90, 174 ff
- schmerzfreie 50 ff, 62 f, 75 ff, 82 ff, 90, 96, 122 ff, 173 ff, 179 f, 199 f, 214, 216, 222, 273
Gehschmerz 91
Gehtraining 564
Gerinnungsfaktoren 413
Geschwüre, ischämische 186
Gesichtsfeld 318
Gewebedestruktion 157 f, 161
Gewebe-Sauerstoff-Druck 216, 259
Gewebshypoxie 13 f, 201, 221, 541
Gewebssauerstoffdruck
- muskulärer 200 f
Global Impressions (CGI) 331 f
Glucose 302, 330, 339 ff

Glutamine-plasminogen 343 ff
Glycaemia 516
Glycerolnitrat 242 f
Glycinpuffer 186
Glykolyse, anaerobe 41
Graft occlusion 119
Grenzzonentrennungstheorie 526, 528
Grüntzig-Katheter 363, 415, 474

H
HBDH (alpha) 553
HDL 116 f
HAES 40 273, 337
HAES 200 214
Hagen-Poiseuille'sche Gesetz 259
Halbkugelprojektionsperimeter nach Goldmann 318
Halpern et al, Stranden model 250
Hämatombildung 390, 497
Hämatokrit 13 f, 96, 163, 187, 210 f, 213 ff, 259, 270, 273 ff, 277 ff, 300, 304 f, 307 ff, 337
Hamilton Anxiety Scale 331 f
Haematocrit 45, 102, 230 f, 239 ff, 311, 322 f, 354
Hemiparese 301, 383, 385 f
Hemiparesis 291
Hämodialyse 525
Hämodilution 163, 165, 167, 209 f, 213 f, 216, 257, 259 f, 268, 270 f, 273 f, 278, 299 ff, 302, 304 f, 308 f
- Kontraindikationen 209, 214
- lokale 13
Haemodilution 313
- hypervolaemic 311, 313
Haemodynamic parameter 151, 471
Hämodynamik 459, 525, 528, 542
Hämoglobulin 187
Hämoglobin 209 f, 308, 553
Haemorrhage 427 f, 431, 447, 451, 548
- cerebral 339 ff
- subarachnoidal 339 ff
Haemorrhagic faktor 347
Haemorheological
- effects 113, 134
- parameter 238, 240 f, 321
- therapy 115 ff, 262 f
- treatment 321 f
Hämorrhagie 385
Hämorheologie 209 f, 280
Haemorheology 113, 229, 231, 239 ff, 323
Hämostasesystem 553, 555
Haemostasis 113
Hanging-clot-Methode 406
HATT
 see: heparin-associated thrombocytopenia and thrombosis
Hautkammerpräparation 11

Heparin 204, 252, 262, 291 f, 363 f, 368 f, 372, 375, 378, 382 f, 385, 387 f, 394, 396 ff, 415 f, 422, 430, 433, 442, 446, 451, 498, 533, 540, 556 f, 560 ff
- low molecular weight (LMWheparin) 562 f
- associated thrombocytopenia and thrombosis (HATT) 560, 562
Heparinisierung 214
Hepatitis 519
HES
    see: hydroxyethyl starch
Herz, akzessorisches
    siehe: Vasomotion
- Infarkt
    siehe: Myokardinfarkt
Insuffizienz
    siehe: Insuffizienz
- myokardiale
- Krankheit
- koronare 153 ff, 166, 183, 214, 278, 287, 294, 514, 519, 564
- Blutversorgung, kollaterale 505
- Durchblutung (CBF) 299, 302, 307 f, 315 ff
- - Anämie 300
- - Autoregulation 300
- - Polycythaemie 300
- - regionale 299
- Embolie 507
- graue Substanz 301 f
- Infarkt 299 ff
- Ödem 299, 553
- Parenchym 299
- Perfussionsszintigraphie 315
- Rinde
- Stamminsult 285, 288
Histamine 4, 250
Hörsturz 334 ff
- funktionell-vaskulär 334
- viralbedingt 334
Hormonbehandlung 153
Horton's disease 225
5-HT
    see: 5-hydroxytryptamine
HT$_2$-Rezeptorenblocker
    siehe: Ketanserin 143, 146
HTG
    siehe: Hypertriglyceridämie
Humanplasma 406
HWS-Syndrom 285, 334
Hydroxiproline 224
Hydroxyäthylstärke 22, 216, 273 ff, 337
Hydroxyethyl starch (HES) 311 f
5-hydroxytryptamine (5-HT) 4 ff, 126, 128 f, 131, 135, 139, 140, 142, 148, 245, 250
Hyperaemia 5, 65
- postischaemic 100
Hyperämie, reaktive 56, 58, 83, 91, 99, 144, 174, 187 ff, 268 ff, 277 f, 286
Hyperbaricum-Oxigen 221 f

Hypercholesterinamie 274, 519, 522 f
Hyperfibrinogenämie 307
Hypertriglyceridämie (HTG) 519 ff
Hyperlipidämie 222, 519, 545
Hyperlipoproteinämie 174 f
- Typ II 523
- Typ IV 523
Hyperlipoproteinaemia 117
Hyperkoagulabilität 307
Hyperplasie 527
- Intima 526 ff
- myointimale (MIH) 526 ff
- neointimale fibröse 542 f
Hyperplasminämie 383, 385
Hypertension 148, 224 f, 321, 339 ff, 375, 378, 479, 516 ff
- renal 499 f
Hypertonie 16, 174 f, 179, 183, 186, 199, 214 f, 222, 267, 274, 414, 486, 496, 545 ff, 564
Hypocoagulability 561, 563
Hypofibrinogenaemia 557
Hypotonie, hämorrhagische 13 f
Hypotension 132 f
Hypovolaemia 556
Hypoxia 7 f, 330
Hypoxie 10, 13 f

I
IDDM
    siehe: Diabetes mellitus
    - insulinpflichtiger
IgA 116
IgG 562
Iliakastrombahn 181 f
Iloprost (ZK 36 374) 186 ff
- Nebenwirkungen 189
Image-Shearing-Verfahren 11
Immunarteriosklerose 154
Impotentia coeundi 481, 484
Impotenz
- männliche
- - sekundäre 481, 484
- vaskuläre 481 f, 489
Indobufen 197 f
Indometacin 183
Infarction 313
Infarkt
- hämorrhagisch 299
Infraton-Pulsoszillographie
- akrale 242
Insuffizienz
- cerebro-vaskuläre (CVI) 304 ff, 307 f, 505
- Hirnleistung 315, 317
- koronar 519
- myokardial 174, 179
- pulmonal 174
- renal 174, 295, 519, 553 f

Insult 357
- ischämischer 309, 355 f, 359, 525
- lacunaris 318, 320
- zerebraler 294 f, 297, 414, 418
Interpeak latency (IPL) 503
Interponate
- arterielle
- - periphere 387 ff, 391
Intervalltraining 54 ff, 58
Intimaläsion 488
IPL
 see: interpeak latency
Ischaemia 28, 65, 100, 104, 109 f, 120, 192 f, 195, 255, 313, 375 f, 380, 398, 430 f, 446, 448, 451, 479, 516, 546, 548, 556, 562
- acute distal peripheric 559
- brainstem 501
- cerebral 354
- intraoperative coronary 548
- tissue
- - chronic 118, 121
Ischämie 187, 278 f, 388, 391, 401 ff 416, 538
- Finger 243
- Schmerzen 163
- Tourniquet 189, 416, 438
- zerebral 300
Ischämische Attacken 507 f
Ischaemic
- foot 25, 27, 192
- hand, phenomena 229, 231
- hemisphere 311 ff
- leg 64 f, 140
- skin 65 f
- tissue 66, 120 f, 195 f
- ulcer 194 f, 262
Isoprenaline 234 ff

J
Judkins-Katheter 31 f

K
Katheterarteriographie 31
Kalziumantagonist 300
Kapillardurchblutung 10
Kapillaroskopie 242
Kapillar-Viskosimeter 187
Kapillarviskosimeter
- oszillierendes, nach Thuston, Chmiel 304, 306
Kardiopulmonale Parameter 54, 56, 58
Karotis
- Desobliteration 295, 505 ff
- Endarteriektomie 355 f
- Kompressionstest
- - ipsilateraler 505, 509
- Obstruktion 287

- Stenose 155 f, 297, 356, 461, 505
- Stromgebiet 287 f
- Systeme
- - extrakraniell 294 ff
- Veränderung 294
- Verschluß 356, 505, 509
- Vertebralisprozeß 295
Katheter
- Behandlung 486 ff, 490, 531
- - nach Dotter 371, 486
- Dilatation 213, 404, 416 f, 478
- Lyse 401 f, 442
- - selektive, nach Hess 433 f
- - - Komplikationen 434
- Revaskularisation 368
- Technik 368, 462
- Therapie
- - perkutane transluminale 457
Katheterisierung
- retrograde
- - im Kindesalter 382 f, 385
Ketanserin 126 ff, 131 ff, 135 ff, 140 ff, 143 ff, 148 ff, 245 ff, 250 ff
Kety-Schmidt-Methode 299
KHK
 siehe: Herzkrankheit
- koronare
Koagulometer (Schnitger Gross) 187
Kollagen 16, 187, 189, 408
Kollagenose 163
Kollateraldurchblutung 219, 270
Kollateralentraining 22 f
Kollateralfluß 268, 270
Kollateralisation 157, 159, 468
Kollateralnetz 268, 271
Kollateralstrombahn 268, 288 f, 488 f
Kollateralwiderstand 268 f
Koranarsklerose 156, 523
Koronarstenose 461
Kortison 335
Kubitalvene 304, 319, 463

L
Labyrinth 334
Lactat 200
Lactat-Pyruvat-Quotient 39 ff, 200 f
Lactate rate 326
Läsionen
- akrale 520
- arteriosklerotische 486
- ischämische 162 f, 166
Laevulose 179
Lagerungsschwindel
- poroxysmaler 285
Laufbandergometer 34 ff, 38 ff, 50, 52, 123 f, 179, 200, 534
Laufbandergometrie

– Änderung des Kohlensäuredrucks
  (PCO$_2$) 39
– Änderung des Sauerstoffdrucks (PO$_2$) 39
– Änderung der Wasserstoffionen-Konzentration (pH) 39
– Sauerstoffsättigung 39, 42
– Stoffwechseländerung 38, 40, 42
Laufbandgeschwindigkeit 54 ff, 58 f, 70, 75, 79, 82, 91, 122, 173 f, 179, 200, 222
Laufbandsteigung 34 ff, 39, 50 f, 55, 56, 59, 70, 75, 79, 82, 91, 122, 173 f, 179, 200
LDH 551
LDL 116 f
Leberenzyme 200
Leberzirrhose 519
Leriche's syndrome
  see: aorta abdominal distal
Lesion
– arterosclerotic 6, 449, 501, 504, 548, 556
– intracerebral 352
– lacunar 321
– necrotic 6
– stenotic 422
Leukaemia myeloid chronic 548
Leukocyte chemotaxis
– polymorphonuclear 225
Leukozyten 187 f
– Verformbarkeit 213
LIF
  see: local intraarterial fibrinolytic therapy
Ligamentum inguinale 525
Ligation 126 ff
Light-headedness 151
Lipidablagerung 526
Lipide 528
Lipid total 516 f
Lipoproteine
– triglyceridreiche 519, 523
Lipoproteinlipide
– serum-L. 520 f
Lipoproteide, Lipidbestimmung 519, 522 f
Lichtplethysmographie 463
Livedo reticularis 395
LMD
  see: low molecular dextrane
LMWheparin
  see: heparin low molecular weight
Local intraarterial fibrinolytic therapy (LIF) 449 ff
Local lysis (LTL) 376
Locomotor assessment 329
Low molecular dextrane (LMD) 311 f
LTL
  see: local lysis
Lyse 387 ff, 404, 416, 437 f, 440 f, 458, 465, 474, 477
– endogene 413
– exogene 413
– Katheter

  siehe: Katheter-Lyse
– spontan 18
– system 401 ff, 481
Lysis 379 f, 399, 425, 427, 429, 453 f
Lysyl-plasminogen 343 ff, 430 f, 562

M

Macroangiopathy 94
Macrocirculation 65 f
Macroemboly 424
Macrophage 560
Macrodex 6% 209, 270
Magenblutung 295
Magnesium (als grundlegendes Medikament) 157
Makroembolie 390, 414, 437
Makrohämaturie 364
Makroparietalthrombose 17
Makrozirkulation 270
– Störung 213
Makulopathie 319
MAO
  see: monoamineoxidase
Marcumar
  siehe: Phenprocoumon
Mastoid 285 f, 288
MCA
  see: artery middle cerebral
Mean arterial pressure 132 f, 136
Mean cellular volume 46
Mean interdigital temperature 149
Media muscularis 526
Mehrdrahtoberflächenelektrode (Lübbers) 199, 269
Mehdorn-Mikrogefäßclip (Aesculus) 525
MEI
  siehe: Membrana elastica interna
Membrana elastica interna (MEI) 526 f
Mesoglycan 378
Metabolites 5 f
Methylprednisolon 553
Methylxanthine
  see: Trental 400
Michal, method 93
Microcirculation 8, 65, 92, 114, 120 f, 139, 245, 263, 323
Microclot 262 f
Microscopy vital capillary 66
Microvascular perfusion 238
Migräne 285
MIH
  siehe: Hyperplasie
– myointimale
Mikroangiopathie 62, 76, 143, 521
– diabetische 143 ff
Mikroangiodynamik 11, 14
Mikroembolie 404

Mikroembolisation
– zerebrale 385 f
Mikrofuge (Heraeus) 187, 304
Mikroparietalthrombose 17
Mikrothromben 541
Mikrozirkulation 10 f, 13, 62, 146, 182, 200, 210, 216, 268, 270 f, 318, 444, 541
– retinale 320
– Störung 214, 274, 334 f, 337, 553
– – cochleäre 334
Monoamineoxidase (MAO) 7, 250
Multifibrentest (Behringer) 406
Musculus-tenuissimus-Präparation 11
MVD 479
Myocardial infarction 516 f, 560
Myokardinfarkt 174, 179, 189, 261, 295, 297, 388, 390, 393
Myozyten 526

N

Naftidrofuryl 20, 22, 173 ff, 179 ff, 182 ff, 215 f, 242 ff, 325 ff, 335 f,
– Nebenwirkungen 175
– oxalate 233 ff
Nafronyl
  see: Praxilene
Narkose
  siehe: Anästhesie
Narkotika
  siehe: Anästhetika
Natrium citricum 183
Nausea 120
Necroses 205, 516 f, 562
Nekrosen 158, 160 ff, 186, 260, 383, 436, 442 ff, 533, 540
Nekrosen
– akute 179
– ischämisch 161, 166, 186
Neointimaablösung 487
Nerve facial supranuclear 327 f
Nervus femoralis 525
Neuroeffector junction 3, 5
Neuropathie
– periphere 520 f
Nicotinic acid 206
Nikotinsäurepräparate 153
Nitrattest 243 f
Nitroglycerin 254 ff
Noradrenalin 143, 245
Norepinephrine 3 ff, 131, 135
Nutritional circulation 64 f
Nystagmus 334

O

OAD
  see: arterial occlusive disease
Obliteration 487 f

– article 363
Obstructive arterial disease 140, 142
Obstructive vascular disease 6, 343
Obstruktion
– Femeralisarterie 368
– Iliaca arterie 368
Occlusion
– arterial 192, 194, 430
– basilar artery 290 ff
– femoro-popliteal 375
– infrapopliteal 192, 194
– multicombined 194
– multisegmental 192
– suprapopliteal 192, 194
– vascular 453
Occlusive arterial disease (OAD)
  see: arterial occlusive disease
– Okklusion
  Gefühl 334
– Phänomen 309
Olbert-Katheter-System 495 ff
Ophthalmikakollaterale 288
Ophthalmologie 318 f
Ophthalmoplegia internuclear 291
Ortho Brain Thromboplastin 126
Oszillogramm
– Belastung 534
– Stufen 463
Oszillographie 242, 394, 487, 513, 520
– Segment 534
Oxigensaturation 221 ff
Oxygenation
– tissue 92, 94
Oxygenierung
– Gewebe 270
– muskuläre 202
Oxymeter (Dräger) 187

P

Pankreatitis 519
PAOD
  see: peripheral arterial occlusive disease
Papaverin 299 f
Papaverine 471 f
PAR
  siehe: Plättchenaggregationsrate
Paraesthesia 246 f
Paraproteinämie 519
Partielle Thromboplastinzeit (PTT) 187
Partition coefficient tissue-to-blood 29
PAT III
  siehe: Thrombozytenaggregation
– spontane
Patchmaterial
– alloplastisches 487
Patch-Operation 390
PAVK
  siehe Arterielle Verschlußkrankheit

– periphere
Penbutolol 218 ff
Pendelfluß 286 f
Penicillamine-D 224
Penis
– versorgende Arterien 481, 484
Pentobarbital 268
Pentoxifyllin 97, 157, 302, 304 ff, 308 f, 315 ff, 318 ff, 335 f
Pentoxifylline (PXF) 100 ff, 104 ff, 110 ff, 113 f, 115 ff, 118 ff, 311, 313, 321 ff, 352 f, 378, 546 ff
Perfusion 163
– Doppler-Untersuchung 91
– Index 94
– pressure 93, 95
– syndrom 313
Periflow 143 f
Periflow (Janssen) 126, 131
Peripheral arterial disease 92, 95
– – occlusive disease (PAOD) 372, 376, 396 ff, 421 ff, 424 f, 427, 552
– circulation 152
– circulatory insufficiency 238
– collateral circulation 126, 128
– haemodynamics 113
– Obstructive Arterial Disease (POAD) 100 ff, 107
– occlusive arterial disease 115
– – – disorder
see: Peripheral Obstructive Arterial Disease
– resistance 131 ff, 233 ff, 454
– vascular resistance 245
– vascular surgery 548
Periquant 3000 (Gutmann) 187
PGD_2
see: prostaglandin
PGE_1 153, 199 ff, 268, 443 f
see: prostaglandin
PGI_1
– Nebenwirkungen 199
$PGI_{(2)}$
siehe Prostacyclin
see: prostacyclin
$PGI_{(2)}$-TXA_2-Gleichgewicht
siehe: Prostacyclin-Thromboxan A_2-Gleichgewicht
Pharmaka
– Lipidsenkende 519
Pharmakotherapie
– intraarteriell 157 ff
– intraaortale 158 f
Phenprocoumon 369, 533, 540
Phenprocoumon 396 ff, 422
Phlebographie 87, 540
Phlegmasia coerulea dolens 206
Phlegmone 161
Phosphodiesterase inhibition 101
pH value 45 f

PICA
see: artery posterior inferior cerebellar
Pigtail-Katheter 31 f
Plättchenaggregation
siehe: Thrombozytenaggregation
Plättchenadhäsion
siehe: Thrombozytenadhäsion
Plättchenadhäsivität
siehe: Thrombozytenadhäsivität
Plättchenaggregation
– induzierte
siehe: Thrombozytenaggregation
– indizierte
Plättchenaggregation
– spontane
siehe: Thrombozytenaggregation
– spontane
Plättchenaggregationshemmer
siehe: Thrombozytenaggregationshemmer
Plättchenaggregationsneigung
siehe: Thrombozytenaggregationsneigung
Plättchenaggregationsrate
siehe: Thrombozytenaggregationsrate
Plättchenfaktor 3
siehe: Thrombozytenfaktor 3
Plättchenfaktor 4
siehe: Thrombozytenfaktor 4
Plättchen-Fibrin-Thromben 553
Plättchenfunktion
siehe: Thrombozytenfunktion
Plätteninhibitor 531
Plättchenmikrothrombosierung 554
Plättchensekretion 553, 555
Plaque 501
Plaques, arteriosklerotische 296 f
Plasmapherese 214
Plasmaseparation 553
Plasma-Thrombin-Zeit 363, 416 f
Plasma viscosity 102, 113, 230 f, 239 ff, 262 f, 322 f
Plasmaviskosität 96 ff, 164, 187 f, 213 ff, 259, 265, 274 ff, 278 ff, 337
Plasmin 378, 430 f
– proteolytische wirksames 413
Plasminaemia 429, 452
Plasminogen 103, 187, 343, 345, 347 f, 379, 406 ff, 413, 430
– Aktivierung 407
– Aktivator 308
Platelet 4, 100 f, 110, 112 ff, 126, 131, 135 f, 203, 250, 252, 354, 379, 447, 560
– antiaggregant 6, 104, 197, 203, 352, 422
Plethysmograph, distal phalangeal air-cup (DPG) 233
Plethysmographic value 115
Plethysmography 115, 126, 128 f, 131, 136 ff, 149 f, 152, 252, 254, 372
PO_2-Wert 200, 269 ff
– transkutaner 187 ff, 199 ff

POAD
  see: Peripheral Obstructive Arterial Disease
Potenzverhalten 481 ff
Polyarthritis, seronegative 252
Polycythaemia vera 393
Polyglobulia 556
Polyglobulie
– reaktive 214
Polymyalgia rheumatica 225
Polytetrafluorethylene (PTFE) 430
Praxilene 330 ff
Prednisolon 363 f, 387
Pressure gradient arterio-venous 43 f
Pressure index 93
PRIND 299
Preaktivator-Plasminogen-Komplex 382 f, 385
Profundaplastik 404, 462, 486 ff, 490
Profundastrombahn 179 f, 182
Progressive systemic sclerosis (PSS) 229
Proline 224
Promit 209, 211
Propranolol 218 ff
Prostacyclin 143, 153, 186, 188 ff, 540 f
– Bildung 154
– Metabolit 154 f
– Stimulator 153
– Thromboxan A_2, Gleichgewicht 153
– PGI_2 6 f, 192 ff, 197
Prostaglandin 66, 131, 135, 157, 190, 197, 203 ff, 225
– E_1 23, 199, 268, 270 f
– F_2 143
– System 16
Rezeptor 190
Protease 343
Protein-C 540 f
– Mangel, kongenitaler 540 f
Proteinurie 520, 553
Prothrombin 541
– Zeit 459
Proteus vulgaris 222
PSS
  see: progressive systemic sclerosis
Psychoorganisches Syndrom 564
PTA
  siehe: Angioplastie
– perkutane transluminale
  see: angioplasty
– percutaneous transluminal
PTFE
  see: polytetrafluorethylene
PTT
  siehe: Partielle Thromboplastinzeit
PTX
  see: Pentoxifylline
Pulsdefizit 520
Purpura (TTP)
– thrombotisch-thrombozytopenisch 553 ff

PVD
  see: peripheral vascular disease
PXF
  see: Pentoxifylline
Pyramidal syndrome 329
Pyridinol carbamate 115
Pyridylcarbinol (β) 335 f
Pyruvat 200

Q
Quick time 447
Quickwert 369, 437, 474, 530, 533 f, 539
Quinazolinderivat
  siehe: Ketanserin

R
Radioimmunassay 183
Radioisotopenpenogramm 484
Raynaud 229
Raynaud's disease 4, 233, 250, 252, 256
Raynaud's phenomenon 131, 148, 233, 235, 238 ff, 245, 249, 252 f, 254 f, 551
– primary 229 ff, 233, 238 ff, 245, 249, 250, 252, 254
– secondary 229 ff, 240, 250, 252, 254
– Syndrom 143, 146, 154
– – primäres 242 ff
– – sekundäres 259
RCA
  siehe: Erythrozytenaggregation
rCBF
  see: regional cerebral blood flow
RCE
  see: Erythrozytenelastizität
Reboundphänomen 189
Receptor antagonist 126, 131, 135, 148, 245, 250
Reconstructive arterial surgery 118 f
Red blood cell (RBC)
– aggregation 239 ff, 263, 322 f
Red blood cell
– velocity 238 ff
Red cell
– deformability
  see: erythrocyte
  – deformability
– filterability
  see: erythrocyte
  – filterability
– flexibility 262
– fluidity
  see: erythrocyte
  – fluidity
Re-Endotheliasierung 526 f
Referenzmethode 271
Reflex tachycardia 132 f
Reflux 507

Rehabilitation 564 f
- Beinamputierter 564
Reid et al, method 92
Rekanalisation 433 f, 495
Remaining tissue 312 f
Reobliteration 486 f, 489
Reokklusionsprophylaxe 539
Reoperation 387
Reptilase 418
Rest pain 65, 151, 195, 197, 203, 205, 379 f, 422 ff, 479, 516
- ischaemic 29 f
Rete Genu 462
Retentionswerte 200
Rethrombosierung 415, 417, 437
Retikulozytenzahl 553
Retina 319
Revaskularisation 174, 209, 481
Reverschluß 387, 389 ff, 437 f, 442, 497 f, 538
- arteriell
- - peripher 387, 390
Rezeptorblocker α 163
- β 174, 179, 218 ff
Rheological active substance 311, 313
Rheologic abnormalties 92
Rheologika 214
Rheologische Mittel
    siehe: rheologische Präparate
Rheologische Präparate 173 f, 179
Rheologische Substanzen
    siehe: rheologische Präparate
Rheology 65, 380
Rheomacrodex 301 f, 541
Rhythmusstörung 285
Rigidität 337
Ronicol
    siehe: Beta-Pyridylcarbinol
Ruheschmerz 62, 157, 186, 209 f, 214, 259 f, 265, 278, 436, 442 f, 461 f, 533

S
Saccharide metabolism 516
Salm-Calcitonia 154 ff
Sandoz Clinical Assessment Geriatric Scale (SCAG) 331 f
Sauerstoff
- Druck transkutaner
    siehe: pO_2-Wert
- Extraktion 39, 41 f, 58
- - Koeffizient 40 f
- Transportkapazität 13, 259, 271
- Utilisation 202
- Scanner 295
- Scarpa's triangle 431
Scavenger-Pathway 523
Schlafepilepsie 554
Schlaganfall 359

Schlangengift 265 f
Sclerosis 453
Score-System nach Bollinger 463 f, 544 f
Seldinger-Technik 414, 418
Self-Rating Improvement Scale 331 f
Senile dementia 330, 332 f
Sensory syndrome 329
Serinprotease 541
Serotonin 143
- see: 5-hydroxytryptamine
Serum
- cholesterol, level total 117, 347, 350, 516
- Kreatinin 519, 553 f
- transaminase titre 349 f
- triglyceride level 347, 350
Shock 556
Shunt-Bildung 320
Sinusthrombosis 450
SK
    siehe: Streptokinase
Skin
- necrosis 65 f
- rash 120
Sludge-Phänomen
    siehe: Erythrozyten
- Verklumpung
SMC
    see: smooth muscle cell
Smooth muscle cell (SMC) 224 f
Sphericity index 47 f
Sonogramm 436
Sonographie nach Doppler 222, 242, 285 f, 288, 294, 355, 358, 394
- continuous wave 355
Standardschleußensystem 496
Stauungspapille 383
Steal-Phänomen 20, 22, 146, 154, 189, 286, 288
- Subclavia-steal-phenomenon 286 f, 496
Steal phenomenon 6, 133, 193
Stenose 285, 287 f, 295, 302, 355, 358 f, 363 ff, 368, 404, 414 ff, 417 ff, 433 f, 457, 464 f, 468 f, 475 ff, 481, 483 f, 488, 490, 492 f, 496 f, 525, 530 f, 533, 544
- Beckenarterien 492 ff
- carotis interna
- - asymptomatische 355, 359
- - extrakranielle 355
- carotis interne 357 ff
- Femoralarterien 492 f
- intrakraniell 299
- L-Stenose 368
- Nierenarterien 461, 496
- NL-Stenose 368
- Subclaviaarterie 461
- supraaortische 461
Stenosis 7, 340, 372 ff, 397, 425, 431, 453, 471 ff, 479, 501, 503 f, 556
- arteriosclerotic 100
- renal artery 499 f

Sachverzeichnis

Stickoxydulmethode
 siehe: Kety-Schmidt-Methode
Stoffwechseluntersuchung 38, 42
Streptase
 siehe: Streptokinase
Streptokinase 343, 363 ff, 368, 371, 372, 375 f,
 382 f, 385 f, 387 ff, 394, 396 ff, 406 ff, 413,
 416 f, 418 ff, 421 ff, 427 ff, 430 f, 434, 436 f,
 439 f, 446 f, 451 f, 453 f, 457, 481
– Behandlung 214, 367 f, 369 ff, 383, 385
– fibrinolytische Wirkung 407 f
– Komplikationen 390 f, 413
– thrombolytische Wirkung 407 f
Stria vascularis 335
Stroke 339 f, 352 f
– brainstem 503
– ischaemic 339 ff
– ischaemic
– – unilateral 311 ff
– lacunar 321 ff
– microembolic prodromal 449
Strömungsgeschwindigkeit 13, 295
– rhythmische Änderung 10
Strömungsrichtung
– Umkehr 10
Strömungswiderstand 14, 163, 335, 337
Strombahn, terminale
 siehe: Endstrombahn
Strukturheterogenität 10
Subtraktionsangiographie
– digitale
 siehe: Angiographie
– digitale Subtraktions-A.
Sudeck's atrophy 148
Sympathectomy 66, 192, 549
Sympathektomie 174, 279, 390, 402

T
Tachyphylaxie 190
TAG
 siehe: Thrombozytenaggregation
Takajasu's disease 224
TBA_2
 see: thromboxane A_2
TEA 401, 403
 (siehe auch Thrombendarteriektomie)
Teflonkatheter
– 6-French-T. 414
TG
 siehe: Triglyceride
Thallium-201 25, 27 f, 192 ff
Therapie
– antibiotische 163, 166, 462
– defibrinogenierende 259 ff
– fibrinolytische 361, 363 f, 368, 370 f, 382,
 385 f, 404, 411, 413, 433, 442, 444, 478
– fibrinolytische
– – Kontraindikationen 363, 415

– Hämodilution 214, 273 ff, 277, 299 f
– hämorheologische 163 ff, 168, 213, 259 f,
 307 ff
– Lyse 382, 408, 468
– Ödeme 163
– thrombolytische 18, 387, 394, 413, 417
– – Kontraindikation 414
Thermographie 242
Thermography 239 ff
Thermoregulation 4
Thrombangiitis obliterans 17 f, 364
Thrombangiitis obliterans
– Winiwarter-Burger 179
Thrombectomy 560
Thrombendarteriektomie 481, 487, 490, 531,
 533, 538 f
Thrombektomie 383, 385, 390, 402, 490, 505,
 533, 540
Thrombin 7 f, 262, 379, 541
– time (TT) 396 f, 427 ff, 557
– Zeit 187, 363 f, 382, 387, 417 f
Thromboangiitis obliterans 121, 192, 195,
 203 ff, 224, 291
Thrombocytopenia 560 ff
Thrombocytosis 556
Thromboelastogramm nach Hartert 382 f
Thromboelastograph D (Hellige) 382
Thromboembolic complication 397, 424
Thromboembolism 501, 504
Thromboendarterectomy 109, 549
Thrombogenesis 501
Thromboglobulin
– Beta-Thromboglobulin 154, 183 f, 554
Thrombolyse 383, 386, 388, 394 f, 406, 413 f,
 416 f, 433, 436 ff, 440, 457
Thrombolysis 372 ff, 396 ff, 422 ff, 427
Thrombolytic therapy 421 f, 424, 427, 431
Thrombokinase 406
Thrombomodulin 541
Thromboplastinzeit 533 f
Thromborel 533
Thrombose
– akute arterielle 179, 383, 418
– Prophylaxe 391
Thrombosis 119, 354, 372, 379, 427, 430 f, 446,
 449, 451, 501, 548, 550, 556 ff, 562
– cerebral 343, 345, 351
– deep vein (DVT) 560
Thrombotest 533
Thromboxane A_2 (TBA_2) 4, 7, 126, 128, 153,
 203, 555
Thrombozyten 16 f, 153, 183, 187 f, 279, 408,
 526, 540, 554 f
– Adhäsion 16, 211, 528
– Adhäsivität 187, 189
– Aggregation (TAG) 82, 90, 143, 146, 183 f,
 213 f, 306 ff, 406, 408
– – Hemmer 54, 143, 173, 184, 190, 214,
 296 ff, 419, 528, 533, 539, 544

– – induzierte 187 ff
– – Methode nach Born 406
– – Neigung 189
– – Rate 187
– – spontane 187 ff
– Aktivierung 553
– Aktivität 554
– Destruktion 553
– Faktor 3 17
– – Faktor 4 154 f, 554
– Funktion 183, 189, 409
– – Hemmer 18, 174, 459, 474, 542 f, 546 f
– – Hemmung 415
– Hemmer 183
– Konzentration 183
– Umsatz 184
– Wachstumsfaktor 17
– Zahl 200, 474, 554 f
– Zytopenie 553 f
– Zytose 214, 540
Thrombus 126 ff, 378, 380, 424, 427, 449, 451, 501
– aortic parietal 560
– Stücke, transluminale Extraktion (Schneider) 457
Thymoxamine hydrochloride 233 f
TIA
   siehe: Transitorische ischämische Attacke
   see: transient ischaemic attack
– cerebral
Ticlopidin 18, 296, 308
Ticlopidine 378
Tiefe Venenthrombose 540
Tinnitus 335
Tissue
– macrocirculation 64
– microcirculation 64
– nutrition 64, 66
– parietal connective 378
201_{Tl}
   see: Thallium 201
Tomographie
– Computertomographie 299, 318, 383, 385, 540, 553
– Kernspintomographie 299
– Positronenemissions T. 299
TPA
   siehe: Fibrinolyseaktivator
Trailmaking A 331 f
Trailmaking B 331 f
Transient ischaemic attack (TIA)
– cerebral 352 ff
Transitorisch ischämische Attacke (TIA) 155, 295 ff, 299, 301 f, 308, 356 ff, 507
TRCHIA-Assay 187
Trental 400 104 ff, 113, 321 ff, 549, 552
   (siehe auch Pentoxifyllin)
Triaden-Operation nach Vollmer 279 f
Trifluoperazine 224

Trifurcation 421 f, 424 f
Trifurkation
– T. d. Arteria poplitea
– T. der Unterschenkelarterien 437 ff, 465
Triglyceride (TG) 521
Triglyceride 516, 521
– Gesamt 524
– Gesamtbestimmung 519, 523
– Serum 519 f
Truncus branchiocephalicus 287
– tibiofibularis 422 f
TTP
   siehe: Purpurea
– thrombotisch-thrombozytopenisch
TXA_2
   siehe: Thromboxan A_2

U
UHSK-Behaldung
   siehe: Streptokinase-Behandlung
UK
   siehe: Urokinase
   see: urokinase
Ukidan 394
Ulcer ischaemic 25, 28, 449, 479
Ultraschall-Doppler-Druckmessung 76, 78 f, 83 f, 87 f, 123, 166, 174, 176, 183, 187, 363, 365, 382 f, 387, 444, 458, 484, 487, 544, 546
Ulzera 62, 87 f, 158, 161, 165, 221 ff, 260, 297, 443
– arteriell 87, 89
– ischämisch 166, 209 f
– venös 87
Universalaggregometer 183, 187
Urinary incompetence 325, 329
Urokinase 343, 349, 351, 363, 372 ff, 378 ff, 387, 394, 396 ff, 406, 418 ff, 442 ff, 451 f, 457, 556, 562
– Behandlung 214, 443
Urtikaria 175, 211

V
Vascular circulation 330
Vascular disease
– arteriosclerotic 499, 516
– fibrodysplastic 499
– occlusive
– – treatment 8, 117 f
– peripheral 119, 131, 148, 250, 252, 262, 479
– – chronic 114
Vascular occlusion 516
Vasoactive drugs 233
Vasoaktive Medikamente
   siehe: vasoaktive Präparate
Vasoaktive Präparate 61, 68, 70, 73, 75, 85, 90 f, 125, 146, 171, 173 f, 183, 221, 283, 300 f, 335, 337, 14

- klinische Wirksamkeit 61 ff, 68 f, 268
- klinische, relevante Wirkung 61 ff
- Nebenwirkung 69 f, 78 f, 84 f, 91, 125
- Therapie 22 f, 299
- Wirkungsmechanismuns 61 ff
Vasoaktive Substanzen
   siehe: vasoaktive Präparate
Vasoconstriction 4, 7, 126, 131
Vasoconstrictor action 250
Vasodilatation 4, 10, 14, 65, 120, 163, 233, 242, 259, 335, 337, 471
- zerebral 300
Vasodilatory paradox 64, 66
Vasodilatator 64 ff, 133 f, 143, 156, 189, 242, 541
- action 250, 255 f, 262
- drugs 120
- treatment 115
- zerebraler 307
Vasokonstriktion 10, 14, 143, 146, 242
Vasokonstriktorenaktivität 242, 244
Vasomotion 10 f, 13 f
- akzessorisches Herz 13
- Amplitude 11, 13
- arterioläre 10 f, 14
- Frequenz 11, 14
- rhythmische 10
- zentraler Koordinationsmechanismus 13
- Zyklus 11
Vasomotor disorder 240
Vasospasm 120, 233, 240, 249, 250, 254, 256
Vasospasmus 242, 334, 541
Vasospastic disorder 120
Vasospastic hand phenomena 229, 231
VBI
   siehe: vertebrobasiläre Insuffizienz
VBP 390
Vena cava 210
Vena femoralis 525 f, 528
Vena iliaca communis 540
Vena jugularis 296
Venenthrombose 369
Venentransplantation 539
Venenverschlußplethysmographie 83 f, 87 f, 91, 143 f, 174, 176, 187 f, 218 f, 222, 242
Venöse Kapazität 219 f
Venous insufficiency
- chronic 121
Verbrauchskoagulopathie 553
Verschluß 16, 31, 266 f, 285, 287, 295, 302, 364, 366, 368, 371, 382, 388, 401, 414 ff, 457, 461, 465, 468, 474, 476 ff, 481, 487 f, 490, 494, 496 f, 505 ff, 514 f, 525, 530, 531, 544
- A. Carotis interna 357
- akut
- - Digitalarterien 393 ff
- Aorta 481
- Arterien 368 f, 383, 385 f, 391, 393, 401, 418, 433, 436, 442, 531

- - katheterbedingt 382, 384
- arteriosklerotisch 299
- embolisch 299, 334, 417 ff, 436 f, 439 ff, 565
- Femoralisv. 404, 488, 492 ff
- multipler 394
- solitär 394
- Syndrom
- - akut 394
- thrombotisch 299, 334, 363, 366, 384, 387 ff, 393 f, 401, 403, 417 ff, 434, 436, 487, 531, 565
- Trifurkationsv. 402
Vestibularisausfall 334 f
Vestibularis-Syndrom 285
Vertebralarterien 285, 287 ff
Vertebralis-Basilaris-Kreislauf 288
Vertebrobasiläre Insuffizienz (VBI) 285
Vertebrobasilar
- pathway 501
- System 290, 292
- thromboembolic disease 449
Vertigo 291
Virchow's trias 501
Viskoelastisches Profil 304 ff
Visus 318
Vitamin K 541
Vollblutthrombus 406

W
Walking ability
- painfree 100, 104, 113 f
Walking capacity 105, 107, 110, 136
Walking distance 101 f, 104, 106, 110, 113 f, 115, 134, 140 ff, 197 f, 548 f, 551
- maximum 65, 106
Wallenberg-Syndrom 285
Warfarin 292
WCS
   see: white clot syndrome
Wechsler Memory Scale 331 f
White clot syndrome (WCS) 560, 562
Willebrand-Jürgens-Krankheit 17
Wu und Hoack
- Methode nach 187

X
Xantinol-Nicotinat 335 f
Xenon 133, 312
Xylazine 126

Y
Yield shear stress 322 f
Y-Prothese
- aorto-iliaco-femoral 387, 390

Z
Zirkulation 387 f
Zytoprotektion 189

Namenverzeichnis

A
Abe, T. 343
Ahmadi, R. 372, 396, 421
Aiach, M. 430
Alessi Inoocenti, A. 554
Alexander, K. 38, 199, 254
Angelkort, B. 96
Auel, H. 186
Aul, C. 551
Avellone, G. 113
Aylward, M. 233

B
Balzer, K. 75
Barsotti, J. 558
Bartels, D. 203
Becker, H. M. 179
Benhamou, A. C. 558
Bertel, O. 143
Bertini, D. 554
Bertuch, H. 433
Betz, H. 290
Bieder, E. 143
Biedert, S. 290
Biland, L. 68, 511, 528, 562
Bilderling, P. v. 436
Birkner, P. 499
Bisler, H. 75, 82, 87
Blume, J. 213, 273
Böhme, H. 173, 442
Boersma, F. P. 148
Bollinger, A. 457, 540
Bounameaux, H. 140
Breslau, P. J. 471
Brockmann, M. 318, 321
Bronchi, G. F. 378
Bruch, H.-P. 20
Brunner, U. 540
Bühlmeyer, K. 382
Bülow, J. 197
Bulling, B. 213, 273
Burema, T. 131
Buttlar, M. v. 453

C
Cachovan, M. 34, 54
Canellas-Waldenfels, T. 401
Carandente, O. 100

Carini, A. 378
Carl, H.-M. 492
Castellani, L. 558
Catano, A. 325
Chaldakov, G. 224
Chamberlain, J. 479
Cohn, B. 330
Conen, D. 143
Cortvriendt, W. 148
Creutzig, A. 199
Cutler, B. C. 109
Cveutzig, A. 463
Czembirek, H. 421
Czembirek, M. 421

D
Dau, D. 199
Davi, G. 113
Davies, D. E. 233
De Clerck, F. 126
De Cree, J. 135
Delahousse, B. 558
Deleers, L. 104
Delley, A. 511
Denck, H. 387
Depuydt, P. 446
Deutsch, M. 355
Di Perri, T. 100
Djukić, V. 118
Domínguez, R. 352
Dubach, U. C. 143
Ducarne, H. 325
Dugalić, D. 118

E
Ehringer, H. 372, 396, 421
Ehrly, A. M. 61, 259
Elert, O. 179
Ende, J. Van den 140
Ernst, E. 262

F
Fagrell, B. 64
Falck, H. 254
Famulari, A. 352
Fazekas, F. 307
Fiebach, B. J. O. 368

Fiessinger, J. N. 430
Fischer, M. 254, 387
Forst, H. 268
Fraiman, H. 352
Franke, J. 218
Franke, R. P. 213, 273
Frey, K. W. 474
Frölich, J. 453
Frullini, A. 554
Fujita, Y. 268

G
Gantino, F. 463
Gaux, J. C. 430
Geiger, M. 418
Gerdes, J. P. 38
Gerhards, M. 213, 273
González, A. M. 352
Gottstein, U. 299
Griffiths, G. K. 233
Griguer, P. 558
Grimm, K. 517
Grote, R. 38
Grote, W. 523
Gruel, Y. 558
Gruss, J. D. 203
Guerrini, M. 100
Guerois, C. 558

H
Haarmann, W. 406
Hacke, W. 501
Häring, R. 179
Häusler, L. 242
Harder, Th. 466
Hartmann, A. 311
Hasler, K. 418
Heil, S. 442
Heidrich, H. 173
Heinrich, F. 173, 492
Held, K. 265
Hellemans, H. 140
Hendrickx, Ph. 463
Hennerici, M. 294
Herskovits, E. 352
Hess, H. 16, 413, 436, 474, 542
Heuss, F. 387

Hickler, S. 523
Hirche, H. 173, 179
Hörl, M. 20
Hodek-Demarin, V. 339
Holdsworth, J. 479
Hopmeier, P. 387
Horsch, S. 122
Hossmann, V. 186
Huber, F. 562
Hudolin, Vi. 339
Hudolin, Vl. 339
Hündgen, R. 449, 501

I
Impekoven, P. 285
Ingrisch, H. 436, 474
Intaglietta, M. 10

J
Jacobs, M. J. H. M. 229, 238
Jäger, K. 457
Janevski, B. 471
Janning, G. 250
Janka, H. U. 183
Jelnes, R. 29, 197
Jörning, P. J. G. 471
Jung, F. 213, 273, 318
Justich, E. 433

K
Kaiser, H. 250
Kaliman, J. 355
Karnik, R. 538
Keber, D. 427
Kerschaver, B. van 446
Kiesewetter, H. 213, 273, 318, 321
Klink, J. 418
Klüken, N. 75, 393
Königshausen, Th. 551
Körber, N. 318, 321
Körner, E. 304, 307
Kolonics, I. 115
Konecny, U. 372, 396
Koppenhagen, K. 315
Krenn, W. 307
Kriessmann, A. 242
Krings, W. 481, 486
Kühn, R. 492

L
Lackner, K. 466
Lammer, J. 433
Laufer, M. 265
Lechner, H. 304, 307
Leclerc, M. H. 558
Le Devehat, C. 92
Lee, Y. 109
Lemmens, H. A. J. 229, 238

Lemoine, A. 92
Leppert, G. 20
Leroy, J. 558
Leu, A. 540
Linhart, J. 514
Löhr, E. 499
Loose, H. 479
Loose, K. E. 157
Loots, W. 126
Lorber, H. 387
Lucas, M. A. 546
Ludwig, M. 363
Luska, G. 463

M
Maass, U. 38, 54, 173
Maklráry, E. 115
Maksimović, Ž. 118
Mannheimer, E. 355
Marchand, M. 558
Markl, A. 474
Marosi, L. 372, 396, 421
Martin, M. 368
Mathias, K. 418
Matrai, A. 262
Matsubara, J. 25, 192
Matthias, F. R. 531
Maucy, E. 517
Maurer, P. C. 179
Mehdorn, H. M. 523
Mehnert, H. 183
Mendel, H. 495
Meßmer, K. 10, 268
Meyer, P. 277
Mietaschk, A. 436, 474, 542
Milićević, M. 118
Minar, E. 372, 396, 421
Mörl, H. 173
Moesker, A. 148
Montag, H. 87
Müller, K. 562
Müller-Wiefel, H. 75, 401
Muzika, N. 495

N
Naito, I. 343
Negovetić, R. 339
Neuerburg-Heusler, D. 285
Neufang, K. F. R. 285
Nevelsteen, A. 126
Niessner, H. 538
Novák, L. 115
Novo, S. 113

O
Ohta, I. 25
Ohta, T. 192
Olbert, F. 387, 495
Ott, E. 304, 307

P
Pabinger, I. 538
Pacher, R. 355
Pernes, J. M. 430
Peško, P. 118
Pilger, E. 433
Pinto, A. 113
Piquerez, M. J. 457
Pirnat, L. 221
Porter, J. M. 109
Posavec, V. 339
Pratesi, C. 554
Proud, G. 479

R
Radak, Dj. 118
Radtke, H. 213, 273
Raithel, D. 179
Ramet, M. 92
Rautenberg, W. 294
Recktenwald, C. 334
Rega, L. 554
Reich, T. 109
Reichle, F. A. 109
Reinecke, B. 161
Reinhardt, V. 523
Reinhold, B. 254
Rens, A. 131
Reuther, R. 290
Riedel, Ch. 368
Rieger, H. 43, 161
Ringelstein, E. B. 449, 501
Roekaerts, F. 104
Roncato, M. 430
Roth, F.-J. 285, 481, 486
Rudofsky, G. 173, 277
Rückner, R. 481
Rühlmann, U. 401

S
Sailer, S. 433
Sakoman, S. 339
Sakurai, T. 203
Santana, A. 209
Schäfer, G. 203
Scharf, R. E. 551
Scheffler, A. 43
Scheijgrond, H. W. 148
Scheld, H. 531
Scheler, F. 250
Schlosser, V. 209
Schmidt, R. 122
Schmitt, H. E. 31
Schmitz-Rixen, Th. 122
Schneider, E. 457, 540
Schneider, R. 318, 321
Schneider, W. 551
Schöfl, R. 421
Schrader, J. 250

Schreiber, R. 382
Schrör, K. 186
Schulte, M. 285
Schumacher, G. 382
Scogin, J. T. 109
Shepherd, J. T. 3
Shionoya, S. 25, 192
Šimić, Lj. 221
Simmenroth, H. W. 203
Skotnicki, S. H. 245
Slany, J. 538
Soest, M. van 471
Solymosi, L. 505
Sperling, M. 179
Spillner, G. 209
Spürk, P. 96
Spyra, R. 492
Staehelin, A. 153
Staehelin, G. A. 153
Staudacher, Th. 290
Stiegler, H. 436
Stockmann, U. 179, 461
Storz, L. W. 179
Strandness, D. 109
Strano, A. 113
Struck, R. 294
Sturzenegger, J. 153
Šurlan, M. 427

T
Tamaroff, L. 352
Tanner, T. 233
Tesi, M. 378
Thaller, V. 339
Thiele, Ch. 474
Thrubert, D. 387
Timmermann, J. 453
Tønnesen, K. H. 29, 197
Török, M. 254
Trübestein, G. 75, 173, 363
Trübestein, R. 75, 173

U
Unkel, B. 75
Urai, L. 115
Urbanyi, B. 209

V
Valetitsch, H. 304, 307
Vandenbroek, M. D. 430
Vanhoutte, P. M. 3
Vankov, V. 224
Vargas-Montano, H. 203
Vazquez, A. 352
Verhaeghe, R. 140
Videčnik, V. 427
Vila, J. 352

Vitoux, J. F. 430
Völker, D. 218
Vogelberg, K. H. 517

W
Wal, H. J. C. M. Van de 245
Wassmann, H. 505
Weber, M. H. 250
Weiss, Th. 268
Widmer, L. K. 68, 511, 528, 562
Wijn, P. F. F. 245
Wilcox, S. 330
Wilgalis, M. 363
Wilhelm, H.-J. 334
Winter, R. 290
Wirtz, R. A. E. 131
Wolf, S. 318

Z
Zemp, E. 528
Zeumer, H. 449, 501
Ziegler, W. J. 50, 75
Zimmermann, W. 143
Zinnagl, N. 90
Zundl, R. 531